Chirurgie der Hand
Band 2

Chirurgie der Hand

In zwei Bänden

Herausgegeben von

Michel Merle · Gilles Dautel · Stefan Rehart

Übersetzung von Stefan Rehart

Geleitworte von Raoul Tubiana und Ludwig Zichner

Georg Thieme Verlag Stuttgart · New York

Band 2   Sekundäreingriffe
Traumatologie
des Handgelenks

Bearbeitet von

Ph. Dagrenat   M. Merle
F. Dap   D. Pétry
G. Dautel   A. Spaite
C. Gavillot   L. Vaienti
M. Isel   Ph. Voche
G. Loda

397 Abbildungen in 1117 Einzeldarstellungen
23 Tabellen

1999
Georg Thieme Verlag
Stuttgart · New York

Titel der Originalausgabe:
La main traumatique,
Tome 2 – Chirurgie secondaire, Le poignet traumatique
Copyright © 1995
Masson S. A., 120, Boulevard Saint-Germain,
F-75280 Paris Cedex 06

Die Deutsche Bibliothek – CIP-Einheitsaufnahme

Chirurgie der Hand : in zwei Bänden / hrsg. von
Michel Merle ... – Stuttgart ; New York : Thieme
 Einheitssacht.: La main traumatique <dt>

Bd. 2. Sekundäreingriffe, Traumatologie des Handgelenks : 23 Tabellen / bearb. von Ph. Dagrenat ...
[Übers. von Stefan Rehart. Geleitw. von Raoul Tubiana
und Ludwig Zichner]. – 1999

Umschlaggrafik: Martina Berge, Erbach/Ernsbach

Geschützte Warennamen (Warenzeichen) werden **nicht** besonders kenntlich gemacht. Aus dem Fehlen eines solchen Hinweises kann also nicht geschlossen werden, daß es sich um einen freien Warennamen handele.

Das Werk, einschließlich aller seiner Teile, ist urheberrechtlich geschützt. Jede Verwertung außerhalb der engen Grenzen des Urheberrechtsgesetzes ist ohne Zustimmung des Verlages unzulässig und strafbar. Das gilt insbesondere für Vervielfältigungen, Übersetzungen, Mikroverfilmungen und die Einspeicherung und Verarbeitung in elektronischen Systemen.

© 1999 Georg Thieme Verlag
Rüdigerstraße 14, D-70469 Stuttgart
Unsere Homepage: http://www.thieme.de
Printed in Germany

Satz und Druck: Druckhaus Götz GmbH,
D-71636 Ludwigsburg
Gesetzt auf CCS Textline (Linotronic 630)

ISBN 3-13-106581-8   1 2 3 4 5 6

Wichtiger Hinweis:

Wie jede Wissenschaft ist die Medizin ständigen Entwicklungen unterworfen. Forschung und klinische Erfahrung erweitern unsere Erkenntnisse, insbesondere was Behandlung und medikamentöse Therapie anbelangt. Soweit in diesem Werk eine Dosierung oder eine Applikation erwähnt wird, darf der Leser zwar darauf vertrauen, daß Autoren, Herausgeber und Verlag große Sorgfalt darauf verwandt haben, daß diese Angabe **dem Wissensstand bei Fertigstellung des Werkes** entspricht.

Für Angaben über Dosierungsanweisungen und Applikationsformen kann vom Verlag jedoch keine Gewähr übernommen werden. **Jeder Benutzer ist angehalten**, durch sorgfältige Prüfung der Beipackzettel der verwendeten Präparate und gegebenenfalls nach Konsultation eines Spezialisten festzustellen, ob die dort gegebene Empfehlung für Dosierungen oder die Beachtung von Kontraindikationen gegenüber der Angabe in diesem Buch abweicht. Eine solche Prüfung ist besonders wichtig bei selten verwendeten Präparaten oder solchen, die neu auf den Markt gebracht worden sind. **Jede Dosierung oder Applikation erfolgt auf eigene Gefahr des Benutzers.** Autoren und Verlag appellieren an jeden Benutzer, ihm etwa auffallende Ungenauigkeiten dem Verlag mitzuteilen.

Geleitwort

Nach der erfolgreichen Veröffentlichung des 1. Bandes der „Chirurgie der Hand", der sich mit den Notfällen bei Handverletzungen befaßt, wird nun der 2. Band über die Sekundäreingriffe nach Verletzungen der Hand und die Traumatologie des Handgelenkes vorgelegt. In bewährter Weise erfolgte die einfühlsame Übersetzung wieder durch meinen Mitarbeiter S. Rehart. Die graphische Gestaltung ist auch diesmal ausgezeichnet und vermittelt eindrucksvoll die therapeutischen Schritte.

Die bewußt aufgeschobene und die verzögerte rekonstruktive Chirurgie der Hand ist ein herausforderndes Aufgabengebiet. Ist doch die Wiederherstellung der Funktion der Hand, die sowohl das Handgelenk als auch die Mittelhand und die Finger einschließt, für den Betroffenen von außerordentlicher Bedeutung. Wie wichtig die Hand für uns ist, schlägt sich im allgemeinen Sprachgebrauch nieder: Wir „begreifen" unsere Umgebung und unsere Mitmenschen, wir müssen oft „Hand anlegen", wir benötigen das richtige „Fingerspitzengefühl".

Das Erreichen des Behandlungszieles erfordert klare anatomisch-topographische Kenntnisse, ein adäquates Instrumentarium und ein subtiles operatives Vorgehen. Das Ziel der operativen Bemühungen muß die Wiederherstellung der Funktion sein: das Gleiten der Sehnen, die Mobilität der Gelenke, die Daumenopposition und das Empfinden berührter Gegenstände. Hierzu sind ausgefeilte Techniken erforderlich, die in eindrücklicher Weise beschrieben und dargestellt werden.

Auch wenn gelenkerhaltende Verfahren nicht mehr möglich oder funktionslimitierende Eingriffe aufgrund des primären Verletzungsausmaßes oder des Krankheitsgeschehens erforderlich sind, so ist oberstes Gebot und Ziel, die „Kontakt"-Möglichkeit wiederherzustellen. Die Darstellung dieser Verfahrensweise ist in hervorragender Weise gelungen. Zu begrüßen ist auch die klare Vorgabe der erforderlichen und sinnvollen Voruntersuchungen, sowohl klinisch als auch mittels technischer Hilfsmittel.

Die Wiederherstellung der gestörten Funktionen und die Wiedereingliederung des Patienten in das gesellschaftliche und arbeitsmäßige Umfeld ist als Priorität anzusehen. Die Kenntnis der in diesem Buch vorgestellten Vorgehensweisen möge vielen Patienten zugute kommen, wodurch aber auch der Operateur eine persönliche Zufriedenheit erlangen wird, die ihn zur weiteren Ausübung seiner Tätigkeit animiert und befähigt. In diesem Sinne wünsche ich diesem Werk von Professor M. Merle und Professor G. Dautel eine weitreichende Verbreitung.

Frankfurt am Main   L. Zichner

Vorwort

Der zweite Band der „Chirurgie der Hand" ist einerseits der Sekundärchirurgie der traumatisierten Hand gewidmet – und stellt damit die Fortsetzung des ersten, die Notfallversorgung behandelnden Bandes dar – und andererseits der Chirurgie des Handgelenks.

Wir wollen die logischen weiteren Behandlungsabläufe nach Therapie in der Notfallsituation darlegen, da keine Technik, unabhängig vom Traumamechanismus, vor Mißerfolgen sicher ist und jede einzelne verletzte Struktur Ursache eines ungünstigen funktionellen Endergebnisses sein kann.

Die sekundärchirurgische Versorgung einer verletzten Hand sollte ohne falsche Eile erfolgen, da sie eine vorbereitende Therapie der Gelenkamplituden und der umgebenden Gewebe erfordert. Eine zu frühzeitige Reintervention kann die Gewebe weiter devaskularisieren und eine überschießende Narbenreaktion bewirken. Die Vorbereitungsphase erfordert meist das Tragen dynamischer oder statischer Orthesen sowie ein einwandfreies Verständnis der Zusammenhänge und die Mitarbeit seitens des Patienten bei der Rekonstruktion und der Rehabilitation seiner Hand. Diese Phase darf nicht umgangen werden.

In Abhängigkeit vom Umfang des operativen Vorgehens, ohne Rücksicht auf das zu rekonstruierende Gewebe, stellt die Qualität des Hautmantels einen entscheidenden Faktor für das funktionelle Endergebnis dar. Von diesem hängt zum großen Teil die Wiederherstellung der Gleitschichten, die Integration von Nerven- und Sehnentransplantaten sowie der Schutz arthrolysierter oder rekonstruierter Gelenke und Osteosynthesen bei der Behandlung von Fehlstellungen und Pseudarthrosen ab.

Die hier vorgestellten Techniken werden in unserer Universitätsklinik regelmäßig angewandt und weisen u. a. zwei konstant vorhandene Faktoren auf: Zuverlässigkeit und Vermittelbarkeit.

Die chirurgischen Möglichkeiten im Bereich der Hand sind grenzenlos, und mancher Leser mag nicht damit zufrieden sein, hier keinen ausführlichen Überblick über alle existierenden Techniken zu erhalten. Es bleibt jedoch jedem Team überlassen, für sich eine Wahl zu treffen und Vorgehensweisen zu entwickeln, die in ein Schema passen, welches bereits in der Notfallsituation bei der Primärrekonstruktion beginnt und logisch weiterverfolgt wird, wenn sich die Notwendigkeit der sekundärchirurgischen Versorgung ergibt. In diesem Sinn verweisen wir auf die im ersten Band vorgestellten Techniken.

Ein Amputationsverletzter sollte von den klassischen Techniken der Fingerneuverteilung profitieren, jedoch auch von den Möglichkeiten der mikrochirurgischen Rekonstruktion. Wir haben von der Erfahrung unseres Lehrers Jacques Michon, aber auch von J. W. Littler in New York gelernt, dessen Verfeinerungen der Techniken der Pollizisation dafür sorgten, daß sie weiter an erster Stelle im Therapiearsenal stehen. In San Francisco konnten wir von der immensen mikrochirurgischen Erfahrung von H. J. Buncke profitieren, v. a. bei der Rekonstruktion des Daumens. In unserem eigenen therapeutischen Vorgehen stützen wir uns auf die Erfahrung unserer Lehrer und auf unsere Routine bei den chirurgischen Verfahren.

Der zweite Teil des Bandes berichtet über unsere Behandlungsabläufe auf dem Gebiet der Traumatologie des Handgelenks, und zwar sowohl im Notfallstadium als auch bei späteren Komplikationen. Unser diagnostisches Vorgehen hat erheblich von den Fortschritten bei der klinischen, radiologischen, computer- und magnetresonanztomographischen Untersuchung profitiert. 1987 hat Ch. Bour die diagnostische Arthroskopie, die später von G. Dautel, F. Dap und Ph. Voche weiterentwickelt wurde, bei uns eingeführt. Diese direkte Sicht erlaubte nicht nur die Korrelation mit den Ergebnissen anderer bildgebender Verfahren, sondern auch die bessere Diagnostik partieller Läsionen sowie das Verständnis für die Mechanismen komplexer Instabilitäten am Handgelenk.

Die Vorschläge für die Therapie von Instabilitäten und posttraumatischen Bandläsionen am Karpus gründen sich auf die Erfahrungen unseres Teams, können jedoch heute, in Anbetracht der sich hierbei ergebenden funktionellen Einschränkungen, noch keine voll zufriedenstellenden Erfolge liefern.

Ausgehend von der Evaluation der Ergebnisse der Sekundärchirurgie drängen wir darauf, daß die Diagnostik der ligamentären Läsionen bereits in den allerersten Tagen nach einem Unfallereignis erfolgt, da allein während dieser Zeit noch eine direkte Bandrekonstruktion und ein gutes funktionelles Resultat möglich sind. Dieses erfordert eine erhebliche Veränderung des diagnostischen Verhaltens in der Notfallsituation. So ist es legitim, hierbei alle modernen diagnostischen Mittel auszuschöpfen, um eine Ligamentläsion nachzuweisen. Es reicht nicht mehr aus, sich im Notfall allein auf die klinische Untersuchung zu verlassen – die noch dazu durch Ödembildung und Schmerzen meist erschwert und unzureichend ist – und keine weitere Diagnostik durchzuführen unter dem Hinweis, auf den Standardröntgenbildern keine knöchernen Veränderungen zu bemerken.

Die hier vorgestellte chirurgische Erfahrung ist Ergebnis der Arbeit unseres gesamten Teams, genau wie derjenigen unserer Rehabilitationsmannschaft, denen hier für ihre Kompetenz, ihren Einsatz und ihren Enthusiasmus bei der Patientenbetreuung gedankt sei.

Die Illustrationen verdanken wir dem großen Können von Frau Witt-Deguillaume, der es auch hier wieder gelungen ist, selbst die kleinsten technischen Details herauszuarbeiten.

Herr R. Guerard hat die Fotodokumentation mit großer Zuverlässigkeit bearbeitet.

Der Freundschaft zu Herrn Professor Dr. L. Loda verdanken wir die Übersetzung dieses Buches in die spanische, der zu Herrn Dr. L. Vaienti diejenige in die italienische Sprache. Allein Handchirurgen mit großer Kompetenz und der perfekten Beherrschung jeweils beider Sprachen können eine anspruchsvolle Übersetzung garantieren, und wir bezeugen beiden hier unsere große Dankbarkeit.

Wir hoffen, daß die Arbeit unserer Schule allen Lesern die geeigneten Antworten auf die Fragen bei der Behandlung der Traumata der Hand und des Handgelenks geben kann.

Nancy   Michel Merle

Anschriften

Philippe Dagrenat,
Practicien hospitalier d'Anesthésie-Réanimation,
Hôpital Jeanne-d'Arc,
CHRU de Nancy

Francois Dap,
Professeur de Chirurgie plastique et reconstructrice
de l'appareil locomoteur
CHRU de Nancy

Gilles Dautel,
Professeur de Chirurgie infantile
CHRU de Nancy

Claude Gavillot,
Médecin Adjoint,
Institut régional de Réadaptation,
Nancy

Micheline Isel,
Kinésithérapeute,
Institut régional de Réadaptation,
Nancy

Guillerino Loda,
Professeur associé,
Chef du service de Chirurgie de la main,
Buenos Aires, Argentine

Michel Merle,
Professeur, Chef du service de Chirurgie plastique
et reconstructrice de l'appareil locomoteur,
CHRU de Nancy

Didier Pétry,
Médecin Chef,
Institut régional de Réadaptation,
CHRU de Nancy

Stefan Rehart, Dr. med.,
Orthopädische Universitätsklinik,
Marienburgstr. 2,
60528 Frankfurt a. M.

Alain Spaite,
Anesthésiste-Réanimateur,
Centre de la Main,
Angers

Luca Vaienti,
Chef de Clinique,
Chirurgie de la Main,
Chair de Chirurgie plastique à l'Université de Milan,
Italie

Philippe Voche,
Practicien hospitalo-universitaire,
Service de Chirurgie plastique et reconstructrice
de l'appareil locomoteur,
CHRU de Nancy

Inhaltsverzeichnis

Sekundäreingriffe

1 Fehlstellungen und Pseudarthrosen an den Metakarpophalangealknochen
G. Dautel

Fehlstellungen an Mittelhand und Fingern ··· *3*
    Einführung ··· *3*
    Ätiologie ··· *3*
    Vorgehen ··· *3*
    Chirurgisches Vorgehen ··· *4*
Pseudarthrosen an den Metakarpal- und Phalangealknochen ··· *10*
    Einführung ··· *10*
    Chirurgisches Vorgehen ··· *12*

2 Gelenkrekonstruktion
G. Dautel und M. Merle

Alloarthroplastik ··· *15*
    Einführung ··· *15*
    Prothesenversorgung am Metakarpophalangealgelenk ··· *15*
    Prothesenversorgung am proximalen Interphalangealgelenk ··· *17*
Gelenkrekonstruktion durch vaskularisierten Transfer ··· *29*
    Einführung ··· *29*
    Vaskularisierte Gelenktransfers von den Zehen ··· *29*
    Vaskularisierter Gelenktransfer von der Fingerbank ··· *38*
Arthrodesen ··· *45*
    Arthrodesen an den Langfingern ··· *45*
    Arthrodese am Daumen ··· *51*

3 Sekundärchirurgie der Flexorensehnen
M. Merle

Klinische Untersuchung ··· *55*
Therapie ··· *55*
    Wiederherstellung der Kontinuität ··· *55*
    Tenolyse ··· *84*

4 Sekundäreingriffe am Extensorenapparat der Finger
L. Vaienti und M. Merle

Verletzungen der Langfinger ··· *93*
Verletzungen am Daumen ··· *105*
Tenolyse der Sehnen des Extensorenapparats und Lösen der intrinsischen Muskeln ··· *108*

5 Fingereinsteifungen
M. Merle

Einsteifungen der Metakarpophalangealgelenke ··· *115*
    Anatomie und Pathogenese ··· *115*
    Gründe der Einsteifung des Metakarpophalangealgelenks in Extensions- und Flexionsstellung ··· *116*
    Therapie ··· *116*
Einsteifungen der Interphalangealgelenke ··· *122*
    Anatomie und Pathophysiologie ··· *122*
    Klinische Untersuchungen ··· *123*
    Operative Therapie ··· *123*
    Nachbehandlung und Schienenversorgung nach Arthrolyse des proximalen Interphalangealgelenks ··· *128*

6 Hautveränderungen und erste Kommissur
G. Dautel

Retraktionen der ersten Kommissur ··· *131*
    Funktionelle Anatomie und Ätiologie kommissuraler Retraktionen ··· *131*
    Hautplastiken ··· *131*
    Lokale Lappen ··· *135*
    Distante Lappen ··· *137*
    Freie Lappen ··· *138*
    Begleiteingriffe bei der Öffnung der ersten Kommissur ··· *139*
Kommissurretraktionen der Langfinger ··· *140*
Hautprobleme bei Fingerkontrakturen ··· *142*
    Flexionskontrakturen und Krallenfinger ··· *142*
    Kutane Probleme bei Fingerextensionskontrakturen ··· *142*

7 Sekundärversorgung peripherer Nervenverletzungen
M. Merle, G. Dautel und F. Dap

Einführung und Klassifikation der Läsionen ··· *147*
Neurolyse ··· *148*
    Technik ··· *148*
    Ergebnisse ··· *150*
    Indikationen ··· *150*
Naht oder sekundäre Koaptation nach vollständigen Durchtrennungen ··· *150*
    Naht ··· *150*
    Technik nach De Medinaceli ··· *152*
    Postoperative Nachsorge ··· *154*
    Ergebnisse ··· *155*

Konventionelle Transplantate ··· *155*
    Unterschiedliche Transplantationsverfahren ··· *155*
    Faszikuläre Transplantate ··· *156*
    Postoperative Nachsorge ··· *160*
    Indikationen ··· *160*
    Ergebnisse ··· *160*
Gefäßgestielte Nerventransplantate ··· *162*
    Potentielle Donorsitus ··· *162*
    Indikationen und Ergebnisse ··· *166*
    Schlußfolgerung ··· *168*
Partielle Verletzungen ··· *168*
Zusätzliche Eingriffe
bei der Sekundärchirurgie peripherer Nerven ··· *169*
Indikation für chirurgische Reinterventionen ··· *170*
Therapie von Neuromen
und schmerzhaften Amputationsstümpfen ··· *171*
    Integration und Kontrolle der
    Sensibilitätsübermittlung ··· *171*
    Ätiologie des Stumpfschmerzes ··· *172*
    Therapie schmerzhafter
    Amputationsstümpfe ··· *172*
    Neurome ··· *173*
Nachbehandlung nach Nervenläsion ··· *175*

8 Neurologische Komplikationen regionaler Anästhesietechniken
Ph. Dagrenat und A. Spaite

Klinik ··· *179*
Diagnose ··· *180*
Therapie ··· *182*
Schlußfolgerung ··· *183*

9 Sehnentransfer bei Paresen an der Hand
M. Merle

Geschichte ··· *185*
Biomechanische Prinzipien des Sehnentransfers ··· *186*
Chirurgische Prinzipien des Sehnentransfers ··· *188*
Therapie der Paresen an der Hand ··· *190*
    Radialisparese ··· *190*
    Paresen des Nervus medianus ··· *198*
    Paresen des Nervus ulnaris ··· *205*
    Kombinierte Paresen ··· *218*
    Krankengymnastische Behandlungstechniken
    nach Sehnentransfer ··· *221*

10 Daumenrekonstruktion
M. Merle, G. Dautel, G. Loda

Verlängerung nach Matev ··· *230*
Knochenplastiken ··· *233*
Pollizisation eines Langfingers ··· *238*
Pollizisation eines Stumpfs
oder eines distalen Fingeranteils ··· *247*
Rekonstruktion des Daumens durch gestielten
Kompositionstransfer des Mittelfingers ··· *251*
    Prinzip und Anatomie ··· *251*
    Chirurgisches Vorgehen ··· *251*
    Varianten des Kompositionslappens ··· *253*
    Indikationen ··· *253*
Partieller und vollständiger Zehentransfer ··· *254*
    Anatomie des Donorsitus und
    Präparationsstrategie ··· *254*
    Vollständiger Zehentransfer ··· *260*
    Partieller Zehentransfer
    für die Daumenrekonstruktion ··· *267*
Wahl des Vorgehens und Indikationen ··· *279*

11 Fingertranslokationen, ästhetische und funktionelle Amputationen
G. Dautel

Proximale Amputationen ··· *285*
Fingertranslokationen ··· *289*

12 Rekonstruktion großer Mutilationen an der Hand
G. Dautel

Chirurgische Techniken für die Rekonstruktion von
Langfingern bei komplexen Mutilationen ··· *295*
Chirurgisches Vorgehen
für die Daumenrekonstruktion
bei komplexen Mutilationen ··· *300*
Rekonstruktion von pluridigitalen Amputationen
unter Erhalt des ersten Strahls ··· *301*
Rekonstruktion bei vollständigen Amputationen
(fingerlose Hand) ··· *303*
Ausnahmerekonstruktionen ··· *307*

Traumatologie des Handgelenks

Einführung ··· *313*
M. Merle

13 Frische Frakturen am distalen Radius beim Erwachsenen
Ph. Voche

Funktionelle Anatomie ··· *315*
Pathophysiologie ··· *315*
Diagnostik ··· *316*
Frakturevaluation ··· *316*
Klassifikation der Frakturen ··· *317*
Begleitverletzungen ··· *319*
Therapie ··· *320*
Komplikationen ··· *324*
Schlußfolgerung ··· *325*

14 Fehlstellungen am Radius und am distalen Radioulnargelenk
M. Merle

Korrektur extraartikulärer Fehlstellungen
am distalen Radius ··· *327*
Alterationen des distalen Radioulnar- und
Ulnokarpalgelenks ··· *332*

15 Frische Frakturen des Os scaphoideum
Ph. Voche

Anatomie · · · *339*
Verletzungsmechanismus · · · *339*
Diagnostik · · · *340*
Frakturanalyse · · · *341*
Differentialdiagnose · · · *342*
Spezialfälle · · · *342*
Therapie · · · *342*
Schlußfolgerung · · · *344*

16 Komplikationen nach Skaphoidfrakturen
G. Dautel

Ätiologie und begünstigende Faktoren
für die Pseudarthrosenentwicklung
des Os scaphoideum · · · *347*
Natürlicher Verlauf von
Skaphoidpseudarthrosen · · · *348*
Therapie einer Skaphoidpseudarthrose · · · *351*
Zugangswege bei der Therapie
von Skaphoidpseudarthrosen · · · *354*
Therapieverfahren · · · *354*
Indikationen · · · *364*

17 Frische Bandläsionen am Handgelenk
G. Dautel

Standardvorgehen bei Verdacht
auf frische Bandläsion · · · *369*
Stellenwert weiterer
Untersuchungsmethoden · · · *376*
Strategie und Rangfolge
der komplementären Untersuchungen · · · *378*

18 Arthroskopie des Handgelenks
G. Dautel

Lagerung, Instrumente, Zugang · · · *385*
Ablauf einer arthroskopischen
Handgelenkuntersuchung · · · *387*
Arthroskopie bei der Diagnose
von dissoziativen Instabilitäten · · · *394*
Arthroskopie und Discus triangularis · · · *395*
Arthroskopie und Knorpelveränderungen · · · *397*
Frakturen und Pseudarthrosen des Os
scaphoideum · · · *399*

19 Posttraumatische Instabilitäten und ligamentäre Läsionen am Handgelenk
G. Dautel und Ph. Voche

Pathophysiologie und Klassifikation
von Instabilitäten am Handgelenk · · · *401*
Anatomie des Handgelenks · · · *401*
Physiologie und Biomechanik
am Handgelenk · · · *404*
Pathophysiologie und Klassifikation
der Instabilitäten am Handgelenk · · · *405*
Primäre Therapie der frischen Bandläsionen und
Instabilitäten am Handgelenk · · · *408*
Therapieziele · · · *409*
Mögliche Therapieverfahren · · · *409*
Therapie der skapholunären Bandläsionen und
der dissoziativen skapholunären Instabilität · · · *410*
Therapie der lunatotriquetralen Bandläsionen und
der dissoziativen lunatotriquetralen
Instabilität · · · *416*
Therapie kombinierter (oder multipler)
intrinsischer Ligamentläsionen · · · *417*
Primäre Therapie der nichtdissoziativen
mediokarpalen Instabilität · · · *417*
Schlußfolgerung · · · *417*
Perilunäre Luxationen · · · *418*
Chirurgisches Vorgehen · · · *419*
Postoperative Nachsorge · · · *423*
Schlußfolgerung · · · *423*

20 Palliative Operationsverfahren und Therapie von Komplikationen
Ph. Voche, G. Dautel, M. Merle und F. Dap

Partielle Arthrodese bei Instabilitäten und
posttraumatischer Arthrose am Handgelenk · · · *425*
Skaphotrapeziumtrapezoidale Arthrodese · · · *427*
Skaphoid-Kapitatum-Arthrodese · · · *428*
Triquetrum-Lunatum-Arthrodese · · · *430*
Seltene Arthrodeseformen · · · *433*
Schlußfolgerung · · · *434*
Resektion der proximalen Handgelenkreihe · · · *436*
Chirurgisches Vorgehen · · · *436*
Postoperative Nachsorge · · · *438*
Technische Varianten · · · *438*
Indikationen · · · *438*
Handgelenkdenervation · · · *439*
Prinzip · · · *439*
Technisches Vorgehen · · · *439*
Postoperative Nachsorge · · · *442*
Indikationen · · · *442*
Ergebnisse · · · *443*
Handgelenkarthrodese · · · *443*
Präoperative Diagnostik · · · *444*
Arthrodesentechniken · · · *444*
Ergebnisse · · · *448*

21 Die posttraumatische Algodystrophie an der Hand und der oberen Extremität
D. Petry

Klinik und Pathophysiologie · · · *451*
Apparative Zusatzuntersuchungen · · · *452*

Sachverzeichnis *455*

Sekundäreingriffe

1 Fehlstellungen und Pseudarthrosen an den Metakarpophalangealknochen

G. Dautel

Fehlstellungen an Mittelhand und Fingern

Einführung

Die Konsolidation einer Fraktur an der Mittelhand mit persistierendem Bewegungsdefizit an einem Finger wird häufig angetroffen (26). Allein Fehlstellungen mit funktionellem Defizit jedoch rechtfertigen ein korrigierendes chirurgisches Vorgehen. Die Beachtung der technischen Osteosyntheseprinzipien und die Verwendung intraossär oder appositioniert angebrachten miniaturisierten Materials erlauben die Fixation der angestrebten Korrektur praktisch unter Ausschluß des Risikos nicht erfolgender Konsolidation (22). Fehlstellungen ohne Begleitläsionen stellen die Ausnahme dar. In den meisten Fällen komplettieren Gelenksteife, Gefäß-, neurologische oder Hautprobleme das klinische Bild (4). Die chirurgische Behandlung dieser Begleitverletzungen ist meist während des gleichen operativen Schritts zwingend erforderlich und beeinflußt das funktionelle Endergebnis erheblich. Gelegentlich wird die operative Therapie von Fehlstellungen an der Mittelhand und den Fingern als anspruchsvoll mit fragwürdigem Ergebnis bezeichnet (23). Die Berücksichtigung der zuvor genannten Regeln erlaubt die Therapie mit begründeter Hoffnung auf einen ansehnlichen funktionellen Gewinn für den Patienten.

Ätiologie

Fehlstellungen werden zu einem großen Teil durch die chirurgische Versorgung einer Fraktur verursacht, wobei es sich in der Mehrzahl der Fälle um schlecht durchgeführte Drahtversorgungen handelt, die eine Diastase verursachen oder den Frakturspalt nicht korrekt immobilisieren. Die meisten bei uns operierten Fälle, publiziert von Bouchon u. Mitarb. (4), unterlagen diesem Mechanismus.

In der Häufigkeit an 2. Stelle stehen die konservativ oder funktionell behandelten Frakturen (29). Die klinische und radiologische Überwachung einer immobilisierten oder funktionell therapierten Fraktur muß frühzeitig eine sekundäre Dislokation der Frakturenden aufdecken und die Osteosynthese nach sich ziehen. Die klinische Diagnostik einer Rotationsfehlstellung kann erheblich erschwert sein, wenn Schmerz oder Einsteifung die Flexionsamplitude einschränken. Dann muß die Situation unter Überprüfung der Ausrichtung der Nagelplatte und der radiologischen Darstellung beurteilt werden.

Vorgehen

■ **Wahl der Osteotomiestelle für die Korrektur**

☐ **Fokale Osteotomie**

Bei Rotationsfehlstellungen bestand lange Zeit die Tendenz, die Korrekturosteotomie unabhängig vom Frakturort am Metakarpale durchzuführen (30). Dieses Vorgehen hat im Falle einer Fraktur an den Phalangen den Nachteil, nicht die normalen anatomischen Verhältnisse wiederherzustellen. Zusätzlich kann der Effekt einer Metakarpalosteotomie durch die physiologische Rotationslaxität der Metakarpophalangealgelenke modifiziert werden (4, 12).

Wir bevorzugen ein Vorgehen, welches darin besteht, die Korrekturosteotomie immer an dem von der Fraktur betroffenen Skelettanteil durchzuführen. Im Idealfall erfolgt die Osteotomie an der Stelle der initialen Fraktur.

☐ **Extrafokale Osteotomien**

Es gibt jedoch gelegentlich Ausnahmen von dieser Regel. Ist eine Fehlstellung Ergebnis einer komplexen oder Mehrfragmentfraktur, kann eine extrafokale Osteotomie in Betracht gezogen werden, insbesondere wenn das Mittelhand- oder Fingerskelett sich nicht für eine komplexe Osteotomie eignet (4). Bei einer Gelenkfehlstellung ist eine extrafokale Osteotomie zwingend angezeigt, wenn trotz der Konsolidationsstörung die Gelenkfläche ausreichend gut ist oder wenn die initiale Fraktur lediglich ein kleines Fragment betrifft.

■ **Therapie von Begleitverletzungen**

Die Therapie zusätzlicher Verletzungen begleitet und bedingt die Versorgung der Fehlstellungen.

☐ **Gefäßverletzungen**

Obwohl ein Finger gelegentlich Verletzungen beider Gefäßachsen ohne Amputationsfolge übersteht, riskiert die Sekundärchirurgie in diesem Bereich Fehlschläge. Bestehen Zweifel über den Zustand der Gefäßversorgung, sollte präoperativ eine Angiographie erfolgen. Schon der einfache Allen-Test am Finger erlaubt die Feststellung unilateraler Verletzungen der Gefäßpedikel.

Nervenverletzungen

Eine Nervenverletzung kann indirekt das Korrekturergebnis einer Fehlstellung verschlechtern. Ein nicht sensibler Finger ist der Einsteifung und dem Ausschluß vom Gebrauch geweiht. Im Gegensatz zu Gefäßverletzungen, die sekundär nicht korrigierbar sind, wenn sie nicht im Notfall repariert wurden, kann die sekundäre Nervenrekonstruktion während einer ossären Korrektur erwogen werden.

Sehnen- und Gelenkläsionen

Begleitläsionen von Sehnen sind Ausdruck entweder der initialen Fraktur oder eines ersten chirurgischen Therapieversuchs. Sie betreffen hauptsächlich den Extensorenapparat. Verlängerte Ruhigstellungen in ungünstiger Stellung werden meist durch Gelenkeinsteifungen kompliziert oder diese treten als Folge einer Gelenkfraktur auf. In allen Fällen ist vor anspruchsvollen Eingriffen mit Teno- und Arthrolyse zur Korrektur einer Fehlstellung die präoperative krankengymnastische und dynamische Schienenbehandlung anzustreben, um die Gelenkamplituden zu verbessern. Die chirurgische Korrektur der Fehlstellung erfolgt erst, wenn unter dieser Therapie keine weitere Verbesserung zu erreichen ist.

Hautverletzungen

Ist die Fehlstellung mit einem Hautmantel zweifelhafter Qualität vergesellschaftet, ist es notwendig, zur Oberflächendeckung eine Lappenversorgung zu wählen, um die knöcherne Rekonstruktion zu schützen. Diese Eingriffe können einzeitig erfolgen.

Chirurgisches Vorgehen

■ Fehlstellungen der Metakarpalknochen

Rotationsfehlstellungen

Eine Rotationskomponente an der Frakturstelle verursacht eine Konvergenzanomalie der Finger und verrät sich durch das Überkreuzen von Nachbarfingern während des Faustschlusses. Fehlstellungen mit Rotationskomponente können diaphysäre, transversale, schräge oder Spiralfrakturen komplizieren. Eine Korrekturosteotomie kann transversal diaphysär im Bereich der alten Frakturstelle erfolgen. In diesem Fall wird die Osteosynthese entweder mit einer lateral verschraubten Miniplatte gesichert oder mit einem blockierten intramedullär eingebrachten Stab (22) (Abb. 1.**1**).

Eine weitere technische Möglichkeit besteht in der diaphysären „treppenförmigen" Osteotomie (20, 25). Sie wird in der Sagittalebene angelegt, und die Rotationskorrektur erfolgt durch ein an die Situation angepaßtes Verdünnen der Kortikalis dorsal oder palmar, je nach gewünschtem Ausmaß. Die Osteosynthese wird dann durch Schrauben gesichert, die den Frakturspalt unter Kompression setzen (Abb. 1.**2**).

Anguläre Fehlstellungen

Diese können diaphysären Frakturen der Metakarpalknochen komplizieren, wobei das distale Fragment nach palmar abkippt. Neben ihrem kosmetischen Aspekt können solche Fehlstellungen funktionell zu einer Deformation der Metakarpophalangealgelenke in Hyperextensionsstellung führen. Sie können komplizierend bei diaphysären, transversalen Frakturen bestehen, wobei ihre Korrektur durch eine palmare öffnende Osteotomie am Frakturspalt erfolgt. Ein trapezförmiges Transplantat vom Radius wird zum Füllen des palmarseitigen Defektes genutzt und die Osteosynthese mit einer geschraubten Miniplatte gesichert (Abb. 1.**3** u. 1.**4**).

Diese anlagernde Osteotomieform ist die einzige, mit der die Länge des Metakarpales erhalten bleibt und damit das Alignement des Metakarpalbogens. Sollten ungünstige trophische lokale Verhältnisse es erfordern oder besteht lediglich eine moderate anguläre Fehlstellung mit Verkürzung, kann eine einfache dorsale Osteotomie mit keilförmiger Resektion in Betracht gezogen werden.

Fehlstellungen mit Verkürzung

Ohne zusätzliche anguläre Deformation ist das funktionelle Defizit oftmals gering, wenn sich eine Verkürzung auf weniger als 1 cm beläuft. Es besteht jedoch immer eine Verminderung der Muskelkraft durch Veränderungen im Metakarpalbogen. Die Möglichkeiten des späteren Längenausgleichs von Verkürzungen der Metakarpalknochen sind in Anbetracht der großen Zugwirkung der Interosseusmuskeln extrem beschränkt. Bei einer isolierten geringen Verkürzung ist ein chirurgisches Vorgehen nicht gerechtfertigt. Bei höhergradiger Verkürzung ist die Korrektur in mehreren Schritten angezeigt, wobei die erste Etappe darin besteht, nach transversaler Osteotomie einen Fixateur externe, gefolgt von progressiver Distraktion, zu plazieren. Wie bei jeder Metakarpalknochenverlängerung muß eine Palmarverkippung des distalen Fragments während des Distraktionsvorgangs durch Einbringen eines axialen intramedullären Kirschner-Drahts verhindert werden. In dem zweiten Schritt wird die Kontinuität durch das Einbringen eines Knochentransplantats vom Beckenkamm wiederhergestellt, welches mit einer Platte und Schrauben stabilisiert wird.

■ Distale metaphysäre Angulationsfehlstellungen

Sie bestehen komplizierend bei distalen metaphysären Frakturen der Metakarpalia, besonders an den beiden ulnaren Fingern. Typischerweise wird eine Palmarabkippung des distalen Fragments bis zu 40 Grad toleriert. Es ist schwer, das wahre Ausmaß der Abkippung auf streng seitlichen Röntgenbildern aufgrund der Überlagerung durch die anderen Metakarpaleköpfchen zu beurteilen. Funktionell ist die Abkippung durch eine Unterbrechung des normalen Mittelhandköpfchenreliefs mit einer Veränderung des Metakarpalbogens gekennzeichnet. Das nach palmar abgekippte Köpfchen kann beim Manualarbeiter einen schmerzhaften Greifvorgang bewirken, verbunden mit einem anormalen Tastbefund im Bereich der distalen Hohlhandbeugefalte. In diesem Fall wird ein operativer Eingriff erforder-

Fehlstellungen an Mittelhand und Fingern 5

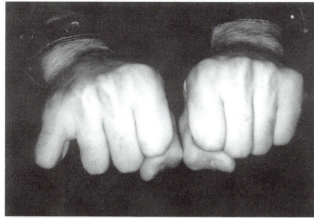

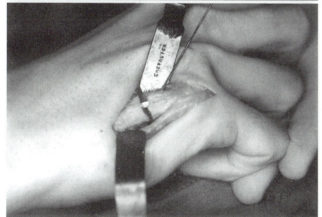

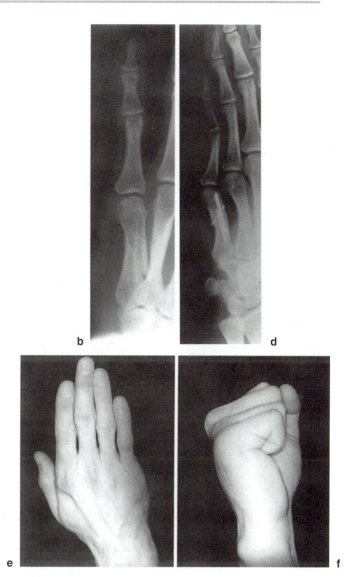

Abb. 1.**1a–f** Korrekturosteotomie einer diaphysären Rotationsfehlstellung am 5. Metakarpalknochen.
a Rotatorische Fehlstellung, bei geschlossener Faust nachweisbar.
b Präoperative radiologische Darstellung.
c Transversale Osteotomie, Fixation durch intramedullär eingebrachten Stab.
d Radiologische Darstellung nach Konsolidation.
e u. **f** Funktionelles Endergebnis.

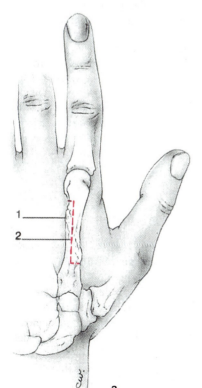

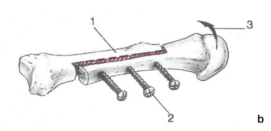

Abb. 1.**2a** u. **b** „Treppenförmige" Korrekturosteotomie (diaphysäre Rotationsfehlstellung des 2. Metakarpalknochens).
a Spiralfraktur am 2. Metakarpale, kompliziert durch eine Rotationsfehlstellung.
 1 Alte Frakturstelle. 2 Osteotomie.
b Sagittale, „treppenförmige" Osteotomie.
 1 Rotgezeichnet die durchzuführende knöcherne Resektion an der dorsalen Kortikalis, um den Derotationseffekt zu erhalten (hier: „gegen den Uhrzeigersinn" [3]).
 2 Die Osteosynthese wird durch transversal eingebrachte Kompressionsschrauben gesichert.
 3 Richtung der erhaltenen Korrekturrotation durch die angezeichnete Kortikalisresektion.

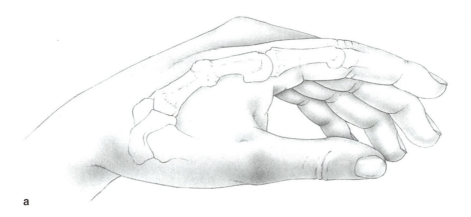
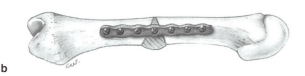

Abb. 1.**3a** u. **b** Korrekturosteotomie von angulären Fehlstellungen der Metakarpalknochen.
a Palmargerichtete anguläre Fehlstellung am 2. Metakarpalknochen.
b Palmar öffnende Korrekturosteotomie. Keilförmiges Transplantat, Osteosynthese durch lateral angebrachte Platte.

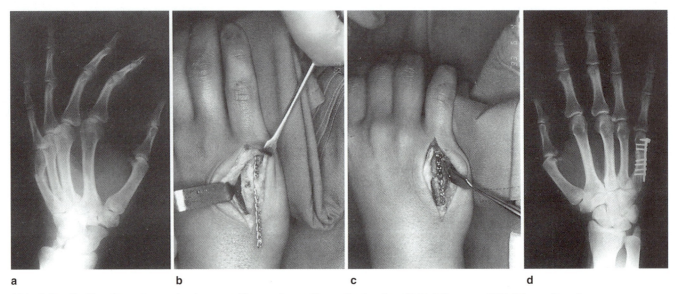

Abb. 1.**4a–d** Korrekturosteotomie einer angulären palmarseitigen diaphysären Fehlstellung am 5. Metakarpalknochen.
a Palmare Angulationsfehlstellung im distalen Drittel der Diaphyse am 5. Metakarpalknochen.
b Intraoperative Ansicht mit Osteotomie am Frakturspalt: Die Platte wird vor der Korrektur am distalen Fragment unter Berücksichtigung der Fehlstellung am Frakturspalt angeschraubt.
c Vervollständigen der Osteosynthese nach der Osteotomie und knöcherner Korrektur.
d Radiologische Darstellung nach Konsolidation.

lich. Die Osteotomie erfolgt distal metaphysär. Für die Stabilisierung können mehrere Vorschläge in Betracht gezogen werden. Obwohl die Bündel-Kirschner-Draht-Versorgung nach Foucher bei frischen Frakturen ausreichend ist, kann eine korrigierende Fixation hiermit nicht gehalten werden. Eine neutralisierende intermetakarpale Kirschner-Draht-Stabilisation ist dann zusätzlich angezeigt. Eine weitere Möglichkeit besteht in der Verwendung einer lateral angeschraubten T-Platte (Abb. 1.**4**). Auch ein Kirschner-Draht in Verbindung mit einer Cerclage kann vorgeschlagen werden, wobei hier ebenfalls die zusätzliche Versorgung mit einem neutralisierenden intermetakarpalen Kirschner-Draht unverzichtbar ist.

■ Fehlstellungen an den Phalangen

Es handelt sich meist um Fehlstellungen der Grund- und Mittelphalanx. Fehlstellungen können auch an der Endphalanx vorkommen, bedeuten dort jedoch lediglich ein kosmetisches Problem, welches eine offene Korrektur nicht rechtfertigt.

Fehlstellungen an Mittelhand und Fingern

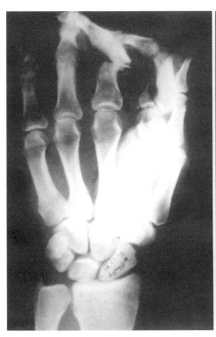
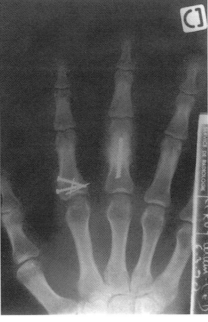
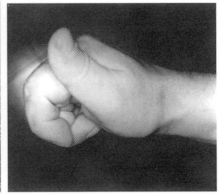

a b c

Abb. 1.**5a–f** Rotationsfehlstellung, die eine Fraktur der Grundgliedbasis kompliziert.
a Kreissägenverletzung. Diaphysäre Fraktur der Grundphalanx am 3. Finger. Metaphysäre proximal gelegene Fraktur der Grundphalanx des Zeigefingers mit Gelenkbeteiligung.
b Osteosynthese der Basis der Grundphalanx am Zeigefinger durch Einbringen von (Spongiosa-) Schrauben und Kirschner-Drähten. Die Fraktur der Grundphalanx am 3. Finger ist mit einem zementierten, intramedullär eingebrachten „Korkenzieher"-Stab osteosynthetisiert.
c Rotationsfehlstellung am Zeigefinger.
Beim Faustschluß überkreuzt der Zeigefinger den Mittelfinger.
d Korrekturosteotomie. Es wurde eine Osteotomiestelle fern der Frakturstelle gewählt, da die initiale Fraktur eine Gelenkbeteiligung einschloß. Die Osteosynthese erfolgt durch eine lateral angebrachte Platte.
e u. **f** Funktionelles Ergebnis bei Faustschluß und Fingerextension.

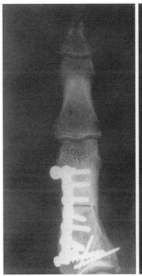
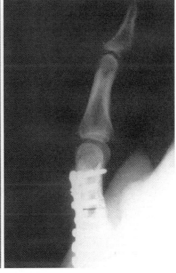

d

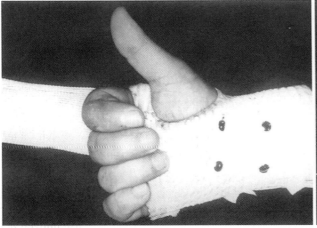
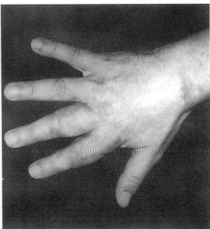

e f

1 Fehlstellungen und Pseudarthrosen an den Metakarpophalangealknochen

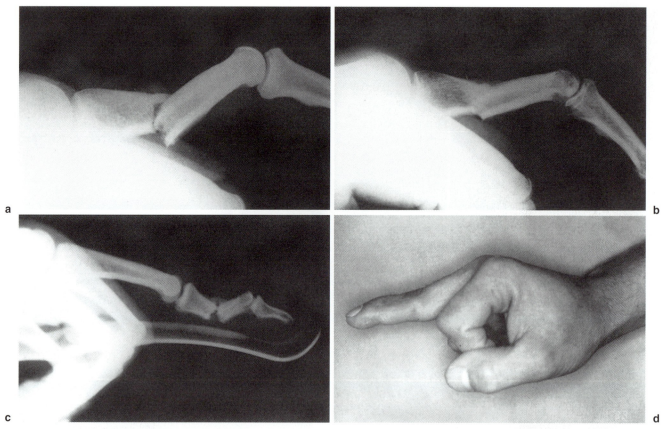

Abb. 1.**6a–d** Fehlstellung mit nach dorsal gekipptem distalem Fragment nach Fraktur an der Grund- und Mittelphalanx.
a Diaphysäre Fraktur der Grundphalanx; typische Deformation in „Rekurvatum-"Stellung.
b Die konservative Therapie konnte die Fehlstellung nur unzureichend ausgleichen.
c Diaphysäre Fraktur der Mittelphalanx ohne initiale Reposition.
d Das später erfolgende offene Vorgehen (Kirschner-Draht-Osteosynthese) ist ebenfalls insuffizient, es zeigt sich eine persistierende Schwanenhalsdeformität.

☐ Rotationsfehlstellungen

Diese komplizieren meist Spiral- oder Schrägfrakturen an der Grund- oder Mittelphalanx. Auch hier kommt es wie an den Metakarpalknochen zu Problemen bei der Konvergenz der Finger, wodurch der Faustschluß gestört wird. Die Korrektur erfolgt durch eine Osteotomie an der betroffenen Phalanx. Die Technik der treppenförmigen Osteotomie kann hier nicht genutzt werden. Somit sind transversale Korrekturen angezeigt, die Konsolidation wird durch eine verschraubte Miniplatte gesichert (Abb. 1.**5**).

☐ Anguläre Fehlstellungen

Rekurvatumfehlstellungen werden bei Frakturen des proximalen Drittels der Grundphalanx oder bei diaphysären Frakturen der Mittelphalanx angetroffen (Abb. 1.**6**). Diese werden fast immer von Bewegungseinschränkungen im proximalen Interphalangealgelenk begleitet und sind entweder durch eine verlängerte Immobilisation oder durch Retraktionen im Extensorenapparat verursacht. In diesen Fällen bevorzugen wir eine keilförmige Verkürzungsosteotomie, wobei das Fingerskelett an den retrahierten Extensorenapparat angepaßt werden kann. Die Sicherung der Osteotomie wird durch eine geschraubte Platte erreicht.

Eine sich strikt in der Frontalebene befindende anguläre Fehlstellung kann wie eine isolierte Klinodaktylie imponieren. Die Korrektur erfolgt durch eine keilförmige Verkürzungsosteotomie am alten Frakturspalt. Bei geringen Fehlstellungen kann auch eine unikortikale Osteotomie ausreichen. Nach erfolgter Keilentnahme wird die Fraktur durch einfaches manuelles Durchbrechen der Restkortikalis gestellt, wobei beim Kind das elastische Nachgeben der Kortikalis ausreicht. Anschließend wird die Osteosynthese durch Kirschner-Draht-Versorgung oder die Verbindung von Kirschner-Drähten und Cerclage gesichert, wobei das Plazieren des Metalls vor der Osteotomie erfolgt (Abb. 1.**7**).

■ Fehlstellungen mit Gelenkbeteiligung

Kurz- oder langfristige Folgen einer gelenkbeteiligenden Fehlstellung sind zahlreich: Einsteifung, Schmerzen bei der Mobilisation, Veränderungen der Flexionsachse und Schwierigkeiten bei der Fingerkonvergenz und, auf lange Sicht, degenerative Veränderungen des betroffenen Gelenks. Die Indikation zum operativen Vorgehen und die Wahl des Verfahrens hängen von verschiedenen Faktoren ab:
– Gelenkspalt: eine bikondyläre Fraktur des proximalen Interphalangealgelenkes kann nach asymmetrischem Ausheilen eine Konvergenzstörung ergeben und eine Derotationsosteotomie erfordern. Wenn die Verhältnisse am Gelenkspalt zufriedenstellend sind und die Bewe-

Fehlstellungen an Mittelhand und Fingern

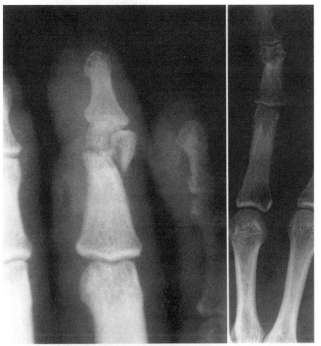
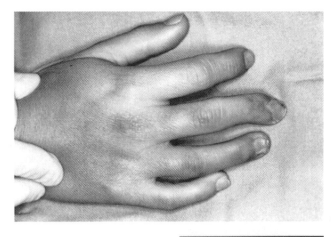
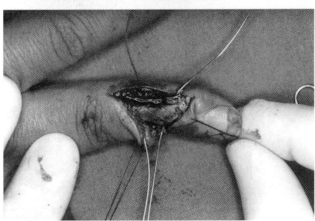
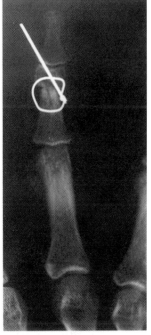
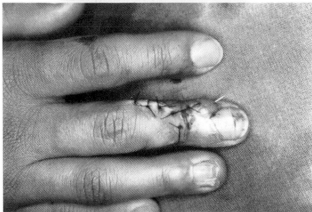

Abb. 1.**7a–f** Anguläre Fehlstellung in der Frontalebene: Klinodaktylie.
a Fraktur am Mittelglied des Mittelfingers (intraartikuläre Mehrfragmentfraktur).
b Ausheilung in Klinodaktyliefehlstellung.
c Intraoperative Ansicht, eine begleitende Nageldystrophie liegt vor.
d u. **e** Korrektur der Deformation durch transversale unikortikale Osteotomie am ehemaligen Frakturspalt. Fixation der Repositionsstellung durch Drahtcerclage.
f Radiologische Darstellung der osteosynthetischen Versorgung.

gungsausschläge erhalten blieben, muß die Osteotomie extraartikulär erfolgen (Abb. 1.**8**).
– Die Größe der beteiligten Gelenkfragmente: ein kleines Gelenkfragment kann den Versuch zu einer intraartikulären Korrekturosteotomie zum Mißerfolg verurteilen.
– Das betroffene Gelenk:
Es gibt eine funktionelle Hierarchie der verschiedenen Gelenke an der Fingerkette. Das anspruchsvolle Vorgehen einer intraartikulären Osteotomie ist für das Metakarpophalangeal- oder das proximale Interphalangeal-gelenk der Langfinger bzw. für das Karpometakarpalgelenk des Daumens erforderlich. Es gibt nur wenige oder gar keine Indikation für ein solches Vorgehen am distalen Interphalangealgelenk, an dem die logische Alternative in der definitiven Arthrodese besteht.

Zusätzliche Osteosynthesemöglichkeiten nach intraartikulärer Osteotomie gibt es nicht. Das operative Verfahren muß zwingend die sofortige postoperative Mobilisation zulassen. Diese ist der Schlüsselfaktor zu einem guten funktionellen Ergebnis.

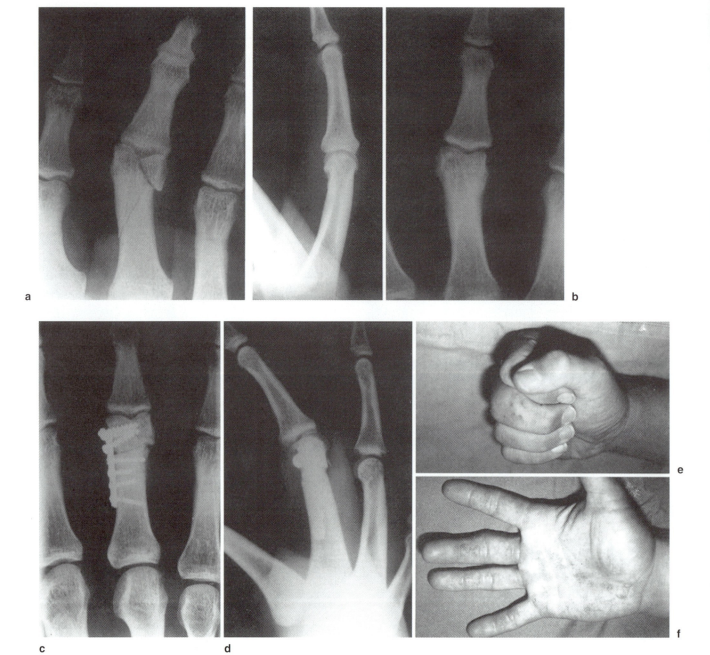

Abb. 1.**8 a–f** Fehlstellung mit intraartikulärer Beteiligung (proximales Interphalangealgelenk) (Fallbeobachtung: F. Dap).
a Spiralfraktur mit Beteiligung des proximalen Interphalangealgelenks. Abrutschen eines Kondylenfragments.
b Ausheilung mit guter Wiederherstellung des Gelenkspalts mit resultierender Klinodaktylie.
c u. **d** Extraartikuläre Verkürzungsosteotomie und Osteosynthese mit lateral angebrachter T-Platte.
e u. **f** Funktionelles Ergebnis.

Die Fixation der kleinen Gelenkfragmente erfordert praktisch immer die Verbindung von Minischrauben und Kirschner-Drähten. Juxtazervikale Osteotomien am Metakarpale können das Anbringen von Mini-T-Platten zulassen (Abb. 1.**8**).

Pseudarthrosen an den Metakarpal- und Phalangealknochen

Einführung

Nur selten kommt es nicht zur Konsolidation von Frakturen an den Metakarpal- oder Phalangealknochen. Barton hat in einer Serie von 148 diaphysären Phalangealfrakturen einen Anteil von 0,7 % Pseudarthrosen gefunden (2). Individuelle

Pseudarthrosen an den Metakarpal- und Phalangealknochen

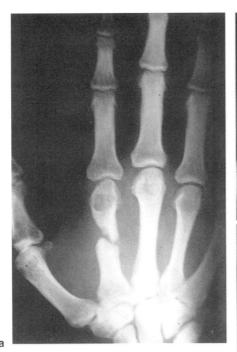
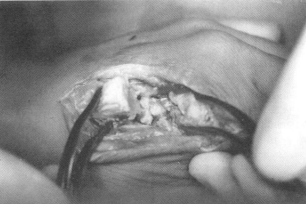
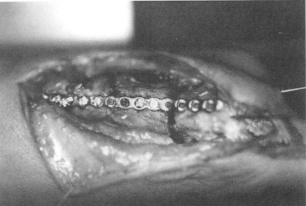
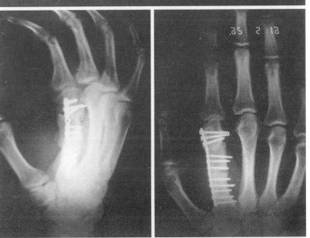
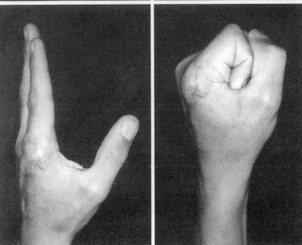

Abb. 1.9a–f Diaphysäre Pseudarthrose am 2. Metakarpalknochen
(Fallbeobachtung: F. Dap).
a Atrophe Pseudarthrose am 2. Metakarpalknochen.
b Zugang und Resektion der Pseudarthrosenanteile.
c u. **d** Einbringen eines Transplantats vom Beckenkamm, Osteosynthese mit angeschraubter Miniplatte.
e u. **f** Funktionelles Ergebnis.

Verzögerungen der Knochenbruchheilung, entsprechend der Lage an der Fingerkette, müssen ebenso wie die übliche Verzögerung der radiologischen Darstellung der Konsolidierung gegenüber der klinischen Situation beachtet werden, bevor die Diagnose einer Pseudarthrose gestellt wird (22).

Dennoch ist es in keinem Fall notwendig, 6 Monate oder 1 Jahr (28) zu warten, bevor die Kapazität eines Frakturspalts zur Konsolidation beurteilt wird. Eine Entscheidung zum operativen Vorgehen ist dringend, wenn zunächst eine konservative Therapie gewählt wurde, da eine verlängerte Immobilisation die nicht zu verhindernden Gelenkeinsteifungen verschlimmert.

Kompliziert das Fehlen der radiologischen Konsolidation eine schon offen therapierte Fraktur, kann die chirurgische Reintervention vermieden werden, wenn das plazierte Material gut toleriert wird und den Frakturspalt sicher stabilisiert. Ein zusätzliches Intervall kann dann für eine weitere krankengymnastische Behandlung und eine präoperative Schienentherapie genutzt werden.

Das Erkennen und die Therapie von Begleitverletzungen einer Fehlstellung beeinflussen das funktionelle Endergebnis. Dieses gilt auch für Pseudarthrosen, deren Prognose oft von begleitenden Läsionen der Haut, Gefäße oder Nerven dominiert wird.

Chirurgisches Vorgehen

■ Osteosynthese

Genau wie bei Fehlstellungen ist nach osteosynthetischer Therapie einer Pseudarthrose eine sofortige Mobilisation zwingend erforderlich. Zumeist handelt es sich bei dem verwandten Material um Miniplatten und Schrauben. Kirschner-Drähte und Drahtcerclagen finden lediglich Verwendung, wenn Kontraindikationen zur Nutzung von Appositionsmaterial bestehen.

■ Anfrischen des Gelenkspalts und Knochentransplantat

Die prinzipielle Notwendigkeit zur Versorgung des Pseudarthrosenspalts mit Knochentransplantaten an den Metakarpal- und Phalangealknochen wird diskutiert. Nach Ansicht von Segmüller u. Schonenberger (27) konsolidiert der Großteil dieser Pseudarthrosen bei adäquater Osteosynthese ohne zusätzliche knöcherne Anlagerung.

Jupiter u. Mitarb. (14) unterscheiden zwischen reaktiven und nichtreaktiven Pseudarthrosen, wobei die ersteren ohne Knochentransplantat heilen sollen.

Wir selbst revidieren auch bei fibrös adaptierten Pseudarthrosen immer den Pseudarthrosenspalt.

Das Anbringen eines knöchernen Transplantats hängt dann von den radiologischen und intraoperativen Befunden ab. Handelt es sich um eine hypotrophe Pseudarthrose mit Resorption der knöchernen Enden bzw. liegt ein knöcherner Substanzverlust vor, wird immer ein Transplantat angelagert (Abb. 1.9 u. 1.10). Hypotrophe Pseudarthrosen komplizieren oftmals Frakturen, die schon chirurgisch versorgt wurden. Liegt kein segmentaler diaphysärer Substanzverlust vor, kann das Transplantat von der Epiphyse des ipsilateralen Radius gehoben werden. Gelegentlich kann ein Kortikalistransplantat an der proximalen Ulna gehoben werden und als intramedullärer Stab zusätzlich zu dem Appositionsosteosynthesematerial eingebracht werden (6).

■ Spezielle Fälle

Pseudarthrosen an der Endphalanx sind selten. Die klinische Konsolidationsdauer beträgt hier mehr als 6 Wochen, und die Verzögerung der radiologischen Darstellung gegenüber der klinischen Heilung ist größer als an anderen Stellen. Dieses rechtfertigt ein längeres Zeitintervall vor der Diagnosestellung einer Pseudarthrose. Auch sind nicht alle Pseudarthrosen nach einem längeren Verlauf klinisch symptomatisch. Eine intakte Nagelplatte, die normal befestigt ist, kann ausreichen, eine fibrös stabilisierte Pseudarthrose schmerzfrei und ohne funktionelles Defizit zu stabilisieren. In diesem Fall ist ein operatives Vorgehen nicht indiziert. In den wenigen Fällen einer symptomatischen Pseudarthrose an der Endphalanx erfolgt die Therapie durch axiale Osteosynthese mit oder ohne zusätzliche Transplantatanlagerung. Der Zugang zum Pseudarthrosenspalt erfolgt von lateral, um Pulpavernarbungen zu vermeiden. Ein median gelegener transpulpärer Zugang ist strikt zu unterlassen (13), da eine gelegentlich sehr schmerzhafte Narbe mitten in der der Belastungszone bestehen bleiben kann. Das Einbringen einer Minispongiosaschraube durch die Tuberositas phalangis distalis ist möglich, wenn kein knöcherner Substanzverlust vorliegt (Abb. 1.11).

Die einzige andere Osteosynthesemöglichkeit besteht in der Verwendung von Kirschner-Drähten.

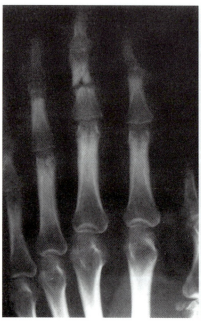
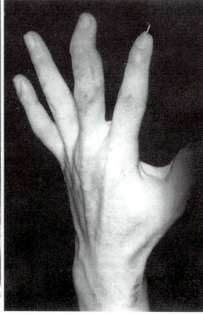
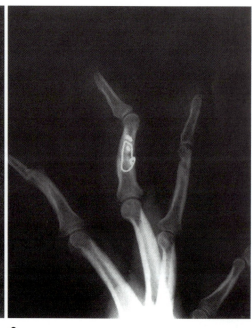

a b c

Abb. 1.**10a–c** Hypotrophe diaphysäre Pseudarthrose nach Fraktur der Mittelphalanx.
a Pseudarthrose nach Versorgung der Fraktur durch Kirschner-Draht.
b Zusätzliche Schwanenhalsstellung des Fingers (Adhärenzen des Extensorenapparats).
c Radiologische Darstellung nach Konsolidation (nach Knochentransplantatanlagerung und Osteosynthese durch Kirschner-Draht-Cerclage).

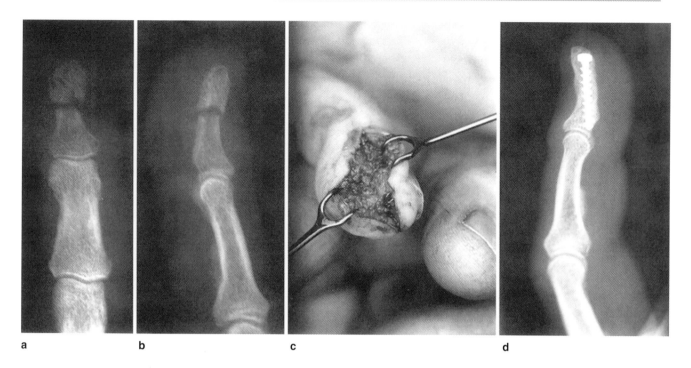

Abb. 1.**11a-d** Pseudarthrose an der Endphalanx.
a u. **b** Pseudarthrose der Endphalanx.
c Lateraler Zugang und Versorgung mit einer Minispongiosaschraube.
d Radiologisches Ergebnis nach Konsolidation (üblicherweise verbleibt die Schraube definitiv intraossär).

Literatur

1. Amend, P., J. Girot, F. Marin Braun, G. Foucher, M. Merle, J. Michon: Ostéosynthèse miniaturisée des fractures articulaires des doigts. Résultats d'une série de 60 cas. Ann. Chir. Main 7 (1988) 222–231
2. Barton, N.J.: Fractures of the shaft of the phalanges of the hand. Hand 11 (1979) 119–133
3. Borgeskov, S.: Conservative therapy for fractures of the phalanges and metacarpals. Acta Chir. Scand. 133 (1967) 123–130
4. Bouchon, Y., M. Merle, G. Foucher, J. Michon: Cals vicieux des métacarpiens et des phalanges. In Tubiana, R.: Traité de Chirurgie de la Main, vol. II. Masson, Paris 1984 (pp. 650–658)
5. Brefort, J.L., J.L. Condamine, J.H. Aubriot: Résultats fonctionnels de soixante-seize dossiers de fractures des phalanges et des métacarpiens étudiés sur la fiche urgence main. J. Hand Surg. 5 (1986) 25–35
6. Butler, B.: Complications of treatment of injuries to the hand. In Epps, C.H.: Complications in Orthopaedic Surgery. Lippincott, Philadelphia 1987 (pp. 353–365)
7. Campbell Reid, D.A.: Corrective osteotomy in the hand. Hand 6 (1974) 50–57
8. Coonrad, R.W., M.H. Pholman: Impactes fractures in the proximal portion of the proximal phalanx of the finger. J. Bone Jt. Surg. 51 A (1969) 1291–1296
9. Dautel, G.: Couverture cutanée. In Merle, M., G. Dautel: La main traumatique, vol. I. Masson, Paris 1992 (pp. 75–172)
10. Duncan, K.H., J.B. Jupiter: Intraarticular osteotomy for malunion of metacarpal head fractures. J. Hand Surg. 14 A (1989) 888–893
11. Foucher, G., C. Chemorin, A. Sibilly: Nouveau procédé d'ostéosynthèse dans les fractures du tiers distal du cinquième métacarpien. Nouv. Presse Méd. 5 (1976) 1139–1140
12. Gross, M.S., R.H. Gelberman: Metacarpal rotational osteotomy. J. Hand Surg. 10 A (1985) 105–108
13. Itoh, Y., K. Uchinishi, Y. Oka: Treatment of pseudoarthrosis of the distal phalanx with the palmar midline approach. J. Hand Surg. 8 (1983) 80–84
14. Jupiter, J.B., M.P. Koniuch, R.J. Smith: The management of delayed union and nonunion of the metacarpals and phalanges. J. Hand Surg. 10 A (1985) 457–466
15. Jupiter, J.B., J.G. Seiler: A contemporary approach to fractures of the tubular bones of the hand. Int. J. Orth. Traum. 1 (1991) 67–85
16. Leonard, M.H.: Blocking spur on proximal phalanx (Letter). Hand 13 (1981) 321
17. Light, T.R.: Salvage of intra-articular malunions of the hand and wrist: the role of realignment osteotomy. Clin. Orthop. 214 (1987) 130–135
18. Littler, J.W.: Metacarpal reconstruction. J. Bone Jt. Surg. 29 A (1947) 723–727
19. Lucas, G.L., C.M. Pfeiffer: Ostéotomie correctrices des métacarpiens et des phalanges stabilisées avec plaques et vis (AO). Ann. Chir. Main 8 (1989) 30–38
20. Mantelkow, R.J., J.L. Mahoney: Step osteotomy: a precise rotation osteotomy to correct scissoring deformities of the fingers. Plast. Reconstr. Surg. 68 (1981) 571–576
21. McElfresh, E.C., J.H. Dobyns: Intra-articular metacarpal head fractures. J. Hand Surg. 8 (1983) 383–393
22. Merle, M.: Fracture des métacarpiens et des phalanges. In Merle, M., G. Dautel: La main traumatique, vol. I. Masson, Paris 1992 (pp. 45–66)
23. Milford, L.: Campbell's Operative Orthopaedics. Mosby, St. Louis 1980 (pp. 204–205)
24. O'Brien, E.T.: Fractures of the metacarpals and phalanges. In Green, D.P.: Operative Hand Surgery. Churchill Livingstone, New York 1988 (pp. 709–775)
25. Pichora, D.R., R. Meyer, V.R. Masear: Rotational step-cut osteotomy for treatment of metacarpal and phalangeal malunion. J. Hand Surg. 16 A (1991) 551–555
26. Royle, S.G.: Rotational deformity following metacarpal fracture. J. Hand Surg. 15 B (1990) 124–125
27. Segmüller, G., F. Schönenberger: Fractures of the Hand. In Weber, B.G., C. Brunner, F. Freuler: Treatment of Fractures in Children and Adolescents. Springer, Berlin 1980
28. Smith, F.L., D.L. Ridler: A study of the healing of one hundred consecutive phalangeal fractures. J. Bone Jt. Surg. 17 (1935) 91–109
29. Thomine, J.M., Y. Gibon, M.S. Bendjeddou, N. Biga: L'appareillage fonctionnel dans le traitement des fractures diaphysaires des phalanges proximales des quatres derniers doigts. Ann. Chir. Main 2 (1983) 298–306
30. Weckesser, E.C.: Rotational osteotomy of the metacarpal for overlapping fingers. J. Bone Jt. Surg. 47 A (1965) 751–756

2 Gelenkrekonstruktion

G. Dautel und M. Merle

Die traumatische Gelenkdestruktion oder eine posttraumatische Arthrose kann durch Schmerzen, Einsteifung und Kraftminderung eine erhebliche funktionelle Einschränkung bewirken.

Beim Kind wird dies noch durch Störungen bzw. das völlige Sistieren des weiteren Wachstums kompliziert. Hier liegt das besondere Interesse für vaskularisierte Gelenktransfers der 2. Zehe bzw. für Translokationen von Gelenken anderer, der definitiven Amputation geweihter Finger unter Anwendung der Fingerbank.

Beim Erwachsenen existieren Rekonstruktionsmöglichkeiten von Gelenken in der Implantation von Prothesen. In zweiter Intention kann der Chirurg auf vaskularisierte Gelenktransfers oder Gelenktranslokationen von der Fingerbank zurückgreifen. Kann ein solches Vorgehen nicht realisiert werden, bietet sich als letzte Möglichkeit die Arthrodese des proximalen- und des distalen Interphalangealgelenks (1) oder eine Amputation an.

Alloarthroplastik

Einführung

Der prothetische Ersatz von Metakarpophalangeal- oder proximalem Interphalangealgelenk weist einen hohen Stellenwert bei dem Erhalt der Handfunktionen auf, wobei gute Ergebnisse leichter an den Metakarpophalangeal- als an den Interphalangealgelenken erreicht werden. Der Grund hierfür ist die Qualität des Begleitgewebes dieser Gelenke, die von der Interosseusmuskulatur stark bewegt werden.

Funktionelle gute und langfristige Ergebnisse für Implantate an den proximalen Interphalangealgelenken sind weitaus schwieriger zu erhalten, da zu einer Gelenkläsion zahlreiche Probleme bezüglich Sehnen- und Hautumgebung hinzukommen. Die komplexe Biomechanik dieser Gelenke erleichtert die prothetische Versorgung ebenfalls nicht. Hierdurch erklären sich auch die zahlreichen Vorschläge zur arthroplastischen Versorgung, welche seit 40 Jahren unterbreitet wurden, deren Anwendungsdauer einen mittelfristigen Nachuntersuchungszeitraum von 5 Jahren nur selten überstanden haben. Die ersten Prothesen von Flatt (4–6) bestanden ausschließlich aus Metall, ihre im Intramedullärraum plazierten Stahlenden perforierten häufig die Kortikalis.

Die Scellées-Prothesen erfuhren den gleichen Mißerfolg, da sie Zugkräften unterliegen, die eine wichtige biomechanische Komponente der Handfunktion darstellen.

Verschiedene Prothesengenerationen wurden entworfen, wie z.B. die gleitenden Non-constraint-Prothesen, welche von einem bestehenden oder rekonstruierten, mechanisch belastbaren ligamentären Apparat abhingen. Diese Situation besteht bei Komplikationen nach Gelenktraumata selten. Es ist interessant, zu beobachten, daß die Instabilität die Chirurgen dazu gebracht hat, den Gleitprothesen einen Führungsstab hinzuzufügen, um den lateralen Zugkräften besser entgegenzuwirken (3).

In Anbetracht unserer meist negativen Erfahrungen mit diesen Prothesen haben wir seit 1987 eine neue Generation entwickelt. Es handelt sich um eine modulare Scharnierprothese, die den lateralen Zugkräften widersteht und mit einer zusätzlichen Oberfläche zwischen dem Metall und der Kortikalis versehen ist, um den Gleiteffekt zu vereinfachen. Dieser kolbenähnliche Mechanismus ermöglicht es, die biomechanischen Zugwirkungen des Beugens und Streckens der Fingerkette aufrechtzuerhalten. Die Prothese ist zunächst lediglich für das proximale Interphalangealgelenk entwickelt worden.

Alle Biomaterialien sind, in Anbetracht der millionenfachen Bewegungen, die in kurzen Zeiträumen mit einer Prothese ausgeführt werden, zwingend einer limitierten Lebensdauer unterworfen. Aus diesen Gründen kann man sich zum jetzigen Zeitpunkt unserer technischen Möglichkeiten nicht über die Metakarpophalangeal- und Interphalangealgelenkimplantate von Swanson hinwegsetzen (8, 9). Diese verbleiben definitiv in den Metakarpophalangealgelenken und stellen an den proximalen Interphalangealgelenken eine Platzhalter- oder Ersatzfunktion dar, wenn ein vollständiger Prothesenersatz indiziert ist.

Wir gehen hier nicht auf das Problem der Prothesenversorgung an den distalen Interphalangealgelenken ein. Aufgrund von schlechten funktionellen Ergebissen haben wir davon Abstand genommen, diese dort zu verwenden. Wir bevorzugen hier die definitive Arthrodese in leichter Flexionsstellung.

Prothesenversorgung am Metakarpophalangealgelenk

■ Prinzip

Die Indikation für eine Implantatversorgung des Metakarpophalangealgelenks nach einem Trauma ist selten gegeben, wenn initial im Notfall eine ausreichende Versorgung erfolgte. Auch handelt es sich hier um ein Gelenk, welches einen Substanzverlust auf der Dorsalseite aufgrund der guten kapsulo-ligamentären und muskulären Gewebeumgebung toleriert.

Bei posttraumatischen Gelenkläsionen verwenden wir keine Interpositionstechniken der palmaren Platte (11) oder der Extensorensehne (12). Diese Verfahren sind für die Therapie bei Patienten mit rheumatoider Arthritis reserviert in Anbetracht des geringen Bedarfs an Kraftentfaltung bei diesen Patienten.

Aufgrund von Problemen beim weiteren Wachstum werden Kinder nicht mit Prothesen versorgt und profitieren von Gelenktransfers von der 2. Zehe (Metakarpophalangeal- oder proximales Interphalangealgelenk). Auch ist es bei multidigitalen Läsionen möglich, das Prinzip der Fingerbank anzuwenden und einen Inseltransfer eines Metakarpophalangeal- oder proximalen Interphalangealgelenks durchzuführen.

Bei Verletzungen des Erwachsenen bleiben wir den Swanson-Interponaten (8) treu, die wir immer mit den Titan-Grommets einsetzen, welche als zusätzliche Oberfläche zwischen dem Implantat und den knöchernen Rändern am Metakarpophalangealgelenk fungieren.

Im Gegensatz zu den Handgelenkprothesen kommt es bei den Metakarpophalangealgelenkimplantaten selten zu Komplikationen. Besonders Synovialitiden werden kaum beobachtet. Dagegen kann langfristig eine Einschränkung der Bewegungsamplituden aufgrund einer knöchernen Migration des Implantats, aufgrund von osteophytären Anbauten und gelegentlich auch aufgrund einer Ruptur des Implantats beobachtet werden.

Die funktionellen Ergebnisse zeigen dank der Qualität der Interosseusmuskulatur langfristig eine gute Mobilität. Sollte eine Indikation für eine Prothesenimplantation an allen Metakarpophalangealgelenken bestehen, bevorzugen wir die Arthrodese am Metakarpophalangealgelenk des Daumens, wenn das Trapeziometakarpalgelenk und das Interphalangealgelenk intakt sind, weil das Swanson-Implantat selten zu einem ausreichend stabilen und kräftigen Pinch-Griff führt.

☐ Vorgehen (Abb. 2.1)

Der Zugang erfolgt geschwungen intermetakarpal longitudinal, wodurch die Narbe nicht über dem Implantat zu liegen kommt und bei Bedarf die Reparatur des Extensorenzügels und der Sehne möglich ist.

Ist der Extensorenapparat von dem Trauma nicht betroffen, wird eine longitudinale Inzision der Extensorenhaube radial ausgeführt. Diese wird anschließend auf die ulnare Seite in den Intermetakarpalbereich luxiert. Die knöcherne Resektion erfolgt mit dem Liston oder mit der oszillierenden Säge. Reseziert wird das Metakarpalköpfchen. An der Grundphalanx wird lediglich die Basis reseziert. Es ist wichtig, die lateralen Insertionen der Ligamente sowie die palmare Platte zu erhalten, wobei diese bei bestehenden Einsteifungen partiell von ihren metakarpalen Insertionen gelöst wird.

Schließlich ergibt die knöcherne Resektion einen longitudinalen Zwischenraum von 3–7 mm, abhängig von der nach dem Ausmaß des resezierten Metakarpalköpfchens bestimmten Größe des Swanson-Implantats. Der Intramedullärraum des Metakarpales und der Grundphalanx wird

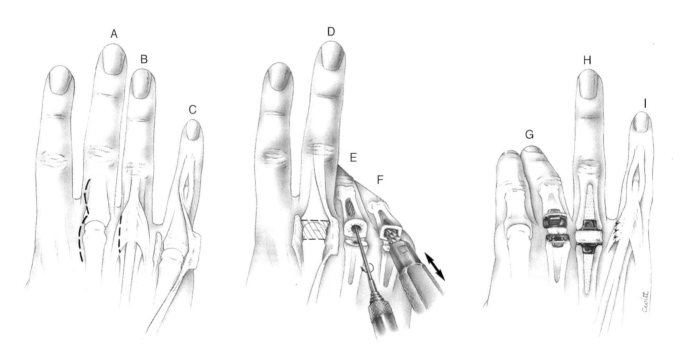

Abb. 2.1 Metakarpophalangealgelenkprothese nach Swanson
A Geschwungener, intermetakarpaler Zugang.
B Durchtrennen der Extensorenhaube radial.
C Weghalten des Extensorenapparats nach ulnar, anschließend kapsuläre Inzision.
D Resektion des Metakarpalköpfchens und der Basis der Grundphalanx mit dem Liston oder der oszillierenden Säge unter Erhalt der palmaren Platte, der Insertion der lateralen Ligamente und der Interosseusmuskulatur.
E Bei flektiertem Gelenk werden die Intramedullärräume mit einer zylindrischen Fräse erweitert, um eine Kortikalisperforation zu vermeiden.
F Mit an die Größe des Swanson-Implantats angepaßten Raspeln wird der Intramedullärraum definitiv quadrangulär aufgearbeitet.
G Einbringen der Titan-Grommets proximal und distal, um das Silastikimplantat vor den knöchernen Rändern sowie Migration zu schützen.
H Einbringen des Silastikimplantats unter Fingerflexion.
I Verschluß der Extensorenhaube durch Raffnähte bei bestehender Luxationstendenz in den ulnaren Intermetakarpalraum.

mit einem Pfriem eröffnet. Anschließend wird der Markraum, um die quadrangulären Enden des Implantats aufzunehmen, mit einer Olivenfräse vergrößert. Hierdurch kann eine Via falsa in der Kortikalis vermieden werden. Mit der an die unterschiedlichen Implantatgrößen adaptierten Raspel werden die Grundphalanx und das Metakarpale präzise aufgearbeitet.

Die Titan-Grommets werden beidseitig an den knöchernen Enden angebracht. Sie dürfen nicht nach palmar abrutschen. Das ausschließlich mit stumpfen Pinzetten manipulierte Implantat wird dann in Flexionsstellung des Fingers eingeführt. In vollständiger Extension füllt die Prothese lediglich den Resektionsraum aus.

Die Extensorenhaube wird am radialen Rand mit PDS-2/0-Fäden vernäht. Hierbei ist die Extensorensehne über der Prothese zu zentrieren.

Besteht ein Substanzverlust des Extensorenapparates oder der Extensorenhaube, ist es notwendig, im gleichen operativen Schritt eine Umkehrplastik der Extensor-communis-Sehne zu planen und eine Extensorenhaubenplastik unter Verwendung entweder einer Junctura tendinum (Plastik nach Wheeldon) oder eines Anteils des Extensorenapparats durchzuführen (Plastik nach Michon).

☐ Postoperative Nachsorge

Bestand ein intakter Extensorenapparat, ist es günstig, die aktive geschützte Mobilisation mit einer dynamischen Orthese und passivem Extensionszug zu beginnen. Die aktive Flexion bleibt durch einen palmarseitig an der Grundphalanx angebrachten Widerstand auf 45 Grad beschränkt.

Nach erforderlicher Rekonstruktion des Extensorenapparats sollte die Flexion über einen Zeitraum von 4 Wochen auf 30 Grad beschränkt werden, wobei eine aktive Mobilisation des proximalen und distalen Interphalangealgelenks gefördert wird.

Die Prothesenversorgung des Metakarpophalangealgelenks am Zeigefinger verdient besondere Aufmerksamkeit, da erhebliche laterale Zugkräfte bestehen. Die Resektionsebene des Metakarpalköpfchens wird um 15 Grad nach radial inkliniert, um eine Überkorrektur in Abduktion zu erreichen. Das äußere Kollateralligament und die Insertionsstelle des 1. dorsalen Interosseusmuskels werden unter Zug gesetzt, wenn sich die laterale Stabilität als unzureichend erweist.

Prothesenversorgung am proximalen Interphalangealgelenk

Der prothetische Ersatz des proximalen Interphalangealgelenks stellt eines der biomechanisch am schwierigsten zu lösenden Probleme dar (10). Die Funktion dieses Gelenkes erfordert zumindest das intakte Vorliegen des Extensorenapparats, der palmaren Platte und des Flexorenapparats (2). Wird ein Swanson-Implantat zur Prothesenversorgung gewählt, genügt es, hierzu die lateralen Ligamente zu reinserieren. Je nach Ausmaß der Verletzung, des Alters und der beruflichen Erfordernisse des Patienten verwenden wir entweder das Implantat nach Swanson oder eine Scharnierprothese mit Kolbeneffekt in der Fingerlängsachse.

■ Implantat nach Swanson

☐ Zugangsweg (Abb. 2.2)

Klassischerweise erfolgt eine dorsal geschwungene Inzision über der Grund- und Mittelphalanx, wodurch eine gute Kontrolle über den Extensorenapparat gegeben ist und eine eventuelle Rekonstruktion möglich wird (Abb. 2.2a).

Besteht neben einer Gelenkläsion eine Verletzung von Flexorensehnen, mit erforderlicher Tenolyse, wird ein dorsolateraler Zugangsweg empfohlen.

Der palmare Zugang mit Brunner-Inzisionen ist selten erforderlich, wenn sowohl das Gelenkproblem als auch eine eventuelle Schwanenhalsdeformität korrigiert werden soll. Hierzu ist jedoch ein intakter Extensorenapparat notwendig (Abb. 2.2b).

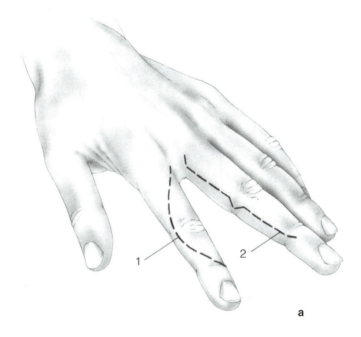

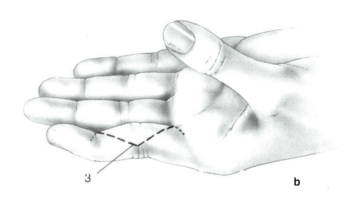

Abb. 2.2a u. b Prothetische Versorgung des proximalen Interphalangealgelenks nach Swanson
a Zugangswege. Dorsaler geschwungener Zugang (1) über dem Gelenk, wodurch die Kontrolle über den gesamten Extensorenapparat gegeben ist. Dorsolateraler Zugang (2) mit Kontrolle sowohl über den Extensoren- als auch über den Flexorenapparat.
b Palmarer Zugang nach Brunner (3), empfohlen bei Schwanenhalsdeformität.

☐ Vorgehen (Abb. 2.3)

Beim dorsalen Zugang wird ein Hautlappen unter Erhalt des venösen Drainagesystems gehoben. Der Extensorenapparat wird dadurch vollständig exponiert. Das Gelenk wird mit einer nach distal offenen V-förmigen Inzision an der Basis der Mittelphalanx eröffnet, welche den medianen Zügel einschließt, aber die Kontinuität der lateralen Bänder erhält. Der Finger wird dann maximal gebeugt und das Köpfchen der Grundphalanx dargestellt. Dieses wird mit dem Liston oder der oszillierenden Säge reseziert, die Basis der Mittelphalanx wird lediglich minimal gekürzt. Die Intramedullärräume der Grund- und Mittelphalanx werden mit einem Pfriem eröffnet und dann mit einer stumpfen Fräse in Form des Implantats aufgearbeitet. Hierbei ist die Kortikalis zu erhalten (Abb. 2.3a).

Die Raspel erlaubt das quadranguläre Aufarbeiten des Intramedullärraums entsprechend der Größe des Silastikimplantats (Abb. 2.3b).

Die Größen 1 bis 3 werden am häufigsten verwendet. Lediglich die Größe 3 ist mit den Titan-Grommets ausgerüstet, welche wir systematisch bei Manualarbeitern einsetzen, weil sie eine echte zusätzliche Oberfläche zwischen dem gekürzten Knochen und dem Implantat darstellen und sowohl die Migration als auch die Alteration verzögern. Die Prothesengröße wird ausschließlich in Abhängigkeit von dem Ausmaß der knöchernen Kürzung an der Grundphalanx gewählt, da sie hier an den Rändern der Kortikalis ruht. In Extensionsstellung muß die Prothese den gesamten resezierten Gelenkzwischenraum ohne Kompression ausfüllen. Anderenfalls ist eine weitere knöcherne Resektion erforderlich (Abb. 2.3c).

Vor dem definitiven Einbringen des Implantats ist eine eventuell vorliegende Retraktion der palmaren Platte zu überprüfen und diese ggf. mit dem Raspatorium an der Grundphalanx zu lösen. Die Funktion der Flexorensehnen kann mit einem Haken kontrolliert werden, wenn die palmare Platte offen oder verletzt ist, anderenfalls kann dies mit einer zusätzlichen Inzision palmar in einer distalen Hautfalte in der Handinnenfläche erfolgen.

Das Swanson-Implantat wird dann mit oder ohne Grommets definitiv eingebracht, wobei es ausschließlich mit stumpfen Pinzetten manipuliert werden darf.

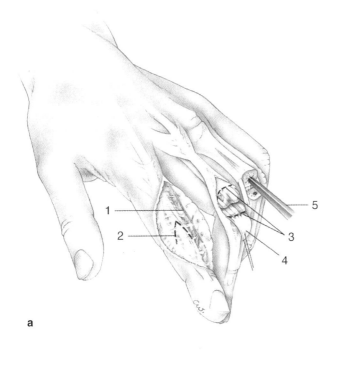
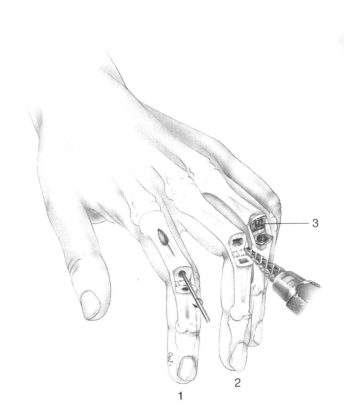
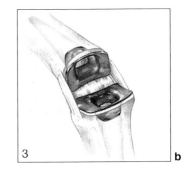

Abb. 2.**3a–d** Proximale Interphalangealgelenk-Prothese nach Swanson
a Mit geschwungenem dorsalem Zugang wird der Hautlappen unter Erhalt des Venensystems gehoben (1). Die Extensorensehne wird über dem proximalen Interphalangealgelenk V-förmig inzidiert (2). Die Basis des Sehnenlappens befindet sich über dem Mittelgelenk und beinhaltet den medianen Zügel, erhält jedoch die externen Zügel und die lateralen Bänder in Kontinuität. Das proximale Interphalangealgelenk wird flektiert, das Gelenk dargestellt. Es folgt die Resektion des Grundphalanxköpfchens. Die Basis der Mittelphalanx wird gering gekürzt (3), ohne jedoch die Fixation des medianen Zügels zu kompromittieren, welche in dem dreieckförmigen Sehnenlappen enthalten ist (4).
Der Intramedullärraum der Grund- und Mittelphalanx wird mit dem Pfriem eröffnet (5).
b Anschließend erweitert eine Fräse die Intramedullärräume (1), die dann mit Raspeln (2) an die quadranguläre Form der Prothesen adaptiert werden. Aufsetzen der Titan-Grommets (ab Größe 3) (3).

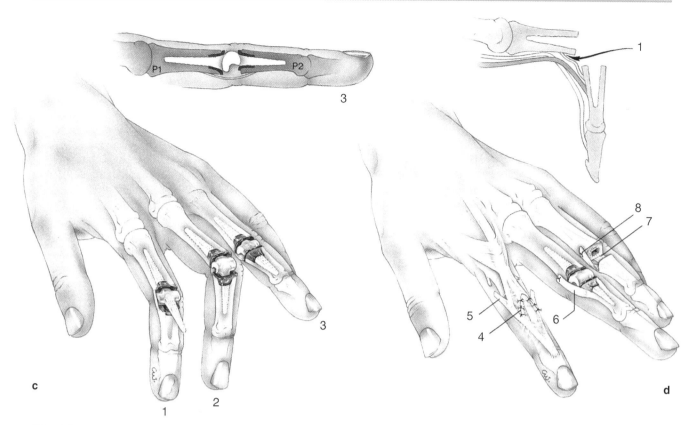

Abb. 2.3a–d (Fortsetzung)
c Das Swanson-Implantat wird in die proximale Phalanx (1), dann in die distale Phalanx (2) eingeführt. In Extension muß das Implantat den gesamten Resektionsraum des Gelenks ausfüllen ohne unter Druck zu stehen (3).
d Liegt eine Retraktion der palmaren Platte vor (1), wird diese mit dem Raspatorium am Hals der Grundphalanx gelöst. Die superfiziellen und profunden Flexorensehnen müssen auf freie Gleitfähigkeit überprüft werden.

Der dreieckförmige Sehnenlappen (4) wird an die lateralen Zügel und die Extensor-communis-Sehne geheftet. Die transversen retinakulären Ligamente werden durchtrennt, um eine palmare Luxation der lateralen Zügel zu verhindern (5). Die lateral entspannten Ligamente werden mit einer transossär verankerten Naht unter Zug gebracht (6). Plastik der lateralen Ligamente durch longitudinale Durchtrennung der palmaren Platte (7), welche mit transossär angebrachter Naht an dem Hals der Grundphalanx fixiert wird (8).

Bei qualitativ einwandfreiem Extensorenapparat wird der dreieckförmige Lappen mit einem PDS-2/0-Faden mit Rückstich adaptiert (Abb. 2.3d).

Wurde der mediane Zügel an der Basis der Mittelphalanx desinseriert, ist dieser mit transossären Nähten zu refixieren. Im Fall eines Substanzverlusts verwenden wir die Umkehrplastik nach Snow oder die Doppelung der lateralen Bänder in der Technik von Burkhalter und Aiache (s. Bd. I).

Um den Patienten vor einer Boutonnière-Deformität zu schützen, können die transversalen retinakulären Ligamente durchtrennt werden, bevor die lateralen Zügel dorsal vereinigt werden. Eine laterale Instabilität wird entweder durch einen erneuten Eingriff mit Anspannen der lateralen Ligamente therapiert oder durch eine Ligamentplastik nach Swanson unter Verwendung eines Anteils der palmaren Platte, welche lateralisiert und dann mit transossärer Naht am Hals der Grundphalanx fixiert wird.

Wird der palmare Zugang gewählt, erfordert dies die Durchtrennung des Kreuzbandes, die Luxation der Sehnen und die Desinsertion der palmaren Platte an der Grundphalanx. Die Knochenresektion erfolgt nach den oben angeführten Kriterien.

Zwei transossär am Hals der Grundphalanx plazierte Nähte werden für die Refixation der palmaren Platte angebracht.

☐ Postoperative Nachsorge

Nach Nutzen des palmaren Zugangs ist die aktive Mobilisation direkt postoperativ möglich, lediglich eine dorsal angebrachte Schiene mit Anschlag schützt die palmare Platte vor Hyperextensionsbewegung.

Bei Verwendung des dorsalen Zugangs ist postoperativ die geschützte Mobilisation mit einer dynamischen Schiene angezeigt, die den Finger passiv in Extension bringt und die aktive Flexion mit einem palmaren Widerstand für 4 Wochen auf 30 Grad limitiert.

Nach einer Sehnenplastik mit Rekonstruktion des medianen Zügels, ist eine strikte Immobilisation des proximalen Interphalangealgelenks in Extension für eine Dauer von 4 Wochen zu empfehlen. Lediglich aktive Bewegungen am Metakarpophalangeal- und am distalen Interphalangealgelenk sind erlaubt.

Die zunehmende Freigabe der Flexion nach der 4. Woche muß dann langsam erfolgen, um eine Elongation des heilenden Sehnenbereichs zu vermeiden. Eine aktive, kraftbeinhaltende Flexion wird erst ab der 6. Woche zugelassen und das nächtliche Tragen einer dynamischen Extensionsorthese für die Dauer von 3 Monaten wird empfohlen. Bleibt eine persistierende Ödemneigung an der Fingerkette bestehen, erleichtert ein Kompressionsfingerling die Resorption.

☐ Ergebnisse

Das Swanson-Implantat am proximalen Interphalangealgelenk ergibt für den Mittel- und Ringfinger einen akzeptablen funktionellen Kompromiß, da diese durch die Nachbarfinger vor lateralen Zugwirkungen geschützt sind. Dieses gilt jedoch nicht für den Zeigefinger, der den lateralen Druckkräften des Daumens ausgesetzt ist.

In den ersten postoperativen Monaten besteht am proximalen Interphalangealgelenk eine Flexion von 50–80 Grad, die Extension ist selten vollständig und weist meist ein diskretes Defizit von 5–10 Grad auf.

Mit der Zeit unterliegt das Implantat zahlreichen Druck- und Zugkräften. Durch ossäre Erosion kommt es zum Wandern, auch kann die Mobilität durch Bildung von palmaren Osteophyten eingeschränkt werden. Diese stellen gelegentlich ein echtes Flexionshindernis dar. Solche Vorgänge können verzögert werden, wenn eine Prothese der Größe 3 mit Grommets verwandt wird.

Je weiter der Gelenkkollaps dann fortschreitet, desto mehr kommt es zu Funktionsminderung und Gelenkinstabilität (Abb. 2.4).

■ Modulare Constraint-Prothese mit Kolbeneffekt

☐ Prinzip (Abb. 2.5)

Es handelt sich um eine modulare Scharnierprothese, deren Enden in den Polyäthylenaufsätzen, die zementiert in den Intramedullärraum der Grund- und Mittelphalanx eingebracht werden, einen kolbenförmigen Effekt ausüben.

Das Metallscharnier ist von einheitlicher Größe und wird in situ mit 2 Polyäthylen-Rondellaufsätzen zusammengesetzt, welche als Oberfläche zwischen den Metallanteilen dienen. Die Rotationsachse ist durch einen Polyäthy-

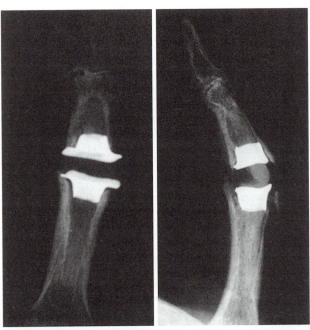

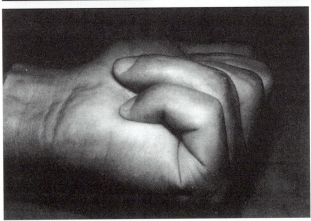

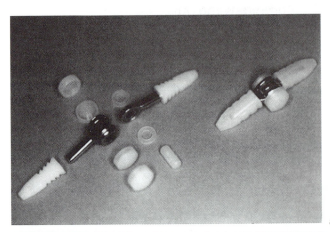

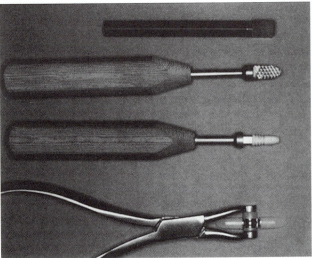

Abb. 2.**4 a–c**
a u. **b** Proximales Interphalangealgelenk-Implantat nach Swanson, Größe 3, mit Grommets.
Nach 26 Monaten intensiver Nutzung kann die Migration der Titan-Grommets aufgrund von Mikrobewegungen mit anschließender Osteolyse beobachtet werden.
c Es besteht eine gute Bewegungsamplitude mit einer aktiven Flexion von 80 Grad bei einem Extensionsdefizit von 30 Grad.

Abb. 2.**5 a** u. **b** Modulare Constraint-Prothese mit Kolbeneffekt
a Das Scharnier von einheitlicher Größe ist mit Polyäthylenenden versehen, welche mit Zement in dem Intramedullärraum verankert werden. Sie erlauben das freie Gleiten der Prothesenenden. Die Rotationsachse wird lateral durch paarweises Anbringen von Aufsätzen blockiert, deren Größe (3 Größen) entsprechend dem zu überbrückenden Gelenkraum variiert.
b Instrumente von oben nach unten:
Meßgerät, für die Kontrolle der Gelenkresektion (8 mm), Raspel zum Aufarbeiten des Markraums, impaktierender Aufsatz für die Polyäthylenenden, Spezialzange für die lateral paarweise angeordneten Polyäthylenaufsätze.

lenstab gegeben. Die Resektionshöhe am Gelenk wird durch laterale Polyäthylenaufsätze aufrechterhalten, die in 3 verschiedenen Größen vorliegen und über dem Gelenk fest aufgesetzt werden.

Die Amplitude des Scharniers wird nicht eingeschränkt. Die intramedullären Polyäthylenaufsätze in 3 verschiedenen Größen adaptieren sich an die intramedulläre Konfiguration der Phalangen und sichern den Kolbeneffekt der Prothese während der Extensions-und Flexionsbewegung sowie bei Distraktionen und unter Zug. Sie bilden damit ein echtes „Interface" zu der Kortikalis.

Der Kolbeneffekt vermeidet das Einbringen eines Metallanteils in den Markraum. Insgesamt erlaubt die modulare Prothese mit einheitlicher Scharniergröße und der Möglichkeit, unterschiedliche intramedulläre Polyäthylenanteile und Platzhalteraufsätze zu verwenden, den Einsatz bei allen anatomischen Gegebenheiten an den Interphalangealgelenken der Langfinger.

☐ **Zugangswege** (Abb. 2.6)

Die modulare Bauweise der Prothese erlaubt die Implantation über 3 verschiedene Zugangswege:

- dorsal durch den Extensorenapparat,
- palmar unter Ablösen der palmaren Platte,
- ulnar.

Der letztgenannte Zugang stellt unsere Präferenz dar, wenn der Extensorenapparat intakt vorliegt.

☐ **Vorgehen** (Abb. 2.7–2.15)

Der lateral-ulnare Zugang (Abb. 2.7a) erfolgt aus vorzugsweise kosmetischen Gründen ulnar, aber auch um das laterale externe Ligament des proximalen Interphalangealgelenks, wenn es noch besteht, zu schützen.

Der Zugang läßt die Sicht auf den Extensoren- und Flexorenapparat zu und erlaubt damit die Möglichkeit zu einer eventuell erforderlichen Tenolyse.

Das laterale interne Ligament wird an der Grundphalanx desinseriert. Das Gelenk wird bei Bedarf unter Ablösen eines Anteils der palmaren Platte zunehmend nach lateral luxiert. Das Köpfchen der Grundphalanx wird genau wie die Basis der Mittelphalanx reseziert (Abb. 2.7b). Der zwischen den beiden Phalangen entstehende Raum muß 8 mm betragen, dieses wird mit Hilfe eines Meßgerätes überprüft.

Die Resektion muß sehr präzise erfolgen, wenn der Kolbeneffekt der Prothese einwandfrei sein soll (Abb. 2.7c).

Mit einem Pfriem werden die Markräume der Grund- und Mittelphalanx zwischen den Schnittebenen eröffnet. Anschließend wird der Markraum mit einer Fräse quadrangulär aufgearbeitet und dann mit einer Raspel, welche an die 3 Größen des Polyäthylenaufsatzes der Prothese angepaßt ist, verfeinert (Abb. 2.8a–c).

Der quadranguläre Bau der intramedullären Polyäthylenaufsätze vermeidet das Risiko von Lockerungen und Rotationsfehlstellungen während Supinationszugwirkungen der Langfinger.

Um die knöcherne Verankerung des Zements zu verbessern, wird die Kortikalis mit einer Minifräse an verschiedenen Stellen angebohrt, ohne sie jedoch vollständig zu perforieren (Abb. 2.8d).

Der am besten in den intramedullären Raum passende Polyäthylenaufsatz wird gewählt, um das Volumen des verwandten Zements so gering wie möglich zu halten (weniger als 0,5 cm^3) (Abb. 2.9a).

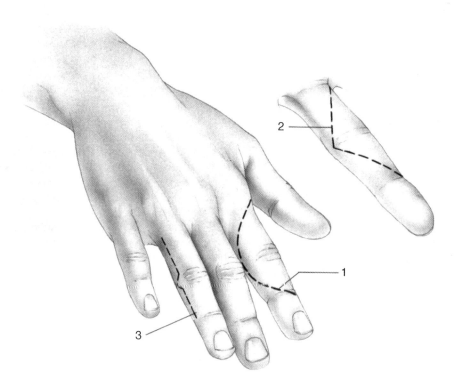

Abb. 2.**6** Modulare Constraint-Prothese mit Kolbeneffekt. Zugangswege:
1 dorsal mit geschwungener Hautinzision über der Grund- und Mittelphalanx,
2 palmar mit Brunner-Inzisionen,
3 ulnar.

22   2 Gelenkrekonstruktion

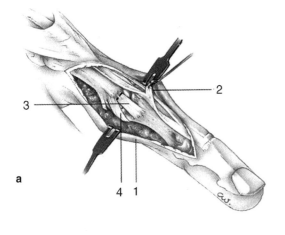
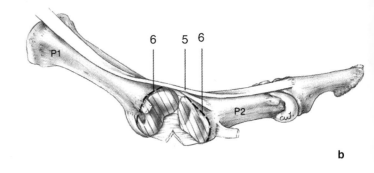
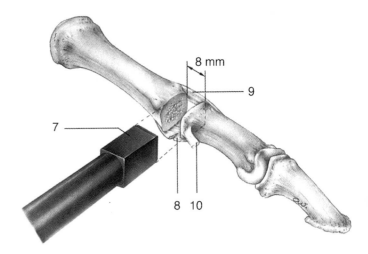

Abb. 2.**7a–c**   Modulare Scharnier-Prothese mit Kolbeneffekt.
a Ulnarer lateraler Zugang (1).
Nach Durchtrennen des transversen Retinakulums (2) wird das laterale Ligament an der Grundphalanx desinseriert (3). Abhängig von der palmaren Platte und dem phalangeoglenoidalen Ligament (4) wird das Gelenk nach lateral luxiert.
b Meist ist es notwendig, die palmare Platte über einige Millimeter transversal einzukerben. Der Extensorenapparat luxiert spontan über den radialen Rand (5). Das proximale Interphalangealgelenk wird mit der oszillierenden Säge oder dem Liston reseziert (6), die Basis der Mittelphalanx wird so gering wie möglich gekürzt.
c Der entstehende Raum von 8 mm muß mit Hilfe des Meßgerätes überprüft werden. Die palmare Platte sowie die lateralen Ligamente (9–10) werden erhalten.

Der intrakavitäre Aufsatz muß exakt entsprechend der Schnittebene am Knochen eingebracht werden und darf den notwendigen Platz für das Scharnier nicht beeinträchtigen.

Mit einer 5-ml-Kanüle, die mit einem Katheter versehen ist, wird der Zement flüssig in den Markraum injiziert. Der Polyäthylenaufsatz wird auf den Impaktor aufgesetzt und eingebracht. Der überschießende Zement wird sofort mit einem scharfen Löffel entfernt. Die beiden Aufsätze werden gleichzeitig zementiert (Abb. 2.**9b, c** u. Abb. 2.**10**).

Zu diesem Zeitpunkt, da der Zement noch gut formbar ist, wird die Rotationsausrichtung der Polyäthylenaufsätze exakt vorgenommen. Sie ist durch eine einwandfreie Konvergenz mit den Nachbarfingern während des Flexionsvorganges gegeben. Zwei Vorgehensmöglichkeiten erleichtern das Ausrichten dieser Aufsätze:

– Ein Anzeigegerät mit 2 separaten Anteilen wird in jeden der Polyäthylenaufsätze eingebracht.
Wenn die Langfinger in Flexion stehen, müssen die beiden Scheiben des Sichtgerätes zusammengefügt werden können, wodurch die ausgezeichnete Ausrichtung der Polyäthylenanteile intramedullär garantiert wird. Diese Methode kann nur bei dem dorsalen Zugang angewandt werden (Abb. 2.**11**).

– Mit zunehmender Erfahrung kann die Prothese sofort in situ zusammengesetzt werden und der Finger mit dem Nachbarfinger in Flexion plaziert werden. In beiden Fällen wird diese Position bis zum Aushärten des Zements gehalten.

Das Zusammensetzen der Prothese ist einfach. Der proximale, U-förmige Anteil wird radialseitig mit dem Polyäthylenplatzhalter durch einfachen Druck besetzt. Anschließend wird er in den Zapfen der proximalen Phalanx eingebracht (Abb. 2.**12a**).

Der distale Anteil wird beidseitig durch einfachen Druck mit 2 Polyäthylenscheiben versehen, die eine Reibung Metall auf Metall vermeiden. Anschließend wird er in den Markraum der Mittelphalanx eingebracht. Unter einfachen Streck- und Beugebewegungen des Fingers plaziert sich der distale Anteil in dem „U" des proximalen Anteils (Abb. 2.**12b**).

Jetzt wird die Polyäthylenachse plaziert und stabilisiert das System. Danach wird der ulnare Polyäthylenaufsatz befestigt, wobei die beiden außen angebrachten Polyäthylenanteile die Rotationsachse fest fixieren (Abb. 2.**12c** u. Abb. 2.**13**).

Zuletzt füllt die Prothese den gesamten Resektionsraum aus, wobei die am besten geeignete der 3 Größen von Poly-

Alloarthroplastik 23

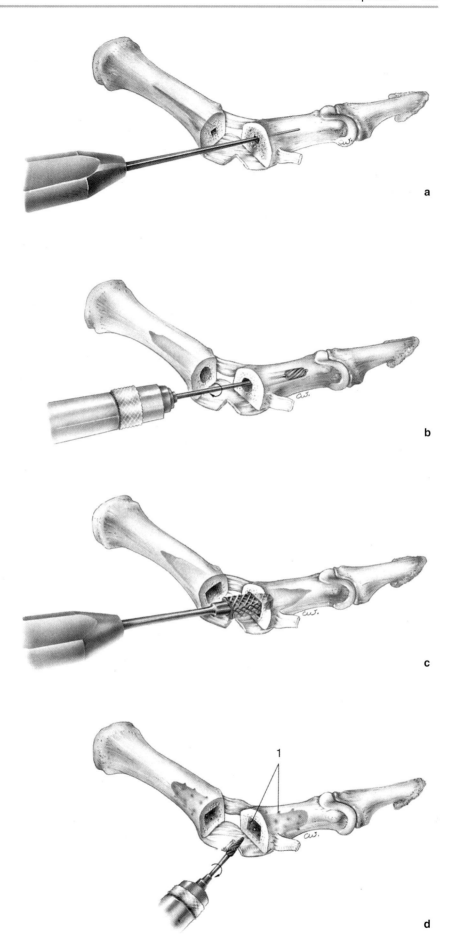

Abb. 2.**8a–d** Modulare Constraint-Prothese mit Kolbeneffekt.
a Der Intramedullärraum der 2 Phalangen wird mit einem Pfriem eröffnet, anschließend mit einer Fräse (**b**) erweitert und mit Raspeln aufgearbeitet (**c**) (3 Größen).
d Die Verankerung des Zements wird durch Anbringen von zusätzlichen intramedullären Bohrlöchern verbessert (1).

24 2 Gelenkrekonstruktion

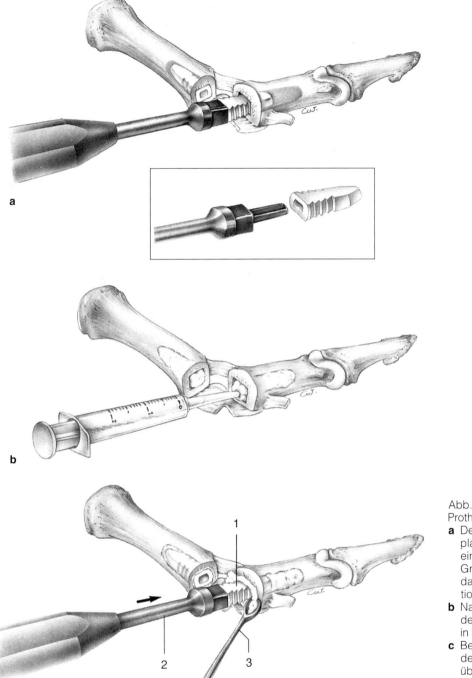

Abb. 2.**9a–c** Modulare Constraint-Prothese mit Kolbeneffekt.
a Der Bolzen wird auf dem Impaktor plaziert und dann in den Markraum eingeführt. Die maximal einsetzbare Größe sollte gewählt werden, sie darf jedoch nicht über die Resektionsebene hinausragen.
b Nach Spülung des Markraums wird der Zement mit einer Spritze flüssig in beide Phalangen eingebracht.
c Beide Zapfen (1) werden mit Hilfe des Impaktors eingeführt (2). Der überstehende Zement wird mit einem scharfen Löffel entfernt (3).

äthylenplatzhaltern beidseitig zu wählen ist. Gelegentlich können als Folge von Frakturen longitudinale Achsenabweichungen bestehen, welche durch Aufsetzen von Platzhaltern verschiedener Größe auf den beiden Seiten korrigiert werden können.

Nach Plazieren der Prothese wird die Beweglichkeit passiv überprüft. Beim geringsten Zweifel am Zustand des Flexorenapparates erfolgt eine Gegeninzision in einer distalseitigen Hautfalte der Palma manus, und ein dynamischer Test mit beiden Flexorensehnen wird durchgeführt. Liegt eine Blockierung vor, erfolgt die Tenolyse im gleichen Operationsschritt (Abb. 2.**14**).

Die Befestigung des lateralen Seitenbands am Ende des Eingriffs ist zwar fakultativ, man muß sich jedoch davon überzeugen, daß die palmare Platte ihre mechanische Aufgabe als Gegenspieler der Hyperextension übernehmen kann. Ist das nicht möglich, kann sich eine Schwanenhalsdeformität entwickeln. Es ist günstiger, die palmare Platte leicht überkorrigiert zu befestigen als ein leichtes Defizit von nur 10 Grad bestehen zu lassen. Die Insertion des medianen Zügels der Extensorensehne wird an der Mittelphalanx mit 1 oder 2 Stichen befestigt. Das durchtrennte transverse Retinakulum muß nicht rekonstruiert werden (Abb. 2.**12d**).

Der **palmare Zugang** erfolgt mit diagonalen Inzisionen nach Brunner (Abb. 2.**6**). Das Kreuzband wird inzidiert, die Extensoren mit Haken subluxiert sowie die palmare Platte an der Grundphalanx desinseriert.

Das Vorgehen der knöchernen Resektion sowie das Einbringen der Zapfen und ihre Orientierung erfolgt in der oben beschriebenen Weise.

Alloarthroplastik 25

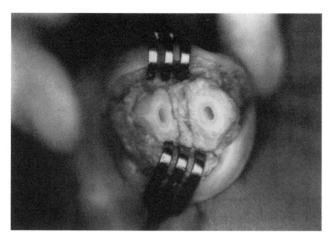

Abb. 2.**10** Zementiert eingebrachte intramedulläre Zapfen.

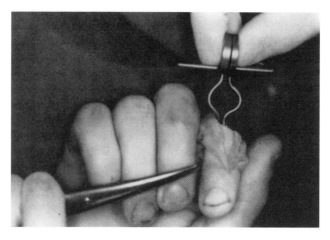

Abb. 2.**11** Sichtgerät für die einwandfreie Orientierung der Zapfen. Der flektierte Finger konvergiert in Richtung auf das Tuberculum ossis scaphoidei.

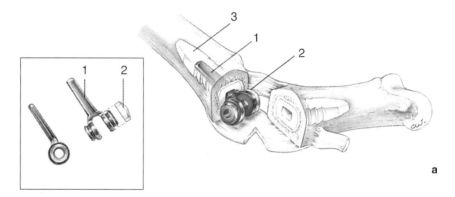

a

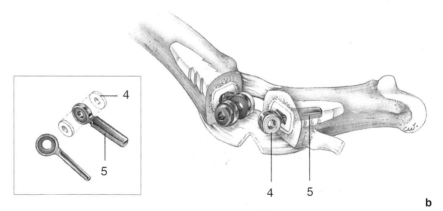

b

Abb. 2.**12a–d** Modulare Constraint-Prothese mit Kolbeneffekt (Osteo).
a Der proximale Prothesenanteil (1) wird radial mit einer Polyäthylenscheibe besetzt (2) (3 Größen) und dann in den Zapfen der Grundphalanx eingeführt (3).
b Zwei dünne Polyäthylenscheiben (4) werden beidseitig an dem distalen Prothesenanteil angebracht (5).
c Mit Flexions- und Extensionsbewegungen werden die beiden Teile zusammengesetzt und durch eine Polyäthylenachse stabilisiert (6). Anschließend wird die ulnarseitige Polyäthylenscheibe durch einfaches Aufdrücken angebracht (7).

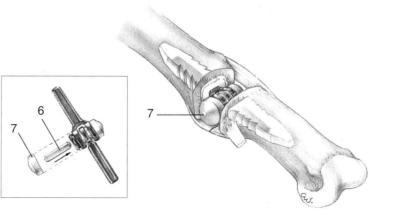

c

26 2 Gelenkrekonstruktion

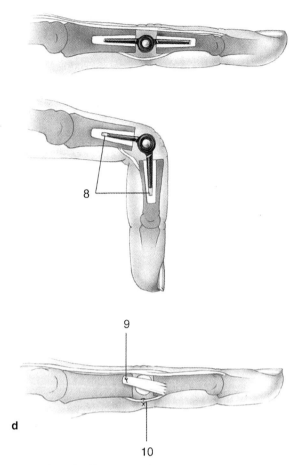

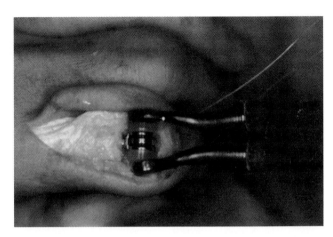

Abb. 2.**13** Befestigung der lateralen Polyäthylenplatzhalter.

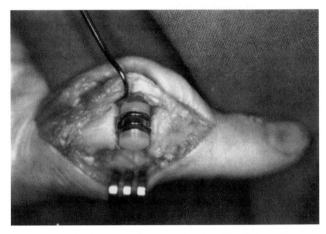

Abb. 2.**12a–d** (Fortsetzung)
d Der Effekt der Kolbenbewegung der Prothese in den Zapfen wird durch Extensions- und Flexionsmanöver kontrolliert (8). Das laterale Ligament wird fakultativ refixiert (9). Die palmare Platte wird ulnarseitig unter einer leichten Flexion von 10 Grad genäht (10).

Abb. 2.**14** Ansicht der Prothese in situ. Die Reinsertion der Seitenbänder ist fakultativ.

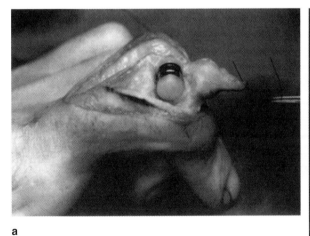

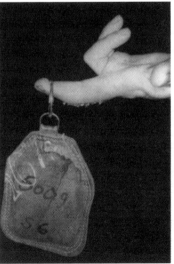

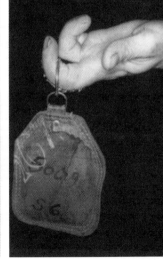

Abb. 2.**15a–c**
a Implantation mit dorsalem Zugangsweg. Der dreieckförmige Sehnenlappen haftet der Mittelphalanx an. Die Ausläufer der Interosseusmuskulatur sind an der Seite heruntergezogen und verbleiben in Kontinuität.

b u. **c** Funktionelle Ergebnisse 12 Tage nach Tenolyse des Extensorenapparats. Die Stabilität der Prothese trägt zur Kraftentwicklung der Fingerkette bei.

Am Ende des Eingriffs wird die palmare Platte mit 2/0-PDS-Fäden transossär reinseriert.

Der **dorsale Zugang** erfolgt geschwungen über der Grund- und Mittelphalanx (Abb. 2.**6**). Der Hautlappen wird angehoben, wobei das Venennetz unbeschädigt zu belassen ist. Die Extensorensehne wird V-förmig inzidiert, es entsteht ein distal gestielter Lappen, der an der Mittelphalanx inseriert und den medianen Zügel enthält.

Das weitere Vorgehen entspricht dem zuvor beschriebenen.

Am Ende des Eingriffs wird die Extensorensehne mit Rückstichnähten mit PDS-2/0-Faden genäht (Abb. 2.**15 a–c**).

☐ Postoperative Nachsorge

Beim lateralen und palmaren Zugang kann die aktive postoperative Mobilisation sofort beginnen, da das Extensoren- und Flexorensystem keinem rekonstruktiven Eingriff unterlag. Das krankengymnastische Vorgehen wird entsprechend der Wundheilung ausgerichtet, um Hautschäden mit möglicher sekundärer Superinfektion zu vermeiden.

Beim dorsalen Zugang dagegen sollten 3 Wochen abgewartet werden, bevor die aktive Krankengymnastik beginnt. Diese ist auf eine Flexion von 40–60 Grad für weitere 2 Wochen zu beschränken, um eine Elongation der Sehnennarbe zu vermeiden.

Im Fall einer Ödementwicklung kann ein elastischer Kompressionsfingerling angebracht werden.

In zunehmendem Maße sollte während des Tages eine Flexionsorthese getragen werden, um die Bewegungsamplitude der Prothese zu erhöhen. Dagegen sollte der Finger nicht ständig mit einer Extensionsorthese versehen werden, wenn die palmare Platte genäht oder gedoppelt wurde, um das Auftreten einer Schwanenhalsdeformität zu vermeiden.

☐ Ergebnisse

Unsere Studien begannen 1987, und die hier beschriebene Prothesengeneration weist eine Laufzeit von 6 Jahren auf.

Bezüglich der Zugangswege konnten wir beobachten, daß die besten Ergebnisse in der Reihenfolge lateraler und palmarer Zugang erreicht wurden, da diese den Extensoren- und Flexorenapparat unbeschädigt beließen. Der dorsale Zugang wird verwendet, wenn es notwendig ist, den Extensorenapparat zu rekonstruieren oder zu reparieren, wodurch auch die Extensionsdefizite erklärbar sind.

Eine zu geringe knöcherne Resektion bringt die Prothese unter Kompression, verhindert den Kolbeneffekt und führt zu einem dauernden Extensionsdefizit. Im Gegensatz dazu führt eine Verkürzung des Extensorenapparats oder eine Kontraktur der intrinsischen Muskulatur zunehmend zu einer Schwanenhalsdeformität, wenn das Scharnier nicht mit einem dorsalen Anschlag versehen ist.

Die Lockerung der Zapfen wird meist durch eine fehlerhafte Aufbereitung der Markräume verursacht, welche durch ihre konische Form nur schlecht den Supinationszugkräften der Finger widerstehen.

Es besteht eine Kontraindikation für die Prothesenimplantation bei vorangegangenen septischen Arthritiden.

Die funktionellen Ergebnisse erreichen häufig eine schmerzfreie Bewegungsamplitude von 60–90 Grad sowie eine gute Stabilität und eine ausreichende Kraftentwicklung, die meist die Wiederaufnahme der zuvor durchgeführten manuellen Aktivitäten zuläßt. Diese Ergebnisse wurden insbesondere für den Zeigefinger überprüft, welcher erheblichen lateralen Zug- und Scherwirkungen unterliegt. Wird das funktionelle Ergebnis nach einigen Monaten oder Jahren schlechter, sollte zunächst das umgebende, ungenügend exzidierte Narbengewebe in Betracht gezogen werden. Ein Extensionsdefizit oder eine Lockerung der Zapfen indiziert eine chirurgische Revision. Das Einsetzen der Prothese muß, wie für alle Biomaterialien, mit Umsicht erfolgen, da millionenfache Bewegungen erfolgen werden, und sollte auf Patienten, die älter als 40 Jahre sind, beschränkt bleiben. Die modulare Entwicklung erleichtert das Implantieren. Sie kann als Ersatz für eine Silastikprothese nach Swanson eingesetzt werden und umgekehrt.

■ Indikationen

Da der Zeigefinger lateralen Scher- und Zugkräften unterliegt, ist ein Swanson-Implantat wenig erfolgreich, meist kommt es zur Deformation mit Überkreuzen des Mittelfingers. Hier findet die Scharnierprothese ihre beste Indikation, da sie einen stabilen und kräftigen Pinch-Griff zuläßt.

An den anderen Fingern bestehen in Abhängigkeit von Begleitverletzungen individuelle Indikationen für das Einbringen einer Swanson-Prothese oder einer modularen Scharnierprothese. Wenn die lateralen Ligamente nach Gelenkresektion erhalten sind, kann hier auch die Swanson-Prothese eingesetzt werden, da die Nachbarfinger schienend wirken.

In allen Fällen muß man sich von dem intakten Zustand der palmaren Platte, genau wie von dem frei beweglichen Flexorenapparat überzeugen, um eine sekundäre Schwanenhalsdeformität zu vermeiden.

Bei komplexen Traumata ist es oft notwendig, den Extensorenapparat zu rekonstruieren. Bei schlechter Gewebeumgebung und ungewisser Sehnenfunktion ist es günstiger eine Swanson-Prothese zu implantieren.

Wenn dagegen Kraft, Stabilität und Bewegungsamplitude erwünscht sind, ist eine modulare Scharnierprothese besser geeignet, wobei diese auf Patienten, die älter als 40 Jahre sind, zu beschränken ist.

Die beiden Prothesen stehen nicht in Konkurrenz zueinander, sie können sogar im Verlauf der Zeit nacheinander für ein gleiches Gelenk benutzt werden. Ein Swanson-Implantat ist nicht gefeit vor Ruptur, Migration oder osteophytärem Randanbau mit zunehmender Einsteifung. In der Folge kann dann eine modulare Scharnierprothese eingesetzt werden, welche die funktionelle Wiederherstellung des Gelenks sichert (Abb. 2.**16**).

Aber auch diese Prothese ist nicht frei von Abnutzung oder Lockerung der Zapfen und kann später durch ein Swanson-Silastikimplantat ersetzt werden.

Ein universelles Implantat für das proximale Interphalangealgelenk existiert nicht, weil kein in die Markräume implantiertes Material, das solchen Bewegungsausschlägen, Zug- und Scherwirkungen unterliegt, ein einwandfreies Langzeitergebnis garantieren kann. So muß jede Indikation vorsichtig überprüft werden und der Operateur ist in der Notfallsituation gehalten, Gelenkverletzungen extrem sorgfältig zu behandeln.

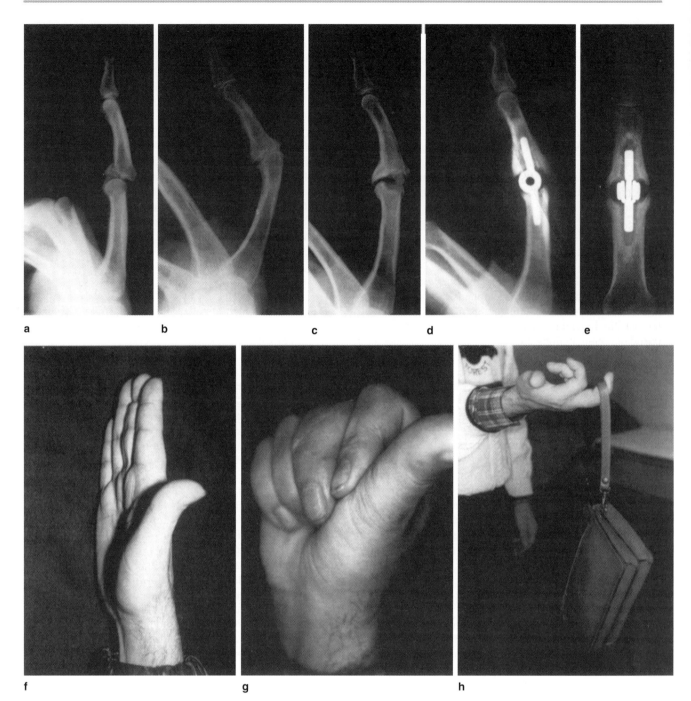

Abb. 2.16a–h
a Luxationsfraktur des proximalen Interphalangealgelenks am Zeigefinger.
b Entwicklung einer Arthrose mit Ankylose.
c Implantation einer Swanson-Silastikprothese am proximalen Interphalangealgelenk mit zunehmender Migration und Entwicklung von palmarseitigen osteophytären Randanbauten.
d u. e Modulare Constraint-Prothese mit Kolbeneffekt. Die zementiert eingebrachten Zapfen verursachen keine Veränderungen an der Kortikalis. Dagegen besteht ein osteophytärer Randanbau dorsal und lateral.
f u. g Funktionelles Ergebnis nach 18 Monaten. Die Extension ist praktisch vollständig (minus 5 Grad), die aktive Flexion beträgt 75 Grad.
h Die Stabilität der Prothese läßt eine kraftvolle Flexion zu.

Gelenkrekonstruktion durch vaskularisierten Transfer

Einführung

Vaskularisierte Gelenktransfers werden am Fuß in Form von partiellen Zehentransfers gehoben, welche das proximale Interphalangeal- oder das Metatarsophalangealgelenk der 2. Zehe beinhalten, oder von der Hand unter Nutzung der Fingerbank stammen (3, 10, 23). In allen Fällen handelt es sich um Ausnahmeindikationen. Ziel solcher Transfers sind nicht bessere funktionelle Ergebnisse als mit Prothesenimplantaten erreicht werden können, sondern Lösungsvorschläge bei klinischer Kontraindikation für die Arthrodese oder eine Implantatversorgung.

Die einzigen Gelenke an der Hand, die für einen vaskularisierten Gelenktransfer geeignet sind, sind das Metakarpophalangealgelenk und das proximale Interphalangealgelenk an den Langfingern. Am Metakarpophalangealgelenk des Daumens kann ein solcher Transfer beim Kind, unter Berücksichtigung des weiteren Wachstums, geplant werden.

Die Überlegenheit von vaskularisierten Gelenktransfers gebenüber konventionellen Transplantaten (nicht vaskularisiert) konnte experimentell eindeutig nachgewiesen werden (7, 8, 19, 21, 29). Der vaskuläre Anschluß des Transplantats ist die beste Garantie, um die langfristig stattfindende Degeneration mit Arthroseentwicklung zu verhindern, da hierdurch die Integrität der Synovialis und des hyalinen Gelenkknorpels erhalten bleibt (30).

Vaskularisierte Allotransplantate könnten eine Möglichkeit darstellen, den Blutanschluß zu erhalten, ohne die Morbidität des Hebevorgangs in Kauf zu nehmen. Mehrere experimentelle Arbeiten haben bewiesen, daß solche Transfers möglich sind, aber eine immunsuppressive Therapie erfordern, die heute nicht mehr gerechtfertigt erscheint (24).

Wir haben ausschließlich Erfahrung mit in einem Block gehobenen Gelenktransfers, die beide Gelenkanteile beinhalten. Der isolierte Transfer eines Teiles einer Phalanx oder eines Metatarsales ist eine technische Möglichkeit, die von vielen Teams angegeben wird (27, 31). Sie wird jedoch ausschließlich bei der vollständigen Rekonstruktion eines Fingerstrahls durch Zehentransfer angewandt.

Ein vaskularisierter Gelenktransfer erlaubt zusätzlich die Planung von „maßgeschneiderten" Lappen, welche nicht nur das Gelenk, sondern je nach Bedarf Sehnen und/oder Haut enthalten können.

Schließlich ist beim Kind lediglich ein vaskularisierter Gelenktransfer in der Lage, das im Vordergrund stehende Ziel des Erhalts des Wachstumspotentials der Epiphyse zu erreichen (20, 25).

Der erste Gelenktransfer für die Rekonstruktion eines Fingergelenks wurde in Form eines Inseltransfers von Buncke u. Mitarb. (1) ausgeführt, anschließend erfolgte die Realisation des ersten freien Zehengelenktransfers (15).

Vaskularisierte Gelenktransfers von den Zehen

■ Rekonstruktion des Metakarpophalangealgelenks

Lediglich dieses Gelenk kommt für einen solchen Rekonstruktionsversuch in Frage. Traumatische Defekte des Metakarpophalangealgelenks am Daumen werden beim Erwachsenen mit einer Arthrodese versorgt. Die Metakarpophalangealgelenke des Zeige- und Mittelfingers sind, üblicherweise bei polydigitalen Verletzungen, am häufigsten betroffen.

☐ Rekonstruktion des Metakarpophalangealgelenks durch Transfer des Metatarsophalangealgelenks der 2. Zehe

Anatomie. Die hauptsächlichen anatomischen Variationen des Donorsitus müssen bekannt sein (s. Kap. 10).

Die Gefäßversorgung des Metatarsophalangealgelenks erfolgt über das dorsale und plantare Netz (33). Am 2. Metatarsale existiert distal ein anastomotisches Gefäß, welches vom dorsalen Netz (1. und 2. dorsale Intermetatarsalarterie) sowie vom plantaren Netz gespeist wird (hauptsächlich von der 2. plantaren Intermetatarsalarterie) (Abb. 2.17a) (33).

Unabhängig von dem während der Präparation vorgefundenen anatomischen Typ, sogar im Fall eines dominanten dorsalen Gefäßnetzes, müssen das dorsale und das plantare Netz in Kontinuität verbleibend präpariert werden, um die von beiden Netzen abgegebenen Äste zur Versorgung des Gelenks bestmöglich zu erhalten.

Die plantarseitige Präparation des Gefäßnetzes nimmt immer die 2. plantare Intermetatarsalarterie mit, deren Beteiligung an der Versorgung des Metatarsophalangealgelenks konstant gegeben ist (11, 18). Das Vorgehen bezüglich der 1. plantaren Intermetatarsalarterie ist weniger eindeutig. Liegt dorsal eine großkalibrige Arterie im 1. Interossärraum vor, vertrauen wir dieser und der plantaren Arterie des 2. Interossärraums die Gefäßversorgung des Gelenktransfers an. Die Verbindung dieser beiden Gefäßnetze wird durch den perforierenden Ast im 1. Interossärraum sowie über die plantare Arkade gesichert (Abb. 2.17b).

Die dorsale Arterie allein gewährleistet die Versorgung der Hautinsel, die üblicherweise von der 1. Zehe gehoben wird (s.u.). Ist dagegen die dorsale Intermetatarsalarterie von kleinem Kaliber und erreicht den Kommissurbereich nicht (Typ III in der Klassifikation nach Gilbert), wird das Heben der plantaren Arterie des 1. Intermetatarsalraums immer dann notwendig, wenn eine Hautinsel von der großen Zehe gehoben werden muß, um das Monitoring zu sichern (s.u.).

Der Transfer des Metatarsophalangealgelenkes wird in diesem Fall von einem dreifachen Zustrom abhängig (2 plantare Arterien, 1 dorsale Arterie).

Die Existenz von distalen Gefäßanastomosen erfordert Vorsicht bei der Osteotomie des Metatarsales zur Präparation des Transplantats. Die Osteotomie darf nicht zu weit distal im Bereich der Epiphyse des 2. Metatarsale erfolgen, da das Risiko der Läsion dieser Arkade besteht, auf die nicht verzichtet werden kann.

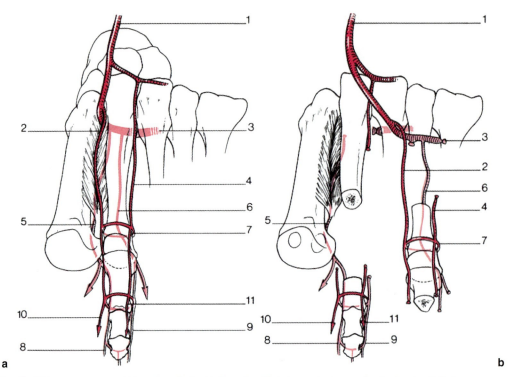

Abb. 2.**17 a** u. **b** Gefäßversorgung und Vorgehen beim Heben des Metatarsophalangealgelenks der 2. Zehe.
a Gefäßversorgung des Metatarsophalangealgelenks: 1 A. dorsalis pedis, 2 1. dorsale Intermetatarsalarterie, 3 Plantare Arkade, 4 2. dorsale Intermetatarsalarterie, 5 1. plantare Intermetatarsalarterie, 6 2. Plantare Intermetatarsalarterie, 7 Distale Metatarsalanastomosen, 8 Mediale plantare Kollateralarterie der 2. Zehe, 9 Laterale plantare Kollateralarterie der 2. Zehe, 10 Medial dorsale Kollateralarterie der 2. Zehe, 11 Laterale dorsale Kollateralarterie der 2. Zehe.

NB: Zur besseren Übersicht wird hier das dorsale Zehengefäßnetz dargestellt. In vielen Fällen ist dieses distal der Kommissur makroskopisch nicht mehr zu präparieren.
b Heben des Metatarsophalangealgelenks. Das Gelenk wird über die 1. dorsale (2) und die 2. plantare (6) Intermetatarsalarterie versorgt.

Das Metatarsophalangealgelenk ist hauptsächlich in Extensionsrichtung mobil und muß um 180 Grad gedreht werden, um die Flexion des Metakarpophalangealgelenks wiederherzustellen. Wird ein solcher Transfer beim Kind genutzt, ist diese Drehung nicht zwingend erforderlich, da das transferierte Gelenk in der Lage ist, sich zu „remodellieren" und im Laufe der Zeit seinen Bewegungsumfang zu modifizieren.

Präparation des Empfängersitus. Die Inzision der Extensorenhaube erfolgt nach dorsalem Zugang. Nach Abheben des Extensorenapparats wird das Gelenk erreicht und osteophytäre Anbauten können reseziert werden (Abb. 2.**18**). Die Streckhaube muß am Ende des Eingriffs konsequent rekonstruiert werden, um die Extensorensehne über der Konvexität des neuen Metakarpophalangealgelenks zu stabilisieren. Besteht kein Extensorenapparat mehr, was bei großen dorsalseitigen traumatischen Abledungsverletzungen nicht selten vorkommt, muß dieser im gleichen Operationsschritt mit einem konventionellen Transplantat, welches am Fuß einfach zu heben ist, rekonstruiert werden.

Nach dem Vorgang des Drehens des Transplantats um 180 Grad ist es die fibröse Hülle der extrinsischen Plantarflexoren, die die Stabilisation des Sehnentransplantats am Metakarpophalangealgelenk dorsal sichert.

Planung des Lappens (Abb. 2.**19**). *Die knöchernen Grenzen* des Hebevorgangs werden durch die Größe des Defekts am Empfängersitus vorgegeben. Bei einem ausgedehnten Knochensubstanzverlust kann man die Länge des zu hebenden Knochens ohne Nachteil dem Defekt anpassen, und zwar sowohl am Metatarsale als auch an der Phalanx. Im Idealfall wird die exakte Länge beider Komponenten so kalkuliert, daß das neue Metakarpalköpfchen genau am Platz des alten liegt und damit einen harmonischen Metakarpalbogen wiederherstellt. Wird das Metatarsale lang-

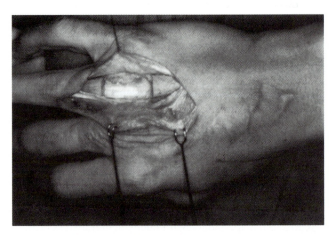

Abb. 2.**18** Präparation des Empfängersitus für ein vaskularisiertes Metatarsophalangealgelenktransplantat. Eine quere Osteotomie erfolgt am Metakarpale und der Grundphalanx. Die Interosseusausläufer werden dargestellt und geschont. Der Extensorenapparat wird nach ulnar weggehalten und später über der Konvexität der Neoartikulation mit den Flexorenhüllen stabilisiert. Die Flexorensehnen sind durch den Osteotomiespalt sichtbar.

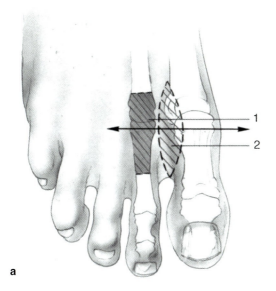
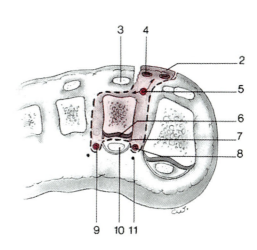

Abb. 2.**19a** u. **b** Grenzen des Hebevorgangs von Haut und Knochen des Metatarsophalangealgelenks der 2. Zehe. 1 Hebegrenze am Knochen, 2 Hautinsel für das Monitoring, 3 Extensorensehnen der 2. Zehe, 4 dorsale Rückflußvenen, 5 1. dorsale Intermetatarsalarterie, 6 plantare Platte des Metatarsophalangealgelenks der 2. Zehe, 7 Sehnenscheide der Plantarflexoren der 2. Zehe, 8 1. plantare Intermetatarsalarterie, 9 2. plantare Intermetatarsalarterie, 10 extrinsische Flexorensehnen der 2. Zehe, 11 medialer plantarer Kollateralnerv der 2. Zehe.

streckig gehoben, führt die Präparation am Fuß über den medialen Rand der dorsalen Intermetatarsalarterie des 1. Interossärraums hinaus. Hierbei müssen die Gefäßverbindungen zwischen diesem Gefäß und denjenigen im Bereich der Diaphyse des 2. Metatarsales zwischen den Insertionen des 1. dorsalen Interosseusmuskels geschont werden.

Das Heben einer Hautinsel wird üblicherweise zu dem Zweck des Monitorings durchgeführt. Verletzungen mit ausgedehntem osteoartikulärem Substanzverlust sind häufig mit einer erheblichen dorsalen Hautdestruktion vergesellschaftet. Diese werden bereits in der Notfallsituation mit einem gestielten oder freien Lappen versorgt (2). Das Ausmaß des Transplantats ist oft deutlich größer als der Bedarf nach Exzision der Osteophyten. Die Hautinsel erleichtert dann den primären Wundverschluß.

Das Drehen des Transplantats um 180 Grad erfordert die Planung der Hautinsel direkt über dem Transfer in exzentrischer Form. Nun kann diese über der dorsalen Konvexität des Metatarsophalangealgelenks liegen (26). Ist eine größere Bewegungsfreiheit des Hautlappens erwünscht, kann dieser in Form einer unabhängigen Insel, welche über das Gefäßnetz der Großzehe versorgt wird, präpariert werden. Dieses Vorgehen erleichtert das Plazieren der Insel am Empfängersitus, wobei die zusätzliche Präparation am lateralen Rand der Großzehe zu beachten ist.

Präparation des Transplantats (Abb. 2.**20**). Die Regeln für den Transfer von Zehen werden im Kapitel 10 dargelegt. Folgende Besonderheiten sollen betont werden:

Das kontinuierliche Heben des dorsalen und plantaren Netzes ist unumgänglich, selbst wenn am Donorsitus ein dorsales Netz von starkem Kaliber vorliegt. Die zuerst erfolgende Osteotomie des Metatarsales ist ein Kunstgriff, der die Exposition des plantaren Gefäßnetzes erleichtert. Nachdem die Transplantation des Metatarsophalangealgelenks bei uns zunehmend in Form der geregelten proximalen Amputation des 2. Strahls am Fuß vorgenommen wird, kann zuerst die Osteotomie sehr nahe an der Basis des Metatarsales gesetzt werden, was die Exposition weiter verbessert.

Während der Präparation des plantaren Gelenkanteils besteht das sicherste Vorgehen darin, auf der plantaren Seite der Flexorenmuskeln zu passieren. Diese werden in bezug auf die Osteotomie davor und dahinter durchtrennt. Nach der Präparation können die Flexorenhöhlen einfach geöffnet und die Resektion der Sehnen kann vorgenommen werden. So vermeidet man Läsionen von periartikulären vaskulären Strukturen. Wenn nötig, kann das A1-Ringband der extrinsischen plantaren Flexoren dazu genutzt werden, ein konventionelles Sehnentransplantat auf der Konvexität des rekonstruierten Metakarpophalangealgelenks zu stabilisieren.

Während der Präparation des dorsalen Gelenkanteils dagegen werden die Extensorensehnen reseziert. Ein Sehnentransplantat kann hier gehoben werden, wenn während des gleichen Operationsschrittes eine Rekonstruktion des Extensorenapparats geplant ist.

Nach der Präparation ist der Gelenktransfer in Inselform auf der A. dorsalis pedis und der V. saphena magna isoliert. Es entspricht nicht unserer Gewohnheit, gemeinsam mit dem Lappen einen Ast des N. peronaeus profundus zu heben und diesen mit einem sensiblen Ast des N. radialis oder N. ulnaris am Empfängerort zu anastomosieren. Eine solche Lösung wurde vorgeschlagen, um die degenerative Denervation der transferierten Gelenke zu vermeiden (9).

Wir haben bis zum heutigen Tag keine langfristige Gelenkdegeneration gesehen, die mit einiger Sicherheit einem solchen Mechanismus zuzuschreiben wäre.

Wenn das Transplantat auf der plantaren Arterie des 2. Interossärraums und der dorsalen Arterie des 1. Interossärraums gestielt ist, so besteht eine Verbindung zwischen beiden durch einen perforierenden Ast im 1. Interossärraum und über die plantare Arkade. Diese weist nach der Präparation häufig einen Längenüberschuß auf, was zu Schlängelungen führt. Um einen „Kinking"-Effekt zu vermeiden, führen wir eine gefäßresezierende Anastomose durch, um die Länge dieses Gefäßastes zu reduzieren (Abb. 2.**21a** u. **b**).

2 Gelenkrekonstruktion

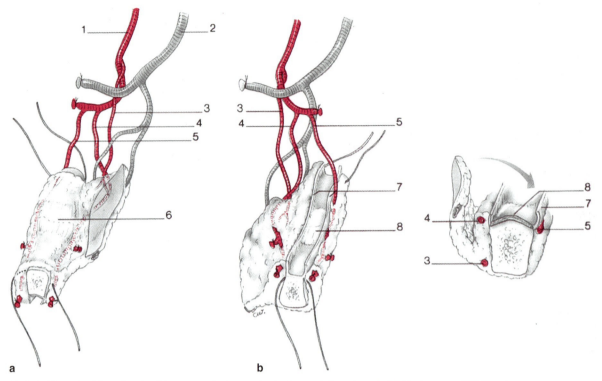

Abb. 2.**20a** u. **b** Transfer des Metatarsophalangealgelenks vor (**a**) und nach (**b**) Drehen um 180 Grad.
1 A. dorsalis pedis,
2 V. saphena magna, dorsale Venenarkade am Fuß,
3 1. dorsale Intermetatarsalarterie,
4 1. plantare Intermetatarsalarterie,
5 2. plantare Intermetatarsalarterie,
6 Gelenkkapsel,
7 Rest der Hülle der Flexorensehnen,
8 plantare Platte.

NB: Die hier beschriebene Hebetechnik enthält drei arterielle Gefäße (1. dorsale Intermetatarsalarterie, 1. u. 2. plantare Intermetatarsalarterie). Die Gefäßversorgung kann auch je nach anatomischer Situation allein von der dorsalen Intermetatarsalarterie und der 2. plantaren Intermetatarsalarterie gesichert werden (s. Text).

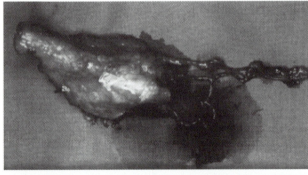

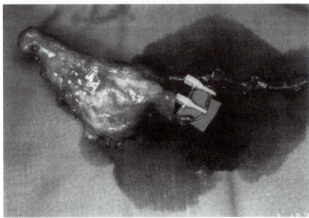

Abb. 2.**21a** u. **b** Kürzen der plantaren Arkade durch Resektionsanastomose.
a Gefäßschlängelung der plantaren Arkade.
b Resektion und terminoterminale Anastomose.

Nach dem Hebevorgang stellt die Osteosynthese den ersten Schritt am Empfängersitus dar. Nach Drehen um 180 Grad wird das Gelenk plaziert und die Osteosynthese erfolgt. Im Gegensatz zu den Gelenktransfers am proximalen Interphalangealgelenk kommt es hier nicht zu einer temporären Metakarpophalangealgelenkarthrodese mit Kirschner-Draht. Üblicherweise werden 2 Kirschner-Drähte oder eine Drahtcerclage plaziert. Es ist auch möglich, einen intramedullären Stab einzusetzen, um die proximale Osteosynthese zu sichern, insbesondere wenn das Metatarsalfragment lang genug ist, um eine solche Fixationsmethode zuzulassen (Abb. 2.**22**).

Der Ostosynthese kommt eine große Bedeutung zu, da hierdurch das funktionelle Endergebnis bedingt wird. Eine ausreichende Stabilität muß gewährleistet sein, um die aktive Mobilisation ab dem Ende der 3. Woche postoperativ zuzulassen. Es darf keine Rotationsfehlstellung vorliegen, die zu einer Überkreuzung der Finger während des Flexionsvorganges führen würde. Durch den Verzicht auf eine temporäre Metakarpophalangealgelenkarthrodese läßt sich die Rotation durch passives Flektieren des Gelenks leicht überprüfen.

Nach der definitiven Fixation des Transplantats erfolgt die Gefäßanastomose in gängiger Technik terminolateral auf der A. radialis. Die Vene wird terminoterminal radial am Handgelenk anastomosiert. Nach Lösen des Stauschlauchs kann die Vitalität des Kompositionslappens durch Überprüfung des Zustandes der Hautinsel nachgewiesen werden.

Der Verschluß des Donorsitus erfolgt in typischer Weise nach vollständiger proximaler Amputation des

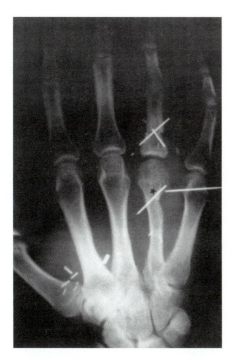

Abb. 2.**22** Klinische Fallvorstellung: Osteosynthese des Metatarsophalangealgelenks nach einem vaskularisierten Transfer (Rekonstruktion des 4. Metakarpophalangealgelenks). Die proximale Osteosynthese kombiniert einen resorbierbaren Stab (* röntgentransparent) mit einer antirotatorischen Kirschner-Draht-Versorgung. Die distale Fixation erfolgt mit gekreuzten Kirschner-Drähten. Die unterschiedliche Größe zwischen dem Metatarsalköpfchen und den umgebenden Metakarpalköpfchen ist offensichtlich.

2. Strahls. Dies ist die günstigste Lösung für eine schnelle und normale Wiederaufnahme der Funktion des Fußes und ist der Arthrodese des Metatarsophalangealgelenks mit Interposition eines Beckenkammtransplantats überlegen. Der Zehenerhalt in dieser Form wird funktionell schlecht toleriert.

☐ Rekonstruktion des Metakarpophalangealgelenks durch Transfer des proximalen Interphalangealgelenks der 2. Zehe

Das technische Vorgehen des vaskularisierten Transfers des proximalen Interphalangealgelenks der 2. Zehe wird detailliert später beschrieben. Das Verfahren ist vor allem für die Rekonstruktion des proximalen Interphalangealgelenks am Finger bestimmt. Es kann jedoch auch für die Rekonstruktion des Metakarpophalangealgelenks genutzt werden. Hier ist das Drehen des Gelenks nicht erforderlich, und die Bewegungsamplitude des proximalen Interphalangealgelenks der Zehe dient der Flexion des Metakarpophalangealgelenks.

☐ Wahl des Donorsitus

Das Metatarsophalangealgelenk oder das proximale Interphalangealgelenk der 2. Zehe können genutzt werden, um ein Metakarpophalangealgelenk zu rekonstruieren.

Der Transfer des Metatarsophalangealgelenks bedeutet die anatomisch günstigste Lösung. Es handelt sich um das beim Kind einzig mögliche Verfahren (Abb. 2.**23**), weil zwei wachstumsfähige Epiphysen transferiert werden können, während das Interphalangealgelenk lediglich eine aufweist (30). Auch hier kommt es nach dem Transfer zu einem Drehen um 180 Grad, so daß die Dorsalseite palmar liegt. So kann die Bewegungsamplitude dieses Gelenks in Extension genutzt werden, die der Mobilität in Flexion deutlich überlegen ist.

Anschließend ist die proximale Amputation der Donorzehe technisch am günstigsten.

Der Transfer eines proximalen Interphalangealgelenks ist beim Erwachsenen möglich (9, 30). Im Vergleich zum Transfer des Metakarpophalangealgelenks besteht der theoretische Vorteil in der eingeschränkten Morbidität am Donorsitus. So kann die Knochenkontinuität am Donorsitus nach dem Hebevorgang durch ein konventionelles Transplantat wiederhergestellt werden. Das funktionelle Defizit beschränkt sich dann auf die Arthrodese des proximalen Interphalangealgelenks, was im Gegensatz zu den Arthrodesen am Metatarsophalangealgelenk gut toleriert wird. Es ist jedoch in Anbetracht des Bewegungsausmaßes des tranferierten Gelenks schwieriger, ein „normales" klinisches Resultat zu erreichen. Enthält der Transfer des proximalen Interphalangealgelenks eine große Hautinsel oder kommt es zu einer ausgedehnten knöchernen Destruktion, stellt sich die Frage des Erhalts der Donorzehe.

Der Bedarf zur Rekonstruktion von zwei destruierten benachbarten Metakarpophalangealgelenken zwingt zu der Wahl des Transfers des proximalen Interphalangealgelenks für eines von ihnen. Das Metatarsophalangeal- und das proximale Interphalangealgelenk einer zweiten Zehe werden, wie von Foucher vorgeschlagen (9), auf einem einzigen Gefäßstiel gehoben. Jedes dieser Gelenke wird dann für die Rekonstruktion eines der beiden Metakarpophalangealgelenke genutzt.

■ Rekonstruktion des proximalen Interphalangealgelenks

Im Gegensatz zur Rekonstruktion eines Metakarpophalangealgelenks gibt es bezüglich des Transfers für ein proximales Interphalangealgelenk am Langfinger keine Wahl. Allein das proximale Interphalangealgelenk der 2. Zehe kann hierfür in Betracht gezogen werden. Wir haben die von Foucher vorgeschlagenen technischen Prinzipien dieses Hebens, von Einzelheiten abgesehen, übernommen (16).

Anatomie. Wie für jeden partiellen Transfer von der 2. Zehe ist die Wahl des Gefäßstiels abhängig von dem angetroffenen anatomischen Typ. Es ist nicht notwendig, bei ausreichendem Kaliber des dorsalen Netzes automatisch auch das plantare intermetatarsale Netz mitzunehmen, wie es für das Heben des Metatarsophalangealgelenks beschrieben wurde. Distal des intermetatarsalen Ligaments kann das plantare Netz jedoch, dank der kommissuralen Anastomosen mit dem dorsalen Netz in Verbindung stehend, präpariert und gehoben werden. Wenn die dorsale Intermetatarsalarterie des 1. Interossärraums nicht vorhanden ist, oder nur ein geringes Kaliber aufweist, ist das Heben des plantaren Gefäßnetzes obligatorisch (Abb. 2.**24**).

Planen des Lappens (Abb. 2.**25 a**). In der Mehrzahl der Fälle wird der Transfer mit der proximalen Amputation des

2 Gelenkrekonstruktion

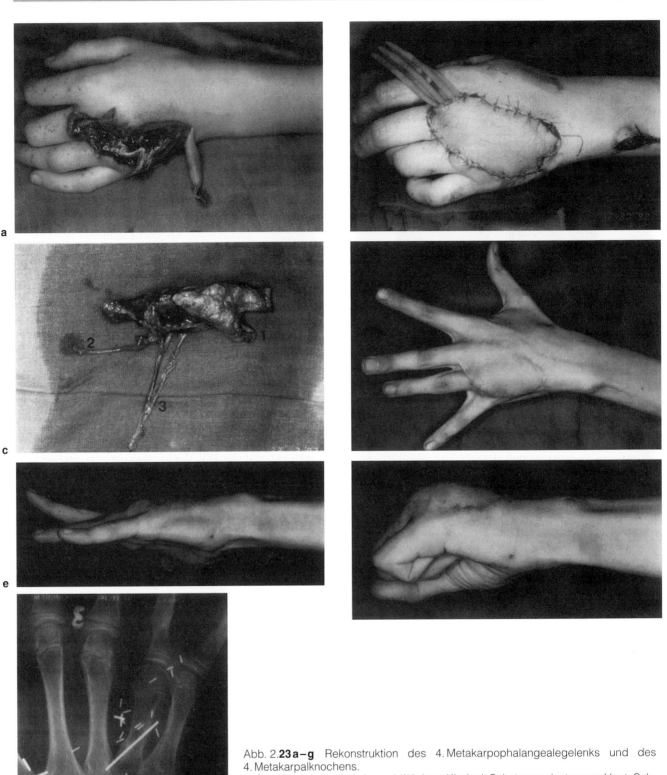

Abb. 2.**23a–g** Rekonstruktion des 4. Metakarpophalangealegelenks und des 4. Metakarpalknochens.
a Schußverletzung bei einem 14jährigen Kind mit Substanzverlusten von Haut, Sehnen, Knochen und Gelenk. Das 4. Metakarpale mit Metakarpophalangealgelenk ist zerstört.
b In der Notfallsituation Hautdeckung mit einem gestielten Interosseus-posterior-Lappen.
c Sekundäre Rekonstruktion mit Gelenktransfer. Das Metatarsophalangealgelenk und die distalen zwei Drittel des 2. Metatarsales werden mitgenommen.
1 Hautinsel für das Monitoring,
2 A. dorsalis pedis,
3 Drainagevenen.
d–**f** Klinisches Ergebnis. Die Hautinsel für das Monitoring wurde sekundär exzidiert.
g Radiologisches Ergebnis.

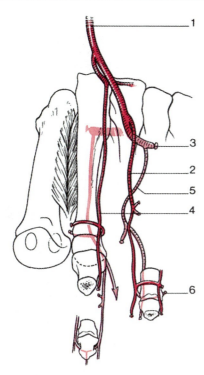

Abb. 2.**24** Gefäßversorgung eines proximalen Interphalangealgelenktransfers von der 2. Zehe.
1 A. dorsalis pedis,
2 1. dorsale Intermetatarsalarterie,
3 plantare Arkade,
4 2. dorsale Intermetatarsalarterie,
5 1. plantare Intermetatarsalarterie,
6 2. plantare Intermetatarsalarterie.
NB: Der Erhalt der 2. Zehe nach dem Hebevorgang ist möglich, da die plantare Metatarsalarterie des 2. Interossärraums genau wie das dorsale Netz des 2. Interossärraums in Kontinuität verbleibt.

2. Strahls geplant. So kann der gesamte Hautlappen des Interphalangealgelenks zirkumferentiell gehoben werden. Der Extensorenapparat muß zwingend in den Transfer einbezogen werden, damit die ossäre Insertion des medianen Zügels an der Mittelphalanx am Empfängersitus gewährleistet ist. Plantarseitig muß lediglich die palmare Platte erhalten bleiben, um die Gefäßversorgung des Gelenks zu schonen. Die Flexorensehnen werden in situ belassen. Die Länge des zu hebenden Knochens hängt allein von der Ausdehnung des Defekts am Empfängersitus ab. Ist lediglich der Gelenkspalt am proximalen Interphalangealgelenk ohne Substanzverlust zerstört, muß die Revision die knöcherne Resektion an der Grund- und an der Mittelphalanx beinhalten, um die Osteosynthese zu erleichtern.

Präparation des Transplantats (Abb. 2.**25 b** u. **c**). Wie für alle Zehentransfers erfolgt die Präparation ausschließlich durch dorsalen Zugang (s. Kap. 10). Folgende Details sind zu betonen:

Eine Dreieckform der Hautinsel proximal erleichtert die Befestigung am Empfängersitus. Auch wird hierdurch das Heben eines oder mehrerer venöser Äste für den Rückfluß besser möglich.

Der Hautmantel am proximalen Interphalangealgelenk kann zirkumferentiell vollständig abgelöst werden. Er kann leicht durch eine Inzision am medialen Rand der Zehe abgehoben werden, um die Pedikelpräparation zu erleichtern.

Der Extensorenapparat wird vollständig gehoben (lange und kurze Extensorensehne).

Nach Präparation des Gefäßstiels und Inzision der Ränder des Hautmantels wird die Donorzehe im distalen Interphalangealgelenk amputiert. Das Festlegen der knöchernen Länge des Transplantats geschieht dann nach Bedarf durch Resektion des Köpfchens der Mittelphalanx und der Basis der Grundphalanx. Erfolgt dieser Transfer bei einem Kind in der Wachstumsphase, muß die Osteotomie an der Mittelphalanx die Lage der Wachstumsfuge berücksichtigen, die in dem Transfer zwingend enthalten sein muß.

Wenn notwendig, kann die plantare Platte vor der Plazierung des Transfers in situ ausgedünnt werden, sie muß jedoch unbedingt vollständig präpariert werden, um die Gefäßversorgung des Gelenks zu schonen.

Anschluß in situ (Abb. 2.**25 d**). Der Empfängersitus wird entweder zu Beginn vorbereitet oder während einer Rezirkulationsphase nach temporärem Öffnen der Blutleeremanschette. Das zu rekonstruierende Gelenk wird mit einer dorsalen geschwungenen Inzision mit Zugang zu den Extensorensehnen erreicht. Die verbliebenen Anteile des medianen Zügels werden exzidiert und durch die lange Extensorensehne der Zehe ersetzt. Der erste Schritt des Plazierens des Transplantats in situ besteht in der Osteosynthese. Besondere Aufmerksamkeit gilt genau wie bei der Rekonstruktion am Metakarpophalangealgelenk der Rotationsausrichtung. Die knöcherne Fixation wird durch 3 gekreuzte Kirschner-Drähte oder durch die Kombination von Kirschner-Drähten mit Cerclage gesichert. Wenn die Länge des gehobenen Knochens es zuläßt, kann ein intramedullär eingebrachter Stab in Verbindung mit einem antirotatorischen Kirschner-Draht zur Anwendung kommen.

Ist der gehobene Knochen klein, können diese Fixationsmethoden eventuell nicht genutzt werden und das Einbringen eines axialen Kirschner-Drahts läßt sich nicht vermeiden. Hierdurch ergibt sich eine temporäre Arthrodese des transferierten Gelenks. Dann ist der axiale Kirschner-Draht vor der definitiven Insertion in dem Transplantat zu verankern. Die beiden antirotatorischen Kirschner-Drähte werden am Empfängersitus plaziert. Die Osteosynthese erfolgt zunächst durch das Einbringen des axialen Kirschner-Drahts unter Sicht und anschließend der beiden schrägverlaufenden antirotatorischen Kirschner-Drähte vom Empfängersitus aus, nachdem die Rotation korrekt eingestellt wurde (Abb. 2.**26** u. 2.**27**).

Die Reste der fibrösen Hülle der Zehenflexoren werden dann an die Ränder der Flexorensehnenscheide am Empfängersitus genäht, um einen Bogensehneneffekt zu vermeiden (9).

Nach der knöchernen Stabilisation wird der Gefäßstiel in einem subkutanen Tunnel plaziert, danach werden die Gefäßnähte realisiert. Dann kann der Stauschlauch gelöst werden, um die Ischämiezeit vor dem endgültigen Plazieren des Gelenktransfers zu begrenzen.

Die lange Extensorensehne wird mit der korrespondierenden extrinsischen Extensorensehne adaptiert. Diese Naht erfolgt unter starker Spannung in Extensionsstellung des Interphalangealgelenks, da die meisten Gelenktransfers postoperativ in einer Flexionsfehlstellung des rekonstruierten proximalen Interphalangealgelenks stehen. Die kurze Extensorensehne der Zehe wird dann terminal auf einen der 2 Interosseusmuskeln gesteppt. Der Hautverschluß erfolgt durch Plazieren der mit dem Gelenk in Kontinuität geho-

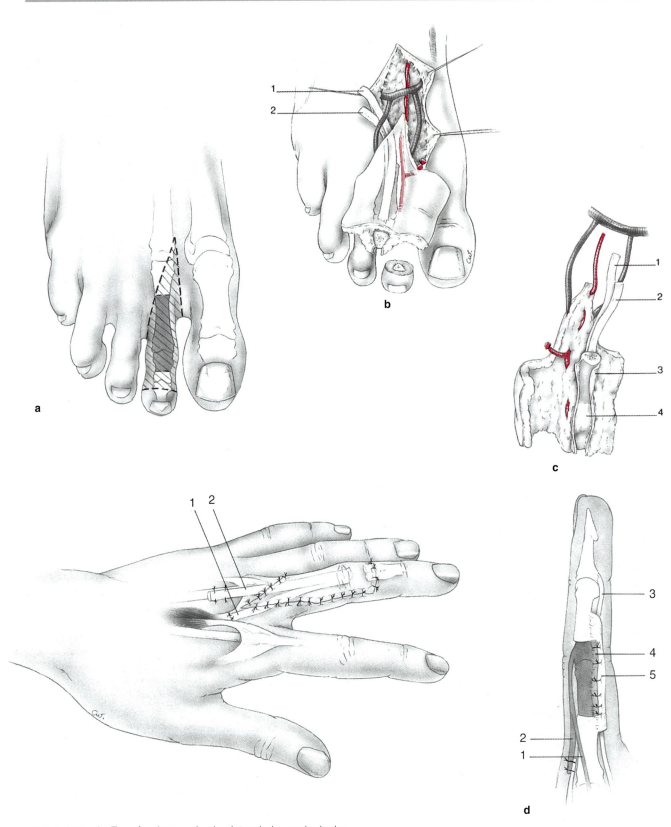

Abb. 2.**25a–d** Transfer des proximalen Interphalangealgelenks.
a Grenzen des Hebevorgangs an Haut und Knochen am proximalen Interphalangealgelenk der 2. Zehe.
b u. **c** Präparation des Transfers:
  1 kurze Extensorensehne,
  2 lange Extensorensehne,
  3 Reste der Hülle der Flexorensehnen,
  4 plantare Platte.
d Lage des proximalen Interphalangealgelenks in situ:
  1 kurze Extensorensehne des transferierten Gelenks,
  2 lange Extensorensehne des transferierten Gelenks,
  3 tiefe Flexorensehne des Empfängerfingers,
  4 Reste der Hülle der Flexorensehnen der Zehe,
  5 Hülle der Flexorensehne des Empfängersitus.

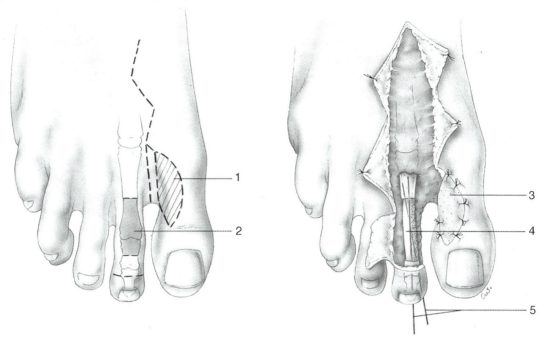

Abb. 2.26 a u. b Technische Variante des Hebevorgangs des proximalen Interphalangealgelenks an der 2. Zehe.

a Bereich des Hebens an der 2. Zehe schraffiert. Lediglich das Gelenk und die periartikulären Strukturen (Extensorensehnen, Gelenkkapsel und Hülle der Flexorensehne) sind enthalten (2). Eine Hautinsel wird von der Großzehe entnommen (1), um das Monitoring zu sichern und um den Hautverschluß am Empfängersitus zu erleichtern.

b Rekonstruktion der Donorzehe durch einen kortikospongiösen Span vom Beckenkamm (4), mit Kirschner-Draht-Arthrodese des proximalen Interphalangealgelenks (5). Verschluß der Haut an der großen Zehe durch ein dickes Hauttransplantat (3).

benen Hautinsel, ggf. nach zusätzlicher Hautexzision am Donorsitus.

Verschluß des Donorsitus. Der Erhalt der Donorzehe ist möglich und wird von einigen Autoren auch gefordert (30).

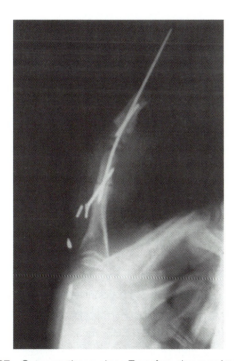

Abb. 2.27 Osteosynthese eines Transfers des proximalen Interphalangealgelenks von der 2. Zehe beim Kind. Eine temporäre Kirschner-Draht-Arthrodese fixiert das Transplantat. An beiden Osteosyntheseseiten blockiert ein schräg eingebrachter Kirschner-Draht die Rotation.

Die Präparation des Transplantats unterscheidet sich in diesem Fall deutlich, und die Option des Erhalts der Zehe muß von Anfang an bei der Planung des Transfers berücksichtigt werden. Die knöcherne Resektion ist strikt auf die Größe des Fingerdefekts zu limitieren und muß auch die Hautinsel für das Monitoring begrenzen. Diese liegt in der Longitudinalachse am distalen Rand der Konvexität des proximalen Interphalangealgelenks. Ist das Heben einer größeren Hautinsel notwendig, kann die 2. Zehe immer noch erhalten werden, wenn die Präparation des Hautbereichs am lateralen Rand der Großzehe als unabhängige Insel gefäßgestielt auf der A. plantaris lateralis erfolgt (Abb. 2.**26**).

Die proximale Osteotomie am 2. Metatarsale kann dann nicht zuerst erfolgen, und die weitere Präparation ist besonders vorsichtig weiterzuführen, damit die laterale plantare Arterie der 2. Zehe sicher geschont wird. Sie stellt die einzige verbleibende Gefäßachse für die 2. Zehe dar. Am Ende des Hebevorgangs wird die knöcherne Kontinuität mit einem kortikospongiösen Span vom Beckenkamm wiederhergestellt, der mit 2 Kirschner-Drähten fixiert wird.

Obwohl der Zehenerhalt theoretisch vorteilhaft erscheint, ist die Variante der proximalen Amputation mit dem kürzeren Heilungsverlauf und einer früheren Wiederaufnahme der Funktion verbunden. Sie ermöglicht eine größere Planungsfreiheit bei der Hautinsel sowie eine einfachere Präparation.

■ Indikationen

Beim Kind ist die Rekonstruktion eines traumatisch zerstörten Gelenks prothetisch nicht möglich, da dieses dem normalen Wachstum des Fingers nicht folgen kann und auch nicht über eine ausreichend lange Überlebensdauer verfügt. Jedes Trauma, das gleichzeitig die Destruktion eines Metakarpophalangeal- oder proximalen Interphalangealgelenks und der Epiphysenfugen verursacht, stellt eine potentielle Indikation für einen vaskularisierten Gelenktransfer von der Zehe dar, unter der Bedingung, daß der Erhalt des betroffenen Fingerstrahls in Anbetracht der eventuell vorhandenen Begleitverletzungen vertretbar ist.

Im Gegensatz zu den beim Erwachsenen dargelegten Prinzipien stellt der Daumen beim Kind keine Ausnahme von der Regel dar. Die Rekonstruktion des Metakarpophalangealgelenks an diesem Finger kann durch einen vaskularisierten Gelenktransfer in Betracht gezogen werden, vor allem mit dem Ziel, das axiale Wachstum zu erhalten. Ist lediglich der Gelenkspalt zerstört und bleiben die Wachstumsfugen intakt, dieses kann als Folge von Gelenkinfektionen beobachtet werden, tritt der vaskularisierte Gelenktransfer in Konkurrenz mit der Arthrodese. Von dieser weiß man, daß sie technisch möglich ist, ohne die axiale Wachstumsfuge des Fingers zu zerstören (22). Dieses Vorgehen ist nur für das Metakarpophalangealgelenk am Daumen gerechtfertigt und kann nicht für das proximale Interphalangeal- oder das Metakarpophalangealgelenk der Langfinger in Betracht gezogen werden. Für diese funktionell dominanten Gelenke besteht die einzige Lösung in der Gelenkrekonstruktion durch Zehentransfer. Der Eingriff besteht dann in einer vollständigen En-bloc-Resektion des zerstörten Gelenks unter Mitnahme des Gelenkspalts und der angrenzenden Wachstumsfugen, die durch diejenigen des Gelenktransplantats ersetzt werden.

Beim Erwachsenen wird die Rekonstruktion durch vaskularisierten Gelenktransfer nur für die Langfinger diskutiert. Indikationen hierfür werden hauptsächlich in den Kontraindikationen für einen Prothesenersatz gesehen. Selten besteht eine Indikation für die Arthrodese an einem proximalen Interphalangealgelenk, am Metakarpophalangealgelenk gibt es überhaupt keine. Folgende Argumente sprechen für einen vaskularisierten Gelenktransfer:

– junge Patienten mit guter Motivation, besonders Manualarbeiter mit erheblichem funktionellem Bedarf,
– Vorliegen eines trophisch ungeeigneten Gewebebetts für ein Implantat (erhebliche Narbenfibrose, abgelaufene Infektionen),
– Begleitverletzungen mit möglicher Beeinträchtigung des Ergebnisses nach Prothesenimplantation (Substanzverlust oder Verletzung des Extensorenapparates, Verletzung der Seitenbänder und der palmaren Platte usw.),
– ausgedehnter knöcherner Substanzverlust am Metakarpale oder der Phalanx, wodurch die Implantation einer Prothese unmöglich wird,
– keine weitere Möglichkeit für einen Gelenktransfer, z.B. im Rahmen der Fingerbank.

Die Indikation für einen vaskularisierten Gelenktransfer wird gestellt, wenn einer oder mehrere der genannten Faktoren vorliegen und zwar um so eher, wenn ein „kostbarer" Finger betroffen ist, vor allem bei polydigitalen Mutilationen.

■ Ergebnisse

Die Ergebnisse nach krankengymnastischer Behandlung sind langfristig klar ersichtlich. Die Gelenke verändern sich dauerhaft nicht degenerativ, wenn die Gefäßanastomosen durchgängig bleiben (5, 6, 12, 16, 17). Man findet in der Literatur nicht einen einzigen Fall arthrotischer Veränderungen nach einem solchen Transfer, der mit Sicherheit auf die Denervierung des transplantierten Gelenks zurückzuführen wäre.

Es ist erwiesen, daß die Gelenktransfers beim Kind ihr Wachstumspotential behalten (20, 25, 32), und unsere Erfahrung bestätigt die Literaturangaben.

Nach der Mobilisierungsphase hat das rekonstruierte proximale Interphalangealgelenk bei allen unseren Fällen immer ein Extensionsdefizit in der Größenordnung von 15–30 Grad aufgewiesen (Abb. 2.**28**).

Die Flexionseinsteifung und das aktive Extensionsdefizit werden auch von den meisten Autoren beschrieben (12, 28, 30). Wir haben dies sogar nach Naht der Extensorensehne unter maximaler Anspannung und selbst nach langen Phasen der Extensionsschienenbehandlung beobachtet. Die Flexionsbewegungen nach Transfer des proximalen Interphalangealgelenks können bestenfalls 90 Grad betragen (Abb. 2.**28**). Meist besteht ein Bewegungsumfang von 60–70 Grad. Trotzdem konnte in einer Serie von 4 Fällen, die wir kürzlich nach einem Zeitraum von 2 Jahren nachuntersucht haben, nur ein mittlerer Bewegungsumfang in Flexion/Extension von 43 Grad festgestellt werden (4) (Tab. 2.**1**).

Unsere Erfahrung bei der Rekonstruktion des Metakarpophalangealgelenks besteht ausschließlich im Versatz des Metatarsophalangealgelenks von der 2. Zehe, welches um 180 Grad gedreht wird. Der mittlere Bewegungsumfang in Flexion/Extension, der mit diesem Transfertyp erreicht wird, ist in unseren Serien besser als der nach Transfer des proximalen Interphalangealgelenks. Bei 5 nachuntersuchten Fällen wiesen 2 eine Mobilität über 80 Grad auf, der mittlere Bewegungsumfang in dieser Serie betrug 65 Grad (Abb. 2.**22** u. Tab. 2.**2**). Obwohl das Extensionsdefizit geringer ist als nach Transfer des Metatarsophalangealgelenks, muß man doch bemerken, daß es mit dieser Technik nie möglich war, die Hyperextensionskapazität des Metakarpophalangealgelenks zu erreichen.

Vaskularisierter Gelenktransfer von der Fingerbank

■ Die Fingerbank in der Notfallsituation

Die Prinzipien der Anwendung der Fingerbank im Notfall sind bekannt (s. Bd. I). An einem stark verletzten Finger, der der Amputation geweiht ist, kann das proximale oder das distale Interphalangealgelenk in Form einer Insel oder eines freien Lappens präpariert werden und für die Rekonstruktion des proximalen Interphalangealgelenks eines Nachbarfingers vorgesehen werden. Auch kann ein proximales Interphalangeal- oder ein Metakarpophalangealgelenk für die Rekonstruktion eines angrenzenden Metakarpophalangealgelenks genutzt werden.

■ Anwendung der Fingerbank in der Sekundärchirurgie

Obwohl in der Notfallsituation alle technischen Möglichkeiten für Hebevorgänge an einem amputationspflichtigen Finger auszunutzen sind, so ist doch größere Vorsicht geboten, wenn die Fingerbank in der Sekundärchirurgie angewendet werden soll.

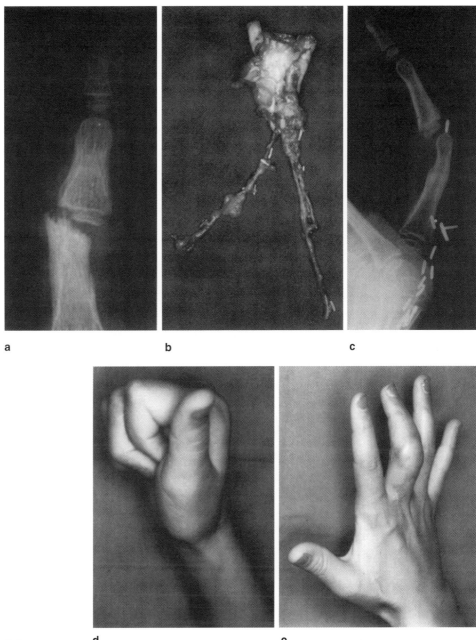

Abb. 2.28 a–e Klinische Fallvorstellung.
a Septische Destruktion des proximalen Interphalangealgelenks am Mittelfinger bei einem Kind von 10 Jahren.
b Transfer des proximalen Interphalangealgelenks. Ansicht von volar.
c Radiologische Darstellung nach knöcherner Konsolidation.

d u. e Funktionelles Ergebnis. Der Bewegungsumfang des proximalen Inrerphalangealgelenks beträgt 60 Grad bei einer aktiven Flexion von 90 Grad und einem Extensionsdefizit von 30 Grad.

☐ Heterodigitale Gelenktransfers

Besteht die Indikation für eine sekundäre proximale Amputation an einem Langfinger, so kann dieser als Donorsitus für einen vaskularisierten Gelenktransfer des proximalen Interphalangeal- oder des Metakarpophalangealgelenks für einen angrenzenden Finger dienen (14). Je nach Amputationshöhe können das proximale oder distale Interphalangealgelenk bzw. das Metakarpophalangealgelenk als Donorsitus fungieren. Das distale Interphalangealgelenk kann für die Rekonstruktion des proximalen Interphalangealgelenks dienen, während das proximale Interphalangealgelenk für die Rekonstruktion des Metakarpophalangeal- oder des proximalen Interphalangealgelenks eines Nachbarfingers genutzt werden kann. Die Verwendung des Metakarpophalangealgelenks für die Rekonstruktion des Metakarpophalangealgelenks eines anderen Langfingers ist ebenfalls möglich.

☐ Homodigitaler Gelenktransfer

Der Inseltransfer des distalen Interphalangealgelenks für die Rekonstruktion des proximalen Interphalangealgelenks an einem Finger ist von Foucher beschrieben worden (13, 14).

Tabelle 2.1 Gelenktransfers für die Rekonstruktion des proximalen Interphalangealgelenks

Fall	Alter	Donorsitus	Empfängersitus	Traumamechanismus	Indikation	Bewegungsumfang
CUC (1)	24	Proximales Interphalangealgelenk 2. Zehe	Proximales Interphalangealgelenk 3. Finger links	Posttraumatische Zerstörung (Sägeverletzung) Polydigitale Mutilation Versuch der Gelenkrekonstruktion durch vaskularisierten proximalen Interphalangealgelenkstransfer der Fingerbank. Mißerfolg durch artikuläre ischämische Nekrose	Polydigitale Mutilation, Randfinger (Begleitamputation des Zeigefingers) junger Patient	15 Grad (Flexion 55 Grad, Extension –40 Grad)
GRA (2)	10	Proximales Interphalangealgelenk 2. Zehe	Proximales Interphalangealgelenk 3. Finger rechte Hand	Folge septischer Arthritis des proximalen Interphalangealgelenks	Destruktion des Gelenkspalts und der proximalen Wachstumsfuge der Mittelphalanx	60 Grad (Flexion 90 Grad, Extension –30 Grad)
VEN (3)	13	Proximales Interphalangealgelenk 2. Zehe	Proximales Interphalangealgelenk rechte Hand.	Posttraumatischer Defekt am proximalen Interphalangealgelenk (Verkehrsunfall)	Gelenkdestruktion an der Mittelphalanx	50 Grad (Flexion 75 Grad, Extension –25 Grad)
LAV (4)	4	Proximales Interphalangealgelenk 2. Zehe	Proximales Interphalangealgelenk Mittelfinger linke Hand	Posttraumatischer Defekt, Gelenkdestruktion und Wachstumsfugendestruktion proximale Mittelphalanx	Destruktion des Gelenkspalts und der Wachstumsfuge proximal an der Mittelphalanx	40 Grad (Flexion 90 Grad, Extension 50 Grad) vor Tenolyse des proximalen Interphalangealgelenks
CAR (5)	12	Proximales Interphalangealgelenk 2. Zehe	Proximales Interphalangealgelenk Mittelfinger	Posttraumatische Destruktion von Gelenkspalt und Wachstumsfuge proximal an der Mittelphalanx	Polydigitale Mutilation (der Mittelfinger ist der einzig verbleibende Langfinger). Destruktion des Gelenks und der Wachstumsfuge	50 Grad (Flexion 80 Grad, Extension –30 Grad)

Chirurgisches Vorgehen (Abb. 2.29 u. 2.30). Der Zugang erfolgt entlang einer mediolateralen Inzision, die eine über dem Gelenk liegende elliptische Hautinsel am distalen Interphalangealgelenk ausspart und für das Monitoring des Transfers bestimmt ist. Auf diesem longitudinalen Zugang zum Gefäßstiel wird eine transversale Inzision am proximalen Interphalangealgelenk angebracht, die das Plazieren des Transplantats zuläßt.

Die Präparation des Gefäßstiels isoliert zunächst die palmare Fingerarterie vom Fingernerven. In Anbetracht der notwendigen Separation von Nerv und Arterie ist es schwierig, um das Gefäß herum eine genügend große Schicht Begleitgewebe zu erhalten, welche den venösen Rückfluß in einem heterodaktylen Pulpalappen vom Littler-Typ sichert. Die Präparation eines venösen Rückflußnetzes ist unumgänglich. Die Darstellung der palmaren Arterie wird am distalen Interphalangealgelenk beendet, wobei alle Gewebeverbindungen zwischen dem Gefäß und dem Gelenk sicher zu schonen sind. Weiter distal wird die Arterie im Bereich der distalen Osteotomie ligiert.

Die 2 dorsalen Hautsegel werden dann angehoben und die Rückflußvene/n präpariert. Es ist nicht erforderlich, diese vollständig freizulegen, dagegen ist das Mitnehmen eines voluminösen Gefäßstiels wünschenswert, der die Venen mit ihrem Begleitgewebe enthält. Hierdurch wird das Risiko der versehentlichen Verletzung der Venen vermindert, besonders wenn der Finger dorsalseitig im Bereich des proximalen Interphalangealgelenks vernarbt ist, was oft der Fall ist (Abb. 2.29 a u. b).

Die 2 lateralen Extensorenzügel werden dann einige Millimeter distal des Gelenkspalts des distalen Interphalangealgelenks durchtrennt. Die Präparation und das Heben des distalen Randes der Hautinsel müssen vorsichtig erfolgen, da jede Läsion der Nagelmatrix zu vermeiden ist. Die knöcherne Insertionsstelle der Extensorensehne an der Endphalanx wird intakt erhalten. Danach erfolgt die Dop-

Tabelle 2.2 Gelenktransfer für die Rekonstruktion des Metakarpophalangealgelenks

Fall	Alter	Donorsitus	Empfängersitus	Trauma-mechanismus	Indikation	Bewegungs-umfang
HEN (1)	25	Metakarpophalangealgelenk Zeigefinger	Metakarpophalangealgelenk Kleinfinger linke Hand	Posttraumatischer multilokulärer Defekt (Sägeverletzung)	Kompositionsdefekt (Haut Knochen, Sehne), junger Patient	80° (Extension –20 Grad, Flexion 100 Grad
RIN (2)	40	Metakarpophalangealgelenk Zeigefinger	Metakarpophalangealgelenk Ringfinger rechts	Defekt nach septischer Arthritis	Multiple Mißerfolge mit Swanson-Implantaten	55° (Extension –35 Grad, Flexion 90 Grad
HOC (3)	12	Metatarsophalangealgelenk und Metatarsale 2. Zehe	Metakarpophalangealgelenk Kleinfinger linke Hand	Posttraumatischer Defekt Schußverletzung	Kompositionsdefekt (Haut, Knochen, Sehne), junger Patient	65 Grad (Flexion 85 Grad, Extension –20 Grad)
DIR (4)	25	Metatarsophalangealgelenk 2. Zehe	Metakarpophalangealgelenk Zeigefinger rechte Hand	Posttraumatischer Defekt	Randfinger, polydigitale Verletzung mit Knochen, Ligamenten, Sehnen. Junger Patient	unbekannt
LET (5)	29	Metatarsophalangealgelenk 2. Zehe	Metakarpophalangealgelenk Ringfinger rechte Hand	Posttraumatischer Defekt Rotorblattverletzung Hubschrauber	Knochensubstanzverlust, Verkürzung. Junger Patient	60 Grad (Extension –20 Grad, Flexion 20 Grad)

pelosteotomie, die das vollständige Heben des Gelenktransplantates zuläßt. Nach Foucher u. Mitarb. beträgt die optimale Länge des Transplantats 7 mm (13).

Neben dem Gelenk beinhaltet das Transplantat die Gelenkkapsel, die palmare Platte sowie die knöcherne Insertionsstelle der Extensorensehne an der Endphalanx. Gelegentlich kann die knöcherne distale Insertionsstelle der tiefen Flexorensehne geschont werden, wenn die Ausmaße des Transplantats sehr exakt berechnet wurden. Ist das nicht möglich, muß diese Sehne reinseriert werden, bevor es zur Arthrodese des distalen Interphalangealgelenks kommt. Zu diesem Zeitpunkt wird das Gelenktransplantat definitiv als Insel auf seinem Gefäßstiel isoliert. Anschließend kommt es zu der knöchernen Revision des proximalen Interphalangealgelenks, wobei eine geringe Verkürzung das funktionelle Endergebnis nicht beeinträchtigt. Danach wird das Transplantat in situ plaziert, wodurch eine Plikatur des Gefäßstiels entsteht.

Wie bei einem Zehentransplantat wird die palmare Platte, die dem Transplantat fest anhaftet, an den Rändern der fibrösen Hülle der Flexorensehnen, welche erhalten wurde, fixiert. Bei Bedarf kann die palmare Platte des proximalen Interphalangealgelenks ausgedünnt werden (Abb. 2.**29c, d**).

Die Osteosynthese erfolgt durch einen axialen Kirschner-Draht, der die vollständige Extensionsposition des Gelenktransplantats sowie des distalen Interphalangealgelenks fixiert. Dieser wird mindestens für 5 Wochen belassen. Am Donorsitus besteht das von Foucher u. Mitarb. (13) beschriebene, von uns übernommene Vorgehen in einer Verkürzungsfusion. Ein schräg verlaufender Kirschner-Draht komplettiert die Fixation dieser Arthrodese. In der postoperativen Nachsorge erlaubt die Hautinsel die Überwachung der Vitalität des Transplantats (Abb. 2.**30**).

Indikationen. Die wichtigste Voraussetzung für die Realisation eines solchen Eingriffs besteht in der Integrität der 2 palmaren Gefäßstiele, welche präoperativ in Form eines Allen-Tests am Finger zu verifizieren ist. Auch kann der Eingriff nicht bei einem zu ausgedehnten Substanzverlust am proximalen Interphalangealgelenk geplant werden, da es zu einer zu starken Verkürzung käme.

Ergebnisse. Unsere Erfahrung mit dieser Form von Rekonstruktion beschränkt sich auf 3 Fälle, einer davon ist in Abb. 2.30 dargestellt. Diese 3 Patienten haben jeweils ein aktives Bewegungsausmaß in Flexion/Extension in der Größenordnung von 40 Grad erreicht (aktive Flexion 70 Grad, persistierendes Extensionsdefizit 30 Grad). In einem Fall ist das dorsale Venennetz durch den Traumamechanismus im Bereich des proximalen Interphalangealgelenks vollständig zerstört worden, wodurch eine Resektion der dorsalen Rückflußvene mit erneuter Anastomose erforderlich wurde.

In der postoperativen Nachsorge besteht eine der Schwierigkeiten in der Überwachung der Durchblutung des Gelenktransplantats. Die Hautinsel für das Monitoring ist von dünner Konsistenz, haftet fest auf dem darunterliegenden Knochen und unterscheidet sich deutlich von der dickeren und mobilen Haut am proximalen Interphalangealgelenk.

Auch weist sie nur eine geringe Größe auf, wenn der Donorsitus ohne Schwierigkeiten geschlossen werden soll. Kommt es postoperativ zur Ödembildung, ist diese Hautinsel einer Überwachung bald nicht mehr zugänglich.

In allen Fällen ist eine langzeitige krankengymnastische Therapie und Schienenbehandlung notwendig gewesen, um das endgültige Bewegungsausmaß zu erreichen.

Zusammenfassend kann gesagt werden, daß das Vorgehen nicht frei von technischen Schwierigkeiten ist und unserer Meinung nach auf Ausnahmefälle beschränkt werden sollte. Diese werden nach folgenden Kriterien gewählt:

42 2 Gelenkrekonstruktion

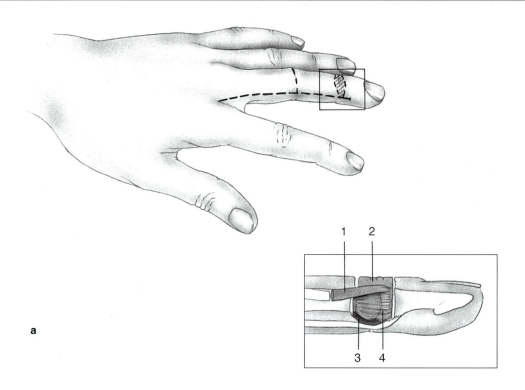

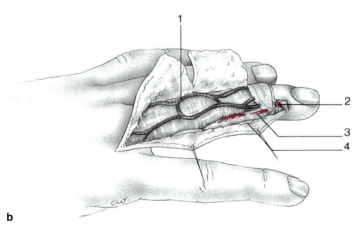

b

Abb. 2.**29a–d** Rekonstruktion des proximalen Interphalangealgelenks durch Inseltransfer des homodigitalen distalen Interphalangealgelenks.

a Randbegrenzungen des kutanen und ossären Hebevorgangs.
Im Kasten, die dem Kompositionstransplantat zugehörigen Strukturen:
1 terminaler Zügel der Extensorensehne,
2 Hautinsel für das Monitoring,
3 palmare Platte des distalen Interphalangealgelenks,
4 Gelenkkapsel.

b Präparation des Kompositionslappens. Eine oder zwei dorsale Venen werden dargestellt (1), die palmare Arterie (2) wird vom Nerv isoliert (4) und bis distal des distalen Interphalangealgelenks präpariert, wo sie anschließend ligiert wird (2). Der Nerv wird in situ belassen.

- junger, motivierter Erwachsener, Kontraindikation für ein Prothesenimplantat oder einen Gelenktransfer von der Zehe,
- kein ausgedehnter Substanzverlust am proximalen Interphalangealgelenk präoperativ,
- Integrität der 2 palmaren Gefäßstiele und normale Beweglichkeit des distalen Interphalangealgelenks präoperativ.

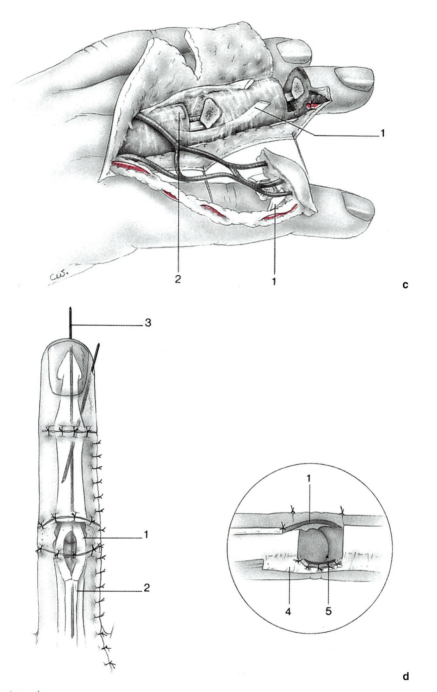

Abb. 2.**29a–d** (Fortsetzung)
c Isolieren des Gelenktransplantats als Insel:
1 terminaler lateraler Zügel der Extensorensehne,
2 medianer Zügel der Extensorensehne.
d Plazieren in situ und Osteosynthese. Der axiale Kirschner-Draht (3) fixiert sowohl die Arthrodese des distalen Interphalangealgelenks als auch das transferierte Gelenk, welches jetzt als proximales Interphalangealgelenk dient. Die lateralen Zügel (1) der Extensorensehne werden auf den medianen Zügel aufgesteppt (2). Die palmare Platte des distalen Interphalangealgelenks (5) wird auf die fibröse Hülle der Flexorensehne genäht (4).

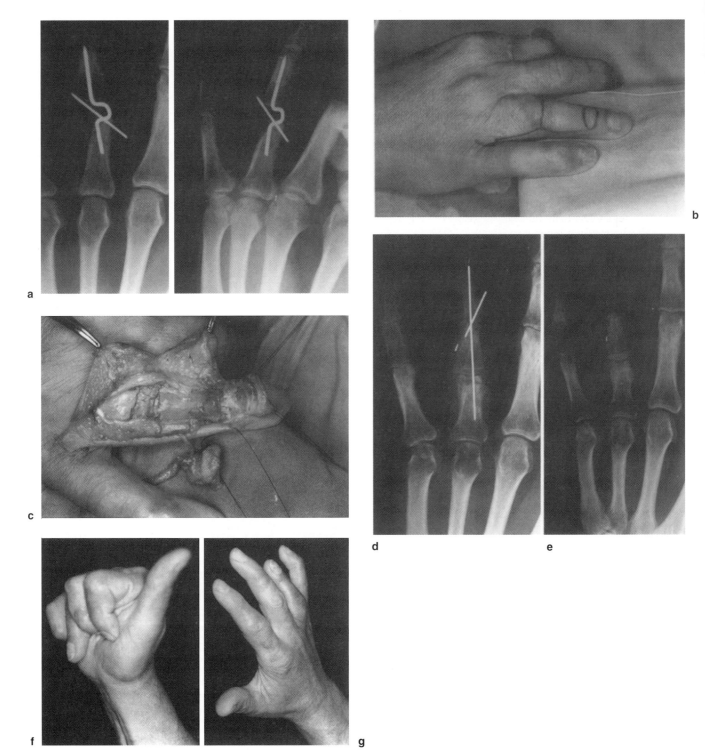

Abb. 2.**30a–g** Rekonstruktion des proximalen Interphalangealgelenks durch homodigitalen Inseltransfer des distalen Interphalangealgelenks.
Fallvorstellung:
a Initialer traumatischer Defekt am proximalen Interphalangealgelenk des Ringfingers bei einem Mann von 30 Jahren.
b Planung des Transfers.
c Das als Insel auf dem Gefäßstiel isolierte Kompositionstransplantat des distalen Interphalangealgelenks. Hier wurde die Rückflußvene abgesetzt und am Empfängersitus wieder angeschlossen.
d Osteosynthese und Verkürzungsarthrodese des distalen Interphalangealgelenks.
e Radiologische Darstellung nach knöcherner Konsolidierung.
f u. **g** Klinisches Ergebnis in Flexion und Extension.

Arthrodesen

Die unterschiedlichen Gelenke der Fingerkette besitzen keinen identischen funktionellen Wert, und so weisen ihre Versteifungen auch nicht die gleichen Auswirkungen auf. Die Indikation für eine Arthrodese muß entsprechend der funktionellen Wertigkeit eines Gelenks gestellt werden, unter der Berücksichtigung des „Wertes" der Nachbarfinger bei polydigitalen Läsionen. So wird die globale Funktion der Hand durch eine Versteifung des distalen Interphalangealgelenks nur wenig verändert und die Auswirkungen betreffen hauptsächlich die Geschicklichkeit und die Präsion von feinen Daumen- und Zeigefingergriffen. Dagegen wird die Versteifung eines proximalen Interphalangealgelenks immer ein erhebliches funktionelles Defizit nach sich ziehen. Dieses ist nur dann gerechtfertigt, wenn alle anderen möglichen Lösungen ausgeschlossen werden mußten.

Unabhängig vom betroffenen Gelenk hängt das Ergebnis einer Arthrodese auch von der gewählten Versteifungsposition ab. Diese muß entsprechend den Bedürfnissen präzise festgelegt werden und ist für jedes Gelenk und jedes Individuum unterschiedlich. Kosmetische und funktionelle Kriterien sowie berufliche Erfordernisse sind zu berücksichtigen. Schließlich führt die geringe Größe der in Kontakt stehenden Oberflächen und die übliche Konsolidationsdauer zu der Forderung nach einer perfekten technischen Durchführung. Wir stellen unser technisches Vorgehen an den Gelenken der Fingerketten vor und präzisieren die Indikationsstellung. Der Daumen wird aufgrund des hier vorhandenen Trapeziometakarpalgelenks, welches eine Arthrodese am Metakapophalangealgelenk ermöglicht, gesondert behandelt. Dieses Vorgehen ist an den Metakarpophalangealgelenken der Langfinger absolut ausgeschlossen. Die partiellen Arthrodesen an der Handwurzel unterliegen eigenen Indikationen und werden im Kapitel 18 besprochen.

Arthrodesen an den Langfingern

■ Arthrodese des distalen Interphalangealgelenks

Die Versteifung des distalen Interphalangealgelenks wird häufig vorgenommen. Die funktionellen Auswirkungen hierbei werden üblicherweise gut toleriert. Die geringe Größe der kontaktierenden Gelenkoberflächen zwingt zu äußerst genauem Vorgehen (Abb. 2.**31**).

□ Chirurgisches Vorgehen

Zugangsweg. Der Zugang zum Gelenk erfolgt durch eine H-förmige Inzision. Der transversale Schnitt wird über dem Gelenkspalt zentriert, die lateralen Ausläufer werden auf der medio-lateralen Linie plaziert. Hierdurch kommt es zu 2 viereckförmigen Lappen, einer mit proximalem und einer mit distalem Scharnier. Man inzidiert von Anfang an bis auf den Knochen, beide Lappen werden mit dem Raspatorium vom Periost abgehoben. Die Sehne wird nicht individuell dargestellt und haftet dem Hautmantel während der Präparation an. Anschließend wird die Kapsel transversal eröffnet, und die lateralen Ligamente des Gelenks werden reseziert, damit die Gelenkoberflächen exponiert werden können. Die Entknorpelung muß bis auf den spongiösen Knochen erfolgen, wobei das vollständige Entfernen der subchondralen Sklerose erforderlich ist. Dieses Anfrischen erfolgt in Abhängigkeit von der angestrebten Versteifungsposition und der vorgesehenen Osteosynthese präzise.

Wahl der Arthrodesensposition. Die ideale Position zur Versteifung besteht in dem Kompromiß zwischen kosmetischem Aspekt und der Funktion der Hand. Stehen für den Patienten kosmetische Erwägungen im Vordergrund, kann eine Fusion in 0-Grad-Extensionsstellung geplant werden. Diese Position erlaubt das natürliche Auflegen der Hand auf einen Tisch und stellt einen „sozialen" Vorteil dar. Dagegen erleichtert die Fusionsstellung von 25 Grad feine Daumen-Zeigefinger-Griffe und ermöglicht dem betroffenen Finger beim Faustschluß dem Nachbarfinger einwandfrei zu folgen. Diese mittlere Flexionsstellung hat eine geringere Minderung der globalen Muskelkraft der Hand zur Folge (Faustschluß).

Unabhängig von der angestrebten Arthrodesenposition bevorzugen wir ein gezieltes Anfrischen der artikulierenden Oberflächen, was eine einfachere Kontrolle über den Kontakt zwischen den beiden knöchernen Enden ermöglicht. Für das Anfrischen ziehen wir den Liston gegenüber einem motorgetriebenen Instrument vor, da letzteres die knöcherne Resektion weniger gut kontrolliert. Die Resektionsebene liegt senkrecht zur Längsachse der Phalanx, wenn die Arthrodese in Extensionsstellung geplant ist. Wird die Arthrodese in Flexionsstellung angestrebt, verläuft sie schräg nach palmar (4). Ein komplexeres Anfrischen (konkave/konvexe Arthrodese [5, 10, 17]), welches an anderen Gelenken möglich ist, scheint uns bei der geringen Oberfläche des Gelenks schwierig durchführbar zu sein (Abb. 2.**31 a–c**).

Osteosynthese. Für die Arthrodese des distalen Interphalangealgelenks verwenden wir ausschließlich Kirschner-Drähte. Diese werden durch den aufbereiteten Gelenkspalt eingebracht. Der erste wird in axiale Richtung vorgelegt. Er wird durch die angefrischte Oberfläche der Endphalanx nach distal geschossen, und zwar leicht abweichend von dem geometrischen Zentrum der Basis dieser Phalanx. Der Austrittspunkt muß unter dem freien Rand des Nagels liegen. Man muß sowohl einen zu weit palmaren mit Austrittspunkt auf der Pulpa als auch einen zu weit dorsalen Verlauf mit Penetration des Nagelbetts vermeiden. Der 2. Kirschner-Draht ist für die Kontrolle der Rotation an der Fusionsstelle bestimmt. Von kleinerem Kaliber (8/10), ist seine Laufrichtung schräg in 45 Grad. Im Idealfall kreuzen sich die beiden Drähte an einem Punkt, der nicht im Bereich der Arthrodese liegt, damit Rotationsbewegungen effizient verhindert werden.

Sind beide Kirschner-Drähte korrekt plaziert, überprüft man die einwandfreie Stellung der Gelenkoberflächen aufeinander, bevor der 1. axiale Kirschner-Draht, der die Kortikalis der Mittelphalanx durchbrechen muß, weiter vorgetrieben wird. In diesem Stadium ist es immer noch möglich, ein geringes Rotationsdefizit zu korrigieren, bevor der 2. Kirschner-Draht vorgetrieben wird. Der Assistent übt einen axial komprimierenden Druck auf die Arthrodese aus, während der Operateur den 2. Kirschner-Draht, der ebenfalls die Kortikalis durchstoßen muß, vorschießt. Die beiden Drähte werden anschließend so abgeknickt, daß sie miteinander verbunden werden können und rotatorische Mikrobewegungen, die zu Infektionen führen können, vermeiden (Abb. 2.**31 d u. e**).

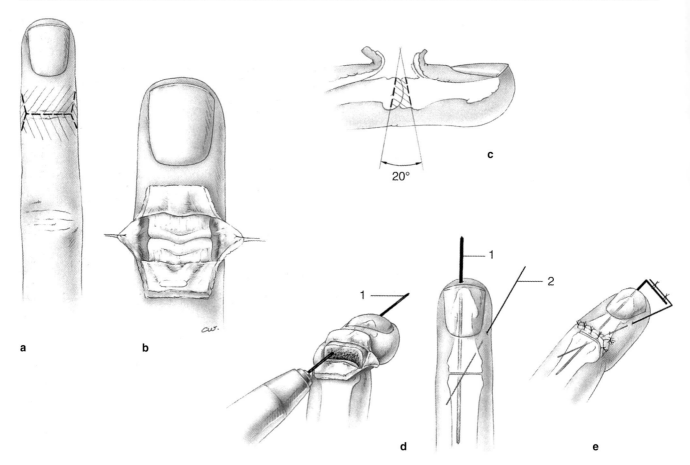

Abb. 2.**31 a–e** Versteifungstechnik am distalen Interphalangealgelenk.
a Dorsaler transversaler Zugang über dem Gelenkspalt. Schraffiert der Bereich des Abhebens der Lappen.
b Darstellung der Gelenkoberflächen.
c Schematische Darstellung der knöchernen Resektion.
d Einbringen der Drähte durch den Arthrodesenspalt, zunächst durch die proximale Oberfläche der Endphalanx. Der Austrittspunkt des Drahts muß sich unterhalb des freien Rands des Nagels befinden. Der 1. Draht (1) wird axial eingeführt. Der Eintrittspunkt liegt etwas außerhalb des zentrischen Mittelpunktes (paramedian), um das Einbringen des 2. Drahts (2) zu erleichtern. Dieser verläuft schräg und ist dazu bestimmt, Rotationsbewegungen zu verhindern. Der Assistent übt während des Plazierens des 2. Drahts eine axiale Kompression aus.
e Nach der Arthrodese werden die beiden Drähte miteinander verbunden.

Alternativen zur Kirschner-Draht-Fixation. In der Literatur werden viele Fixationsverfahren beschrieben. Die Verwendung von Drahtcerclagen scheint zufriedenstellend, da sie eine gewisse Kompression auf den Arthrodesenspalt ausüben (13). Das Plazieren ist jedoch schwieriger und toleriert keine Fehler bei der Korrektur der Rotation.

Die Verwendung von Herbert-Schrauben wurde für die Arthrodesen des distalen Interphalangealgelenks vorgeschlagen. Das Material erscheint uns jedoch im Verhältnis zu den Dimensionen der distalen Phalanx zu voluminös. Obwohl für eine Extensionsarthrodese gut anwendbar, ist die Versteifung in 20 Grad Flexion sehr schwierig. Resorbierbare Osteosynthesematerialien, deren Verwendung später für die Fusion des Metakarpophalangealgelenks am Daumen beschrieben wird, sind zum jetzigen Zeitpunkt für das kleine Gelenk noch zu voluminös. Dagegen können sie bei der Versteifung des Interphalangealgelenks am Daumen eine Alternative zu der Kirschner-Draht-Fixation (16) darstellen.

☐ **Konsolidationsverzögerung**

Die Drähte werden ohne Anästhesie nach der 8. Woche gezogen. Nicht selten zeigt das Röntgenbild zu diesem Zeitpunkt noch eindeutig den Arthrodesenspalt. Es besteht praktisch immer eine Verzögerung zwischen der klinischen Konsolidation und deren radiologischem Nachweis. Während dieser 8 Wochen wird der Patient dazu angehalten, aktiv Metakarpo- und proximales Interphalangealgelenk zu mobilisieren.

☐ **Komplikationen**

Die Infektion entlang eines der Kirschner-Drähte ist eine gefürchtete Komplikation, die meist zu einem vorzeitigen Entfernen des Osteosynthesematerials führt. Dieses kann eine Pseudarthroseentwicklung begünstigen. Die Prävention von Infektionen besteht in der genauen lokalen Überwachung und Therapie während der 8 Wochen, in denen die Drähte verbleiben. Das Versenken der Kirschner-Drähte vermeidet wahrscheinlich das Infektionsrisiko aber die Entfernung erfordert dann ein erneutes operatives Intervenieren. Die Verbindung der beiden Drähte miteinander ist eine zufriedenstellende Alternative.

Technische Varianten

Die Interposition eines knöchernen Transplantats kann erforderlich werden, wenn das einfache Anfrischen der Gelenkoberflächen keine zufriedenstellende Spongiosa exponiert. Dieses ist insbesondere dann der Fall, wenn die Arthrodese nach einer intraartikulären Fraktur am distalen Interphalangealgelenk geplant wird, die von einer ischämischen Nekrose einer der beiden Fragmente kompliziert wurde. Bei der Revision muß dann das nekrotisierte Fragment entfernt werden und anschließend mit einem kortikospongiösen Span, der an der ipsilateralen Radiusepiphyse gehoben und nach Bedarf dimensioniert wird, ersetzt werden (Abb. 2.32).

Indikationen

Wir besprechen hier lediglich Indikationen für Fusionen nach Traumaereignissen. Eine Arthrose nach Fraktur des distalen Interphalangealgelenks ist eine potentielle Indikation zur Versteifung. Das spontane Einsteifen selbst wird meist gut toleriert und die Indikation zur Arthrodese wird üblicherweise bei schmerzhafter Einsteifung des Gelenks gestellt.

Weitere Indikationen bestehen nach Mißlingen oder wenn eine Rekonstruktion der profunden bei intakter superfizieller Flexorensehne nicht möglich ist. Dann stellt die Arthrodese eine der Tenodese am distalen Interphalangealgelenk gleichwertige Alternative dar. Zuletzt können auch spät diagnostizierte Hammerfingerverletzungen eine sofortige definitive Versteifung rechtfertigen, wenn die initiale Verletzung ein von der Basis der Endphalanx abgelöstes und nicht wieder adaptiertes knöchernes Fragment aufweist.

■ Arthrodese des proximalen Interphalangealgelenks

Die Arthrodese eines proximalen Interphalangealgelenks stellt immer nur einen funktionellen Notbehelf dar. Sie wird nur erwogen, wenn keine andere technische Möglichkeit angewandt werden kann (s. o.). Die Indikationen zu diesem Vorgehen sind damit durch die Kontraindikationen zu den dort beschriebenen Techniken gegeben.

Technisches Vorgehen (Abb. 2.33)

Zugangsweg. Der Zugang zum proximalen Interphalangealgelenk erfolgt mit einer bajonettförmigen Inzision, deren transversaler Ast im Bereich der Beugefalte liegt. Beide Hautlappen werden angehoben und lassen eine ausgedehnte Exposition des Extensorenapparats und des Gelenkspalts zu. Bei Bedarf erlaubt dieser Zugang die zusätzliche operative Versorgung des Extensorenapparats (z. B. Tenolyse der lateralen Zügel) in gleicher Sitzung. Die Darstellung des Gelenks erfolgt durch Anheben eines dreieckförmig gestielten Sehnenlappens mit distaler Basis, der die Insertionsstelle des medianen Zügels an der Mittelphalanx beinhaltet, wie von Chamay beschrieben (8). Der Zugang exponiert das proximale Interphalangealgelenk großzügig (Abb. 2.32 a u. b).

Wie am distalen Interphalangealgelenk kommt es zur Resektion von Gelenkknorpel und subchondraler Sklerose, wodurch 2 plane Oberflächen entstehen. Die Orientierung der Resektionsebenen ist abhängig von der für die Versteifung gewählten Position. Das Anfrischen erfolgt mit dem Liston oder mit der oszillierenden Säge unter Einstellung niedriger Geschwindigkeit (Abb. 2.32 c).

Wahl der Arthrodesenposition. Es gibt für die Versteifung am proximalen Interphalangealgelenk keine „gute" Position, so daß lediglich ein funktioneller Kompromiß erreicht werden kann. Eine Fixation in Extensionsstellung, wie sie am distalen Interphalangealgelenk aus kosmetischen Gründen beschrieben wurde, kann hier nicht geplant werden, da dies beim Faustschluß ein erhebliches Defizit

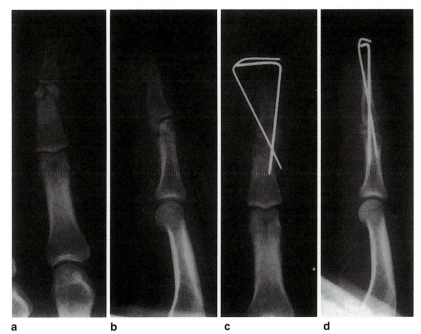

Abb. 2.**32 a–d** Arthrodese des distalen Interphalangealgelenks mit Interposition eines Knochenspans.
a u. **b** Ischämische Nekrose nach intraartikulärer Fraktur am distalen Interphalangealgelenk.
c u. **d** Arthrodese mit Interposition eines Knochenspans vom Radius.

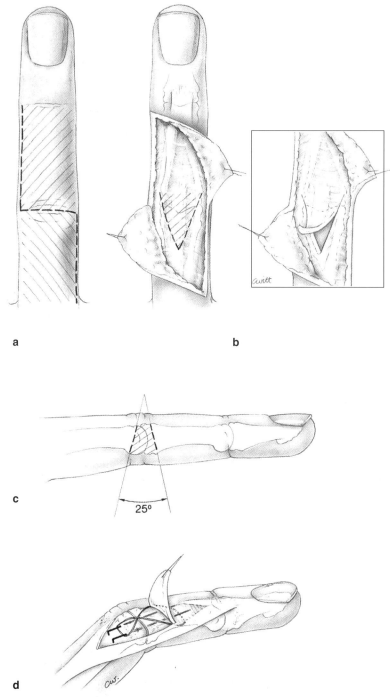

Abb. 2.**33a–d** Technisches Vorgehen bei der Arthrodese des proximalen Interphalangealgelenks der Langfinger.
a Bajonettförmiger Zugang. Schraffiert die Zone des Anhebens der Lappen.
b Darstellung des Extensorenapparats, Anheben des dreieckförmigen Lappens mit distaler Basis.
c Knöcherne Resektion.
d Osteosynthese mit Drahtcerclage:
Die beiden Kirschner-Drähte müssen strikt paralell liegen, um nicht während der von den Flexorensehnen ausgeübten Kompressionskräfte gegeneinander zu arbeiten.

bedeutet. Die Mittelstellung, die nach den individuellen funktionellen Bedürfnissen des Patienten zu wählen ist, liegt zwischen 25 Grad für eine Arthrodese des proximalen Interphalangealgelenks am Zeigefinger und nimmt für die Finger in ulnarer Richtung zu (30 Grad für das proximale Interphalangealgelenk des Mittelfingers, 35 Grad für den Ringfinger, 40 Grad für den Kleinfinger) (15).

Hierdurch wird der Faustschluß an den ulnaren genau wie die präzise Greiffunktion an den radialen Fingern bevorzugt.

Osteosynthese. Obwohl die Fixation mit Kirschner-Drähten am distalen Interphalangealgelenk die für uns günstigste Methode darstellt, so bestehen für die Arthrodese am proximalen Interphalangealgelenk mehrere technische Möglichkeiten. Die einfache Fixation mit Kirschner-Drähten wie am distalen Interphalangealgelenk ist denkbar (15). Das Verfahren erscheint uns jedoch weniger gut geeignet für die Fusion eines proximalen Interphalangealgelenks, da hier während der Konsolidierungsphase größere mechanische Kräfte auftreten.

Die zweite Fixationsmöglichkeit kombiniert Kirschner-Drähte und Schlingendraht zu einer Cerclage (1, 11) (Abb. 2.34). Dieses Vorgehen wird in der Abb. 2.33 dargestellt. Das Plazieren des Osteosynthesematerials dorsal berücksichtigt das Übergewicht der palmaren Kräfte unter dem Einfluß der Flexorensehnen.

Die beiden Kirschner-Drähte müssen strikt parallel eingebracht werden, um nicht dem Kompressionsdruck der Cerclage entgegenzuarbeiten. Das Verfahren hat den Vorteil, das Aufeinanderstellen der 2 angefrischten knöchernen Oberflächen durch die Kompression interfragmentär zu verbessern. Wir verwenden die Methode daher entweder in 1. Intention oder bei Revisionseingriffen, die durch Mißerfolge vorangegangener Fusionsversuche bedingt sind.

Viele weitere Methoden, die darauf abzielen, die Adaptation der Gelenkpartner zu erleichtern und eine interfragmentäre Kompression zu erreichen, werden in der Literatur vorgestellt. Die Verwendung von Spongiosaschrauben (14) oder Herbert-Schrauben (2, 12) ist beschrieben worden. Verglichen mit der einfachen Drahtcerclage scheinen uns diese Methoden technisch schwieriger durchführbar zu sein, ohne einen entscheidenden Vorteil zu bieten. Die Plattenarthrodese am proximalen Interphalangealgelenk ist nur indiziert, wenn ein platzhaltender kortikospongiöser Span zu interponieren ist. In diesem Fall verwendet man eine vorzugsweise an der lateralen Seite angebrachte Miniplatte, die sowohl die Phalangen als auch den Span fixiert.

Unabhängig von der gewählten Versteifungsform wird anschließend der dreieckförmige Sehnenlappen an Ort und Stelle reinseriert.

☐ Konsolidationsverzögerung

Die Dauer bis zum Durchbau einer Arthrodese am proximalen Interphalangealgelenk liegt bei 6 Wochen. In dieser Zeit muß das distale Interphalangealgelenk krankengymnastisch beübt werden, damit Adhärenzen der lateralen Extensorenzügel am Arthrodesenspalt vermieden werden. Die Osteosynthese muß so solide plaziert werden, daß die frühzeitige aktive Mobilisation möglich ist, und Beeinträchtigungen des Bewegungsspiels der lateralen Zügel durch die Kirschner-Drähte sicher vermieden werden.

☐ Technische Varianten

Das Zwischenschalten eines Knochenspans ist immer dann notwendig, wenn ein knöcherner Substanzverlust vorliegt und eine Verkürzung vermieden werden soll. Die am besten geeignete Osteosynthesemethode besteht in einer angelegten Platte. Wenn der mediane Zügel des Extensorenapparates nach der Arthrodese nicht mehr funktionstüchtig ist, kann von den üblichen Regeln der Plazierung des Osteosynthesematerials abgegangen werden und dieses an der Dorsalseite des Fingers angebracht werden (Abb. 2.35).

☐ Komplikationen

Da das Osteosynthesematerial üblicherweise in der Tiefe liegt, sind Infektionen durch Bewegungen der Kirschner-Drähte hier ungewöhnlich.

Die hauptsächliche Komplikation besteht in der Verzögerung oder ausbleibenden knöchernen Konsolidation, was zumeist durch fehlerhaftes technisches Vorgehen bedingt ist. Nach dem 3. postoperativen Monat kann man auf eine spontane Konsolidation nicht mehr hoffen und eine offene Reintervention muß erfolgen.

☐ Indikationen

Die Arthrodese des proximalen Interphalangealgelenks ist notwendig, wenn Kontraindikationen für andere Rekonstruktionsmethoden bestehen, die eine gewisse Gelenkmobilität erhalten. Beim wachsenden Kind ist eine Prothesenimplantatversorgung in jedem Fall kontraindiziert, und die

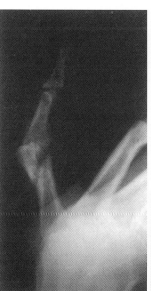
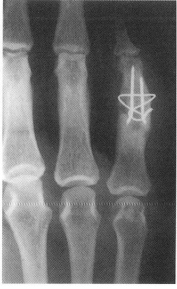
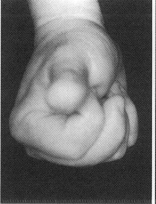
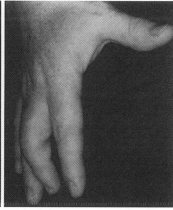

Abb. 2.34a–d Fallvorstellung: Arthrodese am proximalen Interphalangealgelenk.
a Folge einer Fraktur am proximalen Interphalangealgelenk am Kleinfinger.
b Arthrodese durch Drahtcerclage.
c u. d Klinisches Ergebnis in Extension und Flexion nach Arthrodese des proximalen Interphalangealgelenks am Mittelfinger.

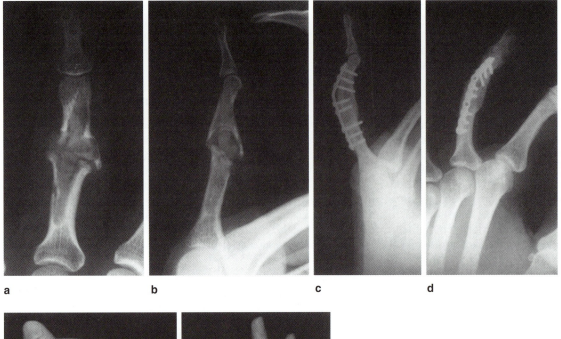

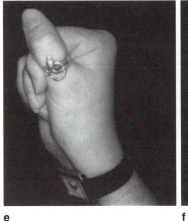
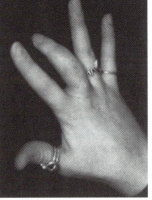

Abb. 2.**35 a–f** Arthrodese des proximalen Interphalangealgelenks mit Interposition eines Knochenspans.
a u. **b** Funktioneller Mißerfolg nach Swanson-Implantatversorgung am proximalen Interphalangealgelenk des Mittelfingers bei einem 30jährigen Patienten mit schmerzhafter vollständiger Ankylose des Gelenks, welche funktionell gut toleriert wurde.
c u. **d** Radiologische Darstellung nach Entfernen der Prothese, Kürettage und Spongiosaauffüllung des Intramedullärraums sowie Interposition eines Knochenspans vom Beckenkamm.
e u. **f** Klinisches Ergebnis bei Faustschluß und Extension.

Destruktion eines proximalen Interphalangealgelenks stellt eine mögliche Indikation für einen vaskularisierten Gelenktransfer von einer Zehe dar (s. o.).

Beim Erwachsenen erfordert eine prothetische Versorgung die Integrität des Extensorensehnenapparates und zumindest eine aktive Flexorensehne sowie intakte Seitenbänder. Die letzte Bedingung kann vernachlässigt werden, wenn eine Scharnierprothese mit lateraler Stabilität verwendet wird (s. o.).

Schließlich muß wie für alle Implantationen von inerten Prothesenmaterialien der Hautmantel trophisch von ausreichender Qualität sein.

Zusammenfassend kann gesagt werden, daß die Arthrodese des proximalen Interphalangealgelenks nur bei erwachsenen Patienten, meist an einem stark mutilierten Finger, indiziert ist, dessen aktive Mobilität durch schwere Begleitverletzungen von Extensorenapparat, Hautmantel oder Flexorenapparat eingeschränkt ist. Solche Begleitverletzungen bedeuten die Einsteifung des Fingers, die Arthrodese ergibt dann die Schmerzfreiheit und Stabilität.

■ Weitere Arthrodesen an den Langfingern

Das Metakarpophalangealgelenk an den Langfingern kann in Anbetracht des funktionellen Werts niemals arthrodesiert werden, und eine traumatische Gelenkdestruktion muß hier zu einem Rekonstruktionsvorgehen mit Implantat oder Gelenktransfer führen. Neben den Arthrodesen des proximalen und distalen Interphalangealgelenks, die bereits beschrieben wurden, bleibt dann nur noch die Arthrodese des Karpometakarpalgelenks. In der Praxis erfolgt diese bei Entwicklung einer posttraumatischen Arthrose mit schmerzhafter Dekompensation oder, seltener, im Kontext von posttraumatischen Instabilitäten. Die Komplikationen dieser Versteifungen sind je nach betroffenem Gelenk unterschiedlich. Im Fall des Karpometakarpalgelenks am Klein- oder Ringfinger muß der Patient über eine unvermeidliche Minderung der Muskelkraft beim Faustschluß informiert werden. Die Mobilität des 4. und 5. Karpometakarpalgelenks ist erforderlich für eine harmonische Adaptation des Metakarpalbogens beim Faustschluß.

□ Chirurgisches Vorgehen

Der Zugangsweg erfolgt transversal in einer Hautfalte. Der Extensorenapparat wird beiseite gehalten und erlaubt die Exposition der Gelenkkapsel. Das Anfrischen der Gelenkoberflächen erfolgt mit dem Luer oder dem Liston. Nach Beendigung des Anfrischens besteht immer eine Diastase zwischen der Basis des Metakarpales und dem korrespondierenden Handwurzelknochen. Dieser Zwischenraum muß mit Spongiosaspänen von der Epiphyse des ipsilateralen Radius gefüllt werden. Die Osteosynthese erfolgt anschließend mit einer Kombination aus Krampen und Drähten. 2 Krampen werden mit dem pneumatischen Gerät eingebracht und verbinden die Basis des Metakarpales mit dem betreffenden Handwurzelknochen. Das Verfahren wird typischerweise zur Neutralisation mit Kirschner-Drähten kombiniert, die die Basis des Metakarpales am benachbarten Metakarpale befestigen. Eine Schiene aus thermolabilem Material in Dorsalextensionsstellung des Handgelenks wird für 6 Wochen angelegt.

☐ Indikationen

Die Fusion eines Karpometakarpalgelenks ist bei schmerzhaften posttraumatischen Arthrosen oder bei posttraumatischen Instabilitäten indiziert (3, 6, 9).

Die posttraumatische Arthrose des Karpometakarpalgelenks der Langfinger ist relativ selten und eine Komplikation von Gelenkfrakturen an der Basis der Metakarpalia. Eine solche Arthrose besteht bei der Entwicklung von intraartikulären Fehlstellungen. Unsere Beobachtungen beschränken sich lediglich auf den 4. und 5. Metakarpalknochen, wahrscheinlich aufgrund der größten Mobilität dieser Gelenke. Schmerzen stellen meist den Konsultationsgrund dar, die Befragung deckt vorbestehende Traumata auf, Frakturen sind in der Vorgeschichte bekannt oder kommen auch erstmalig zur Diagnose.

Radiologische tomographische Aufnahmen sind zum Nachweis der intraartikulären Fehlstellungen mit arthrotischer Entwicklung erforderlich.

Die posttraumatische Instabilität eines Karpometakarpalgelenks ist eine noch seltenere Entität, die wiederholte Traumamechanismen beim Sportler kompliziert. Gelegentlich besteht eine sichtbare anormale Stufe, die der dorsalen Subluxation der Basis des Metakarpales entspricht. Die Instabilität wird dynamisch mit einem passiven Ballottement-Test nachgewiesen, der die anormale Mobilität in der palmar/dorsalen Richtung nachweist. Die Arthrodese ist die logische Therapie solcher schmerzhaften Instabilitäten.

Arthrodese am Daumen

Wenn das Trapeziometakarpalgelenk „Königsgelenk" des Daumens genannt wird, so liegt das hauptsächlich an seiner dominanten Beteiligung bei der Oppositionsbewegung. Diese funktionelle Wertigkeit ist so groß, daß es keine Indikation zur Arthrodese dieses Gelenks bei einem traumatischen Ereignis gibt.

Das Metakarpophalangealgelenk beteiligt sich an der Oppositionsbewegung durch die Flexion, die eine automatische Pronationskomponente beinhaltet, welche durch die Geometrie der Gelenkoberflächen gegeben ist. Es gibt erhebliche individuelle Variationen in der Mobilität des Metakarpophalangealgelenks am Daumen, die bei 90 Grad Flexion liegen kann und bei anderen lediglich 20 Grad erreicht. So ist zu verstehen, daß die Oppositionsbewegung bei einer isolierten Arthrodese des Metakarpophalangealgelenks gering oder gar nicht verändert ist. Im Gegensatz zu den für die Langfinger geltenden Prinzipien kann die Arthrodese des Metakarpophalangealgelenks am Daumen einwandfrei erfolgen, und es gibt hier keine Indikation für eine Prothesenversorgung.

Am Interphalangealgelenk besitzt eine Arthrodese keine Konsequenz für die Oppositionsbewegung, weist jedoch Einschränkungen bei Daumen- Langfinger-Griffen auf.

■ Arthrodese des Interphalangealgelenks am Daumen

Die beschriebenen Prinzipien für die Arthrodese am distalen Interphalangealgelenk der Langfinger bestehen auch hier. Die größere Oberfläche der Gelenke erlaubt die Verwendung größeren Osteosynthesematerials, und die allein eingebrachten Kirschner-Drähte können hier durch eine Kombination von intramedullärem Stab und antirotatorischem Kirschner-Draht ersetzt werden. Die Position der Versteifung liegt zwischen 10 und 20 Grad Flexion, so daß der intramedullär eingebrachte Stab leicht gebogen werden muß, um diese Flexion zuzulassen. Wie für das Metakarpophalangealgelenk kann auch hier ein Stab aus resorbierbarem Material gewählt werden, der in entsprechendem Kaliber vorliegt, um am Interphalangealgelenk des Daumens genutzt zu werden.

■ Arthrodese des Metakarpophalangealgelenks am Daumen

☐ Chirurgisches Vorgehen

Zugangsweg. Der Zugang zum Gelenk erfolgt durch eine geschwungene Inzision über dem Gelenkspalt mit radialem Scharnier (Abb. 2.36 a).

Die dorsalen Nerven am Daumen (Äste des N. radialis) werden aufgesucht und weggehalten. Eine longitudinale Inzision durchtrennt die Extensorenhaube an der Konvexität des Gelenks und erlaubt das Weghalten der Sehne des M. extensor pollicis longus an den ulnaren und derjenigen des M. extensor pollicis brevis an den radialen Rand (Abb. 2.36 b).

Anschließend erreicht man die Gelenkkapsel, die transversal inzidiert wird und die Gelenkoberflächen frei legt. Das Anfrischen der Gelenkpartner erfolgt mit dem Liston oder der oszillierenden Säge mit geringer Geschwindigkeit unter Beachten der angestrebten Position der Versteifung, welche üblicherweise 30 Grad Flexion beträgt. Beide Resektionsflächen sind demnach schräg in palmarer Richtung geneigt, um diese Flexionsposition zu erreichen. Das perfekte Aufeinanderstehen der beiden knöchernen Oberflächen muß vor der Osteosynthese überprüft werden.

Osteosynthese. Diese wird durch die Kombination eines intramedullären Stabs und eines schräg eingebrachten antirotatorischen Kirschner-Drahts gewährleistet. Nachdem wir viele Jahre Metallstäbe verwendet haben, nutzen wir seit einiger Zeit resorbierbare intramedulläre dreieckige Stäbe aus Polylactidsäure (16) (Abb. 2.36 b u. c).

Mit dem Pfriem wird der Markraum aufgesucht und anschließend mit einer dem Implantat entsprechenden dreieckförmigen Handfräse aufgearbeitet (Abb. 2.37).

Dieses kann im spongiösen Knochen des Metakarpales ohne Schwierigkeit erfolgen, wenn man strikt in dessen Längsachse verbleibt. Während dieses Vorgehens wird die Fräse so plaziert, daß die dreieckförmige Spitze in palmarer

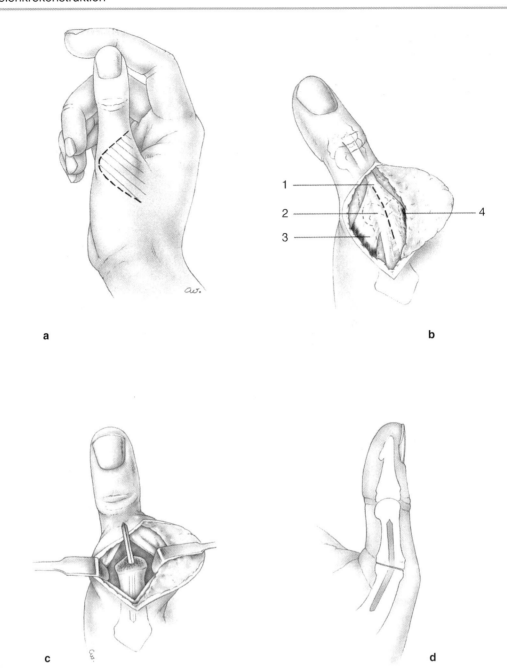

Abb. 2.**36a–d** Vorgehen bei der Arthrodese des Metakarpophalangealgelenks am Daumen.
a Zugangsweg.
b Kapseldarstellung: 1 M. extensor pollicis longus, 2 M. extensor pollicis brevis, 3 Faszie der Thenarmuskulatur, 4 Adduktorfaszie. Gestrichelt der Inzisionsverlauf.
c u. **d** Osteosynthese. Die Gelenkflächen werden angefrischt und der resorbierbare Stab in dem Markraum des Metakarpales eingeführt.

Richtung zielt, während die flache Fläche dorsal liegt, um die knöcherne Morphologie des Metakarpalknochens zu respektieren. Ein gleicher Fräsvorgang wird an der Grundphalanx vorgenommen.

Der resorbierbare Stab wird dann so vorgebogen, daß er die erforderliche Flexionsposition an dem Gelenkspalt einnimmt. Dieses wird durch Befeuchten mit steriler, auf 60 °C erhitzter Flüssigkeit erreicht. Nach erfolgtem Modifizieren wird der Stab definitiv in dem Metakarpalknochen plaziert. Anschließend ist eine kräftige Distraktion des Arthrodesenspalts notwendig, um den Stab in der Grundphalanx zu plazieren.

Obwohl die Dreieckform des Stabs als ausreichend erachtet wird, um die Rotation zu verhindern, führen wir zusätzlich einen schräg verlaufenden Draht ein, um die Osteosynthese zu komplettieren. Dieser Kirschner-Draht von 1,3 mm besteht ebenfalls aus resorbierbarem Material. Die Empfindlichkeit des Materials erlaubt nicht das direkte Einbringen mit dem Motor, sondern erfordert das Vorlegen eines Bohrlochs mit einem Metall-Kirschner-Draht. Anschließend wird eine metallene Führungshülse in den geplanten Verlauf eingebracht, die das Vortreiben des resorbierbaren Drahtes durch den Arthrodesenspalt zuläßt und definitiv Rotationsbewegungen verhindert. Die Kegelform des resorbierbaren Drahtes erlaubt seine spontane Verblockung. Am knöchernen Austrittspunkt wird der Überstand mit dem Raspatorium abgetragen.

Konsolidationsdauer. Die knöcherne Konsolidation einer Arthrodese des Metakarpophalangealgelenks beträgt 6 Wo-

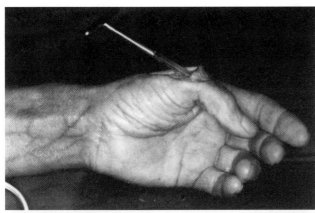
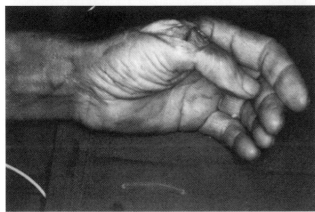

Abb. 2.**37 a** u. **b** Arthrodese des Metakarpophalangealgelenks am Daumen.
a Aufbereiten der Grundphalanx.
b Der sichtbare resorbierbare Stab wird am Arthrodesenspalt entsprechend der gewünschten Flexion gebogen.

chen. Dieses ist deutlich weniger als der übliche Zeitbedarf zur Resorption des Materials. Experimentell beginnt die Fragmentation des verwandten resorbierbaren Materials um den 4. Monat (16).

Postoperativ wird keine Orthese oder Schiene angelegt. Der Patient wird angehalten, nach dem ersten Verbandswechsel, um den 4. Tag postoperativ, das Interphalangeal- und Trapeziometakarpalgelenk aktiv zu bewegen.

☐ Indikationen

In der Traumatologie bestehen die Indikationen zur Arthrodese des Metakarpophalangealgelenks am Daumen in Frakturfolgen und artikulären Fehlstellungen, die zur Arthrose führen, sowie in Instabilitäten aufgrund alter ligamentärer Läsionen.

☐ Literatur

Alloarthroplastik

1. Brown, L.G.: Distal interphalangeal joint flexible implant arthroplastiy. J. Hand Surg. 14 A (1989) 653–656
2. Comtet, J.J., J.P. Monatte, A. Machenaud: Utilisation des implants de Swanson au niveau des articulations interphalangiennes proximales dans les séquelles de traumatisme: voie d'abord, résultats, indications. Ann. Chir. 29 (1975) 471–474
3. Condamine, J.L., J.Y. Benoit, J.H. Aubriot: Propositions pour une arthroplastie digitale: étude clinique des premiers résultats. Ann. Chir. Main 7 (1988) 282–297
4. Flatt, J.F., A.K. Palmer, J.F. Mosher: The long-term results of Swanson silicone rubber interpositional wrist arthroplasty. J. Hand Surg. 11 A (1986) 166–175
5. Flatt, A.E.: Restoration of rheumatoid finger-joint function: interim report on trial of prosthetic replacement. J. Bone Jt. Surg. 43 A (1961) 753–774
6. Flatt, A.E., M.R. Ellison: Restoration of rheumatoid finger-joint function. III: A follow-up note after fourteen years of experience with a metallic-hinge prothesis. J. Bone Jt. Surg. 54 A (1972) 1317–1322
7. Kleinert, J.M., M.B. Lister: Silicone implants. Hand Clin. 2 (1986) 271–290
8. Swanson, A.B.: Flexible implant resection arthroplasty. Hand 4 (1972) 119–134
9. Swanson, A.B., B.K. Maupin, N.V. Gajjar, G. De Groot Swanson: Flexible implant arthroplasty in the proximal interphalangeal joint of the hand. J. Hand Surg. 10 A (1985) 796–805
10. Thompson, J.S.: Interphalangeal joint arthroplasties. In Bowers, W.H.: The interphalangeal joints. Churchill Livingstone, Edinburgh 1987 (pp. 156–173)
11. Tupper, J.W.: The metacarpophalangeal volar plate arthroplasty. J. Hand Surg. 14 A (1989) 371–375
12. Vainio, K.: Vainio arthroplasty of the metacarpophalangeal joints in rheumatoid arthritis. J. Hand Surg. 14 A (1989) 367–368

Gelenkrekonstruktion durch vaskularisierten Transfer

1. Buncke, H.J., A.L. Daniller, W.P. Schulz, R.A. Chase: The fate of autogenous whole joints transplanted by microvascular anastomoses. Plast. Reconstr. Surg. 39 (1967) 333–341
2. Dautel, G.: Couverture cutanée. In Merle, M., G. Dautel: La main traumatique, vol. I. Masson, Paris 1992 (pp. 75–172)
3. Dautel, G.: Le doigt banque. In Merle, M., G. Dautel: La main traumatique, vol. I. Masson, Paris 1992 (305–310)
4. Dautel, G.: Résultats fonctionnels des transfers articulaires vascularisés à partir d'orteils. In: Symposium de l'Institut francais de la main. Paris, 28 avril 1994
5. Ellis, P.R., D. Hanna, T.M. Tsai: Vascularized single toe joint transfer to the hand. J. Hand Surg. 16 A (1991) 160–168
6. Ellis, P.R., T.M. Tsai: Management of the traumatized joint of the finger. Clin. Plast. Surg. 16 (1989) 457–473
7. Entin, M.A., J.R. Alger, R.M. Baird: Experimental and clinical transplantation of autogenous whole joints. J. Bone Jt. Surg. 44 (1962) 1518–1536
8. Erdeyle, R.: Experimental autotransplantation of small joints. Plast. Reconstr. Surg. 31 (1963) 129–139
9. Foucher, G.: Vascularized joint transfers. In Green, D.P.: Operative Hand Surgery. Churchill Livingstone, New York 1988 (pp. 1271–1293)
10. Foucher, G., F. Braun, M. Merle, J. Michon: Le doigt-banque en traumatologie de la main. Ann. Chir. 34 (1980) 693–698
11. Foucher, G., F. Braun, M. Merle, J. Michon: Le transfert du deuxième orteil dans la chirurgie réconstructive des doigts longs. Rev. Chir. Orthop. 67 (1981) 235–240
12. Foucher, G., P. Hoang, N, Citron: Joint reconstruction following trauma: comparlarison of microsurgical transfer and conventional methods: a report of 61 cases. J. Hand Surg. 11 B (1986) 388–393
13. Foucher, G., E. Lenoble, D. Sammut: Transfer of a composite island homodigital distal interphalangeal joint to replace the proximal interphalangeal joint. Ann. Chir. Main 9 (1990) 369–375
14. Foucher, G., E. Lenoble, D. Smith: Free and island vascularized joint transfer for proximal interphalangeal reconstruction: a series of 27 cases. J. Hand Surg. 19 A (1994) 8–16
15. Foucher, G., M. Merle: Transfert articulaire au niveau d'un doigt en microchirurgie. In: Lettre d'information du GAM, no 7, 1976
16. Goucher, G., M. Merle, M. Maneaud, J. Michon: Microsurgical free partial toe transfer in hand reconstruction: a report of 12 cases. Plast. Reconstr. Surg. 5 (1980) 616–627
18. Foucher, G., D. Sammut, N. Citron: Free vascularized toe joint transfer in hand reconstruction: a series of 25 patients. J. Reconstr. Microsurg. 6 (1990) 201–207
18. Foucher, G., F. Van Genechten, W.A. Morrison: Composite tissue transfer to the hand from the foot. In Jackson, I. T., B.C. Sommerblad: Recent advances in plastic surgery. Churchill Livingstone. New York 1985 (pp. 65–82)

19. Hurwitz, P.J.: Experimental transplantation of small joints by microvascular anastomoses. Plast. Reconstr. Surg. 64 (1979) 221–231
20. Ishida, O., T.M. Tsai: Free vascularized whole joint transfer in children. Microsurgery 12 (1991) 196–206
21. Judet, H., J.P. Padovani: Transplantation d'articulation complète avec rétablissement cirulatoire immédiat par anastomoses artérielle et veineuse chez le chien. Rev. Chir. Orthop. 59 (1973) 125–128
22. Kowalski, M.F., P.R. Mansk: Arthrodesis of digital joint in children. J. Hand Surg. 13 A (1988) 874–879
23. Merle, M., Y Bouchon, G. Foucher, M. Jandeaux: Les mutilations de la main. Expansion Scientifique Francaise, Paris 1984 (pp. 95–100)
24. Muramatsu, K., K. Doi, T. Akino, M. Shigetomi, S. Kawai: Results of vasularized joint allograft under immunosuppression with cyclosporine. Microsurgery 14 (1993) 527–536
25. Singer, D.I., B.M. O'Brien, A.M. McLeod: Longterm follow-up of free vascularized joint transfer to the hand in children. J. Hand Surg. 13 A (1988) 776–783
26. Smith, P.J., B.M. Jones: Free vascularized transfer of a metatarsophalangeal joint of the hand: a technical modification. J. Hand Surg. 10 B (1985) 109–112
27. Strauch, R.J., F.C. Wie, S.H.T. Chen: Composite finger metacarpophalangeal joint reconstruction in combined second and third free toe to hand transfers. J. Hand Surg. 18 A (1993) 972–977
28. Tsai, T.M., J.R. Jupiter, J.E. Kutz, H.E. Kleinert: Vascularized autogenous whole joint transfer in the hand: a clinical study. J. Hand Surg. 7 (1982) 335–342
29. Tsai, T.M., L. Ogden, S.H. Jaeger, K. Okubo: Experimental vascularised total joint autografist: a primate study. J. Hand Surg. 7 A (1982) 140–146
30. Tsai, T.M., W.Z. Wang: Vascularized joint transfers. Hand Clin, 8 (1992) 525–536
31. Wilson, C.S., H.J. Buncke, B.S. Alpert, L. Gordon: Composite metacarpophalangeal joint reconstruction in great toe-to-hand free tissue transfers. J. Hand Surg. 9 A (1984) 645–648
32. Wray, R.C., S.M. Mathes, V.L. Young: Free vascularized whole-joint transplants with ununited epiphyses. Plast. Reconstr. Surg. 67 (1981) 519–525
33. Yoshizu, T., M. Watanbe, T. Tajima: Etude experimentale et application clinique des transferts libres d'articulation d'orteil avec anastomoses vasculaires. In Tubiana, R.: Traité de Chirurgie de la main, vol II. Masson, Paris 1984 (539–551)

Arthrodesen

1. Allende, B.T., J.C. Engelem: Tension band arthrodesis in the finger joints. J. Hand Surg. 5 (1980) 269–271
2. Ayres, J.R., G.L. Goldstrohm, G.J. Miller, P.C. Dell: Proximal interphalangeal joint arthrodesis with the Herbert screw. J. Hand Surg. 13 A (1988) 600–603
3. Bora, F., H. Noubar: The treatment of injuries to the carpometacarpal joint of the little finger. J. Bone Jt. Surg. 56 A (1974) 1459–1463
4. Burton, R.I, M.D. Margles, P.A. Lunseth: Small-joint arthrodesis in the hand. J. Hand Surg. 11 A (1986) 678–682
5. Carroll, R., N. Hill: Small joint arthrodesis in hand reconstrucion. J. Bone Jt. Surg. 51 A (1969) 1219–1221
6. Carroll, R., N. Hill: Diagnosis and treatment of injury to the second and third carpometacarpal joints. J. Hand Surg. 14 A (1989) 102–107
7. Carroll, R., N. Hill: The recommended angles of arthrodesis for the finger joints. J. Bone Jt. Surg. 51 A (1969) 1219–1221
8. Chamay, A.: Le lambeau tendineux triangulaire dorsal inversé, porte ouverte sur l'articulation interphalangienne proximale. Ann. Chir. Main 7 (1988) 181–183
9. Clendenin, M., R. Smith: Fifth metacarpal/hamate arthrodesis for post traumatic osteoarthritis. J. Hand Surg. 9 A (1984) 374–378
10. Hill, N.A.: Small joint arthrodesis. In Green, D.P.: Operative Hand Surgery. Churchill Livingstone, Edinburgh 1988)pp. 121–134
11. Khuri, S.M.: Tension band arthrodesis in the hand. J. Hand Surg. 11 A (1986) 41–45
12. Leibovic, S.J., J.W. Strickland: Arthrodesis of the proximal interphalangeal joint of the finger: comparison of the use of the Herbert screw with other fixation methods. J. Hand Surg. 19 A (1994) 181–188
13. Lister, G.: Intraosseous wiring of the digital skeleton. J. Hand Surg. 3 (1978) 427–435
14. Segmuller, G., F. Schönenberger: Technik der Kompressionsarthrodese im Finger mittels Zugschraube. Handchirurgie 2 (1970) 218–221
15. Tubiana, R.: Arthrodèses des articulations des doigts. In Tubiana, R.: Traité de Chirurgie de la main, vol. II. Masson, Paris 1984 (pp. 551–557)
16. Voche, P., M. Merle, H. Membre, W. Fockens: Bioabsorbale pins used for intramedullary fixation in metacarpophalangeal arthrodesis of the thumb: an experimental and clinical study. J. Hand Surg. (1995)
17. Watson, H., S. Shaffer: Concave-convex arthrodesis in joints of the hand. Plast. Reconstr. Surg. 46 (1970) 368–371

3 Sekundärchirurgie der Flexorensehnen

M. Merle

Die Verbesserung der Therapie glatter Verletzungen der Flexorensehnen hat den Anteil von Rupturen und Bewegungseinschränkungen erheblich vermindert und so die Anzahl von Reinterventionen für Naht, Sekundärtransplantat, Tenolysen und Arthrolysen reduziert.

Zahlreiche Faktoren können dagegen die funktionelle Prognose von Sehnenverletzungen beeinflussen, insbesondere wenn die chirurgischen Prinzipien sowie die Nachbehandlung nicht minutiös respektiert wurden und wenn sich durch den Unfallmechanismus bedingte Faktoren, wie Kontusionen, Devaskularisation, Denervation oder Frakturen des Skeletts, hinzuaddieren.

Das Zusammentreffen eines oder mehrerer dieser Faktoren führt dazu, eine primäre Rekonstruktion nicht planen zu können oder zum Mißlingen des Vorgehens.

Das funktionelle Defizit eines Fingers ohne aktive Flexorensehne ist groß und rechtfertigt den häufig dringenden Bedarf nach einer rekonstruierenden Sekundärchirurgie.

Es handelt sich um eine anspruchsvolle chirurgische Domäne bezüglich der Indikationen und technischen Durchführung. Es muß eine erhebliche Motivation und eine gute Kooperation des Patienten vorliegen, bevor eine Sekundärchirurgie am Flexorenapparat erfolgen sollte.

Große Vorarbeiten wurden von den Pionieren der Handchirurgie in Bezug auf die Rekonstruktion des Flexorenapparats geleistet. Die meisten der heute genutzten Techniken sind von Bunnell (5), Boyes (2), Pulvertaft (28), Paneva-Holevitch (26), Bassett u. Carroll (1) und Hunter (9) initiiert worden.

Klinische Untersuchung

Der funktionelle Mißerfolg einer primären Rekonstruktion des Flexorenapparates kann verschiedene Gründe haben. Eine präzise Anamneseerhebung und klinische Untersuchung müssen die Diagnose ergeben und zu einer sinnvollen Therapieentscheidung führen.

Die Höhe der initialen Läsion muß präzise identifiziert werden, da sie das therapeutische Verhalten bestimmt. So ist die Sekundärchirurgie im Fingerkanal (Zone 2) deutlich anspruchsvoller als in den freien Zonen 3 und 4 (s. Bd. I).

Gewebekontusionen führen zu Fibrose bzw. Nekrose der Sehne und verändern das Narbenbett und damit die Gleitschichten.

Dagegen führt ein zu agressives chirurgisches Vorgehen zu Adhärenzen und Destruktion der Ringbänder, was einen Bogensehneneffekt verursachen und unter der Haut getastet werden kann („bow-stringing"). Dieses Phämomen allein kann zu einer Flexionsstellung der Fingerkette mit zunehmender Einsteifung der Gelenke sowie Retraktionen des Hautmantels führen.

Zu diesen Vorgängen können noch Komplikationen durch Frakturen kommen, die den Fingerkanal zusäztlich einengen und Sehnen-Knochen-Adhärenzen provozieren.

Zuletzt beeinflussen die vaskulo-nervösen Störungen die Indikationsstellung zu einem sekundären chirurgischen Vorgehen sowie das funktionelle Ergebnis erheblich. So ist es nicht sinnvoll, eine langwierige und ungewisse Sekundärchirurgie an einem (oder mehreren) nichtsensiblen und stark devaskularisierten Finger zu planen. Nach wiederholtem chirurgischem Vorgehen kann dann doch noch eine Arthrodese eines Interphalangealgelenks oder die Amputaion erforderlich sein.

Die klinische Untersuchung nutzt die klassischen aktiven Mobilisationsmanöver, um die Funktion der beiden Flexorensehnen zu prüfen (s. Bd. I).

Nach der Untersuchung ist die Diagnose meistens offensichtlich und das Differenzieren zwischen einer Sehnenadhärenz und einer Ruptur möglich. In letztgenanntem Fall ist es schwer, präoperativ eine Aussage darüber zu treffen, ob eine Sekundärnaht noch möglich ist oder ob ein Sehnentransplantat notwendig ist.

Therapie

Wiederherstellung der Kontinuität

■ **Zugangswege** (Abb. 3.1)

Mit Ausnahme von sehr lokalisiert erforderlichem Vorgehen am Finger, das durch einen dorsolateralen Zugang erfolgen kann, wird üblicherweise die Sekundärchirurgie des Flexorenapparats mit klassischen Inzisionen nach Brunner ausgeführt (4).

Diese Schnittführung läßt sowohl die Sicht auf den Flexorenapparat und den Fingerkanal als auch auf die beiden Gefäß-Nerven-Bündel zu und erlaubt den Zugang zu der palmaren Platte. Die Inzisionen können problemlos bis in die Handinnenfläche weitergeführt werden, wenn das chirurgische Vorgehen es erfordert.

Ist in der Notfallsituation während der primären Rekonstruktion ein anderer Zugang gewählt worden (dorsolaterale Inzision, bajonettförmiger Zugang usw.), können die Brunner-Inzisionen trotzdem genutzt werden, wenn mindestens 3 Monate zwischen den beiden Interventionen liegen.

Erfolgt eine frühzeitigere Reintervention, ist der Zugang über die zunächst benutzten Inzisionen zu bevorzugen. Die-

3 Sekundärchirurgie der Flexorensehnen

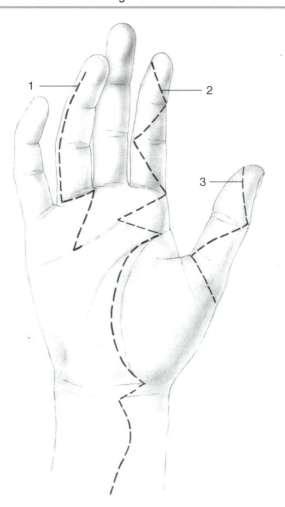

Abb. 3.1 Zugangswege
1 Dorsolaterale Inzision, die zickzackförmig in die Handinnenfläche verlängert werden kann. 2 Brunner-Inzision, 3 Zickzackinzisionen am Daumen.

Sekundäre Ruptur

Diese tritt meist aufgrund einer unzureichenden Immobilisation auf oder bei unabsichtlich aktivem Bewegen beim Kind oder Erwachsenen, welche die Techniken der geschützen Mobilisation nach Kleinert u. Mitarb. (14) oder Duran u. Hauser (6) nicht vollständig befolgen.

Zwischen dem 5. und 10. Tag nach der primären Rekonstruktion ist es erforderlich, die Aktivität des Patienten stark herabzusetzen, da die Sehne eine Umbauphase durchläuft, die eine Nahtruptur begünstigt.

Eine nicht absichtlich erfolgende aktive Flexion am Ende der 4. Woche kann auch ein Grund für eine Ruptur darstellen. Der Patient und der Krankengymnast können die Diagnose einer solchen Ruptur, die sich durch ein Rupturgeräusch und gelegentlich auch Schmerzen äußert, sofort stellen.

Nach den ersten zwei postoperativen Wochen, in denen bei einer Reintervention das Risiko der Superinfektion bei hämatomatösen und ödematösen Geweben besteht, ist eine möglichst frühzeitige direkte Naht der Sehnenenden in der Technik nach Kessler-Tajima oder Tsuge indiziert. Dieses Vorgehen gilt für die Zonen 2, 3, 4 und 5.

In der Zone 1 erfolgt die Reinsertion generell nach dem „Pull-out"-Prinzip von Bunnell (s. Bd. I). Selbst bei verspäteter Diagnosestellung kann das Verfahren zur Anwendung kommen, da die Sehne des M. flexor digitorum profundus über ihre Vinkula an der Mittelphalanx fixiert bleiben (Abb. 3.2).

se sind nach den klassischen Kriterien unter Berücksichtigung der funktionellen Einheiten zu verlängern (s. Bd. I).

■ Sekundärnaht

Verzögerte Naht

Man kann die Prinzipien der verzögerten Reparatur von Verletzungen der Flexorensehnen nur aufstellen, wenn man die Wichtigkeit der Rekonstruktion der Gefäß-Nerven-Bündel im Notfall bedenkt, damit die funktionelle Prognose verbessert und Infektionen bekämpft werden können. Es gibt Situationen, in denen die Reparatur um einige Stunden oder einige Tage verzögert werden muß (1 Tag bis 3 Wochen nach Schneider [30]).

Dann sind die technischen Probleme denen im Notfall vergleichbar und beziehen sich insbesondere auf ein sehr intensiv durchzuführendes Débridement.

Trotz der Retraktion des proximalen Sehnenendes ist eine direkte Naht mit einer anschließenden frühzeitigen geschützen Mobilisation möglich (s. Bd. I).

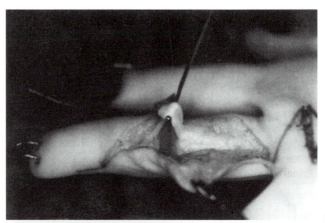

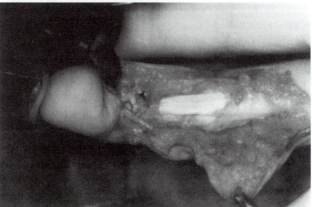

Abb. 3.2 a u. b
a Sekundärruptur der tiefen Flexorensehne, die über ihre Vinkula befestigt bleibt.
b Reinsertion durch Pull-out-Technik.

Bleibt eine rupturierte Sehne über mehrere Wochen unversorgt, ist, bedingt durch die Retraktion der Enden, eine direkte Naht unmöglich oder kann nur bei nicht tolerierbarer Flexion von Handgelenk und Fingerkette erreicht werden. Dieses kann später eine Krallenfingerbildung bewirken.

■ Einzeitige Transplantation

Der deutsche Chirurg Lexer hat 1912 seine erste Serie von Flexorensehnentransplantationen publiziert (16). Darauf folgten 1921 die Arbeiten von Mayer (23). Das Prinzip wird von den meisten Chirurgen, die eine primäre Rekonstruktion der Flexorensehnen in Zone 2, dem „no man's-land", in Anbetracht der zahlreichen Mißerfolge ablehnten, aufgegriffen. So wird bei einer Verletzung im Fingerkanal lediglich die Haut genäht und der Verletzte 3 Wochen später mit einem Transplantat versorgt, dessen Enden außerhalb des Fingerkanals fixiert werden.

Zahlreiche Serien amerikanischer (3) und englischer (28) Teams haben zweifellos die funktionelle Effektivität eines solchen Transplantats nachgewiesen. Heute führt die Entwicklung feinerer primärer Reparaturtechniken der Flexorensehnen dazu, daß diese beiden Verfahren einander nicht mehr gegenüber gestellt werden können. Das Transplantat muß auf erhebliche Sehnensubstanzverluste oder irreversible Retraktionen der Sehnenenden beschränkt bleiben.

Man unterscheidet zwischen langen Transplantaten in Zone 2 und kurzen Tansplantaten in Zone 3, 4 und 5.

□ Vorgehen zur Transplantation in Zone 2

Lagerung. Der Eingriff erfolgt unter regionaler Anästhesie mit Blutleeremanschette, kann aber auch unter Blockanästhesie am Handgelenk durchgeführt werden, um eine Schonung des Transplantats durch aktive Kontraktion des Patienten zu gewährleisten. Dieses erfordert die Öffnung der Manschette nach der Präparation des Transplantats, um den Ischämieeffekt auf den Muskel auszugleichen.

Zugangsweg. Brunner-Inzisionen exponieren den Fingerkanal und die vaskulonervösen Pedikel, wodurch eine eventuell erforderliche Reparatur des oder der Fingernerven möglich ist (Abb. 3.**1, 2** u. Abb. 3.**3**).

Der Zugang zum Fingerkanal muß vorsichtig erfolgen und die Ringbänder möglichst schonen. Das am wenigsten aggressive Vorgehen besteht in der Extraktion der Sehnen über die Kreuzbänder oder zwischen dem A1- und A2-Ringband. Sollte deren Resektion erforderlich sein, dann darf diese 2–3 mm nicht überschreiten.

Die tiefe Flexorensehne wird bis auf 1 cm an der distalen Insertion gekürzt. Die Insertionsstelle der superfiziellen Flexorensehne an der Basis der Mittelphalanx wird auf eine Länge von 1,5 cm erhalten, um eine Deformation des proximalen Interphalangealgelenks in Hyperextensionsstellung zu vermeiden und das Gleiten des Transplantats zu unterstützen.

Die Lösung der im Fingerkanal blockierten Sehnenenden kann durch Verwendung einer feinen runden Skalpellklinge erleichtert werden. Kraftbeinhaltende Manöver müssen vermieden werden, damit eine Alteration der Gleitschichten des Transplantats und Verletzungen der Ringbänder verhindert werden.

Wird das Transplantat durch die tiefe Flexorensehne motorisiert, sollte die oberflächliche Flexorensehne vorsichtigshalber in Zone 5 reseziert werden, um ein Quadrigasyndrom, wie von Verdan beschrieben (33), zu vermeiden. Hierbei kommt es durch Adhärenzen mit den benachbarten Sehnen zur Beeinträchtigung der Unabhängigkeit der anderen Finger. Die tiefe Flexorensehne wird üblicherweise im Bereich der distalen Lumbrikalmuskulatur abgesetzt.

Wurden fundamentale Ringbänder zerstört, sind diese imperativ nach den beschriebenen Techniken zu rekonstruieren (s. Bd. I).

Am Ende dieses ersten operativen Schritts muß man sich davon überzeugen, daß alle das Transplantat beeinträchtigenden Narbengewebe sorgfältig exzidiert sind.

Wahl des Sehnentransplantats. Der Durchmesser der oberflächlichen Flexorensehne läßt sie meist für die Verwendung in Zone 2 ungeeignet erscheinen. Wir bevorzugen den M. palmaris longus, den M. plantaris longus oder, seltener, die lange Extensorensehne der Großzehe.

Von der Verwendung von Allo- und Heterotransplantaten vom Rind haben wir nach einer tierexperimentellen Studie Abstand genommen, aufgrund der nicht erfolgenden Revaskularisation dieser Sehnen und des viralen Infektionsrisikos für den Empfänger.

M. palmaris longus (Abb. 3.**4a**). Die Sehne ist bei 87 % der Bevölkerung vorhanden und leicht zu heben. Sie kann getastet werden, wenn der Patient das Handgelenk leicht flektiert und den Daumen dem 5. Finger gegenüberstellt.

Eine kurze transversale Inzision von 1 cm in der palmaren Beugefalte des Handgelenks erlaubt den Zugang zur distalen Insertion der Sehne. Sie wird mit einer Halsted-Klemme fixiert und der Verlauf mit einer Schere präpariert, um die Verbindung zum Muskelbauch aufzusuchen. Eine kurze transversale Inzision, 10–12 cm proximal vom Handgelenk, exponiert den Muskel-Sehnen-Übergang. Die Sehne wird sorgfältig am Muskelbauch abgesetzt. Anschließend kann sie über die distale Insertion leicht herausgezogen werden. Sie wird ohne Problem in einem Schritt extrahiert und anschließend distal abgesetzt. Für das Heben ist die Verwendung eines Sehnenstrippers nach Brand nicht notwendig.

M. plantaris longus (Abb. 3.**4b**). Dieser ist bei 20 % der Bevölkerung nicht vorhanden. Er stellt jedoch ein ausgezeichnetes Transplantat für die Rekonstruktion des Flexorenapparats von 2 oder 3 Fingern dar.

Eine vertikale Inzision am Innenrand der Achillessehne ermöglicht die Identifikation, anschließend erfolgen das distale Absetzen und das Einführen in den Sehnenstripper von Brand. Dieser wird bis zur Muskel-Sehnen-Grenze eingebracht, wo eine kurze Inzision die Separation der Sehne vom Muskel zuläßt.

Die Sehne des *M. extensor hallucis longus* (Abb. 3.**4c**) wird über die gesamte Länge gehoben und läßt dann die Bildung von 2 oder 3 Transplantaten zu. Eine transversale Inzision im Bereich des Metatarsophalangealgelenks ermöglicht die Identifikation und dann das Absetzen der Sehne. Unter Zug ist der Verlauf leicht unter der Haut tastbar, sie wird über etagenförmig angebrachte Inzisionen extrahiert.

Der Hebevorgang proximal des Lig. retinaculare dorsale des Fußes ist delikat. Konnte die Sehne hier über eine transversale Inzision identifiziert und extrahiert werden, wird sie

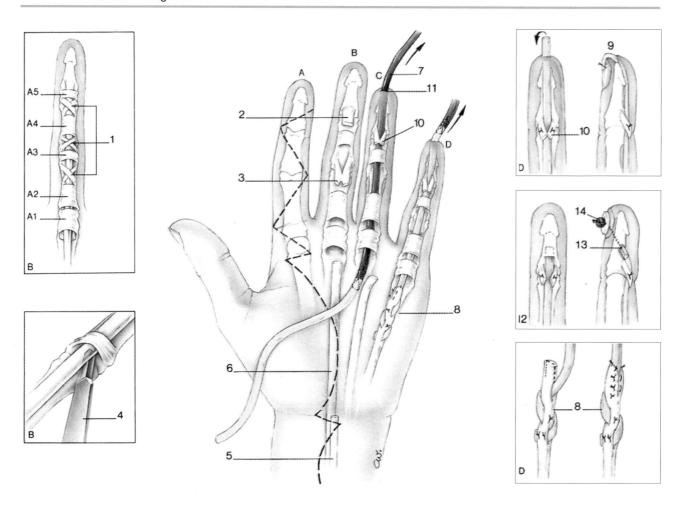

Abb. 3.3 Einzeitige Tansplantation der Flexor-profundus-Sehne in Zone 2.
A Zugangsweg mit Brunner-Inzisionen
B Die Extraktion der Sehne erfolgt über die Kreuzbänder (1) oder zwischen den Ringbändern A1 und A2.
1 cm der distalen Insertion der tiefen Flexorensehne (2) und 1,5 cm der Insertionsstelle der oberflächlichen Flexorensehne bleiben erhalten (3). Eine abgerundete Skalpellklinge befreit die Sehne von Adhärenzen (4).
5 Resektionshöhe der oberflächlichen Flexorensehne in Zone 5, um ein Quadrigasyndrom zu vermeiden.
6 Die tiefe Flexorensehne wird im distalen Lumbrikalbereich abgesetzt.
C Ein Silikonstab (7) dient als Zugmechanismus für das Transplantat durch den Fingerkanal.
D Pulvertaft-Anastomose des Transplantats mit dem proximalen Anteil der tiefen Flexorensehne. Das Transplantat fixiert mit 2 Durchgängen die Flexorensehne, deren distales Ende gedoppelt wird und nach Umfassen des Transplantats mit sich selbst vernäht wird (8). Eine kurze transversale Inzision an der Pulpa (11) erlaubt die Extraktion des Tansplantats mit einer Halsted-Klemme, welche in Kontakt mit dem Periost läuft. Fixation des Transplantats (9) auf dem Nagel nach Passieren der Insertion der tiefen Flexorensehne (10). Transossäre Fixation des Transplantats (12). Die palmare Kortikalis der distalen Phalanx wird mit dem Pfriem angebohrt (13). Zwei mit einem Kirschner-Draht schräg angebrachte Löcher erlauben das Passieren des Zugfadens des Transplantats und seine Befestigung auf der Plombe und Schutzscheibe (14).

mit dem Sehnenstripper gehoben. Es ist oft schwierig eine qualitativ ausreichende Sehne über die gesamte Länge zu erhalten.

Anschließend wird das Transplantat möglichst atraumatisch in den Fingerkanal eingebracht. Eine Lösung besteht in der Plazierung eines Silikonstabes in einem ersten operativen Schritt, der das Sehnentransplantat durch den Kanal zieht.

Fixation des Transplantats. *Proximale Fixation* (Abb. 3.3). Meist wird das Transplantat einzeitig mit der tiefen Flexorensehne in Zone 3 anastomosiert, genau unterhalb der Insertion des M. lumbricalis, seltener in Zone 5 (Abb. 3.5).

Die Solidität der Naht ist entscheidend für die frühzeitige Mobilisation. Das Verfahren nach Pulvertaft, eine Verflechtung der Sehne mit dem Transplantat, ist die solideste Methode. Mit einem spitzen Skalpell (Klinge Größe 11) wird eine erste Inzision durch die Sehne des M. flexor digitorum profundus realisiert. Nach Rückziehen der Klinge wird eine kleine Halstedt-Klemme durch die Öffnung geführt, die das proximale Ende des Transplantats führt. Anschließend erfolgt nach dem gleichen Prinzip die Auffädelung der Sehne weiter proximal. In Abhängigkeit von der möglichen Länge der Sehne und der Gleitschicht kann diese Verflechtung mehrfach erfolgen. Bei jedem Durchlauf des Transplantats durch die Sehne wird es mit U-förmigen PDS-3/0-Nähten fixiert.

Um eine möglichst glatte Sehnenoberfläche zu erhalten, wird der überschüssige Transplantatrand zuletzt aufgeteilt, und die beiden entstehenden Zügel werden nach Umfassen des Transplantats mit sich selbst vernäht.

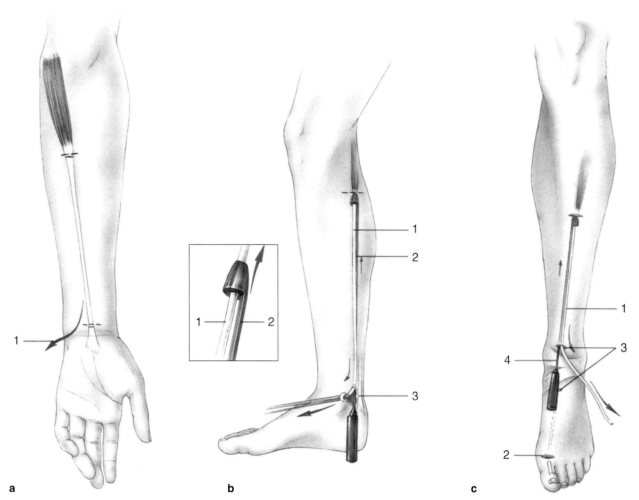

Abb. 3.**4a–c** Unterschiedliche Sehnentransplantate.
a Die Sehne des M. palmaris longus wird über 2 transversale, etagenweise angebrachte Hautinzisionen gehoben. Die Extraktion erfolgt über den Zugang am Handgelenk.
b Die Sehne des M. plantaris (1) wird mit dem Sehnenstripper extrahiert (2). Sie wird von der Achillessehne (3) leicht über eine medial gelegene retromalleoläre Inzision separiert.
c Die Sehne des M. extensor hallucis longus (1) wird über etagenweise angebrachte Inzisionen am Metatarsophalangealgelenk (2) einerseits und am Lig. retinaculare dorsale andererseits (3) gehoben. Der Sehnenstripper ermöglicht die Extraktion am Muskel-Sehnen-Übergang (4).

Der Vorteil dieser Naht besteht neben der Solidität in der Möglichkeit zur präzisen Einstellung der Länge des Transplantats, wenn sie an der distalen Insertionsstelle bereits fixiert ist.

Während des Heilungsvorgangs treibt die Nahtstelle olivenförmig auf und muß in Extension entfernt vom A1-Ringband liegen, um eine Blockierung zu vermeiden.

Distale Fixation. Verschiedene Verfahren können hier zur Anwendung kommen. Gelegentlich wird bevorzugt, die Sehne zuerst an der distalen Phalanx zu fixieren und die Spannung und Länge des Transplantats in der Handfläche zu justieren. Die Spannung kann auch nach Verschluß aller Hautinzisionen eingestellt werden unter Extraktion der Sehne über eine Inzision am Pulpa-Nagel-Übergang mit anschließender Fixation am Nagel (Abb. 3.**6**).

– Fixation am Nagel (Abb. 3.**3**): Littler (18) empfiehlt diese Form der Fixation nach Verschluß aller Hautinzisionen. Das Transplantat wird an der distalen Insertionsstelle der profunden Flexorensehne fixiert. Danach wird die Pulpa mit einer feinen Halsted-Klemme in Kontakt mit dem Periost der Phalanx untertunnelt, wobei auf den Übergang des Nagelbetts zur Pulpa gezielt wird. Die Extraktion erfolgt dann über eine kurze horizontale Inzision von 5 mm Länge an diesem Übergang. Anschließend erfolgt die Fixation der Sehne am Nagel mit Hilfe eines PDS-2/0-Fadens. Der Nachteil dieses Vorgehens besteht einerseits darin, daß nach Abheilen der Wunde eine leichte Schwellung am Übergang Pulpa/Nagelbett vorzufinden ist, andererseits in der Induktion einer persistierenden Flexionseinsteifung des distalen Interphalangealgelenks von ungefähr 30 Grad aufgrund der weit distal gelegenen Fixation des Sehnentransplantats an der Phalanx.

– Knöcherne „Pull-out"-Fixation (Abb. 3.**3**): Das Sehnentransplantat wird im proximalen Anteil der Endphalanx fixiert, nachdem mit dem Pfriem ein knöcherner Tunnel ausschließlich in der palmaren Kortikalis vorbereitet wurde. Dieser wird dann in schräger Richtung mit einem feinen Kirschner-Draht weitergeführt und der Nagel durchbohrt. Anschließend wird die Sehne mit einem feinen resorbierbaren 2/0-PDS-Faden unter Zug gesetzt. Eine Nadel erleichtert die Extraktion der Sehnenenden. Um eine Nageldystrophie zu vermeiden, erfolgt die Befestigung über einer Silikonscheibe mit der üblichen

3 Sekundärchirurgie der Flexorensehnen

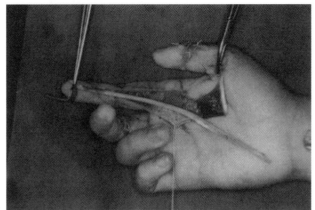

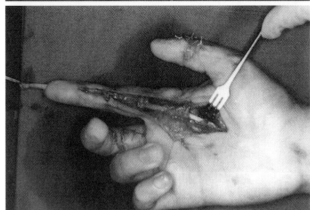

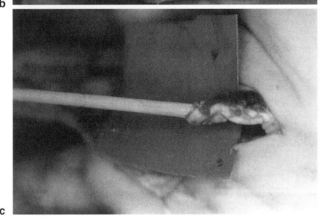

Abb. 3.5 a–c
a Einzeitige Transplantation der tiefen Flexorensehne unter Verwendung des M. palmaris longus.
b u. c Das Transplantat wird in der Pulvertaft-Technik auf die tiefe Flexorensehne genäht.

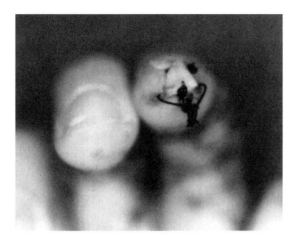

Abb. 3.6 Distale Fixation auf dem Nagel. Eine Schlinge wird angebracht, um das Gummiband für die frühzeitige geschützte Mobilisation nach Kleinert zu befestigen.

Metallplombe, die für die Drahtausziehnaht nach Jenning genutzt wird.
– Fixation beim Kind: Die distale Fixation des Transplantats beim Kind erfolgt über eine Naht auf die zuvor in 2 Teile gespaltene, tiefe Flexorensehne, da eine intraossäre Fixation möglicherweise die Wachstumsfugen verletzt. Es ist auch möglich, die Fixation in der Technik nach Littler zu verwenden, wenn die Einstellung der Länge des Transplantats am distalen Ende vorgesehen ist.

Einstellung der Spannung des Transplantats. Mit keiner Methode ist die Länge eines Transplantats zum Ersatz einer Flexorensehne ideal mit Präzision einzustellen. Das Intervall zwischen der Sehnenverletzung und dem Eingriff bewirkt eine Retraktion des proximalen Endes und eine Atrophie des Muskels. Die völlige Wiederherstellung der physiologischen Funktion und anatomischen Ausrichtung einer rekonstruierten Sehne ist somit unwahrscheinlich.

Die Erfahrung zeigt jedoch, daß es bei neutraler Handgelenkstellung ausreicht, den physiologischen Flexionszustand der Finger wiederherzustellen, die typischerweise ulnarseitig stärker flektieren als radialseitig. Handelt es sich um eine ältere Verletzung, wird eine stärkere muskulotendinöse Retraktion bestehen, und eine zusätzliche leichte Spannung des Transplantats sollte vorgesehen werden. Hierdurch wird eine weitere Flexionsstellung des proximalen und distalen Interphalangealgelenks von einigen Grad erreicht.

Vor dem definitiven Festlegen der Länge und Spannung ist es günstig, den vollen Bewegungsablauf des Transplantats sowohl in Flexions- als auch in Extensionsstellung des Handgelenks zu überprüfen. Dabei sollten sich der oder die Finger in beiden Positionen passiv vollständig bewegen lassen (Abb. 3.7).

☐ Vorgehen bei kurzen Transplantaten in Zone 3, 4 und 5 (Abb. 3.8)

Kommt es bei einer Verletzung der Flexorensehnen in der Handfläche nicht zu einer sofortigen Versorgung, kann eine Naht sekundär erfolgen, wenn nur eine geringe Retraktion der Enden vorliegt.

Hiervon kann jedoch nicht automatisch ausgegangen werden, häufig besteht eine Retraktion von mehreren Zentimetern. Dann kann sich das Gewebebett für ein kurzes Transplantat anbieten, wodurch die Retraktion oder ein vorliegender Sehnendefekt ausgeglichen werden kann. Sind die superfizielle und die profunde Flexorensehne durchtrennt, ist es günstiger, die oberflächliche nicht zu rekonstruieren, da die Superposition zweier Transplantate zu einem einzigen Narbenblock verschmelzen könnte und damit eine Funktionsbeeinträchtigung provoziert. Es ist vorteilhafter, eine gute Funktion der tiefen Flexorensehne zu rekonstruieren, als eine Verwachsung der beiden Sehnen zu erhalten.

Die superfizielle Flexorensehne bietet sich hier aufgrund ihrer Größe als günstigstes Transplantat zur Wiederherstellung der Sehnenkontinuität an. Das Transplantat wird an

Therapie 61

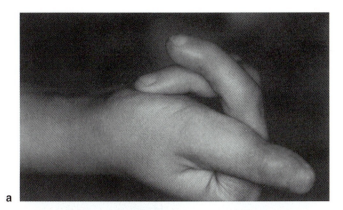
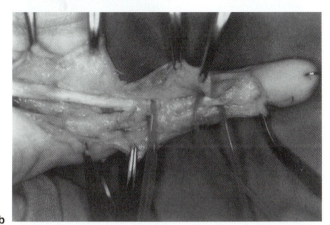
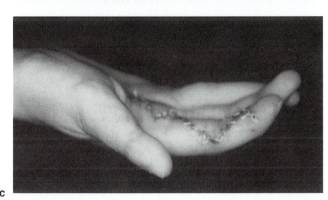
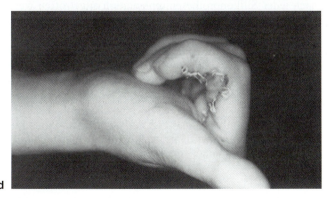

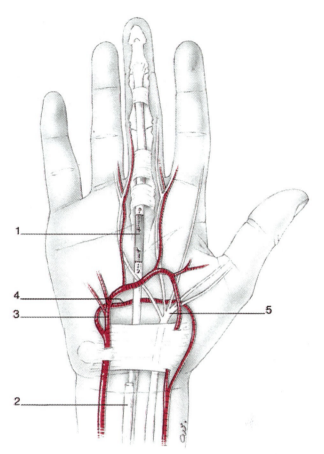

Abb. 3.**8** Kurzes Transplantat an der Flexorensehne in Zone 2.
1 Axial angebrachtes Sehnentransplantat in der Technik nach Tsuge.
2 Die superfizielle Flexorensehne wird in Zone 5 abgesetzt. Der operative Zugang in der Handfläche erfordert das Beachten der oberflächlichen (3) und tiefen (4) Gefäßarkade sowie des N. medianus (5).

Abb. 3.**7a–d**
a Ergebnis nach 6 Monaten mit partieller Blockierung des Transplantats.
b Tenolyse des Transplantats der tiefen Flexorensehne.
c u. **d** Ergebnis 12 Tage nach Tenolyse. Der Finger-Hohlhand-Abstand beträgt 1 cm. Die vollständige Funktion konnte nach 6 Wochen erreicht werden.

beiden Enden mit einer Naht nach Tajima-Kessler oder besser nach Tsuge (s. Bd. I) und einer peritendinösen Naht befestigt. Hier kann eine Durchziehnaht vom Typ Pulvertaft an beiden Enden des Tansplantats nicht erfolgen, da diese zu Blockierungsphänomenen im Karpaltunnel oder an dem A1-Ringband führen könnte.

Das Vorgehen ergibt keine sehr guten Ergebnisse, da es sich aufgrund der in der Handfläche vorhandenen vaskulonervösen Verhältnisse um ein technisch anspruchsvolles Terrain handelt. Auch das Einstellen der Spannung ist schwierig und richtet sich nach den für die Zone 2 beschriebenen Kriterien.

Kooperative Patienten können unter Regionalanästhesie des N. medianus und/oder des N. ulnaris am Handgelenk operiert werden, um aktiv die Spannung des Transplantats zu prüfen. Der Test erfolgt nach Lösen der Blutleeremanschette, um dem Muskel die Möglichkeit zu geben, seine physiologischen Charakteristika wiederzugewinnen (Abb. 3.**9**).

■ Zweizeitige Transplantation

Bei komplexen Traumamechanismen der Finger kommt es zusätzlich zu Ablederungen, Frakturen, Hautaffektionen, Devaskularisation und Denervation. Hierdurch können die Destruktion von Ringbändern und Gleitschichten sowie

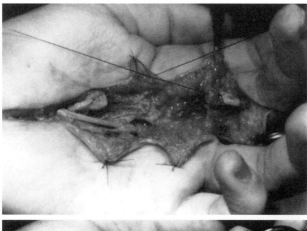
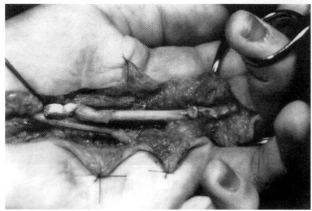
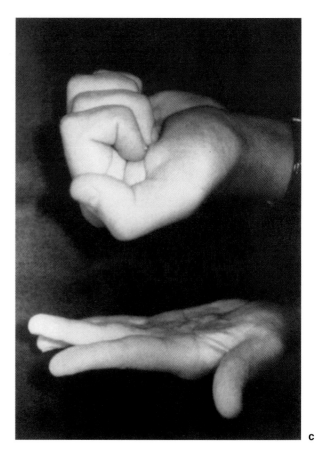

Abb. 3.**9a–c** Verletzungsfolge nach Flexorensehnendurchtrennung in Zone 3 (Fallbeobachtung: F. Dap).
a Das Niveau des Absetzens vom distalen Anteil der tiefen Flexorensehne erfordert die Öffnung des A-1-Ringbands.
b Plazieren eines kurzen Transplantats, das von der oberflächlichen Flexorensehne gehoben wird, und Naht nach Tsuge.
c Funktionelles Ergebnis nach 3 Monaten: vollständige Flexion mit Extensionsdefizit im Metakarpophalangealgelenk von 20 Grad.

trophische Störungen induziert werden. Die einzeitige Reparatur des Flexorenapparats durch Naht oder Transplantat ist dann eventuell nicht möglich.

Vier Autoren haben zur Lösung des Problems der Rekonstruktion eines stark verletzten Flexorenapparats hauptsächlich beigetragen:

Bassett u. Carroll (1) hatten in den 50er Jahren die Idee der Verwendung eines Silikonstabes für die Induktion einer synovialen Neogleitschicht. Hiervon ausgehend entwickelte Hunter (9) in den 60er Jahren die Verstärkung dieses Silikonstabes mit Dacronfäden, um aus diesen eine künstliche aktive Sehne zu bilden, welche an beiden Enden befestigt wird. Dieses Verfahren führte zu Mißerfolgen, da die Ruptur der Befestigungsstellen nicht ausblieb. Aus diesem technischen Dilemma entwickelte sich das Prinzip der zweizeitigen Transplantation:

Im 1. Schritt erfolgt die Vorbereitung des Gewebebettes, die Rekonstruktion der Ringbänder und die Wiederherstellung der Bewegungsamplituden der Gelenke.

Paneva-Holevitch (26) fügte diesem ersten operativen Vorgehen 1969 die Anastomosierung der tiefen mit der oberflächlichen Flexorensehne, welche hier als Transplantat genutzt wurde, hinzu. Zusammen mit Foucher bevorzugen wir eine solche Transplantation mit dem M. palmaris longus, der weniger voluminös als die superfizielle Flexorensehne ist (7).

So kommt es nach dem 1. operativen Schritt zur Heilung der proximalen Anastomose des Transplantats, welches ausreichend solide ist, um eine frühzeitige Mobilisation in dem Maß zu ermöglichen, wie es auch die distale Fixation des Transplantats zuläßt.

Die von dem Silikonstab induzierte Neogleitschicht weist nicht dieselben Charakteristika wie eine synoviale Hülle auf, selbst wenn Synovialflüssigkeit vorhanden ist. In Wirklichkeit kommt es zu einer Fibroblastenreaktion, die nach jeder Silikonprothesenimplantation angetroffen werden kann. Sie entwickelt sich aufgrund der mechanischen Bewegungen des Silikonstabes. Ab der 8. Woche nach dem Einbringen lassen die lokalen Gewebebedingungen es zu, ein Transplantat zu plazieren.

Mit der Zeit weist die Neogleitschicht eine Tendenz zu leichter Involution und Stabilisation der Neovaskularisation auf. Das histologische Gleichgewicht stellt sich zwischen dem 3. und 4. Monat ein. Aufgrund sozioökonomischer Überlegungen wird das ideale Intervall zur Implantation eines Transplantats meist verkürzt.

☐ 1. Operationsschritt (Abb. 3.**10**)

Der Zugangsweg liegt palmar mit Inzisionen nach Brunner und muß das Vorgehen an allen Strukturen der Fingerzone bis in Zone 3 zulassen (Abb. 3.**10**, A).

Der distale Anteil der tiefen Flexorensehne wird in einer Länge von 1 cm erhalten und erleichtert die Befestigung des Silikonstabs (Abb. 3.**10**, B u. C).

Besteht eine Unterbrechung der superfiziellen Flexorensehne, wird der distale Anteil geschont, da dieser als Rekonstruktionsmöglichkeit für ein A3-Ringband genutzt werden kann. Ist die Sehne dagegen intakt, wird das freie Gleitverhalten im Fingerkanal nach Extraktion der tiefen Flexorensehne in der Handfläche überprüft. Alle Narbengewebe werden exzidiert, damit der Finger seine Mobilität und weiche Konsistenz wiedererhält. Bei schweren Traumamechanismen ist es notwendig, die volle Gelenkextensionsfähigkeit mit Arthrolyse des proximalen Interphalangealgelenks wiederherzustellen. Dies geschieht entweder unter Exzision der proximalen Ausläufer der palmaren Platte oder unter Ablösung derselben an dem knöchernen Ansatz der Grundphalanx.

Sind die Fingernerven verletzt, müssen sie meist durch ein Transplantat rekonstruiert werden, da ein nichtsensibler Finger vom Gebrauch ausgeschlossen wird.

Anschließend wird der Silastikstab in der Handinnenfläche in den Fingerkanal eingebracht. Das distale Ende muß ohne Blockierung bis in den Bereich der distalen Insertion der tiefen Flexorensehne gleiten. Sind Ringbänder kollabiert oder retrahiert, ist es möglich, sie vorsichtig mit einem Dissektor zu dehnen. Der Silikonstab muß den Gleitraum der Bänder vollständig ausfüllen, wobei das freie Gleiten bei passiver Fingerbewegung gegeben sein muß (Abb. 3.**10, B**).

Um ein operatives Vorgehen in der Fingerpulpa zu vermeiden, verwenden wir keine Silikonstäbe mehr, die mit einer Metallplatte versehen sind und mit einer Minischraube in der distalen Phalanx fixiert werden. Wir bevorzugen einfache Silastikstäbe von 3–6 mm Größe, die mit PDS-2/0-Faden auf die tiefe Flexorensehne aufgefädelt werden. Der Silastikstab wird zwischen letzterer und der palmaren Platte des distalen Interphalangealgelenks interponiert (Abb. 3.**10**, C).

Mit einer transversalen Inzision an der distalen Beugefalte des Handgelenks, über dem M. palmaris longus geschwungen, wird das Retinaculum flexorum über einige Millimeter eröffnet, wobei die distale Insertion des M. palmaris longus sicher geschont wird. Das Vorgehen erleich-

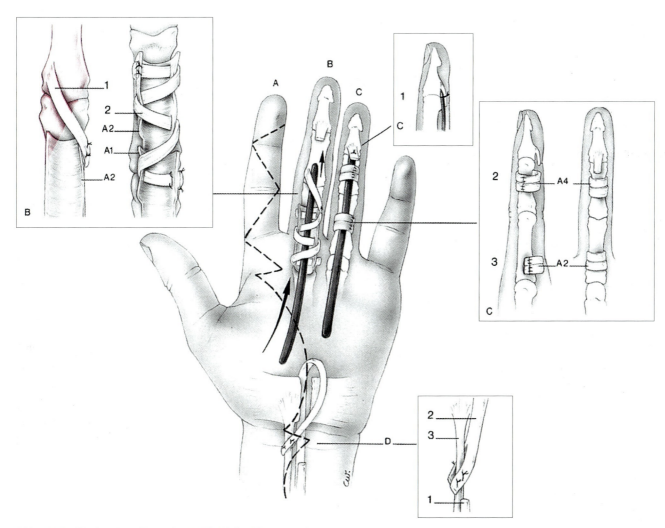

Abb. 3.**10** Zweizeitiges Transplantat der tiefen Flexorensehne: 1. Operationsschritt.
A Der zu transplantierende Sehnenbereich wird mit Brunner-Inzisionen erreicht. Die distale Insertionsstelle der tiefen Flexorensehne wird über 1 cm erhalten, wodurch die Befestigung des Silastikstabes (C1) sowie diejenige des endgültigen Sehnentransplantats erleichtert wird. Ein Zügel der oberflächlichen Flexorensehne wird für die Rekonstruktion eines A3-Ringbandes (B1) verwandt, wobei diese an den Rändern des A2-Ringbands befestigt wird. Der Silastikstab wird in der Handinnenfläche eingebracht und dann in den Fingerkanal eingeführt (B). Die oberflächliche Flexorensehne wird in Zone 5 abgesetzt (D1). Die tiefe Flexorensehne (D2), die im Karpaltunnel zurückgeschlagen wird, wird am Ende eingekerbt, um sich schräg über der Sehne des M. palmaris longus (D3) umzuschlagen und dort fixiert zu werden. Die A2 und A4-Ringbänder werden in der periphalangealen Technik nach Lister (C2) oder transossär nach Michon (C3) rekonstruiert. Ein langes Ringband wird mit einem Zügel der superfiziellen Flexorensehne, die durch die Ränder der verbleibenden Ringbänder (B2) geführt wird, rekonstruiert.

tert die Extraktion der verletzten superfiziellen Flexorensehne, damit sie an dem muskulotendinösen Übergang abgesetzt werden kann. Sie wird nicht rekonstruiert, damit ein Quadrigasyndrom vermieden wird. Die gewonnene Sehne wird aufgehoben, um ggf. für die Rekonstruktion von Ringbändern zu dienen (Abb. 3.12).

Die tiefe Flexorensehne wird dann am Handgelenk auf die Anastomosierung mit der Palmaris-longus-Sehne vorbereitet. Jetzt bringen wir die Führungshülse des Endoskops mit Mandrin in den Karpaltunnel ein und richten den Silastikstab in der Achse des zu versorgenden Fingers aus. Nach Entfernung des Mandrins kann der Silikonstab anschießend von proximal nach distal leicht durchgezogen und am distalen Drittel des Unterarms plaziert werden. Dieser technische Kunstgriff (F. Dap) (Abb. 3.11) ist natürlich nur anwendbar, wenn der Karpaltunnel unverletzt blieb und keine Narbenreaktionen aufweist. Wenn dies der Fall ist, ist die partielle oder vollständige Öffnung zwingend notwendig.

Die tiefe Flexorensehne wird so gekürzt, daß die Länge die palmare distale Beugefalte in der Handinnenfläche nicht überschreitet, wenn sie unter Spannung steht, damit die Anastomose mit dem Transplantat nicht am Eingang des A1-Ringbands blockiert.

Jetzt wird die am Ende in 2 Teile gespaltene Sehne schräg über der Sehne des M. palmaris longus fixiert. Hier wird sie mit Rückstichnähten PDS-2/0 in dem Vorgehen nach Paneva-Holevitch (26) (Abb. 3.10, D) fixiert.

Die proximale Anastomose zwischen der profunden Flexorensehne und der Sehne des M. palmaris longus regelt das Problem der proximalen Befestigung des Transplantats und führt zur Vereinfachung des 2. Operationsschrittes. Am Ende des 1. Operationsschrittes muß man sich von der mechanischen Qualität des Fingerkanals überzeugen. Zumindest 2 Ringbänder müssen erhalten bleiben, A2 und A4, um eine gute Funktion wiederherzustellen. Noch günstiger ist es, wenn möglich, die Ringbänder A1 bis A4 wiederherzustellen.

Treten nach Plazieren eines Silastikstabs für mindestens 8 Wochen keine mechanisch nennenswerten Beeinträchtigungen auf, ist es nicht erforderlich, automatisch eine Ringbandrekonstruktion in der Technik der transossären Passage (Michon) oder mit dem dorsalen Retinakulum am Handgelenk nach Lister (Abb. 3.10, C) durchzuführen.

Wir bevorzugen hier das Vorgehen nach Kleinert (15), der einen Teil der oberflächlichen Flexorensehne durch die Reste von verbleibenden Ringbändern hindurchfädelt. Hierdurch können die Ringbänder in Form einer Schnürung rekonstruiert werden und tragen zu dem Anpressen der tiefen Flexorensehne gegen das Skelett bei, so daß der Entwicklung eines Bogensehneneffekts entgegengesteuert wird (Abb. 3.10, B u. Abb. 3.12).

Das Operationsgebiet wird dann reichlich mit physiologischer Kochsalzlösung, versetzt mit einem Antibiotikum, gespült, um eine bakterielle Kontamination oder Fremdkörperanlagerung an den Silastikstab zu vermeiden. Anschließend werden die Hautinzisionen nach Einlage eines palmar liegendenen Redons, der 48 Stunden verbleibt, vollständig verschlossen.

Die passive Mobilisierung der implantierten Fingerkette wird ab dem 4. Tag möglich, wenn keine Wundheilungsstörungen auftreten. Es ist günstig, die ersten krankengymnastischen Beübungen einem erfahrenen Therapeuten anzuvertrauen, der die lokalen Wundverhältnisse beachtet.

Nach der Wundheilung muß der versorgte Finger in Syndaktyliestellung mit dem Nachbarfinger gebracht werden, was die bestmögliche dynamische Orthese darstellt.

Während dieser Phase können Position und Mobilität des Stabs radiologisch durch die strahlendichte Konsistenz überprüft werden.

Proximal kann sich ein Teleskop-Phänomen entwickeln und zu Synovialitis führen. Dieses ist jedoch ohne praktische Konsequenz, da die neu gebildete Gleitschicht im proximalen Anteil nie genutzt wird, um Blockierungsphänomene der proximalen Naht des Transplantats zu vermeiden.

Die einzige Einschränkung für eine frühzeitige Mobilisation besteht in einer eventuell erforderlichen Rekonstruktion eines oder zweier Nerven. Hierbei können Zugphänomene im Bereich der Nervenkoaptation durch Fixation der Metakarpophalangealgelenke in 60 Grad Flexion für 2–3 Wochen vermieden werden. Dann sind ausschließlich vorsichtige passive Flexionsmanöver von proximalem und distalem Interphalangealgelenk erlaubt.

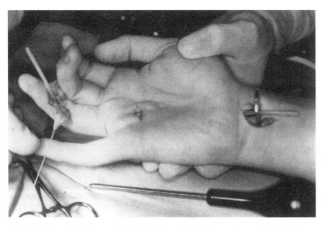

Abb. 3.11 Plazieren des Silastikstabs in Zone 3 und 4 mit einer dorsal offenen Führungshülse für die Endoskopie des Karpaltunnels.

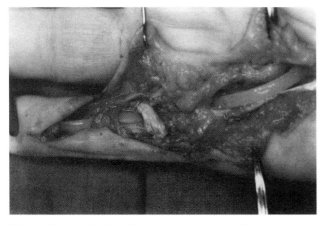

Abb. 3.12 Zweizeitiges Transplantat der tiefen Flexorensehne am Ringfinger. Das A2-Ringband wird mit einem Teil der resezierten oberflächlichen Flexorensehne rekonstruiert.

☐ Zweiteingriff (Abb. 3.13)

Dieser erfolgt mindestens 8 Wochen nach dem Ersteingriff, idealerweise zwischen dem 3. und 4. Monat. Über den gleichen transversal gelegenen Zugang in der distalen Beuge-

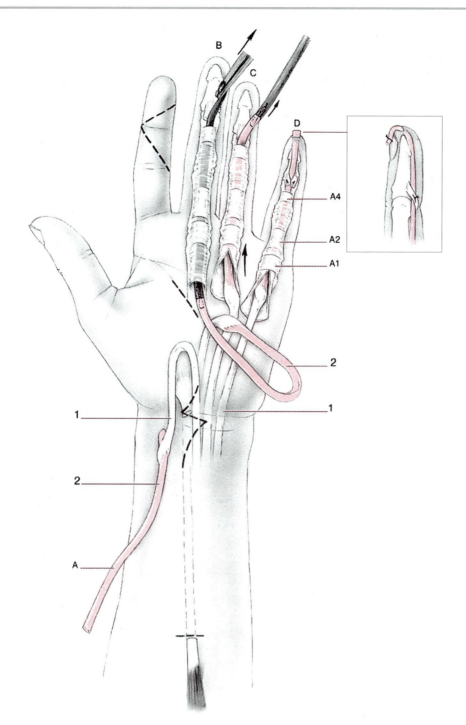

Abb. 3.**13** Zweizeitiges Transplantat der tiefen Flexorensehne: 2. Operationsschritt.

A Die Anastomose zwischen der tiefen Flexorensehne (1) und dem M. palmaris longus (2) wird mit einem bajonettförmig erweiterten transversalen Zugang an der Handgelenkbeugefalte erreicht. Ein zweiter kurzer palmarer Zugang überprüft den Verlauf des Transplantats, um Blockierungen der Anastomose in der Neohülle zu verhindern. Die Fingerinzisionen begrenzen sich auf Brunner-Zugänge an Mittel- und Endphalanx.

B Das Sehnentransplantat wird mit dem Silastikstab verbunden und anschließend distal des A-4-Ringbands ausgeführt.
C Die Neohülle kann bis zum A1-Ringband gespalten werden, um Blockierungen der Anastomose des Transplantats mit der tiefen Flexorensehne zu vermeiden.
D Das Transplantat wird am Nagel und an der distalen Insertionsstelle der tiefen Flexorensehne in der Technik nach Littler befestigt.

falte des Handgelenks wird die Sehne des mit der tiefen Flexorensehne anastomosierten M. palmaris longus in einem Block gehoben.

Die narbige Verwachsung kann so stark sein, daß die einzelnen Komponenten schwierig zu differenzieren sind.

Nach der Ablösung des M. palmaris longus am Muskel-Sehnen-Übergang mit einer kurzen transversalen Inzision ca. 12 cm proximal der Handgelenkbeugefalte kann jedoch die Anastomose mit der tiefen Flexorensehne leichter identifiziert werden (Abb. 3.**13**, A). Die spindelförmig vorbereitete Anastomosenstelle kann dann ohne Hindernis im Karpaltunnel und der Handfläche nach Spalten der Neohülle verlaufen, welche vom Silastikstab in Zone 3 und 4 induziert wurde (Abb. 3.**14**).

Danach wird der Silastikstab an das Transplantat (M. palmaris longus) angeschlossen. Die Brunner-Inzisionen

3 Sekundärchirurgie der Flexorensehnen

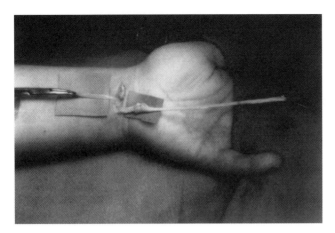

Abb. 3.**14** 2. Operationsschritt:
Die proximale Anastomose wird zwischen der tiefen Flexorensehne und dem Transplantat präpariert und anschließend am Silastikstab gezogen.

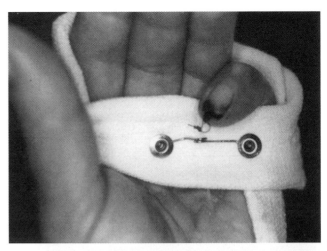

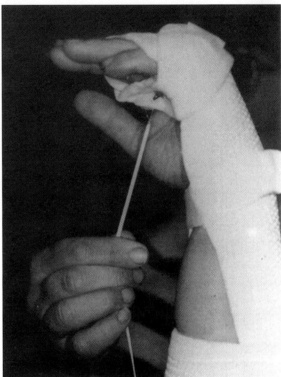

Abb. 3.**15a** u. **b** Befestigung des Transplantats am Nagel nach Littler.
a Ein Ring ermöglicht die Befestigung des Gummibandes an der Orthese und verläuft in einem Umlenkband, das an der distalen Handgelenkbeugefalte liegt.
b Die frühzeitige geschützte Mobilisation ermöglicht die Bewegung des Transplantats.

am Finger werden im Bereich des Mittel- und Endgliedes wieder eröffnet (Abb. 3.**13**, B).

Anschließend wird das von dem Silastikstab durchgezogene Transplantat distal des A4-Ringbands extrahiert (Abb. 3.**13**, C). Der Verlauf des Transplantats in der neu gebildeten Hülle im Fingerkanal wird mit direktem Zug getestet, wobei das Handgelenk alternativ in Extension und Flexion plaziert wird. In letztgenannter Stellung ist der längste Weg gegeben.

Es darf kein Blockierungsphänomen oder Hindernis während der Überprüfung verspürt werden. Ist das dennoch der Fall, wird zunächst der Ort der Anastomose zwischen der tiefen Flexorensehne und dem M. palmaris longus aufgesucht und die Neohülle, die ein Hindernis darstellt, longitudinal eröffnet. Im Anschluß an diese Prüfung des Gleitverhaltens werden die Hautinzisionen proximal geschlossen, um die Länge des Transplantats unter möglichst physiologischen Bedingungen zu bestimmen, wobei zur Fixation das Vorgehen nach Littler zur Anwendung kommt (Abb. 3.**13**, D u. Abb. 3.**15**).

Eine fischmaulartige Inzision am Pulpa-Nagel-Übergang ermöglicht die Extraktion des Transplantats. Die Spannung wird in Neutralstellung des Handgelenks sowie durch Plazieren der Finger in spontaner Flexion bestimmt.

Eine leichte Überkorrektur erfolgt bei lange nach dem Traumaereignis durchgeführten Rekonstruktionen, um die muskuläre Retraktion auszugleichen (Abb. 3.**16**).

Konnte während des 1. operativen Vorgehens eine proximale Anastomose nicht vorbereitet werden, sind alle anderen technischen Möglichkeiten zur Fixation des Transplantats anwendbar. Um den Nachteil der Vernarbungsvorgänge am Pulpa-Nagel-Übergang der Methode von Lister zu vermeiden, kann im 1. operativen Schritt der distale Anteil des Transplantats in der Pull-out-Technik transossär fixiert werden (Abb. 3.**17**, C). Anschließend erfolgt die proximale Anastomose im distalen Drittel des Unterarms mit Pulvertaft-Durchziehnaht nach geschwungenem Zugang im Verlauf des M. flexor carpi radialis. Seltener kommt es zur Anastomose in der Handinnenfläche, wenn das Gewebebett dieses Vorgehen zuläßt (Abb. 3.**17**, D). Auch hier gelten die für die einzeitigen Transplantationstechniken beschriebenen Prinzipien.

☐ Komplikationen

Superinfektion. Das Auftreten einer bakteriellen Entzündung nach Silastikstabimplantation stellt die schlimmstmögliche Komplikation dar, da sie das sofortige Entfernen des Implantats erfordert und einen erneuten Versuch für einen Zeitraum von 2–3 Monaten verbietet. Dieses Risiko muß beachtet werden, wenn eine schlecht vaskularisierte Fingerkette versorgt werden soll bzw. der Hautmantel von geringer Qualität ist.

Unter diesen Bedingungen Arthrolysen, Ringbandrekonstruktionen, Nerventransplantate, Silastikstabimplantationen und Hautlappenvorgehen zu kombinieren, bedeutet die Erhöhung des Infektionsrisikos.

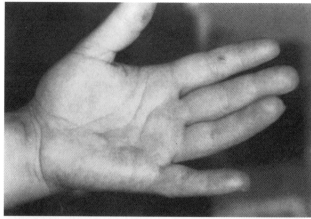

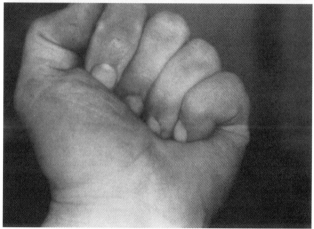

Abb. 3.**16 a** u. **b** Funktionelles Ergebnis nach der 6. postoperativen Woche.

Kann z. B. in der Folge multidigitaler Traumata funktionell ein großer Gewinn erzielt werden, ist es günstiger, den Finger in mehreren Schritten für ein Transplantat vorzubereiten.

Synovialitis. Die Implantation eines Biomaterials wie Silikon und passive Mobilisation für mindestens 8 Wochen können eine Synovialitisreaktion mit Hypertrophie der sich bildenden Hülle bewirken.

Klinisch ist die durch die entzündliche Reaktion hervorgerufene Krepitation leicht nachzuweisen. Üblicherweise kann der Silastikstab während der passiven Mobilisation der Fingerkette nicht getastet werden. Die Hand und der Finger verändern sich jedoch entzündlich und ödematös, wenn die synovialitische Reaktion zunimmt. In diesem Fall wird die passive Nachbehandlung unterbrochen und der Finger für einige Tage immobilisiert. Der 2. Eingriff sollte dann früher erfolgen, um eine Hypertrophie der Neohüllen, die das funktionelle Ergebnis beeinträchtigen kann, zu vermeiden. Eine bräunliche Verfärbung der mit Synovialflüssigkeit gefüllten Neohüllen kann in dieser Situation anstelle der sonst durchsichtigen Struktur während der Darstellung gesehen werden. Eine so veränderte Hülle weist meist die Tendenz zur sekundären Involution mit fibrotischer Reaktion und Einengung des Transplantats auf. Dann ist ein longitudinales Öffnen für die Vereinfachung des Gleitvorgangs bis zum A1-Ringband der proximalen Anastomose zu empfehlen.

Diese Komplikation, die keine Kontraindikation für den 2. Operationsschritt darstellt, aber bei der man riskiert, das funktionelle Ergebnis teilweise zu verschlechtern, kann vermieden werden, wenn keine unbeabsichtigte Manipulation mit dem Silastikstab erfolgt.

Es darf ausschließlich mit stumpfen Pinzetten gefaßt und als letzter Schritt des Eingriffs implantiert werden.

Talkum von den Operationshandschuhen oder Gewebedebris kann Ursache einer intensiven Makrophagenreaktion sein, die den Synovialitisprozeß fördert.

Eine mechanische Irritation der Gewebe kann von einem zu voluminösen oder zu langen Silastikstab herrühren, der einerseits im Fingerkanal nicht richtig gleitet und andererseits am distalen Drittel des Unterarms anstößt und eine Buckelbildung bewirkt. Es ist wichtig, vor dem Hautverschluß das einwandfreie Gleiten des Stabes im Verlauf zu überprüfen und ggf. eine geringere Größe zu wählen.

Ruptur der distalen Implantatfixation. Eine ungenügende Fixation des Silastikstabs zwischen der palmaren Platte des distalen Interphalangealgelenks und der Insertionsstelle der tiefen Flexorensehne kann dessen Migration in den Fingerkanal bewirken. Diese kann radiologisch nachgewiesen werden, wobei klinisch ein leerer Fingerkanal besteht. Üblicherweise ist eine solche Wanderung im Bereich der Mittelphalanx beendet.

Um eine erneute Intervention im Verlauf der tiefen Flexorensehne zu vermeiden, kann ein Kompromiß vorgeschlagen werden, bei dem das Sehnentransplantat an der Mittelphalanx mit einer Pull-out-Technik transossär fixiert wird und dann entweder mit einer Tenodese oder einer Arthrodese des distalen Interphalangealgelenks komplettiert wird.

Das Risiko der Ruptur der distalen Fixation des Silastikstabs ist gering, wenn dieser sowohl auf der tiefen Flexorensehne als auch mit „pull-out" befestigt wird. Ein 2/0-PDS-Faden ist ausreichend solide, um die während der 3 Monate bestehenden geringen mechanischen Kräfte zu tolerieren.

Das Verfahren hat den Vorteil, den Zugangsweg an der Pulpa nicht zu ausgedehnt zu erweitern und langfristig kein Nahtmaterial zu enthalten.

☐ Transplantation der tiefen Flexorensehne mit der intakten superfiziellen Flexorensehne (Abb. 3.**18**)

Es handelt sich um ein therapeutisches Vorgehen, welches sehr sorgfältig überlegt und äußerst genau ausgeführt werden muß, da das funktionelle Defizit lediglich auf das distale Interphalangealgelenk beschränkt ist, während die intakte Superfizialissehne den Flexionsvorgang des proximalen Interphalangealgelenks sichert. Bei einem Patienten, der vorrangig eines präzisen Finger-Daumen-Griffs oder eines vollständigen Faustschlusses am 4. und 5. Finger bedarf, kann sich jedoch die Indikation stellen. Unabhängig von dem Zustand des umgebenden Gewebes führen wir eine solche Rekonstruktion der profunden Flexorensehne zweizeitig in der Technik nach Hunter aus.

Dieses erfordert ein intaktes oder gut rekonstruiertes A4-Ringband und eine nach dem 2. Eingriff durchführbare geschützte frühzeitige Mobilisation. Mit diesem Ziel führen wir anläßlich des Ersteingriffs automatisch den von Paneva-Holevitch übernommenen Vorgang der Anastomose der tiefen Flexorensehne mit der Sehne des M. palmaris longus durch, wodurch das Problem der Solidität der proximalen

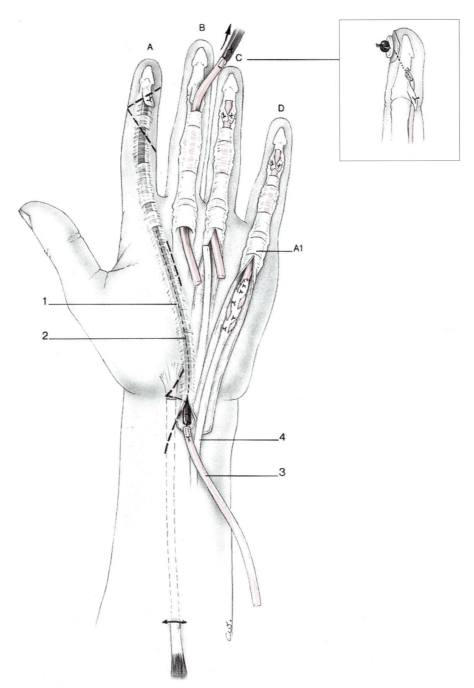

Abb. 3.**17** Variante des 2. Operationsschritts:
A Die von dem Silastikstab (1) induzierte Neohülle wird in ihrem Verlauf in Zone 3, 4 (2) gespalten.
B Der Silastikstab zieht das M.-palmaris-longus-Transplantat (3) durch.
C Dieses wird an der distalen Insertionsstelle der tiefen Flexorensehne befestigt oder in der Pull-out-Technik am Nagel fixiert.
D Die Einstellung der Länge des Transplantats erfolgt unter Durchfädelung nach Pulvertaft in der Palma manus mit der tiefen Flexorensehne (4).

Anastomose während der frühzeitigen Mobilisation gelöst werden kann.

Es ist nicht notwendig, das Transplantat durch die Dekussation der oberflächlichen Flexorensehne zu führen, wir bevorzugen das Plazieren des Silastikstabs vor derselben. Die mögliche Komplikation der Verschlechterung der Fingerfunktion durch Blockierung des normalen Gleitens der oberflächlichen Sehne ist mit allen Mitteln zu vermeiden. Die oberflächliche Flexorensehne darf nicht geopfert werden, um einen besseren Erfolg des Transplantats der Profundussehne zu sichern (Abb. 3.**19**).

■ Technische Alternativen

□ Fixation der profunden Flexorensehne an der Mittelphalanx (Abb. 3.**20**)

Als Folge des Traumas oder des chirurgischen Vorgehens kann die funktionelle Wiederherstellung des distalen Interphalangealgelenks unmöglich sein. Dann besteht ein Ausweg in der Implantation der tiefen Flexorensehne oder ihres Transplantats an der Basis der Mittelphalanx mit transossärer Pull-out-Technik (Abb. 3.**20a**).

Therapie

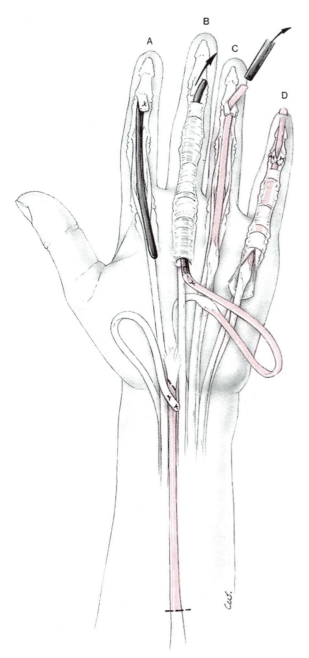

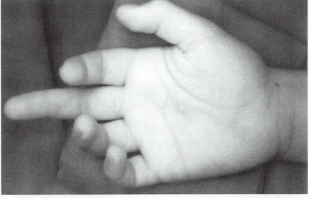
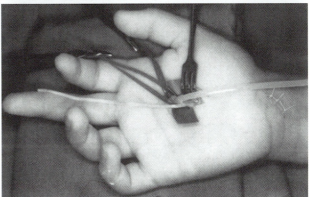
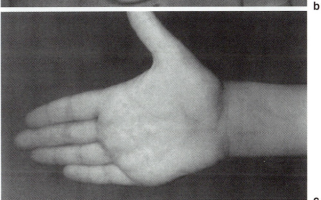
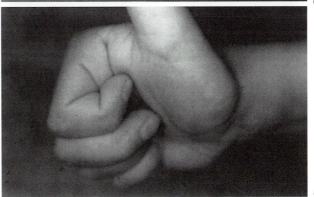

Abb. 3.**18** Transplantat der tiefen Flexorensehne mit der intakten oberflächlichen Flexorensehne.
A Der 1. Operationsschritt beinhaltet das Plazieren des Silastikstabes vor der oberflächlichen Flexorensehne ohne die Decussatio zu durchlaufen. Die tiefe Flexorensehne wird mit der Sehne des M. palmaris longus anastomosiert (s. Abb. 3.**10**, D).
B 8 Wochen später wird das Transplantat der Sehne des M. palmaris longus mit dem Silastikstab durch die Neohülle und den Fingerkanal gezogen.
C u. D Die distale Befestigung des Transplantats erfolgt nach Littler an der distalen Insertionsstelle der tiefen Flexorensehne und am Nagel.

Um eine Hyperextensionsstellung des distalen Interphalangealgelenks zu vermeiden, ist eine Tenodese oder besser eine Arthrodese des Gelenks in leichter Flexionsstellung anzustreben.

Abb. 3.**19 a–d**
a Sekunäre Ruptur der Naht der tiefen Flexorensehne in Zone 3.
b Sekundäreingriff: Die Sehne des M. palmaris longus, zuvor mit derjenigen des M. flexor digitorum profundus anastomosiert, wird in der Handfläche extrahiert, nachdem sie am Handgelenk freigelegt wurde. Der Silastikstab dient als Durchzug für das Transplantat im Fingerkanal.
c u. d Ergebnis nach 5 Monaten: Es besteht ein leichtes Flexionsdefizit am distalen Interphalangealgelenk. Vollständige Extension.

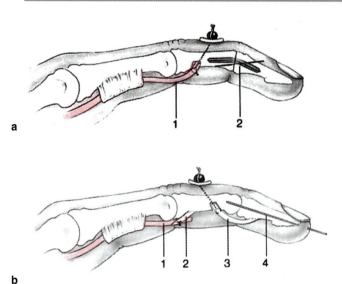

Abb. 3.20 a u. b
a Befestigung der tiefen Flexorensehne oder ihres Transplantats in der transossären Pull-out-Technik an der Mittelphalanx. Das distale Interphalangealgelenk wird entweder arthrodesiert (2) oder tenodesiert (b 3).
b Die tiefe Flexorensehne oder ihr Transplantat (1) können an den Ansatzstellen der Zügel der superfiziellen Flexorensehne (2) fixiert werden. Der distale Anteil der tiefen Flexorensehne (3) wird für die Tenodese des distalen Interphalangealgelenks genutzt. Die Befestigung erfolgt nach dem transossären „Pull-out"-Prinzip. Die Tenodese wird für 4 Wochen mit einer temporären Kirschner-Draht-Arthrodese (4) geschützt.

☐ Arthrodese und Tenodese am distalen Interphalangealgelenk

Ist die superfizielle Flexorensehne funktionell intakt und ein Transplantat der tiefen Flexorensehne ohne Erfolgsaussicht, besteht ein akzeptabler Kompromiß in der Arthrodese am distalen Interphalangealgelenk. Nach Zugang mit Brunner-Inzision kann der distale Anteil der tiefen Flexorensehne mit Pull-out-Technik an der Mittelphalanx transossär fixiert werden (Abb. 3.20 b).

Um eine frühzeitige Ablösung der Tenodese zu vermeiden, ist eine temporäre Arthrodese des distalen Interphalangealgelenks mit Kirschner-Draht für eine Dauer von 6 Wochen erforderlich(Abb. 3.20 b).

Wenn eine Tenodese erhöhten Kräften unterliegt, ist eine definitive Arthrodese zu bevorzugen, die in um so stärker gebeugter Stellung (15–30 Grad) erfolgt, als es sich um einen weiter ulnar gelegenen Finger handelt. Um eine frühzeitige Nutzung des arthrodesierten Fingers zu begünstigen, verwenden wir resorbierbares Material in Form eines intramedullär eingebrachten viereckigen Stabes in Kombination mit einem antirotatorischen, schräg verlaufenden Draht von 1,3 mm Durchmesser (Abb. 3.20 a, 2).

☐ Transfer einer oberflächlichen auf eine tiefe Flexorensehne (Abb. 3.21)

Besteht eine Läsion einer tiefen Flexorensehne in Zone 3, 4 oder 5 mit intaktem Verlauf im Fingerkanal und stellt ein Sehnentransplantat nicht die erste therapeutische Wahl dar, so kann ein benachbarter oberflächlicher Flexor als Motor genutzt werden.

Nach Kürzen der tiefen Flexorensehne im Gesunden, jedoch vor dem A1-Ringband, erfolgt das Heben der oberflächlichen Flexorensehne bei gestrecktem Finger, damit die Kürzungsebene auf gleicher Höhe wie diejenige der Profundussehne liegt.

Die Anastomose erfolgt klassischerweise nach der Technik von Kessler-Tajima oder Tsuge.

Die solidere Anastomose nach Pulvertaft wird für Rekonstruktionen in Zone 5 bevorzugt.

☐ Anastomose der Flexorensehnen am Handgelenk

Bei komplexem Trauma am Handgelenk lassen die Sehnensubstanzverluste keine Rekonstruktion der einzelnen Sehnen mit Transplantat zu.

Dann kann die Wiederaufnahme der Funktion der tiefen Flexorensehne mit einem einzigen Motor unter Verwendung einer tiefen oder oberflächlichen Flexorensehne erfolgen. Abhängig von dem verfügbaren Muskel-Sehnen-Kapital muß man sich bemühen, die Unabhängigkeit der langen Flexorensehne am Daumen sowie diejenige der tiefen Flexorensehne des Zeigefingers zu bewahren (Abb. 3.21, 2).

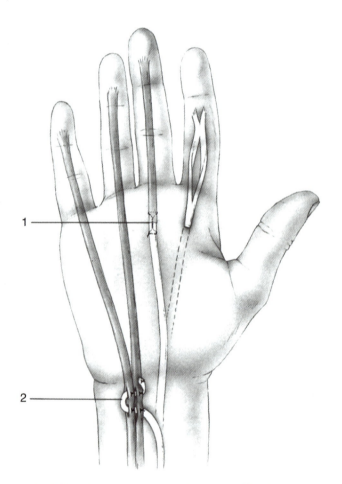

Abb. 3.21 Die tiefe Flexorensehne des Mittelfingers wird durch den Transfer der benachbarten oberflächlichen Flexorensehne motorisiert. Die Anastomose erfolgt durch Kessler-Tajima-Naht (1) in Zone 3. Eine oberflächliche Flexorensehne kann einer oder mehreren tiefen Flexorensehnen als Motor dienen, wobei eine Durchfädelung am Handgelenk erfolgt (2).

Das Vorgehen gleicht dem für die Sehnentransfers bei paralytischen Folgezuständen an der Hand (Kap. 9).

☐ Aktive Prothese der Flexorensehne

Hunter (9) und Jaeger u. Mitarb. (13) haben seit den 80er Jahren den Gedanken des Ersatzes der Flexorensehne mit einer aktiven Prothese aufgegriffen. Sie haben eine ganze Technologie für die Verbesserung der Fixation dieser Prothese am Muskel-Sehnen-Übergang am distalen Ansatz der Mittel- oder der Endphalanx entwickelt.

Es kann mit einem solchen Prothesentyp ohne Zweifel ein gutes funktionelles Ergebnis erreicht werden, wobei es heute noch schwierig ist, hieraus ein langfristig zuverlässiges therapeutisches Prinzip abzuleiten.

Mit hierbei begrenzter Erfahrung haben wir die von Jaeger mit viel Vorstellungskraft entwickelte Prothese benutzt. Mehrere Probleme sind uns in der Praxis begegnet. Die Fixation an der Endphalanx mit einem konischen Verankerungssystem aus Titan verletzt die Nagelmatrix, und materialbedingte Hautirritationen waren verantwortlich für Infektionen.

Die proximale Fixation der Prothese, welche als Kontaktfläche mit der Muskelmasse einen ossären Zylinder benutzt, ist riskant, und wir haben die Resorption des Transplantats während weniger Monate beobachtet. Schließlich hat die intensive Nutzung der Prothese zunehmend das Ringbandsystem verändert, so daß ein Bogensehneneffekt entstand.

Unsere Erfahrung mit in lebende Gewebe implantierten Biomaterialien, die erhöhten mechanischen Kräften unterliegen, zeigt, daß es mittelfristig (Monate bis Jahre) praktisch sicher zur Prothesenruptur kommt.

Wenn der Finger für die Aufnahme einer aktiven Prothese einer Flexorensehne geeignet ist, so ist er es auch für eine zweizeitige Transplantation, die weit weniger Sekundärrupturen aufweist.

Aus all diesen Gründen haben wir diese therapeutische Möglichkeit nicht weiter verfolgt.

☐ Mikrochirurgischer Transfer einer aktiven Muskeleinheit vom Unterarm

Der Gedanke, mikrochirurgisch einen Muskel mit Gefäß-Nerven-Stiel zu transferieren, stammt von Tamai u. Mitarb., die dieses 1970 experimentell am Hund durchführten (32). Harii u. Mitarb. (8) verwendeten 1976 erstmals den M. gracilis, um eine Gesichtsparalyse zu behandeln. Die größte klinische Erfahrung weist jedoch Manktelow auf, der mehr als 170 Transfers durchgeführt hat (19, 20, 21).

Der mikrochirurgische Transfer einer aktiven Muskeleinheit ist schwierig zu realisieren und muß auf erhebliche Substanzverluste des Flexorenapparats am Unterarm beschränkt bleiben, welche als Folge von Quetschung, Avulsion, elektrischen Verbrennungen oder Volkmann-Kontrakturen auftreten.

Ziel einer solchen Transplantation ist die Wiederherstellung der Funktion der langen Flexorensehne am Daumen sowie der tiefen Flexorensehnen der Langfinger.

Dieser funktionelle Anspruch erfordert zunächst die Wiederherstellung der passiven Mobilität der Fingerketten und zumindest das Vorliegen einer Schutzsensibilität. Da Läsionen der Nn. medianus et ulnaris bei diesen Traumamechanismen häufig vorkommen, ist vor dem Muskeltransfer eine Nervenrekonstruktion durch konventionelles oder vaskularisiertes Transplantat erforderlich. Dieser operative Schritt wird mit der Wiederherstellung des Hautmantels verbunden, um das Gewebebett für das Nerven- und Muskeltransplantat zu verbessern.

Vor der Indikation zu einem Transfer einer aktiven Muskeleinheit muß die Balance von Handgelenk und Fingern überprüft werden. Es ist unnütz, die Funktion der Flexorensehnen der Finger wiederherzustellen, wenn am Handgelenk und den Fingern keine Extensorensehnen vorhanden sind. Dadurch ergibt sich das Problem für einen doppelten Transfer bei dorsalen und palmaren muskulotendinösen Läsionen.

Die vollständige Flexion der Finger beinhaltet eine Gleitbewegung der Flexorensehnen am Handgelenk von 6–7 cm. Diese mechanische Größe zwingt zu der Wahl eines Muskeltransfers mit langen Fasern, wodurch diese sich auf 2 Möglichkeiten beschränkt:
– M. gracilis oder
– M. latissimus dorsi.

Die theoretische Kontraktionsgröße des M. gracilis liegt zwischen 12 und 16 cm. In der Praxis beträgt sie nach erfolgtem Transfer zwischen 8 und 10 cm, wodurch der Bedarf der Flexorensehnen gut abgedeckt wird. Ohne Zweifel handelt es sich hierbei um das beste Transplantat für die Wiederherstellung der Funktion der Muskelgruppen am Unterarm.

Dagegen weist der M. latissimus dorsi massive und kräftige, kürzere Fasern auf, deren Kontraktionslänge zwischen 4 und 5 cm betragen. Der Donorsitus besitzt jedoch den Vorteil, daß der Muskel partiell und als myokutaner Lappen gehoben werden kann, wodurch sich auch das Problem der Hautdeckung am Unterarm lösen läßt.

Anatomie der Donorsitus und Hebetechnik
M. gracilis (Abb. 3.22): Es handelt sich um einen spindelförmigen Muskel mit langen Fasern.

Proximal entspringt er von dem kaudalen Anteil des Os pubis entlang der Symphyse. Er inseriert in der mittleren Schicht am Pes anserinus medialseitig an der proximalen Tibia. Funktionell handelt es sich um einen Adduktor am Oberschenkel sowie Innenrotator des Unterschenkels mit geringer Flexionskapazität an Hüfte und Knie.

Seine Gefäßversorgung wird durch 2–3 Gefäßstiele gesichert, deren dominanter proximalseitig liegt.

Die proximale Arterie entspringt von der A. femoralis profunda unter dem M. adductor longus und penetriert den Muskel 8–12 cm von seinem pubialen Ursprung entfernt. Die Arterie weist einen Durchmesser von 1–2 mm sowie eine Länge von 6 cm auf. Sie wird von 2 Venen mit einem Durchmesser von 2–4 mm begleitet.

Die Innervation wird mit einem einzigen Ast des N. obturatorius gesichert. Eine feine Präparation des Nervenastes individualisiert 2 Faszikel. Der eine sichert die Innervation des anterioren, der andere die des posterioren Anteils des Muskels.

Diese anatomische Organisation erlaubt eine Planung der getrennten Wiederherstellung der Funktionen des M. flexor pollicis longus sowie der tiefen Flexorensehnen der Langfinger.

Hebevorgang:
– Der Donorsitus wird unter Flexion von Hüfte und Knie sowie maximaler Abduktion exponiert.

72 3 Sekundärchirurgie der Flexorensehnen

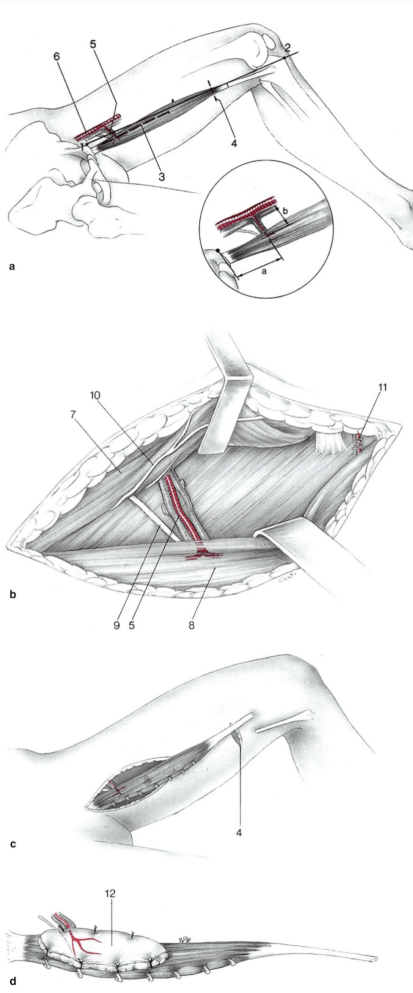

Abb. 3.**22 a–d** Heben des M. gracilis.
a Der Zugangsweg erfolgt unter Flexion von Hüfte und Knie in maximaler Oberschenkelabduktion. Die Verbindungslinie zwischen Symphysis pubis (1) und der Tuberositas tibiae (2) projiziert sich auf den Verlauf des Muskels. Die Hautinzision beschränkt sich auf den oberen Anteil des Oberschenkels (3), eine kleine transversale Inzision distal erlaubt das Absetzen des distalen Muskelansatzes (4).
b Der proximale Gefäßstiel (5) entspringt von der A. femoralis profunda (6) unter dem M. adductor longus (7). Die Arterie tritt 8–12 cm vom Ursprung am Os pubis (a) in den Muskel ein, ihre Länge beträgt 6 cm (b), sie wird von 2 Sehnen begleitet. Der M. gracilis (8) wird von einem Ast (9) des N. obturatorius (10) innerviert. Der distale Gefäßstiel (11) wird zwischen 2 Clips abgesetzt.
c Die abgesetzte Sehne wird auf die Originallänge aufgedehnt, alle 5 cm werden Clips angebracht, um das Wiederherstellen der Spannung nach Transplantation zu erleichtern.
d Während des Hebens der Hautinsel (12) ist es empfehlenswert, den Hautlappen am Muskel zu befestigen, um Beeinträchtigungen der Gefäßversorgungen zu vermeiden.

– Der Verlauf des Muskels entspricht eine Linie, die von der Symphysis pubis bis zur Tuberositas tibiae verläuft (Abb. 3.22 a).
– Die Hautinzision beschränkt sich auf die obere Hälfte des Oberschenkels.
– Die Faszie wird geöffnet und der M. adductor longus weggehalten, um den Verlauf der Gefäßachse, ausgehend von der A. femoralis profunda, sowie den vorderen Ast des N. obturatorius aufzusuchen. Letzterer penetriert den Muskel einige Millimeter oberhalb der Gefäße (Abb. 3.22 b).
– Die Separation des M. gracilis von den anderen Muskeln des Sehnenspiegels am Unterschenkel erfolgt mit dem Finger. Der distale Gefäßstiel ist von geringerem Durchmesser, er wird ligiert und anschließend durchtrennt. Die Spannung des Muskelbauchs nach proximal erlaubt das Tasten des distalen Sehnenansatzes. Eine kurze transversale Inzision distal am Oberschenkel ermöglicht die Durchtrennung und Extraktion des M. gracilis, der vor dem Transfer proximal auf der Arterie gestielt bleibt, damit die Ischämie zeitlich begrenzt wird (Abb. 3.22 c).

Um die Länge und Spannung des Muskels in physiologischem Zustand wiederherstellen zu können, empfehlen Manktelow u. Mitarb. (20), alle 5 cm am Muskel gut sichtbare Clips anzubringen, damit die Einstellung des Spannungsverhältnisses am Dornorsitus erleichtert wird.

M. latissimus dorsi: Dieser Donorsitus wird häufig genutzt, da er ein partielles oder vollständiges Heben des Muskels zuläßt und bei Bedarf auch die Haut sowie Anteile des M. serratus anterior mitgenommen werden können.

Der M. latissimus dorsi entspringt kranial breitflächig an den Rändern des Bizepssehnenkanals, breitet sich nach dorsal und kaudal fächerförmig aus und inseriert an den Dornfortsätzen und dem posterioren Anteil der Crista iliaca (Abb. 23 a).

Seine Gefäßversorgung wird durch den langen Verlauf der A. thoracodorsalis gesichert, die ventral ungefähr 10 cm vom proximalen Ansatz und 2 cm vom äußeren Rand entfernt eintritt. Der Durchmesser dieser Arterie variiert zwischen 1,5 und 3 mm, wobei die Begleitvenen einen größeren Durchmesser von 3–5 mm aufweisen.

Die Nervenversorgung des M. latissimus dorsi erfolgt vom posterioren Trunkus und verläuft mit der thorakodorsalen Arterie. Eine feine Präparation des Gefäß-Nerven-Stiels erlaubt die Separation des Muskels in 2 Anteile bzw. das alleinige Heben des externen Anteils.

Hebevorgang:
– Der Patient wird in Seitenlage gelagert. Jetzt kann der äußere Rand des M. latissimus dorsi leicht getastet werden (Abb. 3.23 b).
– Die vertikale Inzision, ausgehend von der posterioren Axillarlinie, folgt dem äußeren Rand des M. latissimus dorsi. Eine Schnittlänge von 15–20 cm reicht für das Heben aus. Soll ein myokutaner Lappen gehoben werden, ist es empfehlenswert, nach dem Schnitt die Gefäßversorgung der Haut durch Fixation auf der Faszie mit Vicryl-2/0-Faden zu sichern.
– Zunächst werden der Gefäßstiel der A. thoracodorsalis und der versorgende Nerv präpariert. Anschließend erfolgt das Ablösen des Muskels von außen nach innen, wobei Schritt für Schritt eine subtile Blutstillung aller perforierenden Äste der A. thoracodorsalis erfolgt.

– Die exakte Länge des zu hebenden Muskelanteils erfordert die Präparation nach kaudal. Eine Mindestmenge an Muskelfaszie muß mitgehoben werden, da ein terminaler Sehnenanteil nicht zur Verfügung steht, um später die Anastomose mit der Flexorensehne zu ermöglichen.
– Der distal abgesetzte Lappen wird von unten nach oben bis zum Eintritt des Gefäß-Nerven-Stiels gehoben (Abb. 3.23 c).
– Das Absetzen des kranialen Sehnenanteils erfolgt erst zum definitiven Transferzeitpunkt, damit unnötiger Zug auf den Gefäß-Nerven-Stiel vermieden wird.
– Der direkte Wundverschluß am Donorsitus erfordert ein ventrales und dorsales Ablösen, wenn der gehobene Hautlappen eine Größe von 8–10 cm nicht überschreitet.
– Es ist wichtig, die Ischämiezeit des Muskels zu begrenzen. Der Empfängersitus muß sehr sorgfältig vorbereitet sein, um eine weitere Präparation oder Diskomfort während des mikrochirurgischen Vorgehens zu verhindern.

Transfer des Muskels.
Gefäße (Abb. 3.24 a): Die Anastomose der Arterie erfolgt meist terminolateral im Gesunden auf die A. radialis oder A. ulnaris, wenn sich beide Gefäßstraßen in Kontinuität befinden, oder terminoterminal, wenn eines der Gefäße den gleichen Durchmesser wie die Arterie der Muskeleinheit aufweist.

Die Venen werden meist ohne Schwierigkeiten terminoterminal im proximalen Drittel am Unterarm oder in der Ellenbeuge anastomosiert.

Nervennaht (Abb. 3.24 a): Sie stellt den wichtigsten Schritt dieses Eingriffs dar, da sie das funktionelle Ergebnis bestimmt. Wir versuchen, die Naht unter den bestmöglichen Bedingungen zu realisieren, unter Einsatz der Blutleeremanschette, wenn die Ischämiezeit des Muskels nicht mehr als eine Stunde beträgt. Die Naht erfolgt, ausgehend vom N. interosseus anterior, so nahe wie möglich am Eintritt des Nervens in die Muskelmasse, um das Wiedergewinnen der Funktion zu beschleunigen. Wir nutzten hierbei die epiperineurale Naht mit einem monofilamentären Faden der Stärke 9/0 oder 10/0.

Jetzt kann die Blutleeremanschette geöffnet und die Revaskularisation des Muskels durch den Farbwechsel beobachtet werden. Bestand während der Blutleere eine violette Farbe, ändert sich diese zu rotbraun. Der distale Anteil des M. latissimus dorsi oder des M. gracilis kann bis zu 20 Minuten bis zur Revaskularisation benötigen. Besteht nach diesem Intervall keine Blutversorgung, ist die Exzision des am weitesten distal gelegenen Anteils des Muskels zu empfehlen, um eine Nekrose oder Nahtinsuffizienz zu vermeiden.

Fixation des Transplantats (Abb. 3.24 b u. 3.24 c): Die proximale Befestigung des Muskels erfolgt klassischerweise am Vorderrand der Trochlea am Humerus (Abb. 3.24 b). Der Muskel wird dann unter Spannung gesetzt, wobei die Abstände von 5 cm zwischen den Clips, welche am Donorsitus plaziert wurden, wiederhergestellt wird. Die Position des Lappens muß seiner Kontraktionskapazität entsprechen und plaziert den neurovaskulären Stiel so, daß er während der Muskelkontraktion nicht unter Spannung kommt. In Ruhe muß der Pedikel distal der Anastomosenzone liegen.

Die Einstellung der Fixation an den tiefen Flexorensehnen erfolgt nach den Kriterien von Manktelow (21), wobei das Handgelenk und die Finger in vollständiger Extension gelagert werden. Die Fixation der tiefen Flexorensehnen ist

3 Sekundärchirurgie der Flexorensehnen

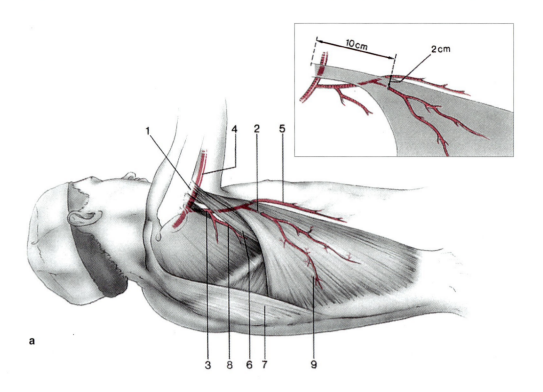

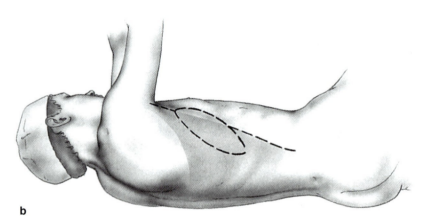

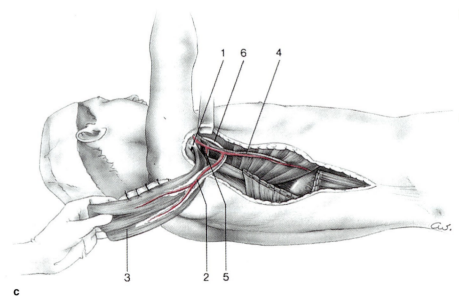

Abb. 3.23 a–c Heben des M. latissimus dorsi

a Der M. latissimus dorsi setzt hauptsächlich am Rand des Bizepssehnenkanals an (1). Er wird von der A. thoracodorsalis (2) versorgt, welche von der A. suprascapularis (3) entspringt, die wiederum Ast der A. axillaris (4) ist.
 5 Gefäßversorgung des M. serratus anterior.
 6 M. teres major.
 7 M. trapezius.
 8 A. circumflexa scapulae.
 9 Perforierende Arterien.

b Das Heben erfolgt in Seitenlage. Die vertikale Inzision beginnt in der posterioren Axillarlinie und folgt dem vorderen Rand des M. latissimus dorsi. Sie kann einen Hautlappen mit einschließen, der sofort auf dem darunterliegenden Muskel fixiert wird.

c Nachdem zunächst der axillare (1) und thorakodorsale (2) Gefäßstiel aufgesucht wurde, wird der myokutane Hautlappen des M. latissimus dorsi (3) von kaudal nach kranial gehoben. Wird ein langer Gefäßstiel benötigt, sind zusätzlich die gefäßversorgenden Arterien des M. serratus anterior (4) und die A. circumflexa scapulae (5) darzustellen. Der N. thoracodorsalis (6) kann bis zum posterioren Trunkus des Plexus brachialis dargestellt werden.

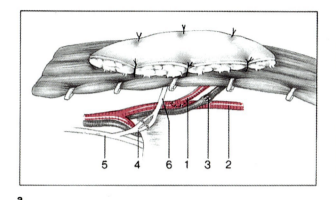
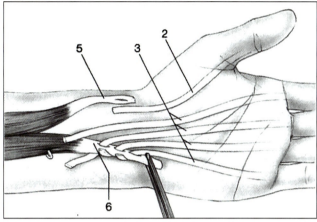
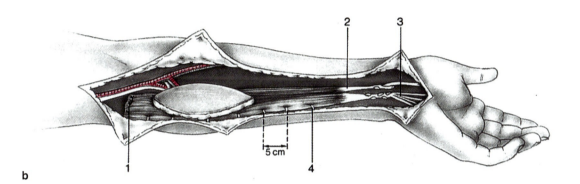

Abb. 3.24 a–c
- **a** Die Arterie des myokutanen Lappens (1) des M. latissimus dorsi wird terminolateral mit der A. radialis (2) anastomosiert, die Vene wird terminoterminal (3) angeschlossen. Der N. interosseus anterior (4), Ast des N. medianus (5) wird mit den motorischen Nerven des Lappens (6) anastomosiert.
- **b** Der Muskel wird in dem proximalen Anteil auf der Vorderseite der Trochlea des Humerus (1) befestigt. Das Handgelenk und die Finger werden in Extensionsstellung plaziert. Der distal gelegene Sehnenanteil wird in 2 Zügel aufgespalten (5,

6), wobei der eine für den M. flexor pollicis longus (2) und der andere für die tiefe Flexorensehne (3) bestimmt ist. Die Spannung des Muskels wird korrekt eingestellt, indem der Abstand von 5 cm zwischen den auf dem Muskel angebrachten Clips wiederhergestellt wird (4).
- **c** Die Sehnen werden nach dem Durchfädelungsprinzip von Pulvertaft vernäht (6).
  2 M. flexor pollicis longus.
  3 Tiefe Flexorensehne.

bei Verwenden des M. gracilis, der distal eine Sehne aufweist, leichter möglich. Nachdem die tiefen Flexorensehnen miteinander verbunden wurden, können sie durch die Sehne des M. gracilis durchgefädelt werden. Letzterer kann in 2 Anteile separiert werden, um die Sehne des M. flexor pollicis longus von den tiefen Flexorensehnen unabhängig zu machen (Abb. 3.24 c).

Wurde der M. latissimus dorsi transferiert, werden die tiefen Flexorensehnen einzeln in der Muskelmasse des Transplantats fixiert, wobei U- oder X-förmige Nahttechniken verwandt werden.

Am Ende des Transplantationsvorgangs ist das Spalten des Carpaltunnels zu empfehlen, da hier gelegentlich der Grund für Blockierungsphänomene durch den Nahtbereich der Sehnen liegt.

Postoperative Nachsorge. *Überwachung:* Postoperativ besteht das Risiko der Thrombosierung, insbesondere wenn ausgedehnte und schwere Verletzungen der oberen Extremität vorliegen.

Die Überwachung eines myokutanen Muskels kann klassisch erfolgen, dagegen kann man bei einem Muskeltransfer, der mit Spalthaut gedeckt wurde und dessen Farbe rasch zu dunkelbraun wechselt, nicht von vornherein die Revaskularisation einschätzen. Daher sichern wir die zuverlässige Überwachung am Ende der Intervention durch Implantation von einer oder zwei Thermometernadeln, welche die Kontrolle der Muskeltemperatur zulassen und diese mit der Körpertemperatur des Patienten vergleichen.

Beim geringsten Zweifel empfiehlt es sich, die Anastomosen operativ zu überprüfen, da der Muskel nur schlecht Ischämiezeiten von mehr als 1 Stunde toleriert. Zeiten von mehr als 3 Stunden verursachen schwere, ausgedehnte Läsionen und beeinträchtigen das funktionelle Ergebnis erheblich.

Krankengymnastische Nachbehandlung: Diese wird zunächst passiv nach Beendigung der 3. Woche an den Fingerketten begonnen und nutzt den Tenodeseeffekt am Handgelenk.

Konnte eine Nervenrekonstruktion unter guten Bedingungen bei einem jungen Patienten erfolgen, zeigt der Reinnervationsvorgang die ersten Kontraktionen des transplantierten Muskels nach dem 3. Monat. Unsere Erfahrung zeigt, daß man einen funktionellen Gewinn über eine Periode von 9 Monaten bis zu einem Jahr, abhängig von der

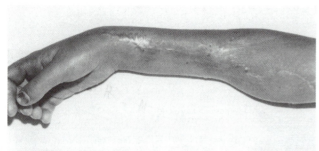
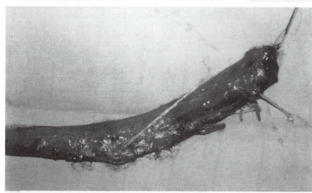
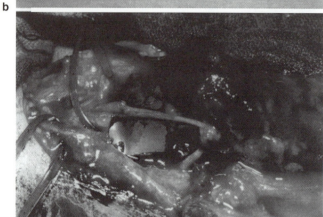
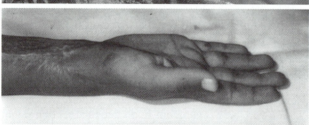
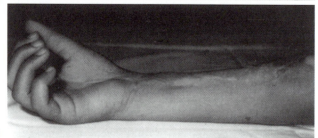

Abb. 3.**25a–e**
- **a** Verlust aller Flexorensehnen des Handgelenks und der Hand sowie des N. medianus.
- **b** Tansplantation des M. gracilis.
- **c** Anastomose des versorgenden Nervs des M. gracilis mit dem N. interosseus anterior. Terminolaterale Anastomose der Arterie des M. gracilis mit der A. radialis.
- **d** u. **e** Funktionelles Ergebnis nach 17 Monaten.

Schwere der Gewebeverletzungen, beobachten kann. Es ist unnütz, in Anbetracht der trophischen und narbigen Umbauvorgänge vor Beendigung dieses Zeitraumes eine Tenolyse ausführen zu wollen. Zumeist waren wir gezwungen, Reinterventionen für die Tenolyse an der muskulo-tendinösen Verbindung am distalen Drittel des Unterarmes und am Karpaltunnel durchzuführen.

Indikationen, Ergebnisse. Die besten funktionellen Ergebnisse werden mit dem M. gracilis erhalten, da dieser eine Kontraktion aufweist, welche dem Bedarf der tiefen Flexorensehnen entspricht. Selbst wenn lediglich Spalthaut zur Deckung verwandt wurde, kann ein akzeptables ästhetisches Ergebnis erzielt werden.

Bestenfalls kann eine gute Bewegungsamplitude erreicht werden. Ein Wiedergewinnen der Kraft wird kaum festgestellt, diese beträgt nach unserer Erfahrung nicht mehr als 20–50% im Verhältnis zur gesunden Seite (Abb. 3.**25** u. 3.**26**).

Der M. latissimus dorsi wurde von uns häufig verwendet, wenn der Bedarf für eine erhebliche Hauttransplantation auf die Vorderseite des Unterarmes bestand. Einmal befanden wir uns in der Lage, den M. gracilis bei einem 6jährigen Kind nicht heben zu können, da dieser eine Aplasie der Gefäßstiele proximal und distal aufwies, wodurch eine Kontraindikation für eine mikrochirurgische Naht bestand (Abb. 3.**27**).

Letztlich sind die Ergebnisse um so besser, je jünger und motivierter der Patient ist und je besser die Bewegungsamplituden von Handgelenk und Fingern erhalten werden konnten. Der Extensorenapparat muß in ausreichend gutem Zustand sein, um ein Gleichgewicht mit den transplantierten Flexorenmuskeln zu garantieren.

■ Technisches Vorgehen für die Rekonstruktion der Sehne des Musculus flexor pollicis longus

Das Wiederherstellen der Flexion des Interphalangealgelenks am Daumen trägt erheblich zum pollizidigitalen Pinch-Griff bei und ist kein „Luxus"-Vorgehen, insbesondere da die Sekundärchirurgie am M. flexor pollicis longus Ergebnisse aufweist, die aufgrund der günstigeren anatomischen Gegebenheiten am Daumen konstanter als diejenigen der tiefen Flexorensehnen sind.

Abhängig von der Höhe und dem Verletzungsmechanismus können gute Ergebnisse mit mehreren technischen Methoden erzielt werden.

□ Reinsertion und Verlängerung (Abb. 3.**28**)

Liegt eine Verletzung in Zone T1 vor, blockiert die lange Flexorensehne des Daumens häufig unter dem schräg verlaufenden Ringband und kann dann direkt an der Endphalanx in der transossären Pull-out-Technik mit einem PDS-Faden der Stärke 2/0 reinseriert werden (Abb. 3.**28a**, 1).

Die Drahtausziehnaht nach Jenning sichert mit gleicher Zuverlässigkeit die Fixation, allerdings mit dem Nachteil einer später erforderlichen Entfernung des Drahtmaterials (Abb. 3.28 b, **2**).

Besteht eine Verletzung in Zone T2 und beträgt der distale Anteil der Sehne nicht mehr als 1 cm, kann die Sehne immer noch direkt an der Endphalanx mit „pull-out" reinse-

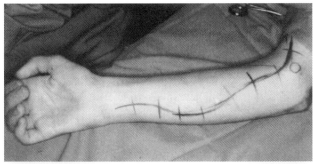
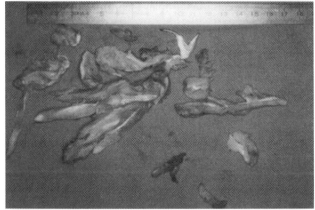
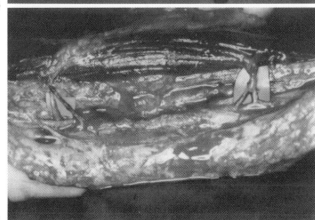
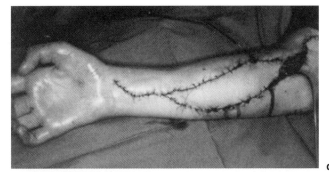
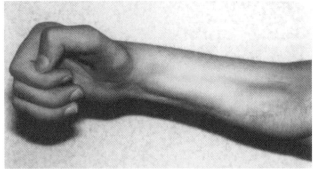
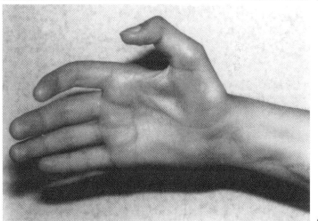

Abb. 3.26 a–f
a u. b Schwere Volkmann-Kontraktur, welche die Exzision aller Flexorenmuskeln von Handgelenk und Hand erforderlich machte.
c Transplantation des M. gracilis, Anastomose mit dem N. interosseus anterior und terminolaterale Naht auf die A. ulnaris.

Der myokutane Lappen des M. gracilis ermöglicht die Dekung der Haut und die Überwachung der Gefäßversorgung des Transplantats postoperativ.
e u. f Funktionelles Ergebnis nach 7 Monaten: Nach der Reinnervation ist es erforderlich, eine Tenolyse der Muskel-Sehnen-Verbindung am Handgelenk zu planen.

riert werden. Handelt es sich jedoch um eine ältere Verletzung, bewirkt die übermäßige Spannung auf die Endphalanx eine definitive Flexionsfehlstellung. Dann ist eine Verlängerung der Sehne am Muskel-Sehnen-Ansatz zu bevorzugen.

Beträgt diese Verlängerung weniger als 1,5 cm, verwenden wir die Technik von Leviet, die einfach und schnell durchzuführen ist und darin besteht, etagenweise transversale Tenotomien an unterschiedlichen Sehnenanteilen zu realisieren. Hierbei ist es nicht erforderlich, Nahtmaterial für die Solidität der Tenotomie einzubringen (Abb. 3.28 b u. 3.29).

Dagegen ist für eine Verlängerung von 2,5–3 cm das Vorgehen nach Rouhier (29) erforderlich, wobei eine longitudinale treppenförmige Verlängerung vom Muskel-Sehnen-Ansatz bis zur Handgelenkbeugefalte erfolgt. Die Naht kann dann entweder direkt (Abb. 3.28 c, 1) oder nach Pulvertaft (Abb. 3.28 c, 2) erfolgen.

☐ **Einzeitige Transplantation**

Wenn das umgebende Gewebebett und die Ringbänder erhalten sind, ist die einzeitige Rekonstruktion mit Transplantat besonders für Verletzungen in Zone T2, T3 und T4 günstig. Die beiden letztgenannten Zonen dürfen hierbei aufgrund der Lage der Thenarmuskeln und des Risikos der Verletzung des motorischen Astes vom N. medianus nicht direkt operativ angegangen werden.

Abhängig von den anatomischen Bedingungen wird das Transplantat (M. palmaris longus oder eine oberflächliche Flexorensehne) distal durch transossäres „pull-out" oder

78   3 Sekundärchirurgie der Flexorensehnen

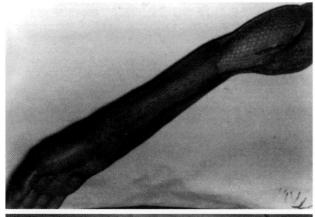
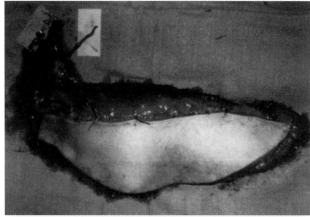
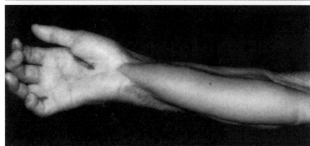
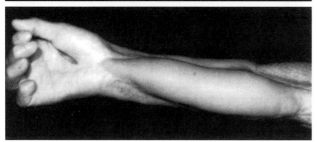

Abb. 3.**27a–d**
a Substanzverlust der Palmarseite des Unterarmes durch Quetschverletzung.
b Myokutane Transplantation des M. latissimus dorsi.
c u. **d** Funktionelles Ergebnis nach 8 Monaten.

direkte Naht mit dem distalen Ansatz der langen Flexorensehne anastomosiert, welche vorher in 2 Bänder geteilt wurde.

Das Einstellen der Länge des Transplantats wird in Zone 5 durch die Technik nach Pulvertaft geregelt, wobei das Handgelenk in Neutralposition gelagert wird. Der Daumen befindet sich mit 30 Grad gebeugtem Interphalangealgelenk in Oppositionsstellung zum Zeigefinger.

☐ Zweizeitige Transplantation

Dieses Vorgehen ist vorzuziehen, wenn das Trauma oder sekundäre chirurgische Verfahren sowohl die Gleitschichten als auch das Ringbandsystem verändert haben.

In einem 1. operativen Schritt wird ein Silastikstab nach den bekannten Prinzipien plaziert. Die Rekonstruktion des C-Ringbands an der Grundphalanx reicht für ein gutes funktionelles Ergebnis des Transplantats aus.

Die Anastomose der Sehne des M. flexor pollicis longus mit derjenigen des M. palmaris longus oder mit einer oberflächlichen Flexorensehne eines Langfingers bei vorliegender multidigitaler Verletzung beendet diesen Operationsschritt.

Der 2. Schritt entspricht ebenfalls dem für die Langfinger beschriebenen Vorgehen, wobei eine Einschränkung bezüglich der distalen Fixation besteht. Am Daumen verwenden wir nicht die Nagelfixation nach Littler, bei der eine leichte Eindellung am pulpoungualen Übergang verbleibt. Die kleine Narbe wird zwar am Langfinger gut toleriert, stellt aber am Daumen eine Einschränkung von feinen Pinch-Griffen dar.

Aus diesem Grund bevorzugen wir die Fixation des Transplantats mit transossärer Pull-out-Technik oder durch direkte Naht auf den distalen Anteil der langen Flexorensehne. Hierdurch wird das Festlegen der Länge des Transplantats schwieriger, kann das Vorgehen nach Paneva-Holevitch während des Ersteingriffs erfordern und die Länge am distalen Drittel des Unterarms nach Pulvertaft regeln.

☐ Transfer der oberflächlichen Flexorensehne des Ringfingers (Abb. 3.**30**)

Es handelt sich um ein klassisches Verfahren für das Wiedergewinnen der Flexion des Interphalangealgelenks am Daumen.

Der Hebevorgang erfolgt an der Basis des Ringfingers mit einer transversalen Inzision und 2 weiteren transversalen Schnitten, die proximal und distal des Retinaculum flexorum am Handgelenk angebracht werden, um synoviale Adhärenzen zu lösen.

Der Zugang zur langen Flexorensehne am Daumen geschieht in der klassischen Form nach Brunner. Von den Adhärenzen befreit, wird sie durch den transversalen Zugang in der Handgelenkbeugefalte extrahiert (Abb. 3.**30a**).

Ein von distal nach proximal geführter Silastikstab folgt dem Verlauf der langen Flexorensehne und wird am Handgelenk sichtbar. Er wird anschließend mit der oberflächlichen Flexorensehne des Ringfingers solidarisiert und dient als atraumatischer Wegbereiter, der an der Basis der Endphalanx des Daumens austritt (Abb. 3.**30b**).

Das Einstellen der Sehnenspannung entspricht dem bereits beschriebenen Vorgehen.

Anschließend erfolgt die Befestigung nach dem transossären Pull-out-Prinzip oder mit direkter Naht auf den distalen Anteil der langen Flexorensehne, welche zuvor in 2 Zügel gespalten wurde (Abb. 3.**30c** u. 3.**31**).

☐ Andere Techniken

Die Arthrodese des Interphalangealgelenks am Daumen ist nach Versagen anderer Methoden oder bei der Zerstörung der Gelenkoberflächen indiziert.

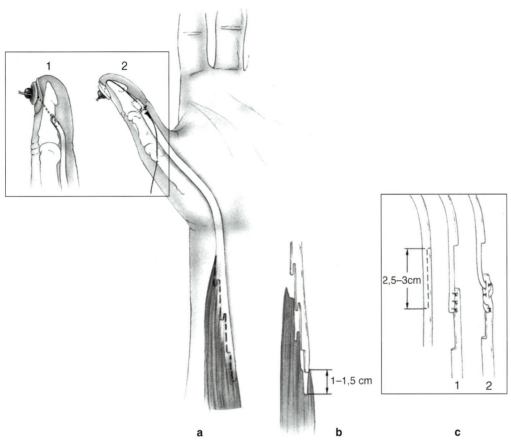

Abb. 3.**28 a–c**

a Reinsertion der Sehne des M. flexor pollicis longus mit transossärer Pull-out-Fixation.

b Die Sehne kann am distalen Ansatz mit einem Draht befestigt werden, der die Endphalanx umläuft und auf dem Nagel fixiert wird (2). Die Verlängerung der Sehne erfolgt auf 1–1,5 cm durch etagenweise intramuskulär angebrachte Tenotomien in der Technik nach Leviet.

c Bei erforderlicher großstreckigerer Verlängerung kommt es zur longitudinalen Tenotomie über mehrere Zentimeter (Rouhier), wobei die Sehnenenden entweder direkt aufeinander genäht (1) oder nach Pulvertaft durchgefädelt werden (2).

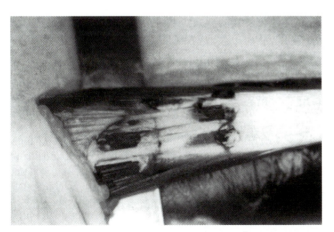

Abb. 3.**29** Tenotomie am muskulotendinösen Übergang nach Leviet.

Sie erfolgt üblicherweise in 10–15 Grad Flexion mit einem intramedullär eingebrachten Stab und einem schräg verlaufenden antirotatorischen Kirschner-Draht, jeweils aus resorbierbarem Material (Abb. 3.**32**).

Auch die Tenodese ist eine einfache, wenig aggressive Lösung, deren Indikation auf Kinder sowie auf Erwachsene, die keiner erheblichen Kraftaufwendung am Daumen bedürfen, beschränkt ist. Die Befestigung der Sehne kann entweder auf den Ringbändern (Abb. 3.**33 a**) oder durch transossäre Pull-out-Fixation auf der Grundphalanx (Abb. 3.**33 b**) erfolgen. Die Tenodese wird mit einer temporären Arthrodese des Interphalangealgelenks durch einen axial eingebrachten Kirschner-Draht geschützt.

■ Verband

Die Sekundärchirurgie der Flexorensehne erfordert besondere Aufmerksamkeit bei den ersten Verbandswechseln und der Versorgung mit Schienen und Orthesen.

Hämatome müssen durch Drainagen, die für 48 Stunden verbleiben, und Kompressionsverbände vermieden werden. Die Überwachung der Wundheilung zielt darauf ab, den Silastikstab, das Sehnentransplantat und/oder die eventuell rekonstruierten Ringbänder vor infektiöser Kontamination zu schützen.

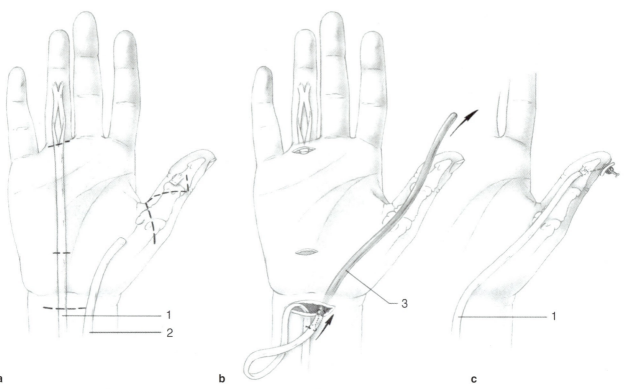

Abb. 3.30 a–c Transfer der oberflächlichen Flexorensehne des Ringfingers.
a Das Heben (1) erfolgt durch etagenweise angebrachte Hautinzisionen an der Basis des Ringfingers und beidseits des Lig. flexorum des Karpaltunnels. Die lange Flexorensehne des Daumens (2) wird nach Brunner-Inzisionen sowie am Handgelenk mit dem gleichen transversalen Zugang wie für die oberflächlichen Flexorensehne des Ringfingers dargestellt.
b Ein Silastikstab (3), an dem die oberflächliche Flexorensehne des Ringfingers befestigt ist, erleichtert das Extrahieren im Bereich des Interphalangealgelenks am Daumen.
c Transossäre Pull-out-Fixation der oberflächlichen Flexorensehne des Ringfingers (1) an der Endphalanx des Daumens.

■ Prinzipien der krankengymnastischen Nachbehandlung

Die ersten 4 postoperativen Wochen. Kann der Patient den geschützten Mobilisationstechniken, aktiv nach Kleinert oder passiv nach Duran, zugeführt werden, ist es notwendig, ab dem 4. Tag postoperativ einen möglichst wenig voluminösen Verband anzubringen, wenn die Hautdeckung ausreichend gut ist, um eine dorsale Orthese zu tolerieren. Diese stabilisiert das Handgelenk in 30 Grad Flexion und die Metakarpophalangealgelenke in 60 Grad Flexion.

Für die Langfinger wird das Gummiband mit einer Umlenkung im Bereich der palmaren distalen Beugefalte versehen, damit eine Ruhestellung von proximalem und distalem Interphalangealgelenk in vollständiger Flexion gesichert ist. Die Verläufe konvergieren über dem Tuberkulum des Os scaphoideum und werden am radialen Rand des Unterarms fixiert (Abb. 3.**15**).

Am Daumen, der gegenüber dem Zeigefinger in Abduktion gelagert wird, wird das Gummiband auf Höhe des Os pisiforme befestigt, wodurch die gemeinsame Flexion von Metakarpo- und Interphalangealgelenk gesichert wird. Unter guten Bedingungen stellt die aktive Mobilisation in Extension gegen den Widerstand des Gummibandes die beste Mobilisationsmethode für Sehnenrekonstruktionen dar. Diese muß in zunehmendem Maße mehrmals am Tag erfolgen. Zu Beginn erleichtert der Patient die vollständige Extension des operierten Fingers durch manuelles Dehnen des Gummibands. Dieses Vorgehen muß bis zur 4. Woche befolgt werden.

Toleriert der operierte Finger die Flexionsstellung in Ruhe aufgrund von Ödembildung oder verzögerter Wundheilung nicht, sollte die geschützte passive Mobilisationstechnik nach Duran zur Anwendung kommen. Lassen es die lokalen Bedingungen wieder zu, wird sie wieder von der Kleinert-Technik abgelöst.

Immer wenn ein Ringband repariert oder rekonstruiert werden mußte, ist es wichtig, dieses während der Nachbehandlungssitzungen durch einen Ring und durch Gegendruck des Krankengymnasten für einen Zeitraum von 4–6 Wochen, die zur Heilung notwendig sind, zu schützen. Hierdurch wird eine Elongation der Ringbänder vermieden, die anderenfalls einen Bogensehneneffekt ergäben.

Die Erfahrung hat gezeigt, daß die rekonstruktiven Verfahren der Sekundärchirurgie des Flexorenapparats eine große Aufmerksamkeit bezüglich der Wundheilung und der Einweisung des Patienten in die geschützten Nachbehandlungstechniken während der ersten postoperativen Wochen erfordern. Aus diesen Gründen behalten wir diese Patienten für mehrere Tage in der Klinik, um die besten Bedingungen für die Überwachung und die krankengymnastische Nachbehandlung zu vereinen.

Der Prozentsatz frühzeitig rupturierter Sehnen und Infektionen konnte auf diese Weise in hohem Grad reduziert werden.

4.–6. Woche. Der Patient wird von der Kleinert- oder Duran-Orthese befreit. Zu diesem Zeitpunkt besteht ein Extensionsdefizit der Interphalangealgelenke.

Es ist jetzt nicht möglich, durch passive Mobilisationsmanöver oder dynamische Orthesen die vollständige Ex-

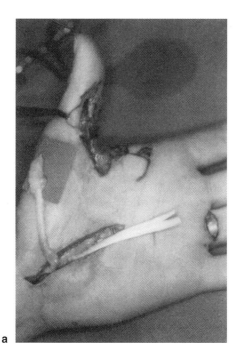
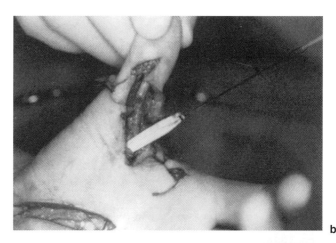

Abb. 3.**31 a–c** Transfer der oberflächlichen Flexorensehne des Ringfingers, welche an der Basis von D IV abgesetzt wurde.
a Die zerstörte lange Flexorensehne des Daumens wird am Handgelenk reseziert.
b u. **c** Das einwandfreie Funktionieren der transferierten Sehne auf die Endphalanx des Daumens erfordert die Rekonstruktion eines C-Ringbands.

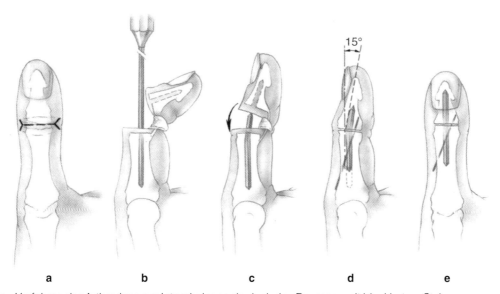

Abb. 3.**32 a–e** Verfahren der Arthrodese am Interphalangealgelenk des Daumens mit blockiertem Stab
a Dorsaler transversaler Zugang mit beidseitigem V-Y-Lappen.
b Vorbereitung des Markraums mit dem Pfriem und einer Raspel in der Größe des Stabs.
c Einbringen des thermolabilen, vorgebogenen resorbierbaren Stabs in 15 Grad Flexion.
d u. **e** Blockierung der Osteosynthese mit einem resorbierbaren schrägen Kirschner-Draht.

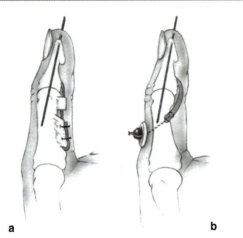

Abb. 3.**33a** u. **b** Tenodese am Interphalangealgelenk des Daumens
a Die Sehne des M. flexor pollicis longus wird entweder auf das A1-Ringband oder auf das Kreuzband genäht.
b Transossäre Fixation an der Grundphalanx im Pull-out-Prinzip.
Unabhängig von der Technik wird die Tenodese für 4 Wochen mit einer temporären Kirschner-Draht-Arthrodese des Interphalangealgelenks geschützt.

tension wiederherzustellen, da die Sehne noch ungenügend vaskularisiert ist und die Nahtzonen noch sehr sensibel auf Elongation reagieren.

Allein die aktive krankengymnastische Nachbehandlung wird erlaubt, um den vollständigen Bewegungsablauf der Fingerkette zu erhalten. Die Mobilisation der rekonstruierten Sehne sollte durch Nutzen des Tenodeseneffekts am Handgelenk verstärkt werden.

Eine Schiene, die das Handgelenk in leichter Extensionsstellung und die Fingerketten in geschützter Position plaziert, darf während dieser Phase nachts appliziert werden.

Nach der 6. Woche kann die aktive Nachbehandlung forciert werden, wobei die Metakarpophalangealgelenke in Extensionsstellung gehalten werden und die Sehnenfunktion auf die Bewegung der proximalen und distalen Interphalangealgelenke konzentriert wird.

Ist eine Transplantation einer tiefen Flexorensehne bei einwandfrei erhaltener oberflächlicher Flexorensehne erfolgt, sollten beide Sehnen unabhängig voneinander beübt werden.

Zu diesem Zeitpunkt kann es durch das nächtliche Tragen einer dynamischen Orthese zu dem vollständigen Ausgleich des Extensionsdefizits von proximalem und distalem Interphalangealgelenk kommen, welches sich während der ersten 4 postoperativen Wochen eingestellt hat.

Es ist wichtig, den Patienten davon zu überzeugen, für mehrere Monate die krankengymnastische Beübung und das Tragen der Orthese weiter zu befolgen, da sich die funktionellen Ergebnisse in dem Zeitraum von 6 Monaten bis zu einem Jahr noch weiter verbessern können.

Komplikationen

☐ Ruptur

Das Sehnentransplantat, welches vor dem Ablauf von 4 Wochen einem unvorhergesehenen Krafteinfluß ausgesetzt ist, kann rupturieren. Dieses geschieht meist am distalen Ansatz, seltener im Bereich der proximalen Fixationsstelle.

Es ist günstig, sofort nach Diagnosestellung operativ zu reintervenieren und das Transplantat zu refixieren. Erfolgt die Diagnose verspätet, läßt die Retraktion des Transplantats meist nur den Kompromiß der Refixation auf der Mittelphalanx zu.

☐ Blockierung des Transplantats

Neben operativ-technischen Ursachen können Blockierungsphänomene des Transplantats in unsachgemäß durchgeführter frühzeitiger geschützter Mobilisation begründet sein oder aufgrund schlechter Gewebeumgebung entstehen.

Zu der Blockierung können sich Retraktionsphänomene des Transplantats und der Gewebeumgebung addieren und eine Krallenfingerfehlstellung provozieren.

Der Operateur muß den Patienten davon überzeugen, die krankengymnastische Nachbehandlung und das Tragen der dynamischen Orthese intensiv weiter zu befolgen, um den „Fibroblastensturm" der sich an Finger und Hand einstellt, zu beruhigen. Eine Tenolyse des Sehnentransplantats kann nicht vor dem Ende des 6. Monats erwogen werden. Die Indikation hierzu vor diesem Zeitpunkt zu stellen bedeutet die erneute Devaskularisation des Transplantats und der Vernarbungsgewebe.

Der Zeitraum muß genutzt werden, um den Erfolg einer Tenolyse zu gewährleisten, indem die passiven Gelenkamplituden der Fingerkette beübt werden.

☐ Inadäquate Länge des Transplantats

Wenn das Transplantat zu kurz ist, weist der Finger ein Extensionsdefizit auf, welches sich mit zunehmender Extensionsstellung des Handgelenks verschlimmert. Eine verlängerte Tragezeit von dynamischen Orthesen in Extension kann kleine Längendefizite ausgleichen. Bei Mißerfolg ist es möglich, das funktionelle Ergebnis durch eine Tenotomie am Muskel-Sehnen-Übergang nach Leviet zu verbessern.

Ist ein Transplantat zu lang, kann bei erhaltenem M. lumbricalis ein „Lumbrikal-plus-Syndrom" entstehen, welches sich in einer paradoxen Extension des Fingers während der Flexion äußert (17, 27).

Um solche Komplikationen zu vermeiden, ist es wichtig, die Längeneinstellung von Transplantaten durch Beachten der natürlichen Fingerkaskade aufmerksam vorzunehmen. Hierbei wird der operierte Finger überkorrigiert, wenn eine Rekonstruktion verspätet erfolgt. Es kommt zur Exzision des M. lumbricalis, sollte dieser vernarbt sein oder in einer ungünstigen Gewebeumgebung liegen.

☐ Bogensehneneffekt

Das Fehlen oder die Insuffizienz von Ringbändern bewirkt unweigerlich einen Bogensehneneffekt. Hierbei ist die Sehne unter der Haut deutlich tastbar, ein Extensionsdefizit wird zunehmend verschlechtert.

Um diese Komplikation funktionell und ästhetisch zu vermeiden, sind zumindest die A2- und A4-Ringbänder der

Langfinger zu rekonstruieren, wobei ein Äquivalent des schrägen Ringbandes an der Grundphalanx des Daumens wiederhergestellt werden muß.

Je länger ein rekonstruiertes Ringband ist, desto besser wird die Sehnenfunktion. Erfordert die frühzeitige Mobilisation die Belastung von reparierten oder rekonstruierten Ringbändern, ist es nötig, diese durch manuellen Gegendruck während der krankengymnastischen Übungen zu schützen und einen Ring für einen Zeitraum von mindestens 6 Wochen zu tragen.

■ Indikationen

Es gibt viele therapeutische Verfahren zur Rekonstruktion von Fingerflexorensehnen, wobei das technische Vorgehen oft erhebliche Schwierigkeiten beinhaltet. Das Ergebnis steht direkt im Verhältnis zu dem Gewebezustand der Hand und der Finger, aber auch zur Indikationsstellung, welche Patientenalter, Motivation und sozioökonomische Gegebenheiten berücksichtigen muß. Die chirurgischen Verfahren erfordern die Patientenkooperation und eine Überwachung von mehreren Monaten. Alle diese Faktoren müssen bei der Wahl der Methode objektiv berücksichtigt werden. Um dieses zu erleichtern, haben wir den Verletzungsgrad in drei Stufen eingeteilt. Hierdurch wird die Klassifikation von Boyes vereinfacht, und es besteht der Vorteil, das Problem der Gefäßversorgung miteinbeziehen zu können (Tab. 3.1).

Die Tab. 3.2 stellt die Indikationen zur Reparatur oder Rekonstruktion der tiefen Flexorensehnen in Abhängigkeit vom Stadium und der Verletzungshöhe dar. Die Möglichkeiten der erneuten Naht oder der Reinsertion im Stadium I, unabhängig von der betroffenen Zone, sollten bei frühzeitiger Diagnose einer sekundären Ruptur beachtet werden. Nach einem Ablauf von ungefähr 10 Tagen läßt die Retraktion des proximalen Endes Sehnentransplantate als indiziert erscheinen.

Im Stadium II ist genügend Zeit für die konsequente Exzision von Narbengewebe vorzusehen sowie für die notwendigen Arthrolysen, um eine ausreichende passive Mobilität zu gewährleisten.

Dieses vorbereitende operative Vorgehen für das Transplantat beeinflußt die Ergebnisse erheblich, besonders wenn einer der Gefäßstiele intakt ist und der kontralaterale Fingernerv durch Transplantat repariert werden muß.

Im Stadium III handelt es sich meistens um funktionelle Rettungsversuche, da Revaskularisationen im Bereich der Fingerketten (Zone 1, Zone 2) zum Scheitern verurteilt sind. Lediglich ein gefäßgestielter Hautlappen kann das Gewebebett verbessern, um ein Sehnentransplantat zu plazieren und die Nervenreparatur zu verbessern.

Sekundäre Versuche zur Revaskularisation der arteriellen Versorgungsachsen am Handgelenk sind eindeutig gerechtfertigt, obwohl von ungewissem Ausgang, um die generelle Versorgung der Hand zu verbessern.

Bestehen multidigitale Verletzungen, sollten die als funktionell vorrangig geltenden Langfinger (Mittel-, Ring- und Kleinfinger) bevorzugt versorgt werden, um zumindest einen pollizidigitalen Griff zu ermöglichen und den Greifvorgang der Hand zu sichern. Unsere Erfahrungen zeigen, daß in diesem Stadium lediglich 30% befriedigende Ergebnisse zu erreichen sind, d.h. einen Finger-Hohlhand-Abstand zwischen 2 und 3 cm.

Die Sehne des M. flexor pollicis longus profitiert ebenfalls von den Möglichkeiten der Rekonstruktion oder der Reparatur (Tab. 3.3). Die Resultate sind besser als diejenigen nach Rekonstruktion der tiefen Fingerflexorensehnen, da knöchern lediglich die Grund- und Endphalanx sowie ein kürzerer, voluminöser Fingerkanal vorliegen.

Es ist wichtig, die Pulpasensibilität durch ein Transplantat oder durch den Transfer der radialen Hemipulpa auf die ulnare Seite zu garantieren, wenn der ulnare Fingernerv nicht repariert werden konnte.

Aufgrund der Möglichkeiten zur lokalen Rekonstruktion sind heterodaktyle Insellappen Typ Littler zur Ausnahme geworden. Wenn eine solche Indikation gestellt werden sollte, ist sie in ein Verhältnis zu dem Transfer der Hemipulpa der großen Zehe zu setzen.

■ Ergebnisse

Viele Serien über Sehnentransplantate sind publiziert worden, seit Boyes u. Stark über mehr als 1000 Fälle berichtet haben (3).

Unter Beachtung der von Boyes aufgestellten Indikationen, der primäre Rekonstruktionen im Fingerkanal (Zone 2) ablehnte, beobachtet man, daß die Mehrzahl der Patienten unter idealen Gewebebedingungen operiert wurde, wobei die Ergebnisse in 64% als „gut" klassifiziert wurden (Finger-Hohlhand-Abstand weniger als 3,2 cm). Bestehen schlechte lokale Gewebeverhältnisse durch Narbengewebe und Gelenkeinsteifung, werden „gute" Ergebnisse nur in 10–20% gefunden. Dieser Prozentsatz strebt bei erheblichen vaskulonervösen Schäden gegen Null.

Wir können diese guten Ergebnisse bei der Sekundärchirurgie nicht bestätigen (22). Dagegen sind sie unserer Meinung nach mit der Primärchirurgie zu erreichen. Unabhängig von der Zone ist hier meist eine qualitativ gute Rekonstruktion unter systematischer zusätzlicher Therapie der vaskulonervösen Läsionen zu realisieren.

Wir konnten dadurch die Indikation für Sehnentransplantate erheblich vermindern. Sie erfolgen hauptsächlich bei Patienten im Stadium II und III bei schlechten Gewebebedingungen nach schweren multidigitalen Quetschverletzungen, Avulsionen usw. Dieses erklärt, daß lediglich 36% unserer Patienten ein exzellentes oder gutes Ergebnis erreichen, weitere 28% ein befriedigendes, 36% ein schlechtes Ergebnis.

Tabelle 3.1 Klassifikation von Verletzungen der Fingerflexorensehnen mit Indikation zur Sekundärrekonstruktion

Stadium I	Geringe Narbenveränderungen ohne vaskulonervöse Verletzungen
Stadium II	Erhebliche Narbenreaktionen mit Beeinträchtigung des Gewebebetts: +/- Verletzungen von Ringbändern +/- Gelenkeinsteifungen zumindest einer der vaskulonervösen Gefäßstiele an jedem Finger ist intakt
Stadium III	Erhebliche Narbenreaktionen mit Verletzungen von: beiden vaskulonervösen Pedikeln an jedem Finger und/oder der hauptsächlichen gefäßversorgenden Achsen der Hand

3 Sekundärchirurgie der Flexorensehnen

Tabelle 3.2 Indikationen für die Rekonstruktion von tiefen Flexorensehnen

	Gewebezustand	Zone 1	Zone 2	Zone 3–4	Zone 5
Stadium I	Geringe Narbenreaktionen	Reinsertion	Erneute Naht bei frühzeitiger Diagnose einzeitige Transplantation zweizeitige Transplantation bei erhaltener oberflächlicher Flexorensehne	Erneute Naht bei frühzeitiger Diagnose kurzes Transplantat einzeitig	Erneute Naht bei frühzeitiger Diagnose kurzes Transplantat einzeitig
Stadium II	Erhebliche Narbenreaktionen mit verändertem Gewebebett +/- Verletzungen der Ringbänder +/- Gelenkeinsteifung einer der vaskulonervösen Pedikel ist intakt	Reinsertion Tenodese Arthrodese +/- pulpäre Resensibilisation	Arthrolyse Rekonstruktion der Ringbänder A2, A4 und +/- A1, A3 Nerventransplantat Zweizeitige Transplantation Tenodese oder Arthrodese des distalen Interphalangealgelenks, bei intakter Superfizialissehne	Kurzes Transplantat, zweizeitig Transfer der benachbarten superfiziellen Flexorensehne auf die Profundussehne	Transplantation zweizeitig Transfer einer superfiziellen Nachbarsehne oder laterale Anastomose mit einer intakten benachbarten Profundussehne
Stadium III	Erhebliche Narbenreaktionen +/- Ringbandverletzungen +/- Gelenkeinsteifungen mit Verletzungen der 2 vaskulonervösen Pedikel und/oder der hauptsächlichen Gefäßachsen der Hand	Tenodese Arthrodese +/- pulpäre Resensibilisation	Nervenreparatur zweizeitige Transplantation Tenodese oder Arthrodese des distalen Interphalangealgelenks, bei intakter Superfizialissehne	Nervenreparatur kurzes Transplantat zweizeitig Transfer einer benachbarten Superfizialissehne auf die Profundussehne	Reparatur Nerv und Arterie kurzes Transplantat zweizeitig Transfer einer benachbarten Superfizialissehne oder Anastomose mit einer benachbarten intakten Profundusflexorensehne freier Transfer einer aktiven Muskeleinheit, wenn der gesamte Muskel-Sehnen-Apparat zerstört ist

24% der versorgten Patienten haben nach mehrfachen erfolglosen operativen Eingriffen die Amputation vorgezogen.

Tenolyse

Die Verbesserung der primären Rekonstruktionstechniken mit anschließender geschützter frühzeitiger Mobilisation sowie das Verfahren der zweizeitigen Transplantation haben die Domäne der Tenolyse grundsätzlich verändert.

Verdan u. Mitarb. (34) gaben nach primärer Rekonstruktion 30–40% Tenolysen an. Nach unserer ersten Bilanz 1976 mit der Kleinert-Technik haben wir einen verringerten Anteil von 18% beobachtet (25). Nach Sehnentransplantat übersteigt die Reinterventionsrate 29% nicht.

Bei verminderter Anzahl von Tenolysen hat sich bei uns dagegen das technische Vorgehen kompliziert, da vermehrt erheblich geschädigte Finger behandelt oder multiple Interventionen erforderlich werden (24).

Die Indikation für eine Reintervention zur Tenolyse zu stellen bedeutet, den Patienten einer langen und aufwendigen krankengymnastischen Nachbehandlung zuzuführen. Der Operateur ist neben dem perfekten technischen Vorgehen zu der praktisch täglich erfolgenden postoperativen Überwachung verpflichtet. Der Patient muß bereits präoperativ darüber informiert werden, daß nach der Tenolyse möglicherweise weitere operative Eingriffe erforderlich sind:

Arthrolyse, Ringbandrekonstruktionen, Hautlappen usw. und daß eine schlechte Sehnenqualität die zweizeitige Rekonstruktion des Flexorenapparats erforderlich macht. Ist der Eingriff technisch nicht ausführbar, muß der Patient in bestimmten Fällen einer Tenodese, Arthrodese oder sogar der Amputation zugeführt werden.

Tabelle 3.3 Indikationen zur Rekonstruktion der langen Flexorensehne am Daumen

	Gewebezustand	Zone T1	Zone T2	Zone T3	Zone T5
Stadium I	Geringe Narbenreaktionen	Reinsertion durch „pull-out"	Reinsertion durch „pull-out" mit +/- Verlängerung nach Leviet, nach Rouhier Transplanat einzeitig Transfer der Superfizialissehne des Ringfingers	Transplantat einzeitig Transfer der Superfizialissehne des Ringfingers	Erneute Naht kurzes Transplantat einzeitig
Stadium II	Erhebliche Narbenreaktionen mit Beeinträchtigung des Gewebebetts: +/- Verletzungen der Ringbänder +/- Gelenkeinsteifung zumindest einer der 2 Gefäßnervenpedikel ist intakt.	Reinsertion durch „pull-out" Arthrodese bei zerstörtem Gelenk +/- pulpäre Resensibilisation	Rekonstruktion des schrägen Ringbands zweizeitiges Transplantat	Zweizeitiges Transplantat	Kurzes Transplantat zweizeitig Transfer der oberflächlichen Flexorensehne des Ringfingers
Stadium III	Erhebliche Narbengewebe: +/- Ringbandverletzungen +/- Gelenkeinsteifung mit Verletzung der 2 vaskulonervösen Pedikel und/oder der Hauptversorgungsachsen der Hand	Arthrodese Interphalangealgelenk Tenodese Interphalangealgelenk +/- pulpäre Resinsibilisation	Nervenreparatur Rekonstruktion des schrägen Ringbands zweizeitiges Transplantat Arthrodese	Nervenreparatur Transplantat zweizeitig Arthrodese	Nervenreparatur und Revaskularisation Transplantat zweizeitig Transfer der oberflächlichen Flexorensehne des Ringfingers

Optimale Bedingungen für die Tenolyse

Vorbereitung des Patienten

Die Narbenverhältnisse müssen berücksichtigt werden, bevor eine Tenolyse erfolgen kann. Es ist von fundamentaler Wichtigkeit, daß der oder die tenolysierten Finger postoperativ einen geschmeidigen Hautmantel aufweisen. Überschießende Narbenreaktionen und residuelle Ödeme müssen durch Massagen und Physiotherapie vermieden werden.

Auf der anderen Seite müssen Fingerkette und Handgelenk ihre passiven normalen Bewegungsamplituden wiedergewinnen. Dieses impliziert das verlängerte Tragen dynamischer Orthesen für Flexion und Extension über mehrere Wochen und gelegentlich sogar Monate. Bestehen Folgen von Frakturen mit Fehlstellungen, die ein funktionelles Defizit verschlimmern, ist zunächst vorzugsweise eine Korrekturosteotomie durchzuführen und die Tenolyse 2 oder 3 Monate später zu planen.

Zeitpunkt der Tenolyse

Mißerfolge von Tenolysen kommen gelegentlich durch zu früh geplante operative Eingriffe zustande. Wir erinnern daran, daß Reinterventionen an einem operierten Finger auch eine Reaktivierung von erheblichen fibroblastischen Heilungsprozessen bedeuten.

Die Überlagerung eines zweiten Heilungsvorgangs nach nicht abgeschlossener Heilphase eines ersten operativen Vorgehens beinhaltet das Risiko der Verschlechterung der Gesamtsituation.

Die Sehnenheilung verläuft langsam und ist komplex. Sie umfaßt das Wiederherstellen der Synovialpumpe, der Vaskularisation, der intrinsischen Organisation der Tendinozyten und der Resorption des Sehnenödems, was mindestens eines Zeitraums von 3 Monaten bedarf.

So erscheint es nicht logisch, eine Tenolyse nach Primärnaht einer Flexorensehne vor dem 3., die eines Transplantats vor dem 6. postoperativen Monat durchzuführen.

Ist während eines Zeitraums von 4–6 Wochen keine funktionelle Besserung zu beobachten, sollte der Patient darüber informiert werden, daß er von einer Tenolyse profitieren kann. Die krankengymnastische Behandlung sollte bis zum Operationszeitpunkt konsequent weitergeführt werden.

Wahl der Anästhesieform

Der Operateur ist bei der Tenolyse gefordert, eine präzise wirkende lokale oder regionale Anästhesieform vorzuschlagen, um das Gleitverhalten der Sehne während des Eingriffs zu beobachten.

Ein Patient unter trunkulärer Anästhesie des N. medianus oder des N. ulnaris am Handgelenk kann während der

20–30 Minuten nach dem Schließen der Blutleeremanschette die Flexorenmuskulatur der Langfinger kontrahieren (s. Bd. I). Dieser intraoperative Test objektiviert den funktionellen Erfolg der Tenolyse.

Bei einem längeren und arbeitsaufwendigeren Eingriff ist es notwendig, die Blutleeremanschette zu öffnen, um den Muskeln eine physiologische Kontraktion zu ermöglichen.

Der Nachteil besteht in der anschließenden Hyperämie, die den Eingriff verlängert. Wenn es erforderlich ist, die Tenolyse auszuweiten, ist das chirurgische Vorgehen kompliziert, auch wenn die Blutleeremanschette wieder geschlossen wird.

Wir bevorzugen dieses Verfahren bei begrenzten Tenolysen nach primärer Rekonstruktion unter günstigen Gewebebedingungen. Dagegen werden ausgedehnte Tenolysen nach komplexen Verletzungen mit Sehnentransplantaten unter Axillarisblock ausgeführt. Das Verhalten der Sehne wird am Handgelenk durch Zug über eine transversale kurze Hautinzision überprüft.

Postoperativ belassen wir wegen lokaler Komplikationsmöglichkeiten keinen Katheter, wobei wir trunkuläre Anästhesietechniken mit einem geeigneten Anästhetikum ausführen. Meist genügen eine oder zwei Trunkusanästhesien um eine krankengymnastische Nachbehandlung einzuleiten.

■ Techniken

☐ Zugangswege

Am Finger werden entweder ein dorsolateraler Zugang oder eine Brunner-Inzision verwandt (Abb. 3.1 u. 3.34 a).

Der dorsolaterale Zugang hat den Vorteil, in einem Bereich geringer Hautspannungen zu liegen, was für den Patienten eine vereinfachte postoperative frühzeitige Mobilisation bedeutet. Auch bleibt der Hautmantel über dem Flexorenapparat erhalten.

Dieser Zugang gestaltet jedoch die Rekonstruktion der Ringbänder und die Sicht auf die Gesamtheit des Fingerkanals schwieriger.

Zuletzt besteht hier das Problem der Präparation des vaskulonervösen Pedikels. Gehört dieser dem palmaren Hautanteil an, ist es notwendig, die diaphysären tranversalen Arterien zu separieren, welche die Gefäßversorgung der Vinkula und der Interphalangealgelenke sichern. Wird der Pedikel in anatomischer Position belassen, ist es erforderlich, den Fingernerv ausgiebig zu präparieren.

Aus Gründen der Gefäßversorgung bevorzugen wir den letzten Typ als Zugang bei lokalisierten Tenolysen. Hierbei ist es immer möglich, den Hautschnitt in die Handinnenfläche, unter Passage über die proximale palmare Beugefalte des Fingers, zu verlängern.

Der Zugangsweg mit Brunner-Inzisionen ist für ausgedehnte Tenolysen bestimmt. Er erlaubt eine vollständige Kontrolle über das Flexorensystem und erleichtert die Realisation weiterer Vorgehen:

Arthrolyse, Rekonstruktion von Ringbändern, Nervenreparatur usw.

☐ Tenolyse

Wir verwenden 5 Instrumente für eine sorgfältige Tenolyse:

- eine Adson-Pinzette,
- einen Sehnenhaken,
- eine Stevens-Schere,
- einen Sehnendissektor,
- abgerundete Skalpellklingen.

Der erste Schritt besteht in der möglichst vollständigen Exzision allen in Kontakt mit der oder den Sehnen und dem Ringbandsystem stehenden Narbengewebes (Abb. 3.34 b).

Die Operationsstrategie besteht darin, möglichst wenig Ringbänder zu eröffnen, wobei es möglich ist, einen Zugang durch ein A2-Ringband zu wählen, um das Lösen der Sehne auf beiden Seiten vorzunehmen.

Es ist zwingend notwendig, zumindest die A2 und A4-Ringbänder zu erhalten. Bei lokalisierter Tenolyse ist es möglich, die superfizielle und die profunde Flexorensehne zu trennen und zu erhalten (Abb. 3.34 c u. d). Eine Gegeninzision in der distalen Handbeugefalte oder der Handgelenkbeugefalte erlaubt das Prüfen jeder einzelnen Sehne (Abb. 3.34 e).

Bei ausgedehnter Tenolyse und bei fusionierten Sehnen in einem engen Fingerkanal ist es zu empfehlen, ein Band oder die gesamte superfizielle Flexorensehne zu opfern, um die Flexor-profundus-Sehne zu erhalten. Dann ist eine Fixation eines distalen Zügels der zu opfernden oberflächlichen Flexorensehne auf der Grundphalanx notwendig, um das Auftreten einer Schwanenhalsdeformität am proximalen Interphalangealgelenk zu vermeiden.

Die für eine Tenolyse erforderliche Hautinzision muß erheblich über das Ausmaß des initialen Zugangs erweitert werden. Die Blockierung des Sehnenapparats tritt einerseits, eventuell zunächst verkannt, in ausgedehnten Kontusionszonen und andererseits nach Hämatomen bzw. nach unter Antibiotikatherapie abgeklungener Superinfektion auf, wobei eine hypertrophe und entzündlich veränderte Sehnenhülle persistiert.

Die Tenolyse eines Transplantats bedeutet die Revision des gesamten Verlaufs und demnach die Öffnung der Neohülle im anterioren Teil, wobei die posteriore Gleitschicht erhalten bleibt. Besteht eine Hypertrophie der Neohülle infolge einer reaktiven Synovialitis nach Silastikstabimplantation oder einer Infektion, wird die Exzision derselben obligat.

Ist die proximale Anastomosenstelle des Transplantats zu voluminös, kann sie den Eintritt in die Neohülle blockieren. Diese Komplikation läßt sich während des zweiten operativen Vorgehens vermeiden, wenn die Neohülle proximal longitudinal bis in die Handinnenfläche eröffnet wird.

Jede Tenolyse muß entweder einen dynamischen aktiven Test durch den Patienten beinhalten (Abb. 3.34 f), wenn das Anästhesieverfahren dieses zuläßt oder einen passiven Test durch direkten Zug mit einem Sehnenhaken am Handgelenk oder in der Handinnenfläche (Abb. 3.34 e u. 3.35 b).

☐ Begleitoperationen

Hautdeckung. Eine vernachlässigte Sehnenrekonstruktion führt nach einigen Monaten regelmäßig zu einem Krallenfinger und einem Einsteifen der Fingerkette. Erfolgt dann

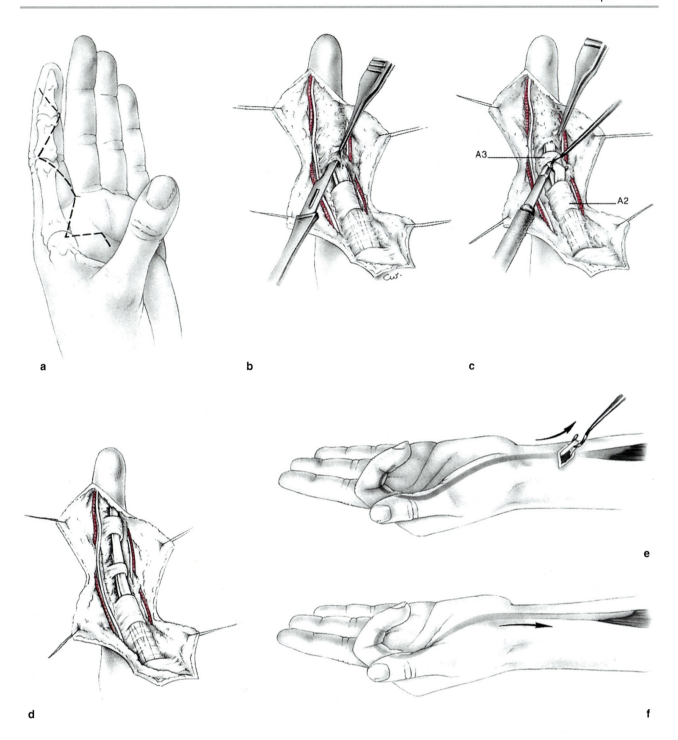

Abb. 3.**34 a–f** Technik der Tenolyse der Flexoren
a Der Zugangsweg erfolgt vorzugsweise durch Brunner-Inzisionen
b Exzision des Narbengewebes unter möglichst vollständigem Erhalt aller Ringbänder
c u. **d** Das mit abgerundeter Klinge versehene Skalpell separiert die Sehne von Adhärenzen, die diese im Fingerkanal fixieren, und trennt die oberflächliche von der tiefen Flexorensehne
e Überprüfung der erfolgreichen Tenolyse durch direkten Zug an der tiefen und der oberflächlichen Flexorensehne, die durch eine Gegeninzision am Handgelenk extrahiert werden.
f Dynamischer Test für die Vollständigkeit der Tenolyse durch den Patienten bei lokaler trunkulärer Anästhesie.

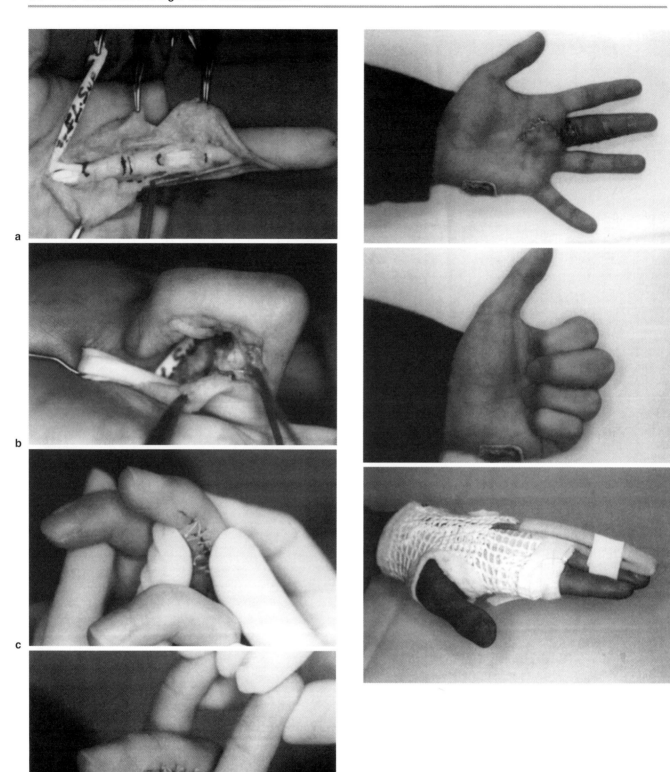

Abb. 3.**35 a–f** Tenolyse der tiefen Flexorensehne des Mittelfingers

a Einer der beiden Zügel der oberflächlichen Flexorensehne wird exzidiert, um mehr Platz im Fingerkanal zu schaffen. Die Ringbänder A1, A2 und A4 werden erhalten.
b Dynamischer Test nach der Tenolyse durch direkten Zug an der tiefen Flexorensehne.
c Selektive aktive krankengymnastische Nachbehandlung der tiefen Flexorensehne.
d Selektive aktive krankengymnastische Nachbehandlung der oberflächlichen Flexorensehne unter Neutralisation der Nachbarfinger in Extensionsstellung.
e Ein Hueston-Hautlappen erlaubt die Wiederherstellung der vollständigen Extension des Finger, wobei der Hautdefekt mit einem Dermo-Epidermis-Transplantat, gehoben am Hypothenar, gedeckt wird.
f Am 11. Tag postoperationem besteht eine vollständige Flexion.
g Eine dynamische Extensionsorthese wird mehrere Monate in der Nacht getragen.

eine Teno- und Arthrolyse, ist die Haut nicht mehr für einen ausreichenden Schutz des Flexorenapparats geeignet. Diese vorhersehbare Insuffizienz kann durch Bevorzugen des dorsolateralen Zugangswegs umgangen werden, bei dem ein Verschiebelappen vom Typ Hueston (Abb. 3.35 e) oder am 5. Strahl vom Typ Jakobsen geplant werden kann. Der entstehende Hautdefekt wird mit einem Vollhauttransplantat, einem lateralen digitalen Lappen versorgt oder der geführten Vernarbung überlassen (s. Bd. 1).

Ohne qualitativ ausreichende Hautdeckung kann es zu erheblichen Komplikationen kommen, da die darunterliegenden Sehnen exponiert werden und Infektionen oder Nekrosen auftreten können.

Arthrolyse. Führen die passive krankengymnastische Nachbehandlung und auch ein verlängertes Tragen von dynamischen Orthesen nicht zu vollständigen Bewegungsausmaßen an den Gelenken der Fingerkette, wird es erforderlich, zusätzlich zur Tenolyse die Arthrolyse auszuführen, wobei hauptsächlich die Interphalangealgelenke betroffen sind.

Das Vorgehen wird nach Exzision des Narbengewebes gewählt. Häufig reicht es am proximalen Interphalangealgelenk aus, die Seitenzügel, die oberflächliche Flexorensehne oder die palmare Platte zu lösen und eventuell einen begrenzten Eingriff an den „Check-rein"-Ligamenten auszuführen.

Ringbandrekonstruktion. Insuffiziente Ringbänder verändern die Prognose für die Funktionsverbesserung durch die Tenolyse. Ist eine sofortige postoperative Mobilisation erforderlich, muß eine Ringbandrekonstruktion mechanisch geschützt werden, um eine Ablösung oder Elongation zu vermeiden.

Die Rekonstruktion des Fingerkanals während eines Tenolyseeingriffs sollte die Ausnahme bleiben, wenn man im Notfallstadium den Sehneneingriff sorgfältig unter Beachten der Integrität des Fingerkanals durchgeführt hat. Auch ist es Aufgabe des ersten Transplantationsvorgehens, ein Maximum von Ringbändern wiederherzustellen. Wir erinnern daran, daß das A2- und A4-Ringband obligat rekonstruiert werden müssen, sowie, wenn möglich, das A1- und A3- Ringband.

Die postoperative mechanische Beanspruchung erfordert ein solides technisches Vorgehen, was das transossäre Verfahren nach Michon (s. Bd. 1, Abb. 8.11) angezeigt sein läßt.

Lassen Wundheilung und Ödemrückbildung es zu, wird ein Ring aus thermolabilem Material in Höhe der rekonstruierten Ringbänder angebracht, um diese vor den Scherkräften der Flexorensehnen zu schützen. Bis zu diesem Zeitpunkt wird die Mobilisation unter Gegendruck von den Krankengymnasten ausgeführt (Abb. 3.36 u. 3.37).

Parkes-Littler oder „Lumbrical-plus"-Syndrom (17, 27). Die paradoxe Extension eines operierten Fingers während eines Flexionsversuches läßt eine Elongation des Nahtbereichs oder das Vorliegen eines zu langen Transplantats vermuten, welches den Lumbrikalmuskel verfrüht unter Spannung bringt.

Meist reicht es aus, den Lumbrikalmuskel zu desinserieren, um die Flexion des Fingers zu ermöglichen. Seltener ist es erforderlich, operativ die Kürzung des Transplantats vorzunehmen. Dagegen ist es notwendig, eine über mehrere Millimeter narbig verwachsene Sehnenrekonstruktion vor

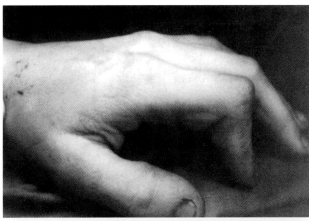
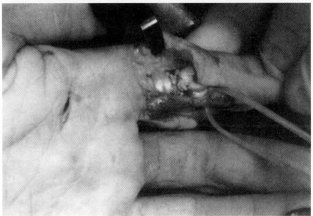

Abb. 3.**36 a** u. **b**
a In Flexionsstellung eingesteifter Finger mit Bogensehneneffekt der Flexorensehnen durch Fehlen der A1 und A2-Ringbänder.
b Nach Tenolyse ist zwingend die Rekonstruktion zumindestens des A2-Ringbands erforderlich.

der sekundären Ruptur zu schützen und sie erneut zu nähen.

Erscheint der Lumbrikalmuskel während eines Zweiteingriffs vernarbt oder liegt er eingescheidet in einer ungünstigen Gewebeumgebung, ist es zu empfehlen, ihn zu desinserieren oder ihn von der tiefen Flexorensehne zu separieren.

Quadrigasyndrom nach Verdan (33). Wird eine Flexorensehne geopfert, meist die superfizielle, sollte sie so nah wie möglich am Muskel-Sehnen-Übergang reseziert werden, um Adhärenzen an den Nachbarsehnen zu vermeiden. Anderenfalls kann der Verlust des unabhängigen Bewegens der Nachbarfinger durch ein Quadrigasyndrom nach Verdan auftreten. Hierbei kann es durch die Bewegung einer einzelnen Flexorensehne zum Mitbewegen einer oder mehrerer Nachbarfinger kommen.

☐ Begleittherapie bei Tenolyse

Gleitflächen und Biomaterialien. Wenn tendinoperiostale Adhärenzen die Funktion von Flexorensehnen zu beeinträchtigen drohen, kann es angezeigt sein, präventiv wenig reagible Biomaterialen zu interponieren.

In diesem Fall verwenden wir ein Vicrylblatt, welches in weniger als 1 Monat resorbiert wird. Es besitzt die Fähigkeit, eine leichte fibroblastische Schicht mit starkem Gleitverhalten zu induzieren.

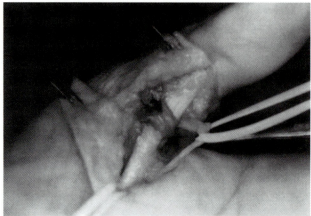
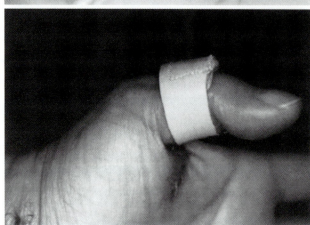
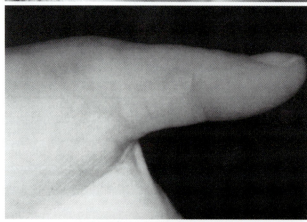
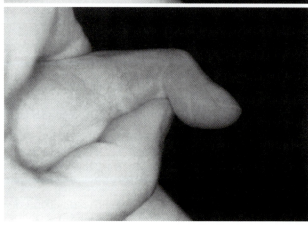

Abb. 3.**37 a–d**
a Rekonstruktion des A1-Ringbands nach Tenolyse der Sehne des M. flexor pollicis longus.
b Der postoperative Schutz des Ringbands erfordert das kontinuierliche Tragen eines Rings.
c u. **d** Funktionelles Ergebnis nach 3 Monaten.

Wir bevorzugen das Einbringen solcher Materialien nach komplexen älteren Traumamechanismen, bei denen Veränderungen am Metakarpophalangealskelett durch Frakturen bestehen, oder nach wiederholten Sehneneingriffen.

Corticosteroide. In einigen Kliniken wird während der Tenolyse die Applikation von Corticoiden in situ propagiert. Dieses therapeutische Vorgehen ist verführerisch, wir praktizieren es jedoch nicht aufgrund der Infektionsrisiken, der Gewebeatrophie, besonders der Fettzellen, welche für die Sehnenumgebung unerläßlich sind, und zuletzt aufgrund der Rupturgefahr.

■ Nachbehandlung
C. Gavillot und M. Isel

Der Krankengymnast muß ausführlich über die Bedingungen der Tenolyse informiert werden. Der Operationsbericht muß explizit Auskunft über den Zustand der Finger, der Sehne/n, der Gefäßversorgung, der bestehenden Ringbänder und ihrer mechanischen Resistenz, weiteren chirurgischen Eingriffen wie Arthrolyse, Nerventransplantat, Rekonstruktion der Ringbänder durch Transplantat, Hautlappen usw. geben.

Der Operateur darf nicht versäumen, zum Abschluß des Eingriffs das Ausmaß der erhaltenen passiven und gegebenenfalls aktiven Mobilität anzugeben. Dieses ist besonders deshalb wichtig, weil der Physiotherapeut nicht weiter als die intraoperativ erreichten Werte beüben kann.

Auch der Verletzungsmechanismus muß berücksichtigt werden. So ist eine Sehne nach Avulsion stärker rupturgefährdet, eine gequetschte Sehne besitzt weniger Revaskularisationskapazität und bildet schneller Adhärenzen.

□ Prinzipien der Nachbehandlung

Lediglich eine gezielte aktive Muskelarbeit läßt Exkursionen der Sehnen im Verhältnis zueinander und im Verhältnis zum Skelett zu.

Die krankengymnastische Behandlung muß zwingend mehrmals täglich 3–4 Sitzungen umfassen. Dieses erfordert den Aufbau eines Vertrauensverhältnisses zu dem Patienten, der bereits präoperativ genau über das Behandlungsprinzip aufgeklärt werden muß. Die Sitzungen sind kurz, beschränkt auf 10 Minuten, um entzündliche Reaktionen, welche zu Schmerzen und Fibrosierung führen könnten, zu vermeiden. Hierduch soll ausgeschlossen werden, das Gegenteil des Therapieziels zu provozieren.

Die krankengymnasische Beübung beginnt schon am Operationstag, wobei man von der postoperativen Analgesie der Plexus- oder Trunkusanästhesie mit einem Medikament von entsprechend langer Halbwertszeit profitiert.

Besteht in den folgenden Tagen eine stark schmerzhafte aktive Mobilisation, kann eine Trunkus-Blocktechnik der Nn. medianus oder ulnaris am Handgelenk 2- bis 3mal wiederholt werden.

Dieses Protokoll wird während der ersten 10 Tage nach dem Eingriff inklusive Wochenende ununterbrochen verfolgt.

☐ Nachbehandlungsschema einer Tenolyse in Zone 2

Bei einer einwandfreien Nachbehandlung nach Tenolyse werden drei Phasen unterschieden:

- Tag 0 bis Tag 10: anspruchsvollster Zeitraum, da ein hohes Risiko erneuter Blockierung oder Ruptur besteht,
- Tag 10 bis Tag 21: aktive Beübung ohne Widerstand,
- nach Tag 21: zunehmend Beübung gegen Widerstand.

Tag 0 bis Tag 10: Es handelt sich um die delikateste und riskanteste Phase, da einerseits während der ersten 8 Tage um jeden Preis die von ihren Adhärenzen gelöste[n] Sehne[n] unter der Gefahr erneuter Blockierung mobilisiert werden sollen. Andererseits kann eine exzessive Beübung zu erneuter Ruptur, Schmerz oder Entzündung führen. Die Mobilisation muß sanft, aber effizient erfolgen. Die aktive Muskelbeübung erfolgt gezielt ohne Widerstand.

Die profunde Flexorensehne wird gezielt beübt, indem das Handgelenk in Neutralposition gelagert wird und die Metakarpophalangeal- und die proximalen Interphalangealgelenke in Extensionstellung verbleiben (Abb. 3.**35 c**).

Die oberflächliche Flexorensehne wird durch Ausschalten der anderen Langfinger in Extension gezielt beübt, wobei der Patient aufgefordert wird, den betroffenen Finger zu flektieren. In dieser Stellung kann allein die superfizielle Flexorensehne arbeiten (Abb. 3.**35 d**).

Die beiden Flexorensehnen werden gemeinsam durch Plazieren des Handgelenks in Neutralposition beübt, das Metakarpophalangealgelenk steht in Extension. Der Patient wird aufgefordert, eine Greifbewegung unter Flexion des proximalen und distalen Interphalangealgelenks zu realisieren. Jede Übung beinhaltet ein Dutzend aktive Bewegungen. Globale aktive Mobilisationen in Flexion haben in diesem Stadium keinen Sinn, da die Flexionsbewegung des Metakarpophalangealgelenks die Interosseusmuskulatur beansprucht und damit die Effizienz der Flexorensehnen der Langfinger vermindert.

Zu Beginn der Sitzungen kommt es zu passiver Mobilisation, um die Bewegungen zu programmieren und die Gelenkamplituden zu erhalten. Alle Bewegungen werden gezielt in Flexion und Extension ausgeführt.

Werden die zu behandelnden Sehnen als fragil und rupturgefährdet beurteilt, verwenden wir das Strickland-Protokoll (31). Der krankengymnastische Nachbehandler flektiert global die gesamte Fingerkette passiv. In dieser Position wird der Patient aufgefordert, eine Kontraktion der Fingerflexoren auszuführen.

Dieses Vorgehen hat den Vorteil, die Schmerzschwelle zu vermindern und Exkursionen der Sehne über ihre gesamte Länge zu erleichtern, ohne eine exzessive Spannung zu verursachen, so daß diese vor Ruptur geschützt ist.

Während der ersten 10 Tage erfolgt eine strenge klinische Überwachung, wobei besonders Entzündungszeichen und Wundheilungsstörungen kontrolliert werden. So kann es erforderlich sein, die krankengymnastischen Sitzungen zu vermindern und sogar für 24 Stunden auszusetzen, wobei der Patient mit antientzündlicher Medikation und Alkoholumschlägen behandelt wird. Diese Methoden dürfen nicht zugunsten einer Trunkusanästhesie vernachlässigt werden, allein um Schmerzen zu lindern. Die Anästhesie-Blocktechniken dürfen nur dazu dienen, die Schmerzschwelle aufgrund des operativen Vorgehens zu überwinden, und nicht dazu, Entzündungszustände oder Wundheilungsstörungen zu überspielen.

Tag 11 bis Tag 21: Das Risiko einer Ruptur schwindet, und aktive Mobilisationen werden ohne Widerstand intensiviert. Während zwei Sitzungen am Tag wird gezielt aktiv weiter gearbeitet, wobei die Beübung der beiden Flexorensehnen gegeneinander betont wird. Auch das Training des Greifvorgangs bei in Extensionsstellung inaktivierten Metakarpophalangealgelenken wird weiter betrieben. Der gesamte Bewegungsablauf der Finger wird am Ende der Sitzung statisch beübt.

Während dieser Phase wird eine Orthese für den gesamten Bewegungsumfang angefertigt. Sie wird tagsüber für Phasen von 10 Minuten getragen. In dieser Stellung entwickelt der Patient statische Kontraktionen nach dem von Strickland beschriebenen Protokoll.

Sollten nach verstärktem statischem Bewegungsablauf der Finger Adhärenzen auftreten, können diese schnell durch passive Mobilisation in die Extension und das nächtliche Tragen einer dynamischen Extensionsorthese therapiert werden.

In diesem Stadium kann die Ergotherapie eingesetzt werden, wenn die Flexorensehnen nicht rupturgefährdet sind. Sie trägt zur Beschleunigung der phsycomotorischen Integration des operierten Fingers bei. Die unterschiedlichen Aktivitäten erhöhen die Bewegungsamplituden dank der automatisierten Beübung der Flexoren, wobei die Fortschritte durch zunehmende Verkleinerungen des Durchmessers der Werkzeuggriffe kontrolliert werden.

Nach Tag 21: Die aktive Muskelbeübung kann jetzt zunehmend gegen manuellen Widerstand erfolgen. Die Ergotherapie wird zur Erhöhung von Kraft und Ausdauer eingesetzt.

☐ Besonderheiten der Nachbehandlung

Tenolyse und Ringbandrekonstruktion. Ringbandrekonstruktionen, meist A2 und A4, müssen außerhalb der Nachbehandlungssitzungen durch Tragen von Lederringen für einen Zeitraum von 4–6 Wochen geschont werden.

Während der Beübung schützt der Krankengymnast diese durch deutlichen Gegendruck auf die Grund- und Mittelphalanx, damit die Sehne während aktiver Beanspruchung gegen den Knochen gedrückt wird.

Tenolyse der langen Flexorensehne des Daumens. Es ist wichtig, die Sehnen des langen und kurzen Daumenflexors spezifisch durch alternierende Flexionsbewegung von Interphalangeal- und Metakarpophalangealgelenk zu beüben. Wurde ein A1-Ringband rekonstruiert, ist das Tragen eines Lederringes zwischen den Sitzungen obligat. Während der Beübung wird vom Krankengymnast ein Gegendruck auf das Metakarpophalangealgelenk und die Grundphalanx ausgeübt.

Aktive und passive Extensionsdefizite nach Tenolyse. Diese kommen häufig vor, besonders wenn ein Zustand nach Krallenfingerbildung besteht, welcher einer Arthrolyse bedurfte.

Das nächtliche Tragen einer dynamischen Extensionsorthese wird auf einen Zeitraum von 2–3 Monaten verlängert (Abb. 3.**35 g**).

☐ Literatur

1. Bassett, A.L., R.E. Carroll: Formation of tendon sheaths by silicone rod implants. In Proceedings of the American Society for Surgery of the Hand. J. Bone Jt. Surg. 45-A (1963) 884
2. Boyes, J.H.: Flexor tendon grafts in the fingers and thumb: an evalution of end results. J. Bone Jt. Surg. 32-a (1950) 489
3. Boyes, J.H., H.M. Stark: Flexor tendon grafts in the fingers an thumb: a study of facors influencing results in 1000 cases. J.Bone Jt. Surg. 53-A (1971) 1332–1342
4. Brunner, J.M.: The zig zag volar digital incision for flexon tendon surgery. Plast reconstr. Surg. 40 (1967) 571–574
5. Brunnell, S.: Surgery of the Hand, 3rd ed. Lippincott, Philadelphia 1956
6. Duran, R.J., R.G. Hauser: Controlled passive motion following flexor tendon repair in zone two und three. AAOS Symposium on Tendon Surgry in the Hand. Mosby, St. Louis 1975 (pp. 182–189)
7. Foucher, G., M. Merle, A. Sibilly, J. Michon: Greffe des tendons fléchisseurs: Intérnêt d'une modification de la technique de Hunter. Rev. Chir. orthop. 64 (1978) 703–705
8. Harii, K., K. Ohmori, S. Torii: Free gracilis muscle transplantation with micromusculat for the treatment of facial paralysis. Plast. reconstr. Surg. 57 (1976) 133–143
9. Hunter, J.M.: Artifical tendons: early development and applications. Amer. J.Surg. 109 (1965) 325–338
10. Hunter, J.M., R.E. Salisbury: Flexon tendon reconstruction in severely damaged hands: A two stages procedure using a silicone dacron reinforced gliding prothesis prior to tendon grafting. J. Bone Jt. Surg. 53 A (1971) 829–858
11. Hunter, J.M., S.H. Jaeger: Tendon implants: primary and secondary usage. Orthop. Clin. N. Amer. 8 (1977) 473–489
12. Hunter, J.M., D.I. singer, S.H. Jaeger, E.J. Mackin: Active tendon implants in flexor tendon reconstruction. J. Hand Surg. 13 A (1988) 849–859
13. Jaeger, S.H., P.J. Schneider, A.J.T. Clemow, E.M. Chen, J.M. Hunter: Development of a long term flexor tendon prothesis. In Hunter, J.M., L.H. Schneider, E.J. Mackin: Flexor Tendon Surgery in the Hand. Mosby, St. Louis 1986 (pp. 491–500)
14. Kleinert, H.E., J.E. Kutz, E. Atasoy, A.Stormo: Primary repair of lateral flexor tendon in «non man's land». J. Bone Jt. Surg. 49-A (1967) 577
15. Kleinert, H.E., J.B. Bennett: Digital pulley reconstuction employing the always present rim of the previous pulley. J. Hand Surg. 3 (1978) 297–298
16. Lexer, E.: Die Verwertung der freien Sehnentransplantation. Arch. klein. Chir. 98 (1912) 918
17. Littler, J.W.: Discussion on extensor habitus, (White, W.L.), J.Bone St. Surg. 42-A (1960) 913
18. Littler, J.W.: The digital extensor flexor tendon system. In Reconstructive Plastic Surgery, Converse vol. 6. Saunders, Philadelphia 1977 (p. 3203)
19. Manktelow, R.T., NB.H. McKee: Free muscle transplantation to provide active fingr flexion. J. Hand Surg. 3 (1978) 416–426
20. Manktelow, R.T., R.M. Zuker, N.H. McKee: Functioning free muscle tansplantation. J. Hand Surg. 9 A (1984) 32–38
21. Manktelow, R.T.: Functioning free muscle transfer. In Green D.: Operative Hand Surgery, 3rd ed. Churchill Livingstone, New York 1993 (pp. 1159–1177)
22. Marcucchi, L.: Les greffes en deux temps des tendons fléchisseurs à propos de 63 cas. Thèse méd., Nice 1989
23. Mayer, L.: Free transplantation of tendons. Amer. J.Surg. 35 (1921) 571
24. Merle, M., F. Dap: Lésions traumatiques des tendons fléchisseurs de la main. Encly med.-chir. Appareil Locomoteur, 14 056, A 10, 1992, 12 p.
25. Merle, M., G. Foucher, J. Michon: La technique de Kleinert pour la réparation primaire des tendons fléchisseurs dans le «no man's land». Ann. Chir. 11–12 (1976) 883–887
26. Paneva-Holevitch, E.: Two stages tenoplasty in injury of the flexor tendon of the hand. J. Bone Jt. Surg. 51 A (1970) 164–165
27. Parkes, A.: The lumbrical plus finger. Hand 2 (1970) 164–165
28. Pulvertaft, R.G.: The results of tendon grafting for flexon injuries of fingers and thumb after long delay. Bull. Hosp. Jt. Dis. 21 (1960) 317–321
29. Rouhier, F.: La restauration du tendon long fléchisseur du pouce, sans sacrifice du tendon primitif. J. Chir. 66 (1950) 8–9
30. Schneider, L.H.: Flexor Tendon Injuries.Little Brown, Boston 1985
31. Strickland, J.W.: Flexor tenolysis. Hand Clin. 1 (1985) 121–132
32. Tamai, S., S. Komatsu, H. Sakamoto, S. Sano, N. Sasauchi, Y. Hora, Y. Tastumi, H. Okuda: Free muscle transplants in dogs with microsurgial neurovascular anastomoses. Plast. reconstr. Surg. 46 (1970) 219–225
33. Verdan, C.: Syndrome of the quadriga. Surg. Clin. N. Amer. 40 (1960) 425–426
34. Verdan, C., G. Crawford, Y. Martini-Ben Keddach: The valuable role of tenolysis in the digits. In Cramer, L.M., R.A. Chaser: Symposium on the Hand, vol. 3. Mosby, St. Louis 1971 (p. 192)

4 Sekundäreingriffe am Extensorenapparat der Finger

L. Vaienti und M. Merle

Sekundäreingriffe am Extensorenapparat der Finger haben den gerechtfertigten Ruf, schwierig durchzuführen zu sein und ungewisse Ergebnisse zu zeitigen. Wir verweisen auf Band I bezüglich der Charakteristika, Anatomie und Biomechanik sowie der klinischen Untersuchung des Extensorenapparats (17).

Die Sekundärchirurgie ist am Extensorenapparat deshalb kompliziert, weil sie zumeist mit einem qualitativ schlechten Hautmantel auskommen muß. Dieser steht in direktem Kontakt zu dem Extensorenapparat und soll gleichzeitig den Hauptanteil des venösen Rückflusses sichern.

Zunehmende Deformationen der Fingerkette in Knopfloch- oder Schwanenhalsfehlstellungen sind durch erhebliche Retraktionen des Extensorenapparates, der intrinsischen Muskulatur und der Ligamente bedingt. Häufig komplizieren Gelenkeinsteifungen zusätzlich die Therapie. In diesem Kontext ist es essentiell, die Behandlung durch krankengymnastische Beübung mit dynamischen Schienen zu beginnen, um möglichst geschmeidige Fingerketten vorzubereiten.

Das von uns entwickelte Therapieschema wird anhand der topographischen Zonen, die von der IFSSH (International Federation of Societies for Surgery of the Hand) definiert wurden, präsentiert. Hierbei entsprechen ungerade Zahlen den Gelenkbereichen, gerade Zahlen sind den diaphysären Zonen der Knochen zuzuordnen. Die 5 Bereiche am Daumen werden dem Buchstaben T nachgestellt, (Abb. 4.1).

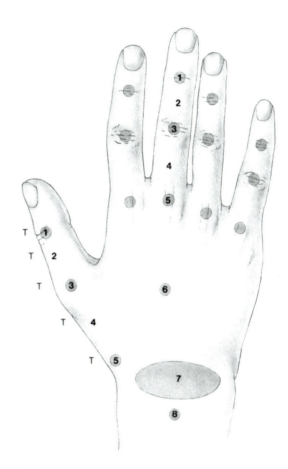

Abb. 4.1 Topographische Zonen des Extensorenapparates in der Klassifikation der IFSSH. Ungerade Zahlen entsprechen den Gelenkbereichen, gerade Zahlen den diaphysären Knochenzonen. 5 dem Buchstaben T nachgestellte Zahlen betreffen den Daumen.

Verletzungen der Langfinger

■ Zone 1: Veraltete Hammerfingerverletzung

Die Situation eines Hammerfingers ergibt sich meist als Folge einer subkutanen Ruptur an der distalen Insertionsstelle der Extensorensehne, ggf. begleitet von einem knöchernen Ausriß.

□ Konservative Therapie (s. Bd. I, Abb. 9.8)

Wenn die isolierte Sehnenläsion nicht während der ersten 3 posttraumatischen Tage konservativ mit einer Plexiglasschiene versorgt wurde, kann dieses Vorgehen dennoch zur Anwendung kommen. Dann werden zusätzliche 4 Wochen Immobilisation erforderlich. Nach Ablauf von 3 Wochen nach einem Sehnenabriß kann man mit diesem Verfahren das Versäumnis nur noch ganz selten aufholen.

□ Tenodermodese oder Verfahren nach Brooks-Graner (Abb. 4.2)

Das Verfahren kommt nach Versagen oder nach nicht erfolgter konservativer Therapie zur Anwendung. Brooks in England, Graner in Brasilien (2), später F. Iselin (10) in Paris, schlugen zur Korrektur des Extensionsdefizits eine ellipsenförmige Exzision von Haut- und Narbengewebe in einer Größenordnung von 3 mm aus dem extendierten Sehnenbereich vor. Mit einem 2/0-PDS-Faden werden die 2 Exzisionsränder durch Matratzennaht adaptiert. Die postoperative Immobilisation wird für 5 Wochen mit einem axialen Kirschner-Draht, der das distale Interphalangealgelenk temporär arthrodesiert, gesichert. Im Gegensatz zu Graner fixieren wir das Endgelenk in Null-Grad-Stellung

4 Sekundäreingriffe am Extensorenapparat der Finger

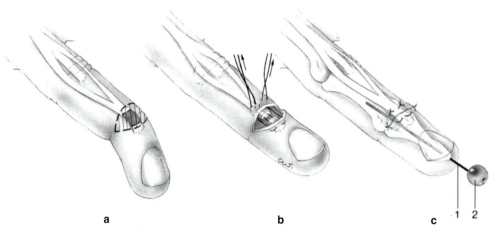

Abb. 4.**2a–c** Tenodermodese oder Verfahren nach Brooks-Graner
a Ellipsenförmiges Ausschneiden der Haut und des Sehnennarbengewebes.
b Resorbierbare matratzenförmig angebrachte Nähte adaptieren Sehne und Haut.
c Die Arthrodese des distalen Interphalangealgelenks in Extensionsstellung mit axial eingebrachtem Kirschner-Draht (1).
2 Schutzkugel für den Draht.

ohne Hyperextension, um Störungen der Gefäßversorgungen an der Pulpa sowie eine Gelenkeinsteifung mit Flexionsdefizit zu vermeiden.

Nach Entfernen des Drahts ist die aktive Mobilisation zugelassen. Selten nur kann mit diesem Vorgehen eine Restitutio der Funktion ad integrum erreicht werden, zumeist verbleibt eine Beweglichkeit von Extension/Flexion von 0–10–55 Grad.

☐ Hammerfinger mit knöchernem Ausriß

Handelt es sich um ein kleines knöchernes Fragment und besteht ein Extensionsdefizit nach nicht erfolgter Reposition, kann das Verfahren nach Brooks-Graner angewandt werden. Hierbei muß man sich vor dem Versuch der anatomischen Refixation des Fragments, welches zumeist an der Endphalanx konsolidiert ist, hüten.

Liegt dagegen ein größeres knöchernes Fragment von mehr als einem Drittel der Gelenkoberfläche vor, entwickelt sich eine palmare Subluxation der Endphalanx. Eine verspätete „wasserdichte" Reposition des Fragments ist illusorisch, dieses kann fragmentieren, nekrotisieren und die Arthroseentwicklung im Gelenk beschleunigen. Dann bevorzugen wir eine Arthrodese des distalen Interphalangealgelenks in leichter Flexionsstellung (15–20 Grad).

☐ Hammerfinger mit Sehnensubstanzverlust

Alle unsere Versuche, Sehnenrekonstruktionen in Zone 1 mit einem Transplantat vorzunehmen, sind enttäuschend verlaufen, da konstant erhebliche Flexionseinschränkungen des distalen Interphalangealgelenks auftraten.

Da meist offene Verletzungen bestehen, bevorzugen wir es, die subkutanen Heilungsprozesse, bei denen das Gewebe zuletzt kontrahiert, als „echten" Sehnenersatz zu betrachten. Dieses erfordert ein striktes Immobilisieren des distalen Interphalangealgelenks in Extensionsstellung mit einem Kirschner-Draht für einen Zeitraum von 6 Wochen. Dabei wird das proximale Interphalangealgelenk mit einem Beasley-Ring vor einer Hyperextensionsstellung und der Entwicklung einer Schwanenhalsdeformität geschützt. Dieses Vorgehen kann nur während der ersten Wochen nach dem Verletzungsmechanismus angewandt werden. Im Falle des Versagens dieses Konzepts stellt eine Arthrodese in leichter Flexionsstellung eine Lösung dar, die Kraft, Stabilität des Griffs und subjektives Wohlbefinden gewährleistet.

☐ Hammerfinger mit Schwanenhalsdeformität (Abb. 4.3)

Es handelt sich um eine Komplikation von erheblicher funktioneller Konsequenz, welche verhindert und im übrigen frühzeitig therapiert werden muß.

Bei der Schwanenhalsdeformität liegt eine Hyperextensionsstellung des proximalen Interphalangealgelenks mit betonter Flexionsfehlstellung des distalen Interphalangealgelenks vor. Nach Ruptur der Extensorensehne in Zone 1 besteht eine verstärkte Funktion des medianen Zügels der Extensorensehne, die um so schneller zu einer Hyperexten-

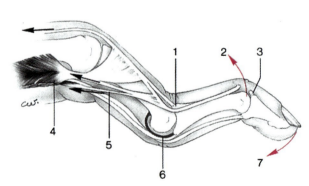

Abb. 4.**3** Entwicklung der Schwanenhalsdeformität bei veraltetem Hammerfinger. Die vernachlässigte Ruptur an der distalen Insertion der Extensorensehne (3) provoziert die Flexionsstellung der Endphalanx unter dem Einfluß der tiefen Flexorensehne (7). Die gemeinsame Aktion an der Mittelphalanx von der Extensorensehne (1), der Expansion der Interossärmuskulatur (4) und der Lumbrikalmuskulatur (5) bewirkt die Hyperextension der Mittelphalanx (2) mit zunehmender Distension der palmaren Platte (6).

sionsstellung des proximalen Interphalangealgelenks führt, als die palmare Platte lax und die transversen retinakulären Ligamente schwach ausgeprägt sind. Die lateralen Zügel der Extensorensehne verlagern sich nach dorsal und verschlimmern hierdurch die Hyperextensionsstellung, wobei die Funktionen der profunden Flexorensehne und damit die Flexion des distalen Interphalangealgelenks verstärkt wird. Die distendierten schräg verlaufenden retinakulären Ligamente verlieren ihre Aufgabe, die Flexionsstellung des distalen Interphalangealgelenks zu verhindern, und die Koordinierung der nacheinander erfolgenden Flexionen von proximalem und distalem Interphalangealgelenk wird verändert. Dieses erklärt, daß bei der Schwanenhalsdeformität der Bewegungsablauf der Fingerkette am distalen Interphalangealgelenk beginnt und anschließend einen erheblichen Hebelarm auf das proximale Interphalangealgelenk provoziert. Bei fortgeschrittenen Formen wird die Flexion des proximalen Interphalangealgelenks unmöglich.

Bei geringer Deformität reicht meist die Korrektur des Hammerfingers nach dem Verfahren von Brooks-Graner aus, seltener mit Arthrodese, daran schließt sich eine krankengymnastische Nachbehandlung der Fingerkette an, wobei gegen das Einstellen der Hyperextensionsposition am proximalen Interphalangealgelenk mit dem Beasley-Ring vorgegangen wird. Reicht eine solche Korrektur nicht aus, kann das Raffen der palmaren Platte des proximalen Interphalangealgelenks eine geringe Hyperextensionsfehlstellung ausgleichen (14). Sie erfolgt mit palmaren Brunner-Inzisionen und erfordert die Eröffnung des C2-Kreuzbands sowie eines Teils des A3-Ringbands, um die beiden Flexorensehnen zu luxieren. Nach dieser Exposition wird die palmare Platte ellipsenförmig über 2–3 mm ausgeschnitten und anschließend mit 2/0-PDS-Faden genäht, um eine Flexion von 15 Grad am proximalen Interphalangealgelenk zu ergeben. Die palmare Platte kann mit einigen Stichen auf die am weitesten palmar gelegenen Fasern der 2 lateralen Ligamente verstärkt werden (Abb. 4.**4**). Bei einer manifesten Deformität mit erhaltener Beweglichkeit des proximalen und distalen Interphalangealgelenks besteht unsere erste Wahl in dem Anwenden der Technik nach Littler (15), bei der eine aktive Tenodese durch Rekonstruktion des schrägen retinakulären Ligaments realisiert und dadurch die Flexionsfehlstellung des distalen und die Hyperextensionsfehlstellung des proximalen Interphalangealgelenks korrigiert wird. Hierdurch entsteht das ausgezeichnete Verfahren des „SORL" (spiral oblique retinacular ligament). Dabei handelt es sich um ein sehr einfallsreiches Vorgehen, welches auf der Pathophysiologie der Schwanenhalsdeformität durch Hammerfinger beruht. Diese Technik hat uns die zunächst beschriebene von Littler zurückstellen lassen, welcher den lateralen Zügel der Extensorensehne verwandte und diesen am Fingerkanal aufsteppte. Die schwache Struktur der Sehne und ihre Fixation erklärte den hohen Anteil von Rezidiven.

Die SORL-Technik (Abb. 4.**5**) erfordert das Heben des M. palmaris longus (s. Kap. 3).

Am Finger läßt die dorsale Inzision nach Beasley den Zugang zum distalen Interphalangealgelenk sowie die Realisation eines schräg verlaufenden knöchernen Tunnels, der distal auf der Palmarseite der Endphalanx endet, mit dem Pfriem zu. Eine zweite dorsoulnare Inzision in Höhe des proximalen Interphalangealgelenks erlaubt das Anlegen eines subkutanen Tunnels mit Richtung auf den dorsalseitigen Hautschnitt, entsprechend dem theoretischen Verlauf des retinakulären schrägen Ligaments.

Die Sehne des M. palmaris longus wird in diesem Tunnel eingeführt, durch die distale Phalanx gezogen und mit Haifischmaulschnitt am pulpoungualen Übergang ausgeführt. Eine kurze radial-dorsale Inzision auf Höhe der Diaphyse der Grundphalanx erleichtert die Extraktion der M.-palmaris-longus-Sehne, die schräg hinter den vaskulonervösen Gefäßstielen, aber vor den Flexorensehnen verläuft und damit zu einem echten Ersatz für die palmare Platte des proximalen Interphalangealgelenks wird. Ein zweiter transossärer, transversaler Kanal, leicht schräg verlaufend, wird mit dem Pfriem vom radialen Rand der Diaphyse der Grundphalanx angelegt, um am ulnaren Rand des Fingers auszutreten. Die Sehne des M. palmaris longus wird mit einem Faden und einer geraden Nadel durch diesen Kanal geführt und auf der Gegenseite mit einer kleinen Gegeninzision extrahiert. Der distale Anteil des Sehnentransplantats wird zurückgeschlagen und auf dem Nagel angenäht. Der Zug am proximalen Ende korrigiert nun sowohl die Hammerfingerfehlstellung als auch die Schwanenhalsdeformität.

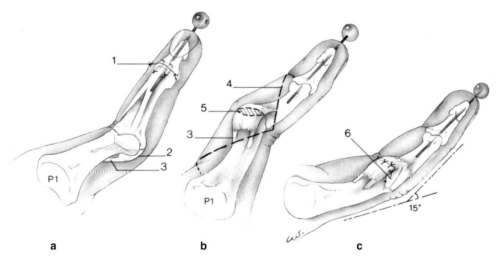

Abb. 4.4a–c Korrektur der Schwanenhalsdeformität durch Tenodermodese und Kapsulodese
a Tenodermodese (1) in dem Verfahren nach Brooks-Graner.
b Die palmare Platte (2) nach Zugang mit Brunner-Inzision (4) wird ellipsenförmig reseziert (5) und anschließend genäht.
c Die lateralen Enden der palmaren Platte können auf die am weitesten palmargelegenen Fasern der lateralen Ligamente (6) gesteppt werden. 3 Die „Check-rein"-Ligamente werden durch die Kapsulodese nicht beeinträchtigt.

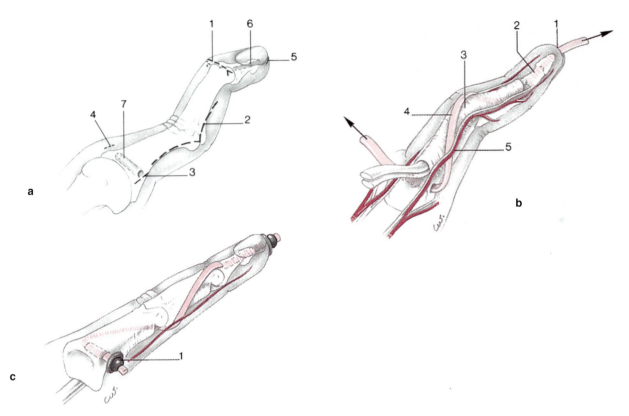

Abb. 4.**5a–c** Korrektur der Schwanenhalsdeformität in der SORL-Technik nach Littler

a Zugangswege:
1 dorsal am distalen Interphalangealgelenk nach Beasley;
2 dorsolateral am proximalen Interphalangealgelenk;
3 kurze dorsoradial gelegene Inzision an der Basis der Grundphalanx;
4 kurze dorsoulnare Inzision an der Basis der Grundphalanx;
5 Haifischmaulschnitt an der Endphalanx;
6 transossärer axialer Tunnel in der Endphalanx;
7 transversaler Tunnel in der Basis der Grundphalanx.

b Das Transplantat der Sehne des M. palmaris longus (4) wird durch den ossären Tunnel (2) zwischen der Basis der Endphalanx und dem distalen Ende geführt. Das Transplantat verläuft dann schräg lateral am ulnaren Rand der Mittelphalanx im Verlauf des schrägen retinakulären Ligaments. Anschließend passiert es am proximalen Interphalangealgelenk vor den Flexorensehnen (3) hinter dem vaskulonervösen Pedikel (5), um am radialen Rand des Fingers in den transversalen Kanal der Basis der Grundphalanx einzutauchen. Das Transplantat wird durch den Tunnel hindurchgezogen und mit einer kleinen Gegeninzision ulnarseitig extrahiert.

c Während der Spannungseinstellung des Transplantats an den beiden Enden vermindert sich die Schwanenhalsdeformität. Die Endphalanx wird durch den Effekt des rekonstruierten pseudoretinakulären Ligaments in Extensionsstellung gehalten. Die Hyperextensionsstellung des proximalen Interphalangealgelenks schwindet unter der Wirkung des Transplantats während des palmaren Verlaufs, hierbei wird dieses zum Ersatz für die palmare Platte. Bei aktiver Flexion des proximalen Interphalangealgelenks verlängert sich das Transplantat, und das distale Interphalangealgelenk kann unter der Wirkung der tiefen Flexorensehne flektieren. Die Fixation des Transplantats an den beiden Enden wird mit dem Pull-out-Prinzip realisiert, wobei die Unterlegscheibe und Plombe des Drahtausziehsystems (1) verwandt wird.

Das Einstellen der Spannung erfordert große Aufmerksamkeit, da eine Überkorrektur den Finger in eine Knopflochfehlstellung bringt, während eine Unterkorrektur die Schwanenhalsdeformität nicht ausreichend korrigiert. Zur Erleichterung der Einstellung der Spannung verwenden wir das „Pull-out"-System des Ausziehdrahts nach Jenning, welches u.a. eine Scheibe zum Schutz der Haut vor dem Plombendruck, der die Sehne befestigt, enthält. Die Spannung wird als ausreichend angesehen, wenn das distale Interphalangealgelenk in Null-Grad-Extensionsstellung steht und das proximale Interphalangealgelenk bis zu 20 Grad-Flexionsstellung erreicht. Eine dorsal der Grund- und Mittelphalanx für 6 Wochen angebrachte Schiene vermeidet den Zug auf das Transplantat, ermöglicht aber die Flexionsmobilisation der Fingerkette.

Entwickelt sich während der Phase der Integration des Transplantats ein Hammerfingerrezidiv, ist eine dorsale Plexiglasschiene an Mittel- und Endphalanx anzubringen, die das distale Interphalangealgelenk in Null-Grad-Extensionsstellung blockiert.

Die SORL-Technik ergibt die besten Ergebnisse, da sie gewissermaßen eine normale Funktion der Fingerkette wiederherstellt. Sie ist jedoch in der technischen Realisation äußerst anspruchsvoll (Abb. 4.**6**). Bei einer Serie von 30 Fällen sind wir zweimal gezwungen gewesen, eine Reintervention für eine Verlängerungstenotomie des Sehnentransplantats vorzunehmen, welches sich während des Heilungsvorgangs erheblich retrahiert hatte und eine Knopflochfehlstellung induzierte (8). Das Verfahren muß bei generell laxem Bandapparat vermieden werden. Wir haben in einem Fall die Entwicklung einer Klinodaktylie beobachtet. Von Littler haben wir erfahren, daß man diese Deformität durch ein zweites, symmetrisch erfolgendes SORL-Vorgehen vermeiden oder behandeln kann.

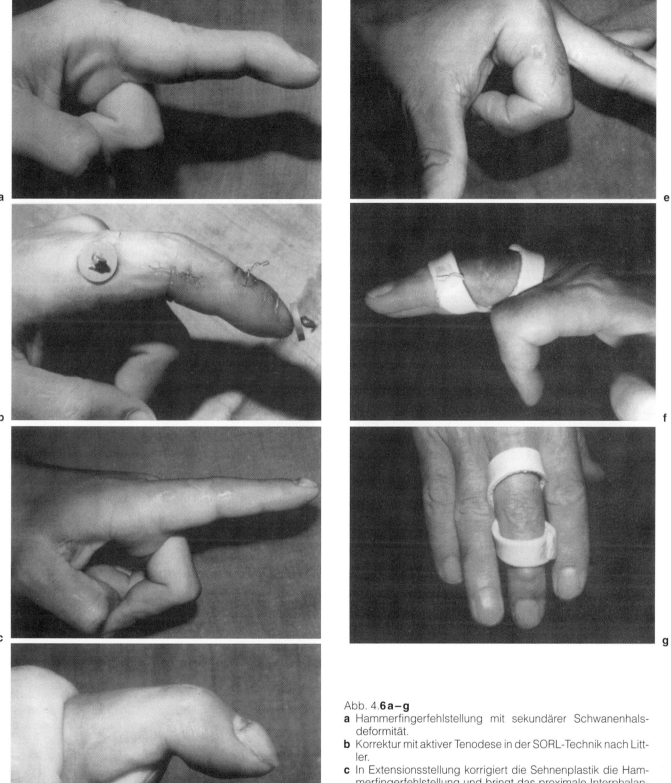

Abb. 4.**6 a–g**
a Hammerfingerfehlstellung mit sekundärer Schwanenhalsdeformität.
b Korrektur mit aktiver Tenodese in der SORL-Technik nach Littler.
c In Extensionsstellung korrigiert die Sehnenplastik die Hammerfingerfehlstellung und bringt das proximale Interphalangealgelenk in Extension.
d Die aktive Flexion des distalen Interphalangealgelenks bleibt erhalten.
e Harmonischer Gesamtbewegungsablauf.
f u. **g** Schutz der Korrektur vor einem Schwanenhalsrezidiv mit einer dorsalen Präventivschiene.

■ Zone 2: Mittelphalanx

Es handelt sich um eine selten von Zweiteingriffen betroffene Zone, da fast immer auch ein Zügel des Extensorenapparates allein in der Lage ist, die Funktion zu erhalten.

Theoretisch ist es möglich, zumindest einen der lateralen Zügel zu transplantieren, jedoch mußten wir dieses noch nie durchführen. Dagegen haben die lateralen Zügel, wie wir bei der Behandlung der Knopflochfehlstellung und der Sehnenblockierungen noch sehen werden, die ungünstige Neigung zu Retraktion und Verklebung mit dem Periost.

■ Zone 3: Kopflochfehlstellung

Eine nicht behandelte Verletzung oder ein nicht rekonstruierter Substanzverlust des medianen Zügels führt zunehmend zu einer Knopflochdeformität. Diese beinhaltet eine Flexionsfehlstellung des proximalen Interphalangealgelenks sowie eine Hyperextension im distalen Interphalangealgelenk und gelegentlich auch im Metakarpophalangealgelenk.

□ Deformationsmechanismus

Der Mechanismus, der zu der Deformation führt, muß gut verstanden werden, da hieraus die kausale Behandlung resultiert (Abb. 4.7).

Nach Ruptur des medianen Zügels retrahiert die Extensorensehne in Richtung Grundphalanx. Unter der dominierenden Wirkung der oberflächlichen Flexorensehne flektiert das proximale Interphalangealgelenk, und das Dreieck nach Stack, welches von den 2 lateralen Zügeln der Extensorensehne an der Mittelphalanx begrenzt wird, vergrößert sich. Die zunehmende Retraktion der transversalen retinakulären Ligamente führt zur Deplazierung der lateralen Zügel auf die palmare Seite, wodurch diese eine flektierende Wirkung auf das proximale Interphalangealgelenk entwickeln, wenn sie vor der Rotationsachse zu liegen kommen.

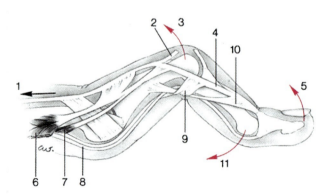

Abb. 4.**7** Entwicklung der Knopflochdeformität nach Verletzung des medianen Zügels des Extensorenapparats.
Die vernachlässigte Ruptur des medianen Zügels der Extensorensehne (2) provoziert die Retraktion des Extensorenapparats (1) in Richtung Grundphalanx. Die Mittelphalanx (11) flektiert unter der Wirkung der superfiziellen Flexorensehne (8). Zunehmend retrahieren sich die Ligg. retinacularia transversa (9) genau wie die Ligg. retinacularia obliqua (10), welche eine Hyperextension der Endphalanx (5) bewirken. Die lateralen Zügel (4) luxieren auf die palmare Seite und erweitern das Stack-Dreieck. Das proximale Interphalangealgelenk (3) kommt zwischen den lateralen Zügeln zum Vorschein. 6 M. interosseus, 7 M. lumbricalis.

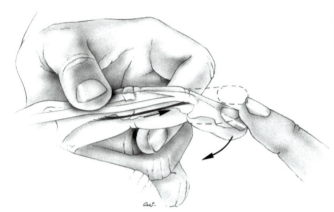

Abb. 4.**8** Test nach Haines zum Nachweis der Kontraktur bei Knopfloch-Fehlstellung.
Wird das proximale Interphalangealgelenk in Extensionsstellung gehalten, kann der Untersucher das distale Interphalangealgelenk passiv in Flexion bringen. Der Test wird als negativ bezeichnet, wenn die Flexion möglich ist, und besagt, daß die Ligg. retinacularia obliqua nicht retrahiert sind. Der Test ist positiv, wenn die Flexion des distalen Interphalangealgelenks eingeschränkt oder nicht möglich ist, durch Retraktion der Gelenke.

Das Gelenk kommt zwischen dem von den lateralen Zügeln gebildeten Knopfloch zum Vorschein. Das distale Interphalangealgelenk kann sich unter der Wirkung der Sehnen nur in Hyperextensionsstellung plazieren und fixiert in dieser Position durch den Retraktionseffekt der schrägen retinakulären Ligamente.

Vor dem Festlegen eines therapeutischen Vorgehens ist es erforderlich, zu prüfen, ob es sich um eine reduzierbare oder durch die Retraktion der schrägen retinakulären Ligamente fixierte Retraktion des Gelenks handelt. Der Test nach Haines (9) hat hier einen großen Wert (Abb. 4.8):

Das proximale Interphalangealgelenk wird durch den Untersucher in Extensionsstellung gehalten und das distale Interphalangealgelenk passiv flektiert. Der Test wird als negativ bezeichnet, wenn das distale Interphalangealgelenk flektiert, eine Kontraktur der schrägen retinakulären Ligamente liegt nicht vor. Dagegen ist der Test positiv, wenn das distale Interphalangealgelenk nicht zu flektieren ist (s. Tab. 4.**1**).

Auf der anderen Seite führt die zunehmende Retraktion des gesamten Extensorenapparats und der transversen retinakulären Ligamente zur fixierten Hyperextensionsfehlstellung im Metakarpophalangealgelenk und zur Flexion des proximalen Interphalangealgelenks.

□ Therapie

Die späte Therapie von Knopflochdeformitäten ist schwierig und ergibt selbst in Expertenhänden zweifelhafte Ergebnisse. Vor der Indikationsstellung ist es zu empfehlen, den Patienten langfristig mit einer dynamischen Schiene und einer speziellen krankengymnastischen Beübung vorzubehandeln.

Um die Einsteifung des proximalen Interphalangealgelenks zu verhindern und die Funktion der lateralen Zügel zu erhalten, wird eine dynamische Orthese plaziert, die das Metakarpophalangealgelenk in 30 Grad Flexion fixiert und die die Mittelphalanx in Extension zieht. Vom Patienten wird dann die elektive Flektion des distalen Interphalangealgelenks dank der profunden Flexorensehne gefordert. Dieses

Verletzungen der Langfinger 99

weist den Vorteil auf, die lateralen Zügel zum distalen Ende der Finger zu mobilisieren und sie in Dorsalposition zu plazieren. Diese vorbereitende Behandlung der Knopflochdeformität ist für mindestens 2 Monate angezeigt.

In sehr günstig gelegenen Fällen werden alle passiven Bewegungsamplituden wieder erreicht, und die Narbenretraktion des medianen Zügels erlaubt seine ausreichende Funktion. Eine Rezidiventwicklung der Knopflochdeformität wird dann durch das Tragen der Orthese für weitere 2–3 Monate vermieden.

Das chirurgische Vorgehen wird in Abhängigkeit von den erhaltenen Ergebnissen nach Schienenbehandlung und krankengymnastischer Beübung festgelegt. Das spezielle Problem der Rekonstruktion des medianen Zügels, einziger Eingriff bei nichtfixierter Knopflochdeformität, muß getrennt werden von anderen, obligat zusätzlich erforderlichen Operationsschritten bei fixierter Knopflochdeformität.

Reparatur oder Rekonstruktion des medianen Zügels.
Meist besteht eine Narbe, die die Kontinuität zwischen dem medianen Zügel und seiner Insertionsstelle an der Basis der Mittelphalanx garantiert. Mit einem geschwungenen dorsalen Zugang (Abb. 4.9a–e) erhält man eine vollständige Übersicht über den Extensorenapparat an Grund- und Mit-

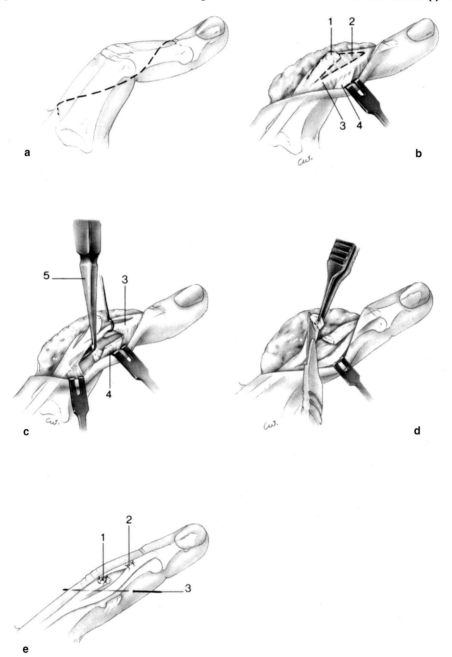

Abb. 4.9a–e Chirurgisches Vorgehen zur Korrektur der Knopflochdeformität durch Resektion und Naht des medianen Zügels.
a Dorsal geschwungener Zugang über dem proximalen Interphalangealgelenk.
b Die lateralen Zügel (3) werden mit dem Skalpell von dem medianen Zügel separiert (1).
c Der Extensorenapparat wird von seinen Adhärenzen an der Grundphalanx und dem Metakarpophalangealgelenk mit einem Sehnendissektor befreit (5), anschließend werden die lateralen Zügel auf die Dorsalseite des Gelenks repositioniert (3). Die Ligg. retinacularia transversa werden durchtrennt (4).
d Das Sehnengewebe des medianen Zügels wird über 3 mm reseziert.
e Die Sehne wird an ihrem distalen Ansatz an der Mittelphalanx (1) genäht oder mit einem transossär durchgezogenen Faden reinseriert. Das Stack-Dreieck wird partiell durch distale Naht der lateralen Zügel (2) geschlossen. Das proximale Interphalangealgelenk wird mit einem schräg eingebrachten Kirschner-Draht (3) für einen Zeitraum von 5 Wochen arthrodesiert.

telphalanx. Ein abgerundeter, gebogener Sehnendissektor (s. Bd. I) erlaubt die Überprüfung des am Skelett frei gleitenden Extensorenapparats vom Metakarpophalangealgelenk bis zur Mittelphalanx, wobei der Verlauf der lateralen Zügel verfolgt wird. Mit einem Skalpell wird das Narbengewebe, welches den lateralen Zügel mit dem medianen Zügel verbindet, exzidiert, um beide Elemente des Extensorenapparats darzustellen und das Stack-Dreieck zu überprüfen. Nach dieser Lösung, folgt die Kontrolle des freien Verlaufs der beiden Sehnen, das Narbengewebe des medianen Zügels wird über 3 mm exzidiert und letztere anschließend mit U-Nähten, entweder an der Restsehne an der Basis der Mittelphalanx oder direkt transossär mit 20-PDS-Fäden, refixiert. Um die Reparatur vor Spannungen und der Gefahr erneuter Elongation des Narbengewebes zu schützen, ist es zwingend erforderlich, das proximale Interphalangealgelenk in 0-Grad-Extensionsstellung mit einem schräg eingebrachten 10/10 Kirschner-Draht für einen Zeitraum von 5 Wochen zu fixieren. Das Gleitvermögen der lateralen Zügel wird unter passiver Flexion der distalen Interphalangealgelenke beobachtet. Wenn das Stack-Dreieck zu groß ist und die lateralen Zügel eine Tendenz zur Luxation auf die Palmarseite aufweisen, werden diese Rand an Rand im distalen Anteil mit einigen U-förmigen PDS-3/0-Fäden genäht. Eine sofortige Mobilisation des distalen Interphalangealgelenks ist zugelassen (Abb. 4.**10**).

Bei erheblichem Substanzverlust des medianen Zügels ist der Versuch, den Extensorenapparat so zu mobilisieren, daß dieser an der Mittelphalanx refixiert werden kann, vergebens, und eine Sehnenplastik ist zu bevorzugen.

– Wir verwenden das vorhandene Sehnengewebe niemals für eine Sehnenplastik des medianen Zügels, da hier mittelfristig keine mechanische Resistenz besteht, die als Sehnenersatz gelten könnte.
– Wir haben die Sehnenplastik nach Snow (14) (s. Bd. I) in der Sekundärchirurgie verlassen, da sie nicht ausreichend kräftig ist. Dagegen haben wir die Burkhalter-Aiache-Technik (s. Bd. I) mit Erfolg angewandt, bei der der mediane Zügel mit einer hälftigen Abtrennung der beiden lateralen Zügel rekonstruiert wird (1, 5). Diese werden anschließend über dem proximalen Interphalangealgelenk zentralisiert und Seite an Seite aufeinander genäht. Eine transossär geführte Naht fixiert sie an der Basis der Mittelphalanx.
– Bei fortgeschrittenen Formen bevorzugen wir die Technik von Littler-Eaton (13) (Abb. 4.**11**). Diese ist bei fixierten Knopflochfehlstellungen gerechtfertigt, bei denen erhebliche Retraktionen und Einsteifungen vorliegen. Es handelt sich um ein doppeltes chirurgisches Vorgehen, das zunächst eine Tenotomie der lateralen Zügel im Bereich der Mittelphalanx beinhaltet, wobei die distalen Anteile der Ligg. retinacularia obliqua und der terminale Anteil der Sehne der Lumbrikalmuskulatur erhalten werden müssen. Die 2 befreiten lateralen Zügel werden anschließend gedreht und dorsal Rand an Rand mit Einzelknopfnähten PDS-2/0 genäht. Diese Sehnenplastik ergibt einen medianen Zügel, der an der Basis der

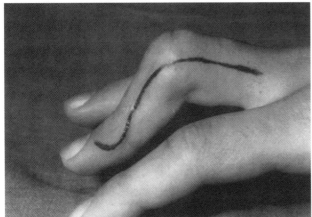
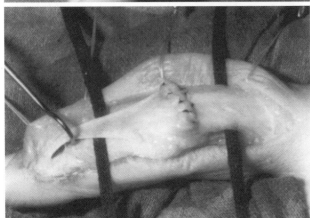
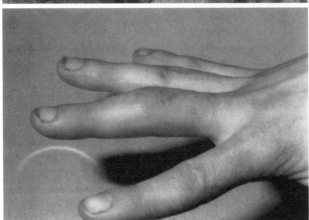
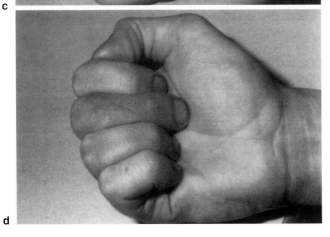

◄ Abb. 4.**10a–d**
a Knopflochdeformität des Mittelfingers.
b Nach Tenolyse des Extensorenapparats wird die Resektion mit anschließender Naht des medianen Zügels durchgeführt.
c u. **d** Funktionelles Ergebnis. Es besteht eine fast vollständige Extension bei leichtem Flexionsdefizit des distalen Interphalangealgelenks, bedingt durch eine unvollständige Mobilisation der lateralen Zügel.

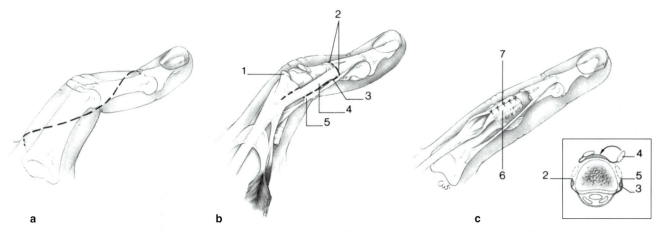

Abb. 4.**11 a–c** Operative Therapie der Knopflochdeformität durch Plastik der lateralen Zügel nach Littler-Eaton.
a Dorsaler geschwungener Zugangsweg über dem proximalen Interphalangealgelenk.
b Die lateralen Zügel (4) werden mit dem Skalpell von den Ligg. retinacularia obliqua (3) sowie von dem medianen Zügel (1) separiert. Die Ligg. retinacularia transversa (5) werden durchtrennt. Die lateralen Zügel (2) werden hinter dem distalen Ansatz der schrägen retinakulären Ligamente abgesetzt (3).
c Vereinigung der lateralen Zügel dorsal im Bereich des proximalen Interphalangealgelenks (6) durch Naht im medianen Bereich des Gelenks (7).

Mittelphalanx mit 2 transossären Nähten fixiert wird. Das proximale Interphalangealgelenk wird in 0-Grad-Extensionsstellung mit einem schräg eingebrachten Kirschner-Draht der Stärke 10/10 für 5 Wochen fixiert. Die Extension des vom Extensorenapparat abgelösten distalen Interphalangealgelenks bleibt dank des Tenodeseneffekts der Lumbrikalmuskeln und der Ligg. retinacularia obliqua erhalten.

Die durch diese Plastik erhaltenen Ergebnisse lassen uns Abstand nehmen von Transplantaten des medianen Zügels, die technisch schwierig durchzuführen sind und zweifelhafte Ergebnisse zeitigen (Abb. 4.12 a–c).

Zusätzliche Eingriffe. Die Einsteifung des proximalen Interphalangealgelenks wird meist mit der Durchtrennung der „Check-rein"-Ligamente der palmaren Platte gelöst, seltener durch Exzision der palmaren Fasern der lateralen Ligamente und ausnahmsweise durch Desinsertion der palmaren Platte an der Grundphalanx (s. Kap. 5).

Um eine zweite palmare Inzision zu vermeiden, verwenden wir einen geschwungenen Zugangsweg über dem proximalen Interphalangealgelenk, dessen Konvexitätsspitze am lateralen Rand des Fingers liegt, wodurch die palmaren Strukturen erreicht werden können.

Die beiden Ligg. retinacularia transversa werden immer durchtrennt, um den Zügeln zu ermöglichen, dorsalseitig zu liegen. Besteht eine Hyperextensionsstellung des distalen Interphalangealgelenks und liegt ein positives Haines-Manöver vor, ist eine Tenotomie der lateralen Zügel nach Dolphin (6) indiziert (Abb. 4.13). Diese muß hinter dem distalen Ansatz der schrägen retinakulären Ligamente liegen und die Lumbrikalsehne intakt belassen. Es ist unerläßlich, die Patienten sofort postoperativ täglich krankengymnastisch nachzubehandeln, da ein erhöhtes Risiko erneuter Blockierung oder Einsteifung besteht.

Liegt ein Sehnen- oder Gelenksubstanzverlust am proximalen Interphalangealgelenk vor, besteht eine Rekonstruktionsmöglichkeit durch ein Swanson-Implantat oder einen vollständigen Prothesenersatz (s. Kap. 2). Die Sehnenplastik nach Littler-Eaton ist am besten geeignet, um die Arthroplastik zu aktivieren.

Insgesamt beinhaltet die Behandlung der Knopflochdeformität eine lange Vorbereitung der Fingerkette durch Schienen und krankengymnastische Behandlung, um eine maximal mögliche Verminderung der Kontraktur zu erreichen. In diesem Fall beschränkt sich das chirurgische Vorgehen auf die Reparatur oder Rekonstruktion des medianen Zügels, eventuell verbunden mit einer Korrektur des Stack-Dreiecks. Dagegen erfordert eine eingesteifte Knopflochdeformität zusätzlich die Behandlung der weiteren retrahierten Strukturen wie Gelenken, Sehnen und Ligamenten.

■ Zone 4: proximale Phalanx

Folgen von Sehnenläsionen in Zone 4 erfordern selten eine Rekonstruktion des Extensorenapparats, da sich eine funktionelle Ersatzsituation durch die lateralen Anteile der Sehne und dank der Expansion der Interosseusmuskulatur einstellt. Adhärenzen am Periost kommen häufig vor und werden durch Retraktion der Interosseusmuskulatur kompliziert, wodurch sekundär eine Tenolyse und Resektion der schrägen Fasern der Interosseushaube erforderlich werden können.

Bei Abrasionsverletzungen ist es möglich, die Extensorensehne durch eine Umkehrplastik zu rekonstruieren, welche durch Doppelung der M.-extensor-communis-Sehne in Zone 6 gehoben wird. Diese Plastik kann auch zur Rekonstruktion des medianen Zügels dienen (s. Bd. I).

■ Zone 5: Metakarpophalangealgelenk

Es handelt sich um eine regelmäßig bei Abrasionstraumata verletzte Zone mit Substanzverlusten von Haut, Sehne und Knochen.

Auch kommt es hier zu Defekten nach Faustschlägen, welche von der einfachen subkutanen Ruptur der Extensorenhaube mit Luxation der Sehne in den intermetakarpalen Bereich bis zur septischen Arthritis durch Zahn- oder Mundkontamination reichen können.

Die chronische Luxation der Sehne in den intermetakarpalen Bereich wird häufig erst verspätet diagnostiziert und

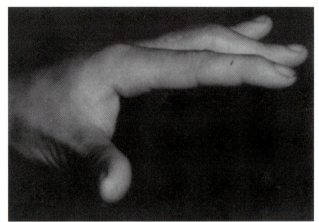
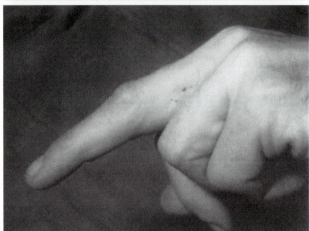
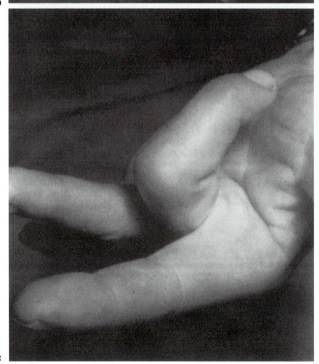

Abb. 4.**12a–c**
a Knopflochdeformität durch Substanzverlust des medianen Zügels.
b u. **c** Rekonstruktion durch Plastik der lateralen Zügel nach Littler-Eaton. Resultat ein Jahr postoperativ. Vollständige Extension bei Flexionsdefizit am distalen Interphalangealgelenk.

verhindert dadurch eine direkte Naht der Extensorenhaube. Der Patient klagt über ein „Schnappen" bei der Flexion des Metakarpophalangealgelenks und bemerkt ein leichtes Extensionsdefizit sowie gelegentlich das Auftreten einer Schwanenhalsdeformität (Abb. 4.**14**).

Die Plastik nach Michon und Wheeldon sichert die Rezentrierung der Extensorensehne über der Konvexität des Metakarpophalangealgelenks.

Michon verwendet einen von der Extensorensehne gehobenen Zügel an der Grundphalanx und fixiert diesen entweder am transversen Intermetakarpalligament oder an der Gelenkkapsel (s. Bd. I).

Wheeldon bevorzugt das Abtrennen einer intertendinösen Junktur und fixiert diese auf der Gelenkkapsel (s. Bd. I). Es ist notwendig, eine solche Sehnenplastik bei gebeugtem Metakarpophalangealgelenk einzustellen, um eine Überkorrektur zu vermeiden.

Substanzverluste des Extensorenapparats und der Haube erfordern eine doppelte Rekonstruktion. Wir haben eine Rekonstruktionstechnik der Extensorenhaube vorgestellt (s. Bd. I), bei der ein M.-palmaris-longus-Transplantat ein gedoppeltes transossär geführtes Ringband ergibt, mit dem eine Stabilisation der Extensorsehnenplastik möglich ist.

Bei komplizierteren Traumata mit Destruktion des Gelenks wird eine Rekonstruktion der Extensorenhaube und der Sehne der Implantation einer Swanson-Prothese mit Grommets (s. Kap. 2) nachgestellt. Bei diesem Verfahren werden die Metakarpophalangealgelenke postoperativ durch Fixation in 40 Grad Flexion für einen Zeitraum von 4 Wochen geschützt. Eine dynamische Orthese mit Rückstellen der Interphalangealgelenke in Extension ermöglicht die aktive Flexion gegen Widerstand.

■ Zone 6: Handrücken

Verletzungsfolgen reichen hier von der einfachen, vernachlässigten Wunde bis zu komplexen Substanzverlusten, die knöcherne und Hautdeckungsrekonstruktionen erfordern. Zahlreiche chirurgische Vorgehen sind beschrieben und sichern meist ein ausreichend gutes funktionelles Ergebnis.

Fast immer ist eine sekundäre Naht möglich, wenn die Läsion distal der Junctura intertendinea und proximal der Metakarpalia liegt, da hier die Retraktionskraft der proximalen Anteile der Sehne gering ist (Abb. 4.**15**).

Dagegen retrahieren nichterkannte durchtrennte Extensorensehnen im Bereich der Diaphysen der Metakarpalknochen erheblich und erfordern entweder kurze einzeitige Transplantate (Abb. 4.**16c**), wenn das Gewebebett dieses zuläßt, oder die Anastomose mit intakten benachbarten Extensorensehnen. Letztere Methode ist die meistgenutzte, wenn lediglich die Sehnen des M. extensor communis betroffen sind und die Sehnen des M. extensor proprius von Zeige- und Kleinfinger intakt sind, wodurch deren funktionelle Unabhängigkeit gewahrt bleibt (Abb. 4.**15**). Ein kleinstreckiger Substanzverlust kann auch durch eine Umkehrplastik behandelt werden (Abb. 4.**17**).

Bei komplexeren Traumamechanismen ist es nach Behandlung von knöchernen Defekten am Metakarpale und Herstellen eines qualitativ ausreichenden Hautmantels möglich, eine zweizeitige Rekonstruktion des Extensorenapparates durch Transplantat zu planen (Abb. 4.**16**). Meist wird während der Realisation des Hautlappens ein Silasticstab eingebracht, dessen distales Ende an der Extensorcommunis-Sehne proximal der Extensorenhaube befestigt

Verletzungen der Langfinger 103

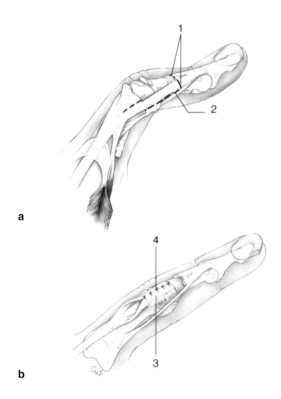

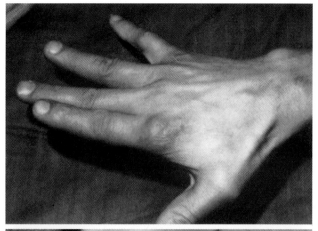

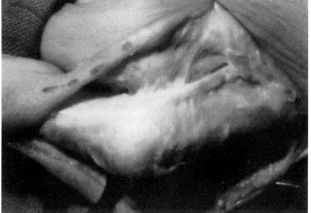

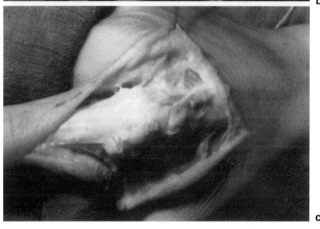

Abb. 4.**13a** u. **b** Korrektur des Flexionsdefizits im distalen Interphalangealgelenk durch Tenotomie der lateralen Zügel nach Dolphin.
a Die Tenotomie der lateralen Zügel (1) erfolgt proximal der distalen Insertion der schrägen retinakulären Ligamente (2).
b Das Retrahieren des Extensorenapparats (3) erlaubt die Rekonstruktion eines medianen Zügeläquivalents in der Technik nach Littler-Eaton.

wird, wenn diese intakt ist. Anderenfalls wird er an der Basis der Grundphalanx angebracht, damit das Transplantat aufgrund der induzierten Neogleitschichten über der Konvexität des Metakarpophalangealgelenks zentriert bleibt. Der Stab oder die Stäbe werden für 8 Wochen belassen. Sie verlaufen vor dem dorsalen retinakulären Ligament, ihr proximales Ende wird frei in dem muskulotendinösen Übergang der Extensorensehnen der Finger belassen (Abb. 4.**18a** u. **b**).

Der M. plantaris erlaubt die Planung von zumindest 2 Transplantaten für die Extensorensehnen (Abb. 4.**18c**). Nachdem sie von oben nach unten durchgezogen worden sind, werden sie am distalen Ende mit einer PDS-2/0-Naht fixiert. Das Einstellen ihrer Spannung erfolgt an dem muskulotendinösen Übergang. Das Handgelenk liegt in Neutralposition, das fixierte Tranplantat plaziert die gesamte Fingerkette in Extensionsstellung (Abb. 4.**18d**).

Nach den ersten postoperativen Tagen, in denen das Handgelenk strikt in Extensionsstellung von 30 Grad und die Metakarpophalangealgelenke in Flexion von 40 Grad immobilisiert bleiben, kommt es zum Anlegen einer dynamischen Orthese, welche die Flexion der proximalen Interphalangealgelenke unter Fixation des Handgelenks in Extensionsstellung für 4–5 Wochen zuläßt. Anschließend wird dem Handgelenk zunehmend ermöglicht, sich der Neutralposition zu nähern, wobei den Metakarpophalangealgelenken mehr und mehr die vollständige Flexion zugestanden wird.

Nach Transplantation der Extensorensehnen ist die vollständige Bewegungsamplitude in die Flexion vorsichtig zu

Abb. 4.**14a–c**
a Luxation der Extensorensehnen am Zeigefinger im Intermetakarpalbereich durch Extensorenhaubenruptur. Ulnare Deviationsfehlstellung des Zeigefingers.
b u. **c** Die Retraktion der ulnaren Extensorenhaube des Metakarpophalangealgelenks am Zeigefinger erfordert eine Plastik für das Rezentrieren der Extensorensehnen auf der Konvexität des Metakarpalköpfchens.

beuben, um nicht eine Distension der Sehnennarbe zu kreieren. Das nächtliche Tragen einer Extensionsorthese erlaubt während der ersten 3–4 Monate den Schutz des Extensorenapparats vor exzessiven und ungewollten Beanspruchungen (Abb. 4.**19d**).

Eine Transplantatversorgung ist angezeigt, wenn das Problem der Qualität der Gewebeumgebung gelöst wurde, da der Patient ein Extensionsdefizit der Finger mit exzessiver Beanspruchung der Interosseusmuskulatur kompensiert. Einige Wochen bis Monate später kann sich eine

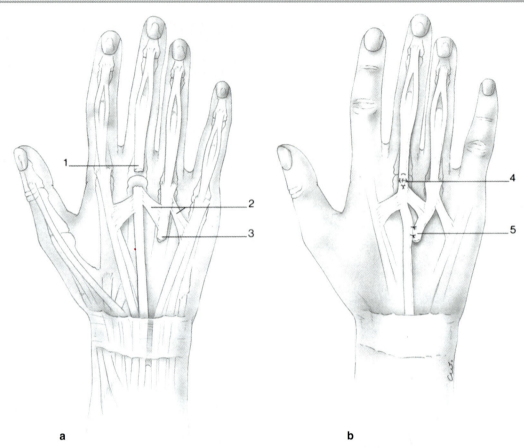

a b

Abb. 4.**15a** u. **b** Reparatur der Extensorensehnen in Zone 6. Eine nicht therapierte Verletzung der Extensor-communis-Sehne (1) distal der Junctura intertendinea (2) kann durch direkte Naht repariert werden (4). Ein Substanzverlust der Extensor-communis-Sehne vor den intertendinösen Verbindungen (3) läßt sich durch Anastomose des distalen Anteils der verletzten Sehne mit einer intakten Nachbarsehne (5) behandeln.

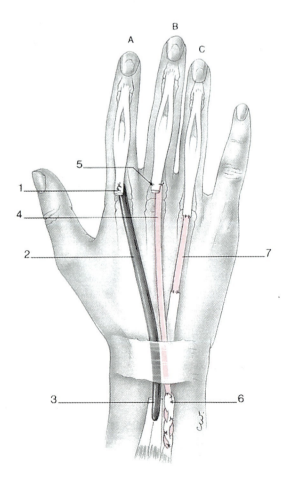

Abb. 4.**16** Reparatur von Substanzverlusten in Zone 5 und 6.
A Zweizeitige Transplantation. Zunächst Einbringen eines Silasticstabs (2), welcher mit 2 U-Nähten distal an der Extensorensehne fixiert wird (1). Das proximale Ende verbleibt freigleitend in Zone 8 (3).
B Das Sehnentransplantat (4) wird am distalen Ende (5) vernäht, das Einstellen der Spannung und der Länge erfolgt während der Anastomose nach Pulvertaft (6).
C Kurzes Transplantat (7) in Zone 6. Die Naht erfolgt End-zu-End U-förmig.

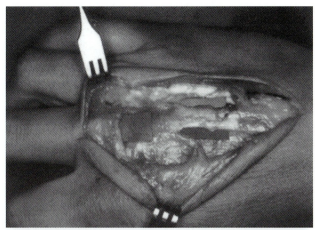
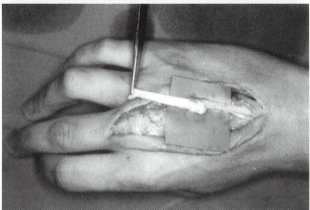
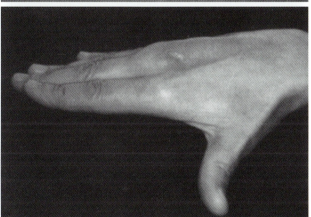
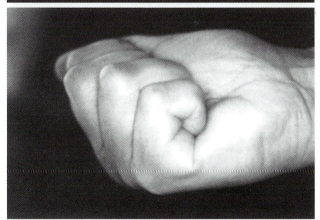

Abb. 4.17 a–d
a Kurzer Substanzverlust der Sehne des M. extensor communis am Mittelfinger in Zone 6.
b Umkehrplastik durch Doppelung des proximalen Anteils der Extensorensehne des Mittelfingers.
c u. **d** Funktionelles Ergebnis nach 6 Monaten.

Schwanenhalsdeformität entwickeln, die sich auch nach Extensorensehnentransplantation nicht spontan zurückbildet. Um solche invalidisierenden Deformitäten zu vermeiden, ist vor der geplanten Versorgung das Tragen einer dynamischen Extensionsschiene zu empfehlen.

■ Zone 7: Retinaculum extensorum am Handgelenk

Es handelt sich um einen schwierigen Bereich, da das Retinakulum ein geschlossenes Ringbandsystem bildet, das osteofibröse Kanäle umgibt.

Sekundäreingriffe durch direkte Naht der Sehnen bleiben hier meist ohne Erfolg trotz partieller Exzision des Ligaments und nach Abtragen osteofibröser Scheidewände für eine Vergrößerung des Gleitraums, da eine hochgradige Tendenz der Sehnen zur Retraktion nach proximal besteht. Beim Kind können allein frühzeitige Interventionen akzeptable Ergebnisse zeitigen (Abb. 4.19). Es ist notwendig, entweder Anastomosen mit den benachbarten Extensorensehnen vorzusehen oder Transplantate zu planen, deren Anastomosen weit vom Extensorenligament entfernt liegen.

■ Zone 8: Muskel-Sehnen-Übergang

Es handelt sich um Verletzungen, die meist Zweiteingriffen durch Naht oder Transplantation entgehen, da Retraktionen oder Substanzverluste erheblich sind. Liegen massive Avulsionen des Extensorenapparats an Handgelenk und Fingern vor, ist es möglich, ihre Rekonstruktion durch freien mikrochirurgischen Transfer des M. gracilis, reinnerviert durch den tiefen Ast des N. radialis (s. Kap. 3), zu planen.

Meist bevorzugen wir Sehnentransfers entsprechend den Ausfallkriterien, die bei der palliativen Therapie der N.-radialis-Parese beschrieben wurden (s. Kap. 9).

Das klassische Schema bei vollständigen Durchtrennungen des Extensorenapparats ist das folgende:

– der M. pronator teres wird auf den M. extensor carpi radialis brevis transferiert,
– der M. palmaris longus wird auf den verlagerten M. extensor pollicis longus transferiert,
– der M. flexor carpi ulnaris wird auf den M. extensor communis der Langfinger transferiert, zusätzlich der M. brachioradialis auf den M. abductor longus des Daumens.

Verletzungen am Daumen

■ Zone T1

Eine nicht therapierte Ruptur der langen Extensorensehne des Daumens führt in kurzer Zeit zu einer Hammerfingersituation. Eine Sekundärnaht oder eine „Pull-out"-Reinsertion der Sehne kann oft noch realisiert werden, da eine begrenzte Retraktion der Sehne dank der Bewegungen der Ausläufer der intrinsischen Muskulatur vorliegt.

Das Interphalangealgelenk des Daumens ist anschließend für eine Zeit von 4 Wochen mit einem schräg eingebrachten Kirschner-Draht in Extensionsstellung zu immobilisieren, wobei das Handgelenk und der Daumen für 3 Wochen in Extension zu lagern sind, um die Nahtzone zu

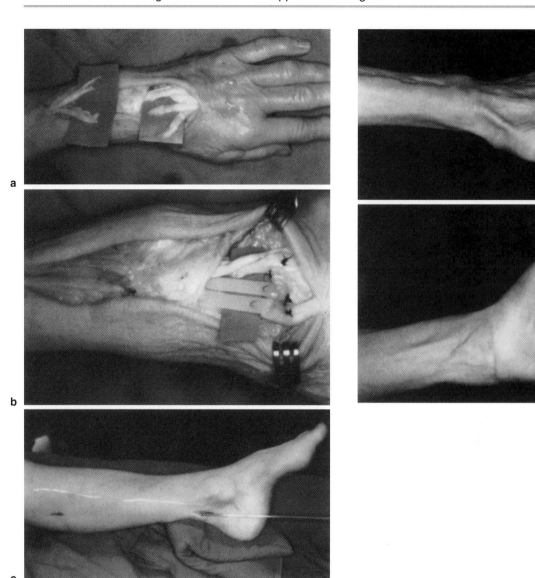

Abb. 4.**18 a–f**
a Durchtrennung der Extensorensehnen des Zeigefingers nach Osteosynthese einer intraartikulären basisnahen Mehrfragmentfraktur des Metakarpales.
b Einbringen von 2 Silasticstäben, welche unter dem Retinaculum extensorum verlaufen.
c Nach 8 Wochen Heben der Sehne des M. plantaris mit einem Sehnenstripper nach Brand.
d Anastomose der Transplantate nach Pulvertaft auf beiden Seiten des Retinaculum extensorum.
e u. **f** Funktionelles Endergebnis 6 Wochen nach der Transplantation.

Abb. 4.**19 a–h**
a Nicht therapierte Sehnendurchtrennung in Zone 7 bei einem Kind. Es besteht ein vollständiges Extensionsdefizit an Zeige-, Mittel- sowie partiell am Ringfinger.
b u. **c** Es liegt eine erhebliche Retraktion der Sehnenenden auf beiden Seiten des Retinaculum extensorum am Handgelenk vor, jedoch kann 4 Wochen nach dem Unfall noch eine direkte Sekundärnaht erfolgen.
d Schutz der Sehnennähte durch eine palmar angebrachte Schiene mit Handgelenk in Extensionsstellung.
e Vollständige Fingerextension 6 Monate nach Sekundärnaht.
f u. **g** Adhärenzen durch die Rekonstruktion am Retinaculum extensorum bewirken einen Tenodeseneffekt, wobei die Finger spontan in Extensionstellung stehen, wenn das Handgelenk flektiert.
h Eine Schienenversorgung zum Wiedergewinnen des kompletten Bewegungsablaufs trägt zur Verbesserung der Sehnenbewegungen nach der Reparatur bei.

Verletzungen am Daumen **107**

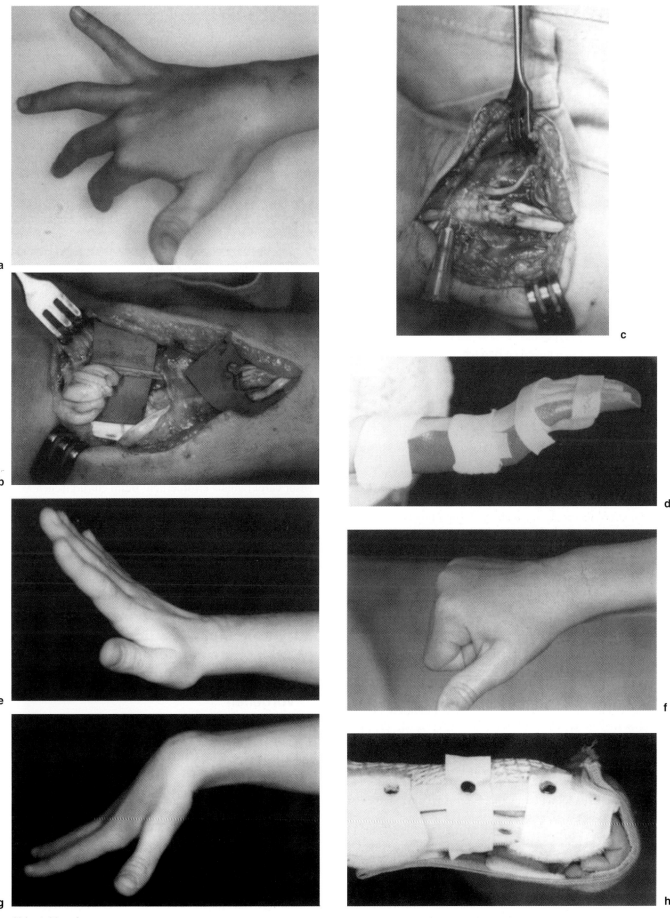

Abb. 4.**19a–h**

entlasten. Diese immobilisierenden Vorsichtsmaßnahmen sind deshalb günstig, weil es schwierig ist, einen Daumen für einen solchen Zeitraum ruhigzustellen aufgrund der im täglichen Leben ständig erfolgenden spontanen Bewegungen dieses Strahls.

Solange das Interphalangealgelenk am Daumen keine eigenen Läsionen oder arthrotischen Veränderungen aufweist, vermeiden wir die Arthrodese.

■ Zone T2

Verletzungen in dieser Zone sind sekundär fast immer direkt zu nähen.

Dagegen treten in diesem Bereich häufig Adhärenzen am Periost auf, welche tenolysiert werden müssen.

■ Zone T3

Die klinische Untersuchung (s. Bd. I) erlaubt die Differenzierung eines Extensionsdefizits der kurzen von dem der langen Extensorensehne.

Es handelt sich um einen Bereich, in dem die Ruptur der Extensorenhaube eine nach palmar gerichtete Luxation der langen Extensorensehne bewirken kann, was sekundär zu einer Knopflochdeformität am Daumen führt. Meist liegt die Extensorenhaube in qualitativ ausreichend gutem Zustand vor, um einer direkten Naht zugänglich zu sein, wodurch die lange Extensorenhaube über der Konvexität des Metakarpophalangealgelenks rezentriert werden kann.

Eine nicht therapierte Durchtrennung der kurzen Extensorensehne wird direkt genäht oder durch transossäre Reinsertion an der Basis der Grundphalanx behandelt. Ihre Funktion sichert die unabhängige Extension der Grundphalanx. Das gleiche gilt für die direkte Reparatur der langen Extensorensehne des Daumens.

■ Zonen T4 – T5

Die am häufigsten betroffene Sehne ist die des langen Extensors vom Daumen, welche den inneren Rand der Tabatière begrenzt und in einem osteofibrösen Kanal am Radius verläuft, der radialseitig durch das Tuberculum Listeri gebildet wird und dieser Sehne als Umlenkpunkt dient.

Die Sekundärnaht der langen Extensorensehne des Daumens kann hier aufgrund der erheblichen Retraktionen des proximalen Endes nur ausnahmsweise direkt erfolgen. Wenn dagegen ein qualitativ gutes Gewebebett vorhanden ist, realisieren wir in erster Intention die Transplantation mit dem M. palmaris longus, der an beiden Enden nach Pulvertaft durchflochten wird. Hierbei achten wir darauf, die proximale Fixation proximal des Retinaculum extensorum durchzuführen (Abb. 4.**20**).

Dieses Vorgehen ist kompatibel mit einer geschützten Mobilisation unter Verwendung einer entsprechenden Orthese.

Wenn der Substanzverlust bzw. die Retraktion in Zone 4 gering ist, kann die Kontinuität der langen Extensorensehne unter Anastomose des distalen Anteils mit dem proximalen Anteil der kurzen Extensorensehne des Daumens erfolgen, wenn diese ausreichend kräftig vorhanden ist (Abb. 4.**20**).

Eine schnellere und sicherere Methode besteht in dem Transfer der Sehne des M. extensor indicis proprius auf den distalen Anteil der langen Extensorensehne des Daumens (Abb. 4.**20 c** u. **d**).

Das Heben erfolgt durch eine geschwungene Inzision im Intermetakarpalbereich D II/III, wobei die Extensorenhaube intakt bleibt. Die Sehne des M. extensor indicis proprius liegt ulnar der Extensor-communis-Sehne. Übt man mit einer Pinzette Zug aus, kann der Verlauf subkutan leicht am Retinaculum extensorum getastet werden. Mit einer kurzen transversalen Inzision wird die Sehne extrahiert und anschließend subkutan tunneliert, um zu dem sinusförmig geschwungenen kurzen Zugang im Bereich der Tabatière hinausgeführt zu werden. Der Zugang kann in Richtung des ersten Metakarpales weitergeführt werden, um den distalen Anteil der langen Extensorensehne des Daumens aufzusuchen. Die Anastomose erfolgt mit der Durchflechtung nach Pulvertaft. Bei in Neutralstellung gehaltenem Handgelenk soll das Interphalangealgelenk des Daumens in Hyperextensionsstellung stehen.

Diese Transplantation kann von einer geschützten Mobilisation profitieren, welche mit Hilfe einer Orthese erfolgt, die das Handgelenk und den Daumen in Extensionsstellung plaziert, wobei die aktive Flexion von Metakarpophalangealgelenk und Interphalangealgelenk für eine Dauer von 4 Wochen zugelassen wird.

Dieser Transfer kann Sehnentransplantate in dem Maße ersetzen, in dem der Patient den Verlust der unabhängigen Extension des Zeigefingers akzeptiert.

Bei der Durchtrennung der kurzen Extensorensehne des Daumens ist eine automatische Rekonstruktion nicht obligat. Dagegen ist die Rekonstruktion der durchtrennten Sehne des M. abductor longus, entweder durch Sekundärnaht, Transplantation oder durch Transfer der Sehne des M. extensor carpi radialis erforderlich. Beim chirurgischen Vorgehen muß der sensible N. radialis superficialis geschützt werden, ebenso ist das Öffnen der osteofibrösen Kanäle und Ringbänder des M. abduktor longus und des M. extensor brevis erforderlich, um eine sekundäre Tenosynovialitis de Quervain zu vermeiden.

Tenolyse der Sehnen des Extensorenapparats und Lösen der intrinsischen Muskeln

■ Diagnostik und chirurgisches Vorgehen

Eine Blockierung des Extensorenapparats der Finger ist gelegentlich schwer nachweisbar, da der Tenodeseneffekt am Handgelenk sowie begleitende Retraktionen des intrinsischen Muskel- und Bandsystems der Finger maskierend wirken können.

Die klinische Untersuchung muß exakt Zone für Zone erfolgen, um solche Blockierungen nachzuweisen (Tab. 4.**1**). So kann die Blockierung der Extensorensehne in Zone 7–8 durch den Tenodeseneffekt, der bei leicht flektiertem Handgelenk auftritt, kompensiert werden.

Normalerweise weist das Handgelenk bei geschlossener Faust eine Mobilität von 90 Grad auf, wenn die Extensorensehnen frei von Adhärenzen sind. Dagegen plazieren sich die Finger bei einer Blockierung in Extension, wenn man mit dem Flexionsvorgang am Handgelenk beginnt, und sind dann nicht in der Lage, eine aktive Flexion zu realisieren.

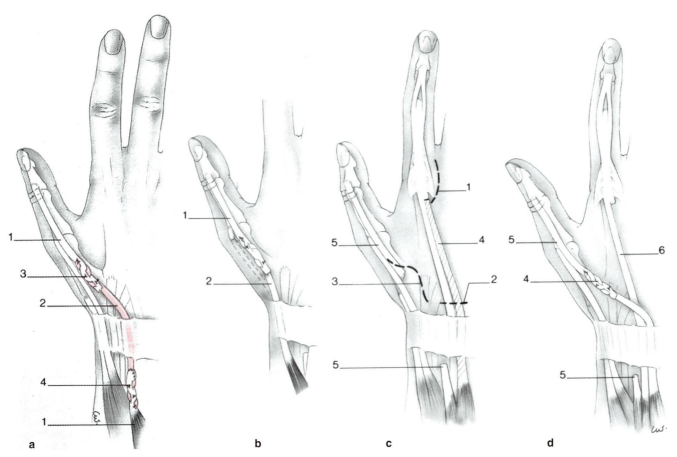

Abb. 4.20 a–d
a Transplantation der langen Extensorensehne des Daumens (1) mit der Sehne des M. palmaris longus (2). Die distale Anastomose (3) in Zone 4 sowie die proximale (4) in Zone 8 erfolgt nach Pulvertaft.
b Anastomose der kurzen Extensorensehne (2) mit der langen Extensorensehne des Daumens (1) in Zone 4.
c Rekonstruktion der langen Extensorensehne des Daumens durch Transfer der Sehne des M. extensor indicis proprius. Der Zugangsweg erfolgt durch einen geschwungenen kurzen Schnitt (1) im Intermetakarpalraum D II/III, die Extraktion der Sehne wird durch eine transversale Inzision (2) am distalen Ende des Retinaculum extensorum durchgeführt. Anschließend erfolgt die Tunnelierung bis in den Bereich der Tabatière, welche mit einem sinusförmigen geschwungenen Schnitt eröffnet wird (3).
d Die Anastomose der Sehne des M. extensor indicis proprius (4) mit der langen Extensorensehne des Daumens (5) erfolgt nach der Methode nach Pulvertaft (4). 6 Sehne des M. extensor communis vom Zeigefinger.

Die Tenolyse muß mit kurzen Zugangswegen transversal erfolgen, möglichst weit entfernt von der Sehne, um erneute Haut-Sehnen-Adhärenzen zu vermeiden. Stumpfe Sehnendissektoren und feine Skalpellklingen lösen die stärksten Adhärenzen.

– In Zone 6–7–8 ist es erforderlich, eine Drainage einzubringen, um der Hämatombildung entgegenzuwirken. Da das Risiko periostaler Adhärenzen erhöht ist, plazieren wir zwischen dem Skelett und der Sehne eine gitterförmige Vicryl-Kollagen-Struktur, welche eine qualitativ gute Gleitoberfläche induziert. Erst kürzlich haben wir experimentell den Vorteil der Verwendung eines Proteoglycanprodukts nachgewiesen, welches ebenfalls die Induktion einer Gleitschicht bewirkt.
– Adhärenzen der Extensorensehnen in Zone 4–5–6 werden mit dem Test nach Kilgore (11) (Abb. 4.21, Tab. 4.1) nachgewiesen. Normalerweise kann nach passiver Flexion der Grundphalanx auch die Mittelphalanx passiv flektiert werden. Bestehen dagegen Adhärenzen des Extensorenapparats im Metakarpalbereich, am Metakarpophalangealgelenk oder der Basis der Grundphalanx, bewirkt eine passive Flexion der Grundphalanx eine Extension der Mittelphalanx. Der Gegenbeweis wird angetreten durch passive Flexion der Mittelphalanx, wobei eine Hyperextensionsstellung des Metakarpophalangealgelenks auftritt.

Bei diesem Befund reicht eine Tenolyse des Extensorenapparats aus, wobei über dem Metakarpophalangealgelenk die Zügel von dem Kapselgewebe gelöst werden müssen und das freie Gleiten der Extensorenhaube der Interosseusmuskulatur überprüft werden muß. Besteht nach diesen Lösungsvorgängen weiterhin ein positiver Test, bedeutet dies, daß der Extensorenapparat sich zu weit retrahiert hat oder daß die Extensorenhaube der Interosseusmuskulatur ebenfalls Retraktionsvorgängen unterliegt. Kilgore schlägt dann eine partielle Tenotomie des Extensorenapparats an der Grundphalanx vor (Abb. 4.22, A). Littler (12) empfiehlt entweder die Resektion des medianen Zügels der Extensorensehne an der Basis der Grundphalanx oder die Resektion der schräg verlaufenden Fasern der Extensorenhaube der Interosseusmuskulatur (Abb. 4.22, B). Nach Beendigung des operativen Vorgehens muß der Test negativ ausfallen (Abb. 4.23).

4 Sekundäreingriffe am Extensorenapparat der Finger

Tabelle 4.1 Diagnostische Tests der Blockierung und Retraktion von Extensorensehnen und des intrinsischen Systems sowie der Bänder an den Fingern

Tests	Physiologisches Verhalten	Pathologisches Verhalten	Therapie
Test der Extensorensehne in Zone 7–8	Bei geschlossener Faust ist das Handgelenk in Extension und Flexion in einem Bereich von 90 Grad mobil. Die vollständige Extension der Finger ist bei kompletter Extensionsstellung des Handgelenks möglich	Bei gebeugtem Handgelenk plazieren sich die Langfinger in Extensionsstellung. Bei gestrecktem Handgelenk ist eine vollständige Extension der Langfinger nicht möglich	Tenolyse der Extensorensehne in Zone 7–8
Kilgore: Zone 4–5–6 (Abb. 4.21). Adhärenzen der Extensorensehnen an den Metakarpalia und der Grundphalanx	Die Flexion der Grundphalanx läßt diejenige der Mittelphalanx zu	Die Flexion der Grundphalanx bringt die Mittelphalanx in Extensionsstellung. Die Flexion der Mittelphalanx plaziert das Metakarpophalangealgelenk in Hyperextension	Tenolyse des Extensorenapparats im Bereich der Metakarpalia, des Metakarpophalangealgelenks und der Basis der Grundphalanx (Kilgore) + partielle Tenotomie der Extensorensehne an der Grundphalanx (Littler) + zentrale Resektion der Sehne an der Basis der Grundphalanx oder Resektion der schrägverlaufenden Fasern der Extensorenhaube der Interossärmuskulatur (Abb. 4.22)
Finochieto (Abb. 4.24) Retraktion der Interosseusmuskeln	Grundphalanx in Extensionsstellung. Die Mittelphalanx kann passiv flektiert werden	Grundphalanx in Extensionsstellung. Die Mittelphalanx kann passiv durch Retraktion der Interosseusmuskeln nicht flektiert werden	Littler: Resektion der schrägverlaufenden Fasern der Extensorenhaube der Interosseusmuskulatur. Bunnell: Desinsertion der Interosseusmuskulatur
Haines (Abb. 4.8) Retraktion der schrägverlaufenden retinakulären Ligamente und der lateralen Zügel	Mittelphalanx in Extensionsstellung. Die Endphalanx kann flektiert werden	Mittelphalanx in Extensionsstellung. Die Endphalanx kann nicht flektiert werden	Proximale Tenotomie der Extensorensehne und partielle Durchtrennung der schrägverlaufenden retinakulären Fasern

Der Test nach Kilgore weist die Mobilität des Extensorenapparats nach. Er darf nicht mit dem Test nach Finochieto (7) verwechselt werden, welcher die Funktion der Interosseusmuskulatur überprüft (Abb. 4.24, Tab. 4.1).

Normalerweise ist es bei extendiertem Metakarpophalangealgelenk möglich, die Mittelphalanx passiv oder aktiv zu flektieren. Ist diese Funktion nicht nachweisbar, bedeutet das, daß die retrahierte extrinsische Muskulatur das proximale Interphalangealgelenk in Extensionsstellung bringt. Der Gegenbeweis wird unter Flexion der Metakarpophalangealgelenke angetreten, wodurch die Interosseusmuskulatur entspannt wird und die Flexion der Mittelphalanx möglich ist. In diesem Fall ist der Extensorenapparat nicht ursächlich verantwortlich. Die Behandlung besteht in der Exzision der schrägen Fasern der Interosseushaube nach Littler (12) oder bei fortgeschrittenen Formen in der Desinsertion der Interosseusmuskulatur im Metakarpalbereich (4) (s. Kap. 5).

Adhärenzen des Extensorenapparats sind häufig in Zone 2 nach Auftreten einer Knopflochdeformität feststellbar. Sie blockieren jeden Flexionsversuch des distalen Interphalangealgelenks. Diese Blockierung wird durch Retraktionen des schrägen retinakulären Ligaments verschlimmert und kann durch den Test nach Haines nachgewiesen werden (Abb. 4.8, Tab. 4.1).

Normalerweise ist es bei extendierter Mittelphalanx möglich, die distale Phalanx passiv zu flektieren. Bei blokkierten lateralen Zügeln des Extensorenapparats und Retraktion der schrägen retinakulären Ligamente ist diese Funktion nicht ausführbar. Häufig ist dann eine Tenolyse allein nicht mehr ausreichend, um die Bewegungsamplituden wiederherzustellen, und eine Tenotomie nach Dolphin (6) ist zu empfehlen (s. Abb. 4.13).

■ Nachbehandlung und postoperative Schienenversorgung
C. Gavillot und M. Isel

□ Prinzipien

Die postoperative krankengymnastische Nachbehandlung muß sofort erfolgen, um die durch den Eingriff wiederhergestellten Gleitschichten zu erhalten und die Bildung neuer tendinoperiostaler oder tendinokutaner Adhärenzen zu vermeiden. Die Mobilisationen werden 4mal am Tag durchge-

Tenolyse der Sehnen des Extensorenapparats und Lösen der intrinsischen Muskeln

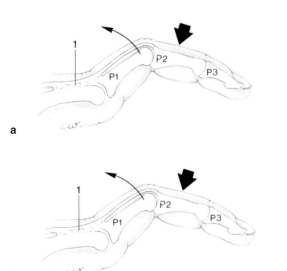

Abb. 4.**21a** u. **b** Test nach Kilgore mit Nachweis von Adhärenzen der Extensorensehnen (1) in Zone 4–5–6.
a Die passive Flexion der Grundphalanx bringt die Mittel- und Endphalanx in Extensionsstellung.
b Die passive Flexion der Mittelphalanx provoziert eine Hyperextensionsstellung des Metakarpophalangealgelenks.

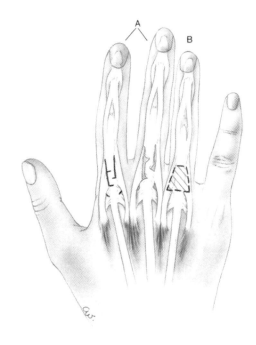

Abb. 4.**22** Therapie der Retraktion des Extensorenapparats an der Grundphalanx.
A Partielle, etagenweise Tenotomien an dem medianen Anteil der Extensorensehne, wodurch ein Akkordeonphänomen bewirkt wird (Kilgore).
B Resektion des medianen Zügels der Extensorensehne an der Basis der Grundphalanx sowie der schrägen Fasern der durch die Interosseusmuskulatur gebildeten Extensorenhaube (Littler).

führt. Es handelt sich um kurze Sitzungen, ca. 15 Minuten, um keine entzündlichen Reaktionen zu provozieren, welche zu Fibrosen führen könnten. Bei meist erhaltener passiver Extension ist das Ziel der krankengymnastischen Behandlung der Erhalt einer aktiven vollständigen Extension der Finger und des Handgelenks sowie das Wiederherstellen der vollständigen Flexion, welche ebenfalls durch die Adhärenzen und Insuffizienz im Verlauf des Extensorensehnensystems eingeschränkt war. Die Schienenbehandlung ist integraler Teil der Therapie, um die Mobilität wiederherzustellen, und zwar sowohl die Extension als auch die Flexion. Es ist zu beachten, daß die Wiederherstellung der Flexion nicht auf Kosten der Extension erfolgt.

☐ Tenolyse in Zone 5–6

Besteht ein Extensions- oder Flexionsdefizit hauptsächlich im Bereich der Metakarpophalangealgelenke, erfolgt auch die Mobilisation in diesem Bereich. Die aktive Extension der Metakarpophalangealgelenke wird systematisch isoliert bei flektierten Interphalangealgelenken durchgeführt, anschließend in vollständiger Extensionsstellung der Fingerkette. Die vollständige Extension kann unter Nutzen des Tenodeseneffekts am Handgelenk erleichtert werden, welches in leichter Flexionsstellung gelagert wird. Zunehmend wird die Extension des Handgelenks der Extension der Finger assoziiert.

Die gleichzeitige Extension aller Finger wird gefordert, da die synergistische Kontraktion der Extensorensehnen die Rekrutierung der tenolysierten Sehne erleichtert.

Die passive Mobilisation in Flexion erfolgt durch selektive Dehnung der Sehne im Bereich des Metakarpophalangealgelenks, wobei das Handgelenk in leichter Extensionsstellung steht und die Interphalangealgelenke angespannt sind. Anschließend werden zunehmend globale Bewegungen durchgeführt bei Flexion der Metakarpophalangealgelenke und flektierten Interphalangealgelenken.

Zwischen den Mobilisationssitzungen werden die so erhaltenen Amplituden durch das Tragen einer dynamischen Orthese mit flektierten Metakarpophalangealgelenken durch direkten Zug aufrechterhalten, später durch globales Durchbewegen des Fingers. Diese Orthese wird 6mal am Tag zwischen 10 und 15 Minuten getragen.

Eine Schienenversorgung in Extensionsstellung erfolgt nicht automatisch. Sie kann jedoch nützlich sein, um die Sehne in eine Verkürzungsposition zu bringen.

Eine dynamische Orthese für die Extension der Metakarpo- und Interphalangealgelenke wird in der Nacht getragen.

Die aktive globale Extension ist gelegentlich schwer zu erhalten, da die Extensorenmuskulatur ihr gesamtes Potential für Kontraktilität und Verkürzung wiederfinden muß. Die Übungen zielen mehr auf den Wiedererhalt der Geschicklichkeit und der Schnelligkeit beim Öffnen der Finger als auf Kraft ab.

☐ Tenolyse in Zone 3–4

Ziel der Beübung ist die vollständige Extension und Flexion des proximalen Interphalangealgelenks.

Die aktive Extension des proximalen Interphalangealgelenks wird unter Flexion der Metakarpophalangealgelenke beübt, um die Betätigung des medianen Zügels des Extensorenapparats zu betonen. Anschließend wird die globale Extension des Fingers gefordert, wobei Kompensationen durch Hyperextension des Metakarpophalangealgelenks zu vermeiden sind.

Der Wiedererhalt der Flexion des proximalen Interphalangealgelenks ist langwierig. Die Beugung wird zunächst isoliert beübt, wobei das Handgelenk und die Metakarpo-

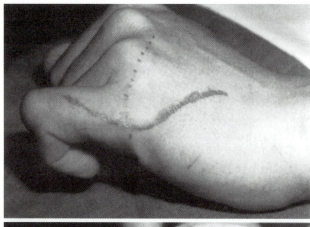
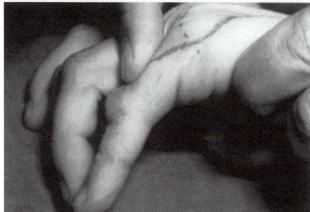
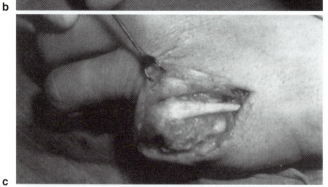
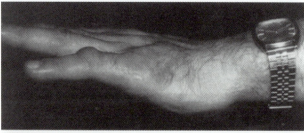
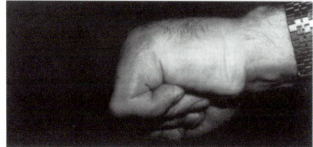

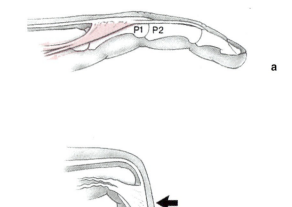
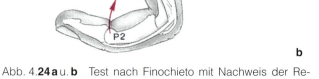

Abb. 4.**24a** u. **b** Test nach Finochieto mit Nachweis der Retraktion der intrinsischen Muskulatur.
a Bei retrahierter intrinsischer Muskulatur wird diese in Extensionsstellung der Grundphalanx unter Spannung gesetzt, wobei eine Flexion der Mittelphalanx verhindert wird.
b Die passive Flexion der Mittelphalanx ist nur möglich, wenn die Grundphalanx unter Entspannung der intrinsischen Muskulatur in Flexion plaziert wird.

◀ Abb. 4.**23a−e**
a Komplikation nach Verletzung der Extensorensehne in Zone 5−6. Der Test nach Kilgore weist die Sehnenblockierung nach: bei Extensionsstellung des Metakarpophalangealgelenks ist die Flexion des proximalen Interphalangealgelenks möglich.
b Dagegen bringt die passive Flexion des Metakarpophalangealgelenks das proximale Interphalangealgelenk in Extensionsstellung.
c Tenolyse des Extensorenapparats, der von den kapsulären Strukturen des Metakarpophalangealgelenks separiert wird.
d u. **e** Funktionelles Ergebnis in Extensionsstellung. Nach dem 3. Monat besteht ein diskretes Flexionsdefizit des Metakarpophalangealgelenks.

phalangealgelenke in Extensionsstellung stehen, anschließend erfolgt die Beübung der gesamten Fingerkette.

Das Extensionsdefizit am proximalen Interphalangealgelenk kann eine Kopflochdeformität bewirken. Eine Einsteifung des distalen Interphalangealgelenks in Extension erfordert eine Lösung der Adhärenzen des Extensorenapparats in Zone 2. Das Wiedergewinnen der Flexion des distalen Interphalangealgelenks muß durch aktive und passive Mobilisationen des distalen Interphalangealgelenks in Flexion errreicht werden, wobei das proximale Interphalangealgelenk in Extension steht, um die lateralen Zügel des Extensorenapparats zu mobilisieren.

Neben der krankengymnastischen Behandlung wird die Mobilisation durch eine Syndaktyliestellung erleichtert, welche die aktiv assistierte Beübung zuläßt.

Eine Extensionsschienenbehandlung ist unumgänglich, um die vollständige Extension des proximalen Interphalangealgelenks zu erreichen und aufrechtzuerhalten.

Die dynamische Extensionsorthese muß bei gebeugtem Metakarpophalangealgelenk angelegt werden. Der Zug auf die Mittelphalanx muß vorsichtig und schmerzfrei erfolgen, um während der gesamten Nacht toleriert zu werden. Der Zug darf sich vor allem nicht auf die Endphalanx auswirken, um keine Hyperextensionsstellung des distalen Interphalangealgelenks zu provozieren.

Das nächtliche Tragen der Orthese wird über mehrere Wochen oder Monate prolongiert.

Der Wiedererhalt der Flexion darf nicht zu früh erfolgen, um Überdehnungen des Extensorenapparats zu vermeiden.

Eine Schienenbehandlung zum vollständigen oder isolieten Bewegungsablauf wird zunehmend und vorsichtig verordnet (s. Abb. 4.**19 h**).

☐ Literatur

1 Aiache, A., A.J. Barsky, D.L. Weiner: Prévention of «boutonnière» deformity. Plast. reconstr. Surg. 46 (1979) 164–167
2 Albertoni, W.M.: Le procédé de Brooks-Graner. In Tubiana, R.: Traité de Chirurgie de la Main, vol. 3. Masson, Paris 1986 (pp. 121–125)
3 Bate, J.T.: An operation for the correction of locking of the proximal interphalangeal joint in hyperextension. J. Bone Jt. Surg. 27 (1945) 142–144
4 Bunnell, S., E.W. Doherthy, R.M. Curtis: Ischemic contracture local in the hand. Plast. reconstr. Surg. 3 (1948) 424–433
5 Burkhalter, W.E., R.S. Carneiro: Correction of the attritional boutonnière deformity in high ulnare nerve paralysis. J. Bone Jt. Surg. 61-A (1979) 131–134
6 Dolphin, J.A.: The extensor tenotomy for chronic boutonnière deformity of the finger. J. Bone Jt. Surg. 47-A (1965) 161–164
7 Finochieto, R.: Retraction de Volkmann de los musculos intrinsecos de las manos. Bol. Trab. Soci. Cir. 4, (Buenos Aires) (1920) 4
8 Girot, J., F. Marin-Braun, Ph. Amend, F. Dap, Ch. Bour, G. Foucher, M. Merle: L‹operation de Littler (SORL: spinal oblique retinacular ligament) dans le traitement du col cygne. Ann. Chir. Main 7 (1988) 85–89
9 Haines, R.W.: The extensor apparatus of the finger. J. Anat. 85 (1951) 251–259
10 Iselin, F., J. Levame, J. Godoy: A simplified technique for treating mallet fingers: tenodermodesis. J. Hand Surg. 2 (1972) 118–121
11 Kilgore jr., E.S., W.P. Graham, W.L. Newmeyer, L.G. Brown: The extensor plus finger. Hand 7 (1975) 159–165
12 Littler, J.W.: Harris, L., D.C. Riordan: Instrinsic contracture in the hand and ist surgial treatment. J. Bone Jt. Surg. 36-A (1954) 10–20
13 Littler, J.W., R.G. Eaton: Redistribution of forces in correction of boutonnière deformity. J. Bone St. Surg. 49-A (1967) 1267–1274
14 Snow, J.W.: Use of retrograde tendon flap in repairing a secered extensor tendon in the P.I.P. joint area. Plast. reconstr. Surg. 51 (1973) 555–558
15 Thomson, J.S., J.W. Littler, J. Upton: The spinal oblique retinaçular ligament. (SORL). J. Hand Surg. 3 (1978) 482–487
16 Tubiana, R.: Lésions de l‹appareil extenseur des doigts. In Tubiana, R.: Traité de Chirurgie de la Main, vol. III. Masson, Paris 1986 (pp. 107–173)
17 Vaienti, L., M. Merle: Lésions de l‹appareil extenseur. In Merle, M., G. Dautel: La Main traumatique, vol. I. Masson, Paris 1992 (pp. 197–214)

5 Fingereinsteifungen

M. Merle

Verletzungen der Hand induzieren die biologischen Vorgänge der Exsudation und Transsudation: das Ödem.

Geschwollene Gewebe verursachen Schmerzen bei der Mobilisation und führen zu Einsteifungen der Fingerkette durch Verkleben der Gleitschichten von Sehnen und Retraktionen des kapsuloligamentären Apparats.

Der hierdurch entstehende Circulus vitiosus muß bereits in der Notfallsituation durch eine umfassende Therapie der Verletzungen, die eine frühzeitige Mobilisation zuläßt, intensiv bekämpft werden (8). Kann dieses Vorgehen nicht praktiziert werden, ist es notwendig, die Hand und die Fingerketten durch Immobilisierung in einer geeigneten Position zu schützen. Die Einsteifung bleibt die häufigste Komplikation nach Handverletzungen. Hierfür gibt es viele Gründe. Die Untersuchung der Verletzung muß sorgfältig erfolgen und zu einer Therapie führen, die auch die Techniken der prä- und postoperativen krankengymnastischen Nachbehandlung und Schienenversorgung einschließt. Die Einsteifung der Metakarpophalangealgelenke wird hauptsächlich der krankengymnastischen Therapie und der Schienenbehandlung zugeführt. Dagegen sind die Interphalangealgelenkeinsteifungen meist operationspflichtig. Der Eingriff kann gelegentlich allein auf den kapsuloligamentären Apparat und die palmare Platte beschränkt werden, häufig bestehen jedoch Verflechtungen mit dem extrinsischen und intrinsischen Flexoren- und Extensorenapparat.

Einsteifungen der Metakarpophalangealgelenke

Anatomie und Pathogenese (Abb. 5.1)

Die Metakarpalknochen weisen eine kondyläre Form auf. In Extensionsstellung können Abduktions- und Adduktionsbewegungen ausgeführt werden. In dieser Position sind die lateralen Ligamente entspannt und unterliegen bei längerer Immobilisierung Retraktionsphänomenen, die erhebliche Gelenkeinsteifungen verursachen können. Die Prophylaxe solcher Einsteifungen besteht in der Positionierung des Metakarpophalangealgelenks in Flexion, um den Seitenbandapparat unter Spannung zu bringen.

Auf der palmaren Seite inseriert die palmare Platte solide an der Basis der Grundphalanx. Sie ist jedoch am Hals des Metakarpalknochens mobil, wodurch ein Rezessus entsteht, der frei belassen werden muß, damit die Flexionsamplitude aufrechterhalten werden kann. An der palmaren Platte sind die akzessorischen Ligamente befestigt, die in Flexionsstellung entspannt sind und an der Einsteifung des Gelenks in Flexionsstellung partizipieren können.

Der Fingerkanal, hier durch das Ringband A1 konstituiert, ist allein auf der palmaren Platte fixiert, seine Retraktion ist nicht an der Einsteifung des Metakarpophalangealgelenks beteiligt.

Der Extensorenapparat, der dorsal an der Gelenkkapsel adhärieren kann, trägt zur Einsteifung des Gelenks in Ex-

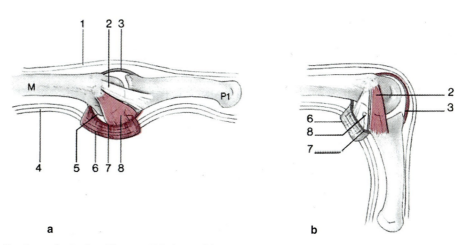

Abb. 5.1 a u. b Anatomie des Metakarpophalangealgelenks.
1 Extensorensehne.
2 Laterales Seitenband: entspannt in Extensionsstellung, angespannt in Flexionsstellung.
3 Dorsale Gelenkkapsel: entspannt in Extensionsstellung, angespannt in Flexionsstellung.
4 Oberflächliche und tiefe Flexorensehne.
5 Rezessus der palmaren Platte, der für eine vollständige Flexion frei bleiben muß.
6 A1-Ringband: angespannt in Extensionsstellung, entspannt in Flexionsstellung.
7 Palmare Platte: angespannt in Extensionsstellung, entspannt in Flexionsstellung.
8 Akzessorisches Seitenband: angespannt in Extensionsstellung, Entspannt in Flexionsstellung.

tensionsstellung bei. Die Interosseusmuskulatur stellt den Motor des Metakarpophalangealgelenks dar, sie beugt die Grundphalanx über ihre dorsalen Anteile. Ihre Verletzung führt zu erheblichen Einschränkungen der Funktion des Interphalangealgelenks.

Gründe der Einsteifung des Metakarpophalangealgelenks in Extensions- und Flexionsstellung

Das chirurgische Vorgehen wird durch die Ätiologie der Kontraktur bestimmt. Diese ist nicht immer einheitlich und die unterschiedlichen Gründe prä- und perioperativ müssen identifiziert werden.

Bei Einsteifungen in Flexion sind die Narbenretraktionen des dorsalen Hautmantels gut bekannt. Es wird geschätzt, daß dorsal eine Hautreserve von 1,5 cm vorhanden sein muß, um eine vollständige Flexion der Metakarpophalangealgelenke zuzulassen.

Der Extensorenapparat adhäriert leicht am Periost des Metakarpales und an der Kapsel. Die Seitenbänder weisen eine erhebliche Retraktionstendenz auf, wobei die am weitesten dorsal gelegenen Fasern bei der Einsteifung in Extensionsstellung die stärkste Aktivität besitzen. Osteophytäre Randanbauten und Knochendebris hemmen unmittelbar das Gelenkspiel. Anatomische Verhältnisse des Rezessus der palmaren Platte können die Migration des palmaren Anteils der Grundphalanx in Flexionsstellung verhindern und kompensatorisch ein dorsales Gelenkklaffen verursachen.

Eine Flexionseinsteifung kann durch Retraktionen der palmaren Haut nach multiplen Eingriffen entstehen, wird jedoch hauptsächlich durch Retraktionen und Adhärenzen des Flexorenapparats im Fingerkanal verursacht (9). Die Retraktion der palmaren Platte und das verminderte Platzangebot im proximalen Rezessus, verbunden mit der Retraktion der lateralen akzessorischen Ligamente, trägt zu der Fixierung der Flexionsstellung der Metakarpophalangealgelenke bei. Auch osteokartilaginäre Läsionen können Ursache von Flexionseinsteifungen sein.

Therapie

■ Prävention

Das durch Traumata oder chirurgisches Vorgehen induzierte Ödem kann Retraktionen des kapsuloligamentären Apparats, Blockierungen von Gleitschichten und Schmerzen durch Gewebeschwellung verursachen. Die Prophylaxe der Ödembildung ist die beste Möglichkeit, Funktionseinschränkungen zu verhindern. Dieses erfordert möglichst immer die Elevation der Extremität und eine frühzeitige Mobilisation. Die Nachbehandlung muß durch Krankengymnasten erfolgen, die die passive und aktive Mobilisation in Abhängigkeit vom operativen Vorgehen sichern. Zu viele Patienten, die in den ersten Tagen nach einem Trauma sich selbst überlassen bleiben, beschränken sich auf insuffiziente Bewegungsamplituden und werden durch Schmerzen rasch entmutigt.

Kann keine Mobilisation erfolgen sowie außerhalb der Übungssitzungen muß die Hand imperativ in Schutzstellung immobilisiert werden. Dieses wird durch eine leichte Dorsalextension des Handgelenks, die Flexion der Metakarpophalangealgelenke von mindestens 60 Grad und eine vollständige Extension der Interphalangealgelenke gewährleistet.

Hat die Hand eine schwere Verletzung erlitten, ist die Schonung für 2 oder 3 Tage zu empfehlen, um eine inflammatorische Reaktion zu vermeiden, die eine besonders starke Produktion von Fibroblasten und Kollagen zeitigt.

■ Konservative Maßnahmen

Einsteifungen in Extensionsstellung reagieren gut auf krankengymnastische Nachbehandlung und Schienenversorgung, wenn sich die Ursache auf den kapsuloligamentären Apparat beschränkt.

Die passive und aktive Nachbehandlung muß zunächst die Bewegungen der extrinsischen Flexoren- und Extensorensehnen der Finger unter bestmöglicher Ausnutzung des Tenodeseneffekts am Handgelenk beüben. Das Wiedergewinnen der Flexionskraft der Fingerketten bedeutet einen „Starteffekt" für die Mobilisation der Metakarpophalangealgelenke. Diese werden am Anfang passiv mobilisiert, der Hautmantel wird massiert, um die Gleitschichten des Extensorenapparats bestmöglich wiederherzustellen.

Sobald mehr als 15 Grad Flexion erreicht wurden, kann eine dynamische Orthese mit direktem Zug an der Grundphalanx angepaßt werden, welche in den ersten Tagen für Sitzungen von 10–20 Minuten getragen wird. Diese plaziert das Handgelenk in leichter Dorsalextension, damit die Extensorensehnen der Langfinger entspannt sind. Nach jedem nennenswerten Amplitudengewinn wird die nachts zu tragende Lagerungsschiene nachgestellt.

Es handelt sich hierbei um ein langdauerndes, progressives, nicht schmerzhaftes Vorgehen der krankengymnastischen Nachbehandlung und Schienenversorgung, welches über einen Zeitraum von mehreren Monaten erfolgen muß. Das Ergebnis wird durch das regelmäßige Tragen einer Orthese für einen weiteren Zeitraum von 6 Monaten konsolidiert. Im Rahmen der erwähnten Ursachen reagieren fast 90% der Einsteifungen der Metakarpophalangealgelenke in Extension günstig auf dieses Vorgehen. Dagegen kommt es bei Einsteifungen in Flexionsstellungen mit Beteiligung des Flexorenapparats und der lateralen akzsessorischen Ligamente, verbunden mit Hautretraktionen, nicht zu einem günstigen Ergebnis nach konservativer Therapie.

■ Chirurgische Therapie einer Extensionseinsteifung

□ Zugangsweg (Abb. 5.2)

Wir verwenden einen geschwungenen, intermetakarpalen Zugang, der eine Arthrolyse von 2 Gelenken ermöglicht. Ist das Metakarpophalangealgelenk des Zeigefingers allein betroffen, bevorzugen wir einen dorsolateralen, bogenförmigen Zugang.

□ Technik

Nach Heben eines Hautanteils für den venösen Rückfluß wird die Extensorensehne von eventuell vorliegenden Adhärenzen mit dem Mittelhandknochen und der Gelenkkap-

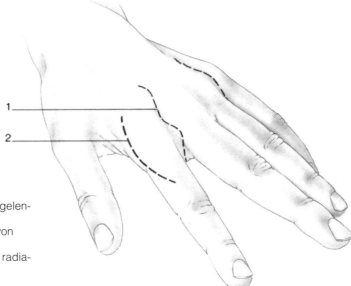

Abb. 5.**2** Zugangswege zu den Metakarpophalangealgelenken.
1 Der intermetakarpale Zugang erlaubt die Darstellung von 2 Gelenken.
2 Am Zeigefinger erfolgt der geschwungene Zugang am radialen Rand.

sel befreit, wobei ein stumpfes gebogenes Raspatorium verwandt wird (Abb. 5.**3 a**). Liegt eine Retraktion der Gelenkkapsel vor, wird diese mit dem Skalpell von den Befestigungen am Mittelhandknochen abgetrennt (Abb. 5.**3 b**). Zu diesem Zeitpunkt erfolgt der Versuch der passiven Flexion der Grundphalanx. Erweist sich dieses Manöver als nicht durchführbar, werden die lateralen Seitenbänder aufgesucht. Diese werden partiell oder vollständig von proximal nach distal von den sagittalen Zügeln abgetrennt (Abb. 5.**3 c**). Am Zeige- und Kleinfinger ist es jeweils leichter, zwischen der Sehne des M. extensor proprius und derjenigen des M. extensor communis einzugehen und dadurch die Durchtrennung der sagittalen Zügel zu vermeiden. Das Absetzen des lateralen Seitenbands erfolgt an der Insertionsstelle am Os metacarpale und muß für jedes der Ligamente an den am weitesten dorsal gelegenen Fasern beginnen (Abb. 5.**3 d** u. 5.**3 e**). Normalerweise reicht dieses Vorgehen für die Wiederherstellung der Flexionsamplitude aus, ohne ein Schnellen des Fingers zu kreieren. Dieses kann beobachtet werden, wenn nach der Kapsulotomie die lateralen Ligamente nicht an den Kondylen des Metakarpalknochens gleiten können.

Bei starken Retraktionen ist es notwendig, das Seitenband in seiner Gesamtheit abzutrennen. In diesem Fall muß der distale Anteil des Ligaments in Kontinuität mit dem akzessorischen Ligament verbleiben, um eine Instabilität zu vermeiden (Abb. 5.**3 f**).

Am Zeigefinger sollte ein Teil des Seitenbands erhalten werden, um eine ulnare Deviation zu vermeiden. Nachdem die Kapsel und ligamentären Retraktionen dorsal gelöst worden sind, erfolgt die Flexion der Grundphalanx nicht durch einen glatten Abrollvorgang um die Kondylen herum, sondern durch ein dorsales Klaffen des Gelenks, bedingt durch die Behinderung des Rezessus und durch Adhärenzen der palmaren Platte (Abb. 5.**4 a**). Letztere wird dann mit einem gebogenen stumpfen Raspatorium abgelöst (Abb. 5.**4 b** u. 5.**4 c**). Von allen Behinderungen befreit, kann dann der palmare Anteil der Grundphalanx während des Flexionsvorgangs in Kontakt mit dem Metakarpalköpfchen gleiten. Die palmare Arthrolyse darf nicht kraftvoll erfolgen, um eine Schädigung der lateralen Ligamente zu vermeiden (Abb. 5.**5**).

Bei veralteten, schweren Kontrakturen kommt die Retraktion der Extensorensehnen hinzu, die allein die Flexion der Grundphalanx verhindern können, auch nach den oben beschriebenen Vorgehen der Arthrolyse. Forcierte Flexionsmanöver führen dann zur Luxation der Extensorensehnen in den Intermetakarpalraum durch Ruptur der sagittalen Bänder. In diesem Fall ist die Tenotomie der Extensorensehne auf Höhe der Grundphalanx, 5–8 mm von der Basis entfernt, zu empfehlen (4) (Abb. 5.**6 a**). Diese Lösung des Extensorenapparates läßt dann die Gelenkfunktion zu; am Ende des Eingriffs wird die Sehne an der Basis der Grundphalanx mit einer transossären Naht reinseriert (Abb. 5.**6 b**). Um eine erhöhte Spannung der Interosseushaube zu vermeiden, die zu einer Extensionseinsteifung der Interphalangealgelenke führen würde, darf der entstehende Sehnendefekt nicht Rand an Rand genäht werden, da die Haube einfach in Kontinuität mit dem distalen Anteil der Extensorensehne verbleiben sollte.

Die Naht der sagittalen Zügel erfolgt unter Flexionsstellung der Grundphalanx, anderenfalls führt eine zu große Spannung erneut zur Einschränkung der Flexionsbewegung (Abb. 5.**7 a**).

Bei den am stärksten fortgeschrittenen Formen, bei denen das Gewebebett von schlechter Qualität ist und wo eine erhöhte Rezidivrate beobachtet wird, ist das Einbringen eines Kirschner-Drahts zur temporären Arthrodese durch das Metakarpalköpfchen bei gebeugter Grundphalanx zu empfehlen (Abb. 6.**7 b**).

In Abhängigkeit vom Heilungsvorgang und von Entzündungsreaktionen werden die Kirschner-Drähte 7–12 Tage belassen, wobei die Mobilisation der Interphalangealgelenke zugelassen wird.

☐ Krankengymnastische Nachbehandlung und postoperative Schienenversorgung
C. Gavillot und M. Isel

Ziel der Nachbehandlung ist der Erhalt der während des operativen Vorgehens erreichten Gelenkamplitude.

Die gelösten periartikulären Strukturen weisen die Tendenz auf, sich zu retrahieren und das Gelenk in der ungün-

5 Fingereinsteifungen

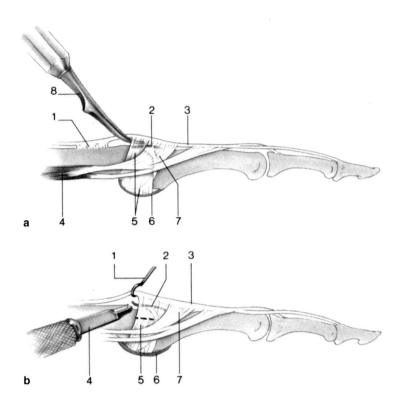

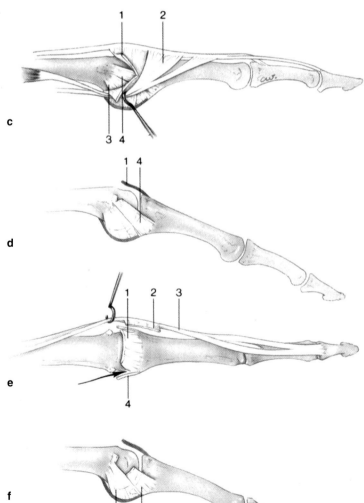

Abb. 5.**3a–f** Therapie einer Extensionseinsteifung.
a Die Extensorensehne (3) wird von den Adhärenzen mit dem Metakarpalknochen (1) und der Gelenkkapsel (2) mit einem gebogenen stumpfen Raspatorium gelöst (8).
  4 Interosseusmuskel.
  5 Sagittale Zügel.
  6 Palmare Platte.
  7 Interosseushaube.
b Die Extensorensehne, angehoben durch einen Sehnenhaken, erleichtert das Ablösen der dorsalen Gelenkkapsel (2) mit einer abgerundeten Skalpellklinge.
c Persistiert die Gelenkeinsteifung, erfordert der Zugang zu den Seitenbändern (4) eine partielle Ablösung der sagittalen Zügel (1).
d u. **e** Die Desinsertion der dorsalen Gelenkkapsel (1) und die Durchtrennung der am weitesten dorsal gelegenen Fasern der Seitenbänder (4) erlauben eine Funktionswiederherstellung bei mäßigen Gelenkeinsteifungen.
  2 Sagittaler Zügel, dessen Durchtrennung zumeist partiell erfolgt, um den Seitenbandapparat zu erreichen.
  3 Extensorensehne.
f Im Fall der schweren Einsteifung wird das Seitenband (2) vollständig desinseriert. Der distale Anteil muß in Kontinuität mit dem akzessorischen Ligament (1) verbleiben, um eine Instabilität zu vermeiden.

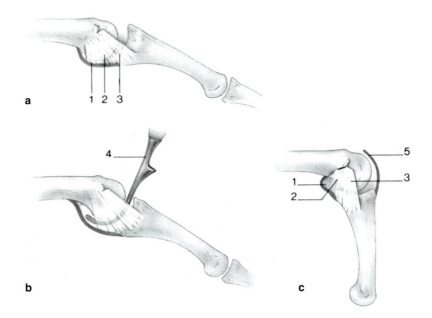

Abb. 5.**4a–c**
a Der Gleitvorgang der Basis der Grundphalanx um die Kondylen des Mittelhandknochens erfordert die Lösung der palmaren Platte und deren Rezessus (1).
2 Akzessorisches Ligament.
3 Seitenband.
b Das durch den dorsalen Gelenkspalt eingebrachte stumpfe Raspatorium erleichtert die Ablösung des Rezessus.
c Nach der Arthrolyse verbleiben die Gelenkoberflächen in Kongruenz, der abgelöste Rezessus (1) der palmaren Platte nimmt die Basis der Grundphalanx auf. Das akzessorische Ligament (2) ist angespannt. Das Seitenband (3) wird unter Spannung gebracht, wenn es partiell durchtrennt wurde. Die Gelenkkapsel (5) wird vom Metakarpalknochen abgelöst.

stigen präoperativen Position zu plazieren. Die Nachbehandlung soll diese Reaktionen vermeiden helfen. Die Therapie beginnt am Morgen des 1. postoperativen Tages. Passive und aktive Mobilisationen werden 3 bis 4 mal täglich realisiert. Die einzelnen Sitzungen sind kurz und dauern ungefähr 10 Minuten, um keine Entzündungsreaktionen zu provozieren. Die Kooperation des Patienten ist von erheblicher Bedeutung. Dieser muß verstehen, daß der Erfolg des Eingriffs erst nach der 3. postoperativen Woche erreicht wird und während mehrerer Monate konsolidiert werden muß.

Tag 1 bis Tag 8. Passive manuelle Mobilisationen, werden vorsichtig und ohne Schmerzen zu verursachen im Sinne der Flexion des Metakarpophalangealgelenks ausgeführt. Ein Klaffen des Gelenks ist wegen möglicher Entzündungsreaktionen zu vermeiden. Statische Übungen manueller Art werden zum Ende der Behandlung ausgeführt.

Die aktive Mobilisation zielt auf den Erhalt des Gewinns der bei der passiven Mobilisation erreichten Amplitude. Die systematische Flexion des Metakarpophalangealgelenks mit anschließender Flexion des gesamten Fingers wird beübt. Aufgrund der noch bestehenden Schmerzsymptomatik erfolgt die Flexion aktiv assistiert durch den Krankengymnasten zu Beginn der Nachbehandlung. Die Verordnung von Analgetika ist gelegentlich erforderlich, um diese frühzeitige unumgängliche Mobilisation zu ermöglichen.

Die Schienenhandlung ist während der gesamten krankengymnastischen Nachbehandlung wichtig. Eine Orthese wird schon am Operationstag über dem Verband angebracht. Es handelt sich um einen festen Handschuh, der die Metakarpophalangealgelenke in einer maximalen Flexionsstellung stabilisiert. Er wird zwischen den Mobilisationssitzungen ständig getragen und entsprechend dem Amplitudengewinn regelmäßig adaptiert.

Tag 9 bis Tag 15. Während der 2. Woche, nach der Rückbildung von Ödemen und Schmerzen, muß die Gelenkmobilisation den während der Operation erreichten Amplituden angenähert werden. Passive und aktiv assistierte manuelle Mobilisationen werden intensiviert. Die Flexion des Metakarpophalangealgelenks muß zwischen den Sitzungen auf-

recht erhalten werden. Die statische Orthese wird auch während der Nacht getragen und am Tag durch eine dynamische Flexionsorthese ersetzt. Diese kann in 2 Formen angewandt werden:
– entweder durch vollständigen Abrollvorgang des Fingers durch ein am Handgelenk fixiertes Gummiband
– oder durch direkten Zug auf das Metakarpophalangealgelenk durch ein elastisches Zugsystem.

Ein Umstellring erlaubt das Ausüben eines senkrecht auf die Achse der Grundphalanx wirkenden Zugs. Diese Umlenkung wird in Abhängigkeit von der Wiederherstellung der Gelenkamplitude modifiziert und entfernt, wenn das Metakarpophalangealgelenk eine Flexion von 70 Grad erreicht.

Dynamische Flexionsorthesen können angefertigt werden. Je nach Toleranz können sie 10–15 Minuten pro Stunde getragen werden (Abb. 5.**5f**).

Nach dem 16. Tag müssen für die ersten 3 Wochen postoperativ die Mobilisationen des Metakarpophalangealgelenks in die Flexionsstellung regelmäßig weitergeführt und intensiviert werden, da das Risiko einer Retraktion in die Extensionsstellung weiter besteht. Die krankengymnastischen Sitzungen erfolgen dann täglich. Sie werden durch das unbedingt notwendige Tragen der dynamischen Flexionsorthese komplettiert. Wenn der Heilungsvorgang abgeschlossen ist, können Massagen und physikalische Maßnahmen zur Verbesserung der Trophik und Vermeiden von Sklerosen zur Anwendung kommen. Das Wiedergewinnen der Kraft und Ausdauer erfolgt nach 3–4 Wochen.

■ Operative Therapie der Flexionskontrakturen

Diese kommen wesentlich seltener als Extensionseinsteifungen vor. Handelt es sich um einfache Einsteifungen des Gelenks aufgrund kapsuloligamentärer Retraktionen, können die Bewegungsamplituden meist mit Hilfe einer dynamischen Extensionsschiene wiedergewonnen werden.

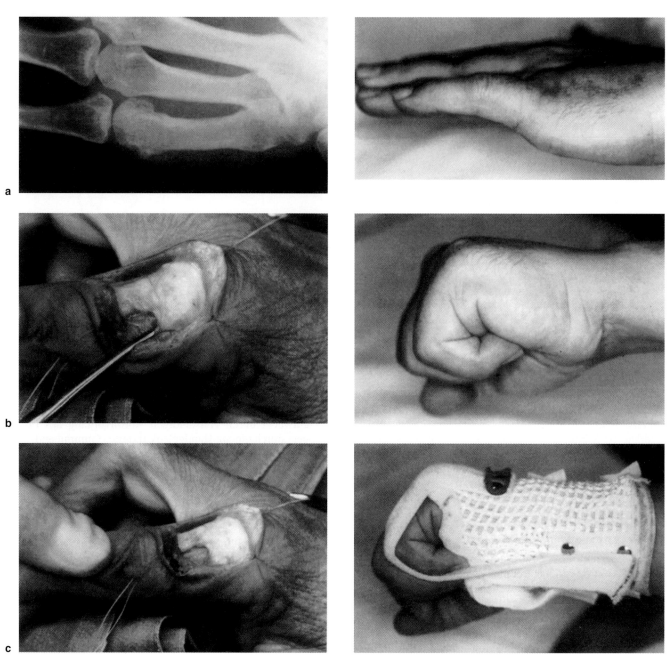

Abb. 5.**5a–f**
a Kontraktur des Metakarpophalangealgelenks am Ringfinger nach Fraktur des 5. Metakarpalköpfchens.
b Adhärenzen des Extensorenapparats mit der Gelenkkapsel.
c Tenolyse der Sehne und Ablösen der sagittalen Zügel.
d u. **e** Amplitude nach der 6. postoperativen Woche.
f Eine Flexionsorthese wird für 10–15 Minuten mehrmals täglich bis zur Stabilisierung des Ergebnisses getragen.

Handelt es sich dagegen um Einsteifungen, die durch die Haut oder Sehnen verursacht werden, ist das operative Vorgehen indiziert. Ausschließlich hautbedingte Retraktionen werden mit Z-Plastiken, lokalen Lappen oder Vollhauttransplantaten behandelt, seltener kommt es zur dirigierten, geführten Vernarbung mit offener Handinnenfläche.

Besteht jedoch zusätzlich die Indikation zur Tenolyse, ist die Wahl einer Technik mit Hautdeckung durch Lappen obligat, wodurch der Schutz der tenolysierten Flexorensehnen garantiert wird. Selten beschränkt sich die Tenolyse ausschließlich auf die Ringbänder A1 und A2. Der Zugang erfolgt meist durch einen großen zickzackförmig verlaufenden Schnitt palmar und wird mit Brunner-Inzisionen an den betroffenen Fingern verlängert. Ist das A2-Ringband intakt oder kann es während der Tenolyse erhalten werden, ist das Opfern des A1-Ringbands die Regel (Abb. 5.**8a** u. **b**). Das Lösen der Flexorensehnen und ihrer Adhärenzen mit der palmaren Platte erlaubt deren seitliches Luxieren. Unter vorsichtigem Erhalt eines Anteils der Insertionen der sagittalen Bänder an der palmaren Platte können die akzessorischen Seitenbänder durchtrennt werden, welche in Flexionsstellung retrahieren und an der Einsteifung der Grundphalanx beteiligt sind (Abb. 5.**8c**). Durch den gleichen Zugang ist es möglich, mit Hilfe einer abgerundeten Skalpellklinge oder eines stumpfen Raspatoriums die palmare Platte vom Metakarpalknochen zu lösen.

Einsteifungen der Metakarpophalangealgelenke

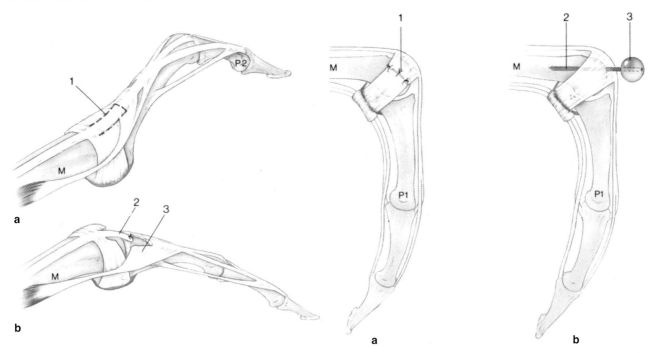

Abb. 5.**6 a** u. **b**
a Therapie der Einsteifung der Extensorensehne durch Tenotomie (1) an der Grundphalanx.
b Die Extensorensehne wird an der Basis der Grundphalanx reinseriert (2), die Extensorenhaube der Interosseusmuskulatur verbleibt in Kontinuität mit dem distalen Anteil der Extensorensehne (3).

Abb. 5.**7 a** u. **b**
a Die Naht der sagittalen Zügel (1) erfolgt bei flektierter Grundphalanx.
b Einbringen eines Kirschner-Drahts zur temporären Arthrodese (2) mit Schutzkappe (3) nach Therapie von schweren Einsteifungen.

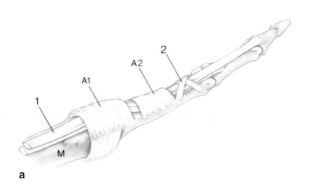
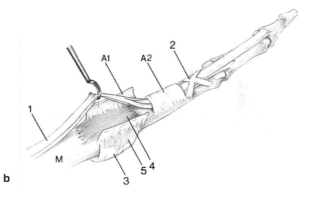
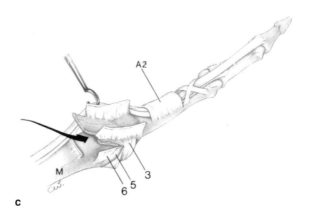

Abb. 5.**8 a–c** Therapie von Flexionseinsteifungen des Metakarpophalangealgelenks.
a Anatomie: 1 oberflächliche und tiefe Flexorensehne. 2 Kreuzband; das A1-Ringband besteht in Kontinuität mit dem sagittalen Zügel.
b Durchtrennung des A1-Ringbands, um die Flexorensehne (1) von Adhärenzen mit der palmaren Platte (4) zu lösen. 2 Kreuzband. 3 Sagittale Zügel. 5 Seitenband.
c Durchtrennung der akzessorischen Ligamente (6), Ablösen der palmaren Platte von dem Metakarpalknochen. 3 Sagittale Zügel. 5 Seitenband.

Nach Beendigung dieser 4 Schritte:
- Durchtrennen des A1-Ringbands,
- Tenolyse der Flexorensehnen,
- Durchtrennen der akzessorischen lateralen Ligamente,
- Ablösen der palmaren Platte

wird üblicherweise die vollständige Extension der Grundphalanx wieder erreicht. Besteht dorsal noch eine Blockierung, ist es notwendig, eine dorsale intermetakarpale Kontrainzision zu realisieren, um die Extensorensehne von Adhärenzen zu lösen und Osteophyten zu resezieren.

Die postoperative Nachbehandlung erfolgt entsprechend den Regeln nach Tenolyse des Flexorenapparats, wobei die Bewegungsamplituden des Metakarpophalangealgelenks aufrechterhalten werden müssen. Dynamische Extensionsschienen der Grundphalanx werden für kurze Zeitperioden während des Tages getragen, eine Lagerungsschiene, die die Metakarpophalangealgelenke in einer Flexionsstellung von 45 Grad hält, wird nachts angelegt.

Einsteifungen der Interphalangealgelenke

Anatomie und Pathophysiologie
(Abb. 5.**9 a** u. **b**)

Bei den proximalen und distalen Interphalangealgelenken handelt es sich um Trochleagelenke, wodurch ihre seitliche Stabilität gesichert wird.

Die palmare Platte weist einen mäßigen Rezessus am distalen Interphalangealgelenk auf, der am proximalen Interphalangealgelenk deutlich größer ist. Am proximalen Anteil wird die palmare Platte durch 2 lateral angebrachte Hemmechanismen verlängert (check-reins) (4, 12), deren distale Insertionen die palmare Platte im Bereich ihres Ansatzes an der Mittelphalanx einrahmen. Diese „Checkrein"-Ligamente sind von der Gelenkkapsel unabhängig, und ihre Resektion betrifft nicht den Synovialsack. Die Durchtrennung muß jedoch vorsichtig erfolgen, um die proximal transvers verlaufende ernährende Arterie nicht zu verletzen, welche die Versorgung der Sehnen über die Vinkula (11) sichert.

Diese anatomische Anordung der palmaren Platte und der „Check-rein"-Ligamente ist dem proximalen Interphalangealgelenk eigen und findet sich weder auf Höhe des distalen Interphalangeal- noch des Metakarpophalangealgelenks.

Die palmare Platte kann im proximalen Rezessus verkleben und der Grundphalanx adhärent sein, wodurch die Flexion eingeschränkt sein kann, oder im Gegenteil stark retrahieren und eine Flexionseinsteifung fixieren.

Die Seitenbänder inserieren am Köpfchen der Grundphalanx oberhalb der Rotationsachse des proximalen Interphalangealgelenks und verlaufen schräg zur Basis der Mittelphalanx. Im Gegensatz zu den Seitenbändern des Metakarpophalangealgelenks sind sie außerhalb extremer Gelenkstellungen, bei denen sie leicht entspannt sind, konstant unter Spannung. Es besteht die Möglichkeit, bei starken Einsteifungen diese adhärent an den lateralen Seiten der Kondylen fixiert vorzufinden. Die akzessorischen Seitenbänder sind in Flexionsstellung entspannt und ihre Retraktion kann das Gelenk in dieser Position einsteifen lassen. Sie inserieren an den lateralen Rändern der palmaren Platte.

An letzterer ist auch die Sehnenhülle des Fingers befestigt, welche die oberflächlichen und tiefen Flexorensehnen enthält und die nach Verletzung und Reparationsvorgängen, einen retraktilen Narbenblock bilden kann, der einen nicht zu lösenden Finger ergibt.

An der Dorsalseite ist der Kapsel-Band-Apparat dünn, aber der Rezessus kann verkleben und die Flexion des proximalen Interphalangealgelenks einschränken. Diese Einschränkung kann durch Adhärenzen der Extensorensehne an der Grundphalanx verstärkt werden.

Die Ligg. retinacularia transversa partizipieren am proximalen Interphalangealgelenk physiologischerweise an dem Gleichgewicht des Extensorenapparats. In retrahiertem oder adhärentem Zustand schränken sie die Bewegungsamplitude auf eine ähnliche Art ein, wie das retrahierte Lig. retinaculare obliquum die Flexion des distalen Interphalangealgelenks einschränkt.

Am proximalen Interphalangealgelenk hat Curties (1) 8 Gründe für eine eingeschränkte Flexion gefunden:

- dorsale Narbenretraktionen,
- Adhärenzen oder Retraktionen des Extensorenapparats,
- Retraktionen der Mm. interossei oder lumbricales oder Adhärenzen ihrer Sehnen,
- Adhärenzen der Ligg. retinacularia an den Seitenbändern,
- Retraktionen der Seitenbänder,
- Retraktionen der palmaren Platte oder ihre Adhärenzen an der Grundphalanx,
- osteophytäre Einschränkungen,
- Adhärenzen der Flexorensehnen im Fingerkanal.

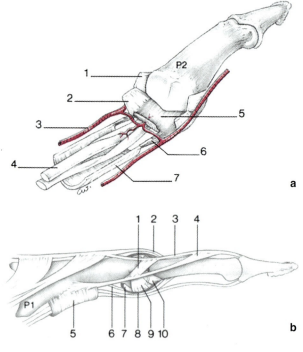

Abb. 5.**9 a** u. **b** Anatomie des proximalen Interphalangealgelenks.
a 1 Seitenband. 2 Akzessorisches Seitenband. 3 Fingerarterie. 4 Flexorensehnen. 5 Palmare Platte. 6 Check-rein-Ligament. 7 A2-Ringband.
b Seitansicht des proximalen Interphalangealgelenks: 1 Lig. retinaculare transversum. 2 Medianer Zügel der Extensorensehne. 3 Laterale Zügel. 4 Lig. retinaculare obliquum. 5 A2-Ringand. 6 Check-rein-Ligament. 7 Rezessus der palmaren Platte. 8 Palmare Platte. 9 Akzessorisches Seitenband. 10 Seitenband.

Klinische Untersuchungen

Einsteifungen mit Flexionsdefizit. Die eingehende klinische Untersuchung erlaubt das Festlegen des oder der Gründe, die ein Flexionsdefizit bewirken. Wie in Tab. 4.1 aufgezeigt, schränken Adhärenzen der Extensorensehnen im Bereich der Metakarpalknochen den globalen Bewegungsablauf der Fingerkette ein. Kommt es zur Flexionsbewegung im Metakarpophalangealgelenk, führt dies zu einer Extension des proximalen Interphalangealgelenks wie von Kilgore u. Mitarb. aufgezeigt (7) (Tab. 5.1).

Dieser Test muß gut von dem nach Finochieto (10) unterschieden werden, der Retraktionen der Interosseusmuskulatur nachweist. Wenn das Metakarpophalangealgelenk in Extension plaziert wird, bringen retrahierte Interosseusmuskeln das proximale Interphalangealgelenk in Extensionsstellung. Dagegen kommt es unter Flexion der Metakarpophalangealgelenke zu einer Entspannung der Interosseusmuskulatur, wodurch häufig wieder eine partielle Flexionsbewegung des proximalen Interphalangealgelenks möglich ist.

Ein 3. Test schließlich erlaubt eine Differenzierung der Einsteifung durch die alleinige Retraktion der Seitenbänder. In diesem Fall besteht unabhängig von der Position des Metakarpophalangealgelenks eine konstante Einsteifung des proximalen Interphalangealgelenks.

Die Einsteifung des distalen Interphalangealgelenks durch Retraktion der obliquen retinakulären Ligamente oder der lateralen Zügel wird durch den Test von Haines (6) (Tab. 5.2) nachgewiesen. In Extensionsstellung des proximalen Interphalangealgelenks verhindert das Anspannen der Ligg. retinacularia obliqua oder die Retraktion der lateralen Zügel jede Flexion des distalen Interphalangealgelenks. Die Entspannung dieser Strukturen durch Flexion des proximalen Interphalangealgelenks ermöglicht einen gewissen Grad von Flexion im distalen Interphalangealgelenk. Ist dagegen unabhängig von der Position des proximalen Interphalangealgelenks keinerlei Mobilität des distalen Interphalangealgelenks zu erreichen, bedeutet dies, daß die lateralen Bänder entweder stark retrahiert oder der Mittelphalanx adhärent sind.

Die klinische Untersuchung von Kontrakturen, die zu einem Extensionsdefizit führen, ist wesentlich schwieriger und bringt oft keine sichere Aussage über die Ursache.

Ein Krallenfinger ist meist bedingt durch das Zusammentreffen einer Hautretraktion und einer Sehnenblockierung mit Retraktion der synovialen Hüllen, komplettiert durch Retraktionen der palmaren und ligamentären Strukturen. Die Persistenz einer aktiven Flexion des proximalen und distalen Interphalangealgelenks läßt auf die gegebene Kontinuität und einen gewissen Grad an Mobilität der Flexorensehnen schließen.

Operative Therapie

■ Kontrakturen des proximalen Interphalangealgelenks mit Flexionsdefizit

Die Tenolyse der Extensorensehnen wurde in Kapitel 4 vorgestellt. Wir erinnern daran, daß sie in Zone 6 durch kurze transversal ausgeführte Zugänge in den Interossärräumen erfolgt. Ein Raspatorium mit stumpfem Ende oder eine runde Skalpellklinge löst die Sehne im gesamten Verlauf von Adhärenzen.

Die Retraktion der Interosseusmuskulatur kann durch einfache Tenotomie der Seitenzügel behandelt werden, wobei wir diesem Vorgehen die Technik nach Littler vorziehen (Abb. 5.10), welche darin besteht, einen Sehnenanteil mit dem am weitesten distal gelegenen Anteil der Interosseushaube zu resezieren. Dieses hat den Vorteil, bei mäßigen Einsteifungen sehr effektiv zu sein und vermeidet meist Rezidive.

Ganz selten kann es bei extremen Retraktionen, die von einer ständigen Flexionseinsteifung des Metakarpophalangealgelenks begleitet werden, obligat sein, eine proximale Tenotomie der Interosseussehne im Bereich des Metakarpophalangealgelenks durchzuführen bzw. den fibrosierten Interosseusmuskel am Metakarpalknochen zu desinserieren.

Tabelle 5.**1** Test zum Nachweis eines Flexionsdefizits des proximalen Interphalangealgelenks

	Position des Metakarpophalangealgelenks	Flexion des proximalen Interphalangealgelenks
Test nach Kilgore	Extension	möglich
	Flexion	unmöglich
Test nach Finochietto	Extension	unmöglich
	Flexion	möglich
Test zum Nachweis der Retraktion der Seitenbänder	Extension	
	Flexion	unmöglich

Tabelle 5.**2** Test zum Nachweis eines Flexionsdefizits des distalen Interphalangealgelenks

	Position des proximalen Interphalangealgelenks	Flexion des distalen Interphalangealgelenks
Test nach Haines	Extension	unmöglich
	Flexion	möglich
Test zum Nachweis der Adhärenz der Seitenzügel	Extension	
	Flexion	unmöglich

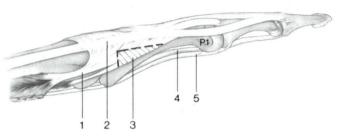

Abb. 5.**10** Therapie von Kontrakturen des proximalen Interphalangealgelenks mit Flexionsdefizit, bedingt durch Retraktionen der Interosseusmuskeln. Exzision eines Dreiecks, welches die Sehne und die am weitesten distal gelegene Partie der Interosseushaube beinhaltet (Littler) (3). 1 Sehne des Interosseusmuskels, 2 sagittaler Zügel, 3 Extensorenhaube des Interosseusmuskels, 4 Sehne des M. flexor digitorum profundus, 5 Sehne des M. flexor digitorum superficialis.

Eine Gelenkeinsteifung in Extensionsstellung wird an den Seitenbändern angegangen. Wir bevorzugen den dorsalen geschwungenen Zugang an Grund- und Mittelphalanx, wodurch eine dorsal- und lateralseitige Ansicht des proximalen Interphalangealgelenks erhalten wird. Der Zugang kann jedoch auch mit 2 Inzisionen lateral erfolgen, wodurch eine größere Ablösung der Haut vermieden werden kann (Abb. 5.**11a**).

Der Zugang über die Seitenbänder erfordert die Identifikation und dann das Ablösen des transversen retinakulären Ligaments (Abb. 5.**11b** u. **c**). Dieses Vorgehen wird durch die Verwendung eines feinen Dissektors erleichtert. Ist das Lig. retinaculare sehr flächig vorhanden, sollte es partiell entweder proximal oder distal reseziert werden. Anschließend kann es mit einem Sehnenhaken weggehalten werden und die Ansicht auf das Seitenband freigeben.

Wir bevorzugen die Desinsertion der dorsalen Fasern mit einer runden Skalpellklinge auf Höhe des Grundgliedköpfchens. Bei mäßigen Einsteifungen ist es nicht notwendig, dieses vollständig zu durchtrennen oder es in jedem Fall automatisch zu exzidieren. Nachdem die partielle Desinsertion beidseitig erfolgt ist, kann die Flexion des proxi-

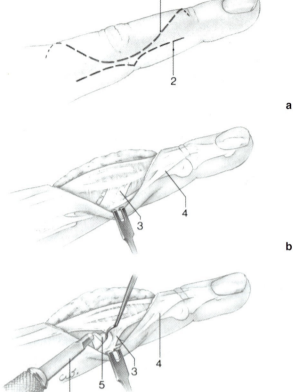

Abb. 5.**11a–c** Therapie von Gelenkkontrakturen in Extension.
a 1 Geschwungener dorsaler Zugang an Grund- und Mittelphalanx oder beidseitig dorsolateral (2).
b Zugang zu den Seitenbändern nach Ablösung des Lig. retinaculare transversum (3). 4 Lig. retinaculare obliquum.
c Durchtrennung der dorsal verlaufenden Fasern des Seitenbands (5) mit einer runden Skalpellklinge (6).

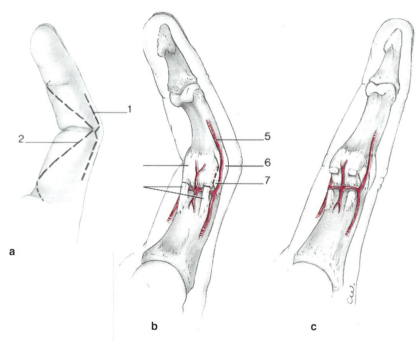

Abb. 5.**12a–c** Therapie von Einsteifungen des proximalen Interphalangealgelenks mit Extensionsdefizit.
a Dorsolateraler Zugang (1). Palmarer Zugang nach Brunner (2).
b Der Zugang zu der palmaren Platte (3) und der „Check-rein"-Ligamente (4) erfordert die Darstellung der Fingerarterie (5) und der transversal verlaufenden diaphysären Arterie. 6 Seitenband. 7 Akzessorisches Seitenband.
c Die Durchtrennung der „Check-rein"-Ligamente erfolgt von der palmaren Platte aus und wird bis an die Grundphalanx weitergeführt.

malen Interphalangealgelenks erreicht werden. Besteht ein Schnappen oder eine Resistenz in der Flexionsbewegung, sollte die Desinsertion der am weitesten palmar verlaufenden Fasern erfolgen.

Selten ist es erforderlich, die Lösung des Gelenks durch eine dorsale Kapsulotomie zu komplettieren. Im Verlauf dieser Arthrolyse ist es wichtig, die transversen und obliquen retinakulären Ligamente zu erhalten.

■ Einsteifungen mit Extensionsdefizit des proximalen Interphalangealgelenks

Mißerfolge nach konservativer Behandlung durch dynamische Orthesen sind meist bedingt durch nicht überwindbare Retraktionen der Seitenbänder und besonders der palmaren Platte.

Die Resektion der „Check-rein"-Ligamente ist die erste Maßnahme, um Einsteifungen mit Extensionsdefizit zu behandeln. Sie kann mit weiteren Vorgehen wie Tenolyse, Ligamentresektion und Verbesserung der Hautdeckung kombiniert werden.

Ist lediglich die Resektion der „Check-rein"-Ligamente erforderlich, reicht ein auf beiden Seiten des proximalen Interphalangealgelenks liegender Zugang aus. Ist dagegen eine zusätzliche Tenolyse notwendig, sind Brunner-Inzisionen palmar zu bevorzugen (Abb. 5.12a).

Der Zugang zur palmaren Platte und ihrer Verlängerungen an der Grundphalanx (Check-rein-Ligamente) erfordert eine Darstellung der Fingerarterie und ihres transversal verlaufenden diaphysären Asts, der die Gefäßversorgung der Flexorensehnen über das Vinkulasystem sichert (Abb. 5.12b). Dieser Ast der Arterie verläuft hinter den „Check-rein"-Ligamenten und muß während der Resektion geschont werden. Die „Check-rein"-Ligamente beginnen an den Insertionen der palmaren Platte, wo sie oft kräftig nachweisbar sind, und enden an der Grundphalanx. Allein dieses Vorgehen reicht für den Wiedererhalt der Extension des proximalen Interphalangealgelenks aus, wenn nicht gleichzeitig Sehnen-, Haut- oder knöcherne Begleitproblematiken vorliegen. Die Resektion der „Check-rein"-Ligamente beläßt die palmare Platte intakt, die für die Funktion des proximalen Interphalangealgelenks ein mechanisch essentielles Element darstellt (Abb. 5.12c u. 5.13).

Bei schweren und älteren Verläufen ist das Erreichen der Extensionsstellung schwierig und produziert entweder eine elastische Resistenz oder einen erheblichen Schnappeffekt, der mit einer Durchtrennung der am weitesten dorsal verlaufenden Fasern der Seitenbänder therapiert wird. Bei einer schwierig zu realisierenden Arthrolyse vermeiden wir das forcierte Extendieren des proximalen Interphalangealgelenks, da starker Druck auf den Knorpel irreversible Destruktionen verursachen und das funktionelle Ergebnis beeinträchtigen kann. Eine frühzeitige Nachbehandlung mit einer dynamischen Extensionsorthese ist sicherer.

Kommen zu der Gelenkeinsteifung eine Sehnenblockierung und Hautretraktion hinzu, wird das chirurgische Vorgehen komplexer. Die Notwendigkeit zur Hautdeckung erfordert die Realisation eines vorwärts rotierenden Lappens vom Typ Hueston, der an der Basis des Fingers mobilisiert wird. Während der Tenolyse sollten zumindest die Ringbänder A2 und A4 erhalten bleiben und die Funktion der tiefen Flexorensehne wiederhergestellt werden, selbst wenn die oberfläche Flexorensehne geopfert werden muß (Abb. 5.14 u. 5.15).

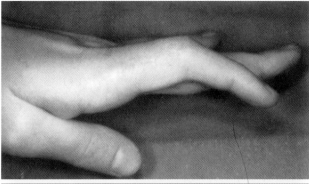
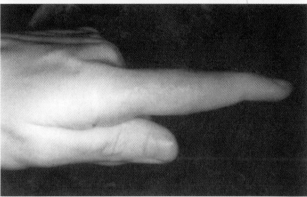
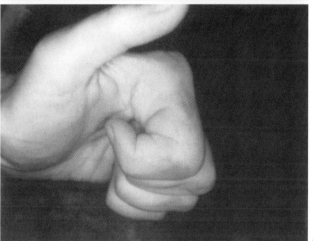

Abb. 5.13a–c
a Einsteifung des proximalen Interphalangealgelenks am Zeigefinger mit Extensionsdefizit.
b Die vollständige Extension wurde durch die alleinige Resektion der „Check-rein"-Ligamente mit bilateralem lateralem Zugang erreicht.
c Ergebnis in Flexion.

Bei multipel voroperierten Krallenfingern bleibt die totale anteriore Tenoarthrolyse (TATA) nach Saffar (10) der letzte Ausweg, um dem Finger wenigstens eine einigermaßen ausreichende Mobilität wiederzugeben (Abb. 5.16). Das Prinzip besteht darin, nach dorsolateraler Inzision subperiostal den gesamten Flexorenapparat mit Fingerkanal zu lösen, wobei die superfizielle und gelegentlich auch die profunde Flexorensehne desinseriert werden muß. So kann das gesamte Flexorensystem zurückweichen und eine Flexionseinsteifung des proximalen und distalen Interphalangealgelenks reduziert werden. Es handelt sich um eine aggressive und für das Skelett devaskularisierende Technik, was die wenigen Fälle der Gelenknekrose des proximalen Interphalangealgelenks, die wir beobachtet haben, erklärt.

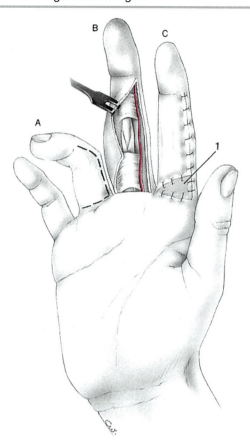

Abb. 5.14 Vorgehen der Tenoarthrolyse für eine Kontraktur des proximalen Interphalangealgelenks mit Extensionsdefizit. A Lateraler Zugang, der bis zur Fingerbeugefalte verfolgt wird und einen vorwärts rotierenden Lappen nach Hueston (B) realisiert. C Der Substanzverlust an der Basis des Fingers wird mit einem Hauttransplantat gedeckt (1). Dieses Vorgehen erlaubt den Schutz der von ihren Adhärenzen gelösten Sehnen.

Michon hat es unter Beachtung der Prinzipien der TATA-Technik, vorgezogen, die distale Insertion der tiefen Flexorensehne zu erhalten und die Tenolyse durch Zickzackinzisionen in die Palma manus weiterzuführen.

Seine Erfahrung zeigt, daß dank dieser palmaren Tenolyse der Finger eine ausreichende Mobilität wiedergewinnen kann. Diese Verbesserung der TATA-Technik muß im Arsenal zur funktionellen Rettung eines Krallenfingers beherrscht werden (Abb. 5.17).

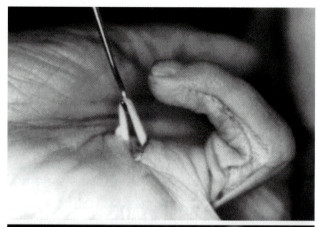
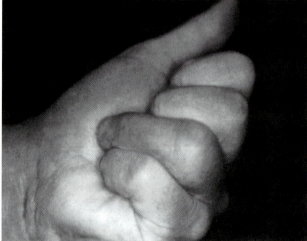
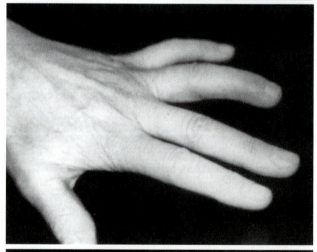
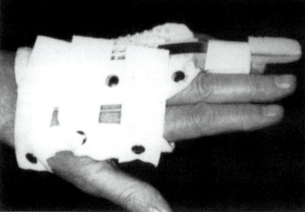

Abb. 5.15a–d
a Krallstellung des Ringfingers mit Extensionsdefizit durch Einsteifung des proximalen Interphalangealgelenks und Blockierung der Flexorensehnen. Zur Resektion der „Checkrein"-Ligamente und der Seitenbänder wird die Tenolyse der Flexorensehnen durchgeführt. Ihre vollständige Lösung wird durch einen Sehnenzug überprüft, der über eine Inzision in der distalen palmaren Beugefalte ausgeübt werden kann.
b 3 Monate postoperativ besteht ein leichtes Flexionsdefizit am distalen Interphalangealgelenk.
c Am proximalen Interphalangealgelenk besteht ein Extensionsdefizit von 10 Grad.
d Das endgültige Ergebnis wird durch das nächtliche Tragen einer dynamischen Extensionsorthese für einen weiteren Zeitraum von 2–3 Monaten erreicht.

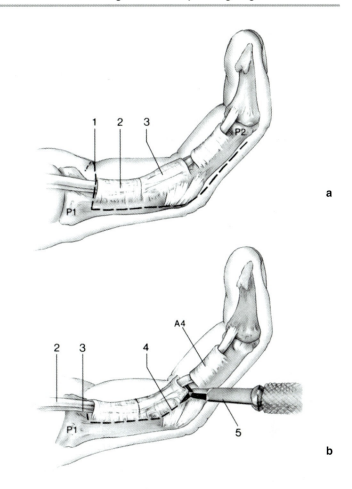

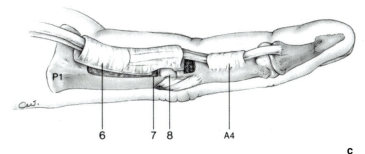

Abb. 5.**16 a–c** Totale anteriore Tenoarthrolyse (TATA).
a Zugang mit Realisation eines vorwärts rotierten Lappens nach Hueston (1). 2 Superfizielle Flexorensehne. 3 Profunde Flexorensehne.
b Mit einer runden Skalpellklinge (5) erfolgt die Ablösung der Insertionen der superfiziellen Flexorensehne, der palmaren Platte und des A2-Ringbands (4).
c Die Gesamtheit des Flexorenapparats mit Ausnahme der Sehne des profunden Flexors weicht in Richtung der Basis des Fingers aus. 6 A2-Ringband. 7 Palmare Platte. 8 Superfizielle Flexorensehne.

■ Einsteifung des distalen Interphalangealgelenks mit Flexionsdefizit

Die Retraktion der retinakulären Ligamente blockiert das distale Interphalangealgelenk um so mehr in Extensionsstellung, als das proximale Interphalangealgelenk selbst in dieser Position steht. Mit einem dorsalen Zugang an der Mittelphalanx können die retinakulären Ligamente leicht durchtrennt werden. Allein dieser Schritt kann die Flexion des distalen Interphalangealgelenks ermöglichen. Persistiert die Einschränkung jedoch, sollte auch die Retraktion der lateralen Zügel durch partielle Tenotomie behandelt werden, welche mittels eines akorddeonähnlichen Effekts zu einer Verlängerung führen wird.

Wenn Adhärenzen und Retraktionen der lateralen Zügel an der Mittelphalanx ursächlich für Einsteifungen in Extension verantwortlich sind, ist eine Tenotomie nach Dolphin vorzuziehen, welche hinter der Insertion der obliquen retinakulären Ligamente realisiert wird, um nicht später ein Extensionsdefizit des distalen Interphalangealgelenks zu kreieren.

■ Einsteifungen des distalen Interphalangealgelenks mit Extensionsdefizit

Operative Indikationen sind hier die Ausnahme. Meist genügt es, die profunde Flexorensehne durch lateralen Zugang am distalen Interphalangealgelenk von Adhärenzen an der Mittelphalanx und der palmaren Platte zu lösen, um die Extension des Endgliedes wiederherzustellen. Dieses Vorgehen muß vorsichtig erfolgen, eine Schwächung der Insertion der profunden Flexorensehne muß vermieden werden. Nach unserer Erfahrung zeigt sich, daß eine Komplettierung der Tenolyse mit Durchtrennung der akzessorischen Ligamente nicht erforderlich ist.

Nachbehandlung und Schienenversorgung nach Arthrolyse des proximalen Interphalangealgelenks

C. Gavillot und M. Isel

Selten isoliert angezeigt, wird die Arthrolyse meist mit einer Tenolyse verbunden.

Die Nachbehandlung muß das Ziel verfolgen, die durch den Eingriff gewonnene Amplitude zu erhalten. Die Schienenbehandlung, verbunden mit einer mehrmals am Tag erfolgenden manuellen Mobilisation, stellt im postoperativen Behandlungsplan ein unersätzliches Instrument zum Erhalt eines guten Resultats dar.

■ Einsteifung des proximalen Interphalangealgelenks mit Extensionsdefizit

□ Schienenbehandlung

Bereits am Morgen nach dem Eingriff wird eine dynamische Extensionsorthese über dem Verband angelegt. Der Handschuh stabilisiert die Metakarpophalangealgelenke in Flexionsstellung, um die spezifische Aktion des proximalen Interphalangealgelenks zu erhalten. Der dynamische Zug wird durch eine Vorrichtung gesichert, welche über einen Ringmechanismus an der Mittelphalanx und nicht an der Endphalanx aufrechterhalten wird, um eine Hyperextension des distalen Interphalangealgelenks zu vermeiden.

Die Orthese wird zwischen den Nachbehandlungssitzungen während der ersten Woche permanent getragen. Nach 8–10 Tagen wird diese Orthese direkt über der von ihrem Verband befreiten Hand angefertigt. Sie wird während der Ruhephasen am Tag und besonders während der Nacht getragen.

Nach 2–3 Wochen wird die Orthese nur noch nächtlich angelegt, bis das Ergebnis in Extension vollständig erreicht wird, was üblicherweise 2–3 Monate dauert.

□ Mobilisation

Tag 1 bis Tag 8. Passive manuelle und aktiv assistierte Mobilisationen werden 3 bis 4 Mal am Tag durch den Krankengymnasten in progressiver Form bis zur Schmerzgrenze durchgeführt. Die vollständige Extension des proximalen

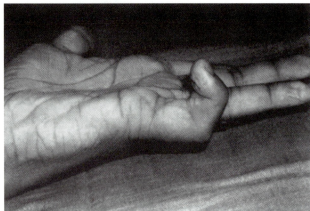
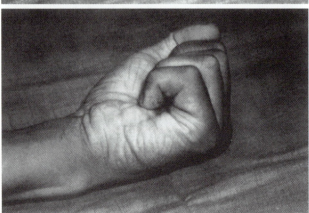
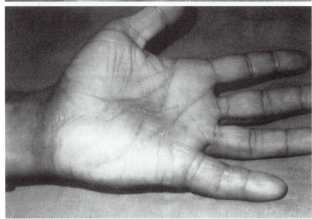
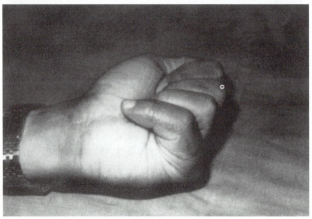

◀ Abb. 5.**17 a** u. **b** Krallenfinger nach wiederholten Eingriffen an den Flexorensehnen. Die Bewegungsamplitude ist auf einige Grad Flexion am proximalen Interphalangealgelenk eingeschränkt. Die Funktion des Metakarpophalangealgelenks ist intakt.
c u. **d** Die palmare Tenoarthrolyse desinseriert die oberflächliche Flexorensehne, die palmare Platte und das A1-Ringband. Die Sehne des profunden Flexors wird in der Palma manus tenolysiert, ohne von ihrem distalen Ansatz abgesetzt zu werden. Es besteht jetzt am proximalen Interphalangealgelenk eine Bewegungsamplitude von 70 Grad, die Extension ist vollständig, wobei sich die Flexion am distalen Interphalangealgelenk auf wenige Grad beschränkt (Ergebnis 6 Monate postoperativ).

Interphalangealgelenks erfolgt bei flektiertem Metakarpophalangealgelenk. Diese Einstellung entspannt den Flexorenapparat und erleichtert die passive vollständige Extension des proximalen Interphalangealgelenks, auch wird die Rekrutierung der intrinsischen Muskulatur für die aktive Extension des proximalen Interphalangealgelenks über die medianen Zügel des Extensorenapparats ermöglicht. Die vollständige Extensionsamplitude wird hergestellt, bevor die Mobilisation in die Flexionsrichtung beginnt. Erfolgte zusätzlich zur Artholyse eine Tenolyse der Flexorensehnen, werden diese zwischenzeitlich aktiv über den Faustschluß und durch globales Flektieren der Fingerkette bewegt.

Bei der Knopflochdeformität muß das distale Interphalangealgelenk aktiv in Flexion unter Aufrechterhalten einer Extensionsstellung am proximalen Interphalangealgelenk mobilisiert werden, um die lateralen Zügel zu aktivieren und sie in ihre Originalposition zu replazieren.

Die Mobilisationen müssen regelmäßig mit dem Krankengymnasten erfolgen, jedoch auch selbstständig aktiv durchgeführt werden, eventuell durch das Anlegen einer Syndaktyliestellung.

Tag 9 bis Tag 15. Die statische Extensionsarbeit wird durch dynamisches Vorgehen komplettiert, wobei von einer mehr und mehr betonten Flexionsposition ausgegangen wird. Der Fortschritt wird als ausreichend erachtet, wenn die aktive und passive Extension identisch sind. Das Sistieren von Entzündungszeichen und Schmerzen erleichtert passive Mobilisationen des proximalen Interphalangealgelenks in die Extensionsrichtung.

Nach Tag 16. Tägliche Mobilisationssitzungen werden weitergeführt, um ein Rezidiv der Flexionseinsteifung am proximalen Interphalangealgelenk zu vermeiden. Alle krankengymnastischen Nachbehandlungstechniken zur Verbesserung der Trophik und der Beweglichkeit können eingesetzt werden:

Kryotherapie, Lymphdrainage, Ultraschall, ebenso Massagen, durch die indurierte Narbenbereiche geschmeidiger werden.

Die Nachbehandlung wird auf den Wiedergewinn der globalen Funktion der Hand und die Integration des operierten Fingers beim Greifen ausgerichtet.

■ Kontrakturen des proximalen Interphalangealgelenks mit Flexionsdefizit

☐ Schienenbehandlung

Eine dynamische Flexionsorthese wird frühzeitig über dem Verband angebracht. Die Flexion des proximalen Interphalangealgelenks wird durch ein gesamtes Abrollen des Fingers mit einem elastischen Band oder durch direkten systematischen Zug an der Mittelphalanx gesichert. Je nach Ödem und Schmerztoleranz wird die Orthese 4- bis 6mal am Tag für einen Zeitraum von 10–15 Minuten angelegt. Zielt die Arthrolyse auf das Wiederherstellen der Flexion und der Extension, wird die flexionsfördernde Orthese am Tag und die Extensionsorthese in der Nacht angelegt.

☐ Mobilisation

Ziel ist das Wiedergewinnen der Flexionsamplitude am proximalen Interphalangealgelenk. Das Vorgehen ist identisch mit dem Versuch zum Wiedererhalt der Extension: passive Mobilisationen, aktiv assistierte statische, dann dynamische, darauf aktive freie Mobilisationen. Die Flexorensehnen werden während der gesamten Flexion des Fingers beübt, anschließend systematisch unter Beachtung der Kräftigung der Muskulatur der superfiziellen Flexorensehnen.

☐ Literatur

1. Curtis, R.M.: Management of the stiff proximal interphalangeal joint. Hand 1 (1969) 32–37
2. De La Caffinière, J.Y., M. Mansat: Radieur post-traumatique des doigts longs (pouce exclu.). Rev. Chir. orthop. 67 (1981) 517–570
3. Dolphin, J.A.: Extensor tenotomy for chronic boutoniere deformity of the finger. J. Bone Jt. Surg. 47 A (1965) 161–164
4. Eaton R.G.: Joint Injuries of the Hand. Thomas, Springfield 1971 (pp. 9–34)
5. Finochieto, R.: Retraction de Volkmann de los musculus intrinsecos de los manos. Bo. Trab. Soci. Cir. (Buenos Aires) 4 (1950) 31
6. Haines, R.W.: The extensor apparatus of the finger. J. Anat. 85 (1951) 251–259
7. Kilgore Jr., E.S., W.P. Graham, W.L. Newmeyer, L.G. Brown: The extensor plus finger. Hand 7 (1975) 159–165
8. Merle, M.: Bilan lésionnel et stragégie, In Merle, M., G. Dautel: La Main traumatique vol. I. Masson, Paris 1992
9. Merle, M., Y. Gibon: Les raideurs des doigts après la chirurgie des tendons fléchisseurs. Rev. Chir. orthop. 67 (1981) 537–538
10. Saffar, Ph., J.P. Rengeval: La ténoarthrolyse totale antérieure: technique de traitement des doigts en crochet. An,. Chir. 9 (1978) 579–582
11. Tubiana, R.: Traitement des raideurs des doigts. In Tubiana, R.: Traité de Chirurgie de la Main, vol. II. Masson, Paris 1984 (pp. 911–925)
12. Watson, H.K.: T.R. Light, T.R. Johnson: Check rein resection for flexion contracture of the middle joint. J. Hand 4 (1979) 67–91

6 Hautveränderungen und erste Kommissur

G. Dautel

Ein defekter Hautmantel allein kann ein gutes funktionelles Ergebnis nach technisch einwandfreier Rekonstruktion beeinträchtigen. Die während der Notfallsituation zu beachtenden Regeln bei der Hautdeckung nach komplexen Rekonstruktionsvorgehen wurden bereits vorgestellt (s. Bd. I). Sekundäre Eingriffe sind dazu bestimmt, Funktionseinschränkungen nach Erstoperationen zu korrigieren und bei Bedarf zusätzliche Eingriffe an Gelenken, Knochen oder Sehnen zu ermöglichen, die ohne ausreichende Hautdeckung erheblichen Komplikationsmöglichkeiten unterliegen.

Retraktionen der ersten Kommissur

Funktionelle Anatomie und Ätiologie kommissuraler Retraktionen

■ Funktionelle Anatomie

Die funktionelle kommissurale Einheit besteht aus 2 Subeinheiten, die palmar und dorsal in Dreieckform vorliegen und eine Oberfläche von äquivalenter Sensibilität aufweisen (46). Die beiden Hauteinheiten gehen an ihrer Basis ineinander über und bilden hier den freien kommissuralen Rand. Die Haut ist in diesem Bereich sehr dünn, um die Adduktion des Daumen zuzulassen, jedoch ausreichend weit und weich, damit Abduktion und Opposition des Daumens in maximal möglicher Amplitude ausgeführt werden können.

Die muskuläre Unterlage der ersten Kommissur wird von dem ersten dorsalen Interosseusmuskel sowie dem M. adductor pollicis gebildet. Alterationen dieser Muskelschicht schränken das Ausmaß der Zirkumduktion ein. Genau wie der Hautmantel und die darunterliegende Muskulatur trägt das trapeziometakarpale Gelenk zu der funktionellen kommissuralen Einheit bei. Einsteifungen dieses Gelenks können die Kreisbewegung des Daumens einschränken.

■ Ätiologie von Retraktionen der ersten Kommissur

Veränderungen an Haut, Muskeln und Gelenken können zusammen eine Retraktion der ersten Kommissur ergeben (19, 23, 42). Wir betonen, daß bei allen schweren Traumata der radialen Handseite langfristig der Zustand der ersten Kommissur einer der Schlüsselfaktoren für die funktionelle Prognose darstellt (44).

Haut: Eine kontraktile Hautnarbe kann unabhängig von der Affektion des freien Rands, der palmaren oder dorsalen funktionellen Subeinheit eine Verengung der ersten Kommissur ergeben. Eine einfache Narbenbride oder ein Hautsubstanzverlust können ebenfalls eine Retraktion der Kommissur zur Folge haben.

Muskeln: Der zweite Grund für Verengungen besteht in der Retraktion der unter der Haut liegenden Muskulatur. Dieses ist zu bedenken, wenn operative Schritte an der Haut nicht für die Öffnung der ersten Kommissur ausreichen. Direkt traumabedingte lokale Auswirkungen oder ein Kompartmentsyndrom aufgrund einer Ischämie sind hauptsächlich hierfür verantwortlich. Die Immobilisation in ungünstiger Position mit adduziertem Daumen kann die Muskelkontraktur weiter verschlimmern. Zwischen dem M. adductor pollicis und dem ersten M. interosseus dorsalis liegt eine fibröse Schicht, die von der palmaren profunden Aponeurose ausgeht und auf der der dorsale Interosseusmuskel teilweise inseriert (19, 42). Die fibröse Schicht kann ebenfalls indurieren und retrahieren und muß während des operativen Vorgehens an den Muskeln zur Öffnung der Kommissur berücksichtigt werden.

Gelenke: Die Einsteifung des Trapeziometakarpalgelenks kann direkt oder indirekt entstehen. Direkte Gründe sind Komplikationen nach intraartikulären Frakturen an der Basis des 1. Metakarpalknochens oder, seltener, intraartikuläre Frakturen am Os trapezium. Einsteifungen können sich jedoch auch indirekt durch längere Immobilisation des Gelenks in Adduktionsstellung des 1. Metakarpalknochens entwickeln. Obwohl die erste Kommissur bei der Lösung von Haut und Muskeln oft geöffnet werden kann, läßt sich die axiale Rotation, die es der Daumenpulpa ermöglicht, sich während der Opposition der Pulpa der Langfinger gegenüberzustellen, nicht immer wiederherstellen. Die axiale Rotation ist eine spezifische Eigenschaft des Trapeziometakarpalgelenks (36).

Hautplastiken

Das Vorgehen an der Haut stellt den 1. Schritt zur Öffnung der ersten Kommissur dar. Eine einfache Hautplastik ist nur indiziert, wenn die Verengung allein aufgrund einer retrahierenden Narbenbride besteht. Liegt ein ausgedehnter Substanzverlust vor, reichen solche Plastiken nicht mehr aus, und die Deckung mit einem Hauttransplantat oder einem Lappen wird erforderlich.

■ Z-Plastik (Abb. 6.1)

□ Chirurgisches Vorgehen

Theoretisch sind 2 Vorgehen, abhängig von der Disposition der 2 dreieckförmigen Lappen, denkbar (24, 40). Sie sind einander äquivalent, und die Entscheidung hängt allein von der Narbentopographie ab. Praktisch immer kommt die Standardzeichnung einer Plastik mit einem Winkel von 60 Grad zwischen den Lappen zur Anwendung. Die mögliche Verlängerung kann bis zu 75% betragen. Die Präparation erfolgt in 2 Schritten. Zunächst werden der 1. dreieckförmige Lappen und der zentrale Anteil inzidiert, danach folgt die für die Mobilisation dieses Lappens erforderliche Ablösung. Das Ziehen an der Spitze mit einem Einzinker erlaubt die Simulation der Rotation des 1. Lappens mit möglicher Modifikation der Planung des 2. Lappens.

□ Indikationen

Der Effekt einer Z-Plastik besteht hauptsächlich in der Vertiefung der ersten Kommissur. Das Vorgehen ist besonders für Narben im Bereich des freien Randes geeignet, die zu einer Schwimmhautbildung ohne nennenswerte Einschränkung der Öffnung der Kommissur führen. Ist anstelle der Vertiefung eine Verlängerung angezeigt, sind die nachfolgend beschriebenen Plastiken eher indiziert als der Versuch, die Größe oder den Winkel der angezeichneten Lappen zu modifizieren. Je mehr diese Werte verändert werden, desto schwieriger erfolgt der Versatz.

■ Z-Plastik mit 4 Lappenanteilen (Abb. 6.2)

□ Chirurgisches Vorgehen

Der Winkel der Z-Plastik beträgt 120 Grad, so daß die theoretische Verlängerung ungefähr 164% ausmacht (24). Aufgrund des hohen Winkels sind jedoch erhebliche Schwierigkeiten bei dem Versatz dieser Lappen zu erwarten. Um diese zu umgehen, wird der einzelne Lappen nochmals in 2 Lappen unterteilt (21, 22, 47).

□ Indikationen

Im Gegensatz zu der einfachen Z-Plastik kommt es hier zu einer erheblichen Verlängerung. Das Verfahren kommt, genau wie die anschließend beschriebene „Schmetterlings"-Plastik, zur Anwendung, wenn eine Verlängerung des freien kommissuralen Randes angestrebt wird.

■ Schmetterlings-Plastik (Abb. 6.3)

□ Chirurgisches Vorgehen

Die Methode besteht in dem Zusammenführen von 2 vollständigen Z-Plastiken über eine zwischengeschaltete VY-Plastik (39). Wie für die zuvor beschriebene Technik besteht der Effekt hauptsächlich in einer kommissuralen Verlängerung.

■ Dreizack-Plastik

□ Chirurgisches Vorgehen

Das Prinzip (17, 37) ähnelt dem der Schmetterlings-Plastik, die Zeichnung wird in der Abb. 6.4 illustriert. Die Methode hat den Vorteil, bei narbigen Veränderungen der Kommissur zur Anwendung kommen zu können, bei denen ausgedehnte Präparationen kaum möglich sind. Es handelt sich meist um den dorsalen Anteil der Kommissur. Die 3 dreieckförmigen Lappen werden an dem gesunden Anteil der Kommissur angezeichnet, ihre Präparation ist ohne Risiko möglich. Im dorsal narbig veränderten Kommissurbereich begrenzen 2 parallele Inzisionen die Lappen 1 und 3 (Abb. 6.4). Die Winkel dieser beiden viereckigen Lappen müssen exzidiert werden, um den Versatz zu erleichtern. Die dazu nötige Präparation beschränkt sich auf die peripheren Lappenanteile.

□ Indikationen

Wie bei den zwei zuvor beschriebenen Lappen kommt es bei der Dreizackplastik zu einem reellen Verlängerungseffekt des freien Randes sowie zur Öffnung der ersten Kommissur. Die elektive Indikation besteht bei asymmetrischen Narbenveränderungen, die sich auf einen der beiden Kommissuranteile beschränken.

■ Hauttransplantate (Abb. 6.5)

Besteht neben der Adduktionsfehlstellung des Daumens mit Kommissurverengung ein Hautsubstanzverlust, ist der Versatz einfacher lokaler Hautplastiken insuffizient. Bevor Hautlappen zur Deckung geplant werden, sind Hauttransplantate anzuwenden. Diese müssen sich an die Kontur der funktionellen Kommissureinheiten adaptieren (25, 46).

□ Chirurgisches Vorgehen

Lediglich Vollhauttransplantate sind indiziert, da dünne oder dicke Hauttransplantate erheblichen Retraktionen unterliegen und an dieser Stelle nicht akzeptabel sind. Der Donorsitus sollte über eine dünne, haarlose, pigmentierte Haut verfügen, die der Dorsalseite der Hand entspricht (9). Der Zugang zur Kommissur erfolgt mit einer longitudinalen Inzision, die die beiden funktionellen kommissuralen Einheiten symmetrisch teilt. Nach der Präparation und der Kommissuröffnung wird die Inzision auf die Rautenform der funktionellen Einheit vergrößert. Die nach dem Eingriff erforderliche strikte Immobilisation von 10 Tagen kann durch

Retraktionen der ersten Kommissur **133**

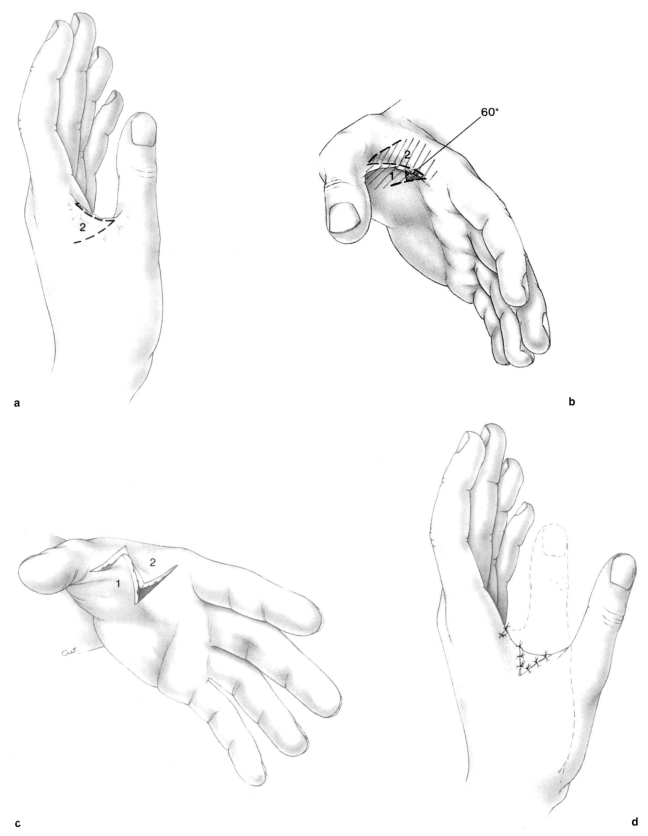

Abb. 6.**1a–d** Z-Plastik für die erste Kommisssur.
a Narbe mit „Schwimmhaut"-Bildung im ersten Interossärraum.
b Zeichnen der Z-Plastik
c Lappenversatz.
d Effekt der Vertiefung der ersten Kommissur.

134   6 Hautveränderungen und erste Kommissur

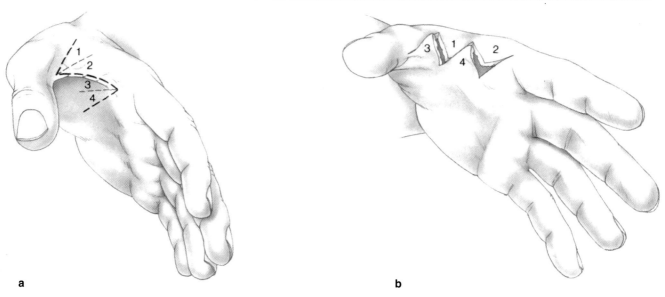

Abb. 6.**2a** u. **b**   Z-Plastik mit 4 Lappen für die erste Kommissur.
a Anzeichnen der Z-Plastik nach einem Winkel von 120 Grad, wobei jeder einzelne Lappen mit einer medianen Inzision in 2 Teile geteilt wird. So können 4 Lappen begrenzt werden (1–4).
b Lappenversatz und Entfaltung der ersten Kommissur.

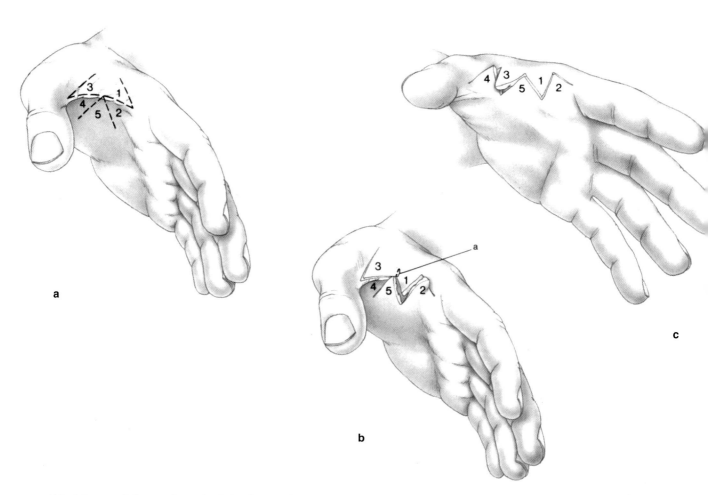

Abb. 6.**3a–c**   Schmetterlingsplastik für die erste Kommissur.
a Zeichnung der Inzisionen
b Versatz der ersten Z-Plastik. Eine weitere Inzision (a) erlaubt das Verschieben von Lappen „5" im Sinne einer VY-Plastik.
c Versatz der zweiten Z-Plastik und Öffnung der Kommissur. Endaspekt der Narbe.

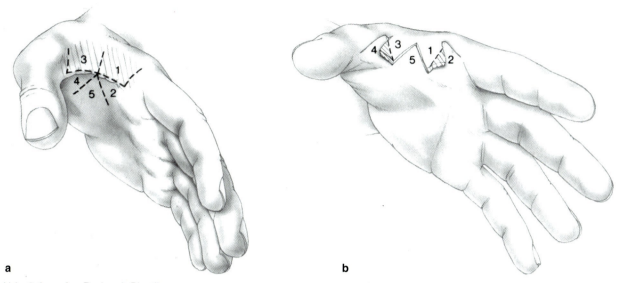

Abb. 6.**4a** u. **b** Dreizack-Plastik.
a Zeichnung der Inzisionen.
b Versatz der Lappen nach Öffnung der Kommissur. Die Eckwinkel der Lappen 1 und 3 müssen exzidiert werden, um das Verschieben zu ermöglichen.

einen intermetakarpal temporär eingebrachten Kirschner-Draht gesichert werden, der die Öffnung der Kommissur hält. Ein feuchter Überknüpfverband fixiert das Transplantat wie nach allen Vollhauttransplantaten während der ersten 10 Tage postoperativ auf der darunterliegenden Muskelschicht.

☐ Indikationen

Mehrere Bedingungen müssen erfüllt werden, um die Indikation zu dem Versatz eines Vollhauttransplantats zu stellen. Eine ausreichend gut vaskularisierte Gewebeschicht ist als Unterlage für das Einheilen des Transplantats unumgänglich. Nekrosen oder partielles Einheilen führt zu Retraktionen, die das funktionelle Ergebnis einschränken. Die Planung solcher Hauttransplantate ist riskant, wenn die Öffnung der Kommissur durch eine Muskeldesinsertion erzwungen wurde. Die postoperativ erforderliche 10 tägige Immobilisation stellt ebenfalls ein Risiko dar, besonders wenn auch Teno- oder Arthrolysen in der gleichen Sitzung erfolgten. Aufgrund dieser Nachteile besteht in der Praxis eine beschränkte Indikation für Vollhauttransplantate bei kommissuralen Retraktionen durch isolierte Hautsubstanzverluste ohne Muskel- oder Gelenkkomponente.

Lokale Lappen

■ Dorsaler Insellappen vom Metakarpophalangealgelenk D II (Rhombusverschiebelappen)

☐ Chirurgisches Vorgehen

Dieser Insellappen (9, 14, 16) wird an der Dorsalseite des Metakarpophalangealgelenks am Zeigefinger gehoben. Er wird durch das arterielle Netz der 1. Kommissur versorgt (11). Die technischen Details der Präparation sind in Band I

vorgestellt worden. Ist dieser Lappen zur Deckung eines kommissuralen Substanzverlustes bestimmt, wird er von vornherein in der Rhombusform der zu deckenden funktionellen Einheit geplant (Abb. 6.**6**). Der Donorsitus kann mit einer L-L-L-Plastik nach Dufourmentel geschlossen werden (16).

☐ Indikationen

Dieses elegante Verfahren ist unsere erste Wahl für ausgedehnte Substanzverluste, die der Versorgung mit einem lokalen Lappen zugänglich sind, wenn ein einfaches Vollhauttransplantat kontraindiziert ist. Die Verwendung dieses sensiblen Insellappens setzt die Integrität des ersten intermetakarpalen dorsalen Gefäßstiels voraus. Eine Narbenbildung dorsal an der Basis der Metakarpalia I/II erfordert eine besonders vorsichtige Planung.

■ Rotationslappen für die erste Kommissur

Zahlreiche Lappenformen von der lateralen oder dorsalen Seite des Zeigefingers oder der dorsalen Seite des Daumens sind vorgeschlagen worden. Wir verwenden diese nur äußerst selten, weil wir den dorsalen Insellappen vom Zeigefinger und den später beschriebenen Interosseus-posterior-Lappen bevorzugen.

☐ Verschiebelappen vom Handrücken

Der Hebebereich liegt in der Nähe des Substanzverlustes an der Kommissur, am radial dorsalen Rand (Abb. 6.7). Ein Teil seiner Gefäßalimentation erfolgt durch das den Rhombusverschiebelappen versorgende arterielle Netz, wodurch die Präparation eines gerade begrenzten Lappens ohne Nekroserisiko möglich wird. Der Donorsitus wird mit einem dicken Hauttransplantat gedeckt. Die Dimensionen erlau-

136 6 Hautveränderungen und erste Kommissur

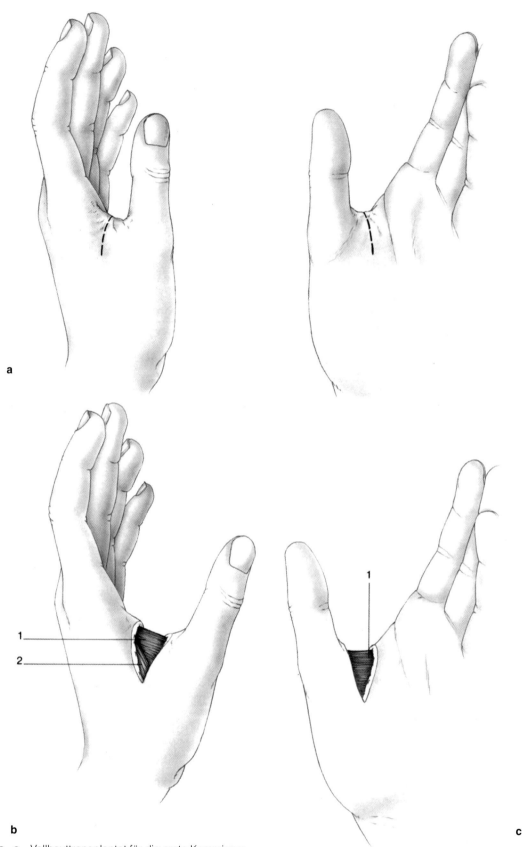

Abb. 6.**5a–c** Vollhauttransplantat für die erste Kommissur.
a Bei Planung eines Vollhauttransplantats erfolgt der Zugang nach symmetrischer Durchtrennung der kommissruralen funktionellen Einheit.

b u. **c** Ansicht nach Hautinzision. Eine zufriedenstellend versorgte darunterliegende Gewebeschicht, bestehend aus dem M. adductor pollicis (1) und dem 1. dorsalen Interosseusmuskel (2), ist für das Einheilen des Hauttransplantats erforderlich.

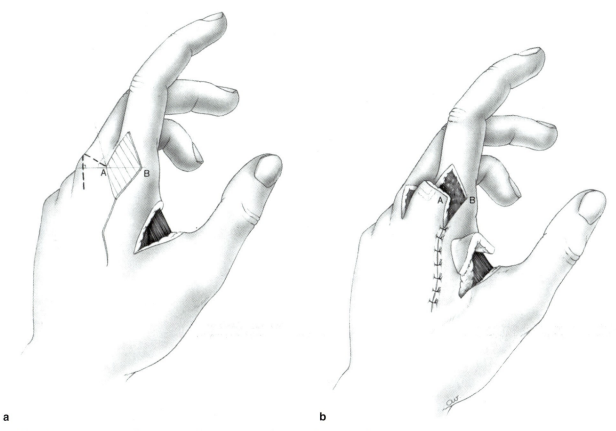

Abb. 6.**6a** u. **b** Verwendung des dorsalen Insellappens vom Zeigefinger für die erste Kommissur.
a Zeichnung der Inzisionen. Die Diagonale A-B ist proximal des Metakarpophalangealgelenks zu plazieren.
b Nach Tunnelierung und Plazierung des Lappens wird der Donorsitus unter Verwendung eines L-L-L-Lappens verschlossen.

ben die Deckung ausgedehnter Substanzverluste, welche bei Bedarf bis auf die palmare Daumenseite reichen. Hier besteht eine Konkurrenz zu den Interosseus-posterior-Lappen. Die Präparation ist nur möglich, wenn an der Dorsalseite der Hand keine Narbenbildung vorliegt (3, 42).

☐ Verschiebelappen vom Zeigefinger

Die laterale oder dorsale Seite des Zeigefingers kann als Donorsitus für lokale Verschiebelappen dienen (32, 41). Das Heben eines Lappens an der lateralen Seite des Zeigefingers, die bei dem „Pinch"-Griff betroffen ist, mit nachfolgender Versorgung des Donorsitus durch ein Hauttransplantat ist diskutabel. Aufgrund der Möglichkeit, Verschiebelappen von der Dorsalseite des Zeigefingers zu planen, stellen sie, neben dem technisch einfachen Vorgehen, keinen Vorteil gegenüber dem dorsalen Insellappen von diesem Donorsitus dar.

■ Stellenwert der Fingerbank

Die Prinzipien zur Anwendung der Fingerbank sind im 1. Band ausführlich vorgestellt worden (10, 13, 29, 30). Die erste Kommissur kann hiervon profitieren. Indikationen zur proximalen Amputation des Zeigefingers können eine Möglichkeit für die Rekonstruktion der 1. Kommissur unter Verwendung des Hautmantels des amputierten Fingers in Form eines gestielten Lappens oder als Insellappen bieten.

Distante Lappen

Besteht nach Öffnung der ersten Kommissur ein erheblicher Substanzverlust, der durch keinen der vorbeschriebenen Lappen gedeckt werden kann, muß auf einen in größerer Distanz gehobenen Lappen zurückgegriffen werden.

■ Interosseus-posterior-Lappen

Die technischen Details des Hebevorgangs dieses gestielten Lappens sind bereits beschrieben worden (s. Bd. I). Er stellt für die Deckung der ersten Kommissur unsere erste Wahl dar, wenn ein gestielter, in Distanz zu hebender Lappen benötigt wird (Abb. 6.**8**). Es muß keine Hauptgefäßachse geopfert werden. Aufgrund der Größe der erforderlichen Hautinsel für die Kommissurversorgung ist es meist möglich, den Donorsitus primär zu verschließen. In Anbetracht des Rotationsbogens dieses Lappens und der Defektlage am Daumen kann die Pedikelpräparation vor der T-förmigen Anastomose mit der A. interosseus anterior beendet werden. Der Lappen zeichnet sich durch große Zuverlässigkeit aus (6, 27, 28, 48).

■ Der „chinesische" Lappen (radialer Unterarmlappen) (Abb. 6.**9**)

Aufgrund der Morbidität des Hebevorgangs, wobei die A. radialis geopfert wird, sowie der Narbenbildung am Donorsitus stellt sich die Wahl zur Deckung der ersten Kom-

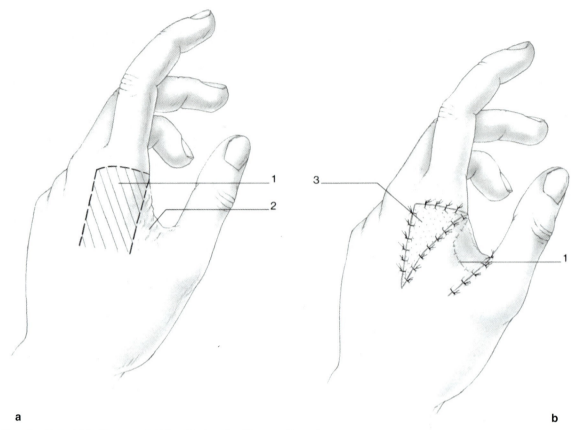

Abb. 6.7 a u. b   Verschiebelappen vom Handrücken für die erste Kommissur.
a Grenzen des Lappens (1), kontrakte Narbenbildung im Bereich der ersten Kommissur (2).
b Verschiebung des Lappens (1) nach Öffnung der ersten Kommissur und Exzision des Narbengewebes. Der Verschluß des Donorsitus erfolgt mit einem dicken Hauttransplantat (3).

missur durch diesen Lappen allenfalls in zweiter Intention (2, 12, 15, 20, 31, 34, 43). Eine der Indikationen besteht bei einem erheblich über die Dimensionen der funktionellen kommissuralen Einheit hinausgehenden Substanzverlust, der sich auf die palmare und/oder dorsale Seite der Hand erstreckt. So kann die Defektausdehnung die Deckungskapazität des Interosseus-posterior-Lappens überschreiten. Bei polydigitalen Mutilationen kann der Lappen wertvoll sein für die Rekonstruktion der Kommissur, wenn der Transfer von Zehen geplant ist, und sekundär einen elektiven Situs für einen Gefäßanschluß darstellen. Der Lappen übernimmt dann sowohl die Rolle der Hautdeckung als auch die des zubringenden Versorgungsanschlusses (arteriell und/oder venös) (26).

■ Inguinallappen nach MacGregor

Die Insellappen (Interosseus-posterior- und radialer Unterarmlappen) haben den Inguinallappen bei dieser Indikation fast vollständig verdrängt. Er weist zahlreiche Nachteile auf, die bei der Beschreibung des Lappens vorgestellt wurden (s. Bd. I). Besonders das Volumen ist für die Deckung der ersten Kommissur von Nachteil. Die einzige Indikation für diesen Lappen wird repräsentiert von der Amputation des Daumens proximal des Metakarpophalangealgelenks, verbunden mit einem Substanzverlust am radialen Rand der Hand. Der Lappen ist dann sowohl für die Deckung der Kommissur als auch für die Vorbereitung des Transfers der zweiten Zehe bestimmt. Jetzt dient die Hautbrücke des Inguinallappens als Hautmantel, in den sekundär die zweite Zehe gepflanzt wird. Der Vorgang erfordert das Absetzen des Lappens nach dem 15. Tag nach Überprüfung der Gefäßversorgung durch Abklemmen.

Freie Lappen

■ Paraskapularislappen

Die Mehrzahl der freien Hautlappen kann für die Deckung der ersten Kommissur verwandt werden. Wir bevorzugen den Paraskarpularislappen (33). Er bietet einen weichen, dünnen und unbehaarten Hautmantel. Die Deckung des Donorsitus ist primär möglich, wenn der Hebevorgang auf die Versorgung der Kommissur begrenzt bleibt. Das technische Vorgehen wurde bereits dargestellt (s. Bd. I) (9). Die arterielle Anastomose erfolgt terminolateral auf die A. radialis, entweder im Bereich der Tabatière oder an der Basis der Metakarpalia I/II.

■ Lappen vom Fußrücken (4)

Der Fußrücken als Donorsitus für Hautlappen zur Versorgung der ersten Kommissur mag als gute Wahl erscheinen, da die dünne Haut derjenigen am Empfängersitus gut entspricht. Der Hebevorgang mit narbigen Veränderungen, die Kälteintoleranz und Schwierigkeiten mit der Strumpfversorgung haben uns von diesem Donorsitus Abstand nehmen

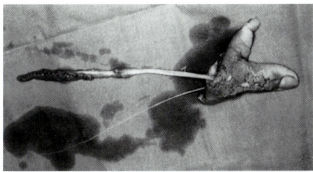
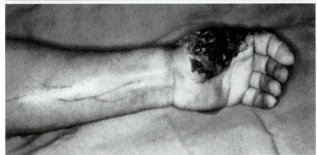
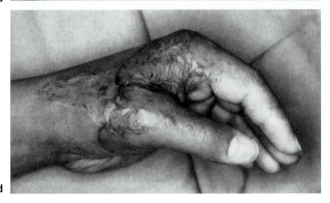
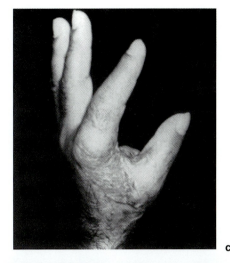
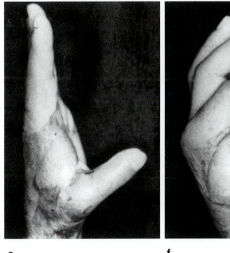
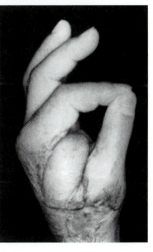

Abb. 6.**8 a–f** Interosseus-posterior-Lappen für die erste Kommissur.
a u. **b** Daumenavulsionsverletzung. Ein Teil der kommissuralen Haut haftet am abgetrennten Daumen. Replantation geplant.
c u. **d** Funktionelles Ergebnis: Adduktionskontraktur der ersten Kommissur mit Extensionsdefizit des Metakarpophalangealgelenks am Zeigefinger.
e u. **f** Funktionelles Ergebnis nach Öffnung der ersten Kommissur und Versorgung mit Interosseus-posterior-Lappen.

lassen. Eine Ausnahme besteht in der Notwendigkeit, in einer Sitzung die erste Kommissur und die ulnare Pulpa des Daumens zu rekonstruieren. Das gemeinsame Heben der lateralen Pulpa der großen Zehe mit einem Hautlappen vom Fußrücken unter Einschluß des kommissuralen Raums zwischen der ersten und der zweiten Zehe kann geplant werden. Die dorsale Hautinsel sichert die Hautdeckung der ersten Kommissur, während die laterale Pulpa der Großzehe für die Rekonstruktion und Resensibilisierung der Pulpa des Daumens verwandt wird.

Begleiteingriffe bei der Öffnung der ersten Kommissur

■ Muskulatur

Besteht nur eine geringe Muskelretraktion nach Immobilisierung mit Verengung der Kommissur, kann eine einfache Inzision der Muskelfaszien mit ihren Hüllen ausreichend sein. Besteht keine betonte Adduktionskontraktur und dient die geplante Plastik hauptsächlich der Vertiefung der Kommissur, kann man sich auf die Durchtrennung der am weitesten distal gelegenen transversalen Fasern des M. adductor pollicis beschränken.

Bei betonter Muskelkontraktur ist die Öffnung der ersten Kommissur nur duch eine Muskeldesinsertion zu erreichen. Diese betrifft hauptsächlich den M. adductor pollicis. Die Durchtrennung der Sehne am Muskelansatz, der eine weiter proximal gelegene Reinsertion am Metakarpalknochen folgt, bleibt für die speziellen Fälle der Rekonstruktion des Daumens durch Phalangisation des Metakarpale reserviert. Im übrigen kann das Absetzen der Insertion dieser Sehne nicht empfohlen werden. Die einzige Möglichkeit, die Kontraktur des M. adductor pollicis zu vermindern, besteht in der Desinsertion am metakarpalen Ansatz auf der Innenseite dieses Muskels. Der gesamte Adduktormuskel gleitet dann zum radialen Rand der Hand und erhält dadurch der Kommissur die muskuläre Basis (5).

Ist der M. interosseus dorsalis I ebenfalls retrahiert, kommt es zur Desinsertion am ersten Metakarpale. Erhebliche Störungen, bedingt durch das Trauma oder ein sekundäres Kompartmentsyndrom, können zur fibrösen Involution der Muskeln im Bereich der Kommissur führen.

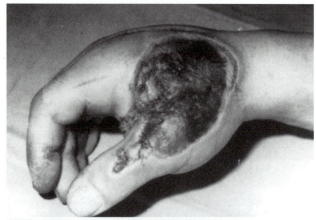
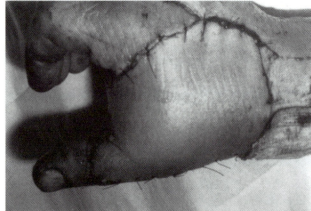
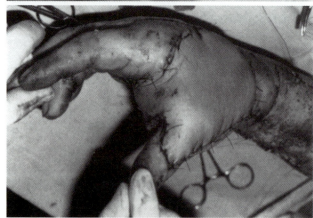
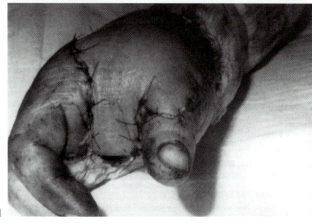

Abb. 6.**9a–d** Der gefäßgestielte „chinesische" Lappen (radialer Unterarmlappen) für die Versorgung der ersten Kommissur.
a Palmare und dorsale Nekrose im Bereich der ersten Kommissur (vernächlässigte Verbrennung).
b, c u. **d** Ein „chinesischer" Insellappen mit distalem Pedikel deckt die funktionelle kommissurale Einheit und die Dorsalseite des Daumens.

Dann bleibt nur die radikale Exzision des gesamten fibrösen Narbenblocks, mit anschließender Lappendeckung, da das Fehlen eines geeigneten Untergrundes das Plazieren eines Hauttransplantats nicht zuläßt.

■ Gelenke

Kann die erste Kommissur nach operativer Lösung von Haut und Muskeln nicht geöffnet werden, ist an eine Bewegungseinschränkung im Bereich des Trapeziometakarpalgelenks zu denken. Die Arthrolyse beginnt mit der Durchtrennung des Intermetakarpalligaments an der Basis von D I/II unter Schutz der A. radialis. Das dorsolateral schräg verlaufende Ligament muß abgesetzt werden, bevor die passive Pronationsamplitude des ersten Metakarpalknochens wiederhergestellt wird (42). Nur selten ist die Resektion des Os trapezium erforderlich, um die vollständige freie Beweglichkeit zu erreichen (18).

Kommissurretraktionen der Langfinger

An den Langfingern weist die kommissurale funktionelle Einheit die Form eines Dreiecks auf, dessen konkave Basis dem freien kommissuralen Rand entspricht (45, 46). Dieser Bereich deplaziert sich während des Vorgangs der Fingerüberkreuzung. Narbige Bridenbildungen, die die kommissurale Hautverschieblichkeit einschränken, kompromittieren dadurch die Fingerbeweglichkeit. Rekonstruktionsverfahren zielen darauf ab, die Form der Kommissur sowie ihre dorsal orientierte Tiefe wiederherzustellen. Fast immer resultieren die kommissuralen Retraktionen aus Verletzungen oder Läsionen an der Dorsalseite der Hand.

■ Hautplastiken

Die Mehrzahl der für die Retraktionen der ersten Kommissur vorgeschlagenen Hautplastiken kann hier geplant werden. Die geringe Größe der Lappen stellt die hauptsächliche Schwierigkeit dar.

Eine einfache Z-Plastik kann für die Vertiefung einer Kommissur ausreichen. Soll eine Vergrößerung erzielt werden, bevorzugen wir die Z-Plastik mit 4 Lappen oder eine Doppel-Z-Plastik. Betrifft eine narbige Retraktion ausschließlich den dorsalen Kommissurbereich, weist die von Schneider u. Vaubel (38) und Ostrowski u. Mitarb. (35) beschriebene Technik den Vorteil auf, eine Kommissur mit einer nach dorsal orientierten Tiefe ohne Narbenbildung zu rekonstruieren, die dem Normalzustand sehr nahe kommt. Diese Plastik kombiniert einen quadratischen mit 2 dreieckförmigen Lappen (Abb. 6.**10**).

■ Lokale Lappen

Der am besten geeignete lokale Lappen für die Rekonstruktion der Kommissur, ist der laterodigitale Lappen (1, 7). Die technischen Details der Präparation sind im 1. Band vorgestellt worden. Je nach Größe des Hautsubstanzverlustes kann ein einziger laterodigitaler Lappen oder das Aneinan-

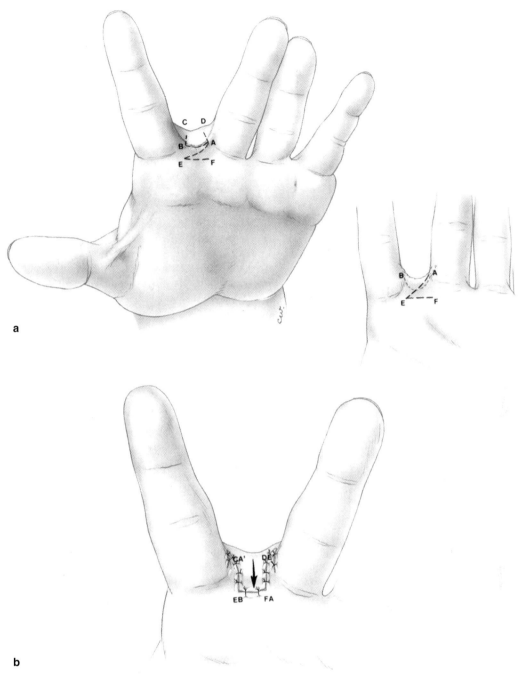

Abb. 6.**10 a** u. **b** Dreizack-Lappenplastik für Narbenretraktionen der Langfinger.

a Zeichnung der 3 Lappen. Erhebliche Retraktion der Kommissur zwischen Zeige- und Mittelfinger (gestrichelt die normale Höhe des freien Kommissurrandes). Die Rechtecke A-B-C-D (dorsal) und A-B-E-F (palmar) weisen identische Dimensionen auf. Das palmare Rechteck wird diagonal inzidiert, wobei 2 dreieckförmige Lappen entstehen.

b Versatz der Lappen. Die dreieckförmigen Lappen werden an der lateralen Seite des entsprechenden Fingers angenäht, während der quadratische Lappen die Tiefe der Kommissur wiederherstellt.

dergrenzen zweier solcher Lappen von Nachbarfingern geplant werden (7). In der Mehrzahl der Fälle wird ein einziger laterodigitaler Lappen ausreichen, wenn er so groß bemessen wird, daß er allein die kommissurale funktionelle Einheit decken kann (Abb. 6.**11**). Bedingt durch den erheblichen Hebedefekt, ist eine Deckung des Donorsitus mit Transplantat erforderlich.

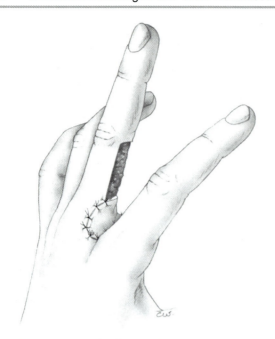

Abb. 6.**11** Laterodigitaler Lappen für Kommissurretraktionen an den Langfingern. Der Zugang erfolgt sagittal in der Achse der Kommissur. Der Donorsitus wird transplantiert. 2 Lappen von den angrenzenden Fingern können aneinandergelegt werden, wenn ein einzelner Lappen nicht ausreicht.

Hautprobleme bei Fingerkontrakturen

Flexionskontrakturen und Krallenfinger

Einsteifungen einer Fingerkette in Flexionsstellung können artikuläre, tendinöse und/oder kutane Ursachen aufweisen. Die technischen Details und die Indikation zu den einzelnen Vorgehen der Arthrolyse und Tenolyse werden an anderer Stelle beschrieben, wir beschränken uns hier auf die Analyse der Problematik der Hautversorgung. Diese Differenzierung ist jedoch künstlich, da die Hautversorgung entsprechend den erforderlichen Begleiteingriffen zu variieren ist.

■ Plastiken und Hauttransplantate

Eine einfache Z-Plastik kann zur Korrektur einer kleinen palmaren Bride ausreichen. Wie für die Kommissurplastiken ist es bei ausgedehnter Narbenbildung günstiger, mehrere Z-Plastiken zu kombinieren, als die Größe der einzelnen Plastik zu erhöhen, da der Versatz mit der Größe der Lappen deutlich erschwert wird. Wird die Flexionseinsteifung von einem Hautsubstanzverlust begleitet, reicht die Versorgung mit einer Z-Plastik nicht mehr aus. Dann kann unter bestimmten Bedingungen eine Hauttransplantation indiziert sein. Ein Vollhauttransplantat ist zwingend erforderlich, um Retraktionsphänomene zu vermeiden. Das Gewebebett muß die Auflage eines Transplantats zulassen. In der Praxis ist ein die Konturen einer funktionellen Gelenk- oder Fingereinheit respektierendes Hauttransplantat nur für ausschließlich hautbedingte Retraktionen zu transplantie-

ren. Ist eine begleitende Tenolyse oder Arthrolyse erforderlich, erlaubt der Zustand des Gewebebettes nicht mehr die Korrektur des Hautproblems durch einfache Transplantation.

■ Lokale Lappen

Die Indikation für einen deckenden Hautlappen bei einem operativen Vorgehen an Gelenken und/oder Sehnen muß bereits im Planungsstadium gestellt werden, da die Wahl des Zugangsweges hiervon abhängt.

Ein dorsolateraler Zugang erlaubt durch das einfache Anheben der Inzision in der palmaren Beugefalte das Heben eines Jacobsen-Lappens. Die Mobilisation desselben reicht aus, das Hautproblem bei moderaten Flexionseinsteifungen zu regeln. Der dreieckförmige Hautsubstanzverlust liegt an der Basis des Fingers und wird mit Vollhaut gedeckt. Das Verfahren setzt voraus, daß der Gewebeuntergrund das Einheilen eines Hauttransplantats ermöglicht (Abb. 6.**12**). Nach Tenolyse der Flexorensehnen, Zerstörung oder Eröffnung der fibrösen Sehnenhülle kann diese Technik nicht mehr angewandt werden. Der Lappen kann dann zwar versetzt werden, jedoch muß der entstehende proximale Substanzverlust mit einem laterodigitalen Lappen gedeckt werden (Abb. 6.**13**).

Weitere lokale Lappen: Die Planung eines der vorgeschlagenen Vorgehen setzt die relative Verschieblichkeit der palmaren Haut an der Grund- und Mittelphalanx des operierten Fingers voraus. Der Längengewinn übersteigt nicht ohne Risiko die Distanz von 1 cm. Ist die gesamte funktionelle Einheit eines Fingers zu decken, kann die beste Lösung in einem „Cross-finger"-Lappen bestehen (8, 9).

Totale anteriore Tenoarthrolyse (TATA): Dieses Vorgehen erlaubt die gleichzeitige Korrektur des Haut- und Gelenkproblems bei erheblichen oder rezidivierenden Krallenfingerfehlstellungen. Die Indikationen und das technische Vorgehen werden später beschrieben.

Kutane Probleme bei Fingerextensionskontrakturen

Wie auf der palmaren Seite besteht der Lösungsvorschlag bei ausschließlich hautbedingter Einsteifung ohne begleitende Gelenk- oder Sehnenursache in einem Vollhaut- oder dicken Hauttransplantat. Dieses wird entsprechend den Konturen der funktionellen Hauteinheit geplant und stellt den relativen dorsalen Hautüberschuß am proximalen und distalen Interphalangealgelenk wieder her. Der Hautüberschuß ist dazu bestimmt, während der Flexionsbewegungen der Fingerkette aufgebraucht zu werden.

Korrespondierend zu der palmaren Seite kann ein einfaches Hauttransplantat nicht ausreichen, wenn eine Arthrolyse und/oder eine Tenolyse realisiert werden mußte. Meist erfolgt der Zugang zum Gelenk über eine bajonettförmige Inzision. Eine zusätzliche transversale Inzision erlaubt die Bildung eines dorsalen Hueston-Lappens (Abb. 6.**14**). Das Verschieben des proximalen Lappens ermöglicht die spannungsfreie Deckung des Gelenks am proximalen Interphalangealgelenk. Reicht eine einzige Lappenverschiebung nicht aus, kann mit dem gleichen Zugang ein zweiter Lap-

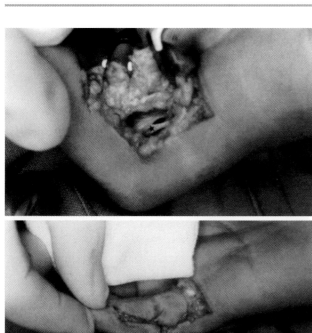
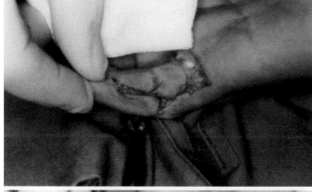
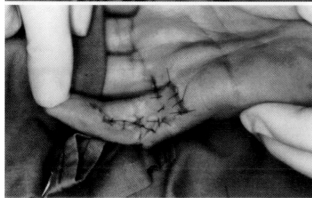
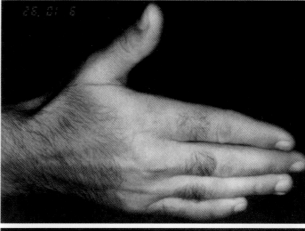
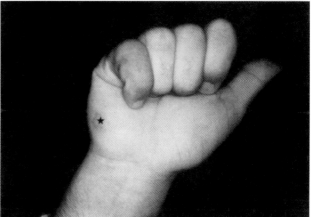

Abb. 6.**12 a–e** Jacobsen-Lappen bei Flexionseinsteifung des Kleinfingers.
a Flexionskontraktur des proximalen Interphalangealgelenks am Kleinfinger, nach Mittelphalanxfraktur (aktive Extension/Flexion des Metakarpophalangealgelenks: 30–0-80 Grad, proximales Interphalangealgelenk: 0–90–90 Grad, distales Interphalangealgelenk 0–20–70 Grad). Arthrolyse nach Durchtrennung der „Check-rein"-Ligamente an der palmaren Platte (*), dorsolateraler ulnarer Zugang.
b Die Extension wird durch die Arthrolyse erreicht. Die Verschiebung des palmaren Lappens korrigiert den Hautdefekt und schützt das proximale Interphalangealgelenk.
c Ein dickes Hauttransplantat deckt den Donorsitus. Z-Plastik an der mediolateralen Inzision.
d u. **e** Funktionelles Ergebnis. Der Donorsitus des dicken Hauttransplantates ist weiterhin sichtbar (*) (aktive Extension/Flexion am Metakarpophalangealgelenk: 10–0-90 Grad, proximales Interphalangealgelenk: 0–0-80 Grad, distales Interphalangealgelenk: 0–25–85 Grad).

pen geformt werden. Beide Lappen werden, der proximale durch Distalverschiebung, der distale durch Verschiebung nach proximal, einander über der Konvexität des proximalen Interphalangealgelenks gegenübergestellt.

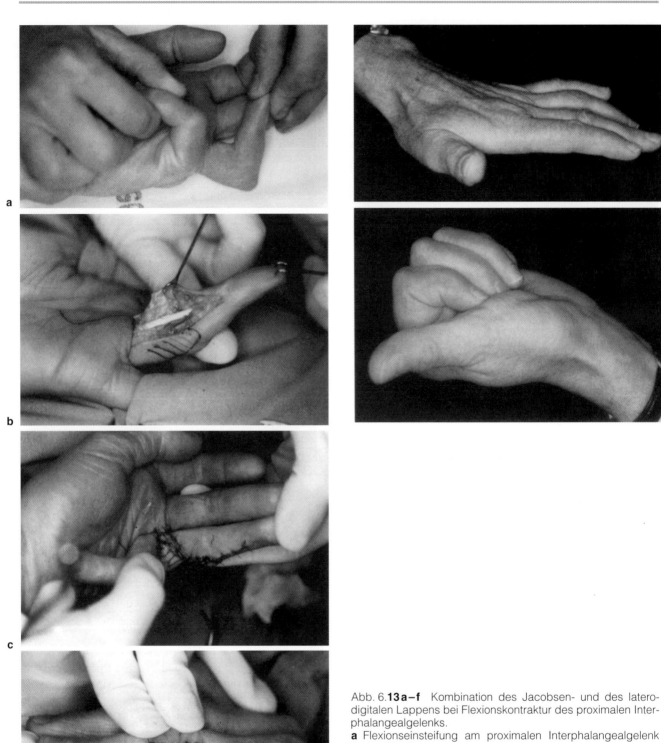

Abb. 6.**13a–f** Kombination des Jacobsen- und des laterodigitalen Lappens bei Flexionskontraktur des proximalen Interphalangealgelenks.
a Flexionseinsteifung am proximalen Interphalangealgelenk des Ringfingers.
b Dorsolateraler Zugang mit Bildung eines Jacobsen-Lappens. Die Flexorensehne wird am Donorsitus dargestellt. Planung des laterodigitalen Lappens.
c Extension des Fingers, bei Bedarf nach Tenolyse und Arthrolyse. Mobilisation des Jacobsen-Lappens und Rotationsversatz des laterodigitalen Lappens.
d Transplantatdeckung des Donorsitus nach Rotationsversatz des laterodigitalen Lappens.
e u. **f** Funktionelles Ergebnis.

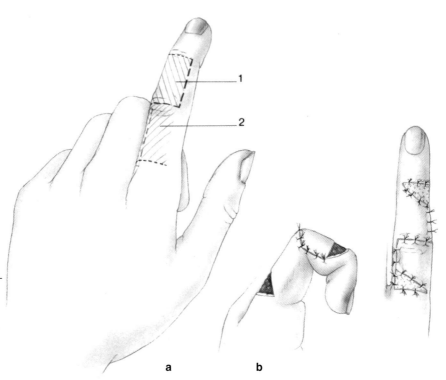

Abb. 6.**14a** u. **b** Hautbedingte Extensionskontraktur. Verwendung des Hueston-Lappens.
a Anzeichnen der Inzisionen: Eine bajonettartige Schnittführung ist über dem Gelenk erforderlich. Zusätzlich erfolgen transversale Inzisionen, die den nach distal (2) und nach proximal (1) zu verschiebenden Lappen markieren.
b Ergebnis nach Mobilisation der Lappen: Der Versatz der Lappen und ihre Gegenüberstellung erfolgt in Flexionsstellung des Fingers.

☐ Literatur

1. Boyes, J.H.: Skin and contractures. In: Bunnell‹s Surgery of the hand, H 5th ed. Lippincott, Philadelphia 1970 (pp. 187–260)
2. Braun, F.M., Ph. Hoang, M. Merle, F. Van Genechten, G. Foucher: Technique et indication du lambeau antébrachial en chirugie de la main: La propos de 33 cas. Ann. Chir. Main 4 (1985) 85–97
3. Brown, P.W.: Adduction-flexion contracture of the thumb: correction with dorsal rotation flap and release of contracture. Clin. Orthop. 88 (1972) 161–168
4. Buncke, H.J., G.M. Buncke: Dorsalis pedis. In Buncke, H.J.: Microsurgery: Transplantation-Replantation. Lea & Febiger, Philadelphia 1991 (pp. 111–137)
5. Bunnel, St.: Ischaemic contracture, local, in the hand. J. Bone Jt. Surg. 35-A (1953) 88
6. Büchler, U., H.P. Frey: Retrograde posterior interosseous flap. J. Hand Surg. 16 A (1991) 283–292
7. Colson, P.: Le lambeau latéro-digital. In Tubiana, R.: Traité de Chirurgie de la Main, vol. II. Masson, Paris 1984 (pp. 261–277)
8. Curtis, R.M.: Cross finger pedicle flap in hand surgery. Ann. Surg. 145 (1957) 650–655
9. Dautel, G.: Couverture cutanée. In Merle, M., G. Dautel: La Main traumatique, vol. I. Masson, Paris 1992 (pp. 75–172)
10. Dautel, G.: Le doigt banque. In Merle, M., G. Dautel: La Main traumatique, vol. I. Masson, Paris 1992 (pp. 305–310)
11. Dautel, G., M. Merle, J. Borrely, J.Michon: Variations anatomiques du réseau vasculaire de la première commisure dorsale: application au lambeau cerf-volant. Ann. Chir. Main 8 (1989) 53–59
12. Fatah, M.F., D.M. Davies: The radial forearm island flap in upper limb reconstruction. J. Hand Surg. 9 B (1984) 234–238
13. Foucher, G., F. Braun, M. Merle, J.Michon: Le (doigt-banque) en traumatologie de la main. Ann. Chir. 34 (1980) 693–698
14. Foucher, G., J.B. Braun: A new island flap in the surgery of the hand. Plast reconstr. Surg. 63 (1979) 28–31
15. Foucher, G., A. Gilbert, M. Merle, Y. Jacob: Lambeau radial (chinois). In Turbiana, R.: Traité de Chirurgie de la Main, vol. II. Masson, Paris 1984 (pp. 244–249)
16. Foucher, G., F. Marin-Braun: Le lambeau cerf-volant. In Gilbert, A., A.C. Masquelet, R.V. Hentz: Les lambeau artériels pédiculés du membre supérieur. Mongraphie du GEM. Expansion Scientifique Francaise, Paris 1990 (pp. 139–141)
17. Glichenstein, J., G. Bonnefous: La plastie en trident. Ann. Chir. plast. 20 (1975) 257–260
18. Goldner, J.L., F.W. Clippinger: Excison of the greater multiangular bone as an adjunct to mobilisation of the thumb. J. Bone Jt. Surg. 41-A (1995) 609–625
19. Gosset, J.: Les enraidissements du poce en adduction. Mém. Acad. Chir. 92 (1966) 348–350
20. Hallock, G.G.: Refinement of the radial forearm flap donar site using skin expansion. Plast.reconstr. Surg. 81 (1988) 21–25
21. Limberg, A.A.: Design of local flaps. In Gibson, T.: Modern Trends in Plastic Surgery H 2nd ed. Butterworth, London 1966
22. Lister, G.: The coice of procedure following thumb amputation. Clin. Orthop. (1985) 45–51
23. Lister, G.H.: Reconstruction. In The Hand: Diagnosis and Indications, H 2nd ed. Churchill Livingstone, Edinburgh 1984 (pp. 145–146)
24. Lister, G.H.: Skin flaps. In Green, D.P.: Operative Hand Surgery, 2nd ed. vol. III Churchill Livingstone, New York 1988 (pp. 1839–1933)
25. Littler, J.W.: The prevention and the correction of adductor contracture of the thumb. Clin. Orthop. 13 (1959) 182–192
26. Mahoney, J., J. Naiberg: Toe transfer to the vessels of the reversed forarm flap. J. Hand Surg. 12 A (1987) 62–65
27. Masquelet, A.C., C.V. Penteado: The posterior interosseous flap. Ann. Chir. Main 6 (1987) 131–139
28. Masquelet, A.C., C.V. Penteado: Le lambeau interosseux postérieur. Ann. Chir. 6 (1987) 131–139
29. Merle, M., Y. Bouchon, G. Foucher, M. Jandeaux: Les Multitions de la Main, 2 me ed. Expansion Scientifique Francaise, Paris 1984 (pp. 95–100)
30. Michon, J., M. Merle, G.Foucher: Traumatismes compleyes de la main, traitement tout en un temps avec mobilisation précoce. Chirurgie 103 (1977) 956–964
31. Muhlbauer, W., E. Herndl, W. Stock: The forearm flap. Plast. reconstr. Surg. 70 (1982) 336–342
32. Mutz, S.B.: Thumb web contracture. Hand 4 (1972) 236–246
33. Nassif, T.M., L.Vital, J.L. Bovet, J. Baudet: The parascapular plap: a new cutaneous microsurgical free flap. Plast. reconstr. Surg. 69 (1982) 591–600
34. Noever, G., P. Brüser: The radial forearm island flap for first web reconstruction. Handchir. Mikrochir. plast. Chir. 22 (1990) 145–148
35. Ostrowski, D.M., C.A. Feagin, J.S. Gould: A tree-flapweb-plasty for release of short congenital syndactyly and dorsal adduction contracture. J. Hand Surg. 16 A (1991) 634–641
36. Pieron, A.P.: Le première articulation carpo-métacarpiene. In Turbiana, R.: Traité de Chirurgie de la Main, vol. I. Masson, Paris 1980 (pp. 206–220)
37. Rousso, M.: Brûlures dorsales graves de la main. Reconstruction de la commisure: technique à cinq lambeaux, 1re partie: la première commissure. Ann. Chir. 29 (1975) 475–479

38. Schneider, W., W.E. Vaubel: Operative Korrektur pathologischer Interdigitalfalten (eine neue Schnittführung) Handchirurgie 12 (1980) 31–36
39. Shaw, D.T., C.S. Richey, S.H. Nahigian: Interdigital butterfly flap in the hand (the duoble-opposing-Z plasty). J.Bone Jt. Surg. 55 A (1973) 1677–1679
40. Strickland, J.W.: Thumb reconstruction. In Green, D.P.: Operative Hand Surgery, 2nd ed. Churchill Livingstone, New York 1988 (pp. 2175–2261)
41. Thomine, J.M.: Les rètractions post traumatiques de la première commissure interdigitale et leur traitement chirurgical. In Traumatismes ostéoarticulaires de la Main. Monographie du GEM. Expansion Scientifique Francaise, Paris 1971 (pp. 101–113)
42. Thomine, J.M.: Raideurs de l‹articulation trapézo-métacarpienne et rétractions post-traumatiques de la commissure du pouce. In Tubiana, R.: Traité de Chirurgie de la Main, vol. II. Masson, Paris 1984 (pp. 958–965)
43. Timmons, M.J.: The vascular basis of the radial forearm flap. Plast. reconstr. Surg. 77 (1986) 80–92
44. Toussaint, B., P. Jacoulet, R. Gomis, Y. Allieu: Lésions par blast de la première commissure. Ann. Chir. Main, Memb. Super. 8 (1989) 338–343
45. Tubiana, R.: Les temps cutanés. Voies d‹abord. In Turbiana, R.: Traité de Chirurgie de la Main, vol. I. Masson, Paris 1984 (pp. 149–166)
46. Vilain, R., J. Michon: Chirurgie plastique cutanée de la Main et de la Pulpe. Masson, Paris 1977
47. Woolf, R.M., T.R. Broadbent: The four flap Z-plasty.Plast. reconstr. Surg. 49 (1972) 48–51
48. Zancolli, E.A., C. Angrigiani: Posterior interosseous island forearm flap. J. Hand Surg. 13 B (1988) 130–135

7 Sekundärversorgung peripherer Nervenverletzungen

M. Merle, G. Dautel und F. Dap

Einführung und Klassifikation der Läsionen

M. Merle

Die Sekundärchirurgie der peripheren Nerven ist weiterhin Ursache zahlreicher Kontroversen bezüglich der Techniken und Indikationen.

Oft sind lange Warteperioden erforderlich, und der Chirurg beruhigt den Patienten durch die Progression des Tinel-Zeichens als Nachweis des axonalen Wachstums. Auch können zuletzt zweifelhafte oder für den Patienten unbrauchbare Ergebnisse bestehen. Dann ergibt sich eine späte Operationsindikation mit sekundärer Versorgung und ungewissen Resultaten.

In Ermangelung einer Möglichkeit, die frühzeitige Nervenregeneration qualitativ und quantitativ zu beurteilen, ist der Verlaufsanamnese des Verletzten große Aufmerksamkeit zu widmen und die klinische und elektromyographische Untersuchung regelmäßig zu wiederholen, damit bei Bedarf spätestens 6 Monate nach einer Läsion eine chirurgische Intervention geplant wird.

Obwohl die mikrochirurgischen Techniken bei der primären Rekonstruktion von glatten Verletzungen der peripheren Nerven (34) Vorteile aufweisen, ist immer noch ein hoher Anteil von Mißerfolgen oder zweifelhaften funktionellen Ergebnissen zu konstatieren (ungefähr 30%). Nervensubstanzverluste, Avulsionen und Kontusionen bedürfen automatisch der sekundärchirurgischen Versorgung.

Die technischen Verfahren und Indikationen für die Neurolyse verdienen die detaillierte Darstellung, da sie mit großer Vorsicht indiziert werden müssen.

Die Techniken zur faszikulären Transplantation von Nervensubstanzverlusten sind nicht zu ersetzen, stehen jedoch bei erheblichen Defekten oder bei ungünstigen Wundbettverhältnissen in Konkurrenz zu vaskularisierten Transplantaten. Eine Reintervention nach primärer Rekonstruktion kann dagegen meist von einer Sekundärnaht oder von einer Koaptation in der Technik nach De Medinaceli profitieren.

Das definitive Absetzen eines Nervs verursacht obligat ein Neurom mit unvorhersehbarer Toleranzentwicklung und kann multiple Reinterventionen mit ungewissen Ergebnissen zeitigen.

Die Techniken der Regionalanästhesie können, glücklicherweise selten, durch direkte Punktion oder intraneurale Injektion, ebenfalls zu Komplikationen führen. Diese müssen frühzeitig erkannt werden, um suffizient therapiert zu werden.

Alle Vorgehen der Sekundärchirurgie an den peripheren Nerven müssen im Verhältnis zu den Techniken gesehen werden, die die Revaskularisation des Nervs und seines umgebenden Gewebebetts favorisieren.

Ein sinnvolles therapeutisches Konzept erfordert die Kenntnis der unterschiedlichen Nervenläsionen, die isoliert oder kombiniert vorkommen können. Seddon hat die Nervenläsionen 1943 in 3 Gruppen unterteilt:

Neurapraxie (Leitungsunterbrechung), Axonotmesis (axonale Ruptur), Neurotmesis (vollständige Unterbrechung der Kontinuität des Nervs). Wir bevorzugen die von Sunderland 1951 eingeführte Klassifikation (53, 55), die die Läsionsursache in 5 Stadien besser darstellt (Abb. 7.**1**).

Grad I: Leitungsunterbrechung, entsprechend der Neurapraxie nach Seddon. Die Regeneration erfolgt meist spontan innerhalb weniger Tage oder Wochen, seltener Monate. Die Sensibilität kehrt früher zurück als die Motorik. Eine längerfristige Verzögerung der Leitungsgeschwindigkeit bedarf einer chirurgischen Neurolyse.

Grad II: axonale Degeneration oder Axonotmesis nach Seddon. Nach Waller-Degeneration erfolgt die axonale Aussprossung durch Führung in den endoneuralen Schläuchen und der Basallamina, wobei es ohne Risiko einer fehlerhaften Richtungsnahme zu einem guten funktionellen Ergebnis kommt.

Grad III: es handelt sich um eine schwere Läsion durch Elongation und Ischämie, die die endoneurale Kontinuität unterbricht, wobei lediglich das Peri- oder Epineurium persistieren. Die Regeneration ist meist schlecht, es kommt zu anarchischem Aussprossen und ausgedehnten Fibrosierungsreaktionen.

Grad IV: die Läsion befindet sich ausschließlich aufgrund des noch bestehenden Epineuriums in Kontinuität. Nach Waller-Degeneration, auch retrograd, kommt es zur Einsprossung von Fibroblasten und Kollagen. Die Regenerationskapazität ist sehr schlecht und verläuft anarchisch. Es besteht eine vollständige Parese.

Grad V: entspricht dem Stadium der Neurotmesis nach Seddon. Es besteht eine vollständige Unterbrechung, wobei die distale Waller-Degeneration vollständig ist und viele Neuronen zerstört werden.

7 Sekundärversorgung peripherer Nervenverletzungen

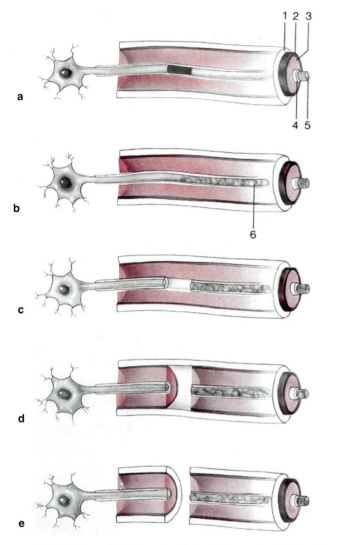

Abb. 7.**1a–e** Einteilung der Nervenläsionen in der Klassifikation nach Sunderland in 5 Grade:
a Grad I: Leitungsunterbrechung oder Neurapraxie nach Seddon.
b Grad II: axonale Degeneration oder Axonotmesis nach Seddon.
c Grad III: Ruptur des Axons und seiner Hüllen, das Peri- und Epineurium verbleiben intakt.
d Grad IV: Ruptur des Axons, seiner Hüllen und des Perineuriums. Die Kontinuität bleibt ausschließlich aufgrund des intakten Epineuriums bestehen.
e Grad V: vollständige Ruptur oder Neurotmesis nach Seddon.

1 Epineurium. 2 Perineurium. 3 Endoneurium. 4 Myelinhüllen nach Schwann. 5 Axon. 6 Axonale Degeneration.

Neurolyse

Unter Neurolyse versteht man die Lösung der Nervenstruktur von fibroblastischer- und Kollagenüberwucherung. Sie wird meist im Bereich des Epineuriums, seltener und noch vorsichtiger auch im Bereich des Perineuriums durchgeführt.

Die Entwicklung mikrochirurgischer Techniken hat die Illusion geweckt, ungestraft in das Innere eines Nervs vorgehen zu können, um die faszikulären Einheiten von Narbengewebe zu befreien. Seddon (48), Sunderland (54), Wilgis (61) und Lundborg (28) haben gezeigt, wie stark dieses chirurgische Eindringen die Vaskularisation des Nervs beeinträchtigt und selbst Ursache von Fibroblasten- und Kollageninvasion sein kann.

Zahlreiche Faktoren können eine Fibrosierung zeitigen, den stärksten Reiz bildet dabei das initiale Trauma. Dieses führt zu Ödembildung, Stase, Ischämie und intraneuraler Hämorrhagie. Der Verletzungsgrad des umgebenden Gewebebetts des Nervs betont noch die Fibrosebildung, die sich in einem Zeitraum von einigen Wochen um und im Nerv in Abhängigkeit von den auf ihn wirkenden Kräften organisiert.

Fibroblastische- und Kollageninvasion treten in der Peripherie des Nervs stärker auf als im Inneren, und konstriktive Effekte werden, wie von Gabbiani u. Mitarb. (19) und Montandon u. Mitarb. (39) berichtet, durch Myofibroblasten noch verstärkt. Diese mechanischen Vorgänge verändern die Gefäßversorgung des Nervs und induzieren weitere Läsionen der neuralen Substanz durch die Ischämie, wodurch sich die fibroblastische Reaktion weiter akzentuiert, so daß ein Circulus vitiosus entsteht.

Die Phänomene der Gewebeschädigung sind im Inneren des Nervs und in den peripheren Anteilen extensiv vorhanden, wodurch die Versorgungssituation und die Mobilität im Bereich der Gleitschichten verändert werden. Hierdurch kommt es günstigstenfalls zur Verzögerung der Nervenleitungsgeschwindigkeit, meist aber zur Verschlimmerung der Waller-Degeneration und zu Schmerzen durch Kompression. Alle Vorgänge werden durch Hämatombildung und Infektionen verstärkt, die sich infolge des initialen Traumas einstellen können.

Im Kontext der inflammatorischen Narbenbildung ist verständlich, daß Neurolyse-Techniken mit großer Vorsicht zur Anwendung kommen müssen, da sie ein neurologisches Defizit verschlimmern können und den Vernarbungsprozeß selbst reaktivieren können.

Technik

Die äußere oder innere Neurolyse muß unter dem Mikroskop erfolgen, um die Folgen von Kollagen- und Fibroblasteninvasion zu begrenzen und die residuelle Gefäßversorgung des Nervs zu erhalten.

Die perioperative Elektrostimulation ist eine wichtige Hilfe, besonders bei partiellen Läsionen. Sie erfordert den Verzicht auf die Blutleeremanschette während des Eingriffs. Dieser Nachteil kann die Nervenpräparation sehr schwierig gestalten, da Blutungen auftreten, die die Unterscheidung zwischen Nerven und Narbengewebe erheblich erschweren.

Der Zugang erfolgt nicht zwingend durch den Bereich des initialen Traumas. Der Schnitt wird versetzt zum Nervenverlauf geführt, um diesen nicht durch Bildung von Narbengewebe nach der Neurolyse erneut einzuengen.

■ Externe Neurolyse

□ Einfache Neurolyse

Sie befreit den Nerv von konstringierenden Adhärenzen zwischen dem Epineurium und dem umgebenden Gewebebett. Der Nerv wird in einem gesunden Bereich aufgesucht und anschließend unter Erhalt der Gefäßversorgung dargestellt. Das Narbengewebe muß so gut wie möglich exzidiert

Neurolyse 149

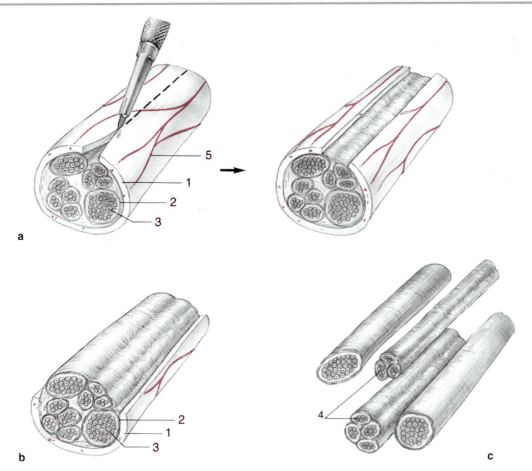

Abb. 7.**2a–c** Unterschiedliche Formen der Neurolyse.
a Epineurotomie zur Dekompression. Die einfache Inzision trennt die Ränder des Epineuriums und erlaubt den Faszikelgruppen, sich auszubreiten.
b Partielle Epineurektomie. Die Resektion des Epineuriums beschränkt sich auf den anterioren Anteil und erhält den posterioren, mechanisch soliden Teil, der die periphere Gefäßversorgung des Nervs sichert.
c Einfache Endoneurolyse. Das Epineurium wurde vollständig reseziert, die Faszikel oder die Faszikelgruppen werden voneinander getrennt. 1 Epineurium. 2 Perineurium. 3 Faszikel. 4 Faszikelgruppe. 5 Epineurale Vaskularisation.

werden, um den Nerv in einer günstigeren Umgebung plazieren zu können. Eine Resektion des Epineuriums muß jedoch vermieden werden. Im Verlauf dieses Eingriffs muß der Nerv seine Geschmeidigkeit wiedergewinnen und eine homogene Konsistenz annehmen.

☐ Epineurotomie (Abb. 7.2a)

Eine Verdickung des Epineuriums verursacht eine erhebliche Striktur und imponiert bei der Palpation als Knoten.

Die einfache Epineurotomie mit einem geeigneten Mikroskalpell sichert die Dekompression der Faszikelgruppen, welche sich in den Bereich der Inzision vorwölben. Der Vorgang muß bis zur vollständigen Dekompression erfolgen und einen homogenen Palpationsbefund ergeben. Das unter dem Mikroskop durchgeführte Vorgehen muß die epineurale Gefäßversorgung respektieren.

☐ Epineurektomie (Abb. 7.2b)

Diese kann partiell oder total erfolgen. Wir versuchen immer, den posterioren Anteil in Kontinuität zu erhalten, auch wenn das Epineurium sehr hypertrophiert erscheint, da hier das mechanisch am meisten resistente Gewebe vorliegt, welches die epineurale Gefäßversorgung enthält (Abb. 7.3).

Das Vorgehen ist angezeigt, wenn eine massive Sklerose besteht und die Faszikelgruppen praktisch vollkommen eingescheidet sind. In diesem Stadium ist es häufig notwendig, zusätzlich zu der externen Neurolyse die Endoneurolyse durchzuführen.

■ Endoneurolyse

☐ Einfache Endoneurolyse (Abb. 7.2c).

Sie besteht in der Resektion des zwischen den Faszikeln vorliegenden epineuralen Gewebes.

Es handelt sich um ein schwieriges und gewagtes Vorgehen, da die Gefäßversorgung erheblich gefährdet ist und die Faszikelgruppen geschädigt werden können.

☐ Faszikulotomie und Faszikulektomie

Sie beinhalten die Öffnung oder die Resektion des Perineuriums. Es besteht eine Kontraindikation für die Vorgehen, da das Nervengewebe erheblich zerstört wird. Jede Verlet-

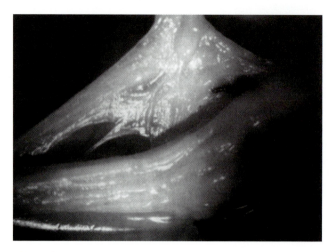

Abb. 7.**3** Partielle Epineurektomie des N. medianus nach vernachlässigter partieller Durchtrennung einer Faszikelgruppe.

zung des Perineuriums unterbricht die Nervenleitung, genau wie die Regenerationsmechanismen zur Heilung.

Die interne Neurolyse muß eine Ausnahme bleiben und sich auf eine einfache Endoneurolyse beschränken.

Ergebnisse

Der durch eine Neurolyse erworbene funktionelle Gewinn ist schwierig zu evaluieren.

Sicher kann ein durch Neurolyse entlasteter Nervenleitungblock innerhalb von Stunden oder Tagen eine spektakuläre funktionelle Erholung zeitigen. Es gilt jedoch nicht als gesichert, daß dieses Resultat nicht auch dann erreicht worden wäre, wenn im Verlauf der Zeit die inflammatorischen Vorgänge sistiert hätten.

Eine schnelle postoperative Erholung kann auch nach dem Zeitraum der axonalen Regeneration bei Läsionen des Grades II (Axonotmesis) und III nach Sunderland auftreten, wenn ein Leitungsblock aufgrund von Narbenbildung besteht. Eine funktionelle Restitutio erfolgt langsamer, wenn die Axonotmesis während der Regeneration in ihrem Verlauf blockiert wird. Die Überwachung des Tinel-Zeichens ist hier wichtig, da eine Stagnation über eine Zeit von 2 Monaten das Blockieren der axonalen Aussprossung anzeigt. Generell kommt es bei axonalen Läsionen früher zur Erholung der sensiblen gegenüber den motorischen Qualitäten.

Die Komplikationsmöglichkeiten einer Neurolyse sind nicht zu vernachlässigen, da sie die Vaskularisation des Nervs und damit seinen Metabolismus beeinträchtigen. Wenn sie intensiv erfolgt, werden die faszikulären Interkonnektionen geschädigt und eine erneute Fibrosierung induziert, die das Gegenteil des angestrebten Ergebnisses bewirken kann.

Indikationen

Die Indikation ist meist auf eine externe Neurolyse mit Epineurotomie zu beschränken. Sie ist angezeigt, wenn während des durch das Tinel-Zeichen überwachten nervalen Aussprossens die klinischen und elektromyographischen Untersuchungen über einen Zeitraum von 2 Monaten sta-

gnieren. Ziel ist die Unterstützung des axonalen Aussprossens, wobei die Möglichkeiten beschränkt sind, wenn die Neurolyse einen kontusionierten und gefäßminderversorgten Nerv betrifft.

Schwieriger ist die Indikationsstellung bei der Situation eines Nervenleitungsgeschwindigkeitsblocks, der über einen Zeitraum von mehreren Monaten besteht. In diesem Fall sollten die klinischen und elektromyographischen Untersuchungen alle 2 Monate erfolgen. Sind die Ergebnisse identisch, ist es legitim, eine externe Neurolyse zu realisieren, die zumeist von einer Epineurotomie begleitet wird.

Es besteht eine einzige Indikation zur intraneuralen Neurolyse. Diese betrifft die sekundäre Therapie von vernachlässigten partiellen Verletzungen in der Notfallsituation, welche wir später vorstellen.

Der Neurolyse sind gelegentlich Vorgehen zur Verbesserung des Gewebebetts des Nervs hinzuzufügen. Dieses kann entweder unter Verlagerung des Nervs, wie es z. B. für den N. ulnaris am Ellenbogen bekannt ist, erreicht werden oder durch Gewebeversatz in Form von Muskel, Faszie, Fett, Haut, von gestielten oder freien Lappen.

Naht oder sekundäre Koaptation nach vollständigen Durchtrennungen

Konnte eine Nervenverletzung nicht von den mikrochirurgischen Rekonstruktionstechniken profitieren oder besteht eine erhebliche Kontusion, ist eine sekundäre Reintervention erforderlich.

In der Notfallsituation ist es wichtig, die Kontinuität und die globale Orientierung des Nervs zu sichern und ihn besonders vor Retraktionen zu schützen, die sekundär bis zum 6fachen des Umfangs des Nervenendes nach einer frischen Verletzung betragen können. Weiterhin ist es dringend erforderlich, systematisch die Rekonstruktion der Gefäße durchzuführen, um die Versorgung des Nervs und des Gewebebetts zu sichern.

Sekundär kann dann eine sparsame Resektion des Neuroms und meist eine Naht oder eine Koaptation in der Technik nach De Medinaceli erfolgen.

Naht (Abb. 7.**4**)

Das Verfahren wurde zu Unrecht zugunsten von faszikulären Transplantaten aufgegeben. Eine gute Präparation des N. ulnaris am Unterarm unter Beachtung der Gefäßversorgung erlaubt bei leichter Handgelenkflexion die spannungslose Naht nach Resektion eines Neuroms von 10–15 mm Länge.

Dieses gilt auch für den N. medianus, der am proximalen Unterarm einer ausgiebigeren Präparation bedarf.

Technik. Der Zugang erfolgt versetzt zum Nervenverlauf, um diesen nicht den Folgen von Hautnarbenbildungen zu unterwerfen.

Die Präparation beginnt im Gesunden, beidseits des Neuroms, unter Beachtung der Gefäßversorgung. Die Ad-

Naht oder sekundäre Koaptation nach vollständigen Durchtrennungen **151**

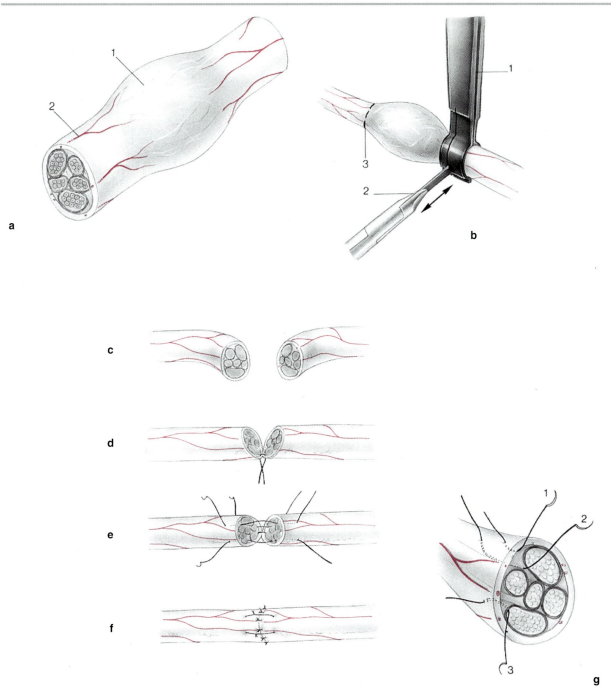

Abb. 7.**4a–g** Sekundärnaht.
a Das Ausmaß des zu resezierenden Neuroms (1) wird von außen durch den Aspekt der epineuralen Gefäßversorgung des Nervs (2) und seine Geschmeidigkeit festgelegt.
b Die Klemme nach V. Meyer erlaubt ein qualitativ einwandfreies Kürzen nach Abschätzen der intraneuralen Fibrosierung des Nervs. 1 Klemme nach V. Meyer. 2 Einmalmesser. 3 Kürzungshöhe.
c Die Untersuchung der Schnittebenen erlaubt das Festlegen des Verhältnisses von Begleitgewebe zu neuralem Gewebe und der Überprüfung zur Identifikation von korrespondierenden Faszikelgruppen.
d Die Naht beginnt mit 1–2 Stichen der Stärke 7/0, die epineural posterior angebracht werden.
e 3–4 Führungsfäden sichern die generelle Orientierung des Nervs.
f u. **g** Die Naht wird durch peripher angebrachte epiperineurale Stiche beendet. 1 Epineurale Naht. 2 Führungsfaden interfaszikulär. 3 Epiperineurale Naht.

härenzen werden von der Haut und den tiefer liegenden Strukturen, insbesondere den Flexorensehnen, gelöst, wenn die Läsion im Bereich des Handgelenks liegt. Unter dem Nerv wird eine Unterlage von vorzugsweise blauer Farbe plaziert, um die Sicht unter dem Mikroskop zu verbessern.

Das am Epineurium adhärente Begleitgewebe wird reseziert, um das Ausmaß des zu exzidierenden Neuroms präzise festzulegen. Wenn die Approximation in der Notfallsituation gut gelang und nur eine begrenzte Kontusion vorliegt, entspricht die Resektionslänge einem Substanzverlust von ungefähr 15 mm.

Das Kürzen des Neuroms erfolgt mit dem Instrumentarium nach Meyer. Handelt es sich um eine narbige Veränderung am Nerv, muß der Schnitt, wenn er mit dem gleichen Instrumentarium ausgeführt wird, im Vergleich zu einer glatten Verletzung deutlich weiter entfernt liegen.

Die Qualität des kurzen Schnitts sollte durch Identifikation der Faszikelanteile im Verhältnis zum Begleitgewebe überprüft werden. Eine einfache kolorimetrische Methode besteht in der Färbung des Nervengewebes mit Methylenblau durch eine Kompresse (Abb. 7.5). An einen gesunden N. medianus am Handgelenk können klassischerweise 3–4 große Faszikelgruppen mit 16–22 Faszikeln identifiziert werden.

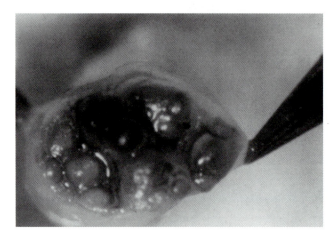

Abb. 7.5 Kürzen eines Neuroms am N. ulnaris. Die Faszikelgruppen sind mit Methylenblau angefärbt, um die Nervensubstanz besser von dem begleitenden Gewebe unterscheiden zu können.

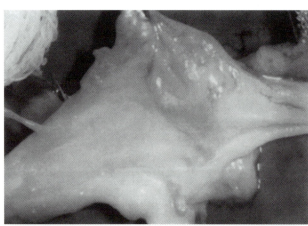

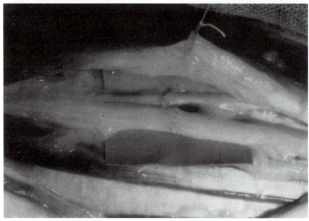

Abb. 7.6a u. b
a Neurom des N. ulnaris am Handgelenk.
b Nach Kürzen und Plazieren des Handgelenks in leichter Flexionsstellung ist es möglich, eine Sekundärnaht des N. ulnaris und seiner dorsalen sensiblen Äste ohne Spannung zu realisieren.

Ein deutliches Überwiegen des intraneuralen Begleitgewebes ohne nennenswerten Nachweis von Faszikelgruppen rechtfertigt ein erneutes Kürzen. Die Palpation der Nervenenden gibt ebenfalls Auskunft über das vorliegende Begleitgewebe.

Kürzlich haben Palazzi u. Villa-Torres (40) gezeigt, daß der Gehalt eines Nervs an Kollagen intraoperativ mit einem Polarisationslichtmikroskop nach Färbung mit Eosin-Hämatoxylin bestimmt werden kann. Dieser überzeugende Nachweis zeigt, daß diese Infiltration, die massiv zwischen dem 15. und 30. Tag nach dem Trauma auftritt, normalerweise unterschätzt wird.

Nach glattem Kürzungsschnitt im Gesunden beginnt die Naht mit dem Anbringen zweier Prolene-7/0-Stiche am posterioren Anteil des Epineuriums. Diese die Solidität und Orientierung sichernden Stiche erleichtern in der Folge den Nervenreparationsprozeß.

Wir bleiben dem Einbringen von 3–4 Ethilon-9/0-Fäden als interfaszikuläre Führungsfäden treu, die zu einer einwandfreien Orientierung der Faszikel beitragen. Die Naht wird in der Peripherie durch epiperineurale Stiche beendet, welche die am weitesten peripher gelegenen Faszikelgruppen ausrichtet und die Dichtigkeit des Epineuriums sichert (Abb. 7.6).

Technik nach De Medinaceli
(Abb. 7.7, 7.8 u. 7.9).

Im ersten Band sind die Prinzipien der Methode von De Medinaceli (34) vorgestellt worden. Diese gelten ebenfalls für die Sekundärversorgung.

Wir erinnern daran, daß durch die Methode eine hohe Schnittqualität des gekürzten Nervs durch kontrollierte Tiefkühlung garantiert wird. Mit einer entfernt von dem zu koaptierenden Bereich befestigten, resorbierbaren Platte ist ein Gegenüberstellen der Nervenenden ohne Spannung möglich. Der Nerv wird durch eine chemische Lösung geschützt (Ringer-Largactil und Collins-Largactil).

Das operative Vorgehen betrifft sowohl kleine als auch größere Nerven.

Der Kürzungsschnitt des Nervs kann entweder durch kontrollierte Tiefkühlung erfolgen oder durch das Instrumentarium von V. Meyer, wenn der Nerv durch Fibrosierung in Kontinuität erhalten blieb.

Unter Anwendung des Prinzips von St. Venant wird eine resorbierbare Platte an ihren 4 Enden durch einen 5/0-Prolene-Faden am Epineurium befestigt, und zwar in einer Entfernung von dem gekürzten Ende, die zumindest dem Doppelten des Durchmessers des Nerven entspricht.

Die Befestigung der beiden Nervenenden an der Platte muß präzise erfolgen, damit die Koaptation natürlich erfolgen kann. Um laterale Bewegungen der Nervenenden zu vermeiden, werden diese mit einem biologischen Gewebekleber befestigt.

Während des Rekonstruktionsvorgangs des Nervs wird dieser mit der Lösung A nach De Medinaceli befeuchtet, während des Kürzungsschnitts bei der kontrollierten Tiefkühlung kommt die Lösung B (Collins-Largactil) zur Anwendung.

Die Platte wird über einen Zeitraum von 3 Monaten, ohne entzündliche Fremdkörperreaktionen zu verursachen, resorbiert.

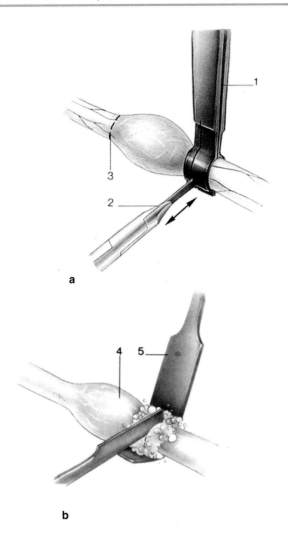
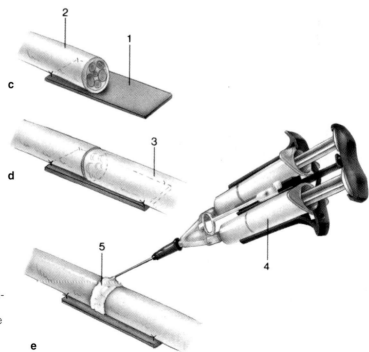

Abb. 7.**7a–e** Technik nach De Medinaceli.
a Exzision des Neuroms mit dem Instrumentarium nach V. Meyer.
b Resektion des Neuroms (4) mit kontrollierter Tiefkühlung (5).
c Befestigung des proximalen Nervenendes (2) auf der resorbierbaren Platte (1) mit zwei epineural angebrachten 7/0-Fäden.
d Befestigung des distalen Nervenendes (3), um die Koaptation zu ermöglichen.
e Fixation des Koaptationsergebnisses mit biologischem Gewebekleber (4, 5).

7 Sekundärversorgung peripherer Nervenverletzungen

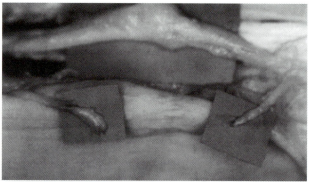

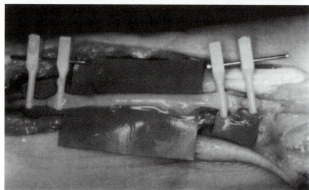

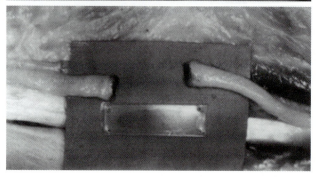

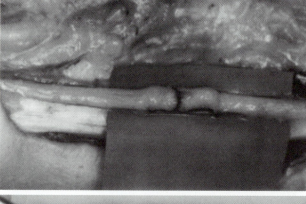

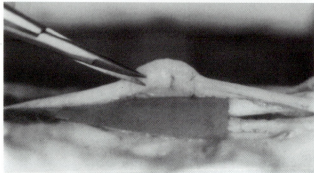

Abb. 7.**8 a–e**

a Neurombildung am N. ulnaris. Die Unterbrechung der A. ulnaris wurde während der Notfallsituation nicht versorgt.
b Gefäßüberbrückung der A. ulnaris zwischen 2 doppelten Tamai-Klemmen.
c Resektion des Neuroms am N. ulnaris und Anfärben der Nervenenden mit Methylenblau. Die Ausmaße der bioresorbierbaren Platte wurden in Abhängigkeit vom Durchmesser des Nervs gewählt.
d Koaptation des Nervs nach Naht auf der resorbierbaren Platte.
e Ansicht des Koaptationsergebnisses nach Applikation des biologischen Gewebeklebers.

Postoperative Nachsorge

Unabhängig von der Sekundärversorgung sollte der Nerv vor Hämatombildung geschützt werden. Eine Drainage wird für 3 Tage belassen.

Nach Nervenverletzungen am Handgelenk wird eine Immobilisation in 30 Grad Flexionsstellung für einen Zeitraum von 3 Monaten empfohlen. Damit werden Spannungen auf die Naht oder die Fixationspunkte auf der resorbierbaren Platte vermieden.

Im Anschluß an diese Phase gewinnt das Handgelenk seine Neutralposition durch langsam zunehmende orthetische Einstellung. Ein exzessiver Zug auf die Rekonstruktionszone am Nerv würde die axonale Aussprossung mechanisch behindern.

Es bestehen Schwierigkeiten, die Mobilisation tenolysierter Flexorensehnen am Handgelenk mit einer in der Nähe liegenden Nervennaht zu kombinieren. Das Vorgehen nach De Medinaceli läßt jedoch eine solche postoperative Nachbehandlung zu, da die resorbierbare Platte eine Gleitschicht zwischen den Sehnen und dem Nerv darstellt. Die Mobilisation muß auch in diesem Fall bei gebeugtem Handgelenk stattfinden, um nicht die Verankerung des Nervs an der Platte zu gefährden.

Abb. 7.**9 a–d**

a Folge einer vernachlässigten Verletzung der Sehne des M. flexor digitorum superficialis am Ringfinger und des Fingernervs im Bereich des 4. Interossärraums in Höhe der Bifurkation.
b Rekonstruktion der oberflächlichen Flexorensehne nach Kleinert. Koaptation der Äste des Fingernervs auf bioresorbierbarer Platte.
c Erreichen einer Schutzsensibilität nach dem 70. Tag.
d Die Verwendung der bioresorbierbaren Platte ist kompatibel mit der frühzeitigen geschützten Mobilisation der rekonstruierten oberflächlichen Beugesehne und trägt zur Verbesserung des funktionellen Ergebnisses bei.

Nach der Rekonstruktion von Fingernerven muß eine Naht oder eine Rekonstruktion nach De Medinaceli durch eine Metakarpophalangealgelenkeinstellung in 45 Grad Flexion mit einer dorsal angebrachten Schiene erfolgen, die für eine Zeit von 3 Wochen belassen wird.

Die Immobilisation der Metakarpophalangealgelenke stellt keine Kontraindikation für die Mobilisation der Interphalangealgelenke dar.

Ergebnisse

Die funktionellen Ergebnisse nach Sekundärversorgung durch Naht oder direkte Koaptation sind schlechter als die einer Primärnaht. Wir haben jedoch in unserem Patientengut ein qualitativ zufriedenstellendes Ergebnis in 52% der Fälle gefunden, wenn wir die Technik nach De Medinaceli angwandt haben. Diese Resultate werden mit keiner anderen Technik erreicht, besonders bei Transplantaten finden wir ein vergleichbares Ergebnis lediglich in 25%.

Konventionelle Transplantate

Rekonstruktionen von Nervensubstanzverlusten durch Transplantate wurden lange Zeit abgelehnt, nachdem Phillipeaux und Vulpian sowie 1876 Albert (1) die ersten Versuche ohne faßbare Ergebnisse durchgeführt hatten.

1972 publizierten Millesi u. Mitarb. (38) Arbeiten, die den Versatz faszikulärer Transplantate mit Ergebnissen von guter Qualität validierten.

1974 eröffneten Taylor u. Ham (59) durch das erste vaskularisierte Nerventransplantat einen Operationsbereich, der große Hoffnungen für die Therapie ausgedehner Nervensubstanzverluste weckte. Ein Lösungsvorschlag für das Problem des ungünstigen Gewebebetts für konventionelle Transplantate konnte vorgestellt werden (42).

Die Tranplantationsverfahren haben vielen Patienten eine ausreichende Funktion ermöglicht oder der Hand zumindest eine minimale Funktionsfähigkeit verliehen. Die Hand funktioniert immer besser als die beste Orthese, und Amputationen konnten oftmals vermieden werden.

Die gefäßversorgten Transplantate haben langfristig ihre Überlegenheit gegenüber den faszikulären Transplantaten nicht nachweisen können, und die Indikationen sind meist aufgrund der geringen Anzahl möglicher Donorsitus begrenzt.

Bevor das Prinzip der Primärrekonstruktion glatter Verletzungen peripherer Nerven durch die Möglichkeiten der Mikrochirurgie eingeführt wurde, bestand Übereinstimmung darüber, daß die Transplantation ein einzigartiges Therapieschema für periphere Nervenläsionen darstellt, günstiger selbst als die direkte Sekundärnaht.

Heute gibt es keine ernstzunehmende statistische Arbeit, die die Superiorität von Transplantaten gegenüber der Primär- oder Sekundärnaht beweist, wenn diese technisch realisierbar sind.

Das Transplantat muß die ausschließliche Domäne der Rekonstruktion von Nervensubstanzverlusten bleiben, die weder einer Naht noch einer Koaptation zugänglich sind.

Unterschiedliche Transplantationsverfahren

Die Wahl des Transplantationstyps ist wichtig, da sie einen direkten Einfluß auf das Ergebnis hat.

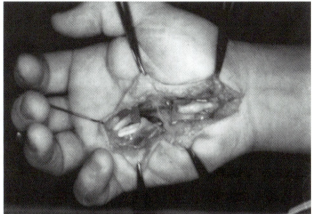
a
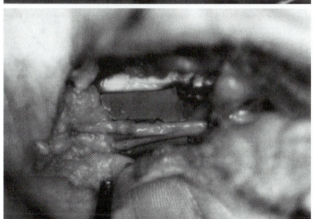
b
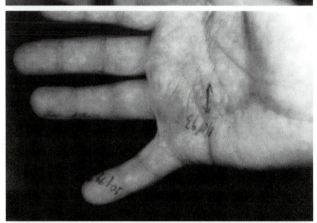
c
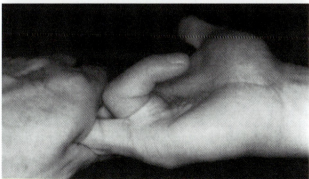
d

- Ein freies Trunkustransplantat weist eine mögliche Indikation auf, wenn ein Nerventrunkus definitiv verloren ist. Das transplantierte Gewebevolumen unterliegt großen Schwierigkeiten bei der Revaskularisation, selbst bei günstiger Gewebeumgebung. Auch wenn es zur Nervenaussprossung in dem Trunkustransplantat kommt, ist dieses im Zentrum oftmals nekrotisch und sklerosiert. Die Aufteilung des Nerventrunkus in faszikuläre Transplantate durch intraneurale Präparation ist zu bevorzugen. Ein Trunkustransplantat ist ausschließlich gerechtfertigt, wenn es gefäßgestielt versorgt wird. Strange war der Vorläufer dieses technischen Vorgehens und schlug die zweizeitige Rekonstruktion des N. medianus durch den anastomosierten N. ulnaris vor. Taylor hat das erste freie gefäßgestielte Transplantat realisiert.
- Die Rekonstruktion von Fingernerven bedarf kabelförmig angeordneter Transplantate, welche am Unterarm gehoben werden und den N. cutaneus antebrachii medialis betreffen, seltener werden gefäßgestielte Transplantate geplant.
- Die Rekonstruktion von Substanzverlusten der großen Nerventrunkus erfolgt durch faszikuläre Transplantate des N. saphenus. Der strikte Begriff eines Faszikeltransplantats ist nicht völlig korrekt, denn er setzt die Verwendung eines einzelnen Faszikels für die Transplantation von Faszikeleinheiten voraus, von denen z. B. am N. medianus 16–20 vorliegen.
- Unsere gesamten Erfahrungen mit freien oder vaskularisierten Allotransplantaten haben aufgrund der schlechten Ergebnisse das Experimentierstadium im Labor nicht überstanden.
- Obwohl wir zusammen mit Restrepo (43) erfolgreich bewiesen haben, die Nervenkontinuität durch einen leeren perineuralen Schlauch über eine kurze Distanz überbrücken zu können, glauben wir nicht an eine erfolgreiche Zukunft dieser Schlauchtechniken für Substanzverluste über mehrere Zentimeter. Trotz der zahlreichen Argumente zugunsten der trophischen Versorgung bleiben wir doch davon überzeugt, daß die beste Rekonstruktion eines Nervs über die Verbesserung der direkten Koaptationstechniken verläuft.

Faszikuläre Transplantate

Diese werden am häufigsten für die Rekonstruktion von Nervensubstanzverlusten verwandt.

Wahl des Transplantats

Nervus suralis (Abb. 7.10)

Üblicherweise verwenden wir den N. suralis als Transplantat. Er wird von distal nach proximal mit einer vertikalen, 6 cm langen retromalleolär angebrachten Inzision gehoben. Hierdurch wird es möglich, die sich teilenden Äste einzuschließen.

Nach dem Absetzen wird er auf einer Halsted-Klemme befestigt. Mit vorsichtigen Zugbewegungen wird der Nerv unter Spannung gesetzt und der subkutane Verlauf getastet. Eine transversale Inzision, die nach Gilbert u. Mitarb. (20) ungefähr 16 cm oberhalb der Malleolenspitze angebracht wird, erlaubt die Extraktion des distalen Transplantatanteils und den Nachweis der Vereinigung mit dem vom N. tibialis posterior abgegebenen Ast. In Abhängigkeit von der Größe dieses Asts erfolgt die weitere Präparation von distal nach proximal durch etagenweise Inzisionen unter jeweiligem Aufsuchen der Nervenkomponenten. Ist der vom N. tibialis posterior abgehende Nervenast geringen Kalibers, kann er belassen werden, und der N. suralis wird im Bereich der Verbindung mit dem N. tibialis anterior mit einer kurzen transversalen Inzision in der Kniekehle extrahiert.

Gelegentlich weist der vom N. tibialis posterior abgehende Ast einen größeren Durchmesser auf. Dann ist es günstig, diesen ebenfalls bis in den Bereich seines Ursprungs auszulösen.

Das Heben dieser beiden Nerventransplantate ist bei erheblichen Substanzverlusten oder bei simultaner Rekonstruktion von mehreren Nerven zu empfehlen. Beim Kind erfolgt der Hebevorgang aufgrund des reichlich vorhandenen Fettgewebes lediglich durch eine einzige Inzision.

Nervus cutaneus brachii medialis (Abb. 7.11)

Handelt es sich um die Rekonstruktion von kleinen Nervensubstanzverlusten an der Hand oder den Fingern, bevorzugen wir die Verwendung des N. cutaneus brachii medialis im distalen Bereich des Oberarms.

Eine schräg verlaufende, 5 cm lange Inzision medial des M. biceps brachii, 5 cm oberhalb des medialen Humeruskondylus, erlaubt das Aufsuchen dieses Nervs und seiner Begleitäste, nachdem die V. basilica weggehalten wurde.

Der Nerv weist auf dieser Höhe einen Durchmesser entsprechend der eines Hand- oder Fingernervs auf.

Müssen mehrere Hand- oder Fingernerven rekonstruiert werden, kann der N. cutaneus brachii medialis bis zu seinem Ursprung am Nerventrunkus gehoben werden. Hierbei kommt es zur vertikalen Inzision in der Achselhöhle mit Zugangsmöglichkeit zum Canalis brachialis. Eine zweite Inzision für den distalen Hebevorgang sammelt die verschiedenen Äste und läßt die Extraktion von proximal nach distal ohne Schwierigkeit zu. Transplantate von 20 cm Länge können gewonnen werden.

Terminale Äste des N. musculocutaneus (Abb. 7.11)

Wir haben von der Möglichkeit, die terminalen Äste des N. musculocutaneus am Unterarm zu verwenden, aufgrund der hierdurch verursachten sensiblen Defizite und Narbenreaktionen Abstand genommen. Es handelt sich um die letzte Wahl, die dann zur Anwendung kommt, wenn alle anderen Donorsitus nicht genutzt werden können.

Technik

Für die Zugangswege zu einem zu transplantierenden Nerv gelten die gleichen Kriterien wie für eine Nervennaht. Sie müssen sich in einiger Distanz zum Nerv befinden, ausreichend Möglichkeit zur Präparation bieten, die Exzision von Narbengewebe zulassen, die Versorgung mit Gewebe für die Verbesserung der Gewebeumgebung tolerieren, in denen der Nerv deponiert werden kann, und bei Bedarf die Möglichkeit der Versorgung der Hauptarterienachsen zulassen.

Abb. 7.**10** a u. **b** Hebetechnik des N. suralis und seiner Äste.
a Der N. suralis (2) entspringt dem N. tibialis anterior (1) in der Kniekehle, genau wie die Begleitäste (6), die ihren Ursprung am N. tibialis posterior (5) aufweisen und subkutan verlaufen. Der N. peroneus superficialis (7) entspringt 8 cm distal der Kniekehle. Der N. suralis verläuft in den oberen 2/3 des Unterschenkels (3) unterhalb der Faszie. Nachdem er sich mit dem Begleitast des N. tibialis posterior ungefähr 16 cm oberhalb des Malleolus externus vereinigt hat, verläuft er subkutan (4).
b Der Zugang zum N. suralis beginnt mit einer vertikalen Inzision dorsal des Malleolus externus. Er wird dorsal und medial der V. saphena magna aufgesucht. Eine zweite transversale Inzision, 16 cm oberhalb des Malleolus externus, erlaubt das Aufsuchen der Anastomose mit dem Begleitast. Sind beide Nerven von ausreichendem Durchmesser, um als Transplantat genutzt zu werden, wird der akzessorische Begleitast durchtrennt, und beide Nerven werden mit einer transversalen Inzision in der Kniekehle extrahiert. Eine intermediäre Inzision im Übergang des proximalen zum mittleren Drittel ist immer erforderlich, um beide Äste zu extrahieren.

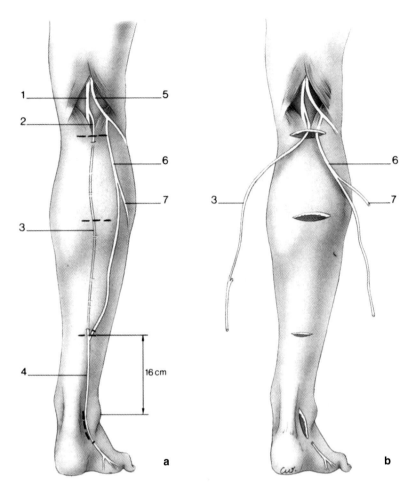

Die Rekonstruktion der Nervenenden kann in 2 Formen erfolgen:
- Klassischerweise nach Millesi, was eine Präparation der Faszikelgruppen und eine Naht von jedem Transplantat erfordert.
- Die zweite Technik, welche wir von Narakas übernommen haben, respektiert die trunkuläre Organisation des Nervs und realisiert ein Transplantat durch einen Klebevorgang von Faszikeltransplantaten im Monoblock-Verfahren. Diese werden zuvor bis zum Durchmesser des zu reparierenden Nervs parallel nebeneinander angeordnet.

Die Kürzung des zu transplantierenden Nervs erfolgt im gesunden, nichtindurierten Bereich, damit fibroblastische Reaktionen und die Invasion von Kollagen verhindert werden. Das Instrumentarium von V. Meyer ist am besten geeignet,

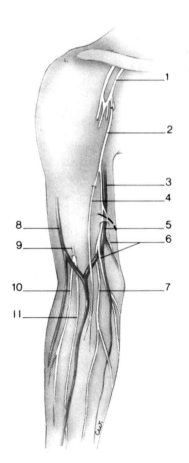

Abb. 7.**11** Heben des N. cutaneus brachii medialis (4). Der Truncus secundus des Plexus brachialis (1) weist als ersten Ast den N. cutaneus brachii medialis (2) auf. Er verläuft entlang der V. brachialis (3) und dann der V. basilica (5). Um kurze Transplantate zu realisieren, reicht das Heben der anterioren (7) und posterioren (6) Äste des Nervs aus, wobei eine schräge Inzision im Verlauf der V. basilica erfolgt. Um ein Transplantat mit einer Länge von ungefähr 20 cm zu erhalten, wird eine axilläre Inzision angelegt, welche die Durchtrennung des N. cutaneus brachii medialis im Ursprungsbereich zuläßt. Anschließend erfolgt durch etagenweise angebrachte Inzisionen der Hebevorgang bis in den Bereich der Ellenbeuge unter Einschluß des den Ellenbogen versorgenden Asts (4). 8 V. cephalica. 9 N. musculocutaneus. 10 Posteriorer Ast des N. musculocutaneus. 11 Anteriorer Ast des N. musculocutaneus.

um sekundär den Kürzungsschnitt des Nervs zuzulassen. Hierdurch können Ergebnisse von gleicher Qualität wie durch die kontrollierte Tiefkühlung nach De Medinaceli erreicht werden.

☐ **Technik nach Millesi** (Abb. 7.12 u. 7.13)

Nach Resektion im Gesunden werden die Nervenenden mit Methylenblau gefärbt.

Die Faszikelanordnung wird klar ersichtlich, selten ist sie mono- oder oligofaszikulär, meist liegt eine polyfaszikuläre Situation vor. Die einzelnen Faszikel sind in Gruppen oder unabhängig voneinander angeordnet. Diese Faszikelverteilung bedingt das Anbringen der Transplantate oder der Nervenkabel.

Besteht eine mono- oder oligofaszikuläre Anordnung, werden mehrere „Nervenkabel" auf dem Faszikel oder den Faszikeln größeren Durchmessers angebracht. Besteht dagegen eine polyfaszikuläre Anordnung, werden die Faszikelgruppen durch einen einzigen Transplantatanteil überbrückt.

Die Transplantation eines mono- oder oligofaszikulären Nervs erfordert keine intraneurale Präparation oder Resektion des Epineuriums. Dagegen hat Millesi dieses für eine polyfaszikuläre Verteilung empfohlen, um die Nahtbereiche etagenweise versetzt zueinander anbringen zu können. Dieses Vorgehen ist logisch, da hierdurch die Koaptationsbereiche nicht in einer einzigen Ebene liegen, es ist jedoch aggressiv in Bezug auf den Nerv, da die Resektion des Epineuriums die Gefäßversorgung alteriert und die Dissoziation der Faszikel das Risiko der Fibrosierung und der Invasion von Kollagen erhöht. Schließlich bedeutet die etagenartige Kürzung der Faszikelgruppen die Anwendung entsprechender Scheren, wodurch erhebliche Quetschphänomene entstehen, deren Entwicklung in Richtung Nekrose bekannt sind.

Jedes Überbrückungskabel wird mit 1–3 Stichen der Stärke 9–10/0 befestigt, wobei man sich bemüht, die zufälligen Verbindungen der Faszikelgruppen zwischen dem

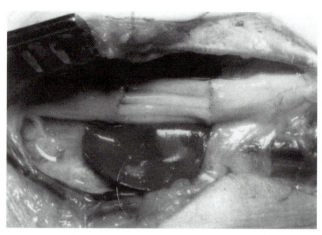

Abb. 7.**13** Faszikuläres Transplantat am N. medianus im Karpaltunnel. Jedes „Kabel" wird mit 1 oder 2 perineuralen Nähten versorgt.

proximalen und distalen Nervenende zu respektieren.

Wir sind von der Zeit beeindruckt gewesen, die Millesi im Verlauf eines Transplantationsvorgangs darauf verwandt hat, die Faszikelanordnung der über einige Zentimeter voneinander getrennten Nervenenden mit steriler Tinte auf einen sterilen Karton zu malen. Die intraneurale Präparation der Faszikelgruppen kann die Illusion einer solchen korrespondierenden Verbindung erwecken. Dagegen beunruhigen die Arbeiten von Sunderland (52, 56), publiziert 1945 und 1959, die die faszikuläre Topographie des Nervs beschreiben und zeigen, daß alle 4–5 cm erhebliche Richtungsänderungen stattfinden und die jede Illusion der Wiederherstellung einer anatomischen Nervenrekonstruktion durch Transplantate widerlegen.

1980 sind diese Schlußfolgerungen von Jabaley u. Mitarb. (24) dahingehend modifiziert worden, daß in einem bestimmten Nervenbereich über eine große Länge die gleichen Faszikelgruppen bestehen. Diese sind untereinander durch zahlreiche Verästelungen verbunden.

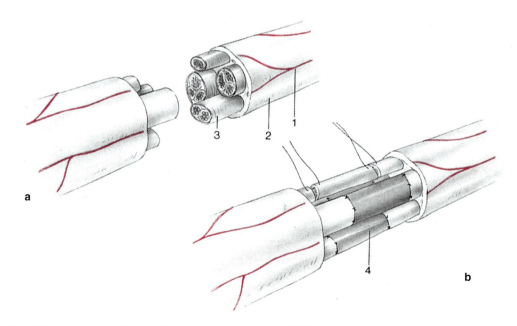

Abb. 7.**12a** u. **b** Etagenweise angebrachtes Faszikeltransplantat nach Millesi.
Nach partieller Epineurektomie und etagenweise angelegten Resektionen der Faszikelgruppen (3) werden die Faszikeltransplantate geordnet und mit 1–3 perineuralen Stichen angenäht. 1 Epineurium. 2 Epineurale Gefäßversorgung.

Insgesamt ist festzustellen, daß in der Notfallsituation alle Anstrengungen unternommen werden müssen, um die generelle Ausrichtung des Nervs wiederherzustellen, damit sekundär ein Nerventransplantat versetzt werden kann, welches die korrekte Nervenausrichtung respektiert. Die Hoffnung, eine präzise, exakt korrespondierende Faszikelanordnung wiederherstellen zu können, bleibt eine Illusion.

Es gibt jedoch Läsionshöhen, bei denen eine sehr betonte Faszikelanordnung vorgefunden wird. Dieses ist beim N. radialis im Ellenbogenbereich der Fall, wo man vor dem Teilungsort die Separation von Faszikelkontingenten mit Bestimmung für den profunden und den oberflächlichen Ast vorfindet.

Dieses gilt auch für den N. ulnaris am Handgelenk, bei dem sich eine eindeutige Separation der Faszikelgruppen mit Bestimmung einerseits für die Interosseusmuskulatur und andererseits für den Hautbereich finden läßt. Hier erlaubt die faszikuläre Anatomie unter dem Mikroskop das Wiederherstellen einer wirkungsvollen Nervenkontinuität. Jeder hierbei unterlaufende topographische Fehler läßt die Muskelkontingente im Hautbereich, und umgekehrt, erscheinen. Der Verlauf des Transplantats entspricht nicht zwangsweise der kürzesten Entfernung zwischen den beiden Nervenenden. Gelegentlich ist es erforderlich, das Transplantat zu verlängern, um es in einem seiner Revaskularisation günstigen Gewebe zu lagern. So kann die Kontinuität eines Nervs an einem wiederholt operierten Finger mit einem Transplantat mit dorsolateralem Verlauf wiederhergestellt werden, welches im Gesunden angenäht wird, wenn man nicht durch einen palmaren Zugang zu reintervenieren wünscht.

Die Länge des Transplantats muß gut berechnet werden. Hierbei erfolgt das Plazieren des operierten Bereichs in Extension, damit Spannungen an der Rekonstruktionszone vermieden werden (Abb. 7.14).

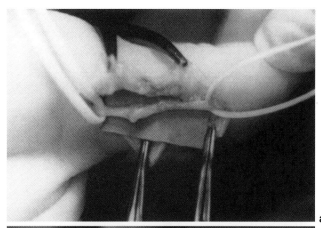
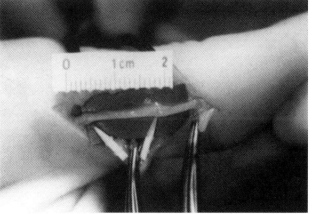

Abb. 7.**14a** u. **b** Mißerfolg nach Primärnaht eines durchtrennten radialen Fingernervs am Daumen. Transplantation eines Astes des N. cutaneus brachii medialis vom distalen Oberarm (**a**). Epiperineurale Naht (**b**).

☐ Technik nach Narakas (Abb. 7.15)

Diese ist einfach, wenig aggressiv und schnell durchführbar, wenn die Prinzipien der sekundärchirurgischen Versorgung berücksichtigt werden.

Narakas kürzt die Nervenenden im nicht narbig veränderten Bereich mit dem Instrumentarium von V. Meyer. Die Identifikation der Nervensubstanz erfolgt nach Anfärben mit Methylenblau. Die generelle Ausrichtung des Nervs wird unter Beachtung der epineuralen Gefäßversorgung sowie, zu einem geringeren Grad, der Faszikelanordnung bei kurzstreckigem Substanzverlust ausgeführt.

Das Ausmaß des Nervendefekts wird sorgfältig berechnet, wobei die Extremität in Extension gelagert wird. Da die Distanz zwischen den Nervenenden immer größer ist als die reelle Länge des Substanzverlustes, werden zusätzlich 1–2 cm einkalkuliert, die den Verlauf des Transplantats berücksichtigen.

Der N. suralis wird, bei Bedarf mit Begleitästen, durch etagenartige Inzisionen gehoben. Unter dem Mikroskop wird so viel Fett und Begleitgewebe wie möglich entfernt, damit lediglich die 2–3 großen Faszikelgruppen erhalten bleiben.

Anschließend wird der N. suralis auf einer Polyäthylenunterlage ausgebreitet. Um ein Größenäquivalent zu dem zu reparierenden Nervs zu erhalten, wird der Nerv auf sich selbst gefaltet. Bei jedem Faltvorgang wird die Länge vergrößert, damit der zentrale Anteil des Transplantats einwandfrei in dem Gewebebett lagern kann.

Danach werden die einzelnen Kabel an beiden Enden so zusammengefaßt, daß sie den Durchmesser des zu versorgenden Nervs erreichen. Diese Situation wird mit biologischem Gewebekleber gesichert. Mit dem Schneideinstrumentarium nach V. Meyer oder mit kontrollierter Tiefkühlung werden die Enden des Transplantats glatt gekürzt. Sodann werden sie an den Empfängernerv geklebt, wobei die generelle Ausrichtung der Faszikelgruppen beachtet wird.

Dieses Vorgehen vermeidet die intraneurale Präparation des Nervs. Der Klebevorgang ersetzt das Einbringen von Nahtmaterial, da dieses zu Fremdkörperreaktionen führt. Auch wird eine einwandfreie „maßgeschneiderte" Rekonstruktion des Durchmessers des Nervs möglich. Dagegen besteht der Nachteil geringerer Präzision der generellen Faszikelausrichtung sowie des Einbringens zusätzlicher Nervenkabel, die mit dem epineuralen Gewebe koaptiert werden.

Wir sind seit 1987 mit dieser Methode zufrieden (Abb. 7.16). Unsere Ergebnisse sind denen des Verfahrens nach Millesi vergleichbar, wobei die Narakas-Technik einfacher umd bequemer in der Durchführung ist. Der Gewebekleber stellt kein Hindernis für die Nervenregeneration dar, wie wir mit Gilbert, Narakas und Palazzi (34) zeigen konnten.

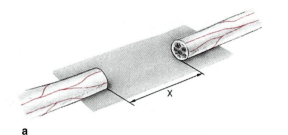
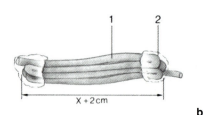
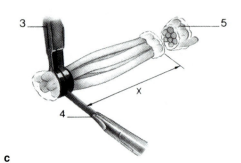
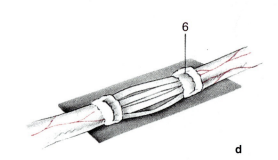

Abb. 7.**15a–d** Nerventransplantation nach Narakas.
a Nach Resektion des Nervs im Gesunden erfolgt die Längenmessung des Nervensubstanzverlusts unter Extension der benachbarten Gelenke.
b Ein Transplantat des N. suralis (1), befreit von Fett und Begleitgewebe, wird zusammengefaltet, um den Durchmesser des zu versorgenden Nervs zu erreichen. Die Nervenanteile in der Peripherie sind länger als im Zentrum, um ihre Revaskularisation im umgebenden Gewebebett zu begünstigen.
An den Enden werden sie mit biologischem Gewebekleber fixiert (2) und ungefähr 2 cm länger dimensioniert als der ausgemessene Nervensubstanzverlust.
c Kürzen des Transplantats mit dem Instrumentarium von V. Meyer (3, 4). 5 Nervenende.
d Das Transplantat wird an den Enden mit biologischem Gewebekleber fixiert (6).

Postoperative Nachsorge

Jede Nerventransplantatregion muß postoperativ immobilisiert werden. Nach Bemessen des Nerventransplantats in leichter Handgelenkextension sollte in dieser Position für 3 Wochen ruhiggestellt werden.

Nach Transplantation von Fingernerven werden die Metakarpophalangealgelenke für 3 Wochen in einer Stellung von 30 Grad Flexion immobilisiert.

Postoperativ bestehen Schwierigkeiten bei der Überwachung vaskularisierter Transplantate, die mikroanastomotisch versorgt wurden. Handelt es sich um superfiziell gelegene Gefäße wie am Finger, können Doppler-Untersuchungen und der Allen-Test die Durchgängigkeit nachweisen. Schwieriger ist die Überwachung trunkulärer Transplantate am N. ulnaris, da die Anastomosen hier nicht immer der Doppler-Untersuchung zugänglich sind und mit dem Nerventransplantat kein Hautareal zum Monitoring gehoben wird.

Indikationen

Indikationen bestehen bei allen Nervensubstanzverlusten, die auch nach forcierter Mobilisation, Nervenverlagerung oder Skelettkürzung nicht durch direkte Naht versorgt werden können.

Die natürliche Retraktion des Nervs nach Durchtrennung hängt von seiner Elastizität ab. Sie kann für eine Verletzung des N. medianus oder ulnaris am Handgelenk 1–2 cm betragen, bis zu 5 cm am Arm. Eine ausführliche, präparatorische Mobilisation des Nervs mit Plazieren des Handgelenks in leichter Flexion läßt meist die Nahtrekonstruktion zu.

Geht eine Neuromresektion am Unterarm oder am Handgelenk mit einem höheren Substanzverlust als 4 cm einher, wird eine Transplantation unumgänglich.

Eine Faszikeltransplantation in der Technik nach Narakas ist das schnellste und einfachste Verfahren bei günstiger Gewebeumgebung. Es ist zu empfehlen, die Länge eines Transplantats zu vergrößern, wenn dieses dann in einem qualitativ günstigeren Gewebebett gelagert werden kann, und dadurch die Revaskularisation ab der 24. Stunde besser zu sichern.

Ergebnisse

Eine Rekonstruktion durch ein freies oder vaskularisiertes Transplantat (faszikulär oder trunkulär) bleibt der Versorgung nach schweren Verletzungen vorbehalten. Daraus erklären sich unsere wenig befriedigenden Ergebnisse (14). Trotz der Einführung mikrochirurgischer Verfahren haben wir während der letzten 10 Jahre keine signifikante Verbesserung der zufriedenstellenden Ergebnisse über 23–25 % bei unseren Patienten beobachten können.

Wir sind weit entfernt von den Ergebnissen einer multizentrischen Studie von Frykman und Gramik (18), die in 81 % zufriedenstellende motorische Ergebnisse und in 79 % zufriedenstellende sensible Ergebnisse nach Transplantation beobachten konnten. Diese sogar den primären Rekonstruktionen überlegene Resultate führen zu Erstaunen,

Konventionelle Transplantate 161

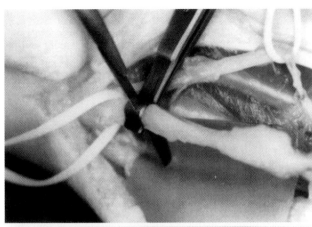
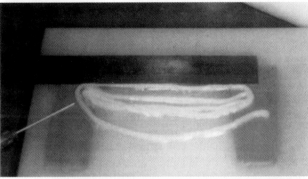
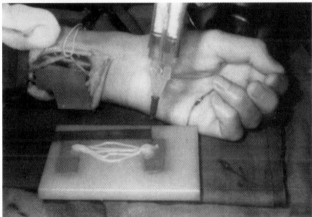
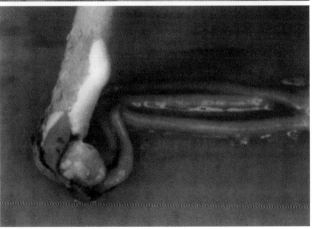

wenn man die Komplikationsmöglichkeiten nach Transplantatversorgung kennt. Es ist jedoch wahrscheinlich, daß viele der Patienten aus oben angeführter Studie auch von unseren Kriterien einer direkten primären oder sekundären Rekonstruktion profitiert hätten. Auch sind die Ergebnisse wahrscheinlich deshalb besonders gut, weil ungefähr 45 % der vorgestellten Patienten jünger als 20 Jahre alt waren.

Zusammen mit Amend konnten wir zeigen, daß die zufriedenstellenden Ergebnisse nach primärer Rekonstruktion bei Patienten in einem Alter unter 10 Jahren über 88 % liegen (35).

Die Evaluation der Ergebnisse ist für jeden rekonstruierten Nerv gesondert zu fordern. Ein funktionelles Ergebnis am N. ulnaris muß die Kraftentwicklung berücksichtigen, während am N. medianus die Sensibilität zu beurteilen ist. Das Alter, die Art des Traumas und die Begleitverletzungen stellen entscheidende Faktoren für die Prognose dar.

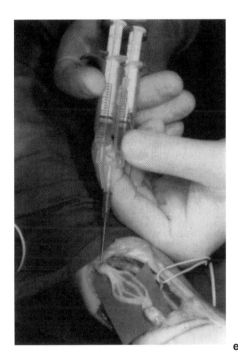

Abb. 7.**16a-e** Verletzung von A. und N. ulnaris am Handgelenk.
a Kürzen des Nervs im Gesunden mit dem Instrumentarium nach V. Meyer.
b Transplantat des N. suralis. Die peripher liegenden Nervenkabel sind länger, um ihre Einheilung in das umgebende Gewebebett zu verbessern.
c Die Nervenenden werden dem Durchmesser des zu versorgenden Nervs mit biologischem Gewebekleber angepaßt.
d Kürzen der Nervenenden des Transplantats durch kontrollierte Tiefkühlung.
e Fixation des Transplantats mit biologischem Gewebekleber.

Gefäßgestielte Nerventransplantate

G. Dautel

Die Versorgung mit vaskularisierten Nerventransplantaten wurde bei ausgedehnten Substanzverlusten vorgeschlagen bzw. wenn das aufnehmende Gewebebett von trophisch schlechter Qualität für die Revaskularisation eines konventionellen Nerventransplantats erschien. Das Prinzip des gefäßgestielten Nerventransplantats wurde von Strange bereits 1947 etabliert (50, 51). Er schlug die Rekonstruktion eines Substanzverlustes am N. medianus durch sequentielle Transposition des N. ulnaris in Form eines gefäßgestielten Transplantats zweizeitig vor. Das gleiche Prinzip wurde später von McCarty bei der Rekonstruktion des N. tibialis anterior mit einem gefäßgestielten Transplantat des N. tibialis posterior angewandt (33).

Da die klinischen Bedingungen für die gefäßgestielten Transplantate selten bestanden, blieb es der Einführung mikrochirurgischer Techniken vorbehalten, ein erneutes Interesse für vaskularisierte Nerventransplantate zu wecken. Nach der Publikation von Taylor u. Ham (59), die die Verwendung des superfiziellen Asts des N. radialis gefäßgestielt auf der A. radialis vorschlug, sind zahlreiche potentielle Donorsitus für vaskularisierte Nerventransplantate beschrieben worden. Trotz der Vielzahl der möglichen Donorsitus bleiben die Indikationen für solche Transplantate die Ausnahme, da bis heute weder die klinischen Erfahrungen noch die experimentellen Arbeiten klar die Überlegenheit der vaskularisierten Nerventransplantate gegenüber den konventionellen Transplantaten aufzeigen konnten.

Hinzu kommt, daß die (zukunftsweisende) Verwendung gefäßgestielter Nerven-Allotransplantate unter Nutzen aller potentiellen Donorsitus heutzutage an der ethisch nicht vertretbaren Notwendigkeit der definitiv verlängerten immunsuppressiven Behandlung gemessen wird.

Wir stellen zunächst die unterschiedlichen potentiellen Donorsitus vor und diskutieren dann den Stellenwert und die Indikationen der vaskularisierten Nerventransplantate mit Blick auf die experimentellen und klinischen Ergebnisse.

Potentielle Donorsitus

Die Arbeiten von Taylor u. Ham (58) über die Gefäßversorgung peripherer Nerven erlaubten die Identifikation nutzbarer vaskularisierter Nerventransplantate. Es wurden 5 Formen unterschiedlicher Gefäßversorgung für den peripheren Nerven beschrieben (Abb. 7.**17**).

Typ A repräsentiert die ideale Situation für die Planung eines gefäßgestielten Nerventransplantats. Der Nervenstamm weist wenige Kollateralen auf und wird von einer einzigen, mikrochirurgisch versorgungsfähiger Arterie alimentiert, deren Verlauf parallel zu dem Nerv liegt. Die zuführende Arterie wird von Begleitvenen umgeben, die den venösen Abfluß sichern. Der R. superficialis n. radialis und der N. ulnaris am Unterarm entsprechen dem Typ A.

Typ B unterscheidet sich vom vorhergehenden nur durch die Anzahl der vom Hauptnervenstamm ausgehenden Begleitäste. Es ist erforderlich, das Transplantat um 180 Grad zu drehen, um ein Aussprossen der Neuronen während der Regeneration zu vermeiden.

Typ C wird charakterisiert durch einen Nervenstamm, der ein einziges ernährendes Gefäß aufweist. Zu dieser Kategorie zählt der N. medianus, der eine sog. „Arterie des N. medianus" als versorgendes Gefäß besitzt. (Üblicherweise eignet sich das Kaliber dieser Arterie nicht für eine mikrochirurgische Naht, und wir haben noch nie klinische Umstände vorgefunden, die die Verwendung dieses Donorsitus rechtfertigten.)

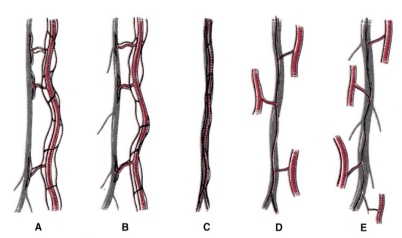

Abb. 7.**17** 5 Formen der Vaskularisation peripherer Nerven (nach Taylor).

Typ A: langer Nervenstamm, der seine Gefäßversorgung über ein parallel verlaufendes arteriovenöses Netz in Form von segmentartig angebrachten Ästen erhält.

Typ B: ähnliche Disposition, wobei der Nervenstamm zahlreiche etagenartig abgehende Äste abgibt. Das Transplantat muß um 180 Grad gedreht plaziert werden, um eine Fehlaussprossung der regenerierenden Äste zu vermeiden.

Typ C: langer Nervenstamm, der wenig oder keine Äste abgibt und seine Gefäßversorgung von einem einzigen arteriovenösen Begleitnetz erhält.

Typ D: Nervenstamm ähnlich Typ C, die ernährende Arterie wird von multiplen unabhängigen segmentartig angeordneten Arterien versorgt. Diese Anordnung ist deutlich weniger günstig als die vorhergehende.

Typ E: die am wenigsten geeignete Situation für die Planung eines gefäßgestielten Nerventransplantats. Der Nervenstamm teilt sich frühzeitig auf, und die Gefäßversorgung wird durch multiple unabhängig verlaufende etagenartig angebrachte Arterien gewährleistet.

Typ D entspricht einem Nervenstamm, der wie bei Typ C eine eigene ernährende Arterie aufweist. Jedoch wird diese kleinkalibrige Arterie, die nicht mikrochirurgisch zu versorgen ist, von weiteren etagenweise angeordneten Arterien versorgt. Diese Situation ist noch ungünstiger als bei Typ C, da eine dieser Arterien allein nicht in der Lage ist, die Gefäßversorgung des gesamten Nervenstamms aufrechtzuerhalten.

Bei Typ E besteht die ungünstigste Situation für vaskularisierte Nerventransplantate. Der Nervenstamm gibt mehrere Äste ab und erhält seinerseits die Gefäßversorgung von unterschiedlichen, eigenständigen Arterien.

■ Ramus superficialis des Nervus radialis

Die Verwendung dieses Asts (Vaskularisation vom Typ A) wurde von Taylor u. Ham (58, 59) vorgeschlagen. Die maximale Länge des Tranplantats entspricht der Gesamtlänge des superfiziellen Asts des N. radialis am Unterarm. Das zusätzliche Heben der sich aufteilenden distalen Äste dieses Nervs oder die intraneurale Präparation am Trunkus vor der Bifurkation erlaubt den zusätzlichen Längengewinn für das Transplantat. Die Gefäßversorgung wird von Ästen der A. radialis gesichert, die in einer gut darstellbaren Loge am mittleren Unterarm individualisiert werden können (5). Der hauptsächliche Nachteil dieses Donorsitus besteht in den Folgen des Hebevorganges selbst.

■ Nervus ulnaris am Unterarm

Das Heben dieses Nervs am Unterarm wurde 1977 von Bonney und Birch vorgeschlagen (4). Alnot hat ebenfalls Ergebnisse über 10 Fälle an diesem Donorsitus vorgestellt (2). Die Gefäßversorgung des N. ulnaris am Unterarm entspricht dem Typ A in der Klassifikation nach Taylor. Das Opfern der Hauptversorgungsachse der Hand ist der größte Nachteil dieses Donorsitus. Erfordert die klinische Situation das Nutzen des N. ulnaris (chirurgische Versorgung des Plexus brachialis, Avulsion der distalen Nervenwurzeln), bevorzugen wir das Heben des Armanteils, da geringere Gefäßkomplikationen und andere Störungen zu gewärtigen sind.

■ Nervus ulnaris am Oberarm

Die anatomischen Arbeiten von Lebreton u. Mitarb. haben die Gefäßversorgung des brachialen Anteils des N. ulnaris systematisiert (27). In der Mehrzahl der Fälle (47 Darstellungen an 50 Präparaten) wird die Gefäßversorgung des Armanteils des N. ulnaris durch einen superior und medial verlaufenden Ast der A. brachialis gesichert, entsprechend einer Anordnung des Typs A nach Taylor (Abb. 7.18). Diese Arterie mit einem Kaliber von weniger als 1,5 mm ist einer mikrochirurgischen Naht zugänglich. Sie entspringt von der A. brachialis, ungefähr 6 cm distal des unteren Randes des M. pectoralis major. Der venöse Abfluß erfolgt parallel über eine entsprechende Vene, die in die V. brachialis

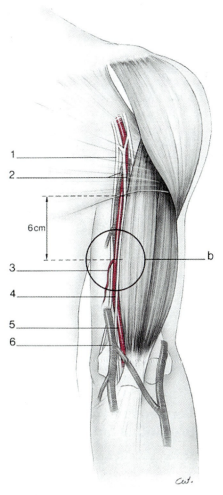

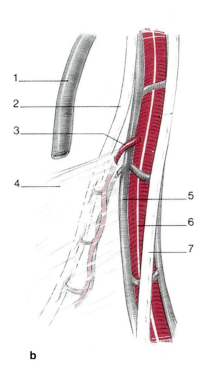

Abb. 7.**18**a u. **b** Gefäßversorgung des N. ulnaris am Oberarm.
a Ursprung der medial und proximal verlaufenden Arterie: 1 N. ulnaris, 2 Oberarmvenen, 3 Ast der A. brachialis, 4 N. medianus, 5 A. brachialis, 6 V. basilica.
b Gefäßversorgung des N. ulnaris: 1 V. basilica, 2 N. ulnaris, 3 Ast der A. brachialis, 4 Septum intermusculare mediale, 5 V. brachialis, 6 A. brachialis, 7 N. medianus.

abfließt. In den Arbeiten von Lebreton werden 3 Fälle von 50 Präparaten vorgestellt, die diese für die Planung eines vaskularisierten Nerventransplantats günstige Disposition nicht aufweisen. In 2 Fällen erfolgt der arterielle Zufluß über eine mediale inferiore Arterie und in einem Fall über multiple etagenweise angeordnete Arteriolen, die von der A. brachialis ausgehen. Diese entsprechen dem Typ D nach Taylor und lassen den Nerv als Transplantat ungeeignet erscheinen. In 10 Fällen erfolgt der venöse Abfluß über multiple Äste, die entweder die V. basilica oder die V. brachialis erreichen.

Das Heben des N. ulnaris am Oberarm als vaskularisiertes Nerventransplantat erfolgt über eine längsgestellte Inzision, die über der Gefäß-Nerven-Straße des M. biceps brachii medial zentriert wird. Der Nerv und sein arteriovenöser Stiel werden zunächst am distalen Anteil der Inzision dorsal des Muskelseptums aufgesucht. Die Präparation erfolgt anschließend von distal nach proximal bis zum Ursprung des arteriovenösen Gefäßstiels. Wie bei allen gefäßgestielten Nerventransplantaten wird beim Hebevorgang der Nerv mit dem Gefäßstiel in einem Block mit dem begleitenden Fettgewebe gehoben ohne den Versuch, die Vasa nervorum im Verlauf des Mesoneuriums darzustellen.

■ Nervus cutaneus brachii medialis

Comtet hat 1981 die Gefäßversorgung des N. cutaneus brachii medialis beschrieben (5, 7). Diese hängt von dem gleichen Ast der A. brachialis ab wie der brachiale Anteil des N. ulnaris. Bevor der N. ulnaris dorsal am Septum intermusculare angetroffen wird, gibt die Arterie einen konstanten Ast anterior-medial ab, der die Versorgung des N. cutaneus brachii medialis sichert.

Comtet unterscheidet 2 anatomische Varianten (5). Typ 1 zeigt in 16 von 25 Präparaten einen kurzen Verlauf der Arterie (10 mm), mit anschließender Verzweigung in terminale Äste, die die Haut (am medialen Oberarm) sowie den Nerv versorgen (N. cutaneus brachii medialis) (Abb. 7.19).

Typ 2 weist bei 9 von 25 Präparaten einen längeren Ast dieser Arterie auf, die einen vertikalen Verlauf nimmt, bevor 4 oder 5 transversale Äste abgegeben werden, ebenfalls zur Versorgung des N. cutaneus brachii medialis und der medialen Oberarmhaut.

Unabhängig von der Arterienanordnung verläuft der Stamm des N. cutaneus brachii medialis in engem Bezug zur V. basilica. Da die Begleitvenen der Arterie von zu schwachem Kaliber für die mikrochirurgische Naht sind, muß diese oberflächlich gelegene, großkalibrige Vene den Rückfluß des Nerventransplantats sichern. Es handelt sich um ein spezifisches anatomisches Problem dieses Donorsitus bei zu großem Venenkaliber mit lediglich geringem venösem Rückfluß aus dem Transplantat. Comtet benennt diesen schwachen Rückfluß als mögliche Ursache für postoperative Thrombosierung (5).

■ Nervus suralis

Fachinelli u. Mitarb. haben 1981 die Verwendung des N. suralis, der über die A. suralis superficialis versorgt wird, vorgeschlagen (15). Diese Arterie ist in 65% der Fälle als direkter Ast der A. poplitea vorhanden (Abb. 7.20). Die weiteren anatomischen Möglichkeiten bestehen in dem Abgang der Arterie von einer der Unterschenkelarterien (A. ti-

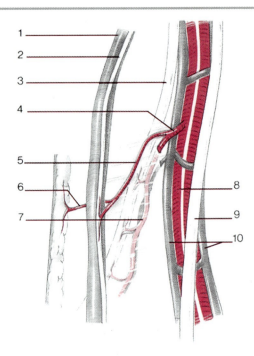

Abb. 7.**19** Gefäßversorgung des N. cutaneus brachii medialis: 1 V. basilica, 2 N. cutaneus brachii medialis, 3 N. ulnaris, 4 proximaler Ast der A. brachialis, 5 medialer Ast der A. brachialis (ernährendes Gefäß für den N. cutaneus brachii medialis), 6 Hautast, 7 ernährendes Gefäß für den N. ulnaris, 8 A. brachialis, 9 N. medianus, 10 oberarmentsorgende Venen.

bialis anterior in 20%, A. tibialis posterior in 8%). Nach dem Abgang von der A. poplitea dirigiert sich die A. suralis nach dorsal über eine kurze Strecke von 2–3 cm und trifft dann auf den N. suralis. In allen Fällen gibt die A. suralis einen Hautast ab, bevor der Nerv über den gesamten Verlauf nach distal begleitet wird. So ist es möglich, eine Hautinsel für die Überwachung des Transplantats zu heben.

Die Gefäßversorgung des Nervs erfolgt über transversal angeordnete Äste, die von der oberflächlichen Suralarterie abgegeben werden und das Mesoneurium ernähren. Nach diesen anatomischen Arbeiten (15) ist das Heben des gesamten N. suralis, der über diese einzige Arterie versorgt wird, in 65% möglich. Ein Transplantat mit einer Länge von bis zu 40 cm kann gewonnen werden. Die Autoren erwähnen jedoch, daß in 35% aller Fälle die Gefäßversorgung des distalen Transplantatanteils allein über die A. suralis ungewiß ist. Unabhängig von der Länge kann das Transplantat auf sich selbst zusammengefaltet werden und die Rekonstruktion eines peripheren Nervenstammes ermöglichen. Der sorgfältige Erhalt der Kontinuität des Mesoneuriums ist erforderlich.

Die Verwendung dieses Donorsitus wurde auch von anderen Autoren vorgeschlagen, welche die Gefäßversorgung des Nervs über den perforierenden Hautast der A. peronaea oder, ausgehend von einem perforierendem Muskelast der A. tibialis posterior, gesichert sehen (13).

■ Verwendung des Nervus peronaeus profundus am Fußrücken

Zunächst für die Rekonstruktion von großen Nervenstämmen reserviert, wurde die Technik der vaskularisierten Nerventransplantationen auch für die Rekonstruktion von Fingernerven adaptiert. Rose hat die Verwendung des N. pero-

Gefäßgestielte Nerventransplantate **165**

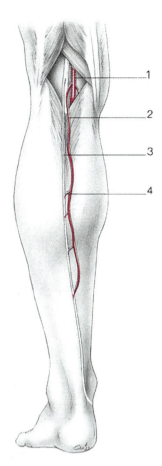

Abb. 7.**20** Gefäßversorgung des N. suralis: 1 A. poplitea, 2 A. suralis superficialis, 3 N. suralis, 4 ernährendes Gefäß für den N. suralis.

naeus profundus am Fußrücken zunächst als über die A. dorsalis pedis vaskularisiertes Transplantat vorgeschlagen (44), später als venenarterialisiertes Nerventransplantat (45) (Abb. 7.**21**).

☐ Kompositionstransplantat des Nervus peronaeus profundus mit der Arteria dorsalis pedis

Das Heben erfolgt am Fußrücken zwischen dem Austritt der A. dorsalis pedis unter dem dorsalen Retinakulum der Extensorensehnen und dem distalen Bereich im 1. Interossärraum (Abb. 7.**21 a**). In diesem gesamten Gebiet verläuft die A. dorsalis pedis parallel zum N. peronaeus profundus. Das Heben erfolgt in einem Block unter Mitnahme der A. dorsalis pedis, der Begleitvenen und des N. peronaeus profundus. Dieses Kompositionstransplantat wird anschließend für die Wiederherstellung der Kontinuität an einem Fingergefäßstiel mit gemischtem Substanzverlust nerval und arteriell verwandt. Eine doppelseitige Anastomose arteriell und nerval, proximal und distal wird durchgeführt. Das Nerventransplantat verhält sich dann wie ein axial blutversorgter Lappen ohne venösen Rückfluß.

☐ Arterialisiertes Nerven-Venen-Transplantat (N. peronaeus profundus – Begleitvene der A. dorsalis pedis)

Hier kommt das Prinzip der Arterialisation eines venösen Transplantats zur Anwendung (21, 60). Das Heben beläßt die A. dorsalis pedis ortsständig und beinhaltet lediglich den N. peronaeus profundus mit der Begleitvene der A. dorsalis pedis, wobei die Gewebebrücken zwischen den beiden zu transplantierenden Strukturen sorgfältig erhalten bleiben. Anschließend wird das Transplantat um 180 Grad gedreht und für die Wiederherstellung der Kontinuität eines Fingerpedikels genutzt. Es besteht ein axialer Gefäßinflux ohne venösen Rückfluß (Abb. 7.**21 b, c**, u. 7.**22**).

Abb. 7.**21 a–c** Heben eines Kompositionstransplantats: N. peronaeus profundus mit Begleitvene der A. dorsalis pedis.
a Der arteriovenöse Gefäßstiel wird am Ausgang des Retinaculum extensorum pedis bis in den distalen Anteil der ersten Kommissur dargestellt.
b Isolieren eines Transplantats, welches den N. peronaeus profundus und die mediale Begleitvene der A. dorsalis pedis enthält. Die Gewebeverbindungen zwischen der Vene und dem Nerv werden erhalten.
c Drehen des Transplantats um 180 Grad (aufgrund vorhandener Venenklappen: proximale- und distale arteriovenöse Anastomose).

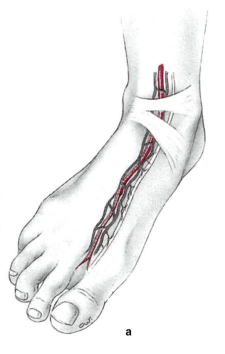
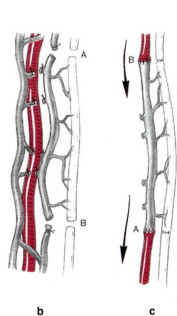

a   **b**   **c**

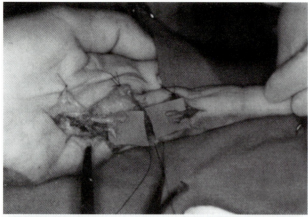
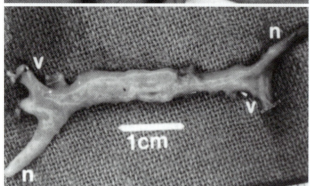
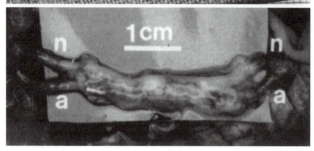

Abb. 7.**22a–c** Klinischer Fall: Gefäßgestieltes Nerventransplantat zur Rekonstruktion des ulnaren Gefäß-Nerven-Stiels am Mittelfinger (die beiden ulnaren Finger sind amputiert, der Mittelfinger stellt ulnar die druckaufnehmende Handkante dar).
a Präparation des Empfängersitus, Substanzverlust von Arterie und Nerv.
b Das isolierte Transplantat (n Nerv, v Begleitvene).
c Das Transplantat in situ nach proximaler und distaler Anastomose (n Nervenanastomose, a Arterienanastomose).

■ Nervus interosseus anterior

Die Verwendung des N. interosseus anterior wurde von der Notwendigkeit diktiert, über einen Nerv kleinen Kalibers zu verfügen, der für die Rekonstruktion von Fingernerven geeignet und als vaskularisiertes Nerventransplantat an der oberen Extremität zu heben ist. Der N. interosseus anterior und sein Gefäßstiel (A. interossea anterior mit Begleitvenen) können auf der Palmarseite des Unterarms proximal des Astes für den M. flexor pollicis longus und bevor dieser in den profunden Anteil des M. pronator quadratus eintritt, gehoben werden (36). Die Morbidität des Hebevorgangs beschränkt sich auf die Denervation des M. pronator quadratus.

Der Gefäß-Nerven-Stiel wird in einem Block mitgenommen. Das Kompositionstransplantat wird für die Wiederherstellung der Kontinuität eines Fingerpedikels verwandt.

Technisch besteht hier die Möglichkeit, den venösen Rückfluß des Lappens mit einer Naht zwischen einer der Begleitvenen der A. interossea anterior und einer Vene am Empfängersitus zu sichern. In der Praxis besteht mikrochirurgisch die Schwierigkeit, eine geeignete Vene am Empfängersitus zu finden (palmare Seite der Fingerkette) sowie die Anastomose technisch durchzuführen. Meist kommt es nur zur Arterien- und Nervenanastomose, und das Transplantat wird in Form eines gefäßzuführend versorgten Lappens ohne venösen Rückfluß plaziert.

Indikationen und Ergebnisse

■ Nervus ulnaris bei Avulsionen der Nervenwurzeln C 8 – T 1 am Plexus brachialis

Bei einer Nervenavulsion C8 – T1 am Plexus brachialis ist die Verwendung des N. ulnaris als vaskularisiertes Transplantat für die Rekonstruktion einer ausgedehnten Begleitläsion der proximalen Wurzeln gerechtfertigt. Wir bevorzugen das Heben des N. ulnaris am Oberarm, da am Unterarm der Nachteil des Opferns der dominanten Handarterie besteht. Für die Rekonstruktion des Plexus brachialis ist der N. ulnaris entweder als gefäßgestieltes Transplantat oder als freier Transfer zu planen. In letzterem Fall besteht der Gefäßempfängersitus in einem der zervikalen oder thorakalen Äste der A. subclavia.

Für die Rekonstruktion von distalen Avulsionen des Plexus brachialis haben wir diesen Donorsitus in 9 Fällen verwandt, davon 5mal als freies und 4mal als gefäßgestieltes Transplantat (36). Bei Fehlen anderer postoperativer Überwachungsmöglichkeiten sind es die Progression des Tinel-Zeichens und das langfristige funktionelle Ergebnis, die von der Vitalität des Transfers zeugen. Entsprechend dieser Kriterien sind 4 der 5 freien Transplantate langfristig einwandfrei eingeheilt. Die Progression des Zeichens nach Tinel betrug in diesen 4 Fällen in den ersten 6 postoperativen Monaten 3 mm täglich. Aufgrund dieses rasch progredienten Tinel-Zeichens konnten die ersten Reinnervationszeichen am M. biceps brachii klinisch und im Elektromyogramm ab dem 6. postoperativen Monat festgestellt werden, während wir hierfür bei einem konventionellen Transplantat bis zum 9. Monat postoperativ warten mußten. Dieses rasch progrediente Tinel-Zeichen ist bei diesen Interventionen jedoch nur bis zum 6. postoperativen Monat nachweisbar gewesen. Nach diesem Zeitraum betrug die Progression nicht mehr als 1,5 mm täglich und entsprach damit der konventioneller Transplantate. Zusätzlich kommt es bei längerfristigen Nachuntersuchungen, nach dem 3. Jahr, zu einem definitiven funktionellen Ergebnis, welches sich nicht von dem einer konventionellen Rekonstruktion unterscheidet.

Zusammenfassend läßt sich sagen, daß sich der Gewinn für den Patienten auf die erwähnte Konstanz der Resultate bei der Reinnervation des M. biceps brachii und auf den früheren Zeitpunkt, zu dem dieses funktionelle Ergebnis erreicht wird, beschränkt.

Zuletzt sollte unterstrichen werden, daß der Eingriff bei frühzeitiger Thrombosierung (1 Fall in unserer Serie) immer mit einem vollständigen funktionellen Mißerfolg und komplettem Fehlen von Reinnervationszeichen endet. Bei etablierter Thrombose wird das Transplantat nicht mehr gefäßversorgt und kann selbst keine eigenständige Revaskularisation, wie das konventionelle „Kabeltransplantat" des N. suralis, aus dem umgebenden Gewebebett induzieren.

■ Vaskularisierte Nerventransplantate bei ausgedehnten Substanzverlusten am Unterarm (Abb. 7.23)

Ausgedehnte Nervensubstanzverluste am Unterarm werden nach Traumata mit erheblichen Gewebeablederungen, Quetschungen oder Avulsionen oder nach einer Volkmann-Kontraktur angetroffen. Bei diesen Defekten ist es gerechtfertigt, den funktionellen Wiedergewinn im Versorgungsgebiet des N. medianus auf Kosten des N. ulnaris bevorzugt zu betreiben, da die Wiederherstellung der intrinsischen Muskelfunktion praktisch unmöglich ist. Dann kann der N. ulnaris als gefäßgestieltes Transplantat für die Rekonstruktion des N. medianus gehoben werden. Wir haben dieses Vorgehen in 3 Fällen nach einem Volkmann-Syndrom angewandt. Hierbei wurden 2 Mißerfolge ohne irgendeine klinische Verbesserung dokumentiert, entsprechend der frühzeitigen Thrombosierung der Gefäßanastomosen.

■ Rekonstruktion von Fingernerven durch vaskularisierte Nerventransplantate (Abb. 7.21 u. 7.22)

Die Rekonstruktion von Substanzverlusten der Fingernerven durch konventionelle Nerventransplantate ergibt enttäuschende Ergebnisse für die sensible Diskriminationsfähigkeit. In einer Serie von 16 nachuntersuchten Patienten konnten lediglich 3 langfristig eine echte sensible Diskriminationsfähigkeit aufweisen (14). Diese wenig ermutigenden Ergebnisse mit konventionellen Rekonstruktionen beim Erwachsenen haben uns dazu gebracht, eine prospektive Studie mit vaskularisierten Nerventransplantaten über 9 Fälle durchzuführen (36). Alle Patienten wiesen einen posttraumatischen Substanzverlust auf, der sowohl den Nerv als auch die Arterie am Finger in einer Form betraf, daß die Rekonstruktion durch das vaskularisierte Nerventransplantat bezüglich der Gefäßversorgung einer späten Revaskularisation entsprach. In 5 Fällen erfolgte diese Rekonstruktion in der Technik nach Rose mit einem Kompositionstransplantat, welches einen Ast des N. peronaeus profundus mit Begleitvene und der A. dorsalis pedis enthielt. In den anderen 4 Fällen wurde der N. interosseus anterior in einem Block mit der A. interossea anterior gehoben.

Wir sind bei dieser kurzen Serie nicht in der Lage gewesen, die von Rose (44, 45) bezüglich der sensiblen Diskriminationsfähigkeit erhaltenen Ergebnisse zu reproduzieren. Keiner unserer Patienten hat eine statische 2 Punkte Diskrimination erreicht, die weniger als 10 mm betragen hätte. 3 Fälle mußten als Mißerfolg angesehen werden, da die Diskriminationsfähigkeit dieser Patienten gleich oder mehr als 15 mm betrug. Hinzu kommt, daß 6 unserer 9 Transplantate langfristig als thrombosiert beurteilt werden mußten. Diagnostisch waren hierbei der Allen-Test und/oder die Arteriographie wegweisend, wobei alle Transplantate nach Lösen der Blutleeremanschette sicher durchgängig gewesen sind. Dieser sehr hohe Anteil von Thrombosen

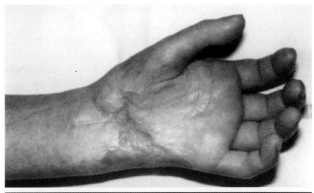

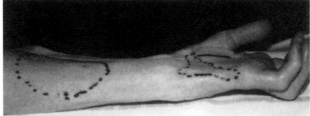

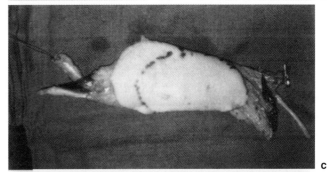

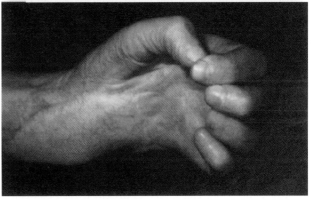

Abb. 7.**23a–d** Vaskularisiertes Nerventransplantat des N. ulnaris (Fallvorstellung: M. Merle).
a Folge einer medial-ulnarseitig gelegenen Verletzung am Handgelenk bei einem Patienten von 60 Jahren. Es besteht eine vollständige Anästhesie im Bereich des N. medianus und ulnaris. Keinerlei Reinnervationszeichen der intrinsischen Muskulatur. Der N. medianus weist einen ausgedehnten Substanzverlust auf, der im Notfallstadium bei sehr ungünstiger Gewebeumgebung nicht rekonstruiert wurde (dünnes Hauttransplantat).
b Planen eines freien Kompositionstransfers mit:
 – einer durch den ulnaren Pedikel vaskularisierten Hautinsel,
 – einem durch den ulnaren Pedikel vaskularisierten N. ulnaris (Arterie und Begleitvene).
 Der N. ulnaris ist für die Rekonstruktion des Substanzverlusts des N. medianus bestimmt.
c Der Lappen vor dem Wiederanschluß in situ.
d Ergebnis: im Bereich des N. medianus ist eine Schutzsensibilität festzustellen. Die Kontinuität des N. medianus konnte durch den N. ulnaris wiederhergestellt werden (vaskularisiertes Transplantat).

zeigt klar den stark mit Mißerfolgen behafteten Charakter der späten Fingerrevaskularisationen.

Es ist jedoch bemerkenswert, daß in keinem Fall ein vollständiger Mißerfolg festzustellen war, der sich klinisch als Neurom oder persistierende Zone vollständiger Anästhesie an einer Hemipulpa zeigte. Das schwache Kaliber der vaskularisierten Nerventransplantate ermöglicht ihnen wahrscheinlich nach frühzeitiger Thrombosierung des Gefäßstiels die Revaskularisation über die umgebenden Gewebe im Gegensatz zu den großen Trunkus-Transplantaten, wie z. B. für den N. ulnaris. Zusammenfassend läßt sich sagen, daß die Fingernervenrekonstruktionen durch gefäßgestielte Nerventransplantate technisch höchst anspruchsvoll sind und eine lange Operationsdauer erfordern. Sie weisen einen hohen Anteil vaskulärer Mißerfolge auf bei mittelmäßigen sensiblen Ergebnissen. Es erscheint uns wenig wahrscheinlich, in der Zukunft vaskularisierte Nerventransplantate als konstante Therapie mit klinisch einwandfreien Ergebnissen bei der Rekonstruktion von Fingernerven einzusetzen.

Schlußfolgerung

Die Resultate unserer eigenen Serien über vaskularisierte Nerventransplantate sind mäßig. Klinisch konnte die Überlegenheit solcher Transplantate nie sicher etabliert werden, außer durch die bereits erwähnte kurzfristig bestehende schnellere Progression des Tinel-Zeichens während der ersten postoperativen Monate. Einige Arbeiten beurteilen vaskularisierte Nerventransplantate als günstiger, wobei sich die Evaluation hierbei auf die ersten postoperativen Wochen beschränkte (8, 13). Die initial schnellere Aussprossung könnte der frühzeitigeren Phagozytose der Überreste der Myelinhüllen und einer erhöhten Aktivität der Schwann-Zellen entsprechen. Selbst wenn die Führung der axonalen Aussprossung im Inneren eines nicht obstruktiv verlegten Transplantats optimiert werden kann, bleibt die Nervenregeneration wie bei einem konventionellen Transplantat den Hindernissen durch die proximale und distale Nahtzone ausgesetzt.

Auch experimentell kann diese Kontroverse nicht beendet werden. Einige experimentelle Arbeiten haben gezeigt, daß der Vorteil der Gefäßautonomie der vaskularisierten Transplantate zu relativieren ist. Unter der Bedingung, ein Empfängerbett von guter Qualität vorzufinden, verfügen die konventionellen Transplantate ab dem 4. Tag postoperativ über einen Blutfluß, der gleich oder besser ist als der der vaskularisierten Transplantate (9, 30). Die Ergebnisse histologischer Arbeiten, die konventionelle mit vaskularisierten Transplantaten vergleichen, sind von unterschiedlicher Aussage. Studien beim Kaninchen lassen darauf schließen, daß die regenerierten Fasern konventioneller Transplantate zahlreicher, von größerem Kaliber und von breiteren Myelinhüllen umgeben sind als bei vaskularisierten Nerventransplantaten (42). Dagegen haben andere Autoren, so Pho u. Mitarb. (41) oder Seckel u. Mitarb. (46), nach histologischen Untersuchungen keinen Unterschied zwischen den beiden Transplantatformen bei der Ratte gefunden.

Obwohl zahlreiche Autoren übereinstimmend vaskularisierte Nerventransplantate empfehlen, bleibt das experimentelle Modell zum Nachweis dieser Empfehlung bei prekärer Gefäßversorgung des Empfängerbetts von schwieriger Definition. Bei der Ratte scheint eine kürzlich erfolgte Verbrennung am Empfängerbett auszureichen, um eine trophisch ungünstige Situation herzustellen. Die gefäßgestielten Nerventransplantate bestätigen hierbei mit frühzeitiger Regeneration und Wiederherstellung der Leitungsgeschwindigkeit ihre Überlegenheit (26). Koshima u. Harii simulieren ungünstige Gefäßversorgungsverhältnisse durch Einhüllen des Transplantats in einen Silikonschlauch (25). Der einzige hierbei feststellbare Unterschied zwischen den beiden experimentellen Gruppen (konventionelles und vaskularisiertes Transplantat) betrifft die Zahl der regenerierten myelinisierten Fasern großen Umfangs, die bei den vaskularisierten Transplantaten erhöht ist.

Andere experimentelle Arbeiten bestreiten jedoch die Gültigkeit der Hypothese, nach der ein vaskularisiertes Transplantat bei einem schlecht gefäßversorgten Empfängerbett zu bevorzugen sei. Bei einer Arbeit über den N. ischiadicus am Hasen, unter Isolation des Nervs mit einem Silikonschlauch, ergab der langfristige Vergleich (44 Wochen) der Ergebnisse der vaskularisierten und nichtvaskularisierten Transplantate weder eine Differenz bezüglich der Leitungsgeschwindigkeit noch bei der Histomorphometrie (31).

In einer Situation, in der die Überlegenheit vaskularisierter Nerventransplantate weder klinisch noch experimentell klar etabliert werden konnte, versuchen wir, eine gute Rekonstruktion des Empfängerbetts zu gewährleisten. Dieses erfolgt nach Bedarf entweder durch die Transplantation eines freien oder eines gefäßgestielten Lappens zur Verbesserung der Trophik. Anschließend werden konventionelle Nerventransplantate versetzt, die dann in ein gut vaskularisiertes Empfängerbett gelagert werden können. Dieses Vorgehen ist immer dann gerechtfertigt, wenn der vorgesehene Eingriff neben dem Nerventransplantat auch eine Intervention an Sehnen, Gelenken oder Knochen beinhaltet, die ebenfalls von einem gut vaskularisierten Empfängerbett profitieren.

Partielle Verletzungen

Kann eine primäre Rekonstruktion partieller Verletzungen durch perineurale Naht leicht erfolgen, so bleibt die sekundäre Rekonstruktion dagegen komplex und riskant.

Jede Nervenverletzung induziert fibroblastische Reaktionen mit Bildung von Kollagen, wobei nicht nur der Läsionsbereich betroffen ist, sondern auch die gesunden, benachbarten Faszikel. Schmerzen und partielle sensible oder motorische Defizite bewegen Patienten dazu, Rekonstruktionen zu erwägen.

Dieses erfordert die forcierte intraneurale Präparation, um verletzte Faszikel von gesunden zu trennen. Der Vorgang führt unweigerlich zur partiellen Devaskularisation und birgt das Risiko, einen oder mehrere gesunde Faszikel durch Narbeneinscheidungen einzuengen. Die Patienten sind über diese Komplikationsmöglichkeiten zu informieren. Das präoperativ bestehende, subjektive neurologische Defizit ist schriftlich zu fixieren.

Nach dem Freilegen des Läsionsbereichs kann das Neurom generell über einige Millimeter, selten mehr als einen Zentimeter, reseziert werden.

Meist ist es nach der Mobilisierung des gesunden Nervs über einige Zentimeter proximal und distal möglich, eine sekundäre perineurale Naht mit Fadenmaterial der Stärke 9/0 oder 10/0, die sog. „Omega"-Naht, bei der spontan von den gesunden Faszikelgruppen eingenommenen Deformationsposition (Abb. 7.**24**) zu realisieren.

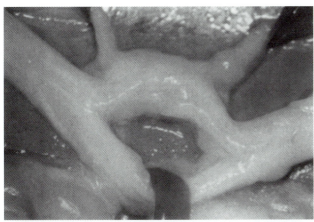
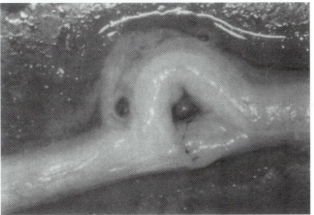

Abb. 7.**24** a u. **b**
a Vernachlässigte partielle Verletzung des N. ulnaris.
b Nach intraneuraler Präparation und Resektion des Neuroms ist eine perineurale Naht möglich.

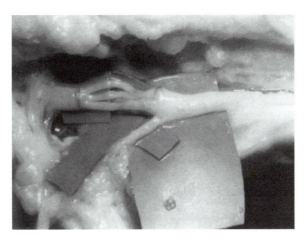

Abb. 7.**25** Partielle Verletzung des N. ulnaris am Ausgang der Loge de Guyon, versorgt mit Faszikeltransplantat.

Liegt ein ausgedehnter partieller Substanzverlust vor, bleibt das Faszikeltransplantat des N. cutaneus brachii medialis die zu bevorzugende Technik. Das Transplantat kann entweder genäht (Abb. 7.25) oder mit biologischem Gewebekleber fixiert werden. Eine Nervenreparation in Omegaform wird für 3 Wochen mit einer Schiene geschützt, die das Gelenk in Flexion plaziert. Dagegen wird ein Transplantat teilweise über die gesunden Faszikel geschützt und in Funktionsstellung der Gelenke immobilisiert.

Zusätzliche Eingriffe bei der Sekundärchirurgie peripherer Nerven

Die Möglichkeiten eines Nervs zur funktionellen Regeneration sind von dem umgebenden Gewebebett und von der Gefäßversorgung abhängig.

Nach der vollständigen Exzision des Narbengewebes ist es zu empfehlen, die bestmögliche Umgebung für den Nerv herzustellen, die Kontinuität der Hauptgefäßachsen zu etablieren oder die Möglichkeiten lokaler bzw. freier Lappen zu prüfen.

■ Rekonstruktion der Hauptgefäßachsen

Bei medioulnarseitigen Verletzungen kann die Rekonstruktion der Hauptgefäßstraßen der Hand nicht immer schon in der Notfallsituation gewährleistet werden. Dann sind häufig Unterbrechungen der A. ulnaris, der hauptversorgenden Arterie der Hand, bzw. der A. radialis vorhanden. Sind beide Gefäße unterbrochen, sind venöse Überbrückungen für die Rekonstruktion der A. ulnaris erforderlich. Dagegen ist die Rekonstruktion einer Arterie bei funktionell einwandfreier kontralateraler Gefäßachse oft enttäuschend, da der Anteil frühzeitiger Thrombosierungen einer Überbrückung erhöht ist.

Dieses erklärt sich wahrscheinlich aus der neu entstehenden hämodynamischen Situation an der Hand, bei der paradoxerweise der Zufluß über eine Gefäßrekonstruktion als Gegenfluß wirkt und nicht toleriert wird.

■ Verbesserung des Gewebebetts

Zahlreiche Lappen sind für die Verbesserung des Gewebebetts von Nervenrekonstruktionen vorgeschlagen worden (37). Beschränkt sich die Verletzung auf das Handgelenk, erlaubt der gefäßgestielte Muskellappen des Pronator quadratus die Separierung des N. medianus von den Flexorensehnen und einer Hautdecke von zweifelhafter Qualität.

Das Heben der gestielten Insel erfolgt von distal nach proximal, wobei die A. interossea anterior mit ihren Begleitvenen in einem Block mitgenommen wird (Abb. 7.**26**). Der Muskellappen kann als transferierbare mikrochirurgische Einheit angesehen werden (10).

Ein Faszienlappen kann ohne Zweifel als qualitativ guter Gefäßzustrom betrachtet werden, weist aber den Nachteil auf, stark am Nerv zu adhärieren und diesen in seinem Gleitverhalten über den Gelenken einzuschränken. Er ist jedoch am Unterarm nützlich und kann auf Kosten der A. radialis wie ein „chinesischer" Faszienlappen (radialer Unterarmlappen) gehoben werden und entweder ohne Unterbrechung der Arterie oder gefäßgestielt an den Empfängersitus des Nervs versetzt werden.

Ökonomischer ist der die Aponeurose und das Fettgewebe enthaltende ulnodorsale Lappen von Becker, der auf der A. ulnodorsalis (s. Bd. I), gefäßgestielt ist. Bedingt durch

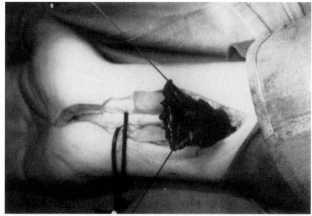

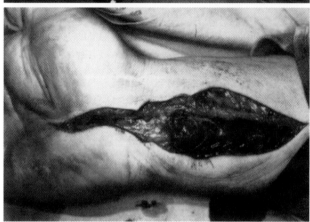

Abb. 7.**26 a** u. **b** Heben des gefäßgestielten Muskellappens des M. pronator quadratus zur Deckung eines narbig eingescheideten N. medianus.

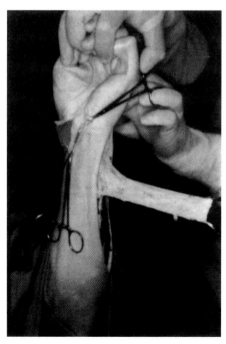

Abb. 7.**27** Ulnodorsaler Gewebelappen für die Deckung des am Handgelenk verletzten N. medianus.

seine Rotationskapazität, kann er sowohl den N. medianus als auch den N. ulnaris am Unterarm und am Handgelenk decken (Abb. 7.**27**).

Sind die lokalen Donorsitus durch das Traumaereignis zerstört, kann eine Muskeleinheit durch freien mikrochirurgischen Transfer versetzt werden. Es kommen entweder 2 oder 3 Ausläufer des M. serratus anterior (siehe Band 1), der M. gracilis oder Anteile des M. latissimus dorsi in Frage (s. Kap. 3).

Das Nutzen des „chinesischen" oder Paraskapularis-Hautlappens (s. Bd. I) ist bei der Notwendigkeit, multiple sekundäre Eingriffe an Skelett und Sehnen zu kombinieren, gerechtfertigt.

Indikation für chirurgische Reinterventionen

Da eine quantitative Beurteilung der Nervenaussprossung nicht möglich ist, sollte der Patient klinisch und elektromyographisch für mehrere Monate überwacht werden, bevor man einen günstigen Zeitpunkt für die Indikation zu einer Reintervention wählt. Für den Patienten ist der Beruhigungsversuch durch den Nachweis und die Progression des Tinel-Zeichens schwer zu ertragen.

Letzteres besitzt sicherlich einen indikativen Wert über die Nervenregenerationsfähigkeit, jedoch ist keine prospektive Aussage für die funktionelle Regeneration möglich, solange nicht der Zielort an Muskel oder Haut erreicht wurde. Selbst in einem Bereich sklerosierten Gewebes können Axone weitersprossen und die Illusion einer Regeneration erzeugen. Allein die Verbesserung der elektromyographischen und klinischen Zeichen besitzt eine prognostische Relevanz. Die vergleichende klinische Untersuchung alle 2 Monate dient als Referenz für die Indikation zu einer Reintervention vor dem 6. Monat.

Eine therapeutisch schwer beherrschbare Situation entsteht nach einem zu langen Zeitraum des Abwartens. Die Indikation für eine Reintervention 12–18 Monate nach einer primären Naht zu stellen bedeutet eine erhebliche Verschlechterung der Prognose für den Verletzten.

Folgende Gründe sprechen für die Indikation zu einer Reintervention:

Die Läsion besteht in einer Kontusion oder Avulsion. In der Notfallsituation wird der Nerv ausgerichtet und lokal fixiert, um Retraktionen zu vermeiden. 2–3 Monate später erfolgt eine direkte Naht oder ein Transplantat.

Die Durchtrennung erfolgte glatt. Die primäre Rekonstruktion wurde mit einem nicht geeigneten Nahtmaterial von einem eventuell wenig erfahrenen Operateur durchgeführt, der die mikrochirurgischen Techniken nicht sicher beherrscht. Die Reintervention ist frühzeitig angezeigt, nach Heilung der Haut und Resorption von Ödemen und Hämatom. Sie besteht in einer Sekundärnaht mit der gelegentlich erforderlichen Notwendigkeit, eine Mobilisation des Nervs oder eine Verlagerung zu realisieren, um Spannungen zu vermeiden.

Die Nervenverletzung ist in der Notfallsituation nicht erkannt worden.

- Liegt eine offensichtlich in Kontinuität befindliche Verletzung bei vollständiger Parese vor, erlaubt die elektromyographische Referenzuntersuchung nach der 4. Woche die Differenzierung einer Neurapraxie oder eines Leitungsblock (Stadium I nach Sunderland) von einer Axonotmesis oder einer Läsion des Stadiums III oder IV nach Sunderland.
- Bei einem Leitungsblock, der sich nicht innerhalb einiger Wochen zurückbildet, sichert die äußere Neurolyse, die nur eine Epineurotomie beinhaltet, den schnellen Funktionswiedergewinn.
- Schwieriger ist das Unterscheiden der Stadien II – III nach Sunderland vom Stadium IV. Besteht die Verletzung einzig in der Axonotmesis im Stadium II, wird das Zeichen nach Tinel schnell nach der Waller-Degeneration mit einer mittleren Geschwindigkeit von 1 mm pro Tag wandern. Zeichen der Reinnervation im Elektromyogramm bedeuten die selbständige Nervenregeneration ohne die Notwendigkeit zur Reintervention. Bei erheblichen Narbenreaktionen kann diese Regeneration jedoch auch mechanisch blockiert werden. Dieses rechtfertigt nach Observation einer Stagnation des Tinel-Zeichens (für 2 Monate) eine Neurolyse.
- Im Stadium III entspricht das therapeutische Vorgehen dem des Stadiums II, wobei der Kontinuitätsverlust der Hüllen und der Basalmembran die Intensität der Nervenaussprossung verschlechtert, da diese nicht mehr geführt erfolgen kann. Die Neurolyse kann mechanische Hindernisse beseitigen, besitzt jedoch nicht die Möglichkeit, die Nervenaussprossung zu orientieren und zu forcieren.
- Im Stadium IV kann die offenkundige Kontinuität einer Nervenverletzung den Operateur in Sicherheit wiegen, obwohl alle zentralen Strukturen rupturiert sein können. Ab der 4. Woche bestätigen klinische und elektromyographische Untersuchungen die vollständige Parese. Auch nach dem 2. Monat ist das Tinel-Zeichen nicht aufgetreten und am Läsionsort besteht eine schmerzhafte Perkussion. Hier kann ein spontane Besserung nicht erwartet werden und die operative Intervention ist die Regel. In Abhängigkeit von der Ausdehnung der Resektion ist entweder eine direkte Naht oder ein Faszikeltransplantat zu planen.
- Bei einer unerkannten vollständigen Nervenunterbrechung (Stadium V oder Neurotmesis) entspricht das klinische Bild dem Stadium IV nach der 4. Woche. Die Perkussion erlaubt die Bestimmung der Läsionshöhe. Eine Intervention muß schnell erfolgen, da die Nervenenden nicht fixiert wurden und ihre Retraktion das 6fache der Größe des Defekts betragen kann. Die Faszikeltransplantation oder ein vaskularisiertes Trunkustransplantat stellen die beiden am meisten genutzten Techniken dar. Ein spätes Eingreifen nach primärer Rekonstruktion, welche nach dem Heilungsvorgang als funktionell insuffizient beurteilt wird, ist eine besonders schwer zu treffende Entscheidung. Die Planung einer Sekundärnaht oder eines Transplantats bedeutet zunächst das Verschlechtern der Situation für den Patienten und einen Wiederbeginn am Anfang.

Bei jungen Patienten (jünger als 20 Jahre) mit lokal ungünstigen Gewebebedingungen und primärer Reparatur von technisch geringer Qualität kann es gerechtfertigt sein, eine Sekundärrekonstruktion vorzugsweise mit einer direkten Naht zu versuchen, mit Verbesserung des umgebenden Gewebebetts und unter Rekonstruktion der Hauptgefäßachsen, wenn diese noch nicht rekonstruiert wurden. Dieses Vorgehen ist später als ein Jahr nach dem Traumaereignis nur noch schwerlich indiziert.

Wir haben bei älteren Patienten nach insuffizienten Ergebnissen späte Neurolysen in der Hoffnung durchgeführt, entweder einen verlängerten Leitungsblock lösen oder eine Nervenregeneration reaktivieren zu können. Insgesamt sind die Ergebnisse dieses Vorgehens enttäuschend gewesen, wenn wir dem Nerv keine trophische Hilfe mit entsprechenden Lappen gewährt haben.

Ein vollständiger Mißerfolg einer Sekundärrekonstruktion muß nicht zwingend zu der Ablehnung eines erneuten Versuchs zur Wiederherstellung zumindest einer Schutzsensibilität der Hand führen. Dieses gilt besonders für Verletzungen des N. medianus.

Keine Naht kann vor einer Ruptur infolge ungewollter Mobilisationen, Sturz, einer Muskelkontraktion während des Schlafs oder erneuter narbiger Einscheidung geschützt werden.

Die Reintervention muß dann entweder eine Verbesserung des Gewebebetts oder ein vaskularisiertes Transplantat beinhalten. Wir haben auf diese Art bei Patienten von 50–60 Jahren Schutzresensibilisationen an der Hand erreichen können. Sind Wiedereingriffe für Nervenläsionen nicht möglich, kann der Patient immer noch von sensiblen homo- oder heterodaktylen Lappen oder Muskel-Sehnen-Transfers profitieren.

Therapie von Neuromen und schmerzhaften Amputationsstümpfen

F. Dap

Integration und Kontrolle der Sensibilitätsübermittlung

Die Kenntnis der Sensibilitätsübermittlung ist notwendig, um 2 Typen von schmerzhafter Stumpfbildung zu differenzieren: Schmerzen durch einen Überschuß an Nozizeption, deren Therapie operativ erfolgt, und Schmerzen durch Desafferentation, deren Therapie medikamentös sowie durch Desensibilisation erfolgt. Die Sensibilitätsübermittlung bedient sich zweier einander entgegengesetzter, jedoch komplementärer Wege (6):

Die oberflächliche, taktile Sensibilität wird durch myelinisierte Neuronen schneller Leitung von Typ A-Beta geleitet für das lemniskale System präziser Informationen. Die Übermittlung der Schmerz- und Wärmesensibilität wird von myelinisierten Neuronen langsamer Leitung des Typs A-Delta sowie nichtmyelinisierten C-Fasern geleitet, welche das extralemniskale System darstellen und den Alarm- sowie Schutzmechanismus bedeuten.

Die Regulation des Schmerzes entspricht der Schwellentheorie von Melzack und Wall (Gate Control 1965):

Die A-Beta-Fasern der taktilen Sensibilität üben eine permanente Inhibition auf die nozizeptiven Fasern A-Delta und C im Bereich des Rückenmarks aus.

Ätiologie des Stumpfschmerzes

Schmerzhafte Stümpfe durch Nozizeptionsüberschuß

Sie entstehen als Komplikationsfolge einer der Konstituenten des Stumpfes: Haut (Deckungsdefekt, Narbenbildung von schlechter Qualität), Nagel (Fehlwachstum oder Krallenbildung) (Abb. 7.28), Knochen (Spikula, Osteitis, Sequester), Nerven (Neurombildung, „nackte" Nervenfasern, die die Haut nach geführter [dirigierter] Narbenbildung rekolonisieren) oder Gefäße (lokale Insuffizienz).

Wenn die Schmerzschwelle erreicht ist, läßt die Aktivierung der A-Delta- und C-Fasern das Lösen der zuvor bestehenden Inhibitionssituation zu, die Schwelle wird überschritten, und es kommt zur Schmerzübermittlung.

Stumpfschmerz durch Deafferentierung

Die sensible Deafferentierung ist ein Überspielen der Schmerzinhibition durch Ausschluß der oberflächlichen taktilen Sensibilitätsfasern. Die Inaktivität dieser Fasern bedeutet das Fehlen der Kontrolle über den Schmerz und führt somit zu der entsprechenden Übermittlung. Es handelt sich um intensive, kurze stark empfundene Schmerzen bereits bei leichtesten Berührungen, wodurch sich ein Fehlen der Schmerzeingangskontrolle verrät (Abb. 7.29).

Therapie schmerzhafter Amputationsstümpfe

Übermaß an Nozizeption

Die Therapie erfolgt operativ und zielt auf die Korrektur der Komplikationsfolgen des Stumpfes. Bei knöcherner Spikulabildung wird eine glatte Kürzung vorgenommen. Liegt eine quere Amputation der Basis der Mittel- oder Endphalanx vor, ist vorzugsweise das Fragment zu exzidieren und die Stumpfbildung über dem Gelenk zu regeln. Das Verhalten bezüglich der Neurombildung wird später dargelegt. Nagelreste und Fehlwachstum werden unter Lupenbrillenkontrolle exzidiert, wobei die Schwierigkeit darin besteht, die gesamte Nagelmatrix zur Rezidivprävention mitzunehmen. Zahlreiche lokale Lappen (s. Bd. I) erlauben die Bildung von gut gepolsterten und sensiblen Stümpfen. Gelegentlich ist es zu bevorzugen, eine Phalanx eher leicht zu verkürzen, um die Deckung distal zu erleichtern, als einen zu langen Stumpf zu erhalten, der schlecht gedeckt ist. Die Prävention von Schmerzen durch ein Übermaß an Nozizeption wird durch eine sorgfältige Stumpfbildung während der Primärintervention erreicht.

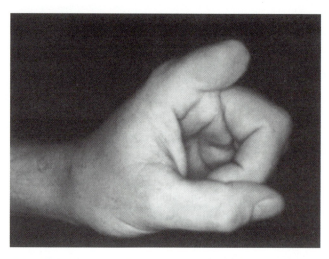

Abb. 7.**29** Schmerzhafter Amputationsstumpf bei Deafferentierung mit Ausschluß des Fingers aus dem Körperschema.

Deafferentierung

Die Therapie der Schmerzen durch Deafferentierung (32) verbindet ein generelles Vorgehen (Analgetika, Vasodilatatoren, Psychopharmaka) mit lokalen Maßnahmen zur Desensibilisation. Die Verfahren werden direkt in dem betroffenen Bereich angewandt oder führen progressiv von einem gesunden Bereich zu der hyperästhetischen Zone. Die Desensibilisierung beinhaltet Massagen, Iontophorese, Ultraschall und transkutane elektrische Neurostimulation (TENS), wobei die krankengymnastischen Übungen durch ergotherapeutische Sitzungen komplettiert werden. Die Wirkung der Desensibilisation ist zweifach: indirekt durch Verbesserung der Trophik und Verminderung von Narbenbildungen und direkt durch Stimulation der oberflächlichen Sensibilitätsrezeptoren. Die Reaktivation von A-Beta-Fasern führt zunehmend zur Inhibition der Schmerzleitung durch Erhöhen des Schwellenwerts.

Therapeutisches Vorgehen

Ergibt die klinische Untersuchung einen offensichtlichen Defekt (Infektion, Knochenspikula, palpierbares Neurom), besteht die Indikation zum sofortigen chirurgischen Vorgehen. Anderenfalls beginnt die Desensibilisierung. Im Fall der Deafferentierung wird die Behandlung bis zur vollständigen Reintegration des Stumpfs beim täglichen Gebrauch der Hand weitergeführt. Einige schmerzhafte Stümpfe durch ein Übermaß an Nozizeption reagieren günstig auf die Desensibilisierung, so z.B. Neurome geringer Größe, die sich nach Klopfbehandlung zurückbilden. Schmerzen durch ein Übermaß an Nozizeption, die bei der Desensibilisierung keine Besserung zeigen, werden chirurgisch behandelt, wenn der Schmerzbereich sich auf einen definierten Ir-

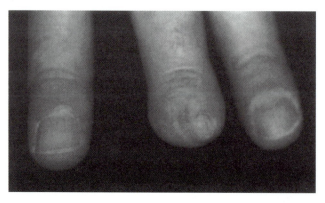

Abb. 7.**28** Schmerzhafter Amputationsstumpf mit einem Übermaß an Nozizeption bei kurzem Nagelresiduum.

ritationspunkt beschränkt. Jeder operativen Maßnahme muß obligat eine Nachbehandlung mit Desensibilisierung folgen.

Neurome

Bereits 1811 beschrieb Odier Neurome, die sich am proximalen Ende eines verletzten Nervs entwickeln. Die neuromatöse Geschwulstbildung schließt eine anarchische Proliferation der Axone, Fibroblasten und Schwann-Zellen sowie Kapillarneubildungen ein. Am distalen Ende eines abgetrennten Nerven entwickelt sich ein Gliom, welches Fibroblasten, Schwann-Zellen und Kapillaren enthält.

Verschiedene Faktoren wirken auf die Größe eines Neuroms: Anzahl der Axone im abgetrennten Bereich, die nervale Regenerationskapazität, die von der Entfernung der Verletzungsstelle im Verhältnis zum Nervenkörper abhängt, die Technik und Qualität der Naht bei einer Nervenrekonstruktion, lokale Irritationen (Infektion, Fremdkörper, wiederholte Traumata, Narbengewebe).

■ Klassifikation von Neuromen (Abb. 7.30)

Sunderland und Herndon haben die Neurome in 3 Typen klassifiziert (23):

1. in Kontinuität befindliche Neurome mit intaktem Perineurium, auch Pseudoneurome genannt, z. B. „Bowler's thumb" (12), und im Bereich des Perineuriums in Kontinuität befindliche Neurome nach partieller Nervenverletzung eines Nervs oder nach Nervenrekonstruktion (Abb. 7.30a),
2. Neurombildung nach vollständiger Durchtrennung eines Nervs (Abb. 7.30a),
3. Neurombildung an Amputationsstümpfen, die sich von den vorhergehenden durch wiederholte Traumata, Lage im Bereich von Nerven und die Abwesenheit eines distalen Endes des Nervs unterscheiden (Abb. 7.30b).

■ Diagnostik

Diese erfolgt klinisch: die schmerzhafte Geschwulst ist palpierbar, die Perkussion provoziert blitzartig einschießende Schmerzen. Die Sensibilitätsprüfung ergibt Hypästhesien bzw. distale Dysästhesin. Gelegentlich kann ein Neurom erst nach Desensibilisierung einer generell schmerzhaften Zone individualisiert werden. Hierbei können selektive anästhetische Blocktechiken die Diagnostik unterstützen.

■ Therapie der Neurome (Abb. 7.31)

Außer bei Neuromen geringer Größe, die der Desensibilisierung zugänglich sind, ist die Therapie operativer Natur.

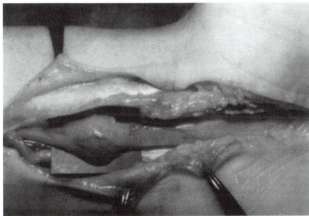
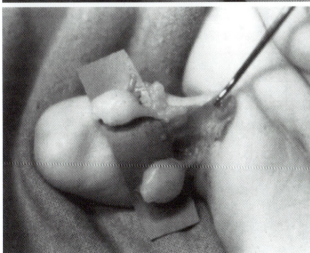

Abb. 7.**30a** u. **b** Klassifikation von Neuromen.
a In Kontinuität befindliche Neurombildung nach Rekonstruktion am N. medianus am Handgelenk.
b Neurombildung der Fingernerven am Amputationsstumpf.

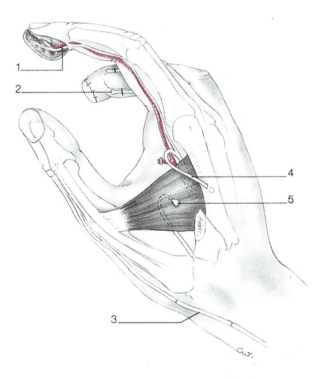

Abb. 7.**31** Verschiedene chirurgische Vorgehen bei der Therapie der Neurome.
1 freier Zehenpulpatransfer, der Fingernerv wird auf den plantaren Nerv angeschlossen.
2 Resektion des Neuroms, weches in einen nicht narbig veränderten Bereich retrahiert.
3 Wiederherstellung der Kontinuität des R. superficialis n. radialis durch Faszikeltransplantat.
4 Intraossäre Verlagerung des Neuroms.
5 Neuromverlagerung von palmar nach dorsal zum Schutz in der Muskelmasse der Adduktor- oder Interosseusmuskulatur.

174 7 Sekundärversorgung peripherer Nervenverletzungen

Diese ist unterschiedlich, je nachdem ob ein Neurom distal im Bereich eines Amputationsstumpfes liegt oder ob es sich noch in Kontinuität befindet bzw. im Bereich der Abtrennung eines Nervs.

☐ **Neurome an Amputationsstümpfen**

Die Vielzahl der vorgeschlagenen Techniken gibt Auskunft über die Schwierigkeit, das Schmerzgeschehen zu unterbinden. Einfache und sichere Techniken sind zu bevorzugen, nutzlose Manöver, wie die Ligatur oder das Zerquetschen des Nervenendes nach Resektion des Neuroms, sind zu vermeiden. Die Nervenkoagulation durch physikalische Mittel (Hitze, Tiefkühlung, Elektrokoagulation, Radioaktivität, CO_2-Laser) oder chemisches Vorgehen (Alkohol, Säure, Jod, Gentianaviolett, Formaldehyd, Corticoide) ergeben ungewisse Ergebnisse. Das Einbringen von Silikonhütchen (57) nach Neuromresektion wurde vorgeschlagen, um die axonale Regeneration zu unterbinden. Die terminoterminale Naht von 2 unterschiedlichen Nerven (terminoterminale Naht zweier Fingernerven) od eine terminoterminale Naht eines Anteils des Nervs auf sich selbst (Dissoziation der Faszikel eines Fingernervs in 2 Gruppen, welche anschließend miteinander vernäht werden) stellt eine Einengung der Neuronen dar (17), deren Erfolgsaussicht diskutabel bleibt.

Nach Boldrey, 1943, wirkt eine intraossäre Verlagerung durch Begrenzung der axonalen Aussprossung in einem rigiden Kompartment sowie durch den Schutz des Nervenendes (3). Das technische Vorgehen bleibt jedoch schwierig. Um Spannungen und Irritationen zu vermeiden, muß der Nerv ausreichend freigelegt werden, besonders im Bereich eines Gelenks. Der Winkel der ossären Penetration muß so gering wie möglich bleiben, das Knochenfenster groß und rund (16) (Abb. 7.**31**, 4).

Allein 2 technische Vorgehen erscheinen uns für die Therapie von Neuromen an Amputationsstümpfen sicher genug:

Die Nervenresektion (Abb. 7.**31**,2) beinhaltet die Exzision des Neuroms mit anschließender Resektion des Nervs proximal nach maximalem Zug. Die Retraktion plaziert das Nervenende in einem gesunden Bereich, geschützt durch eine qualitativ gute Gewebeumgebung. Diese Technik ist besonders für die Therapie von Neuromen an der Hand sowie bei Amputationsstümpfen der Mittel- und Endphalanx angezeigt. Ein solches Vorgehen muß bereits während des initialen Amputationsvorganges angewandt werden.

Die Translokation eines intakt belassenen Neuroms (Abb. 7.**31**,5) wurde von Littler und Eaton 1976 vorgeschlagen (22). Das Neurom wird nach Präparation intakt belassen und in einen gesunden Gewebebereich transfe-

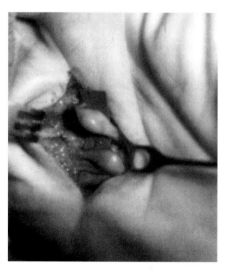
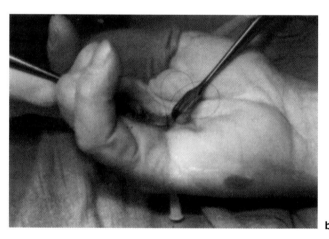
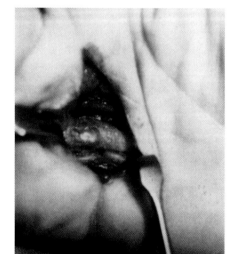

Abb. 7.**32a–c** Verlagerung von Neuromen.
a Neurombildung am Fingernerv in der Handfläche nach multipler Nervenresektion.
b Am Neurom angebrachte Zugfäden werden mit einer durch den Intermetakarpalraum geführten Nadel auf die Dorsalseite der Hand gebracht.
c Die Neurome sind in den Interosseusmuskulaturbereich verlagert.

riert, der nicht wiederholter Traumatisierung ausgesetzt ist. Der Eingriff beginnt mit der Präparation des Neuroms, dann schließt sich die Freilegung des proximalen Anteils des Nervs an, um die Mobilisation des Neuroms ohne Spannung durch einen großen Rotationsbogen zuzulassen. Am besten ist das Plazieren des Neuroms tief in einem gesunden Muskelbereich geeignet. An der Hand findet sich der günstigste Aufnahmebereich in der Interosseusmuskulatur. Die Freilegung des Fingernervs bis in die Zone der interdigitalen Bifurkation ergibt eine ausreichende Länge für die tiefe Verlagerung des Neuroms. Bei einer Neurombildung in der Nähe der Bifurkation kann eine intraneurale Präparation des Nervs erforderlich sein. Ein Zugfaden kann dann am Neurom angebracht werden und am Handrücken über eine durch den Intermetakarpalbereich geführte Nadel austreten. Ein leichter Zug an dem Faden verlagert dann das Neurom in die Interosseusmuskulatur. Die Abwesenheit von Torsion oder Spannung wird überprüft. Der Faden wird an der Dorsalseite der Hand durch Steristrips oder über einem geeigneten Knopf fixiert und nach 2 Wochen durch einfachen Zug abgelöst, wobei sich das Neurom im Bereich der neuen Loge etabliert hat. Dieses Prinzip muß auch in der Präventation der Neurombildung nach Aation der Grundphalanx oder eines Metakarpalknochens angewandt werden. Die Nerven dürfen hierbei nicht proximal abgesetzt werden, sondern müssen im Gegenteil lang belassen bleiben und tief in der Interosseusmuskulatur versenkt werden (Abb. 7.32).

☐ **Neurome in Kontinuität und bei vollständig abgesetzten Nerven**

Befindet sich ein Neurom noch in Kontinuität, kann die Neurolyse indiziert sein. Besteht eine überschießende Narbenbildung und liegt der Nerv in einem ungünstigen Gewebebett, kann eine Verlagerung oder der Versatz eines Lappens die klinische Situation verbessern. Bei der Abtrennung besteht das Ideal in der Wiederherstellung der Nervenkontinuität nach Resektion des Neuroms durch direkte Naht oder häufiger durch Transplantat (Abb. 7.31, 3 u. 7.33). Die Indikation zu einem operativen Vorgehen betrifft jedoch meist nicht die Therapie des Neuroms, sondern die Wiederherstellung einer Funktion, wie z. B. die Sensibilität einer Pulpa nach Abtrennen eines Fingernervs oder die distale Sensibilität und Motorik nach Durchtrennung eines gemischten Nervs.

☐ **Neurom und Hautdeckung**

Besteht eine schlechte Gewebeumgebung im Bereich eines Neuroms, kann die trophische Situation nach Exzision durch eine lokale Lappenverschiebung, gestielt oder frei, verbessert werden, um die Revaskularisation am Nerv zu unterstützen. Bestimmte schmerzhafte, nicht sensible Stümpfe mit atrophischer Pulpabildung können von einem partiellen Zehentransfer profitieren, wobei eine gut gepolsterte Pulpa transplantiert wird. Das Wiederanschließen des gekürzten Fingernervs an den Plantarnerv bedeutet die beste Therapie für ein Neurom (Abb. 7.31,1).

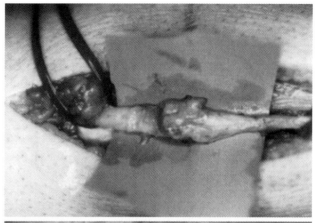

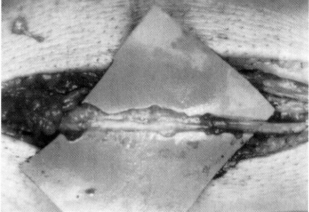

Abb. 7.**33a** u. **b** Wiederherstellung der Nervenkontinuität.
a Neurom des R. superficialis n. radialis am Handgelenk.
b Resektion des Neuroms und Transplantat mit dem N. cutaneus brachii medialis.

☐ **Therapeutisches Vorgehen**

Bei einer Amputation der Mittel- und Endphalanx ist die Nervenresektion das bevorzugte Vorgehen, kurativ und präventiv. Im Bereich der Grundphalanx und der Metakarpalknochen bleibt die Verlagerung des intakt belassenen Neuroms in den intermetakarpalen Bereich das therapeutische Basisprinzip. Bei Vorliegen eines zu nutzenden distalen Nervenanteils behandelt die Wiederherstellung der Nervenkontinuität das Neurom und trägt zur Wiederaufnahme der Funktion bei.

Nachbehandlung nach Nervenläsion

Obwohl die Nervennaht mechanisch bereits nach 8 Tagen Zugwirkungen widersteht, ist es notwendig, solche Manöver zu vermeiden, um Narbenbildungen um und im Inneren des Nervs zu begrenzen.

Die Immobilisation auf einer Schiene in einer entspannten Situation nach erfolgter Naht oder in einer Funktionsstellung nach Transplantation, welches definitionsgemäß ohne Spannung geschieht, wird über einen Zeitraum von 3 Wochen aufrechterhalten. Liegt eine Flexionsstellung des Handgelenks nach Naht am N. medianus oder ulnaris vor, wird bis zur 6. Woche zunehmend die Neutralposition erreicht. Hyperextensionsmanöver mit ungewöhnlichem Zug auf die Nahtzone werden bis zum Ende des 3. Monats strikt untersagt.

Während der gesamten Zeit werden die Gelenkamplituden durch Orthesen geschützt. So wird nach Parese des N. medianus die Retraktion der 1. Kommissur durch Plazieren des Daumens in Abduktion verhindert. Nach einer Parese des N. ulnaris sollte einer Krallenfingerbildung durch Plazieren der Metakarpophalangealgelenke in einer flektierenden Orthese entgegengewirkt werden.

Bei der Parese des N. radialis stabilisiert eine Orthese das Handgelenk in leichter Dorsalextension, sie kann durch Anordnungen, die die Finger passiv in die Extension stellen, vervollständigt werden.

Der Patient muß die Disziplin aufbringen, die Gelenkamplituden der Hand und Finger für den Zeitraum der Nervenregeneration aufrechtzuerhalten. Dieser beträgt für die großen Nervenstämme mindestens 6 Monate.

Wenn das Tinel-Zeichen auftritt, ist es günstig, mit der Desensibilisierung zu beginnen, da die Patienten über Hyperästhesien klagen können, die die Integration der Hand in das Körperschema besonders schwierig gestalten.

Verschiedene vibratorische Maßnahmen von 30 bis zu 256 Zyklen pro Sekunde, begleitet von Klopfübungen und Abreibungen mit unterschiedlichen Materialien, erleichtern die sensible Diskrimination und den subjektiven Komfort des Verletzten.

Wenn eine Vibrationssensibilität von 256 Zyklen in der Sekunde im Bereich der Fingerpulpa erreicht ist, beginnen die Nachbehandlungsübungen für die Sensibilität (die Vorgehen wurden von Dellon u. Mitarb. bereits 1971 beschrieben) durch Manipulation von Objekten mit unterschiedlichen geometrischen Formen (11). Diese Übungen sind von kurzer Dauer und werden im täglichen Verlauf mehrfach wiederholt, da das Gehirn wieder lernen muß, Nachrichten zu entschlüsseln, welche in keiner Weise denjenigen vor der Nervenläsion entsprechen. Dieses ist einerseits in der geringen Pulpareinnervation, zahlreichen Fehlern bei der Reinnervation und der Führung der Nervenfasern sowie in dem schlechten Wiedereintritt spezialisierter Fasern begründet. Wird nach einigen Monaten ein gutes Ergebnis erhalten, so ist es interessant zu beobachten, daß sich die Leistungen des Patienten noch über mehrere Jahre deutlich verbessern können.

Die Erfahrung zeigt jedoch, daß der Patient von sich aus Übungen zur Nachbehandlung für die Sensibilität unterbricht, wenn die Möglichkeiten an die beruflichen und Freizeitbedürfnisse angepaßt sind. Mit Xenard und Lustig haben wir gezeigt (29), wie gut sich eine Pulpasensibilität durch lange Nachbehandlung verbessern läßt, während sie sich bei der Anwendung durch den Patienten selbst in dem Bereich der Bedürfnisse des Patienten einpendelt.

Literatur

1 Albert, E.: Einige Operationen am Nerven. Wien med. Presse 26 (1885) 1285–1288
2 Alnot, J.Y.: The use of ulnar nerve as a vascularised nerve graft in some peculiar conditions and particularly in total palsies of the brachial plexus C7, C8, D1 avulsions. In Brunelli, G.: Textbook of Microsurgery. Masson, Paris, Milan, Barcelona 1988 (pp. 637–639)
3 Boldrey, E.: Amputation neuroma in nerves implanted in bone. Ann. Surg. 118 (1943) 1052–1057
4 Bonney, G.: R. Birch, A.M. Jamieson, R.A. Eames: Experience with vascularized nerve grafts. Clin. plast. Surg. 11 (1984) 137–142
5 Comtet, J.J.: Greffes de nerf vascularisé. In Tubiana, R.: Traité de Chirurgie de la Main, vol. III. Masson, Paris 1986 (pp. 458–467)
6 Comtet, J.J.: La sensibilité: physiologie, examen, principes de rééducation de la sensation. Ann. Chir. Main 6 (1987) 230–238
7 Comtet, J.J., H.G. Bertrand, B. Moyen, J.L. Condamine: Greffe nerveuse vascularisée utilisant de brachial cutané interne transplanté avec un pédicule vasculaire. Lyon chir. 77 (1981) 62–63
8 Cook, A.F., H.K. Moon, M.P. Lynn, D. Margolin, E.Z. Browne: The relationship of the extrinsic blood supply to regeneration in graft reconstructed peripheral nerves. Br. Lit. J. plast. Surg. 41 (1988) 298–304
9 Daly, P.J., M.B. Wood: Endoneural and epineural blood flow evalution with free vascularized and conventional nerve grafts in the canine. J. reconstr. Microsurg. 2 (1985) 45–49
10 Dautel, G., M. Merle: Pronator quadratus free muscle flap for treatment of palmar defect. J. Hand Surg. 18 B (1993) 576–578
11 Dellon, A.L., R.M. Curtis, M.T. Edgerton: Reeducation of sensation in the hand after nerve injury and repair. Plast. reconstr. Surg. 53 (1974) 297–305
12 Dobyns, J.H., E.T. O‹Brien, R.L.Linscheid, G.M. Farrow: Bowler‹s thumb: diagnosis and treatment: a review of seventeen cases. J. Bone Jt Surg. 54 A(1972) 751–755
13 Doi, K., N. Kuwata, K. Tamaru, S. Kawai: A reliable technique of free vascularized sural nerve graftings and preliminary results of clinical applications. J. Hand Surg. 12 A (1987) 677–684
14 Dumontier, D., M. Kloos, F. Dap, M. Merle: Greffes nerveuses des callatéraux digitaux: a propos d‹une série de 16 cas revus. Rev. Chir. orthop. 76 (1990) 311–316
15 Fachinelli, A., A.C. Masquelet, Y. Restrepo, A. Gilbert: The vascularized sural nerve. Int. J. Microsurg. 3 (1981) 57–62
16 Foucher, G., Ph. Greant, D. Sammut, N. Buch: Névrites et névromes des braches sensitives du nerf radial: à propos de quarante-quatre cas. Ann. Chir. Main 10 (1991) 108–112
17 Fourrier, P., G. Papot, M. Cayrol: Intéret de la méthode de Samii dans le traitement des névromes digitaux. Ann. Chir. Main 5 (1986) 253–255
18 Frykman, G.K., K. Gramik: Results of nerve grafting in operative nerve repair reconstruction. In Gelberman, R.H.: Operative Nerve Repair and Reconstruction, 1991. Lippincott, Philadelphia 1994 (pp. 553–567)
19 Gabbiani, G., G.B. Ryan, G. Majno: Presence of modified fibroblast in granulation tissue and their possible role in wound contraction. Experiental 27 (1971) 549
20 Gilbert, A., W. De Moura, R. Salar, J. Grossman: Le prélèvement des greffes nerveuses. In Tubiana, R.: Traité de Chirurgie de la Main, vol. III. Masson, Paris 1986 (pp. 451–457)
21 Gu, Y., Y. Zheng, H. Li, Y. Zu: Arterialized venous free sural nerve grafting. J. plast. Surg. 15 (1985) 332–338
22 Herndon, J.H., R.G.Eaton, J.W. Littler: Management of painful neuromas in the hand. J. Bone Jt Surg. 58 A (1976) 369–373
23 Herndon, J.H., A.V. Hess: Neuromas. In Green, D.P.: Operative Hand Surgery. Churchill Livingstone, New York 1993 (pp. 1525–1540)
24 Jabaley, M.E., W.H.Wallace, F.R. Heckler: Internal topography of major nerves of the forearm and hand: a current review. J. Hand Surg. 5 (1980) 1–18
25 Koshima, I., K. Harii: Vascularized nerve grafts: a morphometric study of axonal regeneration of nerve transplanted into silicone tubes Ann. plast. Surg. 14 (195) 235
26 Koshima, I., K. Harii: Exerimetal study of vascularized nerve grafts: multifactorial analyses of axonal regeneration of nerves transplanted into acute burn wound. J. Hand Surg. 10 A (1985) 64–72
27 Lebreton, E. Y., Bourgeon, P. Lascombes, M. Merle, G. Foucher: Vascularisation de la portion brachiale du nerf ulnaire. Ann. Chir. Main 2 (1983) 211–218

28 Lundborg, G.: Nerve Injury and Repair. hurchill Livingstone, Edinburgh8 (p. 105–108)
29 Lustig, D., J. Xenard, J.M. André, M. Merle, G. Foucher: Rééducation de la sensibilité de la main après lésion nerveuse périphérique. Ann. Chir. 35(1991) 295–300
30 Lux, P., W. Breitenbach, J. Firelli: Determination of temporal changes in blood flow in vascularized and non vascularized nerve grafts in the dog. Plast. reconstr. Surg. 82 (1988) 133–[AV]144
31 Mani, G.V., C. Shurey, C.J. Green: Is early vascularization of nerve grafts necessary? J. Hand Surg. 17 B (1992) 536 [ndas 543
32 Masquelet, A.C., C. Bellivet, J.Y. Nordin: Traitement des névrome douloureux [agave] la main par enfouissement intra-osseux. Ann. Chir. Main 6 987) 64–66
33 McCarty, C.: Two stage autograft for repair of extensive damage to sciatic nerve. J. Neurosurg. 8 (1951) 318–322
34 Merle, M.: Lésions nerveuses. In Merle, M., G. Dautel: La Main traumatique. vol. I. Masson, aris 1992
35 Merle, M., Ph. Amend, G.Foucher, J. Michon: Plaidoyer pour la réparation primaire microchirurgicale des nerfs périphériques: étude comparative de 150 lésions du nerf médian et cubital avec un recul supérieur à 2 ans. Chir. 110 (1984) 761–771
36 Merle, M., G. Dautel: Vascularised nerve grafts. J. Hand Surg. 16 B (1991) 483–488
37 Merle, M., G. Dautel: La Main traumatique, vol. I. Masson, Paris 1992
38 Millesi, M., G. Meissl, A. Berger: The interfascicular nerve-grafting of the median and ulnar nerves. J. Bone Jt Surg. 54 A (1972) 727–750
39 Montandon, D., R. Gabbiani, G.B. Ryan: The contractile fibroblast: its relevance in plastic surgery. Plast. reconstr. Surg. 52 (1973) 286
40 Palazzi, S., J Villa-Tores: Peroperative finding of fibriosis in the nerve endings.Communication Course on Cervial Pathology and Brachial Plexus, Barcelona 1994 (non publié)
41 Pho, R.W.H., Y.S. Lee, V. Rujiwetpongstorn, M. Pang: Histologica studies of vascularized nerve graft and conventional nerve graft. J. Hand Surg. 10 B (1985) 45–48
42 Restrepo, Y., M. Merle, J. Michon, B. Foliguet, E. Barrat: Fee vascularized nerve gafts: an experimental study in the rabbit. Microsurgery 6 (1985) 78–84
43 Restrepo, Y., M. Merle, D. Petry, J. Michon: Empty perineural tube graft used to repair a digital nerve: a firstcase report. Microsurgery 6 (1985)73—77
44 Rose, E.-H.: Restoration of sensibility to anesthetic scarred igits with free vascularized nervegrafts from the dorsum of the foot. J. Hand Surg. 20 A (1985) 593–602
45 Rose, E.H., T.A. Kowalski, M.S. Norris: The reversed venous arterialized nerve graft in digital nerve reconstructing across scarres beds. Plast. reconstr. Surg. 83 (1989) 593–602
46 Seckel, B.R., S.E. Rayn, J.E. Simons, R.G. Gagn, E. tkins Vacularized versus nonvascularized nerve grafts: a experimental structural comparison. Past. reconstr. Surg. 78 (1986) 11–220
47 Sedon, H.: Threetypes of nerve injury. Brain 66 (1942) 237–288
48 Seddon, H.: Surgical Disorders of the Pereral Nerves, 2nd ed. Churchill Liingstone, Ednbugh 1975 (p. 80)
49 Shiata, M., T.M. Tsai, J. Firelli, C. Breitenbach: Experimental comparison between vascularized and non vascularized nerve grafting. J. Hand Surg. 13 A (1988) 358–365
50 Strange, F.G.S.: An operation for nerve pedicle grafting. Brit. J. Surg. 34 (1947) 423–425
51 Strange, F.G.S.: The pedicle nerve graft. Brit. J. Surg. 35 (1948) 331–333
52 Sunderland, S.: The intraneural topography of the radial, median and ulnar nerves. Brain 68 (1945) 243
53 Sunderland, S.: A classification of peripheral nerve injuries producing loss of function. Brain 74 (1951) 491–516
54 Sunderland, S.: Nerves and Nerve Injuries. Churchill Livingstone, Edinburgh 1978 (p. 499)
55 Sunderland, S.: Nerve Injuries and Their Repair. A Critical Appraisal. Churchill Livingstone, Edinburgh 1991
56 Sunderland, S., R.D. Marshall, W.E. Swaney: The intraneural topography of the circumflex, musculo-cutaneous and obturator nerve. Brain 82 (1950) 116
57 Swanson, A.B., N.R. Boeve, R.M. Lumsden: The prevention and treatment of amputation neuroma by silicone capping. J.Hand Surg. 2 (1977) 70–78
58 Taylor, G.I.: Nerve grafting with simultaneous microvascular reconstruction. Clin. Orthop. 133 (1978) 56–70
59 Taylor, G.I., F. Ham: The free vascularized nerve graft. Plast. reconstr. Surg. 57 (1976) 413–426
60 Townsend, P.L.G., G.I. Taylor: Vascularized nerve grafts using composite arterialized neurovenous system. Brit. J. Surg. 37 (1984) 1–17
61 Wilgis, E. F.: Internalneurolysis. In American Academy of Orthopaedic Surgeons: Symposium on Microsurgery. Mosby, St. Louis 1979 (p. 170)

8 Neurologische Komplikationen regionaler Anästhesietechniken

Ph. Dagrenat und A. Spaite

Die Mehrzahl beschriebener peripherer neurologischer Komplikationen an der oberen Extremität betrifft Plexusblocktechniken. Der Plexusblock bleibt jedoch eine sichere Anästhesieform, die im Verhältnis zu anderen Anästhesieverfahren unersetzbar ist.

Klinik

■ Neurotmesis

Hier besteht eine partielle Unterbrechung bestimmter Faszikelgruppen. Diese tritt nach einer oder mehreren direkten Punktionen in den Nerven auf, es kommt zur Durchtrennung von Axonen und ihren Hüllen. Gründe bestehen vor allem in dem Versuch, anläßlich einer Plexusblocktechnik Parästhesien auszulösen, wobei es zu einem direkten traumatisierenden Kontakt der Nadel am Nerv kommt.

Parästhesien können vom Anästhesisten bewußt und beabsichtigt ausgelöst werden (12) oder ungewollt während einer Blocktechnik in Verbindung mit anderen Methoden (transarterielles Vorgehen, Neurostimulation usw.) auftreten. Der Patient gibt einen scharf einschießenden, elektrisierenden Schmerz an. Die Intensität des Auslöseversuchs und besonders die Wiederholung von Parästhesiephänomenen können Ursache schwerer Läsionen sein.

■ Intraneurale Injektion

Eine intraneurale Injektion unter Druck kann mono- oder pluritrunkuläre Läsionen verursachen (Abb. 8.1), die zumindest die notfallmäßige Epineurotomie von verletzten Plexusästen erfordert. Experimentell kann eine erhebliche neurale Ischämie nachgewiesen werden, die zunächst eine Neurapraxie und anschließend eine Axonotmesis, d. h. eine Degeneration der Axone mit Erhalt des Epineuriums und der Schwann-Hüllen, bewirkt. Da die Hüllen nicht notwendigerweise mit unterbrochen sein müssen, besteht eine ausgezeichnete Indikation zur Neurolyse mit Epineurotomie zur Dekompression der Faszikelgruppen.

Trotz einer schmerzhaften Parästhesie als Hinweis auf die Nervenpenetration mit der Nadel führt der Anästhesist die Technik weiter durch. Eine intraneurale Injektion ist schwierig und erfordert einen erheblichen Druck auf den Kolben der Spritze. Aufgrund des Wirkungseintritts des Lokalanästhetikums kommt es rasch zur Linderung, dann sistiert der Schmerz vollständig.

■ Hämatom

Eine Hämatombildung im Punktionsbereich oder ein in den Canalis brachialis diffundierendes Hämatom kann eine Nervenkompression nach sich ziehen.

Obwohl selten vorkommend, ist eine Hämatomentwicklung nach einer Plexusblocktechnik nicht ausschließlich Folge einer transarteriellen Punktion (2, 12). Bei jeder Technik kann eine Gefäßverletzung entstehen, die um so mehr zu Blutungen neigt, als das Gefäß ungewollt und mit stumpfer Nadel durchstoßen wurde. Schlimmstenfalls bewirkt das Hämatom eine deutliche spontane Neurapraxie, wenn es nicht komprimierend wirkt.

Üblicherweise tritt das Hämatom nicht während oder kurz nach der Realisation einer Blocktechnik auf, wenn nicht ungeeignete Nadeln Verwendung finden. Erst während der Folgetage wird die mehr oder weniger stark ausgeprägte Hämatombildung diagnostiziert. Diese reicht von der einfachen Verfärbung im Punktionsgebiet bis zur voluminösen Hämatomentwicklung in den Ellenbogen- und Thorakalbereich. Nicht immer werden Hämatome von Nervenläsionen begleitet.

Nach transarteriellen Verfahren können weniger als 1% geringe Komplikationen wie Hämatome im Punktionsbereich ohne neurologische Begleitsymptome beobachtet werden. Das Risiko einer Blutung ist proportional der Zahl der Punktionsversuche, ein einziger transarterieller Vorgang reduziert die Gefahr erheblich.

■ Kompression durch die Blutleeremanschette

Ein Stauschlauch kann gelegentlich die Ursache für periphere neurologische Ausfälle darstellen, die durch eine transitorische Ischämie begünstigt werden. Eine neurale Verletzung kann auch nach dem Anlegen einer Esmarch-Binde auftreten. Diese Verletzungen sind meist vom Typ der Neurapraxie (1, 8).

■ Intraoperative Lagerung

Folgen unkorrekter Lagerung sind nicht direkt der regionalen Anästhesietechnik zuzuordnen. Sie bewirken vor allem lokalisierte Läsionen im Bereich des medialen Faszikulus oder des Trunkus des N. ulnaris. Die Tatsache, daß der Plexus brachialis häufiger nach allgemeinanästhetischem Vorgehen als nach Regionalanästhesie beeinträchtigt ist, ist wahrscheinlich der strikten Immobilität des Patienten unter Intubationsnarkose zuzurechnen. Es ist zu betonen, daß

Tabelle 8.1 Klassifikation von Parästhesien (nach Dagrenat)

Stadium 1	Stadium 2	Stadium 3	Stadium 4
Kaum wahrnehmbare Parästhesie	Parästhesie ähnlich dem unbeabsichtigten Anschlagen des N. ulnaris im Sulcus olecrani	Parästhesie von hoher Intensität, die noch ertragen werden kann, mit bereits bestehendem Fluchtreflex	Parästhesie mit unerträglicher Schmerzintensität, sofortiges Auslösen starker Fluchtreflexe mit massiver Schmerzexpression

Plexusläsionen nach Regionalanästhesie generell dem anästhesiologischen Vorgehen anzulasten sind.

Verantwortlich für Verletzungen des Plexus brachialis bei einer Intervention an der oberen Extremität kann der Zug auf Nervenstrukturen über Umlenkmechanismen, wie die Klavikula, die 1. Rippe, die Insertion des M. pectoralis minor am Korakoid, die am Humerus bestehenden knöchernen Rinnen, sein.

■ Toxizität von Lokalanästhetika

Gelegentlich wurde die chemische Toxizität von Lokalanästhetika bei sekundären neurologischen Affektionen nach Regionalanästhesieverfahren als ursächlich verantwortlich gesehen (10). Diese Hypothese konnte nicht wirklich bewiesen werden. Im Laborversuch experimentell erzeugte Nervenläsionen bei perineuraler Applikation beginnen erst bei Konzentrationen über 4% mit der Bildung von Adhärenzen, epineuraler Verdickung und degenerativen Veränderungen.

Dagegen kann eine intrafaszikuläre Injektion, z. B. von Bupivacain schon bei einer Konzentration von 0,5%, zu erheblichen Komplikationen führen, welche bei Zusatz von Adrenalin proportional intensiviert werden. Adrenalin kann schädigende Effekte von Lokalanästhetika deutlich verstärken, indem die Exposition bei Verminderung des lokalen Blutverlustes verlängert wird, und sekundär intraneural über die Stimulation der Alpharezeptoren (9).

Die chemische Toxizität der Lokalanästhetika besteht in der Intensivierung der Nervenläsion nach einer direkten Injektion. Es konnte etabliert werden, daß der Adrenalinzusatz die Neurotoxizität von Lokalanästhetika nicht erhöht, wenn intraneurale Injektionen sorgfältig vermieden werden konnten.

■ Irritation des sympathischen Nervensystems

Diese besteht in klassischer Form bei den supraklavikulären Blocktechniken. Das Horner-Syndrom, welches mit einer Häufigkeit von bis zu 70% nach Plexus-brachialis-Blocktechniken nach supraklavikulärem Zugang gesehen werden kann, ist in der Regel transitorisch und ohne bleibende Folgen, wobei eine Rekurrensparese begleitend vorliegen kann. Das gegenteilige Syndrom (Pourfour Du Petit), bedingt durch die Exzitation des sympathischen Nervensystems, gab lediglich zu wenigen Publikationen Anlaß (14).

Diagnose

■ Semiologie: Parästhesie

□ Intensität von Parästhesien

Es ist wichtig, die Intensität von Parästhesien zu quantifizieren. Die große Variationsbreite von Parästhesien mit ihren möglichen Folgen hat uns dazu gebracht, eine Klassifikation von 4 Intensitätsstadien (Tab. 8.1) im Verhältnis zu einer einfachen Referenz zu entwickeln. Diese besteht in der jedem Patienten aus Versehen bekannten Perkussion des N. ulnaris am Ellenbogen.

Nach unserer Erfahrung werden Parästhesien des Stadiums 1 oder 2 niemals durch Nervenläsionen verursacht. Alle uns vorgestellten Beobachtungen oder Begutachtungen nach Nervenläsionen wurden immer von Parästhesien starker Intensität des Stadiums 3 oder 4 begleitet.

Eine prognostisch günstige Parästhesieform weist folgende Kriterien auf:
– schwaches Intensitätsniveau (1 oder 2),
– sofortiges Sistieren des Schmerzes nach Rückziehen der Nadel,
– keine persistierenden Sensationen.

Diese Feststellungen beruhigen, denn sie bedeuten, daß lediglich das Epineurium betroffen war. Der Vorfall bleibt ohne Konsequenz, wenn zwei Prinzipien respektiert werden:
– Niemals darf in eine Parästhesieempfindung injiziert werden.
– Jede Parästhesiesensation muß zur sofortigen Retraktion der Nadel von dem betroffenen Nerv führen.

□ Chronologie von Parästhesieformen

Die Dauer einer bestehenden Parästhesie ist zu präzisieren. Wenn eine massive Parästhesiesensation auftritt, die im Verlauf eines Injektionsvorgangs schnell abnimmt, um in einiger Distanz vom Injektionsort wieder aufzutreten, handelt es sich um eine intraneurale Injektion.

Dagegen ist eine persistierende Parästhesie während des Eingriffs und der folgenden Tage Ausdruck einer Nervenläsion vom Typ der Neurotmesis durch Destruktion von Nervenfaszikeln.

■ Klinische Untersuchung

☐ Anamnese

Die Befragung klärt folgende Punkte:
- die Form der Blocktechnik,
- das angewandte Lokalanästhetikum,
- die verwendeten Nadelformen,
- Auftreten oder Fehlen von Parästhesien, ihre Intensität, die Schmerzqualität (Bestanden genau umschriebene sensible Bereiche, oder traten die Sensationen in unterschiedlich versorgten Gebieten auf ?),
- eventuell beobachtete Komplikationen am Punktionsort,
- erfolgte der Injektionsvorgang gegen starke Resistenz oder nicht,
- die Höhe des Drucks der Blutleeremanschette und die Dauer des Anlegens,
- eventuell wiederholt erforderliche Injektionen oder zusätzlich notwendige Allgemeinanästhesieverfahren,
- die während des operativen Eingriffs empfundenen sensiblen Qualitäten.

Diese Angaben sollten im Narkoseprotokoll vermerkt sein.

☐ Klinische Untersuchung

Lokal bestehende Läsionen werden vermerkt und eine Referenz für Folgeuntersuchungen etabliert. Die klinische Untersuchung beinhaltet: die sorgfältige Inspektion des Punktionsorts und des Bereichs, an dem die Blutleeremanschette angebracht war, um postoperative Hämatombildung und/oder Schwellungen im Bereich der Axilla festzustellen.

Die Mobilisation des Arms in allen Bewegungsrichtungen weist die Existenz oder Abwesenheit von Dysästhesien nach, die permanent vorhanden sein oder durch den Mobilisationsvorgang provoziert werden können.

Das Beklopfen des Verlaufs des betroffenen Nervs kann starke Schmerzen auslösen oder Parästhesien in einem präzise angegebenen Bereich provozieren. Dieses Phänomen darf nicht mit dem Zeichen nach Tinel verwechselt werden, welches Ausdruck einer nervalen Regeneration ist und nur in Distanz zu dem Operationsort aufgezeigt werden kann. Das Tinel-Zeichen (15) beweist eine axonale Aussprossung, die mit einer Geschwindigkeit von 1 mm pro Tag erfolgt. Wird das Tinel-Zeichen im weiteren Verlauf in einer Distanz vom Punktionsort nachgewiesen, die in Millimetern der Zahl der Tage nach dem Anästhesievorgehen entspricht, beweist dieses die direkte Relation zwischen dem Punktionsvorgang und der Nervenregeneration. In diesen Fällen handelt es sich um eine Axonotmesis mit Degeneration der Axone, wobei das Epineurium mit den Schwann-Zellen erhalten blieb.

Eine sorgfältige Bilanzierung der Muskelaktivitäten mit genauer Beschreibung von motorischen Defiziten, Kraftmessungen und Gelenkamplituden, aktiv und passiv, ist zu realisieren.

Die genaue Untersuchung der peripheren Sensibilität erfolgt durch unterschiedliche Formen sensibler Stimulation (Vibration, Druck, Schmerz, Hitze, Stellung, 2-Punkte-Diskrimination).

■ Zusätzliche Untersuchungen

Nach der klinischen Untersuchung besteht häufig die Frage, welches weitere medizinische Vorgehen dem Patienten bei einer bestehenden Komplikation anzuraten ist. Die Prognose zeigt in der Mehrzahl der Fälle einen günstigen Spontanverlauf: Reicht es daher aus, Geduld aufzubringen? Ist eine EMG-Untersuchung angezeigt? Sollte die Neurolyse erfolgen?

Wenn keine Tendenz zur Besserung nachzuweisen ist, residuelle Parästhesien oder neurologische Defizite bestehen, wird die Ursachenerforschung obligat (7).

Unser Vorgehen besteht darin, bei jeder peripheren Nervenläsion, die sich nicht spontan unter Analgetikagabe nach der 3. Woche nach einer Blocktechnik bessert, obligat eine EMG-Untersuchung einzuleiten.

Die elektromyographischen Veränderungen treten im Verhältnis zur klinischen Symptomatik verspätet auf. Sie sind nach der 2. Woche nachzuweisen und erreichen ein Maximum im Verlauf der 3. Woche. Nach mehreren Monaten zeigen sie eine Regression.

Denervationspotentiale im EMG bestehen ab der 3. Woche nach einer Läsion (16). Eine EMG-Untersuchung, die innerhalb der ersten 2 Wochen durchgeführt wurde, kann jedoch juristische Bedeutung gewinnen, wenn eine bereits vorbestehende neurologische Pathologie durch Denervationszeichen nachgewiesen werden kann. Diese ist dann nicht in Verbindung mit dem anästhesiologischen Vorgehen zu sehen. Dagegen läßt die normale Aktivität initial postoperativ mit später auftretenden Denervationszeichen eine iatrogene Schädigung nachweisen.

Liegt ein peripheres neurologisches Defizit an der oberen Extremität als Folge einer regionalen Anästhesietechnik vor, ist es aufgrund der möglichen medizin-juristischen Folgen dringend erforderlich, die spezielle Untersuchung aller Bereiche der oberen Extremität zu realisieren (Canalis brachialis, Achselhöhle, supraklavikulärer Bereich). Hierdurch können der Läsionsort und die möglichen Ursachen einer Schädigung präzise nachgewiesen werden.

Eine EMG-Untersuchung darf nicht nur das Vorhandensein oder die Abwesenheit von Denervationszeichen nachweisen, sondern muß auch zwingend eine Angabe über Latenzzeiten und Nervenleitungsgeschwindigkeiten, motorisch und sensibel, etagenweise in allen Bereichen der betroffenen Extremität beinhalten. Können Denervationszeichen nicht nachgewiesen werden, ist dies generell als prognostisch günstig zu werten, da die Axonotmesis ausgeschlossen wird. Im Zweifelsfall ist die Nervenleitungsgeschwindigkeit der kontralateralen Seite von Interesse.

Nervenleitungsgeschwindigkeiten, die vom supraklavikulären Bereich bis zum Ellenbogen gemessen werden, sind abzulehnen, da diese keine präzise Angabe über einen eventuell geschädigten neurologischen Bereich ergeben. Eine genaue Angabe über den gesamten betroffenen Extremitätenabschnitt ist Segment für Segment erforderlich. Global angebene motorische und sensible Nervenleitungsgeschwindigkeiten ohne genaue Lokalisation tragen nicht zur ätiologischen Klärung von Komplikationen bei und können später zu Diskussionen über Ursachen führen, z. B. nach Hämatomentwicklung, durch die Blutleeremanschette oder als Folge intraneuraler Injektion. Hierbei ist festzuhalten, daß die aktuelle Tendenz der Realisierung von Canalis-brachialis-Plexusblocktechniken mit einem Punktionsort im Bereich der angelegten Blutleeremanschette eine schwierige Ursachendifferenzierung bewirkt.

Therapie

■ Prävention

☐ Prävention juristischer Konsequenzen

Es ist dringend erforderlich, Patienten auch über Risiken aufzuklären, die bei regionalen Anästhesietechniken häufig anzutreffen sind, wobei diese oft fälschlich als völlig unschädlich gelten.

Der Patient ist besonders über folgende Punkte zu informieren:

- die verschiedenen Anästhesietechniken und möglichen Formen der Analgesie. Die vorhersehbaren Risiken und Komplikationsmöglichkeiten regionaler Anästhesietechniken können eine allgemeine Anästhesie erfordern.

Eine neurologische Erkrankung oder eine existente neurologische Schädigung, die latent oder definitiv besteht, stellt einen Faktor dar, dessen Einfluß auf ein regionales Anästhesiegeschehen schwer zu evaluieren ist. Eine Kontraindikation für ein solches Vorgehen kann bestehen (multiple Sklerose, Folgen einer Poliomyelitis, kongenitale Plexusaffektionen, postradiotherapeutische oder posttraumatische Hemiplegien, periphere Neuropathien, Neuritiden, Myopathien usw.). Auch der Gesamtzustand eines Patienten kann bei rezidivierenden organischen Erkrankungen ein zusätzliches Risiko bedeuten. Ist eine regionale Anästhesietechnik jedoch dringend angezeigt, so ist vor dem geplanten Eingriff forensisch zumindest eine neurologische Untersuchung von einem hierfür fachärztlich ausgebildeten Kollegen zu fordern.

Auch ohne vorbestehende neurologische Erkrankung ist eine genaue Beschreibung des Zustands der oberen Extremität präoperativ durchzuführen, die Neuropathien der Hauptnervenstämme des Plexus brachialis ausschließt (16). Beinhaltet der vorgesehene Eingriff eine Rekonstruktion von Nervenläsionen, so ist eine vollständige neurologische Kontrolle zwingend erforderlich.

☐ Prävention von Läsionen durch Axonotmesis

Plexusblocktechniken sind ausschließlich erfahrenen Anästhesisten anzuvertrauen, wobei die Äußerungen des Patienten während des Punktionsvorgangs zu beachten sind. Das vorsichtige Einführen der Nadel sollte den einfachen Kontakt mit dem Epineurium des Nervs zulassen, ohne dieses zu fixieren oder zu verletzen.

Wird die Technik weniger erfahrenen Anästhesisten überlassen, sind diese über das Risiko der direkten Traumatisierung des Nervs zu informieren und gleichzeitig auf die Notwendigkeit vorsichtigen manuellen Vorgehens hinzuweisen. Der Vergleich einer Punktion am Auge mit derjenigen des Plexus brachialis wird dabei gern benutzt: „Stellen Sie sich vor, Sie stechen in ein Auge und nicht in die Achselhöhle und Sie werden Ihre Handbewegungen wesentlich vorsichtiger dosieren."

Das Auftreten von Parästhesien ist nicht Ausdruck einer Nervenläsion, wenn diese wie im Stadium 1 oder 2 temporär bestehen und nach Retraktion der Nadel sistieren. Dagegen bedeuten Parästhesien des Stadiums 3 oder 4 eine erhebliche Nervenaffektion und erfordern ein sofortiges Beenden des Manövers oder Injektionsvorgangs.

Ein Neurostimulator garantiert nur dann für die Injektion in die unmittelbare Nähe des Nervs, wenn diese einmalig erfolgt und motorische oder gemischte Nerven betrifft. Nach wiederholten oder multiplen Injektionen kann ein Nervenstamm durch eine zuvor stattgehabte Lokalanästhetikumapplikation betäubt sein, und die Verwendung des Neurostimulators gilt nicht mehr als Garant für das Vermeiden einer Nervenverletzung.

☐ Prophylaxe intraneuraler Injektionen

Neben Parästhesiesensationen stellt ein Widerstand bei der Injektion ein weiteres essentielles Element der Prophylaxe von Nervenverletzungen dar. Eine forcierte Injektion bei bestehender Parästhesie riskiert die Applikation intraneural und erfolgt gegen eine erhebliche Resistenz, wobei der Schmerz fast sofort sistiert. Aus diesem Grund darf nie gegen einen erheblichen Widerstand injiziert werden.

Die Verwendung einer Nadel mit kurzer Spitze (Winkel von 45 Grad) bewirkt eine erhebliche Reduktion der Häufigkeit von Nervenläsionen. Die kurze Spitze läßt einen Nerv eher abgleiten als ihn aufzuspießen (11).

Die Orientierung der Nadel ist wichtig, da Läsionen in geringerem Ausmaß auftreten, wenn die Nadelspitze parallel zum Faserverlauf eingebracht wird.

☐ Prophylaxe der Hämatomentwicklung

Diese hängt hauptsächlich von der ausreichend langen Kompression des Punktionsortes nach einer transarteriellen Blocktechnik ab. Kontraindikationen durch Störungen des Gerinnungshaushaltes sind zu beachten und durch die Anamneseerhebung vor der Indikation regionaler Anästhesietechniken zu eruieren.

Medikamenteneinnahme, die zu Modifikationen im Gerinnungshaushalt führt, muß erfragt werden.

☐ Prophylaxe von neurologischen Läsionen durch die Blutleeremanschette

Neurologische Komplikationen aufgrund zu hohen Drucks können durch selbstregulierende Manschetten, genau wie durch die Beachtung der Dauer und des maximalen Drucks einer angelegten Manschette vermieden werden (4–6). Die Einführung selbstregulierender pneumatischer Manschetten, die die Gummimanschetten und Esmarch-Binden ersetzten, führte zu einer erheblichen Senkung der Paresehäufigkeit. Eine Manschette am Oberarm sollte niemals auf einen Druck von mehr als 350 mm Hg aufgepumpt werden und muß ein Sicherheitsventil enthalten.

Eine Esmarch-Binde, die möglicherweise subkutane Strukturen traumatisiert, sollte bei dem Vorgang des Auswickelns nicht benutzt werden. Wir bevorzugen wenig elastische Gummibinden oder das einfache Anheben der Extremität.

☐ **Prophylaxe langdauernder ungünstiger Lagerungspositionen**

Lagerungsbedingte Läsionen kommen bei der Anwendung regionaler Anästhesieformenn selten vor, da der Patient meist nicht konstant immobil liegt. Dennoch ist eine korrekte Positionierung wichtig, damit Läsionen durch Zug auf die Nervenwurzeln und ihre terminalen Äste verhindert werden. Zu vermeiden sind die forcierte Abduktion und Außenrotation des Arms verbunden mit einem zur Gegenseite gedrehten Kopf.

Die postoperative Sicherung des Arms bis zum vollständigen Abklingen der Anästhesiewirkung ist selbstverständlich.

☐ **Prophylaxe chemischer Komplikationen durch Lokalanästhetika**

Lokalanästhetika ohne Zusatz von Adrenalin sind möglichst zu bevorzugen, obwohl deren postulierte höhere Toxizität nicht eindeutig erwiesen ist. Wird eine langdauernde Blockwirkung gefordert, scheinen Lokalanästhetika mit längerer Wirkdauer günstiger zu sein als der Zusatz von Adrenalin mit kurzer oder mittellanger Wirkung.

Die Konzentration der Lokalanästhetika sollte individuell bedacht werden und die geringstmögliche für die gewünschte Wirkung zur Anwendung kommen.

■ **Symptomatische Therapie**

Ein spontaner, günstiger Verlauf bei geringen Affektionen erfordert lediglich die Gabe peripherer Analgetika unter kurzfristiger und sorgfältiger Überwachung.

Die Gabe von Antidepressiva vom Serotonintyp scheint durch die Wirkung des Serotonins als Neuromediator bei kontinuierlichen Schmerzgeschehen und durch seine eventuelle Rolle bei algodystrophischen Syndromen gerechtfertigt zu sein. Vitamin-B-Komplexe haben den Nachweis ihrer Wirkungsweise noch nicht erbracht und sind zu vermeiden, da ein Übermaß an Vitamin B6 medikamenteninduzierte Neuropathien verursachen kann.

Blitzartig einschießende Schmerzen scheinen gut auf Antiepileptika zu reagieren (5): Carbamazepin (Tegretal) oder Clonazepam (Rivotril) in steigender Dosierung unter Überwachung der Thrombozyten und Transaminasen. Eine Beendigung der Therapie erfolgt in ausschleichender Dosierung.

Eine algodystrophische Komponente wird entsprechend dem üblichen Vorgehen einer Klinik therapiert. Sympatholytische Verfahren sind zu bevorzugen, der sichere Ausschluß eines sich entwickelnden zentral neurologischen Geschehens muß erfolgen.

Eine adäquate physiotherapeutische Behandlung ist unumgänglich, um sekundäre funktionelle Komplikationen oder eine Entwicklung zur Algodystrophie zu vermeiden.

Wie bei der manifesten Algodystrophie ist eine psychologische Begleittherapie erforderlich.

■ **Operative Therapie**

Die Indikation zum operativen Vorgehen der Endoneurolyse muß konstant überdacht werden, da sie den hauptsächlichen Eingriff bei verlängertem Block der Nervenleitungsgeschwindigkeit oder der Axonotmesis darstellt. Eine mögliche reaktive Fibrosierung oder Neurombildung ist dabei immer zu befürchten.

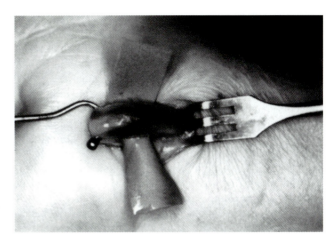

Abb. 8.1 Intraneurale Injektion in den N. medianus am Handgelenk mit subepineuraler Hämatombildung

Nervenläsionen durch direkten Nadelstich erfordern nur dann ein sofortiges operatives Vorgehen, wenn eine komprimierende Hämatombildung oder eine intraneurale Injektion besteht. Im Zweifel ist die chirurgische Exploration angezeigt. Ein direkt die Gefäßversorgung des Nervs komprimierendes Hämatom kann den Heilungsvorgang beeinträchtigen und einer peripheren neurologischen Affektion eine Ischämiekomponente hinzufügen (Abb. 8.1).

Eine chirurgische Exploration muß frühzeitig und systematisch bei Zeichen der klinischen Verschlechterung oder dem Verdacht auf ein intraneurales Geschehen erfolgen. Lediglich eine isolierte Nervenläsion durch Neurotmesis stellt keine Indikation zur operativen Reintervention dar. Der klinische und besonders der elektromyographische Nachweis einer Blockierung der Nervenleitungsgeschwindigkeit, die sich nicht bessert, und die Axonotmesis zwingen zur chirurgischen Endoneurolyse.

Schlußfolgerung

Obwohl sie selten sind, kommen neurologische Komplikationen nach regionalen Anästhesietechniken an der oberen Extremität vor. Einige weisen eine sehr schlechte Prognose auf und können erhebliche Rekonstruktionsvorgehen erfordern. Die Komplikationen stehen oft in einem deutlichen Mißverhältnis zu der Erkrankung, die zu der chirurgischen Intervention motiviert hat. Das Beispiel eines am Karpaltunnel operierten Patienten, der sich mit einen funktionellen oder schmerzhaften Defizit des Arms als Folge einer Plexusblocktechnik wiederfindet, ist denkbar.

Zwei Dinge erscheinen uns wichtig, um die Risiken weiter zu vermindern:
– Die Indikationsstellung zum regionalen Anästhesievorgehen ist gut abzuwägen. Unter den möglichen Techniken (die vom Anästhesisten beherrscht werden) ist diejenige zu wählen, welche für einen gegebenen Patienten und eine gegebene Intervention am günstigsten erscheint. Das Verfahren der Regionalanästhesie (oder Allgemeinanästhesie) muß immer gerechtfertigt werden können und das Verhältnis zwischen den möglichen Vor-

und Nachteilen gut abgewogen werden. Es muß systematisch nach dem reellen Gewinn des Patienten gefragt werden, der sich einer bestimmten Technik unterzieht. So scheint es nicht logisch, eine supraskapulare Blocktechnik mit einem höheren Risiko gegenüber dem Axillarisblock für eine im Bereich der Hand realisierte Intervention anzuwenden.

- Das gewählte Verfahren muß gut beherrscht werden. Neurologische Komplikationen nach Plexusblocktechniken sind schwer zu therapieren und müssen durch ein Maximum an Kenntnissen und korrekt angewandte Methoden reduziert werden. Praktisch alle peripheren neurologischen Komplikationen an der oberen Extremität sind durch wiederholte Versuche regionaler Blocktechniken unter Mißachtung der Patientenäußerungen bedingt. Hierdurch werden die Punktionsstellen und die Risiken vervielfacht. Eine einzige Injektion reduziert gegenüber multiplen Injektionsversuchen eindeutig das Risiko der sekundären Neuropathie oder einer Hämatomentwicklung.

Regeln für die tägliche Praxis der regionalen Anästhesietechniken an der oberen Extremität bestehen in der überlegten und gut beherrschten Anwendung regionaler Blocktechniken und dem Erkennen sowie der geeigneten Therapie von Komplikationen.

Literatur

1 Bolton, C.F., R.M. MacFarlane: Human pneumatic tourniquet paralysis. Neurology 28 (1978) 787–793
2 Brand, L., E.M. Papper: A comparison of supraclavicular and axillary techniques for brachial plexus blocks. Anesthesiology 22 (1961) 226–229
3 Dagrenat, P., A. Spaite: Complications neurologiques des anesthésies locorégionales du membre supérieur. Brit. J. Hand Surg. (in Vorbereitung)
4 Flatt, E.: Tourniquet time in hand surgery. Arch. Surg. 104 (1972) 190–192
5 Gentili, M.E., A.H. Thomas: Prise en charge des séquelles douloureuses des blocs du plexus brachial. Doleur et Analg. 4 (1991) 69–73
6 Klenerman, L.: The tourniquet in surgery. J. Bone Jt Surg. 44-B (1962) 937–943
7 Löfström, B., A. Wennberg, L. Widén: Late disturbances in nerve function after block with local anaesthetic agents: an electroneurographic study. Acta anaesthesiol. scand. 10 (1966) 111–122
8 Rorabeck, C.H.: Tourniquet induced nerve ischemia: an experimental investigation. J. Trauma 20 (1980) 280–286
9 Selander, D.: Axillary plexus block: paresthetic or perivascular? Anesthesiology 66 (1987) 726–728
10 Selander, D., R. Brattsand, G. Lundborg, C. Nordborg, Y. Olsson: Local anaesthetics: importance of mode of application, concentration and adrenaline for the appearance of nerve lesions. Acta anaesthesiol. scand. 23 (1979) 127–136
11 Selander, D., K.-G. Dhunér, G. Lundborg: Peripheral nerve injury due to injection needles used for regional anesthesia. Acta anaesthesiol. scand. 21 (1977) 182–188
12 Selander, D., S. Edshage, T. Wolff: Paresthesia or no paresthesia? Nerve lesions after axillary blocks. Acta anaesthesiol. scand. 23 (1979) 27–33
13 Spaite, A., P. Dagrenat: Anesthésie. In Merle, M., G. Dautel: La Main traumatique, vol. I. Masson, Paris 1992
14 Teeple, E., E.B. Ferrer, J.N. Ghia, V. Pallares: Pourfour Du Petit syndrome: hypersympathetic dysfunctional state following a direct non-penetrating injury to the cervical sympathetic chain and brachial plexus. Anesthesiology 55 (1981) 591–592
15 Tinel, J.: Le signe du „fourmillement" dans les lésions des nerfs périphériques. Press. méd. 47 (1915) 388
16 Winnie, A.P.: Plexus Anesthesia, vol. I. Schultz Medical Information, ApS 1983

9 Sehnentransfer bei Paresen an der Hand

M. Merle

Paresen der peripheren Nerven kommen trotz der neuesten Fortschritte bei der primären Rekonstruktion von Nervenverletzungen weiterhin häufig vor.

Die Verletzten sind von der Dringlichkeit der postoperativen Therapie, besonders von der Beübung der Gelenkamplituden an der Hand und dem Handgelenk, zu überzeugen, damit Muskel-Sehnen-Transfers die Handfunktion bestmöglich wiederherstellen können.

Die Zahl der Patienten, die von solchen Transfers profitieren können, wird auf mehr als 40% geschätzt. Hierbei kann die zunächst als M1 bis M2 bewertete Funktion bis auf M3+ oder M4 steigen (19).

Die operativen Verfahren sind schwierig. Gute anatomische und biomechanische Kenntnisse an der oberen Extremität sowie Erfahrung und Vorstellungskraft sind notwendig.

Die Techniken sind für motivierte Patienten bestimmt, sie erfordern eine gute Kooperation und Verständnis. Der Verletzte muß sich auf das operative Vorgehen, das eine neue biomechanische Organisation der Hand ergibt, vorbereiten und sich auf eine langfristige Nachbehandlung einrichten.

Die chirurgischen Verfahren sind zunächst für ein gegebenes Defizit in ihrer Vielzahl verwirrend. Als Beispiel können wir die Korrektur eines Oppositionsdefizits am Daumen angeben, bei der 8 unterschiedliche Techniken der das Transplantat führenden Umlenkbandkonstruktion vorgeschlagen werden.

Wir stellen hier die von uns angewandten Verfahren vor, die durch die Erfahrung validiert wurden (34, 35, 36) und die sich durch ihre Zuverlässigkeit und ihre Transparenz bewährt haben. Es handelt sich meist um verletzte Hände von Menschen, die im Arbeitsleben stehen. Daher haben wir immer ein gutes funktionelles Ergebnis mit dem Kriterium der Kraftentwicklung angestrebt. Natürlich können postoperativ „schöne" Resultate erzielt werden. Bezieht man sich jedoch auf den mechanischen Wert der unterschiedlichen transponierten Sehnen, versteht man, daß bei der Rekonstruktion der Daumenopposition der Versatz der Extensor-proprius-Sehne des Zeigefingers nicht das gleiche Ergebnis bei der Kraftmessung zeitigt, wie ein Transfer der superfiziellen Flexorensehne vom Ringfinger.

Die therapeutischen Vorgehen sind anspruchsvoll, da sowohl die perfekte klinische Evaluation der Defizitsituation als auch eine vernünftige Wahl der möglichen Sehnentransfers notwendig ist. Die Verfahren stützen sich auf eine elektromyographische Untersuchung und verlangen eine technisch minutiöse Realisation. Die Präparation oder Rekonstruktion eines geeigneten Gewebebetts für den Verlauf und das Gleitverhalten der transferierten Sehnen muß oft durch Ausschneiden von Narbengewebe, Einbringen von Silasticstäben oder durch Versorgung mit freien oder gestielten Lappen erreicht werden.

Geschichte

Erst in der zweiten Hälfte des 19. Jahrhunderts kam es zu den ersten Sehnentransfers zur Korrektur von Defiziten an der unteren Extremität. So hat C. Nikoladoni (38) in Wien 1881 auf diese Art die Flexion des Fußes wiederhergestellt.

Smith (47) erklärt diese chirurgische Entwicklung durch die Erfordernisse bei der Therapie der Poliomyelitis mit ihren erheblichen Folgestörungen, durch Fortschritte bei der dadurch weniger gefährlichen Allgemeinanästhesie sowie durch aseptische chirurgische Verfahren.

Trotz der wichtigen Arbeiten von Duchenne de Boulogne (16), der die Physiologie und die Paresen der oberen Extremität präzise beschrieb, kam es erst 1893 durch Drobnik (15) zu dem Transfer der Extensor-carpi-radialis-longus-Sehne auf den Extensor communis der Langfinger sowie zur Nutzung des hälftig gestielten Anteils der Extensor-carpi-radialis-brevis-Sehne auf die Sehne des M. extensor pollicis longus. Franke (17) schlägt 1886 den Transfer der Sehne des M. flexor carpi ulnaris auf die Extensor-communis-Sehnen der Langfinger vor.

1899 beschreibt Codavilla (13) den 1. Oppositionstransfer unter Verwendung der Flexorensehne des Kleinfingers, welche durch ein Fenster im Lig. flexorum geführt wird und auf der Opponenssehne des Daumens befestigt wird.

In Frankreich korrigiert Rochet 1887 die Spastik bei einem jungen Hemiplegiker durch einen Transfer der Palmaris-longus-Sehne, der Flexor-carpi-radialis-Sehne und einer superfiziellen Flexorensehne durch die Membrana interossea, um die Extension des Handgelenks und der Finger zu rekonstruieren (44). Erfahrungen konnten in Europa und den Vereinigten Staaten gewonnen werden, es begannen Kontroversen über Indikationen und Techniken.

Zu Beginn des 20. Jahrhunderts entwickelten Leo Mayer (32) in New York, Lange (26) in München, Robert Jones (23) in England, später Bunnel (9) und Steindler (48) in den Vereinigten Staaten eine wichtige klinische und experimentelle Aktivität in dieser Domäne.

Nach dem 2. Weltkrieg erfuhr diese Chirurgieform in Frankreich mit M. Iselin (21), R. Merle d'Aubigné (33), R. Tubiana (59), in England mit G. Pulvertaft (40), D. Lamb (25), D. Brooks (7), in Amerika durch P. Brand (5), J. B. Littler (27), D. C. Riordan (43), R. Smith (47) und W. E. Burkhalter (11) einen erheblichen Aufschwung.

Die Einführung mikrochirurgischer Vorgehen eröffnete weitere Möglichkeiten, um die Funktion der Hand bei großen Ablederungen des Unterarms wiederherzustellen, und erlaubte den Transfer freier Muskeleinheiten. Manktelow (30, 31) verdanken wir die elegante Möglichkeit des freien Transfers des M. gracilis oder des M. latissimus dorsi, um die Funktion entweder der Extension oder der Flexion der Finger zu rekonstruieren.

Biomechanische Prinzipien des Sehnentransfers

Der Sehnentransfer besteht in dem Versatz des Ursprungs einer Sehne auf eine andere Sehne oder das Skelett mit dem Ziel, eine durch Parese, Avulsion oder Muskel-Sehnen-Ruptur veränderte Funktion wiederherzustellen. Die Verfahren erfordern durchblutete und innervierte Muskeln sowie Sehnen, bei denen sowohl der Verlauf als auch die Insertion modifiziert wird.

Die durch einen oder mehrere Transfers verursachten biomechanischen Änderungen tragen zu der Rekonstruktion eines Defizits bei, der Donorsitus darf jedoch keinen unerwünschten Folgen unterliegen, die die Gesamtfunktion verschlechtern.

Um die Endgültigkeit dieser Form von Chirurgie besser zu verstehen, ist es erforderlich, sich auf die biomechanischen Prinzipien, die die Funktion der oberen Extremität und besonders der Hand diktieren, zu berufen.

Ohne physikalische oder mathematische Theorien entwickeln zu wollen, ist es günstig, die in dieser Domäne meistgenutzte Terminologie zu definieren.

■ Funktionelles Gleichgewicht

Bei der Behandlung von Paresen an der Hand ist ein funktionelles Gleichgewicht wichtiger als die gesamte Kraftentwicklung. Es ist dabei nicht erforderlich, ein Gleichgewicht auf den beiden Seiten eines Gelenks herzustellen. So besteht auch Harmonie zwischen den Flexoren und den Extensoren der Finger, obwohl erstere um ein Vielfaches kräftiger sind.

■ Synergie

Unter Synergie versteht man die gleichzeitig erfolgende Kontraktion mehrerer Muskeln, wodurch die Wirksamkeit jedes einzelnen erhöht wird. Eine perfekte Synergie besteht physiologisch zwischen den Flexorensehnen der Finger und den Extensorensehnen des Handgelenks, zwischen den Extensorensehnen der Finger und den Flexorensehnen des Handgelenks.

Weniger offensichtlich ist die Synergie zwischen einer aktiv kontrahierenden Flexorengruppe und der über ihre Ruhefunktion hinaus erfolgenden passiven Verlängerung einer Muskelmasse. Ein Muskel kann jedoch nicht passiv über die physiologischen Grenzen, in Form der gegebenen Faserlänge, verlängert werden.

Tabelle 9.1 Muskelkraft der Flexoren und Extensoren der Langfinger (nach Ketchum)

	Mittel (kg/cm^2)
Flexor-communis-superficialis-Sehnen der Langfinger	7,63
Flexor-communis-profundus-Sehnen der Langfinger	5,77
Extensor-communis-Sehnen der Langfinger	4,47

■ Muskelkraft

Die Berechnung der Muskelkraft nach Ketchum u. Mitarb. (24) wird durch das Produkt der Oberfläche einer Muskeleinheit multipliziert mit 3,6 kg/cm^2 erhalten.

Brand (4) drückt sie in Prozent der Muskelmasse aus, d. h. in dem Verhältnis zwischen dem Volumen und der Länge der Muskelfasern. Dieses gilt auch für die Muskelspannung, die das Verhältnis aus Volumen in Bezug auf die durchtrennte Oberfläche darstellt.

Die Tab. 9.1 u. 9.2 zeigen die Werte für die wichtigsten Muskeln am Handgelenk und an der Hand auf. Das Gleichgewicht der Kräfte zwischen den Flexoren und den Extensoren des Handgelenks ist bemerkenswert. Dagegen findet man einen deutlich höheren Wert für die Flexorensehnen der Finger im Verhältnis zu den Extensorensehnen, der das 2- oder 3fache nach den Kriterien von Ketchum und das 1- oder 2fache nach den Kriterien von Brand ergibt.

Ebenfalls bemerkenswert ist die Angabe für den M. flexor carpi ulnaris als kräftigsten Muskel des Handgelenks, der unserer Meinung nach bei der Behandlung von radialen Paresen zu leichtfertig versetzt wird.

Bei fixierter Muskelfaserlänge kann das Volumen durch Beübung vergrößert werden.

Klassischerweise besteht Übereinstimmung darüber, daß ein Muskel nach erfolgtem Transfer in der Klassifikation nach Highet (19) (M1 bis M5) ein Grad verliert. Jedoch behält ein Muskel seine Kraft, wenn die Innervation und die Gefäßversorgung erhalten bleiben. Oft bewirkt ein ungünstiges Gewebebett (Fibrosen, Adhärenzen, Verlauf) eine Kraftveränderung.

■ Ausdehnung von Muskel und Sehne

Die Ausdehnung von Muskeln und Sehnen sind vorgegeben. Sie können weder durch den Patienten noch den Krankengymnasten oder den Chirurgen verändert werden.

Ein klassisches Beispiel besteht in dem Transfer des M. flexor carpi ulnaris auf die Sehnen des M. extensor digitorum communis. Ersterer weist eine Ausdehnung von 3,3 cm auf, während die vollständige Extension der Finger 4,5 cm erfordert.

So können die Finger in Extensionsstellung des Handgelenks nicht vollständig extendieren. Dieses gelingt ihnen nur dann, wenn sich das Handgelenk der Neutralposition nähert. Der Tenodeseneffekt am Handgelenk gleicht das Defizit des M. flexor carpi ulnaris in der Ausdehnung aus.

Um die Finger bei extendiertem Handgelenk vollständig zu extendieren, ist es erforderlich, einen anderen Motor mit

Tabelle 9.2 Mittlere Länge der Fasern in Ruhe (cm) sowie der Muskelmasse (%) und der relativen Kraft (%) (nach Brand) (Messung von 15 Erwachsenenhänden)

Muskel	Faserlänge (cm)	Muskelmasse (%)	Relative Kraft (%)
M. extensor carpi radialis longus	9,3	6,5	3,5
M. extensor carpi radialis brevis	6,1	5,1	4,2
M. extensor carpi ulnaris	4,5	4,0	4,5
M. brachioradialis	16,1	7,7	2,4
M. flexor carpi radialis	5,2	4,2	4,1
M. palmaris longus	5,0	1,2	1,2
M. flexor carpi ulnaris	4,2	5,6	6,7
M. flexor communis superficialis Mittelfinger	7,0	4,7	3,4
M. flexor communis profundus Mittelfinger	6,6	4,4	3,3
M. flexor pollicis longus	5,9	3,2	2,7
M. extensor digitorum communis	6,0	2,2	1,9
M. extensor indicis proprius	5,5	1,1	1,0
M. extensor pollicis longus	5,7	1,5	1,0
M. abductor pollicis longus	4,6	2,8	3,1
M. extensor pollicis brevis	4,3	0,7	0,8

längerer Ausdehnung zu wählen, z.B. in Form der oberflächlichen Flexorensehnen der Langfinger (6,4 cm).

Es ist interessant, die maximale Ausdehnungsmöglichkeit der Sehnen, die Boyes (2) präzise gemessen hat, zu bemerken (Tab. 9.3). Variationen bestehen je nach Person, Gewebebett und Ort der Messung. Bonnel u. Péruchon (1) bewiesen, daß die Sehnenausdehnung in Abhängigkeit von der Position des Handgelenks erheblich verändert wird. In Tab. 9.4 wird gezeigt, daß die Sehne des M. flexor carpi radialis die Hälfte ihrer Ausdehnung verliert, wenn das Handgelenk von der Extension in die Flexion wechselt. Diese Veränderung bleibt bei gelenküberspannenden Sehnentransfers nicht ohne Konsequenz.

Bonnel u. Péruchon (1) haben auch das Deplazieren der oberflächlichen und profunden Flexorensehnen im Verhältnis zu den Gelenken am Handgelenk und an den Fingern gemessen. Die profunden Flexorensehnen weisen die längere Ausdehnung auf (7,4 cm für dem 5. Finger, die Extensorensehne des gleichen Fingers ergibt eine Längenausdehnung von 5,3 cm).

Diese unter idealen anatomischen und physiologischen Bedingungen erfolgten Messungen lassen nicht auf den Zustand nach einem Transfer schließen, da die Ausdehnung einer Sehne durch den neuen Verlauf, die Qualität der umgebenden Gewebe und die Überbrückung eines oder mehrerer Gelenke verändert sein kann. Operativ ist es jedoch möglich, die Ausdehnung einer Sehne durch Lösen eines Muskels von seinen Faszien und ossären Insertionen zu erhöhen.

So hat Tubiana (50) die Lösung des M. brachioradialis an Ober- und Unterarm beschrieben, wodurch sich dieser kräftige Muskel mit geringer Ausdehnung von 1,3 auf 3 cm dehnen kann.

Tabelle 9.3 Maximale Ausdehnung der Sehnen (cm) (nach Boyes)

M. extensor carpi radialis longus	3,6
M. extensor carpi radialis brevis	3,7
M. extensor carpi ulnaris	3,3
M. brachioradialis	1,3
M. flexor carpi radialis	4,0
M. flexor carpi ulnaris	3,3
M. flexor communis superficialis	6,4
M. flexor communis profundus	7,0
M. flexor pollicis longus	5,0
M. flexor digitorum communis	4,5
M. abductor pollicis longus	2,8
M. extensor pollicis longus	5,8
M. extensor pollicis brevis	2,8

Tabelle 9.4 Ausdehnung der Sehnen (mm) in Abhängigkeit von der Handgelenkposition (nach Bonnel)

	Flexion	Extension	Radialduktion	Ulnarduktion
M. extensor carpi radialis longus	16	21	8	16
M. extensor carpi radialis brevis	16	21	4	12
M. extensor carpi ulnaris	14	4	3	22
M. flexor carpi radialis	20	20	2	4
M. flexor carpi ulnaris	13	20	6	9

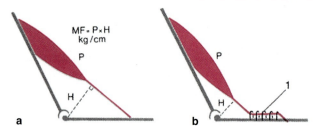

Abb. 9.1a Das Drehmoment (kg/cm) ist das Produkt aus der Kraft des Muskels (P), multipliziert mit der Distanz (H), die die Sehne vom Beugezentrum des Gelenks entfernt.
b Das Drehmoment ist gering, wenn die kinetische Leistung hoch ist, da die Distanz (H) zwischen der Sehne und der Gelenkachse, bedingt durch das Umlenkband, niedrig ist.

■ Drehmoment

Unter Kenntnis der Eigenschaften der Verlagerung von Muskelkraft ist es wichtig, diese unter der bestmöglichen mechanischen Leistung zu nutzen.

Um die Werte zu quantifizieren, ist der Begriff des Drehmoments (Abb. 9.1a) einzuführen, der das Produkt aus der Muskelkraft (P) mit der Distanz (H) der Sehne im Gelenkzentrum darstellt, auf die er einwirkt:

Drehmoment = P × H (kg/cm).

Der technische Vorgang eines Sehnentransfers verändert die Nutzleistung eines Transplantats in Abhängigkeit von der Befestigung der Sehne im Verhältnis zu dem Gelenk erheblich, auch besteht eine Abhängigkeit von der Verlängerung.

Der Wert der Ringbänder an den Fingerketten, die die Sehne in den bestmöglichen Kontakt mit den Gelenken bringen, ist gut nachzuvollziehen.

Der Hebeleffekt einer Sehne auf ein Gelenk ist um so größer, je weiter seine Insertionsstelle von dem Gelenk entfernt liegt. Dieser Effekt muß jedoch durch ein Ringband kompensiert werden, das die Sehne gut gegen das Skelett preßt, um ein maximales Abrollen zu erreichen (Abb. 9.1b).

Entfernt man die Ringbänder vollständig, wird der Hebelarm erhöht, der Abrolleffekt aber vermindert. So ist das Drehmoment niedrig, wenn die kinetische Leistung hoch ist, da dann eine geringe Distanz (H) zwischen der Sehne und der Gelenkachse vorliegt.

Chirurgische Prinzipien des Sehnentransfers

Die praktische Realisation eines Sehnentransfers folgt den bekannten Regeln von:
Wahl des Zugangswegs und des Transplantats sowie Verlauf der Sehne, der distalen Fixation, der postoperativen Immobilisation und der Integration im Körperschema.

■ Wahl des Motors

Der Muskel ist durch Volumen, Faserlänge und relative Kraft charakterisiert. Als Ersatz eines paretischen Muskels wäre ein Transfer mit gleichen mechanischen Qualitäten ideal. Probleme entstehen, wenn ein zu kräftiges Transplantat gewählt wird und ein Ungleichgewicht entsteht, z. B. zugunsten der Extensorensehnen der Finger, obwohl physiologischerweise die Flexoren dominieren.

Schwieriger ist die Verwendung eines denervierten Muskels, der funktionell genutzt werden soll. Solche, vor der Mobilisation günstig erscheinenden Transfers führen zu Enttäuschungen. Es ist zu empfehlen, die wirkliche Reinnervationsqualität und Kontraktilität eines Muskels durch eine elektromyographische Untersuchung unter Angabe von Zahl und Amplitude der motorischen Einheiten nachzuweisen.

■ Sehnentransplantat

□ Sehne, Physiologie und Gewebebett

Kenntnisse über die Ernährung und die Heilungsvorgänge von Sehnen werden auch bei der Chirurgie von Transplantaten genutzt. Eine lange Umleitung einer Sehne kann zu Devaskularisation führen und beinhaltet das Risiko der Bildung von Adhärenzen oder Rupturen. Die physiologischen Bedürfnisse erfordern Verlagerungen in ein gesundes Gewebebett, um die Sehne vor solchen Komplikationen zu schützen. Die transferierte Sehne kann durch ein Transplantat verlängert werden, hierbei kommt es jedoch auch zu einem erhöhten Risiko von Blockierungsphänomenen.

Lassen die anatomischen Verhältnisse es zu, ist es zu bevorzugen, die gesamte Länge einer Empfängersehne für die Anastomose mit gut vaskularisierten Sehnen im Gesunden zu nutzen. So kann bei einer radialen Parese der M. pronator teres, der eine kurze Sehne aufweist, mit der Sehne des M. extensor carpi radialis brevis im Bereich des Muskel-Sehnen-Übergangs anastomosiert werden. Dieses gilt auch für den Transfer der Sehne des M. extensor carpi radialis longus auf den M. flexor pollicis oder auf die Langfinger.

□ Richtung

Die Führung einer transferierten Sehne muß so geradlinig wie möglich sein. Dieses Prinzip der direkten Ausrichtung erfordert eine perfekte Präparation der Sehne bis in den Übergangsbereich zum Muskel unter sorgfältiger Ablösung von den Faszien. Wird die Sehne in eine andere Muskel-Sehnen-Loge geführt, ist dieses so schräg wie möglich zu planen, damit sich die Kraft des Transplantats nicht erschöpft. Damit bestimmte Sehnentransfers aktiv arbeiten können, ist es erforderlich, ihren Verlauf erheblich zu verändern. Dann wird die sorgfältige Bildung eines Umlenkbands notwendig.

Das bekannteste Beispiel ist der Oppositionstransfer am Daumen, der die oberflächliche Flexorensehne des Ringfingers nutzt, die entweder um das Os pisiforme oder um ein neu gebildetes Ringband um die Sehne des M. flexor carpi ulnaris gelenkt wird. Ein weiterer fundamentaler Umlenkeffekt liegt bei der Realisation eines Adduktionstransfers am Daumen unter Verwendung der Sehne des M. flexor carpi radialis brevis vor, welche durch ein Transplantat verlängert wird. Dieses wiederum wird um den 2. Metakarpalknochen umgelenkt und palmar auf der Sehne des Adduktormuskels am Daumen fixiert.

Diese Operationen können durch Adhärenzen kompliziert werden, wobei der Effekt des Transplantats in seiner

Kraft und seiner Ausdehnung eingeschränkt wird und sekundär Tenolysen indiziert sind.

☐ Risiken

Die Risiken können reduziert werden, wenn Sehnentransfers von der Palmar- auf die Dorsalseite der Hand und umgekehrt passieren müssen. Die transplantierte[n] Sehne[n] verlaufen im Bereich der Membrana interossea, wodurch die Achsenausrichtung von Hand und Handgelenk erhalten bleibt.

Um hier Blockierungsphänomene zu vermeiden, ist ein Teil der Membrana interossea zu exzidieren, ohne die Gefäßstiele zu verletzen. Die Passage wird entweder oberhalb oder unterhalb des M. pronator quadratus gewählt. Wir bevorzugen letzteres Vorgehen, da die Räume hier größer sind. Dieses technische Detail ist wichtig, weil es die Passage von einem oder zwei Transfers ohne Risiko von Blockierungen zuläßt. Diese können bei weiter proximal gelegenen Passagen vorkommen, wenn eine erhebliche Atrophie am Unterarm mit der Konsequenz reduzierter Interossärräume vorliegt. So bevorzugen wir bei den ausgedehnten Paresen des Plexus brachialis je nach Bedarf einen Sehnentransfer entweder radial oder ulnar (36).

☐ Gewebebett

Besteht ein ungünstiges Gewebebett, ist es zu empfehlen, den Sehnentransfer durch Exzision von Narbengewebe vorzubereiten. Bei Bedarf sind Silastikstäbe einzubringen, welche innerhalb eines Zeitraums von 8 Wochen eine gute Gleitoberfläche ergeben.

Um Sehnen-Periost-Adhärenzen zu vermeiden, können die transplantierten Sehnen durch Einbringen von resorbierbarem Vicryl-Kollagen-Material geschützt werden.

Bei den ungünstigsten Fällen ist ein Anlagern von Gewebe durch einen freien oder gestielten Lappen vorteilhaft, der die Ernährung und das Gleiten der Sehnen sichert.

☐ Sehnenverlauf

Der Verlauf der Sehnen kann ein oder zwei Gelenke überspannen, wodurch die Wirkung des Transplantats am distalen Gelenk erheblich verändert wird. Ist das erste Gelenk instabil, profitiert es von der Wirkung des Transfers. Erst nach seinem vollständigen Bewegungsablauf kann eine Wirkung auf das zweite Gelenk erfolgen. Existiert ein Antagonist, der das erste Gelenk stabilisiert, kann das gesamte Potential des Sehnentransfers auf das 2. Gelenk wirken.

Zwei Beispiele erläutern diese Schwierigkeiten:
– Der für die Reaktivierung der Wirkung des M. flexor pollicis longus genutzte M. brachioradialis wird erst aktiviert, wenn das Ellenbogengelenk durch den M. triceps brachii stabilisiert ist.
– Der versetzte M. flexor carpi ulnaris kann seine maximale Wirkung in Extension nur nutzen, wenn der M. flexor carpi radialis das Handgelenk in Neutralposition hält.

☐ Sehnenfixation

Ein Sehnentransplantat kann entweder auf dem Skelett oder auf einer Empfängersehne fixiert werden. In ersterem Fall ist eine transossäre Fixation, die die Solidität garantiert, zu bevorzugen. Im zweiten Fall sichert die Durchflechtungstechnik nach Pulvertaft bei ausreichender Sehnenlänge ebenfalls eine gute Solidität.

Dient eine transplantierte Sehne mehreren Sehnen als Motor, werden diese transfixiert. So erfolgt die Motorisierung der Extensor-communis-Sehnen bei der Radialisparese durch direkte Durchflechtung der Sehne des M. extensor carpi ulnaris mit den Extensorensehnen.

Während des Fixationsvorgangs sollte die Spannung eingestellt werden. Hier handelt es ich um eine der schwierigsten technischen Anforderungen, da die Einstellung empirisch erfolgt und von der Erfahrung des Chirurgen abhängt. Ist die Spannung zu gering, kommt es nur zu einer begrenzten Wirkung des Transplantats. Ist sie zu stark, besteht das Risiko der Elongation des Muskels mit Devaskularisation und Fibrosierung.

Theoretisch muß der Muskel in seiner Relaxationsposition fixiert werden, was jedoch im intraoperativen Verlauf schwierig zu realisieren ist. Die Erfahrung zeigt, daß ein Sehnentransplantat in Neutralposition des Handgelenks die Gelenkamplitude leicht überkorrigieren muß. Eine erhebliche Überkorrektur kann jedoch zu einer Gelenkdeformation führen. Diese wird bei ulnarbedingter Krallenbildung beobachtet, die bei Überkorrektur eine Schwanenhalsdeformation der Finger induziert.

■ Sehnentransfer und Gelenkfunktion

Eine einzige Sehne kann mehrere Gelenke aktivieren, wie bei der Parese der intrinsischen Muskulatur durch die Lasso-Operation von Zancolli (54). Diese besteht in dem Transfer einer einzigen Sehne (oberflächliche Flexorensehne), die in 4 Zügel gespalten wird, um die Reanimation von 4 Metakarpophalangealgelenken gleichzeitigen zu gewährleisten.

Schwieriger ist die Planung eines Transfers zur Rekonstruktion der Opposition am Daumen, bei dem durch Fixation von 2 Sehnenzügeln die Flexion und die Pronation des 1. Metakarpalknochens wiederhergestellt werden soll. Soll ein Transfer auf mehrere Gelenke wirken, sind die passiven Amplituden aller Gelenke zu beüben, da die Einsteifung eines Gelenks alle weiteren beeinträchtigt.

Dagegen wird sich ein von einer Sehne überbrücktes, zu laxes Gelenk unter der Wirkung des Transfers deformieren. Man kann sich nicht auf das Überbrücken mehrerer Gelenke mit einem einzigen Sehnentransfer verlassen. Je größer der bestehende Hebelarm ist, d.h., je weiter die Insertion der Sehne von dem Gelenk entfernt liegt, desto stärker werden die unerwünschten Deformierungen sein.

Bei der Wiederherstellung der Flexion des Interphalangealgelenks am Daumen tritt bei nicht durch Tenodese oder Arthrodese stabilisiertem, paretischem Metakarpophalangealgelenk einige Wochen nach dem Transfer eine Z-förmige Deformität des gesamten Daumens auf. Diese Fehlstellung kann nicht durch einen Transfer zur Wiederherstellung der Extension des Daumens korrigiert werden. So können die Transplantate nicht einfach beliebig plaziert werden, da sie sich entweder gegenseitig neutralisieren oder nicht in das Körperschema eingebaut werden. Auch ist es gefährlich, ein Gelenk von allen Flexoren- oder allen Extensorensehnen zu entblößen.

Diese Feststellungen gelten besonders am Handgelenk, bei dem die Stabilisatoren des Gelenks erhalten werden müssen, um den Faustschluß zu sichern und die Wirkung der Transplantate durch den Tenodeseneffekt zu verstärken, so wie es das Transplantat des M. flexor carpi ulnaris auf den Extensor digitorum commuis der Langfinger erfordert. Nur ausnahmsweise darf bei ausgedehnten Begleitparesen eine Arthrodese in Betracht gezogen werden.

■ Postoperative Nachsorge

Die postoperative Immobilisation auf einer Schiene ist in der Regel nach einem Sehnentransplantat angezeigt. Eine Phase von 4 Wochen ist erforderlich, um eine gute Heilung zu erzielen und die aktive Mobilisation zuzulassen.

Die postoperative krankengymnastische Nachbehandlung ist unumgänglich, um dem Patienten seine neuen funktionellen Möglichkeiten nahezubringen. Einige Sehnentransfers werden aufgrund ihrer Synergie leicht integriert. Das gilt für die Korrektur der Radialisparese, dagegen erfordert die Motorisierung der intrinsischen Muskulatur der Hand eine lange und anspruchsvolle krankengymnastische Nachbehandlung. Diese erfolgt um so leichter, als die Hand eine qualitativ ausreichende Sensibilität aufweist.

Außerhalb der krankengymnastischen Nachbehandlungssitzungen werden passive und dynamische Orthesen plaziert, die einerseits die Gelenkamplituden erhalten und andererseits das zu mobilisierende Segment durch die transplantierten Sehnen in Bewegungszwang bringen.

Therapie der Paresen an der Hand

Radialisparese

■ Therapie hoher Paresen

□ Prinzipien der Behandlung (Tab. 9.5)

Alle Extensorenmuskeln am Handgelenk, an den Fingern und am Daumen sind paretisch. Je weiter das Handgelenk passiv in Extensionsstellung gebracht wird, desto größer wird das Extensionsdefizit an den Fingern.

Dagegen erlaubt die aktive Flexion des Handgelenks eine Öffnung der Finger durch den Tenodeseneffekt.

Die Korrektur der hohen Radialisparese erfordert mindestens 3 Sehnentransfers. Es wird jeweils die Extension am Handgelenk, an den Fingern und am Daumen wiederhergestellt.

– Der M. pronator teres, transferiert auf den M. extensor carpi radialis brevis, stellt die beste Möglichkeit zur Rekonstruktion der Extension des Handgelenks dar (22).
– Zu diskutieren ist die Verwendung des M. flexor carpi ulnaris für die Wiederherstellung der Extension an den Langfingern, da dieser Muskel die stärkste Kraft am Handgelenk entwickelt. Die Wirkung besteht hauptsächlich in der Flexion und Ulnarduktion des Handgelenkes, eine Stellung, die der kräftigsten Faustschlußentwicklung entspricht. Brand (4) berichtet, daß die Verwendung dieses Muskels einem Kraftverlust der Hand von 30 % entspricht. Dennoch stellt dieses den am meisten verwendeten Transfer dar (6, 33, 41, 46, 52).
– Die Alternative besteht in der Nutzung entweder des M. flexor carpi radialis oder zweier oberflächlicher Flexorensehnen der Langfinger, die durch die Membrana interossea geführt werden, wie von Boyes vorgeschlagen (2). Der eine Transfer stellt die Wirkung des M. extensor pollicis longus und des M. extensor indicis proprius wieder her, der andere die gemeinsame Extension der 3 ulnarseitigen Langfinger. Dieser doppelte Transfer weist den Vorteil auf, die gesamte Extension der Langfinger zu rekonstruieren, da eine große Ausdehnung vorliegt (6,4 cm) und die Unabhängigkeit von Daumen und Zeigefinger im Verhältnis zu den 3 ulnarseitigen Fingern gesichert wird. Die Verwendung der 2 oberflächlichen Flexorensehnen ändert jedoch die Kraftentwicklung an der Hand.

Dieser doppelte Transfer bedarf bei Fehlen einer natürlichen Synergie zwischen den Flexoren- und Extensorensehnen der Langfinger einer intensiven krankengymnastischen Nachbehandlung.

– Die Wiederherstellung der Daumenextension: Wir bevorzugen das Absetzen der Sehne des M. extensor pollicis longus im Muskel-Sehnen-Übergang und das Neuorientieren in Richtung des Processus styloideus radii, indem wir der Sehne des M. abductor pollicis longus folgen, um die Anastomose mit dem M. palmaris longus durchzuführen, welche wir so weit wie möglich distal absetzen. Dieser Verlauf hat den Vorteil, sowohl die Abduktion als auch die Extension des Interphalangealgelenks am Daumen wiederherzustellen.

Um die Stabilität des Os metacarpale I zu verbessern, fügt Smith (47) eine Tenodese des M. abductor pollicis longus hinzu, indem er diesen an die Sehne des M. brachioradialis fixiert. Boyes (2) bevorzugt die Verwendung des M. palmaris longus, um den M. abductor pollicis longus des Daumens zu motorisieren.

□ Technik

Vorgehen nach Tubiana unter Verwendung des M. flexor carpi ulnaris. Die Wahl des Zugangsweges (Abb. 9.2), um die Muskel-Sehnen-Massen zu heben und zu transferieren, muß gut überlegt werden, da sowohl eine einwandfreie Präparation des Transfers als auch ein Minimum an Ablösung des Hautmantels zur Vermeidung von Nekrosen und Adhärenzen bestehen sollte. Auch sollten die Anastomosenbereiche der Sehnen in einiger Entfernung von der Hautnaht liegen, um Blockierungsphänomene zu vermeiden.

Bei diesem von uns am häufigsten verwendeten therapeutischen Vorgehen des Transfers des M.. pronator teres, M. palmaris longus und M. flexor carpi ulnaris bevorzugen wir 4 Zugangswege.

Die erste geschwungene, dorsale Inzision beginnt am Handgelenk und endet am radialen Rand des Unterarms in Höhe der Insertionsstelle des M. pronator teres (Abb. 9.2a).

Tabelle 9.5 Hohe Radialisparese. Vor- und Nachteile der 3 am weitesten verbreiteten technischen Varianten

Wiederherzustellende Funktion	Tubiana	Smith	Boyes
Extension des Handgelenks	M. pronator teres auf M. extensor carpi radialis brevis	M. pronator teres auf M. extensor carpi radialis brevis	M. pronator teres auf M. extensor carpi radialis brevis
Fingerextension	M. flexor carpi ulnaris auf M. extensor digitorum communis	M. flexor carpi radialis auf M. extensor digitorum communis	M. flexor digitorum superficialis D III auf M. extensor pollicis longus/M. extensor indicis proprius M. flexor digitorum superficialis D IV auf M. extensor digitorum communis D III, IV, V oder auf M. extensor digiti quinti proprius
Daumenextension	M. palmaris longus auf M. extensor pollicis longus	Naht M. extensor pollicis brevis auf M. extensor pollicis longus M. palmaris longus auf M. extensor pollicis longus Tenodese M. abductor pollicis longus auf M. brachioradialis	M. flexor communis superficialis D III auf M. extensor pollicis longus M. palmaris longus auf M. abductor pollicis longus
Vorteile	Einfache, zuverlässige technische Realisierung Gute Synergie der Transplantate Die Unabhängigkeit der Daumenextension wird gesichert	Erhalt der Flexion und Ulnarduktion des Handgelenks sowie der Kraft bei der Fingerflexion Die Unabhängigkeit des M. extensor pollicis longus ist gesichert Stabilisierung des Metakarpale I durch die Tenodese mit dem M. abductor pollicis longus	Gute Mobilität der Finger-Ketten Unabhängiger Pinch-Griff der 3 ulnaren Langfinger Erhalt der Flexion am Handgelenk und der Radial- und Ulnarduktion Die Interosseapassage der oberflächlichen Flexorensehnen erhält die Achsenausrichtung der Hand und der Finger
Nachteile	Bei Abwesenheit des M. palmaris longus nicht realisierbar Flexion des Handgelenks gemindert Die begrenzte Ausdehnung des M. flexor carpi ulnaris erfordert eine gute Mobilität des Handgelenks, um eine vollständige Fingerbeweglichkeit zu erreichen Risiko einer Skoliosedeformität am Daumen	Bei Abwesenheit des M. palmaris longus nicht realisierbar Die begrenzte Ausdehnung des M. flexor carpi radialis muß durch eine gute Mobilität am Handgelenk kompensiert werden, um volle Beweglichkeit der Finger zu erreichen Kann eine Ulnardeviation des Handgelenks unterstützen	Verminderte Kraft des Faustschlusses Kein synergistischer Transfer der Superfizialissehnen Risiko der Interosseablockierung bei erheblicher Atrophie am Unterarm Ungleichgewicht in der Funktion am Handgelenk: 1 Extensorensehne (M. pronator teres) gegen 2 Flexorensehnen (M. flexor carpi radialis et ulnaris)

Dieser dorsale Zugangsweg erlaubt:
- das Absetzen des M. extensor pollicis longus im Muskel-Sehnen-Übergang und das Umleiten in den Bereich des Processus styloideus radii,
- die Desinsertion des M. pronator teres mit einer kleinen Knochen-Periost-Schuppe und anschließend das Aufsteppen auf den M. extensor carpi radialis brevis, der zuvor vom Extensor carpi radialis longus über die gesamte Länge abgelöst wurde,
- das Vorbereiten des Transfers des M. flexor carpi ulnaris, um die Naht mit den Extensor-communis-Sehnen der Langfinger zu ermöglichen.

Die 2. Inzision erfolgt in der Beugefalte am Handgelenk, transversal, kurz, und erlaubt das Absetzen des M. palmaris longus (Abb. 9.2b).

Die 3., sinusförmig geschwungene Inzision verläuft schräg und radial im distalen Viertel der Palmarseite des Handgelenks. Sie erlaubt das Absetzen und Neuorientieren der Sehne des M. palmaris longus, welche mit der Sehne des M. extensor pollicis longus anastomosiert wird. Dieser wird im Bereich des Processus styloideus radii aufgesucht und abgelöst.

Zuletzt beginnt die 4. Inzision im Bereich des Os pisiforme und verläuft bis in den Bereich des mittleren Drittels des Unterarms, um den M. flexor carpi ulnaris von dem auslaufenden Muskelbauch abzulösen, welcher bis weit nach distal der Sehne anhaftet.

Die ulnodorsale Hautablösung muß vorsichtig erfolgen, um Läsionen des sensiblen Astes des N. ulnaris zu vermeiden. Sie sollte jedoch ausreichend groß sein, damit die Verlagerung des M. flexor carpi ulnaris ohne Umlenkung erfolgt und die volle Wirkung auf die Extensorensehnen der

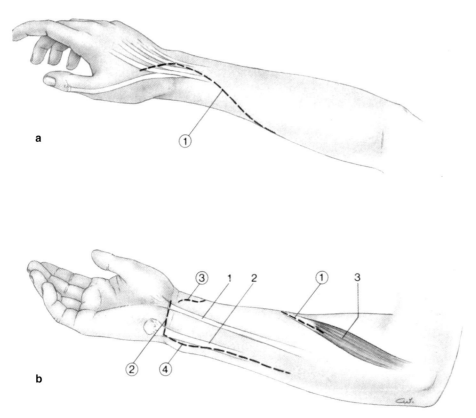

Abb. 9.**2a** u. **b** Therapie einer hohen Radialisparese.
Zugangswege:
1 Eine dorsale, sinusförmig geschwungene Inzision beginnt am Handgelenk und endet am radialen Rand des Unterarms in Höhe des M. pronator teres (3).
2 Eine kurze Inzision in der distalen palmaren Handgelenkbeugefalte dient der Ablösung des M. palmaris longus (2).
3 Eine schrägverlaufende, sinusförmig geschwungene Inzision am distalen Viertel der Palmarseite des Handgelenks dient der Umlenkung der Sehne des M. palmaris longus (1) für die Anastomose mit der Sehne des M. extensor pollicis longus.
4 Die ulnare, sinusförmig geschwungene Inzision verläuft am palmarulnaren Rand des Unterarms von dem Os pisiforme bis zum mittleren Drittel des Unterarms und erlaubt die Ablösung und Mobilisierung des M. flexor carpi ulnaris (2).

Finger ausüben kann. Letztere sollten zuvor individuell von Adhärenzen befreit werden.

Befestigung des Transplantats. Die Sehne des M. pronator teres, verlängert mit der Periostschale, wird nach Pulvertaft auf die Sehne des M. extensor carpi radialis brevis gesteppt (Abb. 9.**3**). Wenn man sorgfältig den M. extensor carpi radialis brevis von der Sehne des M. extensor carpi radialis longus bis zum Muskelbauch trennt, ist es nicht erforderlich, die Sehne des M. extensor carpi radialis longus auf die Basis des Os metacarpale III, wie von Tubiana vorgeschlagen, zu transferieren.

Die Sehne des M. flexor carpi ulnaris wird über eine Strecke von 5 cm in der Länge in 2 Zügel gespalten:

Der palmare Zügel wird schräg von innen nach außen zunächst durch die Sehne des M. extensor indicis proprius und dann durch die Extensor-communis-Sehne der Langfinger geführt. Findet sich lediglich eine geringe Ausprägung der Sehne des M. extensor digiti quinti proprius, sollte dieser ebenfalls durchflochten werden (Abb. 9.**4**). Es ist erforderlich, sich davon zu überzeugen, daß die Anastomosenzone des M. flexor carpi ulnaris bei flektiertem Handgelenk und flektierten Fingern nicht am Eingang des Karpaltunnels blockiert. Üblicherweise befindet sich die Anastomose 4–5 cm proximal vom Retinaculum flexorum. Die Befestigung des palmaren Zügels der Sehne des M. flexor carpi ulnaris erfolgt Sehne für Sehne durch U-förmig angelegte Nähte mit resorbierbarem Nahtmaterial der Stärke 2/0. Das Handgelenk wird dabei in Extensionsstellung von 45 Grad gehalten, wobei sich die Fingerketten vollständig in Extension befinden. Die Spannung des Transplantats muß bei den radialseitigen Fingern stärker eingestellt werden als bei den ulnarseitigen, damit eine vollständige Extension von Zeige- und Mittelfinger gesichert und eine harmonische Greifbewegung mit Ring- und Kleinfinger möglich ist. Eine Überkorrektur des Transplantats könnte die vollständige Fingerflexion verhindern.

Durch den Tenodeseneffekt ist das Einstellen der Spannung während der Operation gut möglich, indem das Handgelenk um 30 Grad flektiert wird und eine vollständige Extension der Grundphalangen beachtet wird.

Der 2. Zügel der Sehne des M. flexor carpi ulnaris wird über die Anastomosenzone geführt und verfeinert die Spannungseinstellung aller Sehnen.

Nach unserer Erfahrung ist es nicht erforderlich, die Extensor-communis-Sehnen der Langfinger proximal des Nahtbereiches abzusetzen, wie von Moberg u. Nachemson (37) vorgeschlagen, um nicht zusätzliche Reize und Narbenreaktionen zu provozieren.

Die Sehne des M. extensor pollicis longus, die nach ihrer Durchtrennung im Bereich des Muskel-Sehnen-Übergangs am Tuberculum Listerii eher einen schrägen Verlauf aufweist, befindet sich dann in der Längsachse des 1. Metakarpalknochens (Abb. 9.**5a**). Sie überkreuzt außen die Sehne des M. abductor pollicis longus sowie die des M. extensor pollicis longus und wird in der Technik nach Pulvertaft mit der Sehne des M. palmaris longus anastomosiert (Abb. 9.**5b**). Die Einstellung der Spannung erfolgt bei in Neutralposition stehendem Handgelenk, wobei der Daumen in Abduktion und vollständiger Extension gehalten wird.

Technik nach Smith unter Verwendung des M. flexor carpi radialis. Inspiriert von der Technik von Brand, hat Smith einige Nuancen eingeführt.

Die 4 Zugangswege (Abb. 9.**6**) erlauben sowohl das einfache Heben der Sehnen des M. pronator teres, palmaris longus und flexor carpi radialis als auch das Begrenzen der Ablösungszonen der Haut und eine erleichterte Anastomosierung.

Die Sehne des M. pronator teres wird nach den oben beschriebenen technischen Kriterien transferiert.

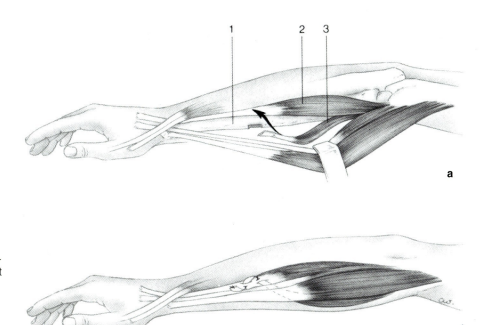

Abb. 9.**3** a u. **b** Transfer des M. pronator teres (3), der am Radius (1) mit einer Periostschuppe abgelöst und anschließend durch die Sehne des M. extensor carpi radialis brevis (2) geflochten wird.

Die Sehne des M. flexor carpi radialis wird großzügig bis in den Bereich des Muskelbauchs abgelöst und unter Vermeiden exzessiven Umlenkens um den radialen Rand des Unterarms geführt. Die Anastomose erfolgt in der Technik, die für den M. flexor carpi ulnaris angegeben ist (Abb. 9.**7**).

Die Sehne des M. palmaris longus wird mit der Sehne des M. extensor pollicis longus anastomosiert. Diese wird auf Höhe des Tuberculum Listeri abgesetzt und in Richtung des Processus styloideus radii neu orientiert. Auf die Sehne des M. extensor pollicis longus wird auch die kurze Extensorensehne aufgesteppt, welche 2 cm proximal der distalen Insertionsstelle auf der Grundphalanx abgesetzt wird.

Zum Vermeiden einer Z-förmigen Deformation der Daumenkolonne mit Adduktionsfehlstellung empfiehlt Smith eine Tenodese der Sehne des M. abductor pollicis longus durch Fixation auf die Sehne des M. brachioradialis.

Technik von Boyes unter Verwendung der Flexor-superficialis-Sehnen. Die Technik hat den Vorteil, die Flexorensehnen am Handgelenk intakt zu belassen und die Extension des Daumen-Zeigefinger-Griffs von derjenigen der 3 ulnarseitigen Langfinger zu trennen.

Die 4 Zugangswege (Abb. 9.**8** a u. **b**) erlauben das Heben der Sehne des M. pronator teres und der superfiziellen Flexorensehne von Mittel- und Ringfinger, die Exzision der Membrana interossea proximal des M. pronator quadratus, um die Passage der 2 oberflächlichen Flexorensehnen zu ermöglichen.

Die Sehne des M. pronator teres wird klassisch auf diejenige des M. extensor carpi radialis brevis gesteppt (Abb. 9.**8** c).

Wenn vorhanden, wird die Sehne des M. palmaris longus mit derjenigen des M. abductor pollicis longus solidarisiert, um das Auftreten einer Z-förmigen Deformität des Daumens zu vermeiden. Ist sie nicht vorhanden, wird die Sehne des M. abductor pollicis longus mit derjenigen des M. brachioradialis tenodesiert.

Die oberflächliche Flexorensehne des Mittelfingers wird auf die Sehne des M. extensor pollicis longus und auf die Sehne des M. extensor indicis proprius fixiert. Die oberflächliche Flexorensehne des Ringfingers wird mit der Extensor-communis-Sehne der 3 ulnarseitigen Langfinger sowie ggf. mit der Extensor-digiti-quinti-proprius-Sehne anastomosiert, wenn die Extensor-communis-Sehnen zu schwach sind.

■ Therapie distaler Paresen (Tab. 9.**6**)

□ Therapieprinzipien

Bei funktionierendem M. extensor carpi radialis longus und paretischem M. extensor carpi radialis brevis sowie Extensor carpi ulnaris ist die Verwendung des M. flexor carpi ulnaris für die Wiederherstellung der Extension der Langfinger kontraindiziert, da dann das Handgelenk in Radialdeviation gebracht würde. In diesem Falle reicht es aus, den M. extensor carpi radialis longus unter Fixierung auf den M. extensor carpi radialis brevis zu zentralisieren.

Das weitere therapeutische Vorgehen besteht in der Motorisierung der Extension der Finger durch den M. flexor carpi radialis. Dieses gilt auch für weiter distal gelegene Paresen, bei denen die Extensoren des Handgelenks intakt sind.

Tabelle 9.**6** Distale Radialisparesen

Transfer des M. extensor carpi radialis longus auf den M. extensor carpi radialis brevis
Der M. flexor carpi ulnaris wird auf die Extensor-communis-Sehnen der Finger gesteppt
Der M. palmaris longus wird auf den Mm. extensores pollicis longus und brevis fixiert
Der M. abductor pollicis longus wird mit der Sehne des M. brachioradialis tenodesiert

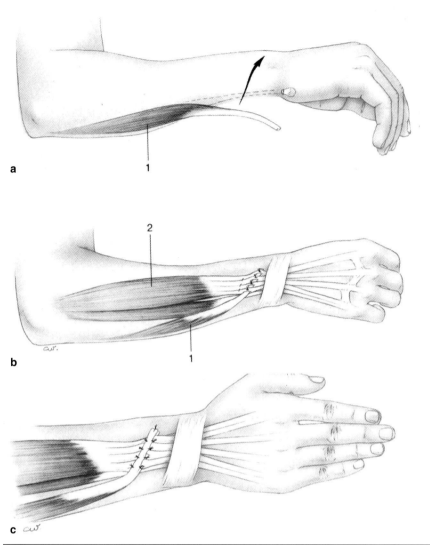

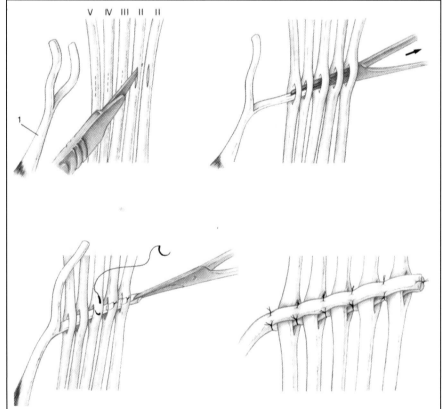

Abb. 9.**4a–c** Transfer der Sehne des M. flexor carpi ulnaris.
- **a** Die Sehne des M. flexor carpi ulnaris (1), die bis zum mittleren Drittel des Unterarms großzügig abgelöst wird, wird auf die Extensor-communis-Sehnen der Langfinger (2) transferiert (**b**).
- **c** Die Sehne des M. flexor carpi ulnaris wird in 2 Zügel gespalten: Der anteriore Zügel wird schräg durch jede einzelne der Extensor-communis-Sehnen geflochten, der dorsale Zügel wird mantelförmig um die Extensor-communis-Sehnen und auf den palmaren Zügel genäht.

Therapie der Paresen an der Hand **195**

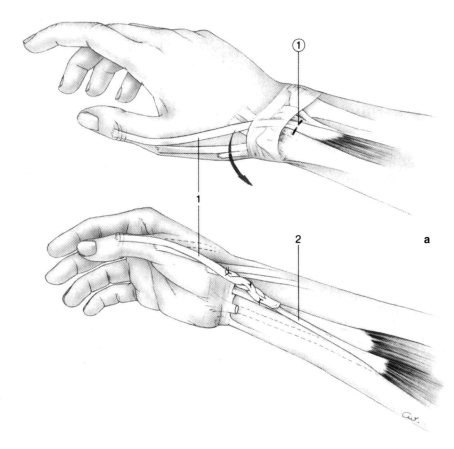

Abb. 9.**5a** u. **b** Transfer der Sehne des M. palmaris longus.
a Die im Muskel-Sehnen-Übergang abgesetzte Sehne des M. extensor pollicis longus (1) wird auf die palmare Seite des Handgelenks umgeleitet, um mit der Sehne des M. palmaris longus (2) in der Technik nach Pulvertaft anastomosiert zu werden (**b**).

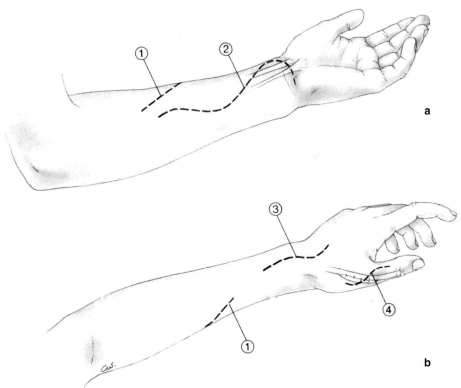

Abb. 9.**6a** u. **b** Technik nach Brand, modifiziert von Smith mit Verwendung des M. flexor carpi radialis. Zugangswege:
1 Schräge Inzision am radialen Rand des Unterarms in Höhe des M. pronator teres und des M. extensor carpi radialis brevis.
2 Sinusförmig geschwungene Inzision auf der Palmarseite des Handgelenks mit Verlängerung auf das mittlere Drittel des Unterarms für die Desinsertion und den Transfer des M. palmaris longus und des M. flexor carpi radialis.
3 Dorsale Inzision am Handgelenk für den Transfer des M. flexor carpi radialis auf die Extensor-communis-Sehnen.
4 Bajonettförmige Inzision am Metakarpophalangealgelenk des Daumens für die Anastomose der kurzen auf die lange Extensorensehne.

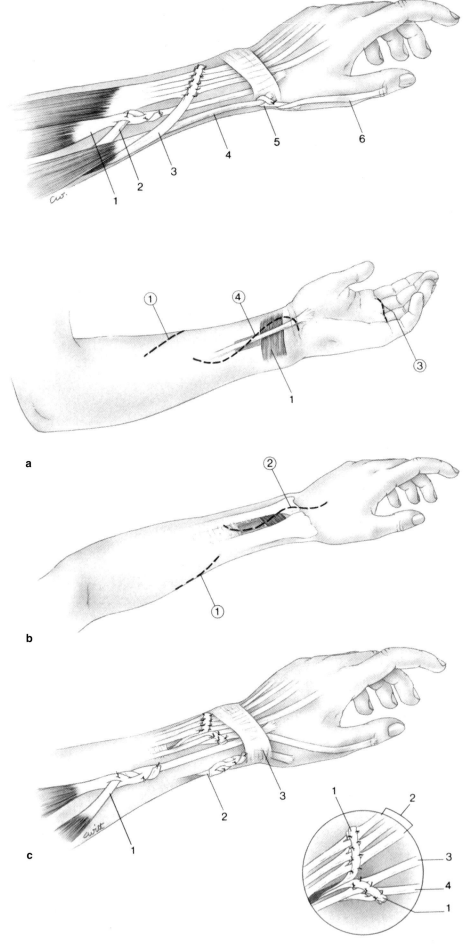

Abb. 9.**7** Die Sehne des M. pronator teres (2) wird mit der Sehne des M. extensor carpi radialis brevis anastomosiert (1). Der M. flexor carpi radialis (3) wird auf die Extensor-communis-Sehnen gesteppt. Die Sehne des M. extensor pollicis longus (6) wird mit der Sehne des M. palmaris longus anastomosiert. Die Sehne des Abductor pollicis (5) wird mit der Sehne des M. brachioradialis (4) tenodesiert.

Abb. 9.**8a–c** Technik nach Boyes unter Verwendung der oberflächlichen Extensorensehnen.

a u. **b** Zugangswege:
  1 Schrägverlaufende Inzision am radialen Rand des Unterarms in Höhe des M. pronator teres und des M. extensor carpi radialis longus.
  2 Dorsale, sinusförmig geschwungene Inzision am Handgelenk mit Aufsuchen des Interosseraums, um die Anastomose mit den Extensorensehnen zu realisieren.
  3 Transversale Inzisionen an der Basis des III. und IV. Fingers zum Heben der oberflächlichen Flexorensehne.
  4 Sinusförmig geschwungene Inzision an der palmaren Seite des Handgelenks und des Unterarms, um die oberflächlichen Flexorensehnen zu extrahieren und durch die Membrana interossea proximal des M. pronator quadratus (1) passieren zu lassen.

c Der M. pronator teres (1) wird mit dem M. extensor carpi radialis brevis anastomosiert. Der M. palmaris longus (2) wird mit dem M. abductor pollicis longus proximal des Lig. extensorum des Handgelenks (3) anastomosiert. Kreisansicht: Die oberflächliche Flexorensehne des Mittelfingers (1) wird auf der Extensor-pollicis-longus-Sehne (4) und der Extensor-indicis-proprius-Sehne (3) fixiert. Die oberflächliche Flexorensehne des Ringfingers wird mit der Extensor-communis-Sehne der 3 ulnaren Finger (2) anastomosiert, ggf. mit der Extensor-digiti-quinti-proprius-Sehne.

Technik

Es bestehen lediglich 3 Zugangswege (Abb. 9.9):
- Die 1. dorsal gelegene Inzision erlaubt den Transfer des M. extensor carpi radialis longus auf die Brevissehne, um die Achsenverhältnisse am Handgelenk zu erhalten. Mit dem gleichen Zugang wird die Sehne des M. extensor pollicis longus abgesetzt und anschließend zum Processus styloideus radii umgeleitet. Gleichzeitig wird die Anastomose des M. flexor carpi radialis mit der Extensor-communis-Sehne der Langfinger und ggf. der Extensor-digiti-quinti-proprius-Sehne erleichtert.
- Die 2. geschwungene Inzision auf der Dorsalseite des 1. Metakarpales ermöglicht die Anastomose der kurzen mit der langen Extensorensehne des Daumens.
- Die 3. sinusförmig geschwungene Inzision auf der Palmarseite des Unterarms beginnt an der distalen Handgelenkbeugefalte. Sie erlaubt das Absetzen der Sehne des M. palmaris longus sowie derjenigen des M. flexor carpi radialis und die Präparation bis in den Muskelbereich sowie das Umleiten der Sehnen. Der Zugang ermöglicht auch die Tenodese der Sehne des M. abductor pollicis longus mit derjenigen des M. brachioradialis.

Die Befestigung der Sehnentransfers erfolgt nach den gleichen Techniken, die bereits beschrieben wurden.

Zusammenfassung:
- die Sehne des M. extensor carpi radialis longus wird auf die Sehne des M. extensor carpi radialis brevis gesteppt;
- die Sehne des M. palmaris longus wird auf der Extensor-pollicis-longus-Sehne fixiert, welche selbst mit der kurzen Extensorensehne solidarisiert wird;
- der M. brachioradialis wird auf den M. abductor pollicis longus transferiert;
- der M. flexor carpi radialis durchflicht die Extensor-communis-Sehne der Langfinger und die Extensor-digiti-quinti-proprius-Sehne.

■ Postoperative Nachsorge

Die postoperative Immobilisierung erfolgt strikt für 4 Wochen auf einer palmaren Schiene, die das Handgelenk in 45 Grad Dorsalextension stabilisiert. Die Langfinger werden unter Plazieren der Metakarpophalangealgelenke und der Interphalangealgelenke in 30 Grad Flexion vor Einsteifungen geschützt. Der Daumen wird in vollständiger Abduktion gelagert bei leicht flektiertem Metakarpophalangeal- und Interphalangealgelenk.

Die erforderlichen Drainagen werden für 2–3 Tage belassen, um Hämatombildungen in den abgelösten Schichten zu vermeiden.

Nach der 4. Woche wird die Schiene durch eine dynamische Orthese ersetzt, die die Fingerketten in Extension und den Daumen in Abduktion bringt. Zu diesem Zeitpunkt wird die aktive Mobilisation aller Finger autorisiert. Dagegen ist es günstiger, die 5. Woche abzuwarten, um die aktive Extension des Handgelenks durch den M. pronator teres isoliert zu beüben.

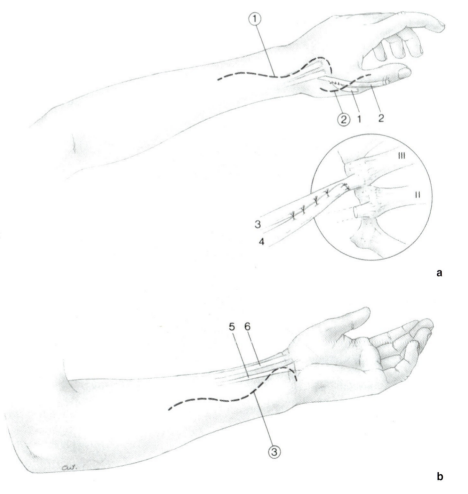

Abb. 9.9 a u. b Distale Radialisparese.
Zugangswege:
1 Sinusförmig geschwungene Inzision, beginnend an der Insertion der Extensor-carpi-radialis-longus- und -brevis-Sehnen und geführt bis zum mittleren Drittel des Unterarms. Der M. extensor carpi radialis longus (4) wird auf den M. extensor carpi radialis brevis (3) transferiert (Kreisansicht).
2 Bajonettförmige Inzision am Metakarpophalangealgelenk des Daumens, um die Anastomose der kurzen (1) mit der langen Extensorensehne des Daumens (2) zu ermöglichen.
3 Palmare sinusförmig geschwungene Inzision, beginnend transversal an der Handgelenkbeugefalte für die Desinsertion des M. palmaris longus (5) und des M. flexor carpi radialis (6). Diese wird weiterverfolgt bis zum palmaren Bereich des Unterarms. Der M. flexor carpi radialis wird durch die Membrana interossea geführt und auf den Extensor-communis-Sehnen fixiert.
Der M. palmaris longus wird mit der umgeleiteten Sehne des M. extensor pollicis longus anastomosiert. Der M. abductor pollicis wird mit der Sehne des M. brachioradialis tenodesiert.

Die Orthesen werden insgesamt für einen Zeitraum von 2 Monaten angewandt.

Die Synergie der Transplantate erleichtert eine schnelle Verwendung der Hand unter Berücksichtigung des Tenodeseneffekts am Handgelenk, der eine praktisch vollständige Funktion der Finger ermöglicht.

■ Indikationen (s. Tab. 9.5)

□ Proximale Paresen

Bei proximalen Paresen besteht unsere 1. Wahl in der Anwendung der Technik von Tubiana, da diese zuverlässig ist und die Synergie der Transplantate respektiert. Außerdem erlaubt sie eine unabhängige Funktion des Daumens (Abb. 9.10).

Die Verwendung des M. flexor carpi ulnaris, des kräftigsten Muskels des Handgelenks, wurde hierbei als Nachteil angesehen. Es tritt ein Verlust der Stabilität und damit der Kraftentwicklung auf. Nach unserer Erfahrung konnte jedoch eine radiale Deviation nach diesen Transfers, wie von anderen Autoren angemerkt, nicht gefunden werden.

Es ist anzufügen, daß die Ausdehnung des M. flexor carpi ulnaris auf 4 cm begrenzt ist, was für eine vollständige Extension der Finger ohne den zusätzlichen Tenodeseneffekt am Handgelenk unzureichend ist.

Die Technik nach Smith wird bei erheblichen ulnaren Narbenbildungen des Unterarms angewandt, wenn die Inklination in ulnarer Richtung unterstützt werden soll. Der Transfer des M. flexor carpi radialis reicht für die vollständige Extension des Handgelenks aufgrund seines kaum größeren Ausdehnungsausmaßes gegenüber dem M. flexor carpi ulnaris nicht aus und erfordert auch eine gute Mobilität des Handgelenks. Die Tenodese des M. abductor pollicis longus mit der Sehne des M. brachioradialis schützt den Daumen vor einer Z-Deformität.

Die Nutzung der oberflächlichen Flexorensehnen bedeutet, daß die Operation nach Boyes erst als letzte Wahl in Frage kommt, wenn Kontraindikationen für die zuvor beschriebenen Techniken bestehen. Wir vermeiden das Entblößen der Fingerketten (III und IV) von den oberflächlichen Flexorensehnen, die zu der Kraft des Faustschlusses beitragen. Auch besteht bei diesen transferierten Sehnen kein Synergieeffekt. Die Passage durch die Membrana interossea ist oft Ursache für Blockierungsphänomene. Trotz dieser Bedenken darf das Verfahren nicht unterschätzt werden, da es die Unabhängigkeit des Daumens und Zeigefingers und die Flexorensehnen am Handgelenk erhält.

In all diesen Fällen sollte eine korrekte Rekonstruktion der Extension des Handgelenks durch den Transfer des M. pronator teres auf die Sehne des M. extensor carpi radialis brevis erfolgen. Eine Überkorrektur, die später mit Sicherheit zu einer veränderten Fingerfunktion führen würde, ist zu vermeiden. Bleibt die Prognose einer primären oder sekundären direkten Rekonstruktion des N. radialis ungünstig, ist es möglich, in gleicher Sitzung den Transfer des M. pronator teres zu realisieren, der die Verwendung der Hand bis zur funktionellen Besserung erheblich erleichtert.

□ Distale Paresen

In Anlehnung an das Prinzip nach Smith (s. Tab. 9.6) kommt es zur Verwendung des M. flexor carpi radialis für die Rekonstruktion der Funktion der Extensor-communis-Sehne, des M. palmaris longus für die Aktivierung der beiden miteinander solidarisierten Extensorensehnen des Daumens sowie zur Tenodese zwischen dem M. abductor pollicis longus mit dem M. brachioradialis. Bei dieser Läsionsform besteht ein funktionierender M. extensor carpi radialis longus und für die Ausrichtung des Handgelenks reicht es aus, diesen auf den M. extensor carpi radialis brevis zu transferieren.

Paresen des Nervus medianus

Die Durchtrennung des N. medianus am Handgelenk verursacht eine schwere Parese, da es sowohl zur Anästhesie von zwei Dritteln der palmaren Hand kommt als auch zur Parese eines Drittels der intrinsischen Muskulatur mit anschließendem Oppositionsdefizit am Daumen.

Die Wiederherstellung motorischer Funktionen durch Sehnentransfers erscheint nur sinnvoll, wenn gleichzeitig eine Schutzsensibilität garantiert werden kann. Dieser Bedarf rechtfertigt alle primären oder sekundären Rekonstruktionsversuche der Kontinuität des Nervs.

Obwohl distale Paresen am Handgelenk bei weitem am häufigsten beobachtet werden, sind die Möglichkeiten der funktionellen Rehabilitation bei proximalen Paresen herauszustellen. Hier bestehen Paresen der langen Flexorensehne des Daumens, der oberflächlichen und tiefen Flexorensehnen des Zeigefingers und zu einem geringen Grad des Mittelfingers.

■ Distale Parese des Nervus medianus

Meist besteht neben der Durchtrennung des N. medianus am Handgelenk eine Ruptur der Sehne des M. flexor carpi radialis und des M. palmaris longus, aber auch der Flexorensehnen. Dieses muß bei der Wahl des Transfers berücksichtigt werden.

Bei 20–30% der Durchtrennungen des N. medianus am Handgelenk ist das Oppositionsdefizit am Daumen aufgrund der Innervation der Thenarmuskulatur durch den N. ulnaris gering ausgeprägt. Bei vollständigem Daumenoppositionsdefizit muß die Biomechanik dieser Bewegung gut bedacht werden, damit der Sehnentransfer in seinem Verlauf und seiner Befestigung sorgfältig gewählt werden kann.

Definitionsgemäß befindet sich der Daumen in Oppositionsstellung, wenn sich die Pulpa strikt parallel derjenigen des Mittelfingers befindet.

Um diese Oppositionsstellung zu erreichen, müssen drei fundamentale Bewegungen der Daumenkolonne möglich sein:
- Die Abduktion erfolgt maximal dank des Karpometakarpal- und des Metakarpophalangealgelenks. Am Ende der Abduktionsbewegung kann sich eine Anterversionsbewegung hinzugesellen,
- Flexion: Das Gelenkspiel des Trapeziometakarpal- und des Metakarpophalangealgelenks erlauben es, die Köpfchen des 1. und 2. Metakarpalknochens in die sagittale Ebene einzustellen.

- Pronation: Die Rotation des 1. Metakarpales um die longitudinale Achse wird durch den Freiheitsgrad des Trapeziometakarpalgelenks möglich. Erst diese Bewegung erlaubt es der Pulpa des Daumens, sich parallel zu derjenigen des Mittelfingers auszurichten (Abb. 9.**11a** u. **b**).

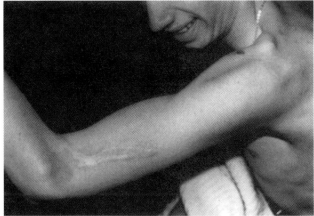
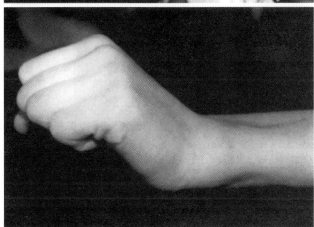
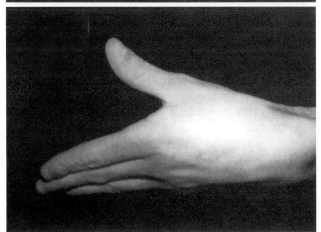

Abb. 9.**10a–c**
a Hohe Radialisparese. Therapie durch Dreifachtransfer mit der Sehne des M. flexor carpi ulnaris.
b Die Extension des Handgelenks wird durch den Transfer des M. pronator teres erreicht.
c Die Extension der Langfinger kann nur durch die Wirkung des M. flexor carpi ulnaris und den Tenodeseneffekt am Handgelenk, welches sich in Neutralstellung befinden muß, erreicht werden. Die Sehne des M. palmaris longus wird auf der Sehne des M. extensor pollicis longus anastomosiert und sichert die Extension des Interphalangealgelenks am Daumen.

Der M. abductor pollicis brevis und M. opponens pollicis können die Abduktion, Flexion und Pronation des 1. Metakarpales ausführen, wobei ersterer den Verdienst aufweist, auch die Abduktion und Flexion der Grundphalanx distalseitig zu realisieren. Aus diesen Gründen werden die Transfers zur Oppositionsrekonstruktion an der Sehne des M. abductor pollicis longus fixiert. Eine einzelne Sehne kann jedoch nicht alle Funktionen des Daumens wiederherstellen, besonders wenn eine Parese des N. medianus und N. ulnaris gleichzeitig besteht, bei der alle intrinsischen Muskeln betroffen sind.

Der Verlauf eines Oppositionstransfers muß in Abhängigkeit vom vordringlichsten Defizit gewählt werden. Ist die Abduktion oder Anteversion zu ersetzen, sollte der Sehnentransfer einen radial am Handgelenk und der Hand gelegenen Verlauf aufweisen wie beim Transfer der Sehne des M. palmaris longus (Abb. 9.**12**, 1). Sollte dagegen das Korrekturverfahren die Pronation und die Flexion des Daumens unterstützen, muß der Transfer auf der Ulnarseite des Handgelenks liegen und erfordert die Bildung eines Umlenkbands, welches durch das Os pisiforme (Abb. 9.**12**, 3) oder die Sehne des M. flexor carpi ulnaris (Abb. 9.**12**, 2) gegeben ist.

Klassischerweise wird das Transplantat auf der Sehne des M. abductor pollicis brevis fixiert. Ist jedoch das Metakarpophalangealgelenk zu lax und besteht das Risiko, daß sich dieses zu sehr in Flexion einstellt, kann die Durchflechtung der Sehne des M. extensor pollicis longus durch einen Zügel des Transplantats erfolgen.

Unter mehr als 30 Sehnentransfertechniken für die Rekonstruktion der Daumenopposition nutzen wir vier Interventionsformen, die den funktionellen Bedürfnissen des Patienten genügen.

☐ Transfer der Extensor-indicis-proprius-Sehne

Es handelt sich um eine einfache und wirkungsvolle technische Lösung. Beschrieben von Burkhalter u. Mitarb. (10), bietet sie den Vorteil, nach Insertion auf der Sehne des M. abductor pollicis brevis die Abduktion, Pronation und Flexion des Metakarpophalangealgelenks des Daumens zu ermöglichen.

Eine kurze, geschwungene Inzision im 2. Intermetakarpalraum erlaubt das Absetzen der Extensor-indicis-proprius-Sehne proximal der Extensorenhaube. Um diese nicht zu destabilisieren, sollte der distale Anteil der Extensor-indicis-proprius-Sehne mit derjenigen des Extensor communis vernäht werden.

2 kurze transversale Inzisionen auf beiden Seiten des Retinaculum extensorum ermöglichen die Extraktion der Sehne (Abb. 9.**13a**).

Eine kleine vertikale dorsal-ulnarseitig gelegene Inzision im Bereich des Übergangs des mittleren zum distalen Drittel des Unterarms läßt den Blick auf den Muskel-Sehnen-Übergang zu. Eine Ablösungsebene wird ausgehend von dieser Inzision bis in den Bereich des Processus styloideus ulnaris kreiert. Eine vertikale Inzision von 2 cm im Bereich des M. flexor carpi ulnaris erlaubt die Extraktion der Extensorensehne. Eine weitere Inzision erfolgt an der dorsoradialen Seite des Metakarpophalangealgelenks am Daumen, wodurch der Zugang zum Ansatz der kurzen Abduktorsehne ermöglicht wird (Abb. 9.**13b**).

Mit der Schere wird ein subkutaner Tunnel zwischen letzterer Inzision und der Sehne des M. flexor carpi ulnaris

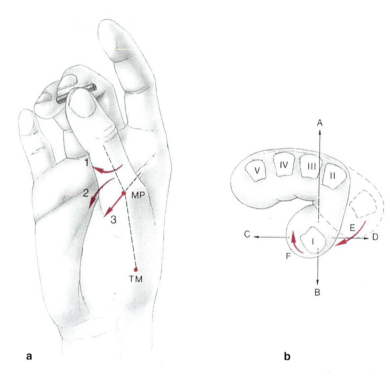

Abb. 9.**11a** u. **b** Der Mechanismus der Opposition am Daumen
a Der Daumen befindet sich in Opposition, wenn die Pulpa parallel zu derjenigen des Mittelfingers steht. Diese Position erfordert eine Abduktion (3), eine Pronation (1) des Trapeziometakarpalgelenks (TM) und eine Flexion (2) des Metakarpophalangealgelenks (MP).
b Die Abduktion oder maximale Anteversion plaziert den Daumen in der Vertikalebene der Handinnenfläche (B). Die Pronation (F) sichert die Parallelität der Pulpa von Daumen und Mittelfinger.

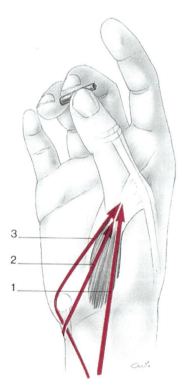

Abb. 9.**12** Wahl des Sehnenverlaufs zur Wiederherstellung der Opposition.
Besteht eine verminderte Abduktion oder Anteversion, verläuft der Transfer am radialen Rand des Handgelenks (1). Liegt ein Defizit in Pronation und Flexion vor, verläuft der Transfer ulnar unter Verwendung des Os pisiforme (3) oder der Sehne des M. flexor carpi ulnaris (2) als Umlenkband.

ne keine Plikatur aufweist und, ausgehend vom Ursprung an der Ulna, frei von Blockierungen ist. Die Ausdehnung dieses Muskels am Handgelenk beträgt ungefähr 4 cm und ist durch einfache Traktion leicht zu überprüfen.

Die Befestigung an der Sehne des M. abductor pollicis brevis erfolgt bei Neutralstellung des Handgelenks bei voller Abduktion des Daumens. Wenn die Fixierung korrekt ausgeführt wurde, muß sich der Daumen in maximaler Oppositionsstellung befinden, wenn das Handgelenk in Dorsalextension kommt (Abb. 9.**13c**). Auf der anderen Seite muß sich der Daumen bei flektiertem Handgelenk passiv vollständig in Abduktion bewegen lassen. Bewirkt der Sehnentransfer eine zu große Flexion des Metakarpophalangealgelenks am Daumen, sollte die Sehne gedoppelt werden, um eine Durchflechtung mit der langen Extensorensehne des Daumens durch einen der Zügel nach dem Prinzip von Riordan zu erfahren (42). Die Kürze der Sehne und das geringe Volumen beschränken oft diese Form der Fixation.

☐ Transfer der oberflächlichen Flexorensehne des Ringfingers

Royle (45) und später Thompson (49) haben die Verwendung der oberflächlichen Flexorensehne des Ringfingers oder des Kleinfingers propagiert, wobei diese zunächst durch den Karpaltunnel geführt und der distale Teil des Retinaculum flexorum als Umlenkband genutzt wurde. Seither sind 15 verschiedene Verläufe vorgeschlagen worden, um entweder die Abduktion oder die Opposition zu unterstützen.

Wir bevorzugen die Verwendung des Os pisiforme als Umlenkband.

Die oberflächliche Flexorensehne wird durch eine tranversale Inzision an der Basis des Ringfingers im Bereich der Ringbänder A1 und A2 gehoben. Mit einem Sehnenhaken wird die oberflächliche von der profunden Sehne getrennt und dann im Bereich der Decussatio abgesetzt. Der distale Anteil der Flexorensehne wird frei belassen, wo-

angebracht. Der schräge Verlauf ist praktisch einem in vollständiger Abduktionsstellung plazierten Metakarpale überlagerbar. Die Sehne des M. extensor indicis proprius wird dann durch die Inzision am Daumen extrahiert. Zu diesem Zeitpunkt ist zu überprüfen, daß die zu transferierende Seh-

Therapie der Paresen an der Hand

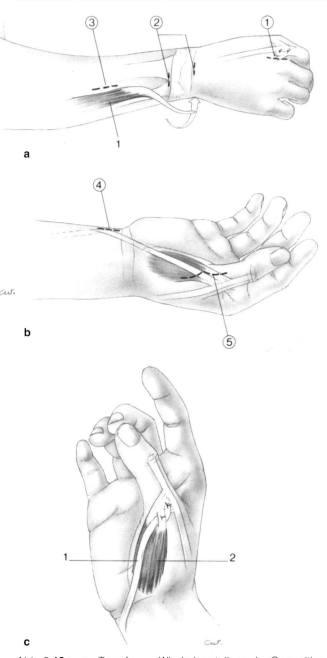

Abb. 9.**13a–c** Transfer zur Wiederherstellung der Opposition unter Verwendung des M. extensor indicis proprius (Burkhalter).
Zugangswege:
a u. **b** 1 Geschwungene Inzision im 2. Intermetakarpalraum für das Heben der Extensor-indicis-proprius-Sehne. Die durch das Heben geschwächte Extensorenhaube wird mit 2 Stichen stabilisiert.
2 Zwei kurze Inzisionen auf beiden Seiten des Retinaculum extensorum ermöglichen das Heben der Extensor-indicis-proprius-Sehne ohne Schädigung.
3 Eine dorsoulnare vertikale Inzision im Übergang des mittleren zum distalen Drittel:
Durch Ablösung wird die Muskel-Sehnen-Masse des Extensor indicis proprius (1) nach palmar ausgerichtet.
4 Eine palmare Inzision am Handgelenk im Bereich der Sehne des M. flexor carpi ulnaris für die Extraktion der transferierten Sehne und die Präparation der Tunnelierung bis in den Bereich der Hautinzision, welche auf der radialen Seite des Metakarpophalangealgelenks des Daumens angebracht wurde (5).
c Fixation der Extensor-indicis-proprius-Sehne (1) durch die Sehne des M. abductor pollicis brevis (2).

durch der Daumen von Schwanenhalsdeformationen verschont wird (Abb. 9.**14a**).

Weist die Handinnenfläche am Karpaltunnel keine Narbenbildung auf, wird die oberflächliche Flexorensehne in der Handgelenkbeugefalte durch eine transversale und eine zusätzliche, 5–6 cm weiter proximal am Unterarm am Muskel-Sehnen-Übergang gelegene Inzision extrahiert. Jetzt kann die Sehne in den ulnaren Bereich des Handgelenks umgeleitet werden und hier durch eine geschwungene Inzision über dem Os pisiforme, die sich zu der Sehne des M. flexor carpi ulnaris verlängert, ausgeleitet werden.

Die oberflächliche Flexorensehne des Ringfingers verläuft vor der Sehne des M. flexor carpi ulnaris und umläuft das Os pisiforme, wobei dieses die Rolle des Umlenkbandes übernimmt. Der weitere Verlauf des Transplantats wird subkutan mit einer stumpfen Schere, ausgehend von der Hautinzision am Os pisiforme, getunnelt bis zu der Inzision, die im Bereich des Metakarpophalangealgelenks am Daumen angebracht wurde.

Eine Variante, die den Abduktionseffekt des Transplantats mildert, besteht in der Verwendung der Sehne des M. flexor carpi ulnaris als Umlenkband. Die oberflächliche Flexorensehne passiert dann dorsal der Flexor-carpi-ulnaris-Sehne und umläuft diese ulnar, um dann anterior weitergeführt zu werden. Dann liegt das Umlenkband weiter proximal des Os pisiforme, und der Verlauf ermöglicht den Kompromiß zwischen der Funktion der Opposition und der Abduktion.

Die Fixation des Transplantats erfolgt durch Doppelung der Sehne. Ein Zügel wird auf der Sehne des M. abductor pollicis longus fixiert, die andere durchflicht die Extensor-pollicis-longus-Sehne in der Technik nach Riordan (Abb. 9.**14b**).

Die Spannung wird in Flexion des Handgelenks von 30 Grad und unter Plazieren des Daumens in vollständiger Abduktion eingestellt. Die Wirkung des Transplantats wird in Dorsalextension des Handgelenks kontrolliert (Abb. 9.**15**).

☐ Transfer des Musculus palmaris longus nach Camitz

Littler u. Li (29) haben eine 1929 von Camitz (12) für die Korrektur von Atrophien als Folge von Medianusaffektionen beschriebene Technik wiederentdeckt. Dieser Transfer läßt sich schnell realisieren und wir bevorzugen ihn, um die Abduktionskomponente zu beeinflussen. Mit diesem Ziel kann er zusätzlich zu einem Transfer der Extensor-indicis-proprius-Sehne oder der Superfizialissehne des Ringfingers ausgeführt werden, wenn letztere lediglich die Opposition mit besserer Betonung der Abduktion rekonstruieren soll.

Die Hautinzision besteht in dem Zugang zum Karpaltunnel und verlängert sich um 5 cm auf den Unterarm, wobei das Handgelenk Z-förmig überkreuzt wird (Abb. 9.**16**).

Das Heben der Palmaris-longus-Sehne wird in Kontinuität mit der Faszie über eine Länge von 5 cm vorgenommen. Der Verlauf des Transfers erfolgt durch Tunnelierung zwischen der radial dorsolateral gelegenen Inzision des Metakarpophalangealgelenks am Daumen und dem am weitesten proximal gelegenen Anteil des Zugangsweges zum M. palmaris longus.

Die Faszie wird auf sich selbst aufgerollt und mit einem 2/0-PDS-Faden fixiert, dessen Enden die Passage im subkutanen Tunnel erleichtern. Der Verlauf der mit Faszie ver-

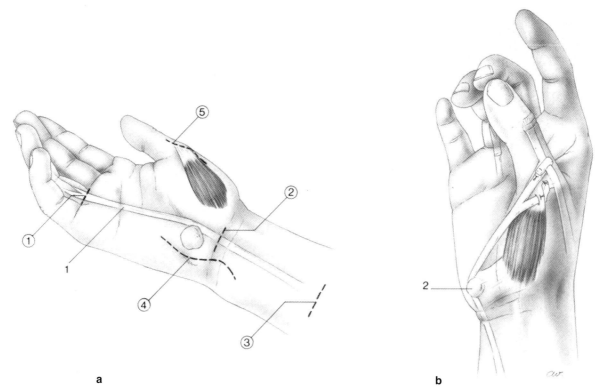

Abb. 9.**14 a** u. **b** Transfer zur Wiederherstellung der Opposition unter Verwendung der oberflächlichen Flexorensehne des Ringfingers.
a Zugangswege:
1 Die Sehne des M. flexor digitorum superficialis (1) wird durch eine kurze transversale Inzision an der Basis des Fingers gehoben.
2 Die Sehne wird nacheinander durch eine kurze transversale Inzision an der distalen Handgelenkbeugefalte und anschließend im Bereich des Muskel-Sehnen-Übergangs am Unterarm (3) gehoben.
4 Eine sinusförmig geschwungene Inzision am ulnaren Rand des Os pisiforme und der Sehne des M. flexor carpi ulnaris dient zur Extraktion der Superfizialissehne, um die günstigste Umlenkstelle für den Transfer und für das Ausführen der Tunnelbildung bis zum Metakarpophalangealgelenk am Daumen zu wählen. Die Sehne wird an dieser Stelle durch eine weitere dorso-radiale Inzision extrahiert (5).
b Die Superfizialissehne wird um das Os pisiforme (2) umgelenkt und nach Doppelung in 2 Zügel, einerseits durch Durchflechtung der kurzen Abduktorensehne und andererseits mit sich selbst, nach Umlenken um die lange Extensorensehne des Daumens vernäht.

längerten Sehne des M. palmaris longus muß direkt bis zum Bereich der Insertion auf der Sehne des M. abductor pollicis brevis erfolgen. Die Spannungseinstellung erfolgt entsprechend den für die anderen Transplantate mit palmarem Verlauf geltenden Kriterien. Die Immobilisation für 4 Wochen erfordert meist das Einstellen des Handgelenks in Flexionsstellung von 30–40 Grad (Abb. 9.**17**).

☐ Transfer des Musculus abductor digiti quinti nach Huber-Littler

Littler u. Cooley (28) haben 1963 eine Technik zum Transfer des Abduktormuskels vom Kleinfinger, die 1921 von Huber beschrieben wurde (20), wiederbelebt. Von technisch schwieriger Realisierung aufgrund der Präparation des Gefäß-Nerven-Pedikels in der Loge de Guyon, weist dieser Tansfer jedoch das Verdienst auf, das Problem der Oppositionsstellung des Daumens bei der simultanen Parese der Nn. medianus et radialis sowie bei Pollizisationen und kongenitalen Hypoplasien zu lösen.

Die Inzision beginnt ulnar dorsolateral an der Grundphalanx, um die Sehne des M. abductor digiti quinti gut zu exponieren. Sie verläuft schräg in die palmare Beugefalte der Eminentia hypothenaris und endet zickzackförmig in der Beugefalte des Handgelenks (Abb. 9.**18 a**).

Die Sehne wird an der Diaphyse der Grundphalanx abgesetzt, präpariert und von distal nach proximal unter Separierung von der Flexorenmuskulatur des Kleinfingers gelöst bis zum Erreichen des Gefäß-Nerven-Stiels, der unterhalb des Os pisiforme liegt.

Der Pedikel wird isoliert und angeschlungen, anschließend wird der proximale Anteil des Muskels vom Os pisiforme abgelöst. Der Muskel wird jetzt lediglich noch von seinem Pedikel gehalten und auf die Thenarseite transferiert, vergleichbar dem Umschlagen einer Buchseite, wie von Littler u. Cooney beschrieben (28) (Abb. 9.**18 a** u. **b**). Ein großer subkutaner Tunnel wird zwischen der radialen Inzision am Metakarpophalangealgelenk des Daumens und der Hypothenarloge angelegt, um jede Torsion des Pedikels oder Kompression des Muskels zu vermeiden. Um sich von der einwandfreien Gefäßversorgung des Transplantats zu überzeugen, wird empfohlen, die Blutleeremanschette an diesem Punkt zu lösen.

Die Sehne des M. abductor digiti quinti wird auf diejenige des M. abductor pollicis brevis fixiert. Um zu große Spannungen auf den Pedikel zu vermeiden, wird der Daumen für 4 Wochen in Adduktion und Opposition mit dem Mittelfinger plaziert, wobei die Handgelenkmobilität das Transplantat nicht beeinträchtigen darf. Dieses Vorgehen kann vereinfacht werden, wenn die Abduktorsehne des Kleinfingers mit einem verlängerten Sehnenanteil gehoben

Therapie der Paresen an der Hand

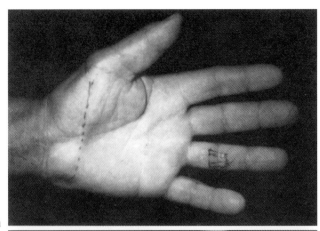
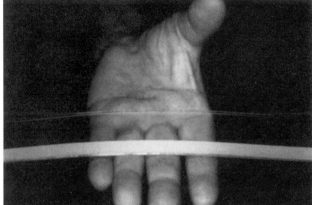
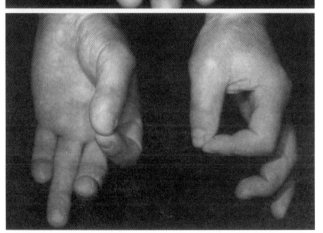

Abb. 9.**15a–c**
a Transfer der superfiziellen Flexorensehne des Ringfingers. Das Os pisiforme dient als Umlenkband.
b u. **c** Dieser Transfer sichert sowohl die Adduktion als auch die Opposition. Die Pronation ist die am schwierigsten wiederherzustellende Funktion.

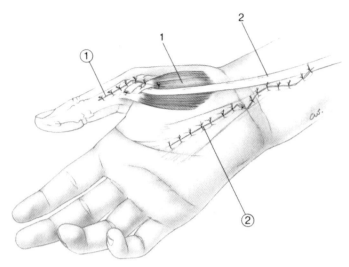

Abb. 9.**16** Transfer zur Wiederherstellung der Opposition unter Verwendung des M. palmaris longus (Camitz):
1 Eine gebogene Inzision erfolgt im Bereich des Metakarpophalangealgelenks am Daumen, damit die von der Faszie verlängerte Sehne des M. palmaris longus (2) durch die Sehne des M. abductor pollicis brevis (1) fixiert werden kann.
2 Längsgestellter Zugangsweg in der Handinnenfläche mit Verlängerung in den Unterarmbereich unter zickzackförmiger Überkreuzung des Handgelenks.

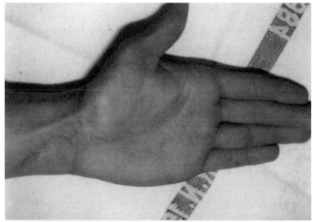
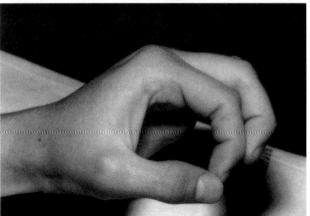

Abb. 9.**17a** u. **b**
a Transfer der Sehne des M. palmaris longus nach Camitz.
b Die Abduktionsfunktion des Daumens wird durch diesen Transfer unterstützt.

werden kann. In diesem Falle ist es nicht erforderlich, den Ansatz auf dem Os pisiforme zu lösen oder den Gefäß-Nerven-Stiel zu präparieren (Abb. 9.**19**).

■ Proximale Parese des Nervus medianus

Besteht eine vollständige hohe Parese des N. medianus, betreffen motorische Ausfälle die Flexorensehnen am Handgelenk (M. flexor carpi radialis und M. palmaris longus), M. flexor pollicis longus, die oberflächlichen Flexoren der

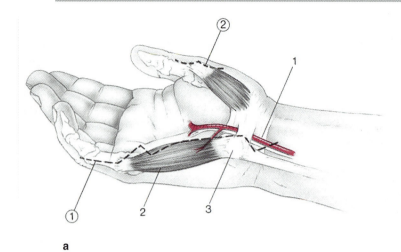

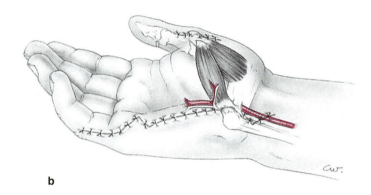

Abb. 9.**18a** u. **b** Transfer zur Wiederherstellung der Opposition unter der Verwendung der Abduktorsehne des Kleinfingers nach Huber-Littler.
1 Dorsal-ulnarseitige Inzision an der Grundphalanx des Kleinfingers unter Verlängerung auf die ulnare Handinnenfläche bis in den Bereich der Handgelenkbeugefalte.
2 Zugang zur Sehne des M. abductor pollicis brevis durch eine gebogene Inzision. Die Sehne des M. abductor digiti quinti (2) wird von der Grundphalanx und vom Os pisiforme (3) desinseriert.
Der Gefäß-Nerven-Stiel (1) dient als Rotationspunkt des Transfers, der auf der Sehne des M. abductor pollicis brevis fixiert wird.

Langfinger sowie die profunden Flexoren von Zeige- und Mittelfinger.

Die Wiederherstellung des Daumen-Zeigefinger-Pinch-Griffs ist das hauptsächliche Ziel, wenn eine Schutzsensibilität gesichert ist. Zwei unterschiedliche therapeutische Vorgehen können angewandt werden.

☐ Vollständige hohe Parese

Die profunden Flexorensehnen von Ring- und Kleinfinger werden auf die profunden Flexorensehnen von Zeigefinger und Mittelfinger gesteppt. U-förmige Nähte reichen aus, um sie am distalen Drittel des Unterarms proximal des Karpaltunnels zu solidarisieren. Die intertendinösen Anastomosen verursachen einen Verlust der Unabhängigkeit der Finger. Die Extensor-pollicis-longus-Sehne wird durch den Transfer der Brachioradialissehne motorisiert.

☐ Partielle hohe Medianusparese

Die Flexionsbewegung des Handgelenks ist partiell oder vollständig erhalten. Diese Funktion ist wichtig, da durch den Tenodeseneffekt die Wirkung des Sehnentransfers verstärkt und die Funktion des Daumen-Zeigefinger-Pinch-Griffs wiederhergestellt werden kann.

Hier kommt es zu dem klassischen Vorgehen der Motorisierung der Flexor-pollicis-longus-Sehne durch die Sehne des M. brachioradialis und die profunde Flexorensehne des Zeigefingers, ggf. verbunden mit derjenigen des Mittelfingers durch den M. flexor carpi radialis longus.

Die Technik besteht in dem Zugang der Empfängersehnen am distalen Drittel des Unterarms durch eine radiale Inzision, die proximal dorsal nach radial weitergeführt wird (Abb. 9.**20a**).

Nach Absetzen des distalen Ansatzes wird der M. extensor carpi radialis longus vom M. extensor carpi radialis brevis bis in dem Bereich des Muskelbauchs abgelöst und vom dorsalen Unterarm ohne Umlenkungen auf die Palmarseite transponiert.

Die Anastomose erfolgt durch direkte Naht mit der Flexor-profundus-Sehne vom Zeigefinger (Abb. 9.**20b**) oder durch Durchflechtungsnaht, wenn die Sehne des Mittelfingers mit motorisiert werden soll. Die Spannung des Transfers plaziert Zeige- und Mittelfinger bei Neutralstellung des Handgelenks in leichte Überkorrektur im Verhältnis zu Ring- und Kleinfinger.

Der Transfer der Sehne des M. brachioradialis erfordert ebenfalls eine ausgiebige Ablösung, da dessen Ausdehnung auf 1,5 cm begrenzt ist. Beim Vorgehen nach Tubiana (51) können durch Desinserieren der Ansätze vom Oberarm zusätzlich ungefähr 2 cm Ausdehnung gewonnen werden. Die Fixation der Sehne des M. brachioradialis erfolgt Endzu-End mit der Flexor-pollicis-longus-Sehne oder durch Durchflechtungsanastomose. Die Einstellung wird bei Neutralstellung des Handgelenks mit 30 Grad flektiertem Metakarpophalangeal- und Interphalangealgelenk vorgenommen (Abb. 9.**20c** u. 9.**21**).

Die Motorisierung der Daumenopposition unterliegt in diesem Fall dem Transfer der Sehne des M. extensor indicis proprius.

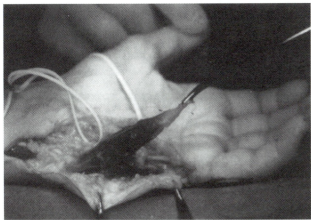
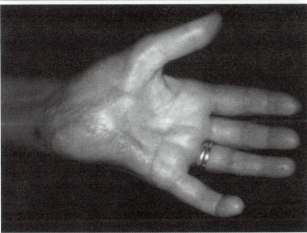
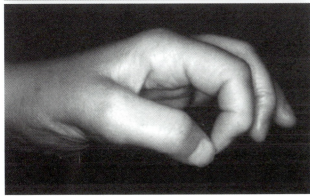

Abb. 9.**19 a–c**
a Transfer zur Wiederherstellung der Opposition unter Verwendung des M. abductor digiti quinti nach Huber-Littler.
b Der Muskel erreicht die Thenarseite nicht vollständig.
c Die Adduktion und die Pronation bleiben eingeschränkt.

■ Indikationen

Bei distalen Paresen des N. medianus bestimmen lokale Verhältnisse und der Kraftbedarf die Wahl des Transplantats zur Oppositionsrekonstruktion. Je stärker die Abduktion beeinträchtigt ist, desto mehr muß das Transplantat radial am Handgelenk gelagert sein. Diese Situation begünstigt den Transfer des M. palmaris longus und der superfiziellen Flexorensehne des Ringfingers, wobei die Umlenkung im Bereich des Retinaculum flexorum liegt.

Erfordern die Gegebenheiten jedoch die Wiederherstellung der Flexion und der Daumenpronation, ist der Transfer ulnar anzusiedeln und erfolgt mit der Sehne des M. extensor indicis proprius oder der oberflächlichen Flexorensehne des Ringfingers, wobei das Os pisiforme oder die Sehne des M. flexor carpi ulnaris als Umlenkband genutzt werden.

Jeder Transfer hat spezifische Eigenschaften, die vom Chirurgen eine sorgfältige Wahl erfordern. Tab. 9.7 resümiert die Vor- und Nachteile aller 4 Transplantatformen, welche wir bevorzugt verwenden.

Bei proximalen Paresen steht die Technik der Rekonstruktion des Daumen-Zeigefinger-Pinch-Griffs in direktem Verhältnis zu der wiederhergestellten oder Restfunktion des Handgelenks. Der Grund hierfür besteht in der deutlich unterschiedlichen Ausdehnung der Sehnentransfers von M. extensor carpi radialis longus und M. brachioradialis gegenüber dem M. flexor pollicis longus und M. flexor profundus vom Zeigefinger. Lediglich der zusätzliche Tenodeseneffekt vom Handgelenk kann ihre Wirkung verbessern.

Besteht eine vollständige Parese, ist ein Verbinden der profunden Flexorensehnen von Zeige- und Mittelfinger mit denjenigen des Ring- und Kleinfingers und die Motorisierung der langen Flexorensehne des Daumens durch den Transfer des M. extensor carpi radialis longus am günstigsten. Ein Sehnentransfer muß immer zumindest in Abhängigkeit von der Läsionshöhe, der Wiederherstellungskapazität und dem Bestehen einer Schutzsensibilität geplant werden. Ein frühzeitiger Transfer zur Wiederherstellung der Opposition kann bei einer distalen Parese gerechtfertigt sein. Dagegen hat eine primäre oder sekundäre Rekonstruktion bei einer hohen Parese gute Chancen, ein Mindestmaß an Flexion von Handgelenk und Fingern zu sichern, was die Wahl für den Transfer natürlich ändert.

Wenn berufliche Bedürfnisse eine frühzeitige Rehabilitation des Pinch-Griffs rechtfertigen, können die Sehnentransfers lateral auf die Empfängersehnen aufgesteppt werden, was den Muskeln während des Reinnervationsprozesses alle Möglichkeiten der Aktivierung beläßt.

Paresen des Nervus ulnaris

Die Parese des N. ulnaris hat erhebliche Auswirkungen auf die Funktionen der Hand, und zwar sowohl für den Pinch-Griff als auch für den Ablauf des Greifvorgangs.

Die Parese der intrinsischen Muskulatur bewirkt:
– den Verlust des Daumen-Zeigefinger-Pinch-Griffs durch Parese des M. adductor pollicis und des 1. dorsalen Interosseusmuskels. Dieser Verlust wird partiell durch die lange Flexorensehne des Daumens kompensiert. Die betonte Flexionsstellung des Interphalangealgelenks am Daumen bewirkt das Zeichen nach Froment oder nach Journal,
– das Abflachen des transversalen Bogens der Hand durch Parese der Hypothenarmuskulatur,
– den Verlust der Abduktion und der Adduktion der Langfinger mit paradoxer Abduktion des 5. Fingers durch Wirkung des M. extensor digiti quinti proprius,
– den Verlust der aktiven Flexion der Metakarpophalangealgelenke und Auftreten einer Krallenfingerdeformation, besonders an Ring- und Kleinfinger.

Die Parese der extrinsischen Muskulatur manifestiert sich durch:
– ein Flexionsdefizit des distalen Interphalangealgelenks von Ring- und Kleinfinger aufgrund der Parese der profunden Flexoren,
– einen Verlust der Stabilisation des Handgelenks durch Parese des M. flexor carpi ulnaris.

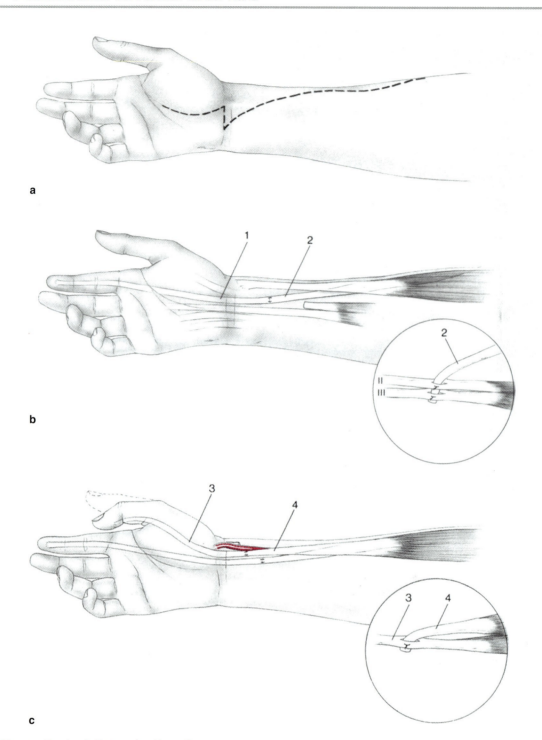

Abb. 9.**20 a–c** Proximale Parese des N. medianus.
a Eine Z-förmige Inzision über der Handgelenkbeugefalte wird bis zum radialen Rand des Unterarms im Verlauf des M. brachioradialis verlängert.
b Der M. extensoror carpi radialis longus (2) wird von der Extensor-carpi-radialis-brevis-Sehne abgelöst und anschließend auf die Palmarseite versetzt, um direkt mit der Flexor-profundus-Sehne vom Zeigefinger (1) anastomosiert zu werden oder nach Bedarf mit der Flexor-profundus-Sehne von Zeigefinger und Mittelfinger (2) durchflochten zu werden (Kreisansicht).
c Die Sehne des M. brachioradialis (4) wird von ihrer proximalen und distalen Insertion breitflächig abgelöst und direkt mit der Flexor-pollicis-longus-Sehne (3) anastomosiert oder durchflochten (Kreisansicht).

Das sensible Defizit bleibt gering, es betrifft lediglich die ulnare Seite des Ringfingers und den gesamten Kleinfinger.

Das klinische Erscheinungsbild ist variabel, da die Wirkung der Martin-Gruber- und der Riche- und Cannieu-Anastomosen zwischen N. medianus und N. ulnaris nicht unterschätzt werden darf, die ein motorisches Defizit trotz vollständiger Durchtrennung des N. ulnaris maskieren können.

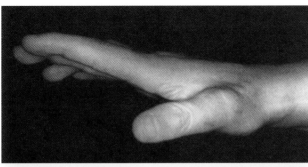
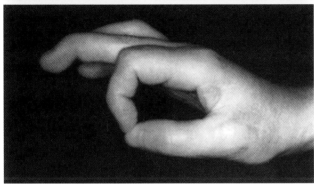

Abb. 9.**21 a** u. **b** Hohe Medianusparese. Die Sehne des M. flexor pollicis longus wird durch die M.-brachioradialis-Sehne motorisiert, die Sehne des M. flexor profundus vom Zeigefinger durch diejenige des M. extensor carpi radialis longus.

■ Wiederherstellung des Pinch-Griffs
(Tab. 9.**8**)

☐ Distale Parese

Bei dieser Läsion sind die Stabilität und die Möglichkeit der Flexion des Metakarpophalangealgelenks dank der Funktion eines Teils des M. flexor pollicis brevis erhalten. Das Zeichen nach Froment wird nicht von einer Hyperextension des Metakarpophalangealgelenks begleitet.

Das Wiederherstellen der Adduktionsfähigkeit des Daumens erfolgt vorzugsweise mit der Sehne des M. flexor superficialis vom Ringfinger, die Abduktionsfähigkeit des Zeigefingers durch den M. extensor pollicis brevis.

Transfer der superfiziellen Flexorensehne des Ringfingers. Diese von Littler entwickelte Technik (27) stellt die Kraft des Pinch-Griffs wieder her (18). Die oberfläche Flexorensehne vom Ringfinger wird unter Erhalt der distalen Ansätze durch eine transversale Inzision an der Basis des Fingers gehoben, um eine Deformation des proximalen Interphalangealgelenks zu vermeiden (Abb. 9.**22a**).

Eine 2 cm lange, schräge Inzision entlang der Winkelhalbierenden, die von der Thenarbeugefalte und der proximalen Handbeugefalte geformt wird, erlaubt die Extraktion der Sehne. Die Sehne verläuft zunächst proximal des Arcus palmaris superficialis und schließlich dorsal der Flexorensehne des Mittel- und Zeigefingers sowie der vaskulonervösen Pedikel.

Die oberflächliche Flexorensehne des Ringfingers liegt dann parallel den transversalen Fasern des M. adductor pollicis. Mit einer dorsolateralen Inzision am ulnaren Rand des Metakarpophalangealgelenks wird diese transossär an der Basis der Grundphalanx fixiert, distal der Insertion der Adduktorensehne nach dem Pull-out-Prinzip (Abb. 9.**22b**).

Die Spannungseinstellung erfolgt bei einer Handgelenkstellung von 30 Grad Flexion, wobei der Daumen in leichter Flexion und Adduktion gehalten wird. Die Immobilisation des Daumens und des Handgelenks wird auf einer Gipsschiene für eine Zeitdauer von 3–4 Wochen empfohlen (Abb. 9.**23**).

Transfer des M. extensor pollicis brevis. Die Abduktionsfähigkeit des Zeigefingers muß wiederhergestellt werden, da ein Gegengewicht zu der Adduktorenfunktion bestehen muß, um einen lateralen kräftigen und stabilen Pinch-Griff zu erhalten.

Aus biomechanischen Gründen lehnen wir die Verwendung des M. extensor indicis proprius für die Motorisierung des 1. dorsalen Interosseusmuskels ab, wir ziehen den Transfer des kurzen Extensorenmuskels vom Daumen nach Brunner vor.

Eine dorsoradiale geschwungene Inzision am Metakarpohalangealgelenk des Daumens erlaubt das Heben des kurzen Extensorenmuskels durch Ablösen an der distalen Insertionsstelle, wobei die Extensorenhaube sorgfältig mit zwei 4/0-PDS-Fäden mit der Sehne des M. extensor pollicis longus vernäht wird, um das Risiko der palmaren Luxation dieser Sehne zu vermeiden. Eine kleine Kontrainzision an der Basis der Tabatière erleichtert die Extraktion der Sehne des M. extensor pollicis brevis und das Ablösen von der langen Abduktorsehne (Abb. 9.**24a**). Der Zugang zu der Sehne des 1. dorsalen Interosseusmuskels ist dank einer schwalbenförmig geschwungenen Inzision am Metakarpohalangealgelenk des Zeigefingers einfach.

Die Sehne verläuft subkutan zwischen der Tabatière und dem Metakarpophalangealgelenk des Zeigefingers, wobei der R. superficialis des N. radialis nicht verletzt werden darf. Die Länge des kurzen Extensorenmuskels läßt lediglich eine einzige Passage in der Sehne des 1. dorsalen Interosseusmuskels zu, sie wird durch einige PDS-3/0-Fäden fest vernäht (Abb. 9.**24b**).

Das Metakarpophalangealgelenk des Zeigefingers wird dann in leichter Flexion und Abduktionsstellung für einen Zeitraum von 3 Wochen fixiert.

☐ Hohe Parese

Transfer des M. extensor carpi radialis brevis auf den Adduktormuskel. Bei hohen Paresen ist es zu empfehlen, das Sehnenkapital der oberflächlichen Flexoren zu erhalten und den Extensorenapparat am Handgelenk zu nutzen. Mit der Technik nach Smith kann unter der Verwendung des mit einem Transplantat verlängerten M. extensor carpi radialis brevis eine kraftvolle Adduktionsfähigkeit des Daumens wiederhergestellt werden.

Ein transversaler Zugang an der Basis des Os metakarpale III erlaubt die Desinsertion des M. extensor carpi radialis brevis (Abb. 9.**25a**).

Zwei weitere Zugänge an beiden Seiten des Retinaculum extensorum am Handgelenk erleichtern die Extraktion und das Ablösen vom M. extensor carpi radialis longus. Eine vierte, dorsoulnar gelegene geschwungene Inzision am Metakarpophalangealgelenk trennt die Sehne des Daumenadduktors von den Muskelfasern.

Ein Tunnel wird zwischen dem 2. Intermetakarpalraum und der Insertion des M. adductor pollicis angelegt. Hierbei ist ein weiterer palmarer Zugangsweg nicht erforderlich.

Das Sehnentransplantat besteht entweder in dem M. palmaris longus oder in dem M. plantaris. Dieses wird zu-

Tabelle 9.7 Eigenschaften von Sehnentransfers zur Wiederherstellung der Opposition des Daumens

	Burkhalter	Royle-Thompson	Camitz	Huber
Wahl des Transplantats	M. extensor indicis proprius	M. flexor superficialis Ringfinger	M. palmaris longus	M. abductor digiti quinti
Vorteile	Einfache Realisierung ohne erforderlichen Umlenkpunkt keine Veränderung der Kraftentwicklung Erhalt der Flexor-superficialis-Sehnen	Lange Ausdehnung: 6–7 cm Kraftentwicklung des Transplantats lange Sehne, die das Fixieren am Metakarpophalangealgelenk des Daumens erleichtert Intervention auf palmarer Seite allein möglich präzise Einstellung der Wirkung des Transplantats durch unterschiedliche Möglichkeiten zur Bildung von Umlenkpunkten	Gute Entwicklung der Abduktion einfache technische Durchführung hinterläßt keine Funktionseinschränkungen am Donorsitus	Sichert die Trophik am Thenar sichert die Flexion und Pronation des Daumens
Nachteile	Verlust der eigenständigen Zeigefingerextension Kraftentwicklung nur halb so stark wie bei einer Flexor-superficialis-Sehne kreuzt den Karpaltunnel Sehne von limitierter Länge	Verlust der Unabhängigkeit des proximalen Interphalangealgelenks vom Ringfinger verminderte Kraftentwicklung beim Greifvorgang vermindert die Möglichkeiten des Transfers zur Korrektur von Krallenfehlstellungen und der Adduktion des Daumens nicht verwendbar bei proximalen Paresen des N. ulnaris und des N. medianus erfordert die Bildung eines Umlenkpunkts ungewisse Ergebnisse bei narbiger Einschränkung der Handgelenkbeweglichkeit Risiko der Schwanenhalsentwicklung	Bei 15 % aller Fälle nicht vorhanden schwache Kraftentwicklung nicht verwendbar bei proximalen Paresen lediglich Wiederherstellung der Abduktion	Keine Wirkung auf die Abduktion geringe Ausdehnung des Transplantats langsame und schwierige Präparation Risiko der Nekroseentwicklung erhebliche palmare Narbenentwicklung

nächst in den vorbereiteten Tunnel eingebracht, wobei der Verlauf dorsal des Adduktormuskels und palmar des 2. Metakarpales liegt, welches als Umlenkband dient. Das Transplantat verläuft in der Längsachse des M. extensor carpi radialis brevis, jedoch dorsal des Retinaculum extensorum. Anschließend wird dieses auf die Sehne des M. adductor pollicis aufgesteppt, nachdem diese durchflochten wurde (Abb. 9.**25 b**).

Die endgülige Spannungseinstellung erfolgt mittels einer Durchflechtungsnaht nach Pulvertaft mit dem M. extensor carpi radialis brevis proximal des Lig. extensorum, wobei das Handgelenk in Neutralstellung steht, der Daumen in Abduktionsstellung (Abb. 9.**25 c**).

Während der vierwöchigen Immobilisation wird das Handgelenk in 30 Grad Dorsalextension plaziert, wobei der Daumen abduziert wird, um eine Retraktion der 1. Kommissur zu vermeiden (Abb. 9.**26**).

Wiederherstellung der Funktion der tiefen Flexorensehnen des 4. und 5. Fingers. Sie kann mit 2 unterschiedlichen Methoden geschehen. Entweder kommt es zur Motorisierung des tiefen Flexors vom Mittelfinger, der am Handgelenk mit den Profundussehnen von Ring- und Kleinfinger anastomosiert wird (Abb. 9.**27 a**), oder es erfolgt eine Naht der oberflächlichen Flexorensehne des Mittelfingers auf die tiefen Flexorensehnen des 4. und 5. Fingers (Abb. 9.**27 b**).

Das 1. Vorgehen verhindert die unabhängige Bewegung der 3 ulnaren Finger, während die 2. Technik diejenige des Mittelfingers erhält.

■ Korrektur der Krallenfehlstellung

Die Krallenfehlstellung der Langfinger ist Konsequenz der Parese der Interosseusmuskulatur. Die Fingerketten stehen

Tabelle 9.8 Transfers zur Wiederherstellung der Adduktion

Wiederherstellung des Pinch-Griffs	Technik nach Littler M. flexor superficialis Ring- oder Mittelfinger	Technik nach Smith Transfer des M. extensor carpi radialis brevis
Transfers zur Wiederherstellung der Adduktionsfähigkeit am Daumen	Vorteile: – Transfer kraftvoll – große Ausdehnungsmöglichkeit – verbessert die Flexion und Adduktion – einfache technische Durchführung trägt zur Stabilisation des Metakarpophalangealgelenks bei Nachteile: – Opfern einer kraftvollen Sehne – Risiko der Veränderung des dominanten Fingers, wenn der Hebevorgang zu weit distal erfolgt – nutzt die Möglichkeiten eines Transplantats, welches auch zur Korrektur der ulnaren Krallenfingerfehlstellung oder der Opposition bei begleitender Parese genutzt werden kann	Vorteile: – kraftvoller Transfer – verändert nicht die Möglichkeiten der Extension und Inklination des Handgelenks – gute Synergiewirkung – erhält die Flexorensehnen der Finger – kann sowohl bei hohen als auch distalen Paresen genutzt werden Nachteile: – erfordert ein Sehnentransplantat – Gefahr von Blockierungsphänomenen oder Tenosynovialitis im 2. Intermetakarpalraum – Ausdehnung geringer als bei einer oberflächlichen Flexorensehne
Transfers zur Wiederherstellung der Adduktion des Zeigefingers	Technik nach Brunner Transfer des M. extensor pollicis brevis	

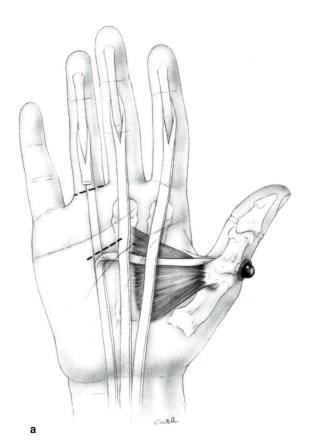
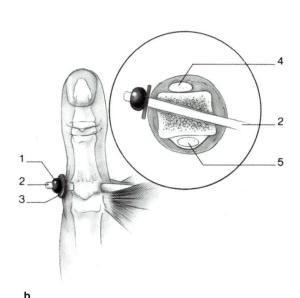

a
b

Abb. 9.**22a** u. **b** Wiederherstellung des Pinch-Griffs durch Transfer der oberflächlichen Flexorensehne des Ringfingers (Littler).
a Die Flexorensehne wird nacheinander durch Inzisionen an der Basis des Ringfingers und in der Handinnenfläche gehoben und dann dorsalseitig der Flexorensehne und der vaskulonervösen Pedikel transferiert.
b Fixation der oberflächlichen Flexorensehne (2) transossär in der Pull-out-Technik (1–3) an der Basis der Grundphalanx des Daumens. 4 M. extensor pollicis longus. 5 M. flexor pollicis longus.

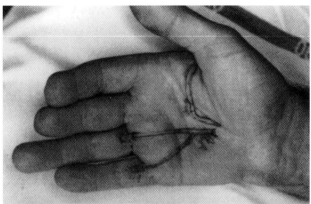
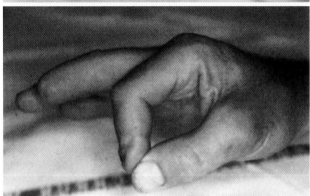

dann allein unter der Wirkung der extrinsischen Muskeln und erfahren eine Hyperextension der Grundphalanx mit einer Flexion der Mittel- und Endphalanx.

Wenn die Fingerketten noch nicht eingesteift sind, kann mit dem Manöver nach Bouvier beobachtet werden, ob die Fehlstellung noch zu reduzieren ist (Abb. 9.**28**). Der Untersucher flektiert passiv die Metakarpophalangealgelenke, wodurch die proximalen und distalen Interphalangealgelenke in Extensionsstellung plaziert werden (Abb. 9.**29**). Die Untersuchung ist wichtig, um festzustellen, ob eine Korrektur mit einfacher Tenodese möglich ist oder durch einen Sehnentransfer erfolgen muß. Der aktive Transfer wird in Abhängigkeit von der Möglichkeit der Reduktion des Extensionsdefizits des proximalen Interphalangealgelenks fixiert. Persistiert ein Extensionsdefizit, ist direkt an

◀ Abb. 9.**23 a u. b**
a Korrektur der Parese des M. adductor pollicis durch Transfer der oberflächlichen Flexorensehne des Mittelfingers nach Littler. Die Krallenfehlstellung wird später mit der Lassotechnik nach Zancolli unter Verwendung der oberflächlichen Flexorensehne des Ringfingers korrigiert.
b Der Daumen-Zeigefinger-Pinch-Griff wird durch die Wirkung der kurzen Extensorensehne des Daumens, die auf den 1. dorsalen Interosseusmuskel transferiert wird, verstärkt.

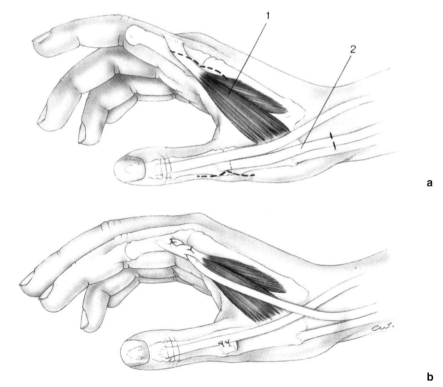

Abb. 9.**24 a u. b** Wiederherstellung der Abduktionsbewegung des Zeigefingers durch Transfer der kurzen Extensorensehne des Daumens.
a Absetzen der kurzen Extensorensehne (2) mit einer Inzision am radialen Rand des Metakarpophalangealgelenks des Daumens. Der distale Stumpf wird auf die lange Extensorensehne des Daumens gesteppt. Die Sehne wird mit einer kurzen transversalen Inzision in der Tabatière extrahiert und durch einen subkutanen Tunnel zum Metakarpophalangealgelenk des Zeigefingers geführt, wo eine schwalbenförmige Inzision als Zugang dient.
b Die kurze Extensorensehne durchflicht die Sehne des 1. dorsalen Interosseusmuskels (1).

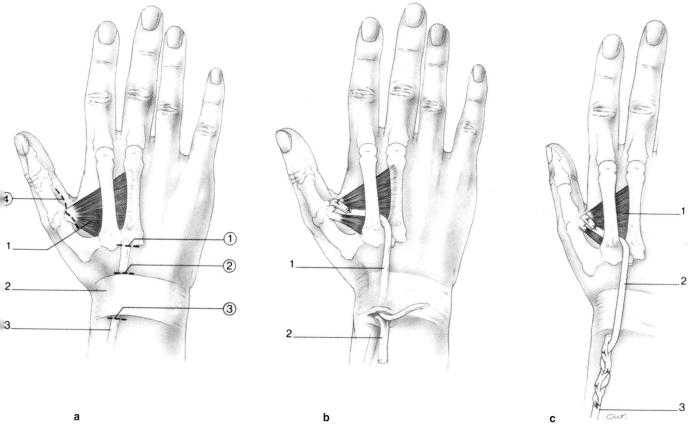

Abb. 9.**25a–c** Wiederherstellung der Adduktionsbewegung des Daumens durch Transfer der Extensor-carpi-radialis-brevis-Sehne.

a Zugangswege. Desinsertion und Extraktion des M. extensor carpi radialis brevis (3) mit 3 kurzen transversalen, etagenweise angebrachten Inzisionen:
an der Basis des Os metacarpale III ① ② (1), am distalen ① ② (2) und proximalen ③ (3) Rand des Retinaculum extensorum (2). Zugang zu der Insertionsstelle des M. adductor pollicis (1) mit einer schwalbenschwanzförmig geschwungenen Inzision am ulnaren Rand des Metakarpophalangealgelenks des Daumens ④ (4). 3 M. extensor carpi radialis brevis.

b Der M. palmaris longus (1) wird um die Sehne des M. adductor pollicis geführt und vernäht, anschließend um die Basis des 2. Metakarpales umgelenkt. Er verläuft anschließend dorsal des Retinaculum extensorum.

c Anastomose des Transplantats (2) in der Pulvertaft-Technik mit der Extensor-carpi-radialis-brevis-Sehne (3). M. adductor pollicis (1).

den Ausläufern der Interosseusmuskulatur operativ vorzugehen.

Zahlreiche technische Verfahren sind für die Korrektur der ulnarparetischen Krallenfehlstellungen zur Wiederherstellung der aktiven Flexion der Metakarpophalangealgelenke und der Extensionsbewegung des proximalen Interphalangealgelenks vorgeschlagen worden.

Die Erfahrung hat uns gelehrt, 3 unterschiedliche Techniken mit spezifischen Indikationen zu bevorzugen (Tab. 9.**9**).

☐ Kapsulodese nach Zancolli

Die von Zancolli beschriebene Intervention (53) ist besonders bestimmt für moderate Krallenfingerfehlstellungen, welche spontan durch das Untersuchungsmanöver von Bouvier ausgleichbar sind.

Von technisch einfacher Durchführung erfordern sie jedoch eine perfekte transossäre Fixation der Kapsel an der Metaphyse des Metakarpales, wenn ein sekundärer Spannungsverlust der Kapsulodese vermieden werden soll. Auch besteht im proximalen Anteil des Kapselapparats nur eine schwache Fixation des Metakarpophalangealgelenks am Periost.

Der Zugangsweg zur Kapsel des Metakarpophalangealgelenks erfolgt durch eine Inzision in der distalen Beugefalte, wodurch die Technik auf alle von der Krallenfehlstellung betroffenen Finger ausgedehnt werden kann (Abb. 9.**30**).

Das A1-Ringband wird eröffnet, um die Bildung eines U-förmigen Lappens mit an der Grundphalanx fixierter, solider distaler Basis zu erlauben.

Die Metaphyse des Metakarpales wird deperiostiert, und 2 Bohrlöcher werden transversal mit dem Pfriem angebracht, welche die solide Fixation des Lappens zulassen. Hierdurch sollte spontan eine Flexion von 30 Grad in den Metakarpophalangealgelenken erreicht werden.

Das Verwenden einer gebogenen Nadel und nichtresorbierbares Fadenmaterial erleichtern die ossäre Fixation der Kapsel.

Nach dem Hautverschluß wird die Metakarpophalangealgelenkstellung in Flexion mit einer dorsalen Schiene für einen Zeitraum von mindestens 4 Wochen geschützt.

Zahlreiche Modifikationen wurden für die Kapsulodese vorgeschlagen:

H-förmige Inzision (Bourrel), longitudinale Inzision (Zancolli), U-förmige Inzision mit Exzision von 2 lateralen dreieckförmigen Lappen (Omer).

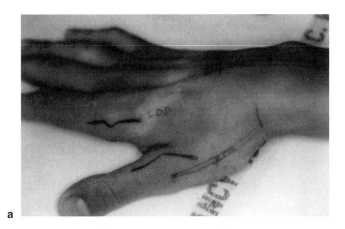
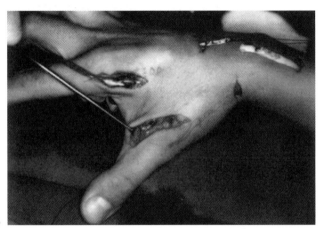
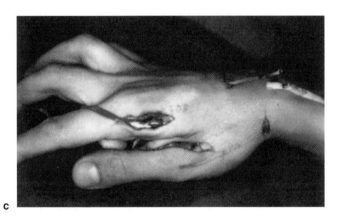
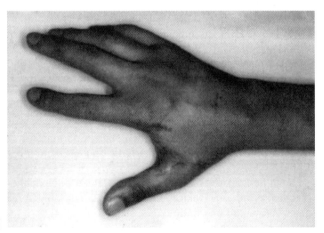

Die Eröffnung des A1-Ringbands und des proximalen Anteils des A2-Ringbands, zu Unrecht als „Ringbandversatz" bezeichnet, trägt zu der aktiven Flexion des Metakarpophalangealgelenks durch den Effekt des Abhebens der Flexorensehnen vom Skelett (sog. „bow-stringing") bei.

Wir vermeiden das Eröffnen der A2-Ringbänder, um bei Mißerfolg der Kapsulodese eine Rückzugsmöglichkeit für eine spätere Lassotechnik zu besitzen.

☐ Lassotechnik nach Zancolli

Zancolli (54) verwendet einen Sehnentransfer für die aktive Flexion des Metakarpophalangealgelenks, wobei das mechanische Deplazieren des A1-Ringbands direkt genutzt wird, welches dem kapsuloligamentären Apparat fest verbunden ist.

Zuallererst hat Zancolli vorgeschlagen, die Krallenfehlstellung von Ring- und Kleinfinger aktiv durch den Transfer der Extensor-indicis-proprius-Sehne des Zeigefingers, welche in 2 Zügel gespalten wird und durch die Membrana interossea des Unterarmes geführt wird, zu korrigieren. Wir bevorzugen aus Gründen der Kraftentwicklung und der Korrektur der Fehlstellung aller 4 Langfinger die Verwendung der oberflächlichen Flexorensehne von Ring- oder Mittelfinger.

Die A1-Ringbänder werden mit einer transversalen Inzision in der distalen Beugefalte erreicht.

Die oberflächliche Flexorensehne wird mit einem Sehnenhaken zwischen den A1- und A2-Ringbändern extrahiert. Der Finger flektiert im Bereich des proximalen Interphalangealgelenks. Anschließend wird die Sehne in den ersten Millimetern der Dekussation abgesetzt (Abb. 9.31 a).

Die Sehne wird in der Palma manus extrahiert. In Abhängigkeit von der Zahl der zu korrigierenden Finger wird die Sehne in 2–3, ausnahmsweise in 4 Zügel gespalten, wobei jeder einzelne wieder von proximal nach distal durch das A1-Ringband durchgeführt und anschließend mit sich selbst vernäht wird (Abb. 9.31 b). Die Spannungseinstellung erfolgt am Handgelenk in Neutralposition, wobei sich die Finger in Extension befinden und das Transplantat vollständig unter Spannung stehen muß.

Nachdem die Sehne mit sich selbst vernäht wurde und der Finger aus der vollständigen Extensionsstellung gelöst wurde, muß das Metakarpophalangealgelenk spontan in einer Stellung von 30–45 Grad stehen, je nach betroffenem Finger, um die physiologische Stellung der nach ulnar zunehmenden Flexion der Fingerketten zu berücksichtigen.

Eine dorsale Gipsschiene fixiert das Handgelenk in Neutralposition, wobei die Metakarpophalangealgelenke für einen Zeitraum von 4 Wochen in einer Flexionsstellung von 30–45 Grad fixiert werden.

Die proximalen und distalen Interphalangealgelenke werden postoperativ aktiv mobilisiert, damit Blockierungsphänomene des Flexorenapparats an den A1-Ringbändern vermieden werden (Abb. 9.32).

Abb. 9.**26 a–d** Proximale Ulnarisparese.
a Die Adduktionsfunktion wird durch den Transfer des M. extensor carpi radialis brevis, verlängert mit einem Sehnentransplantat des M. palmaris longus und fixiert auf der Sehne des M. adductor pollicis, wiederhergestellt.
b u. **c** Die Sehne des M. palmaris longus verläuft dorsal des M. adductor pollicis und wird um die Basis des 2. Metakarpales umgelenkt. Die Zugwirkung auf den dorsalen Anteil des Handgelenks sichert die Adduktionsfunktion des Daumens.
d Kleine Zugangswege vermindern das Risiko von Adhärenzen der Transfers.

Tabelle 9.9 Therapie der Krallenfingerfehlstellung bei Ulnarisparese

	Kapsulodese nach Zancolli	Sehnentransfer in der Lassotechnik nach Zancolli	Sehnentransfer nach Brand
Prinzip	U-förmiger Kapsellappen, fixiert auf der distalen Metaphyse des Metakarpales	Transfer der oberflächlichen Flexorensehnen des Mittel- oder Ringfingers auf die A1-Ringbänder	Transfer des M. extensor carpi radialis brevis oder longus, verlängert mit Sehnentransplantaten, fixiert auf den Ausläufern der Interosseusmuskulatur oder den A1-A2-Ringbändern und der Basis der Grundphalanx
Vorteile	Einfache technische Durchführung Zugang in der distalen palmaren Beugefalte kein Sehnenopfer unabhängig vom Tenodeseneffekt am Handgelenk keine Funktionsveränderung bei Rekonvaleszenz der Interosseusmuskulatur	Aktiver Transfer eine einzige Sehne korrigiert alle Langfinger	Aktiver Transfer stellt die Synchronisation und den globalen Fingerablauf wieder her stellt die Extension des proximalen Interphalangealgelenks wieder her verbessert die Kraft des Faustschlusses kann bei allen Krallenfehlstellungen angewandt werden kann auch mit dem M. flexor carpi ulnaris und dem M. brachioradialis realisiert werden
Nachteile	Erhöht nicht die Kraft des Faustschlusses stellt nicht die Synchronisation der Fingerketten wieder her Tendenz zum Spannungsverlust kann nicht bei nichtkontrakten Krallenfehlstellungen angewandt werden, welche durch das Manöver von Bouvier zu reduzieren sind	Opfert eine oberflächliche Flexorensehne kann nicht bei nichtkontrakten Krallenfehlstellungen angewandt werden, welche durch das Manöver von Bouvier zu reduzieren sind	Opfert einen Extensor des Handgelenks kann eine Schwanenhalsdeformation durch überhöhte Spannung des Transplantats verursachen

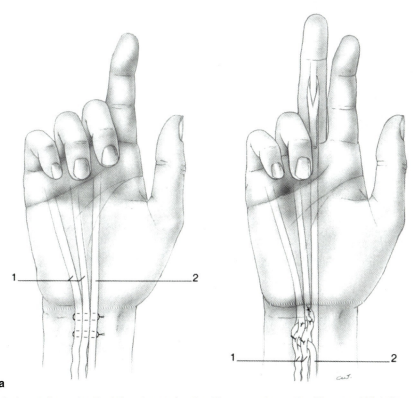

Abb. 9.27 a u. b Wiederherstellung der Funktion der profunden Flexorensehnen des Ring- und Kleinfingers.
a Anastomose der tiefen Flexorensehne des Mittelfingers (2) mit denen des Ring- und Kleinfingers (1) am Handgelenk.
b Anastomose der oberflächlichen Flexorensehne des Mittelfingers (2) mit den tiefen Flexorensehnen des Ring- und Kleinfingers (1) durch Durchflechtung.

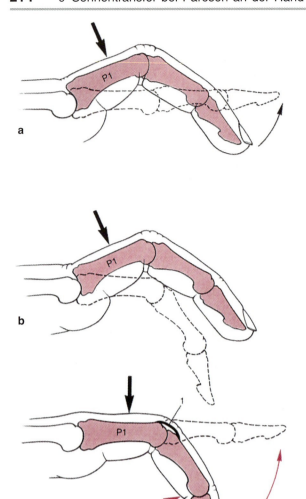

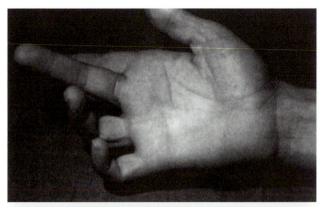

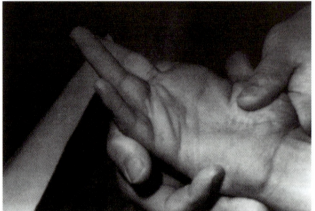

Abb. 9.**29a** u. **b** Untersuchungsmanöver nach Bouvier mit Überprüfung des Ausgleichs der ulnarparetischen Krallenfingerfehlstellung. Die Flexion des Metakarpophalangealgelenks läßt die Extension der Interphalangealgelenke zu.

Abb. 9.**28a–c** Das Untersuchungsmanöver nach Bouvier für die Prüfung des Ausgleichs einer Krallenfingerfehlstellung.
a Die Krallenfehlstellung kann unter passivem Ausgleich der Hyperextension des Metakarpophalangealgelenks reduziert werden, die proximalen und distalen Interphalangealgelenke werden in Extensionsstellung plaziert.
b Fixierte Krallenfehlstellung trotz flektierter Metakarpophalangealgelenke mit Persistenz der Flexion im proximalen und distalen Interphalangealgelenk.
c Jedes Fingergelenk muß einzeln untersucht werden, um eine Gelenkeinsteifung (1), die einer Arthrolyse zugeführt wird, von einer Insuffizienz der Interosseusmuskulatur zu differenzieren, bei der ein Sehnentransfer erfolgt. P1 Grundphalanx.

Ist die Korrektur des Daumen-Zeigefinger-Pinch-Griffs in der gleichen Sitzung durch den Transfer des M. extensor carpi radialis brevis erfolgt, wird das Handgelenk in leichter Dorsalextension immobilisiert. Dabei ist es erforderlich, die Metakarpophalangealgelenke in eine Flexionsstellung von 60 Grad zu bringen, um die Spannung an dem Transfer der oberflächlichen Flexorensehne herabzusetzen.

☐ **Technik nach Brand**

Das Vorgehen nach Brand (3) ist für die Wiederherstellung der Kraft des Faustschlusses, der Synchronisation des Fingerablaufs und des Ausgleichs der ulnarparetischen Krallenstellung am besten geeignet, wenn das Extensionsdefizit am proximalen Interphalangealgelenk bei dem einfachen Untersuchungsmanöver nach Bouvier nicht ausgeglichen werden kann. Brand verwendet entweder den M. extensor carpi radialis longus oder brevis, verlängert durch 2–4 Sehnentransplantate, die von dem M. palmaris longus oder M. plantaris stammen. Diese verlaufen, je nach der Zahl der zu korrigierenden Finger, in dem 2., 3. oder 4. Intermetakarpalraum.

In Abhängigkeit von der bestehenden Deformation variiert der Fixationsbereich der Sehnentransplantate:
– Bei einfacher, nach dem Manöver von Bouvier ausgleichbarer Krallenfehlstellung erfolgt die Fixation um das A1-Ringband nach dem Prinzip der Lassotechnik von Zancolli.
– Kann die Krallenfingerfehlstellung nicht im Bereich der Extension des proximalen Interphalangealgelenks ausgeglichen werden, ist es erforderlich, jedes einzelne Sehnentransplantat auf den Ausläufern der Interosseusmuskulatur zu fixieren. Diese Insertionstechnik hat den Vorteil, die Synchronisation des Fingerablaufs und damit die Kraft des Faustschlusses wiederherzustellen, wobei zunächst die Metakarpophalangealgelenke und dann die Interphalangealgelenke flektiert werden.

In Abhängigkeit von der Höhe der Parese und begleitend vorliegenden weiteren Paresen kann die Technik nach Brand auch mit dem M. extensor carpi ulnaris, dem M. brachioradialis und dem M. flexor carpi radialis erfolgen.

Der M. extensor carpi radialis brevis wird proximal des Retinaculum extensorum am Handgelenk extrahiert, wobei

Therapie der Paresen an der Hand 215

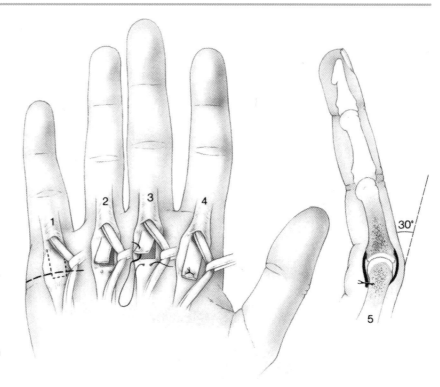

Abb. 9.**30** Kapsulodese nach Zancolli.
1 Inzision in der distalen Handbeugefalte, Eröffnung der A1-Ringbänder und Luxation des Flexorenapparats.
2 Konfektion eines U-förmigen Kapsellappens mit distaler Basis.
3–4 Transossäre Fixation des Lappens an der Metaphyse des Metakarpales.
5 Das Metakarpophalangealgelenk muß in 30 Grad Flexionsstellung gebracht werden.

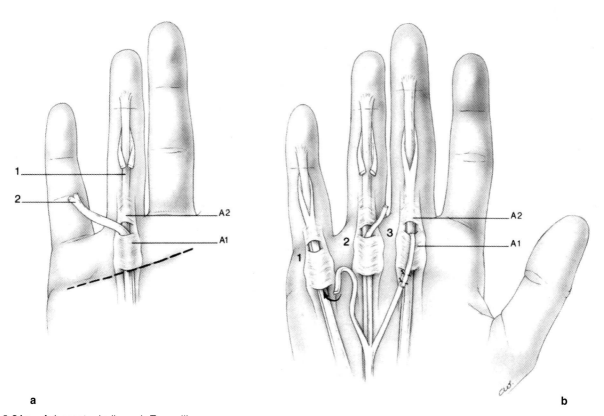

a **b**

Abb. 9.**31 a** u. **b** Lassotechnik nach Zancolli.
a Der Zugang zu den A1-Ringbändern erfolgt durch eine Inzision in der distalen Beugefalte. Die oberflächliche Flexorensehne wird zwischen den A1- und A2-Ringbändern extrahiert, um im Bereich der Dekussation abgesetzt zu werden.

b Die oberflächliche Flexorensehne wird in 3 Zügel gespalten. Diese werden durch die A1-Ringbänder geführt (1–2), um mit sich selbst wieder vernäht zu werden (3), damit eine Flexion des Metakarpophalangealgelenks von 30–45 Grad möglich ist.

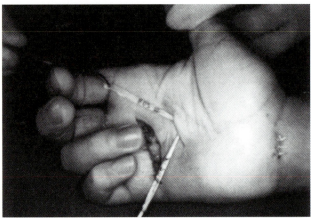
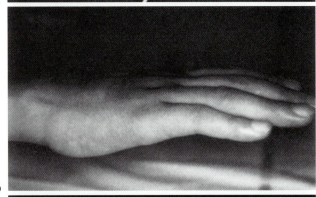
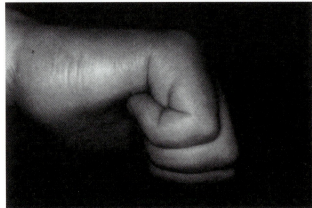

Abb. 9.**32a–c**
a Lassotechnik nach Zancolli für die aktive Korrektur der ulnarparetischen Krallenfingerfehlstellung. Die oberflächliche Flexorensehne des Ringfingers wird in 2 Zügel gespalten, um die A1-Ringbänder geführt und fixiert.
b u. **c** Die Korrektur der Krallenfingerfehlstellung ist genauso vollständig wie die aktive Flexion im dem Metakarpophalangealgelenk.

3 kleine transversal etagenweise angebrachte Inzisionen angelegt werden, um diesen von dem M. extensor carpi radialis longus zu lösen (Abb. 9.**33a**).

Der M. extensor carpi radialis brevis wird durch ein Transplantat des M. palmaris longus, besser noch des M. plantaris, verlängert, wenn die Krallenfehlstellung alle Langfinger betrifft. In letzterem Fall wird der M. extensor carpi radialis brevis im distalen Anteil von dem Plantarismuskel durchflochten und auf diesen aufgesteppt, um 2 Sehnentransplantate von gleicher Länge zu erhalten, die dann selbst wieder in jeweils 2 Zügel gespalten werden können.

Eine longitudinale Inzision im 2. und 4. Intermetakarpalraum erlaubt die Bildung eines Tunnels unter dem dorsalen Hautmantel, um alle dorsalseitig des Retinaculum extensorum verlaufenden Sehnentransplantate zu gewinnen.

Der Zugangsweg im Bereich der distalen palmaren Beugefalte exponiert die A1-Ringbänder und erleichtert die Tunnelierung der Sehnentransplantate vom dorsalen zum palmaren Handbereich.

Wird lediglich die Korrektur der Krallenfehlstellung gewünscht, werden die Sehnentransplantate mit sich selbst vernäht, nachdem sie das A1-Ringband in der Lassotechnik nach Zancolli umschlungen haben. Das Handgelenk wird in Neutralstellung gelagert, die spontan einzustellende Spannung am A1-Ringband muß die Metakarpophalangealgelenke in eine Flexion von 30–45 Grad bringen (Abb. 9.**33b**).

Wird eine Korrektur der Krallenfingerfehlstellung angestrebt, bei der es auch zur vollen Extension des proximalen Interphalangealgelenks kommen soll, müssen die Sehnentransplantate unterhalb der Junctura tendinea geführt werden und dann, für die 3 ulnaren Finger am radialen Anteil der Ausläufer der Interosseusmuskulatur fixiert werden, für den Zeigefinger am ulnaren Rand.

Die Passage und die Fixation der Sehnen werden durch einen dorsal-radialen Zugang an der Basis des betreffenden Fingers erleichtert, außer für den Zeigefinger, bei dem die Inzision ulnarseitig erfolgt und auf diejenige des Mittelfingers trifft (Abb. 9.**33c**).

Eine Überkorrektur muß vermieden werden, um das Risiko der Entwicklung einer Schwanenhalsdeformation zu vermeiden. Die Immobilisation der Plastik erfolgt in einer Handgelenkextensionsstellung von 30 Grad, die Metakarpophalangealgelenke werden um 40 Grad flektiert, die Interphalangealgelenke bleiben frei (Abb. 9.**34**).

■ Korrektur der Abduktionsfehlstellung des Kleinfingers (Wartenberg-Zeichen)

Unter der Wirkung des M. extensor digiti quinti proprius und bei fehlender Funktion der intrinsischen Muskulatur kommt es zu einer Abduktionsfehlstellung des Kleinfingers.

Wir haben den Transfer der Extensor-digiti-quinti-proprius-Sehne auf die Interosseuszügel des Kleinfingers verlassen, da hierdurch ein Extensionsdefizit entsteht und der Kleinfinger die individuelle Extension verliert.

Wir bevorzugen die Doppelung der Extensorensehne des Ringfingers, die auf die radialseitigen Ausläufer der Interosseusmuskulatur des Kleinfingers fixiert wird, wobei sie unterhalb der Junctura tendinea durchgeführt werden kann, wenn die Korrektur sowohl der Krallenfehlstellung als auch des Extensionsdefizits des proximalen Interphalangealgelenks ausgeglichen werden soll (Abb. 9.**35a**). Wird letztere Fehlstellung mit einer anderen Sehnenplastik versorgt, kann die gedoppelte Extensorensehne des Ringfingers direkt auf dem Seitenband des Metakarpophalangealgelenks des Kleinfingers inseriert werden (Abb. 9.**35b** u. 9.**36**).

■ Indikationen

Die durch die Ulnarisparese induzierten Deformationen werden in der Mehrzahl der Fälle durch Transplantate oder Kapsulodese und Tenodese wie oben beschrieben therapiert, jedoch hofft der Patient auch auf eine Wiederherstel-

Therapie der Paresen an der Hand **217**

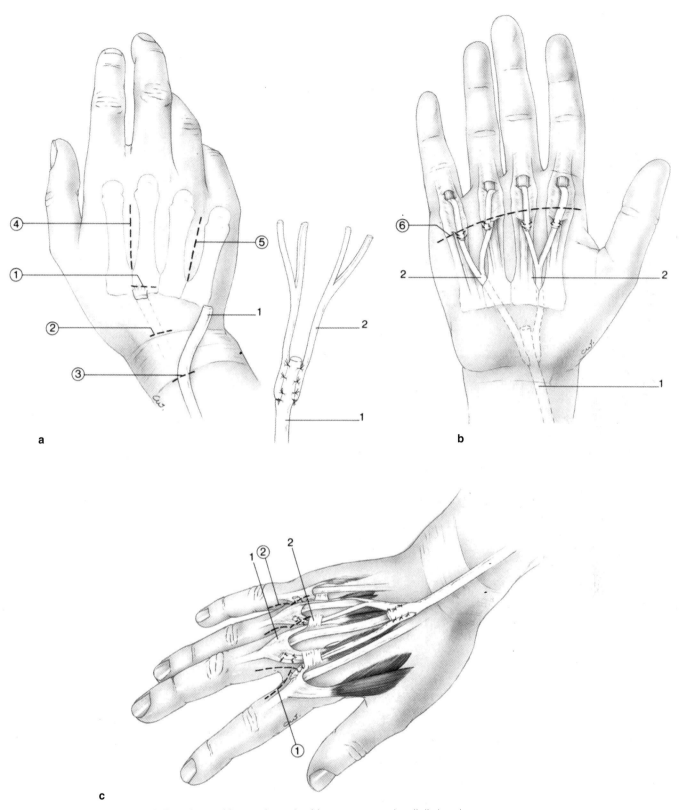

Abb. 9.**33a–c** Technik nach Brand unter Verwendung des M. extensor carpi radialis brevis.

a Heben des M. extensor carpi radialis brevis (1) mit 3 kurzen transversalen Inzisionen an der Basis des Os metacarpale III (1) und beidseits des Retinaculum extensorum am Handgelenk (2 u. 3). Weitere Inzisionen werden im 2. und 4. Intermetakarpalraum angebracht (4 u. 5). Ein Transplantat des M. palmaris longus (2) oder des M. plantaris, beidseitig in je 2 Zügel gespalten, verlängert den M. extensor carpi radialis brevis (1).

b Mit einer Inzision im Bereich der distalen palmaren Beugefalte (6) wird das A1-Ringband von jedem der Zügel des Transplantats (2) umwunden. 1 M. extensor carpi radialis brevis.

c Ist die Krallenfingerfehlstellung nicht durch das Untersuchungsmanöver von Bouvier ausgleichbar, passiert jeder der Zügel des Transplantats unterhalb der Junctura tendinea (3). Mit dorsolateralen Inzisionen an der Basis der Grundphalangen (1 u. 2) werden die Zügel für die 3 ulnaren Finger auf die radialen Ausläufer der Interosseusmuskulatur (1) aufgesteppt, am Zeigefinger auf die ulnaren Ausläufer.

lung der Kraftentwicklung. Diese Erfordernisse bedürfen in Abhängigkeit von der Läsionshöhe einer gut begründeten Wahl.

– Bei proximalen Paresen sollte die Verwendung des M. extensor carpi radialis brevis für die Wiederherstellung der Adduktionsfunktion des Daumens bevorzugt werden. Bei distalen Paresen ist es legitim, eine oberflächliche Flexorensehne zu verwenden. Unabhängig von der Höhe der Ulnarisparese wird der M. extensor pollicis brevis auf den 1. dorsalen Interosseusmuskel gesteppt, um die Abduktion des Zeigefingers wiederzuerlangen.

– Das Untersuchungsmanöver von Bouvier bestimmt die Form der Korrektur der ulnarparetischen Krallenfehlstellung. Bei spontan reduzierbarer, ausgleichbarer Fehlstellung ist es möglich, sich auf eine Kapsulodese nach Zancolli zu beschränken. Ist dagegen ein kraftvoller Fingerschluß erforderlich, ist bei distalen Paresen vorzugsweise eine Lassotechnik nach Zancolli mit der oberflächlichen Flexorensehne des Ringfingers durchzuführen. Die Brand-Technik ist am besten geeignet und verwendet die Extensor-carpi-radialis-brevis-Sehne, die sowohl die Kraft des Faustschlusses als auch die Synchronisation des Fingerabläufe am besten wiederherstellt.

– Die Abduktionsfehlstellung des Kleinfingers kann leicht durch die Doppelung der Extensorensehne des Ringfingers korrigiert werden, wobei diese auf das Seitenband des Metakarpophalangealgelenks des Kleinfingers gesteppt wird.

– So kann im günstigsten Fall mit 4 Sehnentransplantaten (Tab. 9.**10**) die Adduktion des Daumens, die Abduktion des Zeigefingers, der Ausgleich der Krallenfehlstellung und die Abduktion des Kleinfingers rekonstruiert und gleichzeitig die Kraft des Faustschlusses und die Synchronisation der Finger wiederhergestellt werden.

Kombinierte Paresen

Die Affektion zweier sensomotorischer Nerven an der Hand verursacht ein erhebliches funktionelles Defizit.

Trotz eines komplexen Traumaereignisses müssen die Patienten nach der primären Rekonstruktion von sekundärchirurgischen Eingriffen profitieren, welche meist den Nerv mit dem Ziel betreffen, zumindest eine Schutzsensibilität wiederherzustellen. Sehnentransfers sind vorzunehmen, damit die fundamentalen Funktionen wieder etabliert werden.

Aufgrund der wenigen möglichen Muskel-Sehnentransfers kann es nicht darum gehen, alle Funktionen wiederherzustellen. So sollten an bestimmten Gelenken definitive Versorgungsmöglichkeiten bevorzugt werden, hierbei sind unter anderem Arthrodesen am Handgelenk, am Metakarpophalangeal- und Interphalangealgelenk des Daumens zu realisieren.

Es ist in diesen Fällen nicht mehr möglich, die Wirkung von Sehnentransfers unter Nutzung des Tenodeseneffekts zu verstärken.

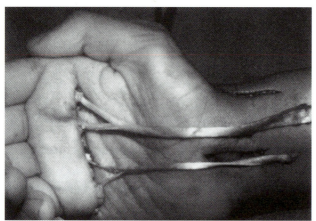
a
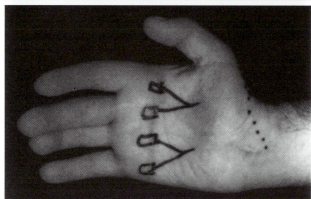
b
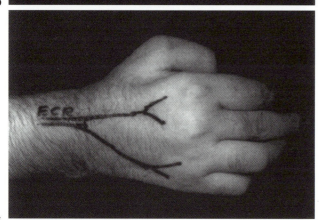
c
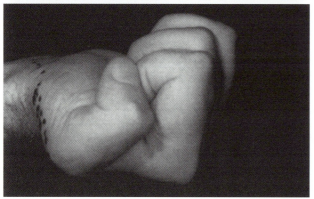
d

◂ Abb. 9.**34 a–d**

a–c Technik nach Brand unter Verwendung des M. extensor carpi radialis brevis: Verlängerung durch Sehnentransplantate des M. palmaris longus oder des M. plantaris für die Korrektur der ulnarparetischen Krallenfingerfehlstellungen und der Flexion der Metakarpophalangealgelenke. Die auf den A1-Ringbändern fixierten Transplantate verlaufen im 2. und 4. Intermetakarpalbereich, um mit dem M. extensor carpi radialis brevis anastomosiert zu werden.

d Ergebnis des Bewegungsablaufs der Fingerkette nach 6 Monaten.

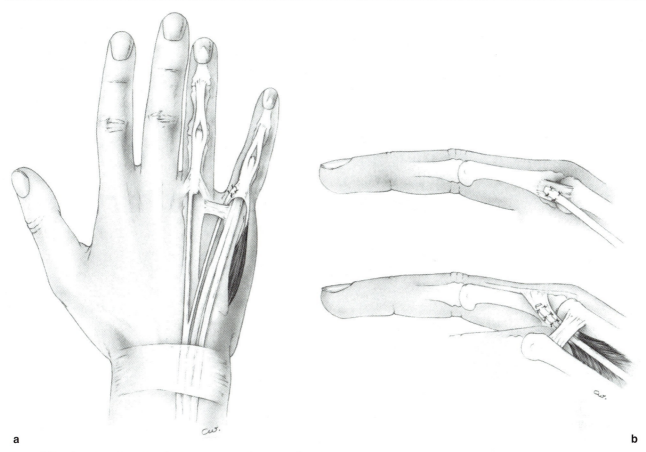

Abb. 9.**35a** u. **b** Korrektur der Abduktionsfehlstellung des Kleinfingers.
a Die Doppelung der Extensorensehne des Ringfingers wird auf die Ausläufer der Interosseusmuskulatur transferiert, wenn eine Korrektur der Krallenfehlstellung und des Extensionsdefizits des proximalen Interphalangealgelenks sowie der permanenten Abduktionsfehlstellung des Kleinfingers gewünscht wird.
b Die alleinige Abduktionsstellung des Kleinfingers kann durch den gleichen Transfer unter Fixation auf dem Seitenband des Metakarpophalangealgelenks des Kleinfingers korrigiert werden.

Tabelle 9.**10** Günstigstes rekonstruktives Vorgehen bei distaler Ulnarisparese

Transplantat	Wiederhergestellte Funktion
Oberflächliche Flexorensehne Mittelfinger	Daumenadduktion
Kurze Extensorensehne Daumen	Zeigefingerabduktion
M. extensor carpi radialis brevis	Flexion Metakarpophalangealgelenk (Synchronisation des Ablaufs)
Gedoppelte Extensorensehne des Ringfingers	Kleinfingeradduktion

■ Proximale Medianus-Ulnaris-Parese

Allein die Extensoren von Handgelenk und Fingern können genutzt werden, um eine Basisfunktion des Daumen-Zeigefinger-Griffs und die Korrektur der ulnarbedingten Krallenfingerfehlstellung wiederherzustellen.

Das von uns empfohlene klassische therapeutische Vorgehen addiert die bereits beschriebenen Techniken für die einzelnen isolierten Paresen:

- Die tiefen Flexorensehnen der Finger können durch den Transfer des M. extensor carpi radialis longus gemeinsam motorisiert werden.
- Der M. flexor pollicis longus kann durch den Transfer des M. brachioradialis aktiviert werden.
- Die Opposition des Daumens wird dem Transfer der Extensor-indicis-proprius-Sehne in der Technik nach Burkhalter anvertraut.
- Die ulnarbedingte Krallenfingerfehlstellung wird durch den Transfer des M. extensor carpi ulnaris korrigiert, verlängert von Transplantaten des M. plantaris, um an den A1-Ringbändern oder den Ausläufern der Interosseusmuskulatur, je nach den Ergebnissen des Untersuchungsmanövers nach Bouvier, fixiert zu werden.
- Um eine Hyperextensionsfehlstellung des Metakarpophalangealgelenks am Daumen nach Wiederherstellung der Funktion der Flexor-pollicis-longus-Sehne zu vermeiden, ist es erforderlich, dieses Gelenk in leichter Flexionsstellung von 10–15 Grad zu arthrodesieren.

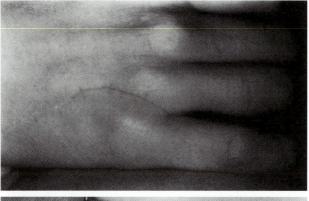
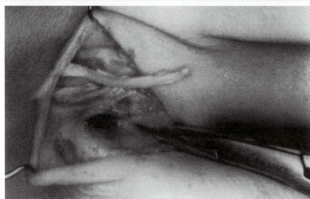
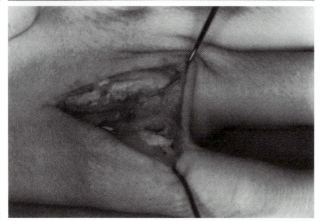
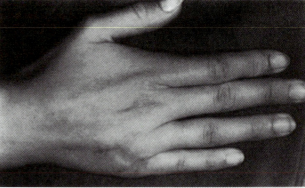
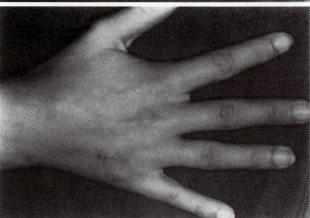

Abb. 9.**36 a–e**
a Wartenberg-Zeichen: Abduktionsfehlstellung des Kleinfingers.
b Sehnenzügel der Extensorensehne des Ringfingers nach Doppelung, diese wird unter der Junctura tendinea geführt.
c Fixation des Transfers auf dem Seitenband des Metakarpophalangealgelenks vom Kleinfinger.
d u. **e** Ergebnis nach 3 Monaten. Die aktive Abduktion und Adduktion des Kleinfingers sind erhalten.

■ Proximale Parese der Nervi medianus et radialis

Es ist die am schwierigsten zu behandelnde Parese, da im Bereich des N. ulnaris nur wenige verwendbare Muskel-Sehnen-Transfers in Frage kommen.

Die Arthrodese, besonders des Handgelenks und des Interphalangealgelenks am Daumen, ist zu bevorzugen.

Die Mehrzahl der Techniken zur Teno- und Kapsulodese am Handgelenk sind zum Scheitern verurteilt, da im weiteren Verlauf aufgrund der auftretenden Kräfte eine sich graduell entwickelnde Elongation zu beobachten ist.

Das klassische Vorgehen zielt auf die Wiederherstellung der Extension der Finger, der Opposition des Daumens und der Flexion des Zeigefingers.

– Nach der Arthrodese des Handgelenks wird der M. flexor carpi ulnaris auf den M. extensor communis der Langfinger und auf den M. extensor pollicis longus transferiert. In Anbetracht der geringen Ausdehnungsmöglichkeiten der transferierten Sehne (3,3 cm) ist es nicht möglich, eine vollständige Extension der Finger zu erhalten. Hierzu wäre eine Ausdehnung von 4,4 cm erforderlich, jedoch bleibt die Flexion vollständig möglich. Die Spannung sollte bei in 30 Grad Flexion stehenden Metakarpophalangealgelenken eingestellt werden, da ein Extensionsdefizit leichter zu tolerieren ist als eine Einschränkung des vollständigen Bewegungsablaufs beim Faustschluß.
– Die profunde Flexorensehne des Zeigefingers wird am Handgelenk mit der tiefen Flexorensehne des Mittelfingers solidarisiert, welche dank der doppelten Innervation durch die Nn. medianus et ulnaris weiter aktiv bleibt.
– Kann der M. flexor pollicis longus nicht aktiviert werden, ist es erforderlich, eine Arthrodese des Interphalangealgelenks am Daumen vorzunehmen.
– Die Opposition wird durch den Transfer des M. abductor digiti quinti in der Technik nach Huber-Littler wiederhergestellt.

Proximale Parese der Nervi radialis et ulnaris

Hier besteht die funktionell günstigste Prognose, da die Sensibilität im Bereich des N. medianus erhalten bleibt und die Rekonstruktion der Extension von Handgelenk und Fingern den klassischen Sehnentransfers gut zugänglich ist:
- Die Extension des Handgelenks wird durch den Transfer des M. pronator teres auf den M. extensor carpi radialis brevis wiederhergestellt.
- Die umgeleitete Extensor-pollicis-longus-Sehne wird durch den M. palmaris longus reaktiviert und sichert so die Abduktion.
- Die Extension der Langfinger wird durch den Transfer der oberflächlichen Flexorensehne des Mittelfingers gesichert, welche am ulnaren Rand des Unterarms oder durch die Membrana interossea geführt wird.
- die einwandfreie Stabilität der Daumenkolumne erfordert meist eine Arthrodese des Metakarpophalangealgelenks in leichter Flexionsstellung (10–15 Grad).
- Die tiefen Flexorensehnen von Ring- und Kleinfinger werden am Handgelenk mit der tiefen Flexorensehne des Mittelfingers anastomosiert.
- Die ulnarbedingte Krallenfingerfehlstellung wird mit einer Kapsulodese nach Zancolli korrigiert.

Krankengymnastische Behandlungstechniken nach Sehnentransfer
C. Gavillot und M. Isel

Generelle Prinzipien

Präoperativ bestehen die Ziele der krankengymnastischen Therapie in:
- der Verbesserung der Trophik, um eine günstige Gewebeumgebung für den Transfer zu stimulieren,
- dem Wiederherstellen passiver vollständiger Gelenkamplituden, die für das einwandfreie Funktionieren eines Sehnentransfers unersetzlich sind,
- der Tonusverbesserung der zu transferierenden Muskeln für eine systematische Verbesserung der Muskelkraft,
- dem Erhalt des motorischen Körperschemas dank der Verwendung palliativ wirkender Orthesen.

☐ Postoperative Ziele

Die Gipsimmobilisation erfolgt für eine Zeitdauer von 4 Wochen in einer Position, in der die Sehnennähte spannungsfrei liegen. Anschließend beginnt die aktive Nachbehandlung.

- Zwischen den Sitzungen trägt der Patient permanent eine Schutzorthese, um eine ungewollte Verlängerung der Sehnennarbe zu vermeiden.
- Das Bewußtwerden der neuen Funktion des transferierten Muskels wird durch eine visuelle und taktile Kontrolle der Muskelkontraktion erleichtert. Hierbei werden Techniken des Biofeedback angewandt. Der Patient muß sich selbst gut kontrollieren, um kompensierende Ausweichmanöver zu vermeiden. Dieses erfordert eine permanente Aufmerksamkeit. Es kommt vorzugsweise zu kurzen Nachbehandlungssitzungen, die jedoch mehrere Male am Tag wiederholt werden.
- Zunehmend werden bei den Übungen die Geschicklichkeit, die Kraft und die Ausdauer geübt, wobei das funktionelle Gleichgewicht immer vorrangig behandelt werden muß.
- Die vorbeugende Therapie von Narbenadhärenzen ist unersetzlich und erfolgt durch Massage, Mobilisation und physikalische Therapie (Ultraschall, Iontophorese usw.).

Radialisparese

☐ Präoperativ

Die Radialisparese bewirkt nur selten Gelenkeinsteifungen. Die Krankengymnastik zielt auf den Erhalt der Trophik der oberen Extremität und auf Tonusverbesserungen von zu transferierenden Muskeln.

Präoperativ trägt der Patient eine funktionelle unterstützende Orthese: Stabilisation des Handgelenks und dynamische Stellung der Metakarpophalangealgelenke in Extension. Die funktionelle Nutzung der Hand wird favorisiert, und die Orthese erlaubt den Erhalt des Körperschemas.

☐ Tag 0 – Tag 30: Immobilisation

Eine Unterarm-Hand-Gipsschiene unterstützt das Handgelenk in 45 Grad Extensionsstellung, die Metakarpo- und die Interphalangealgelenke der Langfinger werden in 30 Grad Flexion, der Daumen in vollständiger Abduktionsstellung gelagert, wobei das Metakarpophalangeal- und das Interphalangealgelenk leicht flektiert sind.

☐ Tag 30 – Tag 45:

Schienenbehandlung. Nach 4 Wochen Immobilisation wird die Gipsschiene durch 2 Orthesen aus thermolabilem Material mit komplementären Aufgaben ersetzt, eine für den Tag, die andere für die Nacht.

Dynamische Extensionsorthese für die Metakarpophalangealgelenke (Abb. 9.37). Diese stabilisiert das Handgelenk

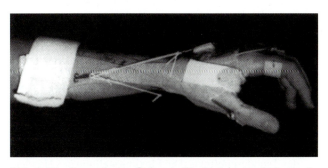

Abb. 9.**37** Dynamische Orthese. Die Metakarpophalangealgelenke werden in Extension gelagert. Anwendung zwischen dem 30. und 45. Tag post operationem nach Sehnentransfer für die Radialisparese.

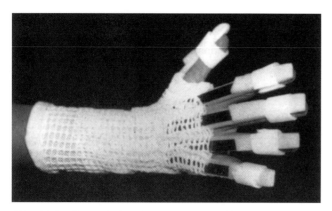

Abb. 9.**38** Dynamische Extensionsorthese für die Metakarpophalangeal- und die Interphalangealgelenke, die lediglich während der Nacht angelegt wird.

in 30 Grad Extension. Ein an der Grundphalanx fixiertes elastisches Band hält die Metakarpophalangealgelenke in Extensionsstellung. Das Os metacarpale I wird in Abduktion stabilisiert, das Gummiband zieht die Grundphalanx des Daumens in eine Extensionsstellung. Diese Orthese ist identisch mit der präoperativ angelegten Orthese, wobei sie jedoch jetzt 3 unterschiedliche Ziele verfolgt:

Sie ersetzt die Funktion der Sehnentransfers zu Beginn der Nachbehandlung, sie erhält die spannungsfreie Position der Nähte und sie autorisiert den Beginn der aktiven Mobilisation der Finger in Flexionsstellung. Sie wird während des Tages permanent zwischen den Nachbehandlungssitzungen getragen.

Dynamische Extensionsschiene der Metakarpophalangeal- und Interphalangealgelenke (Abb. 9.**38**). Sie stabilisiert das Handgelenk in 30 Grad Extensionsstellung, plaziert die Langfinger in vollständig gerader Stellung und den Daumen in Abduktions-/Extensionsstellung durch weiches Lagerungsmaterial. Die Orthese schützt die Nähte und vermeidet die Verlängerung der Sehnennarbe, indem sie den Extensorenapparat in maximaler Entspannungsstellung plaziert, was bei der dynamischen Tagesschiene, bei der die proximalen und distalen Interphalangealgelenke frei bleiben, nicht der Fall ist. Die Extensionsschiene wird allein während der Naht getragen, da sie die aktive Arbeit in Flexion nicht zuläßt.

Krankengymnastik. *Aktive Beübung nach Sehnentransfers.* Diese zielen auf die vollständige Extension des Handgelenks der Langfinger und des Daumens.

Der Ablauf gestaltet sich folgendermaßen:

Statische Kontraktionen in Verkürzungsposition: Der Patient muß die Extensionsstellung des Handgelenks oder der Finger erst ohne und dann gegen Widerstand halten. Dieses erlaubt die bewußte Beübung der transferierten Muskulatur.

Dynamische Kontraktionen: Diese erfolgen zunächst aktiv assistiert durch den Krankengymnasten und anschließend frei ohne Widerstand mit festgelegtem Ablauf:
– Extensionsstellung des Handgelenks, Finger frei.
– Vollständiger Bewegungsablauf der Finger unter Nutzen des Tenodeseneffekts. Die Flexionsstellung des Handgelenks bewirkt eine passive Verlängerung der Extensorensehnen und begünstigt deren aktive Kontraktion. Der Tenodeseneffekt wird zunächst genutzt, um dem Patienten die Wirkweise der transferierten Muskulatur bewußt zu machen. Diese muß dann kontrolliert erfolgen, anschließend wird die Kontraktion des transferierten Muskels aktiviert. Eine Bewegung ist um so schwieriger zu erhalten, als es sich um einen Transfer eines antagonistischen Muskels handelt (oberflächlicher Flexor des Ringfingers).
– Extension der Metakarpophalangealgelenke aller Finger gleichzeitig: Die Extension Finger für Finger ist nicht mehr durchführbar, wenn eine einzige Sehne auf die Extensor-communis-Sehnen der Finger transferiert wurde. Das Fehlen von Kompensationsbewegungen durch die Interosseusmuskulatur, die die Interphalangealgelenke strecken, muß überprüft werden.
– Abduktion und Extension des Daumens.
– Gleichzeitige Extension von Handgelenk und Fingern. Dieses ist je nach der Ausdehnungsmöglichkeit des verwandten Sehnentransfers mehr oder weniger leicht zu erreichen. So kann der Transfer des M. flexor carpi ulnaris für eine vollständige Extension aller Finger ohne den Tenodeseneffekt insuffizient sein.

Mobilisation von Fingern und Handgelenk in die Flexion. Die Flexion der Metakarpophalangealgelenke ist oft deutlich eingeschränkt. Jedoch werden extreme Bewegungsausmaße nicht beübt, um die Sehnentransfers nicht zu überdehnen. Die Mobilisationen werden zunehmend aktiv und passiv durchgeführt:
– Aktive Flexion der Finger: Der Patient führt eine Flexion der Metakarpophalangealgelenke mit extendierten Interphalangealgelenken oder eine Flexion der Interphalangealgelenke mit extendiertem Metakarpophalangealgelenk aus. Der globale Bewegungsablauf der Finger wird schnell zunehmend beübt. Die Übungen erfolgen täglich durch den Patienten unter dem Schutz einer dynamischen Orthese. Während der krankengymnastischen Sitzungen wird ohne Orthese gearbeitet.
– Die aktive Flexion des Handgelenks unter Beachten des Tenodeseneffekts.
– Passive Mobilisationen des Handgelenks oder der Finger in entspannter Situation der Sehnennähte. Das Wiedergewinnen der Gelenkamplituden muß sehr vorsichtig erfolgen. Die gemeinsame Mobilisation in die Flexionsstellung von Handgelenk, Metakarpophalangeal- und Interphalangealgelenken ist kontraindiziert.

Ergotherapie. Die funktionelle Beübung ermöglicht es dem Patienten, zunehmend das spontane Verwenden seines Armes für die Aktivitäten des täglichen Lebens wiederzufinden. Alle Griffe werden unter dem Schutz einer Orthese ohne Widerstand ausgeführt. Die Übungen alternieren zwischen globalen Griffen und dem tridigitalen Feingriff bei Objekten unterschiedlicher Größe, um das Potential der Beweglichkeit der Finger zu mobilisieren. Die vollständige Flexion darf dabei nicht erreicht werden. Es handelt sich hauptsächlich um adaptierte spielerische Aktivitäten (Damespiel, Solitär usw.).

☐ 45. – 60. Tag

Schienenbehandlung. Die dynamische Extensionsschiene für die Metakarpophalangealgelenke wird zunehmend weggelassen. Die dynamische Lagerungsschiene in Extensionsstellung von Metakarpophalangeal- und Interphalangealgelenken wird während der Nacht bis zum 60. Tag getragen.

Krankengymnastik. *Freie aktive Beübung der Sehnentransfers.* Hierbei wird vor allem beübt:
- die Extension des Handgelenks,
- die Extension der Langfinger und des Daumens in unterschiedlichen Handgelenkpositionen mit Extension von Metakarpophalangeal- und später der Interphalangealgelenke, um eine vollständige Extension zu erreichen,
- die Schnelligkeit der Fingerbewegungen.

Aktive und passive Mobilisationen in Flexionsstellung des Handgelenks und der Finger. Diese werden systematisch für das jeweilige Gelenk und dann für den gesamten Fingerablauf beübt, um die dorsalen Adhärenzen zu lösen.

Ergotherapie. Die Übungen zielen weiterhin auf globale und Feingriffe, werden jetzt jedoch ohne Orthese absolviert:
- Einfache Übungen ohne Widerstand erfolgen ohne Prothese, um die Sehnentransfers spezifisch zu beüben: spielerische adaptierte Aktivitäten.
- Übungen gegen leichten Widerstand erfolgen mit der Tagesschiene, um den Transfer zu tonisieren: Tischlerarbeiten mit Einstellungen auf Griffe großen Durchmessers, Webarbeiten usw.
Zunehmend wird der Durchmesser der Griffstärken in Abhängigkeit von der zunehmenden Flexionsamplitude vermindert.

☐ Nach dem 60. Tag

Krankengymnastik. *Aktive Beübung der Sehnentransfers gegen zunehmenden Widerstand.* Die Stärkung der Extension des Handgelenks gegen Widerstand ist unabdingbar für die Stabilisation während des Greifvorgangs und um eine zufriedenstellende Griffstärke zu erreichen. Die Fingerextensoren werden bevorzugt mit Übungen für die Schnelligkeit der Handöffnung trainiert. Die Geschicklichkeit bleibt jedoch durch die nicht existente isolierte Extensionsmöglichkeit der Finger eingeschränkt.

Wiedergewinnen der Fingergelenkamplituden in Flexion. Die aktiven und passiven Mobilisationen in Flexion werden weiterverfolgt. Das Wiedergewinnen der Flexion darf nicht auf Kosten der aktiven Extensionsamplituden geschehen. Hier muß das richtige Gleichgewicht zwischen der Flexionsamplitude und der Wirksamkeit der Sehnentransfers gefunden werden. Aus diesen Gründen wird die vollständige Flexionsstellung des Handgelenks nicht vorrangig betont, und dynamische Orthesen kommen hier nicht zur Anwendung.

Dagegen kann eine dynamische Flexionsorthese für die Finger (Abb. 9.39) angefertigt werden. Diese plaziert die Finger global oder isoliert durch direkten Zug auf die Metakarpophalangealgelenke in Flexionsstellung. Sie wird während des Tages für den kurzen Zeitraum von 10 Minuten pro Stunde getragen.

Ergotherapie. Ziel ist das Wiedergewinnen der Geschicklichkeit, der Kraft und der Ausdauer. Die Orthesen werden jetzt definitiv abgelegt. Alle Fein- und Grobgriffe werden verstärkt beübt. Die Übungen erfolgen gegen Widerstand. Arbeitssituationen werden imitiert, um sowohl die Flexion als auch die vollständige Extension der Finger zu nutzen,

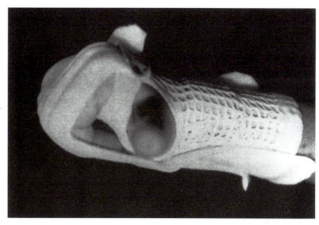

Abb. 9.**39** Dynamische Orthese für den gesamten Bewegungsablauf der Finger.

wobei das Handgelenk aktiv stabilisiert werden muß. Bei der Insuffizienz eines Sehnentransfers kann für anspruchsvolle Arbeiten eine Orthese das Handgelenk stabilisieren. Dann kann der Tenodeseneffekt nicht mehr genutzt werden, weshalb sie nur eingeschränkt indiziert wird.

Das Wiedergewinnen der Griffstärke ist langwierig. Gelegentlich kommt es bei betroffener dominanter Hand für bestimmte berufliche Tätigkeiten partiell zur Bevorzugung der kontralateralen Hand.

■ Distale Paresen des Nervus medianus

☐ Präoperativ

Die präoperative krankengymnastische Beübung hat folgende Ziele:
- *Erhalt oder Wiedergewinnen der passiven Mobilität des Daumens*, besonders des Trapeziometakarpalgelenks, welches die horizontale und vertikale Abduktion und vor allem die Pronation des 1. Metakarpales ermöglicht. Diese Gelenkfreiheit ist unumgänglich für die Wirksamkeit des Sehnentransfers und kann durch passive Mobilisationen und das Tragen einer Orthese zur Wiederherstellung der Gelenkamplitude erreicht werden. Es handelt sich um eine statische Orthese, die in die 1. Kommissur eingearbeitet wird und den Daumen in Abduktion und mittlerer Vertikalstellung positioniert. Sie wird während der Nacht getragen.
- *Prophylaxe und Therapie trophischer Störungen*, die bei Verletzungen des N. medianus häufig angetroffen werden. Oft bestehen erhebliche Narbenadhärenzen am Handgelenk als Ausdruck von Begleitverletzungen (Durchtrennung der palmaren Flexorensehnen). Sie müssen durch Massage des Narbengewebes und physikalische Maßnahmen zur Sklerolyse sowie durch Mobilisationen und das Tragen einer Extensionsorthese von Handgelenk und Fingern therapiert werden.
- *Erhalt des motorischen Körperschemas*, wobei der Daumen in einer günstigen Position gehalten werden soll. Dieses geschieht mit einer funktionellen dynamischen Orthese in Oppositionsstellung, versehen mit einer Klavierseite, die Finger-Daumen-Griffe zuläßt.

☐ Tag 0 – Tag 30: Immobilisation

Eine Gipsschale hält das Handgelenk in 20 Grad Flexionsstellung, der Daumen wird in Abduktionsstellung belassen, wobei die Metakarpophalangealgelenke leicht flektiert und die Interphalangealgelenke frei sind. Während dieses Zeitraumes darf weder die aktive Extension des Zeigefingers (Transfer des M. extensor indicis proprius) noch die Flexion des Ringfingers (Transfer der oberflächlichen Flexorensehne vom Ringfinger) beübt werden, um keine Spannungen auf die Naht auszuüben.

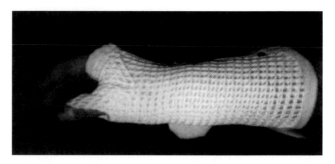

Abb. 9.**40** Stabilisierende Orthese des Handgelenks und des Daumens für die Nacht, um die wegen der Parese des N. medianus ausgeführten Sehenentransfers zu schützen.

☐ Tag 30 – Tag 45

Schienenbehandlung. Die Gipsschale wird durch 2 Orthesen aus thermolabilem Material ersetzt.

Stabilisierende Orthese für Handgelenk und Daumen (Abb. 9.**40**). Diese beläßt das Handgelenk in einer Extensionsstellung von 20 Grad, wobei der Daumen in Abduktion steht und die Metakarpophalangealgelenke leicht flektiert bleiben. Diese Orthese wird während der Nacht getragen, um die Sehnentransfers zu schützen.

Dynamische Oppositionsorthese für den Daumen mit Klavierseite (Abb. 9.**41**). Diese wird tagsüber ständig getragen. Durch Plazieren des Daumens in einer günstigen Position läßt sie das statische Beüben des Transplantats zu, ohne Überdehnungen zu verursachen.

Krankengymnastik. *Aktive Beübung des Oppositionstransfers.* Statische und dynamische Kontraktionen werden gefordert:
– Für die statische Beübung plaziert der Krankengymnast den Daumen in Oppositionsstellung zum Mittelfinger. Der Patient wird aufgefordert, diese Position zu halten, er soll das Transplantat für die verbesserte Wahrnehmung der Muskelkontraktur an der Thenareminenz sehen und palpieren. Wurde die oberflächliche Flexorensehne des Ringfingers genutzt, kann der Daumen auch in Oppositionsstellung mit dem Ringfinger gebracht werden. Der Patient wird aufgefordert, diese Position zu halten, während er den Ringfinger flektiert. So kann die Rekrutierung des Sehnentransfers erleichtert werden.
– Für die dynamische Beübung wird die globale Oppositionsbewegung gefordert, damit sich die Pulpa von Daumen und Mittelfinger berühren. Sollte der Sehnentransfer dieses zulassen (oberflächliche Flexorensehne des Ringfingers), ist besonders die Pronation des 1. Metakarpales zu beachten. Vor allem sollten keine kompensatorischen Bewegungen durch den Adduktormuskel und den langen Flexor des Daumens stattfinden, welche einen lateralen Pulpagriff am Zeigefinger bewirken.

Wiedergewinnen der Flexionsamplituden des Ringfingers und der Extensionsamplitude des Zeigefingers. Dies wird durch aktive und passive Mobilisationen erreicht. Der Daumen darf nicht in Extension und Retroposition beübt werden, um das Sehnentransplantat nicht zu überdehnen.

Ergotherapie. Der Daumen wird unter dem Schutz der *dynamischen Oppositionsorthese* zunehmend in die Greifvorgänge integriert.

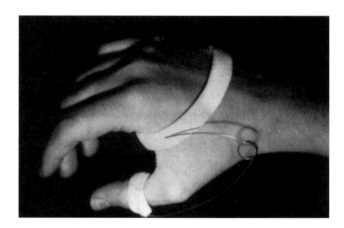

Abb. 9.**41** Dynamische Orthese nach Daumenoppositionstransfer.

Die Übungen zielen auf feine Griffe ohne Widerstand ab (tridigitaler Griff). Globale Greifvorgänge werden nach dem Heben der Extensor-indicis-proprius-Sehne oder der Flexor-superficialis-Sehne vom Ringfinger ebenfalls beübt, um den vollständigen Ablauf der Fingerbewegung zu erreichen. Die angebotenen Übungen sind spielerischer Natur. Ist die dominante Hand betroffen, kann die Wiederaufnahme des Schreibens durch einen entsprechend adaptierten Stift erleichtert werden.

☐ Tag 45 – Tag 60

Schienenbehandlung. Die dynamische Oppositionsschiene des Daumens mit Klavierseite wird jetzt weggelassen. Die statische Orthese zum Schutz während der Nacht wird bis zum 60. Tag belassen.

Krankengymnastik. *Progressive Muskelstärkung des Sehnentransplantats:* Es handelt sich um die Arbeit gegen Widerstand, die zunehmend in Abduktion und Pronation des 1. Metakarpales gefordert wird. Letztere Komponente ist am schwierigsten zu erreichen.

Wiedergewinnen der Bewegungsamplituden am Daumen: Jetzt werden die Extension und Retroposition des Daumens zugelassen. Das passive Verlängern des Sehnentransfers begünstigt dessen Integration.

Ergotherapie. Gleichzeitig wird die Mobilität und und die Stabilität des Daumens bei der Oppositionsbewegung trainiert. Feine (Daumen-Zeigefinger- und tridigitaler Griff) sowie globale Greifvorgänge erfolgen gegen leichten Widerstand und ohne dynamische Orthese in Abhängigkeit von der Leistungsfähigkeit des Transfers.

Zu kontrollieren sind kompensatorische Bewegungen durch den langen Flexorenmuskel und den Adduktor des Daumens, besonders wenn der Transfer nicht genug tonisiert ist, um die Stabilität des Daumen-Finger-Griffs zu sichern. Schreiben und Malen erlauben das spezifische Beüben der Griffe, wobei zahlreiche Aktivitäten zur Verfügung stehen. Der Patient findet seine vollständige Autonomie für die Aktivitäten des täglichen Lebens wieder (Anziehen, Knöpfe schließen usw.).

☐ Nach Tag 60

Die dynamische Oppositionsorthese wird jetzt weggelassen. Die krankengymnastischen und ergotherapeutischen Techniken zielen auf den Erhalt eines stabilen pollizidigitalen Griffs durch Mobilisation gegen Widerstand ab. Die tonisierende Beübung des Transfers ist erforderlich, um Kompensationsbewegungen zu begrenzen.

■ Distale Parese des Nervus ulnaris

☐ Präoperativ

Da die Krallenfingerfehlstellung eine starke Tendenz zur Einsteifung aufweist, sind vordringlich die Gelenkamplituden durch Mobilisation und durch die Verwendung der Hand in korrigierter Position aufrechtzuhalten.

Eine Zancolli-Orthese (Abb. 9.42), die die Extensionsamplitude der Metakarpophalangealgelenke einschränkt, läßt die aktive Extension der Interphalangealgelenke durch den M. extensor digitorum communis zu. Unter Begrenzung der Extension der Metakarpophalangealgelenke wird die Wirkung der Extensor-communis-Sehne auf die Grundphalanx ausgeschaltet (Manöver nach Bouvier). Sie korrigiert das Ungleichgewicht zwischen extrinsischer und intrinsischer Muskulatur und läßt die vollständige Flexion der Finger zu. Diese funktionelle Orthese wird während des Tages getragen.

Besteht eine Flexionseinsteifung des proximalen Interphalangealgelenks, wird eine dynamische Extensionsorthese an diesem Gelenk zum Wiedergewinnen der Bewegungsamplitude angebracht. Sie wird auf einem metakarpalen Handschuh befestigt, der die Metakarpophalangealgelenke in Flexion stabilisiert. Diese statische Orthese wird während der Nacht angelegt. Die passiven Gelenkamplituden des proximalen Interphalangealgelenks müssen vollständig vorhanden sein, da das chirurgische Vorgehen besonders ausgleichbare Krallenfehlstellungen betrifft.

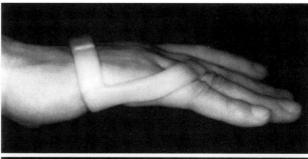
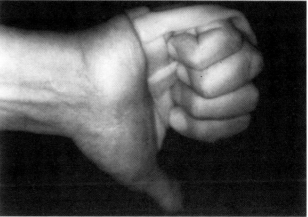

Abb. 9.42a u. b Zancolli-Orthese, die das Metakarpophalangealgelenk vor Hyperextension schützt und die Interphalangealgelenke frei beläßt.

☐ Tag 0 – Tag 30: Immobilisation

Nach Wiederherstellung des Daumen-Zeigefinger-Griffs wird eine palmare Unterarmgipsschiene angelegt, die das Handgelenk in 30 Grad Flexionsstellung hält. Der Daumen steht in leichter Anteversion und Adduktion, der Zeigefinger in leichter Abduktion mit flektiertem Metakarpophalangealgelenk. Nach der Korrektur der ulnarparetischen Krallenfehlstellung wird die Unterarmgipsschale dorsalseitig angebracht. Sie stabilisiert das Handgelenk in Neutralposition und die Metakarpophalangealgelenke in 30–45 Grad Flexion. Unabhängig davon, ob es sich um eine Kapsulodese oder die Lassotechnik handelt, muß die Orthese die Sehnennähte schützen, indem die Mobilisation der Metakarpophalangealgelenke in Extension vermieden wird. Handelt es sich um einen aktiven Transfer der oberflächlichen Flexorensehne des Ringfingers auf die A1-Ringbänder, ist es sofort erforderlich, die Interphalangealgelenke aktiv in Flexion und Extension zu beüben, um Sehnenadhärenzen zu vermeiden.

☐ Tag 30 – Tag 45

Schienenbehandlung. Die Gipsschale wird durch eine immobilisierende Orthese aus thermolabilem Material ersetzt, welche Tag und Nacht getragen wird, außer bei den krankengymnastischen Sitzungen:
– nach Wiederherstellen des Daumen-Zeigefinger-Griffs: Metakarpalhandschuh mit Stabilisation des Metakarpophalangealgelenks am Zeigefinger in leichter Flexion und Abduktion und Stabilisation des Metakarpophalangealgelenks am Daumen in leichter Flexion,

- nach Korrektur der ulnarparetischen Krallenfingerfehlstellung: Orthese mit limitierender Amplitude der Metakarpophalangealgelenke in Extension: Zancolli- oder Lassoorthese, wenn kein Ödem besteht.

Krankengymnastik. *Aktive Beübung der Transfers für den Daumen- und Zeigerfingergriff:*

- Die statische Beübung der Abduktion des Zeigefingers erfolgt in leichter Extension und Abduktion. Der Patient muß diese Position, unter gleichzeitiger Extension des Daumens (Transfer der kurzen Extensorensehne) halten. Die Kontraktion des Transplantats wird am radialen Rand des Os metacarpale II palpiert. Die statische Beübung des Zeigefingers erfolgt anschließend ohne Extension des Daumens.
- Statische Beübung der Adduktion.
- Statisches und dynamisches Beüben des Daumen-Zeigefinger-Griffs in der Handebene, anschließend in Oppositionsebene mit Kontakt zu der Pulpa. Das Fehlen kompensatorischer Bewegungen durch die Flexor-pollicis-longus-Sehne, welche eine Adduktionskomponente aufweist, ist zu überprüfen. Das Rektrutieren des Abduktionstransfers vom Zeigefinger ist gelegentlich in Flexion des Metakarpophalangealgelenks schwierig zu erreichen.

Nach Korrektur der ulnarparetischen Krallenstellung:

- aktive Mobilisierung der Finger in Flexion, beginnend mit der Flexion des Metakarpophalangealgelenks, anschließend der Interphalangealgelenke, um den Transfer der oberflächlichen Flexorensehne des Ringfingers zu beüben und einen harmonischen Fingerablauf zu erhalten,
- aktive Mobilisation der Interphalangealgelenke in Extension. Hierbei werden die Metakarpophalangealgelenke in Flexion belassen, um eine Überdehnung der Kapsulodese oder des Transfers der oberflächlichen Kommunissehne des Ringfingers zu vermeiden, die distale Wirkung der Extensor-communis-Sehne auf die Mittel- und Endphalanx zu favorisieren und ihre extendierende Wirkung auf die Grundphalanx zu verhindern.
- Die Extension des Metakarpophalangealgelenks wird niemals durch passive Mobilisation beübt, wodurch der Transfer vollständig wirksam werden könnte. Das Wiedergewinnen der Amplituden wird durch die zunehmende funktionelle Nutzung der Hand erreicht.

Ergotherapie. Beüben des Daumen-Zeigefinger-Griffs ohne Orthese unter Vermeiden von Kompensationsbewegungen (entsprechend adaptierte Freizeitaktivitäten). Beübung des tridigitalen Griffs und der globalen Greifvorgänge, wobei die vollständige Extension der Metakarpophalangealgelenke während der Aktivitäten durch das Tragen einer entsprechenden Orthese (Zancolli oder Lasso) vermieden werden soll.

☐ Tag 45 – Tag 60

Die statische Schutzorthese für die Transfers wird während der Nacht bis zum 60. Tag getragen. Die Lassoorthese wird nach und nach weggelassen. Die krankengymnastischen Techniken erlauben die Stärkung der Sehnentransfers gegen zunehmenden manuellen Widerstand. Die Aktivitäten der Ergotherapie beüben hauptsächlich den durch den N. ulnaris versorgten Bewegungsablauf.

☐ Nach Tag 60

Die Nachbehandlung verfolgt das Ziel in steigendem Maß Kraft und Ausdauer zu erreichen. Das Tragen einer Orthese ist nicht mehr notwendig.

Literatur

1 Bonnel, F., E. Péruchon: Bases biomécaniques des transferts musculo-tendineux. In Tubiana, R.: Traité de Chirurgie de la Main, vol. IV. Masson, Paris 1991 (pp. 67–80)
2 Boyes, J.H.: Tendons transfers for radial palsy. Bull. Hosp. Jt Dis. 21 (1960) 97
3 Brand, P.W.: Tendon grafting: illustrated by a new operation for intrinsic paralysis of the fingers. J. Bone Jt Surg. 43-B (1961) 444–453
4 Brand, P.W.: Clinical Mechanics of the Hand. Mosby, St. Louis 1985
5 Brand, P.W.: Hand reconstruction in leprosy. In British Surgical Practice, Surgical Progress. Butterworth, London 1954 (p. 117)
6 Brooks, D.M.: Peripheral nerve injuries reconstructive techniques. In Smith, R.C.: Operative Surgery, vol. VIII. Butterworth, London 1949 (pp. 20–25)
7 Brooks, M.D.: Intermetacarpal bone graft for thenar paralysis. J. Bone Jt Surg. 31-A (1949) 511
8 Brunner, J.M.: Tendon transfer to restore abduction of the index finger using the extensor pollicis brevis. Plast. reconstr. Surg. 3 (1948) 197–201
9 Bunnel, S.: Reconstructive surgery of the hand. Surg. Gynecol. Obstet. 39 (1924) 259
10 Burkhalter, W.E., R. Christensen, P. Brown: The extensor indicis proprius opponens plasty. J. Bone Jt Surg. 55-A (1973) 725–732
11 Burkhalter, W.E.: Tendon transfer in upper extremity peripheral nerve injury. Clin. Orthop. 104 (1974) 68–79
12 Camitz, H.: Über die Behandlung der Oppositionslähmung. Acta chir. scand. 65 (1929) 77
13 Codavilla, A.: Tendon transplants in orthopaedic practice. Translated by J.D. Ferrare. Clin. Orthop. 118 (1976) 2
14 Cooney, W.P., R.L.K.N. Linscheid: Opposition of the thumb: an anatomic and biomechanic study of tendon transfers. J. Hand Surg. 9 (1984) 777–786
15 Drobnik, T.: Die Verhütung von Pseudarthrosen bei Osteomyelitis der Tibia. Dtsch. med. Wschr. 19 (1983) 1330
16 Duchenne, G.B.: Physiologie des Mouvements. Baillière, Paris 1867
17 Franke, F.: Sehnenüberpflanzung. Arch. klin. Chir. 52 (1896) 87
18 Hamlin, C., J.W. Littler: Restoration of power pinch. J. Hand Surg. 5 (1980) 396–401
19 Highet, W.B.: Innervation and function of the thenar muscles. Lancet (1943) 227–230
20 Huber, O.: Hilfsoperation bei Medianuslähmung. Dtsch. Arch. klin. Med. (1921) 136–271
21 Iselin, M.: Atlas de Technique opératoire, Chirurgie de la Main. Flammarion, Paris 1958
22 Jones, R.: On suture of nerves and alternative methods of treatment by transplantation of tendon. Brit. med. J. 1916/I, 641–679
23 Jones, R.: Tendon transplantation in cases of musculospiral injuries not amenable to suture. Amer. J. Surg. 35 (1921) 333
24 Ketchum, L., P. Brand, D. Thompson: The determination of moments for extension of wrist generated by muscles of the forearm. J. Hand Surg. 3 (1978) 205–210
25 Lamb, D.W.: The management of upper limbs in cervical cord injuries. Proceeding of symposium RCS. Morrison & Gibb, Edinburgh 1963
26 Lange, J.: Die Sehnenverpflanzung. Ergebn. Chir. Orthop. 1 (1911) 2
27 Littler, J.W.: Tendon transfers and arthrodeses in combined median and ulnar nerve paralysis. J. Bone Jt Surg. 31-A (1949) 225
28 Littler, J.W., S.G.E. Cooley: Opposition of the thumb and its restoration by abductor digiti-transfer. J. Bone Jt Surg. 45-A (1963) 1389–1396

29 Littler, J.W., C.S. Li: Primary restoration of thumb opposition with median nerve decompression. Plast. reconstr. Surg. 39 (1967) 74–75
30 Manktelow, R.T., N.H. McKee: Free muscle transplantation to provide active finger flexion. J. Hand Surg. 3 (1978) 416–426
31 Manktelow, R.T., R.M. Zuher, N.H. McKee: Functioning free muscle transplantation. J. Hand Surg. 9 (1984) 32–39
32 Mayer, L.: The application of the physiological principle to tendon transplantation. Amer. J. Surg. 32 (1918) 1
33 Merle d'Aubigné, R., P. Lange: Transplantations tendineuses dans la traitement des paralysies radiales post-traumatiques. Sem. Hôp. Paris 22 (1946) 1666–1680
34 Merle, M.: Principes des transferts tendineux à la main. In: Cahier d'enseignement de la Société Française de Chirurgie de la Main. Expansion Scientifique, Paris 1991
35 Merle, M.: Transferts tendineux dans la main paralytique. In Simon, L., Y. Allieu: Paralysies nerveuses périphériques du Membre supérieur. Masson, Paris 1991 (pp. 125–136)
36 Merle, M., G. Foucher, F. Dap, C. Bour: Tendon transfers for treatment of the paralysed hand following brachial plexus injury. Hand Clin. 5 (1989) 33–41
37 Moberg, E., A. Nachemson: Tendon transfers for defective long extensors of the wrist and fingers. Acta chir. scand. 133 (1967) 31–34
38 Nicoladoni, C.: Nachtrag zum Pes calcaneus und zur Transplantation der Peronealsehnen. Arch. klin. Med. (Berlin) 27 (1881) 660
39 Palazzi, A.S.: On the treatment of the last opposition. Acta orthop. scand. 32 (1962) 396–400
40 Pulvertaft, R.G.: Repair of tendon injuries in the hand. Ann. roy. Coll. Surgns Engl. 3 (1948) 3
41 Riordan, D.C.: Radial nerve paralysis. Orthop. Clin. N. Amer. 5 (1974) 283–287
42 Riordan, D.C.: Tendon transfers for nerve paralysis of the hand and wrist. Curr. Pract. orthop. Surg. 2 (1964) 17
43 Riordan, D.C.: Surgery of the paralytic hand. Instruct. Course Lect. 16 (1959) 79
44 Rochet, L.: Des anastomoses tendineuses entre muscles sains et muscles paralysés pour la correction des déviations ou diformités paralytiques. J. Méd. Lyon 85 (1897) 579
45 Royle, N.D.: An operation for paralysis of the intrinsic muscles of the thumb. J. Amer. med. Ass. 111 (1938) 612
46 Scudery, C.: Tendon transplants for irreparable radial nerve paralysis. Surg. Gynecol. Obstet. 88 (1949) 643–651
47 Smith, R.J.: Tendon Transfers of the Hand and Forearm. Little Brown, Boston 1987
48 Steindler, A.: Orthopedic operations on the hand. J. Amer. med. Ass. 71 (1918) 1288
49 Thompson, T.C.: A modified operation for opponens paralysis. J. Bone Jt Surg. 24 (1942) 632–640
50 Tubiana, R.: Anatomic und physiologic basis for the surgical treatment of paralysis of the hand. J. Bone Jt Surg. 51-A (1969) 643
51 Tubiana, R.: Traité de Chirurgie de la Main, vol. IV. Masson, Paris 1991
52 Zachary, R.B.: Tendon transplantation for radial paralysis. Brit. J. Surg. 33 (1946) 358–364
53 Zancolli. E.A.: Claw hand caused by paralysis of the intrinsic muscles: a simple procedure for its correction. J. Bone Jt Surg. 39-A (1957) 1076–1080
54 Zancolli, E.A.: Correction de la garra digital for paralysis intrinseca: la operation del „Laza". Acta orthop. lat.-amer 1 (1974) 65–72

10 Daumenrekonstruktion

M. Merle, G. Dautel, G. Loda

Eine Daumenamputation verursacht ein erhebliches funktionelles, ästhetisches und psychologisches Defizit.

Gutachterlich wird der Verlust eines Daumens mit einer Minderung der Erwerbsfähigkeit von 25 % eingeschätzt.

Der Zustand, bedingt durch im Notfall nicht durchführbare oder mißlungene Daumenrekonstruktion, erfordert vom Operateur die Darstellung der unterschiedlichen Optionen für den Patienten. In Anbetracht der Risiken mikrochirurgischen Vorgehens im Notfall muß er dem Verletzten erklären, daß bei einem mißlungenen oder technisch nicht möglichen Eingriff die Aussicht besteht, einige Tage oder Wochen später eine Daumenrekonstruktion vorzunehmen. Ohne ein auf diese Art klar aufgezeigtes Schema kommt es zu Schwierigkeiten bei der Verarbeitung des Traumaerlebnisses. Die Erinnerung an den Unfall, das Zeitintervall, der Verlauf der Heilung und die Adaptation an die neue Situation können dazu führen, daß der Verletzte einen weiteren Eingriff nur schwer akzeptiert. Dieser stellt erneut eine Veränderung des Körperschemas dar, unabhängig davon, ob es sich um eine Pollizisation oder um einen Sehnentransfer handelt.

Unsere Erfahrung aus den letzten 20 Jahren, die sich sowohl auf die klassischen als auch auf die mikrochirurgischen Rekonstruktionstechniken stützt, zeigt: Je früher die Rekonstruktion des Daumens erfolgt, um so schneller ist die Integration möglich. Zu einer Zeit, als sich die klassischen und mikrochirurgischen Techniken gegenüberstanden, erlebten die Patienten unter Umständen die vorgeschlagenen therapeutischen Schemata als verwirrend. Es ist jedoch zu beobachten, daß die Mehrzahl der Operateure, die sich auf diesem Gebiet betätigen, Erfahrungen gewonnen haben, die meist zu vergleichbaren Indikationen für identische Amputationshöhen geführt haben.

Künftig können Patienten von vornherein über die möglichen Rekonstruktionstechniken informiert werden. Damit kann der Operateur aufgrund seiner Erfahrung vermeiden, daß die Patienten eine für sie schwierige Wahl zwischen den verschiedenen Techniken durchführen müssen. Das genaue Evaluieren der Bedürfnisse des Patienten, des Zustands seiner Gewebe und der eventuell bestehenden Einschränkungen, die von mikrochirurgischen Techniken profitieren können, fuhrt meist zu einem therapeutischen Vorgehen, welches sich allein auf die Erfahrung des Operateurs gründet. Dieser hat jedoch die Pflicht, den Patienten über Komplikationen am Donorsitus und über die Grenzen des gewählten Verfahrens aufzuklären.

Unsere therapeutischen Vorgehen beruhen vor allem auf einer Evolution, die durch viele Erfahrungen entstand. Lange Zeit arbeiteten wir zusammen mit J. Michon, der bedeutende Kenntnisse auf dem Gebiet der Daumenrekonstruktion besaß. Auch haben wir von den Unterweisungen von J. W. Littler profitiert, der die Techniken der Pollizisation des Zeigefingers weiter verfeinert hat, sowie von H. J. Buncke auf dem Gebiet der partiellen oder vollständigen Transfers der Großzehe.

Zusammen mit Foucher und Yoshimura begannen wir 1976 mit partiellen oder vollständigen Zehentransfers. Seither hat uns die Erfahrung bei 196 Daumenrekonstruktionen erlaubt, ein präzises therapeutisches Vorgehen festzulegen, welches vom Operateur das Beherrschen der klassischen und der mikrochirurgischen Techniken erfordert.

In diesem Kapitel werden lediglich unsere bevorzugten therapeutischen Vorgehen vorgestellt, der Leser findet keine vollständige Übersicht über alle möglichen Interventionen und ihre unendlichen Varianten, die seit dem Beginn des Jahrhunderts beschrieben wurden. Wir haben uns darauf beschränkt, zuverlässige und vermittelbare Techniken zu beschreiben, die den Bedürfnissen des Patienten entgegenkommen. Natürlich lassen individuelle mikrochirurgische Vorgehen es zu, beinahe jede denkbare, von einzelnen Autoren vorgeschlagene Variation durchzuführen. Sie ergeben jedoch nicht immer einen zusätzlichen funktionellen Gewinn und können den Donorsitus am Fuß in eine anatomische Kuriosität verwandeln, was vom Patient nicht geschätzt wird.

1984 wollten wir mit Michon u. Mitarb. (68) die Pollizisation und den Sehnentransfer vergleichen. Die Evaluation schien zu diesem Zeitpunkt logisch, da sich die klassischen Techniken und der Zehentransfer gegenüberstanden. Damals wurde die Pollizisation zur bevorzugten Wahl vieler Operateure. Heute erscheint eine solche vergleichende Studie nicht mehr gerechtfertigt, da man, besonders für Daumenamputationen am Metakarpophalangealgelenk, die Pollizisation und den partiellen oder vollständigen Sehnentransfer nicht gegenüberstellen kann. Bei der Pollizisation wird ein Langfinger vollständig oder partiell entnommen, wodurch die Fingerverteilung neu geordnet wird. Der Zehentransfer rekonstruiert den Daumen teilweise oder vollständig und erhält das Kapital der Langfinger.

Historisch kann man den Umfang der unterschiedlichen chirurgischen Rekonstruktionsvorgehen am Daumen aufgrund der Vorstellungskraft der Operateure nachvollziehen. Heute erleben wir eine gewisse Stabilisierung der therapeutischen Vorgehen, jedoch werden unsere Vorschläge in diesem Kapitel teilweise wieder verlassen, wenn wir die Methoden der Allotransplantate anwenden können.

Um das Rekonstruktionsvorgehen am Daumen zu erleichtern, haben wir eine Klassifikation erarbeitet, die sich auf 7 Amputationshöhen bezieht (65) (Abb. 10.**1**).

– Niveau 1: Amputation im Bereich des Interphalangealgelenks. Diese kann partiell bestehen und je nach Verlauf

10 Daumenrekonstruktion

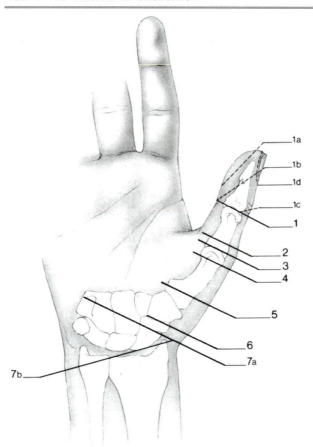

Abb. 10.**1** 7 Amputationshöhen am Daumen. Niveau 1 unterteilt sich in 4 Unterformen in Abhängigkeit vom Verlauf des Traumamechanismus. Niveau 7 berücksichtigt den Erhalt des Karpus (a) bzw. die radiokarpale Desartikulation (b).

des Traumas lediglich die Pulpa betreffen (Niveau 1 a) oder die Pulpa und einen Teil des Nagels (1 b), die gesamte distale Phalanx (1 c) oder lediglich den Nagelapparat (1 d).
- Niveau 2: Amputation im Bereich der Grundphalanx, wobei das Metakarpophalangealgelenk erhalten bleibt.
- Niveau 3: Amputation im Bereich des Metakarpophalangealgelenks unter Erhalt des Köpfchens des 1. Metakarpales.
- Niveau 4: Amputation in Höhe der distalen Metaphyse des 1. Metakarpales unter Erhalt der Thenarmuskulatur.
- Niveau 5: Amputation an der Basis des 1. Metakarpales unter Erhalt des Trapeziometakarpalgelenks mit Verlust der Thenarmuskulatur.
- Niveau 6: Amputation in Höhe des Skaphoideum-Trapezium-Gelenks.
- Niveau 7: Amputation am Handgelenk: transkarpal (7 a), radiokarpal (7 b).

Verlängerung nach Matev

Die Technik wurde von Matev 1964 bei einem 27jährigen Patienten entwickelt, der eine Daumenamputation im Bereich des Köpfchens des 1. Metakarpales erlitt (60, 61, 62). Das Verfahren besitzt Indikationen für Amputationen zwischen dem Niveau 1 c bis 4, besonders bei Patienten, die eine Kontraindikation für eine osteoplastische Rekonstruktion, eine Stumpfpollizisation oder einen Zehentransfer aufweisen oder diese Verfahren ablehnen.

Das technische Vorgehen der Verlängerung ist einfach, bleibt jedoch in der Überwachung anspruchsvoll. In allen Fällen ist eine Vertiefung der 1. Kommissur und der Versatz des M. adductor pollicis und des 1. dorsalen Interosseusmuskels erforderlich.

■ Technik (Abb. 10.2)

Die Verlängerung erfolgt mit einem Fixateur externe, Mini-Hoffmann, der mit drehbaren Schrauben ausgerüstet ist und eine schnell zunehmende Verlängerung sichert. Es sind zwar zahlreiche mehr oder weniger kompakte Distraktoren erhältlich, der Mini-Hoffmann erlaubt jedoch die Fixation der 4–8 mit Schraubengewinde versehen Kirschner-Drähte mit großer Präzision an den dorsolateralen Rändern des Metakarpales oder das Einbringen von 4 Kirschner-Drähten der Stärke 12/10. Letztere werden anschließend

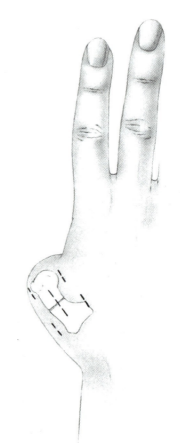

a

Abb. 10.**2 a–e** Verlängerungstechnik nach Matev.
a Zugangsweg für das Plazieren der metakarpalen Kirschner-Drähte. Die Osteotomie erfolgt mit einem kurzen longitudinalen Zugang an der Dorsalseite des 1. Metakarpalknochens.
b Ein Kirschner-Draht der Größe 10/10 oder 12/10 wird in der Längsachse des 1. Metakarpales eingebracht, um die Distraktion zu führen.
c Beim Kind kann nach Beendigung des Elongationsvorgangs häufig die Ossifikation in Form von 2 Hörnern beobachtet werden.
d Einbringen eines Beckenkammtransplantats, welches mit 2 schräg eingeführten Kirschner-Drähten und dem axialen Draht fixiert wird. Die Vergrößerung und Vertiefung der 1. Kommissur erfordert den Transfer des M. adductor pollicis auf den proximalen Anteil des 1. Metakarpales.
e Eine Z-Plastik vertieft die 1. Kommissur.

Verlängerung nach Matev

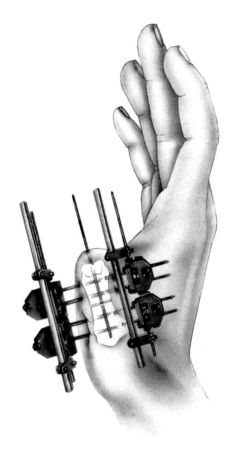
b

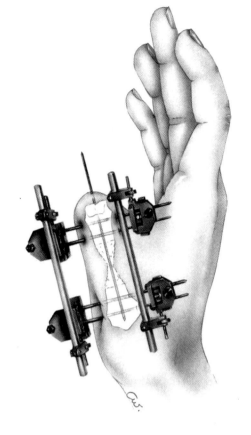
c

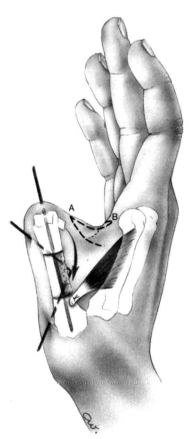
d

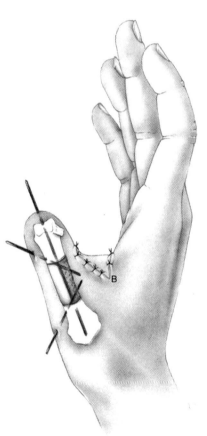
e

Abb. 10.**2 b–e**

umgebogen und am Fixateur externe befestigt, damit Risiken der Hautnekrose durch Kompression vermieden werden.

In Anbetracht der von der intrinsischen Muskulatur ausgeübten Kräfte wird der Fixateur immer mit 2 längsverstärkenden Stangen versehen.

Eine kurze dorsale longitudinale Hautinzision im Bereich der Diaphyse ermöglicht die transversale Osteotomie nach Weghalten der Extensorensehne (Abb. 10.2a). Die Osteotomie erfolgt eher mit der Knochen- als mit der oszillierenden Säge, damit weder den Knochen erhitzt noch das Periost verletzt wird. Eine ganz geringe Distraktion mit dem Schraubengewinde der Stangen überprüft die einwandfreie Durchtrennung der 2 Knochenenden.

Jetzt plazieren wir den axialen Kirschner-Draht in der Längsachse des 1. Metakarpales (Abb. 10.2b). Er ist unumgänglich, um die Elongationsachse zu erhalten. Trotz der Solidität des Materials kommt es bei zunehmender Elongation zu höheren Kräften, die auf das distale Fragment der Osteotomie einwirken. Nachdem der Kirschner-Draht eingebracht wurde, ist es zu empfehlen, die Knochenenden wieder miteinander in Kontakt zu bringen und ungefähr 4–5 Tage abzuwarten, bevor mit der Distraktion begonnen wird. Diese darf 1 mm am Tag nicht überschreiten, wobei diese Distanz in Abhängigkeit vom Gewebebett über 2–4 Einzelschritte am Tag erreicht werden muß.

Schmerzen, Ödembildung oder Gefäßkomplikationen des Amputationsstumpfs müssen sofort zur vorhergehenden Position zurückkehren lassen. Die intensive Pflege der Kirschner-Draht-Eintrittsstellen muß regelmäßig erfolgen, um Superinfektionen zu vermeiden, die den Mißerfolg bedeuten können.

Die Verlängerung des Metakarpales beim Erwachsenen kann zwischen 1–4 cm betragen, abhängig von Alter, neurovaskulären Verhältnissen und Narbenbildung. Die Grenze der Verlängerung ist gegeben, wenn die Resistenz der zu drehenden Schraube nicht überwunden werden kann. Es ist unnütz und gefährlich, diese natürliche Grenze der Elastizität der Gewebe überschreiten zu wollen.

Einige Wochen später kann auf Standardröntgenaufnahmen der Beginn der Verknöcherung durch Auftreten von 2 Ossifikationszentren im Bereich der beiden Knochenenden überprüft werden (Abb. 10.2c). Die Ossifikation sollte sich bis zum vollständigen Verknöchern entwickeln. Es kommen jedoch sozioökonomische Überlegungen zum Tragen, da hierbei das Belassen des Distraktors für einen Zeitraum von ungefähr 6 Monaten nötig wäre.

Nach Beendigung der Distraktion beim Erwachsenen fügen regelmäßig wir einen kortikospongiösen Span hinzu, wobei wir entweder den Fixateur externe unter Kompression setzen oder eine gekreuzte Kirschner-Draht-Osteosynthese unter Ersatz des axialen Drahts anbringen (Abb. 10.2d). Trotz eines radiologisch einwandfrei sichtbaren Transplantats ist die Entfernung des Osteosynthesematerials nur unter extremer Vorsicht vorzunehmen, da die Plastizität des Spans dazu führen kann, daß sich innerhalb weniger Tage eine ulnargerichtete Klinodaktylie unter der Wirkung des M. adductor pollicis entwickelt.

Die Vertiefung der 1. Kommissur erfolgt in gleicher Sitzung wie der Versatz des Beckenkammtransplantats. Eine große Z-Plastik bleibt die beste Möglichkeit, dieses Vorgehen erfolgreich zu gestalten. Zuvor ist es erforderlich, die Insertionsstelle des M. adductor pollicis zu versetzen, wobei dieser im Bereich der Diaphyse proximal des Beckenkammtransplantats refixiert wird und die Muskelansätze des 1. dorsalen Interosseusmuskels gelöst werden (Abb. 10.2d u. e). Dieses Vorgehen ist unersetzlich, um ein funktionell gutes Resultat am neugebildeten Daumen zu erhalten, welcher einer nichtverengten 1. Kommissur bedarf. Diese Forderung gilt besonders für die die Matev-Technik, da eine größere Verlängerung mit einer erhöhten Verengung der 1. Kommissur einhergeht.

Insgesamt handelt es sich um eine einfache Technik, die bezüglich der Überwachung und der Vertiefung der 1. Kommissur anspruchsvoll ist. Eine Überwachung für den Zeitraum von 4 Monaten ist erforderlich, um zum Endergebnis zu gelangen und eine Klinodaktyliedeformation des 1. Metakarpales zu vermeiden. Es ist zu bevorzugen, die Verlängerung um einige Millimeter überzukorrigieren, da während der Kompression des Transplantats ein Längenverlust von ca. 2 mm entsteht.

Eine Infektion im Bereich der Kirschner-Drähte zu Beginn der Distraktion muß zum sofortigen Beenden des Vorgangs, bis zum vollständigen Sistieren aller Infektionszeichen führen. Eine tiefe Infektion mit Ostitis muß zum Entfernen des Materials und zum Methodenwechsel führen, da das Risiko der chronischen Osteomyelitis besteht.

■ Indikationen

Die Verlängerung des 1. Strahls nach Matev bleibt eine gute Methode, um bei alten Patienten, bei denen mikrochirurgische Vorgehen kontraindiziert sind, einen Daumen-Zeigefinger-Pinch-Griff wiederherzustellen und so ihre Langfinger intakt zu belassen. Das Verfahren steht in diesem Kontext in Konkurrenz mit der Stumpfpollizisation bei multidigitalen Läsionen. Die Ergebnisse der Verlängerung nach Matev sind um so besser, als ein trophisch gut versorgter Stumpf vorliegt, der sensibel ist und sich in günstiger Gewebeumgebung befindet. Die Amputationshöhen 1c, 2, 3 und 4 profitieren hauptsächlich von dieser Methode. Sie wird besonders für die Verlängerung des 1. Metakarpales, seltener an der Grundphalanx, verwandt (Abb. 10.3).

Insgesamt gesehen ist diese Verlängerung eine zuverlässige Technik und im therapeutischen Arsenal unersetzlich. Bei einer Serie von 196 Fällen nach Daumenrekonstruktion haben wir 4 Verlängerungen nach Matev durchgeführt (2%).

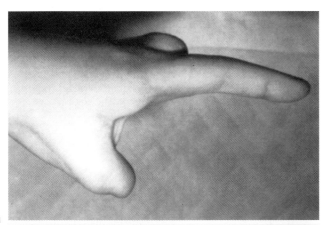
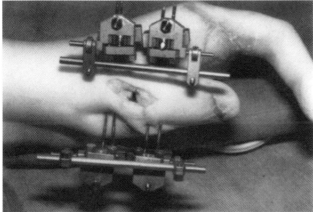
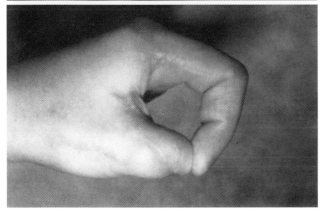

Abb. 10.**3a–c**
a Multidigitale Amputation. Lediglich der Zeigefinger bleibt intakt.
b Verlängerung des 1. Metakarpales.
c Ergebnis nach 6 Monaten nach Z-Plastik-Erweiterung der 1. Kommissur und Versatz der Sehne des M. adductor pollicis.

Knochenplastiken

Die knöchernen Plastiken wurden konstant verbessert, seit Nicoladoni 1897 den ersten Fall unter Verwendung eines Pektoralislappens mit einem Knochenanteil beschrieb (76). Es handelt sich jedoch auch um eine Methode, die Patienten und Chirurgen wenig zufriedenstellte, da verschiedene operative Schritte erforderlich sind: distanter Lappen, Insertion des Knochentransplantats, Entfetten, Resensibilisieren usw.

Zuletzt kam es zu einer Daumenbildung von unterschiedlicher Trophik mit stark mobiler Haut, mit instabilem Daumen-Zeigefinger-Pinch-Griff bei insuffizienter oder nicht existenter Sensibilität und bei konstanter Knochenresorption, wenn es sich um ein frei in den Lappen integriertes Knochentransplantat handelte.

Zweifellos hat die Methode mit dem sensiblen heterodaktylen Pulpainsellappen nach Moberg-Littler gewonnen (54). Der Lappen wird an dem Knochentransplantat verankert, um die Instabilität der Pulpa zu vermeiden.

Allieu u. Mitarb. (2) haben gezeigt, daß die Knochenresorption vermieden werden kann, wenn ein inguinaler Kompositionslappen nach MacGregor verwandt wird. Dieser enthält einen Anteil der Crista iliaca, welcher von dem Anastomosensystem zwischen dem Netz der A. circumflexa superficialis und profundus versorgt wird. Die Methode ist jedoch langwierig und während der 3 Wochen in der Hand in der Leiste fixiert bleibt, wenig komfortabel.

Die Renaissance der Methode erfolgte 1984. Nach unserer Mission nach China schlug Foucher vor, den radialen Unterarmlappen, den sog. „chinesischen Lappen", auf seinem distalen Pedikel zu verwenden, ihn im Bereich der Tabatière mit der A. radialis und den Begleitvenen zu kreuzen und diesen Hautlapppen zusammen mit einem vaskularisierten Knochenanteil vom Radius zu verwenden (21, 26, 27). Dieses einzeitige osteoplastische Vorgehen unter Verwendung des Unterarms als Donorsitus wurde in der Folge zu einer komfortablen und zuverlässigen Technik. Im gleichen operativen Vorgehen ist es möglich, einen sensiblen heterodaktylen Insellappen nach Moberg und Littler zu inserieren. Noch raffinierter, von noch seltenerer Indikation und wenn der Patient jung ist und über die den Daumen versorgenden Nerven verfügt, ist es möglich das ästhetische und funktionelle Ergebnis weiter zu verbessern, wenn durch mikrochirurgisches Vorgehen ein pulpoungualer Komplex von der großen Zehe vesetzt werden kann.

Kürzlich haben Masquelet u. Mitarb. ein identisches Vorgehen unter Verwendung des Interosseus-posterior-Lappens vorgeschlagen, der einen Knochenanteil von der Ulna enthält (58, 59). Hu bevorzugt den Interosseus-anterior-Lappen mit einem Knochenanteil von der Dorsalseite des Radius (39).

10 Daumenrekonstruktion

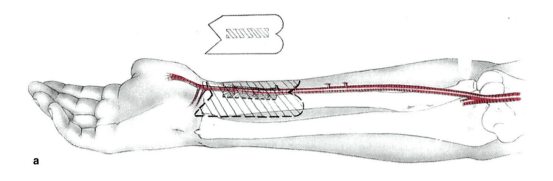

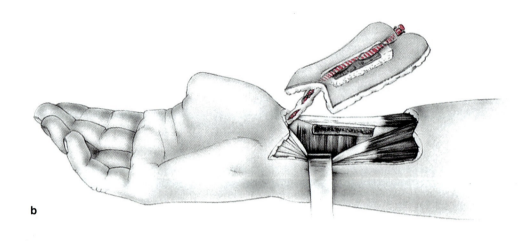

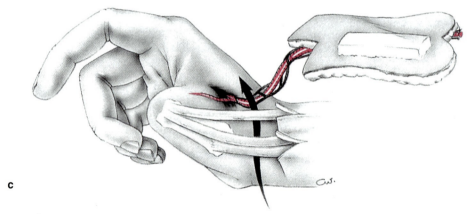

Abb. 10.**4a–c** Osteoplastische Rekonstruktion unter Verwendung des chinesischen Kompositionslappens.
a Auf der distalen Seite wird der Lappen W-förmig geschnitten, am proximalen Anteil M-förmig rund, um die Rundung des neu zu bildenden Daumens zu ergeben.
b Der osteokutane Lappen wird gehoben und enthält einen vaskularisierten Knochenanteil vom Radius.
c Die A. radialis mit Begleitvenen wird im Bereich der Tabatière gekreuzt und erleichtert das spannungslose Anbringen des osteoplastischen Transplantats.

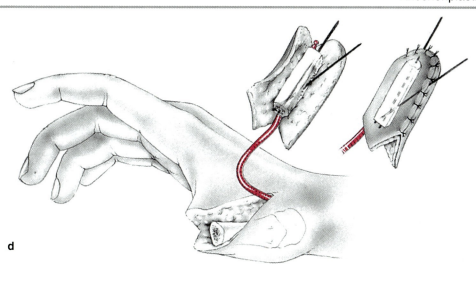

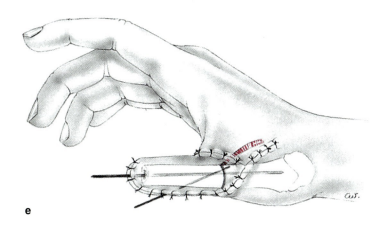

Abb. 10.**4d–e**

d Das Knochentransplantat wird mit einem axialen und einem schräg eingebrachten Kirschner-Draht versehen. Anschließend wird der Lappen mit sich selbst vernäht.

e Fixation des Knochentransplantats mit den 2 Kirschner-Drähten. Die beiden Lappenspitzen werden in den amputierten Stumpf eingenäht.

■ Osteoplastisches Vorgehen unter Verwendung des chinesischen Kompositionslappens (Abb. 10.4)

Das Heben des osteokutanen Lappens vom Unterarm mit distalem Pedikel erfolgt nach dem bereits im Band I beschriebenen Vorgehen. Die Zeichnung des Lappens wird nach den Kriterien von Biemer u. Stock (3) realisiert mit dem Vorteil, von vornherein den Bereich der Extremität des neu zu bildenden Daumens festzulegen und dem Amputationsstumpf 2 Lappen mit Spitze zu inkorporieren. Der distal am Donorsitus befindliche Lappen ist von W-Form, der proximale Anteil wird M-förmig gezeichnet, um die Rundung des Stumpfs zu ergeben. Auf Höhe des M. pronator quadratus gibt die A. radialis einen Ast zum Knochen ab, der intramuskulär verläuft (Abb. 10.**4a**). Vorsichtigerweise wird der Knochenanteil vom externen Rand des Radius mit den muskulären Ansätzen entnommen, um die Gefäßversorgung zu sichern (Abb. 10.**4b**).

Nach Kreuzen des Kompositionslappens im Bereich der Tabatière (Abb. 10.**4c**) sollte der Hautlappen ohne Spannung geschlossen werden können.

Die Osteosynthese mit dem Daumenstumpf erfolgt klassischerweise in der „Eifelturm"-Form nach Tubiana (86), wobei gewährleistet sein muß, daß die schräg eingebrachten Kirschner-Drähte nicht die Gefäßversorgung des Lappens kompromittieren (Abb. 10.**4d**).

Der sensible Insellappen nach Moberg-Littler kann im gleichen operativen Vorgehen versetzt werden und muß ulnarseitig liegen, um den Daumen-Zeigefinger-Pinch-Griff zu verbessern. Er muß dem Knochen fest anhaften, um die Stabilität zu erhöhen. Die Zirkumferenz wird mit kleinen Z-Plastiken versehen, um eine einschränkende Narbenbildung zu umgehen (Abb. 10.**4f–h**).

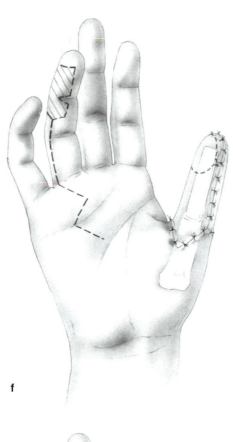
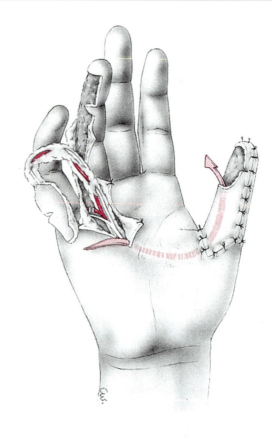
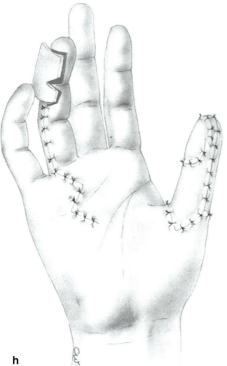

Abb. 10.**4f–h**

f Exzision des ulnaren Anteils am distalen Ende des neugebildeten Daumens für die Aufnahme des sensibel gestielten heterodaktylen Lappens vom Ringfinger.

g Der Lappen wird mit Pedikel subkutan zum neugebildeten Daumen gebracht.

h Der Lappen wird am Knochentransplantat befestigt und der Hautmantel durch Z-Plastiken erweitert, um einen retrahierenden Narbeneffekt zu vermeiden. Der Donorsitus wird mit einem Hauttransplantat gedeckt.

Knochenplastiken **237**

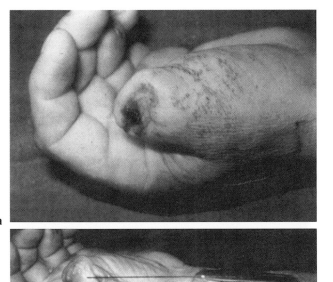
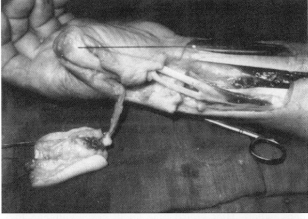
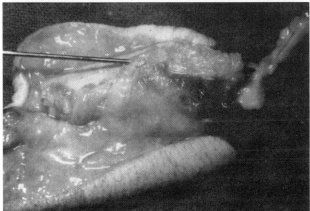
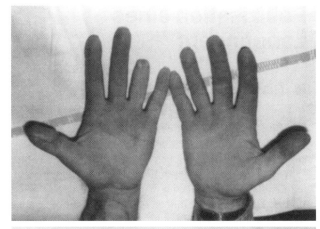
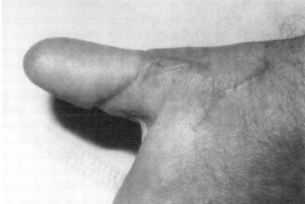
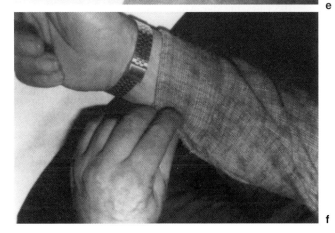

Abb. 10.**5a–f**
a Amputation auf Niveau 2 am nichtdominanten Daumen.
b Heben des osteokutanen Lappens.
c Das Knochentransplantat wird mit einem Teil des M. pronator quadratus gehoben, um die Gefäßversorgung zu erhalten. Ein axial eingebrachter Kirschner-Draht bereitet die Osteosynthese vor.

d u. **e** Ergebnis nach Plazieren eines sensiblen heterodaktylen Lappens nach Moberg-Littler.
f Die zentralkortikale Integration des neugebildeten Daumens erfolgt innerhalb einiger Monate.

■ Indikationen

Trotz Verbesserungen der Technik bleibt das Ergebnis ästhetisch und funktionell enttäuschend. Aus diesen Gründen bleibt die osteoplastische Rekonstruktion in unserem therapeutischen Vorschlag die letzte Wahl, wobei sie besonders für Amputationen auf Höhe 2 empfohlen wird, wenn noch ein Anteil der Grundphalanx besteht (Abb. 10.**5**).

Diese Technik kommt bei Kontraindikationen zu mikrochirurgischen Vorgehen und zur Pollizisation zur Anwendung. Sie bleibt reserviert für die nichtdominante Hand bei betagten Patienten. Bei unserem rekonstruktiven Vorgehen am Daumen wurde das Verfahren in 5 Fällen angewandt (2,5 %).

Pollizisation eines Langfingers

■ Historie

Am 11. April 1885 realisierte der Chirurg Francois Guermonprez aus Lille die Transposition eines durch eine Kamm-Maschine verletzten Mittelfingers für die Rekonstruktion eines beim gleichen Unfall amputierten Daumens (35, 36). Das Konzept der Pollizisation war geboren, wurde jedoch bis zum 2. Weltkrieg wenig genutzt, da der neu gebildete Daumen nicht immer sensibel und mobil war und die 1. Kommissur zu eng blieb.

Wichtige Fortschritte erfolgten zwischen 1943 und 1952, in denen 3 Chirurgen entscheidende technische Veränderungen vornahmen, die aus der Pollizisation den am häufigsten genutzten Eingriff bei der Rekonstruktion des Daumens machten.

Der Deutsche O. Hilgenfeldt empfahl 1943 die Pollizisation des Mittelfingers, ausgehend von der Erfahrung, daß prinzipiell alle Langfinger pollizisierbar sind (38).

Der Franzose J. Gosset beschrieb 1949 die Pollizisation des Zeigefingers und schlug eine Hautinzision vor, die die Rekonstruktion der 1. Kommissur durch einen Lappen mit palmarer Basis sicherte (31, 32). Später, 1964, der Erfahrung von Le Tac folgend, empfahl er die Verwendung des Ringfingers (33).

1953 brachte der Amerikaner J. W. Littler zusätzliche Möglichkeiten bei der Pollizisation des Zeigefingers ein, indem er der Methode die Prinzipien eines neurovaskulär gestielten Insellappens hinzufügte (54). Der pollizisierte Finger bleibt so frei von allen Hautanhängen. Zusätzlich kamen Fortschritte bei der Wiederherstellung der Motorik durch den Transfer der extrinsischen und intrinsischen Muskel-Sehnen-Transplantate hinzu, die zur Verbesserung der funktionellen Ergebnisse beitrugen.

■ Kriterien der Pollizisation

Der Daumen muß beim pollizidigitalen Griff sowie beim Greifen von großen Objekten zu benutzen sein. Dieses erfordert die Rekonstruktion einer großen 1. Kommissur, was durch günstig gelegene Inzisionen oder das Zubringen von Haut durch freien oder gestielten Lappen geschieht, aber auch durch eine maximale Länge der vaskulonervösen Pedikel des transferierten Fingers.

Die Mobilität bleibt ein essentielles Kriterium und ist um so besser erhalten, als das Trapeziometakarpalegelenk intakt ist, genau wie die Gelenke des zu pollizisierenden Fingers.

Die Länge des neuen Daumens darf das proximale Interphalangealgelenk des Zeigefingers nicht überschreiten. Besteht ein langes 1. Metakarpale, wird das proximale Interphalangealgelenk des zu pollizisierenden Fingers zum Metakarpophalangealgelenk des neugebildeten Daumens. Ist das 1. Metakarpale nicht vorhanden, wird das Metakarpophalangealgelenk des zu pollizisierenden Fingers zum Trapeziometakarpalgelenk des neugebildeten Daumens.

Zusammenfassend kann gesagt werden, daß die Pollizisation 2 Gelenke bei Amputationen in Höhe 2 und 3 und 3 Gelenke für Amputationen in Höhe 5 und 6 wiederherstellen muß.

Die Ausrichtung des neu zu bildenden Daumens muß sehr sorgfältig erfolgen, meist garantiert eine Rotation des transferierten Fingers um 120 Grad einen guten pollizidigitalen Pinch-Griff.

Die extrinsische Muskulatur des pollizisierten Fingers reicht nicht für eine korrekte Funktion aus. Es ist essentiell, die spezifische Funktion der extrinsischen und intrinsischen Muskeln, die am amputierten Daumen sorgfältig präpariert und individualisiert werden müssen, aufrechtzuerhalten.

Unsere Praxis der Pollizisation gründet sich auf die Prinzipien von J. Michon (67), der die Pollizisation des Ringfingers bevorzugte, und J. W. Littler, der große Erfahrung bei der Pollizisation des Zeigefingers entwickelte (54, 55).

■ Pollizisation des Zeigefingers

☐ Inzisionen

Besteht eine Amputation auf Niveau 3–4, wird der Erhalt oder die Vertiefung der Kommissur durch eine zirkuläre Inzision um das Metakarpophalangealgelenk des Zeigefingers mit einem dorsalen Anteil erreicht, dessen proximale Spitze auf Höhe der Diaphyse am dorsalen Rand des 2. Metakarpales endet (Abb. 10.6a).

Ausgehend von dieser Spitze wird ein dreieckförmiger Lappen mit palmarer Basis kommissural gezeichnet mit einer Inzision, die sich dem amputierten Stumpf des Daumens nähert. Hier kreuzt eine leicht geschwungene Inzision, die das 1. Metakarpale umläuft, von der amputierten Spitze bis zur Basis, um im Bereich des 2. Metakarpales zu enden. Letztere Inzision realisiert einen proximalen Lappen mit dorsaler Basis.

Besteht eine vollständige Amputation des 1. Metakarpales (Niveau 6–7), kommt eine von der Therapie der kongenitalen Aplasien des Daumens bekannte Inzision zur Anwendung (Abb. 10.6b).

Die rackettförmige Inzision um den Zeigefinger endet ebenfalls im Bereich der Diaphyse des 2. Metakarpales. Dieser dorsale Anteil wird longitudinal bis in den Bereich des proximalen Interphalangealgelenks weitergeführt, um hier während des Verschlusses der Pollizisation weiter in 2 Lappen separiert zu werden. Eine sinusförmig geschwungene palmare Inzision beginnt am internen Rand der Kommissur des Zeigefingers und wird bis zur Basis des 2. Metakarpales und dann des Skaphoids weitergeführt.

☐ Präparation

Die dorsale Hautinsel wird von den Sehnen bis zu den ersten Millimetern der Grundphalanx unter sorgfältigem Erhalt des Venennetzes gelöst. Das intermetakarpale Ligament des 2. Interossärraums wird durchtrennt und erleichtert die Präparation von Finger, Arterie und Nerv, welche am radialen Rand des Mittelfingers und am ulnaren Rand des Zeigefingers verlaufen. Die Junctura tendinea, die den Extensorenapparat des 2. mit dem des 3. Fingers vereint, wird durchtrennt (Abb. 10.7a).

Die Präparation wird zum radialen Rand des 2. Metakarpales weiter betrieben. Der 1. Interosseusmuskel wird von der Grundphalanx und dem Metakarpale desinseriert und gibt den Blick auf den Gefäßstiel frei, dessen Arterie meistens dünner ist als auf der ulnaren Seite (Abb. 10.7b).

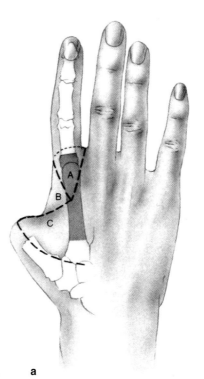
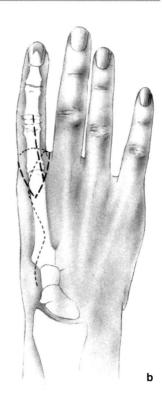

Abb. 10.**6a** u. **b** Pollizisation des Zeigefingers.
a Inzisionen für eine Amputation auf Niveau 3–4. Die Inzision an der Basis des Zeigefingers bildet einen dreieckförmigen Lappen (A). Die schräg verlaufende Inzision beginnt an der Spitze des Lappens (A) und bildet einen weiteren Lappen mit palmarer Basis (B). Die geschwungene Inzision, die das 1. Metakarpale umläuft und zur Basis des 2. Metakarpales zieht, bildet einen 3. Lappen (C) mit dorsaler Basis.
b Besteht eine vollständige Amputation des Daumens auf Niveau 6–7, bildet die Inzision am Zeigefinger einen dreieckförmigen dorsalen Lappen, der longitudinal bis zum proximalen Interphalangealgelenk weitergeführt wird. Eine sinusförmig geschwungene Inzision beginnt an der Basis des Zeigefingers und verläuft zur Basis des 2. Metakarpales und zum Os scaphoideum.

Jetzt wird der nicht genutzte Anteil des 2. Metakarpales mit der oszillierenden Säge durchtrennt, um die Mobilisation des Zeigefingers zu erleichtern. Die Septen der palmaren Aponeurose werden reseziert, die Fingernerven am proximalen Anteil abgesetzt sowie der 1. palmare Interosseusmuskel desinseriert.

Die radiale Arterie des Mittelfingers wird zwischen 2 Clips durchtrennt. Eine intraneurale Dissektion des interdigitalen Nervs im 2. Interossärraum erlaubt zuletzt das Festlegen des Rotationspunkts von dem vaskulonervösen Pedikel in der Nachbarschaft der palmaren oberflächlichen Gefäßarkade (Abb. 10.**7c**).

Anschließend wird der Zeigefinger auf seinen 2 Pedikeln und den Extensoren- und Flexorensehnen autonomisiert. Die Flexorensehnen werden aus ihrem Verlauf im Fingerkanal durch großzügiges Öffnen der A1- und A2-Ringbänder gelöst.

☐ Transfer und Fixation

Erfolgt die Pollizisation für eine Amputation in Höhe 3–4, ist das Kürzen der Basis der Grundphalanx vom Zeigefinger um ca. 50 mm nötig. Damit kann eine anatomische Länge des neugebildeten Daumens realisiert werden, welcher immer kürzer als das proximale Interphalangealgelenk des Zeigefingers sein muß. Die Osteosynthese erfolgt schnell, solide, präzise und einfach. Wir bevorzugen das Prinzip des intramedullär blockierten Stabes aus Metall oder resorbierbarem Material. Die Verformbarkeit des Materials erlaubt die Fixation des Zeigefingers in 10 Grad Flexionsstellung, um eine physiologische Krümmung des Daumens sowie der Rotationsachse zu erreichen. Der Draht erleichtert das Einstellen der Pronation, welche die Pulpa des neugebildeten Daumens gegenüber derjenigen des Mittelfingers plazieren muß. Die gegenüber dem Zeigefinger einzustellende Rotation liegt meistens zwischen 90 und 120 Grad (Abb. 10.**8**).

Liegt dagegen die Amputation in Höhe 6 und 7, erfolgt das Kürzen des Zeigefingers an der Metaphyse des Metakarpales. Um die Hyperabduktion des Daumens im Bereich der Neoartikulation des Trapeziometakarpalgelenks zu vermeiden, kommt das Vorgehen nach Buck-Gramcko zur Anwendung. Mit einem schräg eingebrachten Kirschner-Draht wird das Metakarpophalangealgelenk in Hyperextension blockiert, bevor dieses mit 2 gekreuzten Kirschner-Drähten auf den Rest des Trapeziums oder auf dem Skaphoid fixiert wird (Abb. 10.**9**).

Die Einstellung der Pronation muß sehr sorgfältig erfolgen, aufgrund der fehlenden Thenarmuskulatur ist es notwendig, eine leichte Überkorrektur vorzunehmen. Zuletzt besteht eine Rotation des Zeigefingers von ungefähr 120 Grad.

☐ Einstellung der Muskel-Sehnen-Funktion

Liegt die Amputation auf Höhe 3–4 ist die Thenarmuskulatur praktisch intakt. Es genügt die Einstellung der Länge des Extensorenapparats, seltener der Flexorensehne.

Um die zentrale Integration des neugebildeten Daumens zu erleichtern, ist es trotz des Risikos von Sehnenadhärenzen zu bevorzugen, die Extensor-communis-Sehne des Zeigefingers durch die Extensor-pollicis-longus-Sehne zu motorisieren. Dieses geschieht mit einer Pulvertaft-Naht im Bereich des Handgelenks (Abb. 10.**10a**). Die Sehne des M. extensor indicis proprius verbessert generell die Extensionsfunktion, wenn sie auf der Expansion des palmaren Interosseusmuskels fixiert wird und den ulnaren Zügel der Extensorensehne einschließt.

Die Flexor-pollicis-longus-Sehne wird am Handgelenk nach Pulvertaft mit der Flexor-profundus-Sehne des Zeigefingers vernäht. Letztere muß sorgfältig von allen Verbindungen mit den Sehnen der anderen Langfinger gelöst werden. Die oberflächliche Flexorensehne des Zeigefingers wird gekürzt und wieder vernäht, um das proximale Inter-

240 10 Daumenrekonstruktion

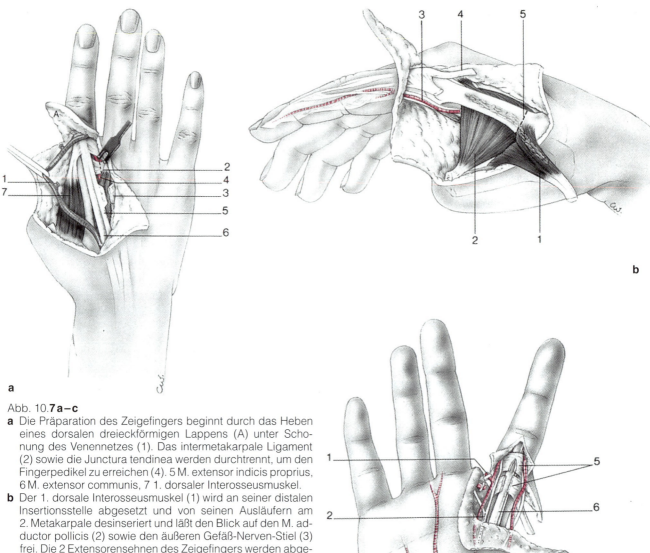

Abb. 10.**7 a–c**

a Die Präparation des Zeigefingers beginnt durch das Heben eines dorsalen dreieckförmigen Lappens (A) unter Schonung des Venennetzes (1). Das intermetakarpale Ligament (2) sowie die Junctura tendinea werden durchtrennt, um den Fingerpedikel zu erreichen (4). 5 M. extensor indicis proprius, 6 M. extensor communis, 7 1. dorsaler Interosseusmuskel.

b Der 1. dorsale Interosseusmuskel (1) wird an seiner distalen Insertionsstelle abgesetzt und von seinen Ausläufern am 2. Metakarpale desinseriert und läßt den Blick auf den M. adductor pollicis (2) sowie den äußeren Gefäß-Nerven-Stiel (3) frei. Die 2 Extensorensehnen des Zeigefingers werden abgesetzt (4). Das 2. Metakarpale (5) wird an der Basis mit der oszillierenden Säge abgesetzt und im Metakarpophalangealgelenk desartikuliert.

c Die Septen der palmaren Aponeurose werden durchtrennt. Die radiale Arterie des Mittelfingers (1) wird zwischen 2 Clips abgesetzt. Eine intraneurale Dissektion des Fingernervs des 2. Interossärraums (2) autonomisiert die beiden versorgenden Äste von Zeigefinger und Mittelfinger. Der Gefäß-Nerven-Stiel des 2. Interossärraums weist seinen Rotationspunkt (3) im Bereich der oberflächlichen palmaren Arkade (4) auf. Das A1- und der proximale Anteil des A2-Ringbands (5) werden longitudinal eröffnet, um die spätere Funktion der oberflächlichen und tiefen Flexoren zu ermöglichen (6).

phalangealgelenk zu bewegen, welches künftig die Funktion des Metakarpophalangealgelenks des neugebildeten Daumens übernimmt (Abb. 10.**10 b**). In diesem Fall werden der 1. dorsale und palmare Interosseusmuskel reseziert oder aufgegeben.

Liegt eine proximale Amputation des 1. Metakarpales vor, ist die Thenarmuskulatur meist nicht mehr vorhanden oder stark alteriert. Das Einstellen der extrinsischen Sehne erfolgt nach dem hier beschriebenen Schema. Dagegen ist es erforderlich, die Adduktion unter Fixation des palmaren Interosseusmuskels auf die Grundphalanx wiederherzustellen. Der 1. dorsale Interosseusmuskel wird am Hals der Grundphalanx fixiert, um die Abduktion und Opposition zu garantieren. Die Einstellung der extrinsischen und intrinsischen Muskel-Sehnen-Balance ist schwierig und muß Überkorrekturen, besonders der die 1. Kommissur schließenden Adduktionsbewegung, vermeiden. Bei insuffizienter Abduktion oder Opposition nach proximaler Amputation des Daumens ist es zu empfehlen, diese Funktionen durch den Transfer der oberflächlichen Flexorensehne des Ringfingers wiederherzustellen (Abb. 10.**10 c**).

☐ Hautverschluß

Die 2 kommissuralen dreieckförmigen Lappen A und B (Abb. 10.**8 b**) werden aneinandergelegt, und der dorsale Hautlappen des neugebildeten Daumens wird an den äuße-

Pollizisation eines Langfingers **241**

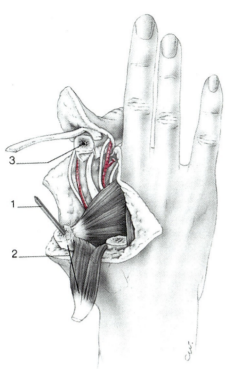

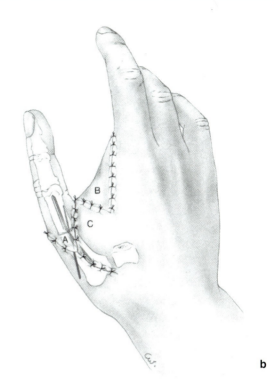

a

b

Abb. 10.**8 a** u. **b**

a Die Osteosynthese erfolgt mit einem blockierten intramedullären Stab aus Metall oder resorbierbarem Material, präpariert in Höhe des 1. Metakarpales. Eingeschlossen wird der dreieckförmige Stab (1) und ein schräg verlaufender Kirschner-Draht (2). Die Basis der Grundphalanx wurde gekürzt und der intramedulläre Raum aufbereitet, um den Stab aufzunehmen (3).
b Der Hautverschluß besteht in dem Aneinanderlegen der Lappen (B u. C) für die Rekonstruktion der 1. Kommissur.

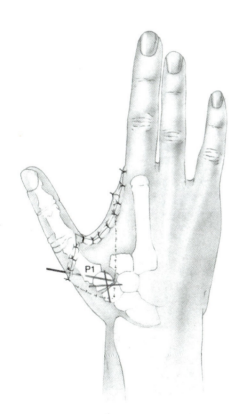

Abb. 10.**9** Die Pollizisation des Zeigefingers unter Einschluß des Metakarpophalangealgelenks erfordert die Fixation dieses Gelenks in Hyperextensionsstellung mit einem Kirschner-Draht. 2 gekreuzte Kirschner-Drähte fixieren das Köpfchen des 2. Metakarpales auf dem Trapezium oder dem Skaphoid.

ren Rand des Lappens B sowie an den lateralen Lappen genäht, der von der Eminentia thenaris ausgeht. Mit dieser Akkumulation von Lappen und dem Resezieren des 2. Strahls ist die 1. Kommissur gut dimensioniert. Bei Amputation auf Höhe 6–7 ist die Kommissur enger und kann das weitere Zubringen von Hauttransplantaten erfordern (Abb. 10.**9** u. 10.**11**).

■ Technik der Pollizisation des Ringfingers

□ Inzisionen (Abb. 10.12)

An der Basis des Ringfingers werden 2 rackettförmige Inzisionen angebracht, eine palmar, die andere dorsal. Ausgehend von der Spitze der dorsalen Inzision wird ein geschwungener Hautschnitt im Verlauf des M. extensor digitorum communis ausgeführt, der an der Basis des 4. Metakarpales endet.

Die palmare Inzision erfolgt zickzackförmig, sie beginnt an der Spitze des Lappens und wechselt die Richtung bei der Passage der distalen und der proximalen Handbeugefalte. Der Amputationsstumpf am Daumen wird haifischmaulartig eröffnet, um 2 laterale Lappen zu ergeben, die am Ende die lateralen Seiten des neugebildeten Daumens decken werden. Die Passage des gestielten Ringfingers erfolgt meist durch einen subkutanen Tunnel. Bei Vorliegen erheblicher Narben ist auch hier die zickzackförmige Inzision, die von der Eminentia thenaris bis zur palmaren Inzision am Ringfinger geführt wird, günstiger.

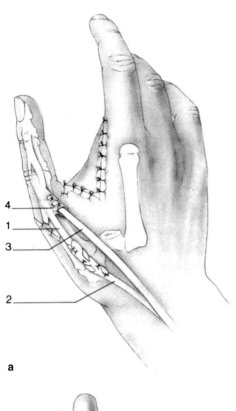

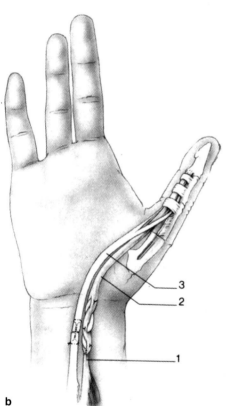

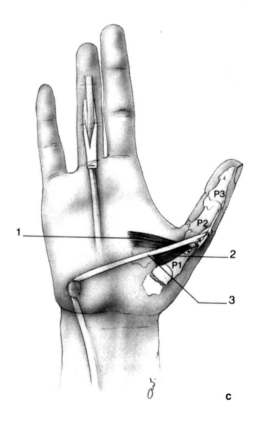

Abb. 10.10a–c

a Wiederherstellen der Extension. Der M. extensor communis des Zeigefingers (1) wird durch den M. extensor pollicis longus (2) motorisiert und mit einer Pulvertaft-Anastomose durchflochten. Der M. extensor indicis proprius (3) wird auf die Streckhaube des M. interosseus palmaris (4) gesteppt.

b Wiederherstellen der Flexion. Die Sehne des M. flexor pollicis longus (1) wird in der Pulvertaft-Technik auf den M. flexor profundus vom Zeigefinger (2) genäht. Der M. flexor superficialis vom Zeigefinger (3) wird in der Länge durch eine Tsuge- oder Kessler-Tajima-Naht eingestellt und läßt die Funktion des proximalen Interphalangealgelenks des Zeigefingers zu. Dieses fungiert als neues Metakarpophalangealgelenk am Daumen.

c Wiederherstellung der intrinsischen Muskulatur des neugebildeten Daumens. Der palmare Interosseusmuskel (1) wird an der distalen Metaphyse der Grundphalanx des Zeigefingers fixiert, um die Funktion der Adduktion zu übernehmen. Der 1. dorsale Interosseusmuskel (2) wird an der Außenseite der distalen Metaphyse der Grundphalanx fixiert und übernimmt die Funktion der Abduktion und horizontalen Bewegung. Die Opposition des neugebildeten Daumens kann durch den Transfer der oberflächlichen Flexorensehne des Ringfingers (3) wiederhergestellt werden, welche um das Os pisiforme als Hypomochlion umgelenkt wird. Einer der Zügel wird an dem äußeren Anteil der distalen Metaphyse der Grundphalanx befestigt, der andere durchflicht den äußeren Zügel der Extensorensehne und verstärkt die Extensionskapazität der distalen Phalanx.

Pollizisation eines Langfingers

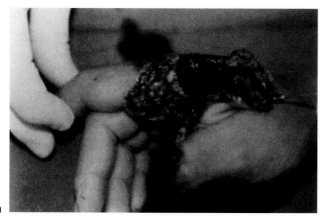

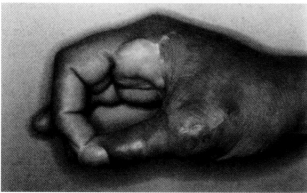

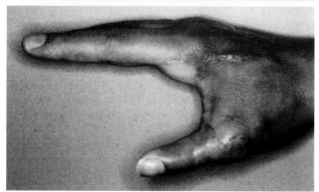

Abb. 10.11 a–c
a Mißerfolg einer Daumenreplantation mit Substanzverlust am Metakarpophalangealgelenk des Zeigefingers.
b u. **c** Pollizisation des Zeigefingers mit gutem Pinch-Griff und ausreichend tiefer 1. Kommissur.

☐ Die Präparation des in Inselform gestielten Ringfingers

Palmare Präparation (Abb. 10.13). Von vornherein wird das Verfahren als arteriell gestielter Versatz geplant, um die Überlebensfähigkeit des pollizisierten Fingers zu sichern. Die Funktion der zuführenden Gefäße wird präoperativ mit einem Allen-Test und Doppler-Sonographie, eventuell auch mit einer Angiographie, überprüft.

Die ulnare zuführende Arterie vom Mittelfinger und die radiale Arterie des Ringfingers werden zwischen 2 Clips abgesetzt.

Unter Lupenbrillenverstärkung werden die Fingernerven intraneural präpariert, um sie so zu separieren, daß der Rotationspunkt des Gefäß-Nerven-Stiels im Bereich der superfiziellen palmaren Arkade liegt.

Die A1- und A2-Ringbänder werden eröffnet, um die Flexorensehnen zu lösen.

Die Interosseus- und Lumbrikalmuskulatur wird am distalen Insertionspunkt abgesetzt.

Dorsale Präparation. Das Venennetz des Ringfingers wird freigelegt und in Anbetracht der nach der Pollizisation durchzuführenden Anastomosierung geschützt. Anschließend wird die M.-extensor-communis-Sehne von den benachbarten Sehnen nach Durchtrennung der Junctura tendinea abgesetzt und bis an die Basis der Grundphalanx abgehoben. Danach erfolgt die Durchtrennung an der Basis des Metakarpales.

Der Ringfinger wird anschließend im Bereich des Metakarpophalangealgelenks desartikuliert.

Präparation des Daumenstumpfs (Abb. 10.12 b u. 10.13). Die beiden durch den Haifischmaulschnitt gebildeten lateralen Lappen werden großzügig abgelöst, damit die dorsalen Venen geschont werden, die mit dem Venennetz des Ringfingers anastomosiert werden.

Die Sehnen der langen und kurzen Extensorenmuskeln werden individualisiert, auch wenn hierfür die dorsale Hautinzision verlängert werden muß. Der M. flexor pollicis longus ist von variabler Lage, so daß das Aufsuchen und Isolieren am Handgelenk zu empfehlen ist. Üblicherweise sind bei einer distalen Amputation des Metakarpales in Höhe 3–4 die Adduktoren- und Abduktorenmuskeln des Daumens erhalten.

Transfer und Fixation (Abb. 10.14). Der gestielte Ringfinger wird durch den subkutanen Tunnel geführt. Dieser wird mit der Mayo-Schere zwischen der palmaren Inzision am Ringfinger und dem Daumenstumpf gelegt. Der Weg muß groß genug vorbereitet werden, um die Gefäß-Nerven-Stiele aufzunehmen, und das postoperative Ödem berücksichtigen.

Nach den gleichen Regeln wie für die Pollizisation des Zeigefingers wird die Länge der Grundphalanx vom Ringfinger und vom 1. Metakarpale festgelegt, um eine Gesamtlänge am Daumen zu erreichen, die das benachbarte proximale Interphalangealgelenk nicht übersteigt.

Die Osteosynthese erfolgt mit einem blockierten Stab aus Metall oder resorbierbarem Material, wodurch der neu gebildete Daumen in 10 Grad Flexionsstellung fixiert und die Einstellung der Pronation erleichtert werden kann.

Der Daumen muß im Moment des definitiven Befestigens in tridigitaler Pinch-Griffstellung mit dem Zeige- und Mittelfinger stehen.

Einstellung der Muskel-Sehnen-Funktion (Abb. 10.15). Der M. extensor pollicis longus wird mit der Extensorcommunis-Sehne des Ringfingers anastomosiert, die kurze Extensorensehne wird auf dem radialen, palmaren Interosseusmuskel befestigt. Der kurze Abduktorenmuskel wird mit dem Lumbrikalis- und der Adduktormuskel mit dem dorsoulnaren Interosseusmuskel vernäht. Die Einstellung der Spannung muß sehr sorgfältig und ausgewogen erfolgen, um dem Daumen alle Möglichkeiten der Adduktion, Abduktion und horizontalen Bewegungen zu erhalten.

Die Flexorensehnen stehen fast immer unter Spannung und benötigen keine weitere Einstellung. Macht die zentrale Integration des neugebildeten Daumens Schwierigkeiten, ist es immer noch möglich, den M. flexor pollicis lon-

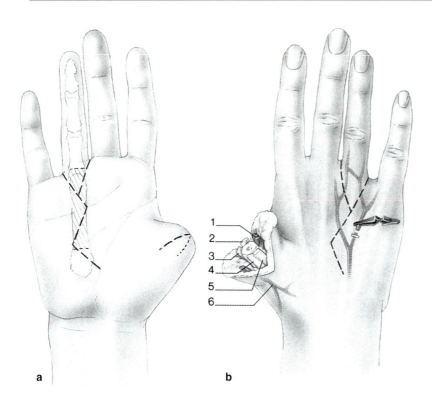

Abb. 10.**12a** u. **b** Pollizisation des Ringfingers.
a Die palmare Inzision erfolgt zickzackförmig in der Längsachse des Ringfingers und trifft auf den dreieckförmigen Lappen an der Basis des Fingers.
b Die dorsale Inzision beginnt durch Bilden eines rackettartigen dreieckförmigen Lappens und verlängert sich durch eine geschwungene Inzision bis an die Basis des 4. Metakarpales. Der Amputationsstumpf wird von vorn nach hinten mit einer Haifischmaulinzision geöffnet, wodurch sich 2 laterale Lappen bilden. Die verschiedenen Anteile des Stumpfs werden aufgesucht und präpariert: M. adductor pollicis (1), M. flexor pollicis longus (2), M. abductor pollicis brevis (3), M. extensor pollicis longus (5), M. extensor pollicis brevis (4). Eine dorsale Vene (6) wird mit einer Vene vom Ringfinger anastomosiert, welche zwischenzeitlich mit einer Klemme versehen wurde. Die versorgenden Nerven werden bei Bedarf gekürzt und in einem Bereich versenkt, der keiner Narbenbildung unterliegt.

gus mit einer Anastomose am Handgelenk auf den M. flexor profundus des Ringfingers zu transferieren.

Venendrainage und Hautverschluß am Interossärraum III/V. Die dorsale Vene oder Venen des Ringfingers werden mit denjenigen des Daumens durch mikrochirurgisches Vorgehen verbunden, um eine postoperative Venenstase zu vermeiden (Abb. 10.**16**).

Die Lappen des Stumpfs am Daumen bedecken die lateralen Seiten des Ringfingers. Es ist schwierig, im gleichen operativen Vorgehen die 1. Kommissur zu vertiefen, wenn diese deutlich verengt ist. Man kann zu diesem Zeitpunkt nicht mehr als eine Z-Plastik oder eine Dreizackplastik durchführen. Dieses Problem sollte immer vor der Pollizisation gelöst werden.

Der einfachste Verschluß des Raums zwischen dem 3. und dem 5. Strahl besteht in der Resektion des 4. Metakarpales basisnah und in der Rekonstruktion eines intermetakarpalen Ligaments, ohne die beiden verbleibenden Strahlen zu exzessiv aneinanderzubringen, damit ein Überkreuzen während des Flexionsvorgangs vermieden wird (Abb. 10.**14**).

Komplexer, aber anatomiegerechter ist die Methode nach Leviet (46–48), die eine intrakarpale Osteotomie realisiert und das Os hamatum mit dem Os capitatum fusioniert (Abb. 10.**16**).

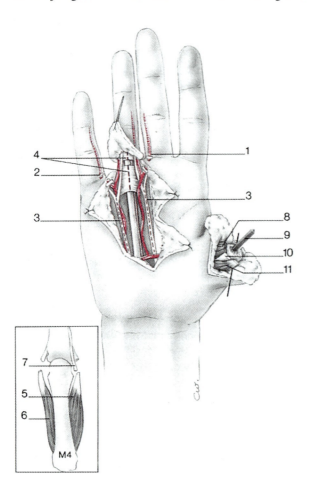

◀ Abb. 10.**13** Die palmare Präparation des Ringfingers durchtrennt die radiale Arterie des Mittelfingers (1) und die ulnare Arterie des Ringfingers (2) zwischen 2 Clips. Die Fingernerven des 3. und 4. Interossärraums (3) werden intraneural präpariert und der den Ringfinger versorgende Nerv bis in den Bereich der oberflächlichen Gefäßarkade individualisiert. Letztere stellt den Rotationspunkt für die Pedikel während des Pollizisationsvorgangs dar. Die Flexorensehnen werden durch Öffnung des A1- und A2-Ringbands (4) befreit. Der palmare 2. Interosseusmuskel (5) und der 4. dorsale Interosseusmuskel (6) sowie der Lumbrikalmuskel (7) werden im Bereich der distalen Insertionsstelle (eingefügtes Bild) abgesetzt. Ein blockierter Stab (9) aus Metall oder resorbierbarem Material wird im Markraum des 1. Metakarpales eingebracht. 10 M. flexor pollicis longus, 8 M. adductor pollicis, 11 M. abductor pollicis brevis.

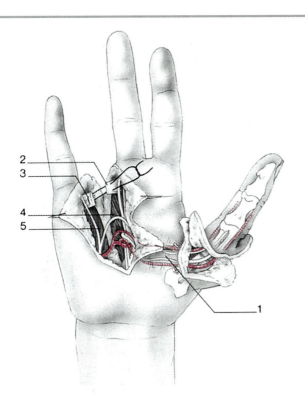

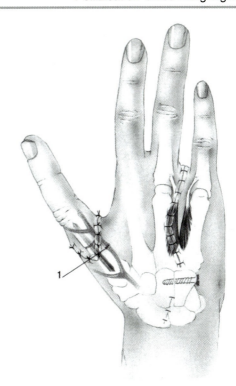

Abb. 10.**14** Transfer des Ringfingers durch den subkutanen Tunnel (1). Bei Schwierigkeiten ist es zu empfehlen, durch eine zickzackförmige Inzision die Zugangswege von Ringfinger und Daumen zu verbinden. Das intermetakarpale Ligament des 3. (2) und des 4. Interossärraums (3) werden erhalten, um miteinander vernäht zu werden und den Amputationsraum des 4. Strahls zu verbinden. 4 2. palmarer Interosseusmuskel. 5 4. dorsaler Interosseusmuskel.

Abb. 10.**16** Venöser Rückfluß am Ringfinger. Dieser wird durch die Anastomose mit einer der dorsalen Venen am Daumenstumpf (1) verbessert. Die beiden dreieckförmigen dorsalen und palmaren Lappen des Ringfingers werden mit den beiden lateralen Lappen am Daumenstumpf vereint. Die intrakarpale Osteotomie erfolgt zu Lasten des Os hamatum, welches mit dem Os capitatum fusioniert wird.

Ein Kompromiß ist die Translokation des 5. Strahls auf das 4. Metakarpale, entweder mit einer Z-förmigen Osteotomie, welche mit Minischrauben fixiert wird, oder mit einer Osteotomie im Bereich der proximalen Metaphyse des 4. Metakarpales, welche mit intraossärem Stab und Kirschner-Drähten befestigt wird.

Varianten bei der Pollizisation des Ringfingers. Vor der Ära der in Inselform gestielten Lappen schlugen Hilgenfeldt (38) und Gosset (33) das Heben des Ringfingers mit einem palmaren Hautareal vor. Die Technik ist seit der technischen Beherrschung der Pedikelpräparation und der Sicherung des venösen Rückflusses durch Mikroanastomosen nicht mehr gerechtfertigt.

Besteht eine weit proximal gelegene Amputation des Daumens (Niveau 6–7), ist es möglich, den Ringfinger mit Metakarpophalangealgelenk zu transferieren, welches in Hyperextensionsstellung auf dem Os trapezium oder dem Restskaphoid fixiert wird, um die Rolle eines Trapeziometakarpalgelenks zu übernehmen. Die technischen Prinzipien entsprechen den für die Pollizisation des Zeigefingers mit Metakarpophalangealgelenk beschriebenen.

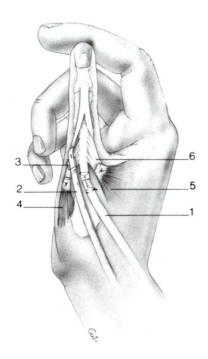

Abb. 10.**15** Wiederherstellung der Extension. Der M. extensor pollicis longus (1) wird mit der Extensor-communis-Sehne am Ringfinger vernäht. Der M. extensor pollicis brevis (2) wird auf der Sehne des palmaren Interosseusmuskels fixiert (3), der M. abductor pollicis brevis wird mit dem M. lumbricalis (4) vernäht und der M. adductor pollicis (5) mit dem 4. dorsalen Interosseusmuskel (6).

■ Postoperative Nachsorge

Die Abnahme des Kompressionsverbands und der immobilisierenden Schiene, die das Handgelenk in Neutralposition und den Daumen in horizontaler Abduktion und Opposition hält, erfolgt am 3. Tag. Der verkleinerte Verband besteht aus einer Schiene, die die Daumenkolonne für eine Zeit von

Tabelle 10.1 Vor- und Nachteile bei der Fingerpollizisation

	Pollizisation des Zeigefingers (Gosset 1949, Littler 1953)	Pollizisation des Mittelfingers (Hilgenfeldt 1943–1950)	Pollizisation des Ringfingers (Le Tac 1952, Gosset 1964)	Pollizisation des Kleinfingers (Le Tac 1952, Kellheher u. Sullivan 1958)
Vorteile	Einfache Technik venöser Abfluß erhalten direkt transferierbarer Pedikel ohne Abknicken Motorisieren der Muskulatur mit der Extensor- und Interosseusmuskulatur dorsal und palmar	Gutes Volumen für die Bildung eines neuen Daumens erhält 2 wichtige Finger: Zeigefinger für den Pinch-Griff, Ringfinger für den Funktionsablauf die Kraft des Zeigefingers und Ringfingers bleibt erhalten	gute Mobilität, da die Sehnen unter Spannung stehen praktisch anatomische Kommissur wenig ästhetische und funktionelle Nachteile an der Hand	Ultima ratio bei komplexen Verletzungen geringe ästhetische Störungen
Nachteile	Betont tiefe 1. Kommissur Minderung der Funktion des pollizidigitalen Griffs erfordert eine große Mobilität des Trapeziometakarpalgelenks und des Fingers, um die Opposition zum Zeigefinger auszuführen erhebliche Verkleinerung der Hand	Venöse Naht für den Abfluß erforderlich wenig ästhetisch, wenn das 3. Metakarpale erhalten bleibt Rotation und Überkreuzung der Nachbarfinger, wenn die Resektion des Metakarpale-3-Köpfchens erfolgte Kraftverlust Desinsertion des M. adductor pollicis bei hoher Resektion des Metakarpale-3 Erfordert die Translokation des Zeigefingers auf das 3. Metakarpale, um diese Nachteile zu vermeiden	Venöse Naht für den Abfluß erforderlich Verminderung der Kraft und des globalen Fingerablaufs Translokation des Kleinfingers auf die Metaphyse des Ringfingers oder Osteotomie nach Leviet Mögliches Abknicken der Gefäß-Nerven-Pedikel	Geringes Volumen verändert den Fingerabrollvorgang gibt die intrinsische Muskulatur am 5. Strahl auf

4 Wochen ruhigstellt. Das Handgelenk wird weiterhin in Neutralstellung immobilisiert, wenn extrinsische Sehnen genäht wurden.

Die aktive Nachbehandlung beginnt nach Beendigung der Immobilisation. Die Anwendung des Pinch-Griffs erfolgt schnell. Es ist immer wieder überraschend, zu sehen, mit welcher Schnelligkeit Patienten ihren Daumen bei den täglichen Funktionen integrieren. Dies liegt wahrscheinlich daran, wie von Michon unterstellt, daß der transferierte Daumen in einem Block mit allen sensiblen und motorischen Kapazitäten transferiert wird.

den Fingers schwankt meist zwischen dem Zeige- und dem Ringfinger. In Tab. 10.1 sind die Vor- und Nachteile jedes pollizisierbaren Fingers aufgezeigt. Es ist interessant, die gute Qualität der sowohl mit dem Zeige- als auch mit dem Ringfinger erreichten Ergebnisse zu beobachten. Littler hat durch die Verbesserungen, die er der Pollizisation des Zeigefingers hinzufügte, viele Operateure überzeugt. Gosset und Michon (Abb. 10.17) bevorzugten mit der Zeit die Pollizisation des Ringfingers, hauptsächlich aus Gründen der Kraftentwicklung und der Größe der Hand und des Erhalts der 1. Kommissur sowie der Funktion des Zeigefingers.

■ Indikationen

Die Pollizisation eines Langfingers weist Indikationen für die Amputationshöhen 3–6 auf, besonders für weit proximal gelegene Verluste.

Für Amputationen der Höhe 3–4 steht sie in Konkurrenz zu dem Transfer der 2. Zehe, wobei sie zu besseren Ergebnissen für die motorische und sensible Funktion führt, wie wir in einer vergleichenden Studie berichten konnten (68). Das entscheidende Argument bei einem Manualarbeiter, der von einer mikrochirurgischen Rekonstruktion profitieren kann, ist, daß die Pollizisation einen Strahl entnimmt und die Größe der Hand vermindert, während der Zehentransfer den Daumen ohne Verminderung des Kapitals der Langfinger wiederherstellt. Die Wahl des zu pollizisieren-

Pollizisation eines Stumpfs oder eines distalen Fingeranteils

■ Prinzipien

Multidigitale Amputationen mit Daumenbeteiligung bieten eine elegante Möglichkeit, einen Pinch-Griff unter Pollizisation eines Stumpfs, vorzugsweise am Zeigefinger, wiederherzustellen.

Littler verdanken wir seit 1953 die Pollizisation eines Zeigefingerstumpfs, der auf seinem Gefäßstiel ohne Hautbrücke isoliert wurde (54). Dieses Vorgehen verlängert nicht nur den Daumen, sondern läßt auch die Vergrößerung und Vertiefung der 1. Kommissur durch proximales Absetzen des 2. Metakarpales zu.

Es können jedoch auch andere Stümpfe pollizisiert werden, besonders vom Mittel- und Ringfinger nach den von Hilgenfeldt und Gosset beschriebenen Prinzipien.

Unsere Erfahrung hat gezeigt, daß komplexe multidigitale Traumata mit erheblichen Narbenreaktionen einhergehen, die sekundär das Präparieren der Gefäßstiele schwierig gestalten. Aus diesen Gründen bevorzugen wir wenn möglich die Pollizisation bereits in der Notfallsituation.

Meist haben wir die Pollizisation vom Zeigefinger in der Technik nach Littler durchgeführt, wobei wir sie auf Amputationen der Höhe 2–4 beschränken, bei Bedarf unter Einschluß des Metakarpophalangealgelenks.

■ Technik: Pollizisation eines Zeigefingerstumpfs mit Metakarpophalangealgelenk für eine Amputation auf Niveau 4 (Abb. 10.18)

Bei der Hautinzision muß an die Wiederherstellung einer großen 1. Kommissur unter Bildung von Lappen mittlerer Größe gedacht werden, um die Gefäßversorgung nicht zu gefährden. Die empfohlenen Schnittführungen von Littler erfüllen diese Kriterien (Abb. 10.**18a**).

Der Zeigefinger wird schlägerförmig inzidiert. Eine große Präzision gewinnt dieser Schnitt durch das Anlegen eines Fadens, der an der Basis des Zeigefingers plaziert wird und zum dorsoradialen Rand des 1. Drittels des Os metacarpale II zieht.

Ein erster dreieckförmiger Lappen mit palmarer kommissuraler Basis zweigt von der Spitze der schlägerförmigen Inzision vom Zeigefinger ab. Ein zweiter, größerer Lappen mit dorsaler Basis wird durch eine Inzision gebildet, die vom 1. Metakarpale ausgeht und die Basis des 1. Intermetakarpalraums gewinnt.

Die Präparation erhält das dorsale Venennetz vom Zeigefinger, um die Stase und postoperative Ödembildung des pollizisierten Fingers zu vermeiden.

Das intermetakarpale Ligament wird durchtrennt, und die Präparation des Gefäß-Nerven-Stiels des 2. Interossärraums beginnt von diesem dorsalen Zugang ausgehend.

Der 1. dorsale Interosseusmuskel wird von seinen Insertionen am 2. Metakarpale genau wie von der Basis der Grundphalanx abgesetzt, ebenso der palmare Interosseusmuskel.

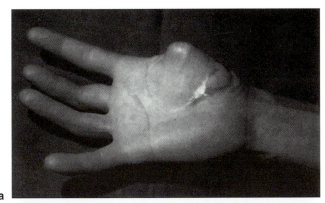
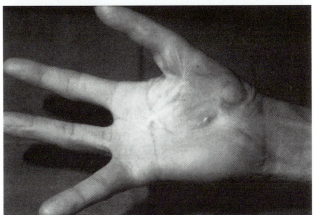
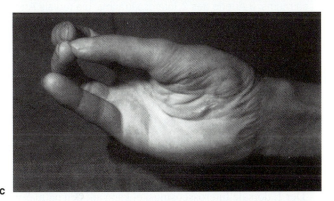
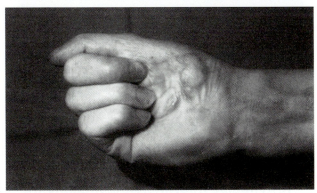

Abb. 10.**17a–d**
a Amputation des Daumens auf Niveau 4.
b Pollizisation des Mittelfingers mit Translokation des Zeigefingers auf die Basis des 3. Metakarpales.
c u. **d** Ergebnis des Pinch-Griffs und des Abrollvorgangs der Langfinger nach 8 Monaten (Fallvorstellung: J. Michon).

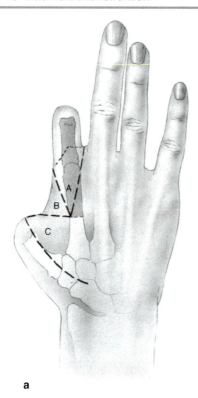 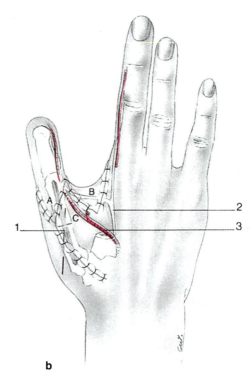

Abb. 10.18a u. b Pollizisation eines Zeigefingerstumpfs unter Mitnahme des Metakarpophalangealgelenks.
a Die Inzisionen sind identisch mit denen bei vollständiger Pollizisation des Zeigefingers und bilden 3 Lappen. Die Osteotomie des 2. Metakarpales erfolgt auf der Höhe, auf der sich der Amputationsstumpf des 1. Metakarpales befindet oder bei Überlänge der Grundphalanx vom Zeigefinger geringfügig weiter proximal.
b Die Osteosynthese durch blockierten Stab (1) bleibt die einfachste und schnellste Technik. Die direkte Naht der Lappen B – C stellt eine große 1. Kommissur her. 2 Nerv des 2. Interossärraums. 3 Arterie des 2. Interossärraums, die radiale Arterie des Mittelfingers ist abgesetzt.

Die Präparation des radialen Pedikels kann dann leicht erfolgen.

Sind die kurze und lange Extensorensehne vom Daumen noch am 1. Metakarpale erhalten, kann die Extensor-indicis-proprius- und die -digitorum-communis-Sehne vom Zeigefinger an der Basis des 2. Metakarpales abgesetzt werden.

Die Osteotomie des 2. Metakarpales erfolgt im Hinblick auf die zu rekonstruierende Länge des Daumens. Die Länge darf jedoch nicht zu groß gewählt werden und eine Spannung auf die Gefäßstiele des pollizisierten Stumpfs ausüben. Dieses würde zu einer Verengung der 1. Kommissur führen, um das Überleben des neu gebildeten Daumens zu gewährleisten.

Ein Längenüberschuß des 2. Metakarpales wird im Bereich der Basis metaphysär reseziert.

Die radiale Arterie des Mittelfingers wird zwischen 2 Clips abgesetzt.

Der Fingernerv wird intraneural präpariert, um das ulnare Kontingent vom Zeigefinger vom radialen Kontingent des Mittelfingers zu lösen. Dieses erfolgt unter Lupenbrillenvergrößerung.

Sind die Flexorensehnen am Amputationsstumpf noch intakt vorhanden, können sie erhalten und pollizisiert werden, wenn sie der aktiven Flexion des Stumpfes dienlich sind. Ihre Wirkung wird nach Durchtrennung des A1-Ringbands verbessert.

Anschließend ist der Stumpf gestielt und leicht mobilisierbar.

Die Osteosynthese wird mit einem blockierten Stab oder einem intramedullären, resorbierbaren Stab oder durch 2 gekreuzte Kirschner-Drähte gesichert, wenn der Markraum keinen ausreichenden Halt bietet (Abb. 10.18b).

Die Wiederherstellung der Extension des Stumpfs geschieht durch Naht der langen Extensorensehne des Daumens mit der Extensor-indicis-proprius-Sehne und durch Adaptation der kurzen Extensorensehne mit der Extensor-digitorum-communis-Sehne.

Der 1. dorsale Interosseusmuskel kann auf den palmaren Interosseusmuskel des Zeigefingers reinseriert werden oder an die Basis der Grundphalanx des Mittelfingers umgeleitet werden, um dort die Abduktion zu gewährleisten.

Die 2 dreieckförmigen Hautlappen werden zum Mittelfinger geführt und helfen, eine tiefe 1. Kommissur zu bilden. Bei meist erhaltener Thenarmuskulatur ist das funktionelle Ergebnis gut.

■ Distale Pollizisation des Zeigefingers ohne Metakarpophalangeal- oder proximales Interphalangealgelenk für eine Amputation auf Niveau 2

Der Zeigefinger ist in Inselform unter Einschluß der Mittel- und Endphalanx zu heben. Im Bereich des proximalen Interphalangealgelenks werden 2 dreieckförmige Lappen auf der Dorsal- und Palmarseite gebildet (Abb. 10.19a). Der Zugangsweg wird zickzackförmig bis in die Handinnenfläche verlängert, um die Inzision am Daumen zu treffen.

Die dorsale Inzision erfolgt geschwungen von der Spitze des Lappens, um die proximale Amputation des 2. Meta-

Pollizisation eines Stumpfs oder eines distalen Fingeranteils

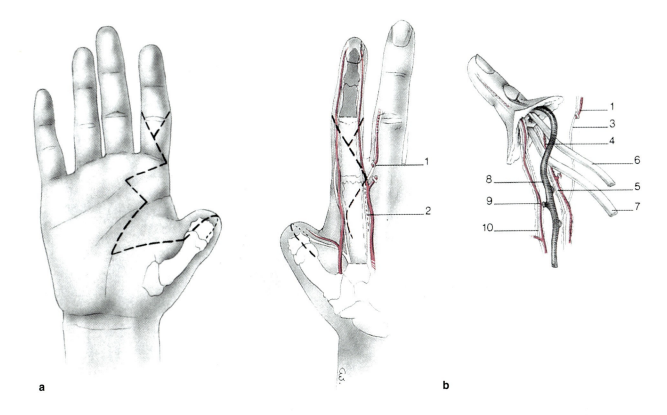

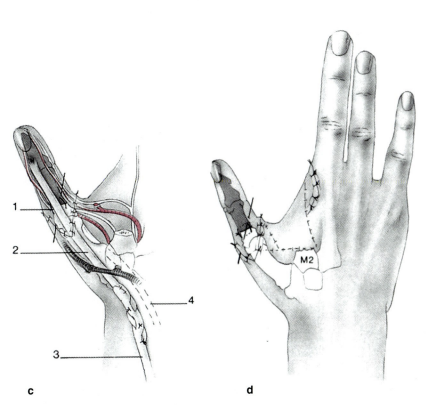

Abb. 10.**19a–d** Pollizisation des distalen Zeigefingers.
a Bei einer Amputation des Daumens auf Niveau 2 wird der Zeigefinger, der funktionell durch das Trauma wertlos geworden ist, im distalen Bereich durch eine palmare und dorsale Inzision abgesetzt. 2 dreieckförmige Lappen werden gebildet, deren Basis sich auf Höhe des proximalen Interphalangealgelenks befindet.
Die Inzision wird zickzackförmig in die Handinnenfläche weitergeführt und trifft im Verlauf der Thenarfalte auf die anteroposteriore haifischmaulartige Inzision des Daumenstumpfs.
b Die dorsale Inzision ist sinusförmig geschwungen und läßt eine Resektion der Grundphalanx und des 2. Metakarpales basisnah zu. Die radiale Fingerarterie des Mittelfingers wird zwischen 2 Clips abgesetzt (1), der Fingernerv wird intraneural präpariert (2). 3 Radialer Nerv des Mittelfingers. 4 Ulnare Zeigefingerarterie. 5 Ulnarer Fingernerv vom Zeigefinger. 6 Extensor-digitorum-communis-Sehne. 7 Flexor-digitorum-profundus-Sehne. 8 Dorsale Vene. 9 Radiale Arterie. 10 Radialer Nerv.
c Der distale Zeigefingeranteil wird pollizisiert und an der Basis der Grundphalanx des Daumens mit Cerclage und schräg eingebrachtem Kirschner-Draht fixiert (1). Die Extensor-digitorum-communis-Sehne des Zeigefingers (2) wird in der Pulvertaft-Technik auf die Extensor-pollicis-longus-Sehne (3) fixiert, die Flexor-profundus-Sehne (4) wird am Handgelenk in der Länge neu eingestellt oder mit der Flexor-pollicis-longus-Sehne anastomosiert.
d Das Absetzen des Os metacarpale II und die Hautreserve erlauben die Rekonstruktion einer tiefen 1. Kommissur, wobei die Narbenbildung am Handrücken aus ästhetischen Gründen möglichst minimiert werden sollte.

karpales sowie die Präparation des dorsalen Venennetzes und das Absetzen der Extensor-indicis-proprius- und der Extensor-digitorum-communis-Sehne des Zeigefingers durchführen zu können.

Das frühzeitige Absetzen des 2. Metakarpales und der Grundphalanx erleichtert das Präparieren der Gefäß-Nerven-Stiele (Abb. 10.**19b**).

Palmar werden die Ringbänder A1, A2 und A3 eröffnet, um die Flexor-digitorum-superficialis- und -profundus-Sehne auszulösen, wobei die oberflächliche Flexorensehne an der Basis der Mittelphalanx abgesetzt wird.

Die Präparation des Gefäß-Nerven-Stiels erfolgt vollständig mit dem umgebenden Fettgewebe bis in den Bereich der 1. Kommissur für den radialen Gefäßstiel und bis in den Bereich der Bifurkation der Fingerarterien für den ulnaren Gefäßstiel. Die radiale Fingerarterie des Mittelfingers wird zwischen 2 Clips abgesetzt.

Die intraneurale Präparation des Fingernervs im 2. Interossärraum erlaubt das Separieren des ulnaren Fingernervs des Zeigefingers vom radialen Fingernerv des Mittelfingers. Der Versatz des Zeigefingers für die Fixation am Daumen erfordert keine ausgedehnte Nervenpräparation (Abb. 10.**19b**).

Der gestielte Zeigefinger enthält nach der Präparation: die Sehne des Flexor digitorum profundus, die zwei Fingernerven, eine dorsale Rückflußvene und die abgesetzte Sehne des Extensor digitorum communis, die je nach Bedarf mit der Extensor-pollicis-longus-Sehne vernäht werden kann.

Der Knorpelüberzug der Basis der Mittelphalanx wird mit dem Luer entfernt. Eine Kirschner-Draht-Cerclage ermöglicht die Fixation an der Basis der Grundphalanx des Daumens.

Die Pollizisation des gestielten Zeigefingers übt, bedingt durch die Verkürzung nach der Fixation am Daumenstumpf, keine Spannung auf die Gefäß-Nerven-Stiele aus (Abb. 10.**19c**).

Die Extensor-digitorum-communis-Sehne wird entweder klassisch nach Kessler-Tajima oder durch Pulvertaft-Durchflechtung im Bereich der Tabatière auf die Extensor-pollicis-longus-Sehne genäht.

Die profunde Flexorensehne vom Zeigefinger kann beim verkürzenden Versatz bei der Pollizisation am Handgelenk unter Berechnung der abgesetzten Skelettlänge gekürzt oder mit der langen Flexorensehne des Daumen anastomosiert werden.

Der Hautverschluß bildet eine große 1. Kommissur (Abb. 10.**19d**).

■ Indikationen

Die Pollizisation eines Stumpfs ist Bestandteil der therapeutischen Verfahren für Amputationen in Höhe 2–4. Das Ergebnis einer Daumenrekonstruktion ist besonders nach Pollizisation eines Mittelfingers nicht immer ästhetisch hochwertig. Es liegt ein voluminöses Metakarpophalangealgelenk vor, jedoch besteht nach diesem Vorgehen eine vergrößerte 1. Kommissur und die Hand imponiert insgesamt ästhetischer als zuvor.

Die Zuverlässigkeit des Verfahrens läßt ihn selbst mit alleiniger Gefäßversorgung durch die akzessorischen Pedikel für Patienten geeignet erscheinen, die nicht von mikrochirurgischen Techniken profitieren können.

Bei multidigitalen Verletzungen kann ein fundamentaler

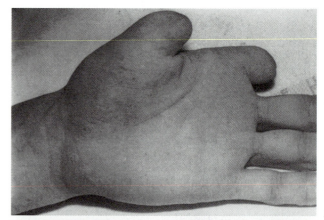
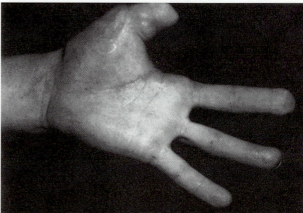
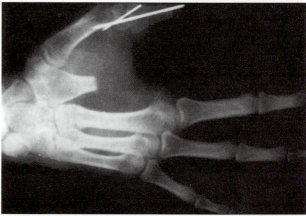
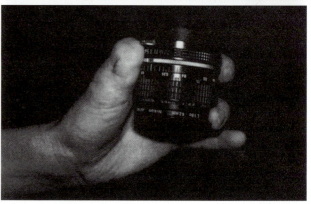

Abb. 10.**20 a–d**
a Amputation des Daumens auf Niveau 2 und des Zeigefingers am proximalen Interphalangealgelenk.
b u. **c** Pollizisation des Zeigefingers mit proximaler Amputation des 2. Metakarpales.
d Der Greifvorgang wird durch die große Öffnung der 1. Kommissur erheblich erleichtert.

Rekonstruktion des Daumens durch gestielten Kompositionstransfer des Mittelfingers

G. Loda

Der heterodaktyle gestielte Pulpalappen (54, 87) weist spezielle Indikationen für die Rekonstruktion von ausgedehnten Pulpasubstanzverlusten am Daumen auf. Dieses gilt besonders, wenn eine Kontraindikation für den freien Pulpatransfer vorliegt oder wenn das Alter des Patienten ein gutes sensibles Ergebnis nach primärer Nervennaht unwahrscheinlich erscheinen läßt (12). Dann kann das Prinzip der Daumenrekonstruktion durch einen gestielten Lappen weitergeführt und die Methode mit dieser Indikation für den Transfer eines pulpa-osteoungualen Kompositionslappens genutzt werden. Aus später dargelegten anatomischen Gründen besteht der elektive Donorsitus dieses Transfers in dem Mittelfinger.

Prinzip und Anatomie

Alle Varianten dieses Lappens werden durch die ulnare Fingerarterie des Mittelfingers gefäßversorgt, wobei der ulnare Fingernerv die sensible Innervation sichert. In bezug auf den venösen Rückfluß ist es nicht möglich sich wie bei einem einfachen Pulpalappen allein auf die Begleitvenen der Fingerarterie und auf das palmare oberflächliche Venennetz zu verlassen. Die Präparation muß eine dorsale Vene beinhalten, die dank eines präparativen Vorgehens, das die Umleitung in die Handinnenfläche ermöglicht, je nach Bedarf abgesetzt und wieder angeschlossen oder in Kontinuität erhalten werden kann.

Chirurgisches Vorgehen

Wir beschreiben die Technik der Präparation entsprechend dem Heben eines Kompositionslappens, der die ulnare Hälfte der Endphalanx des Mittelfingers sowie einen Hautlappen und den gesamten Nagelkomplex einschließt.

■ Palmares Vorgehen

Der Zugang erfolgt durch eine Brunner- oder ulnargelegene Inzision am Mittelfinger (Abb. 10.22a). Diese Schnittführung erlaubt das Isolieren des ulnaren Pedikels am Mittelfinger in einem Block, ohne die einzelnen Elemente des Gefäß-Nerven-Stiels isolieren zu müssen. Die Fingerarterie für den Ringfinger wird ligiert. In der Handinnenfläche erfolgt eine intraneurale Präparation, um die für den Mittelfinger bestimmten Faszikel von den radialen des Ringfingers zu trennen. Es gelten die gleichen technischen Prinzipien, wie sie für die Gewinnung des heterodaktylen gestielten Pulpalappens beschrieben wurden.

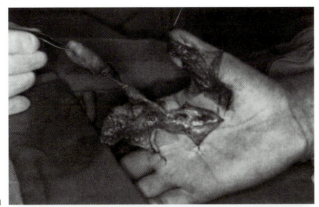
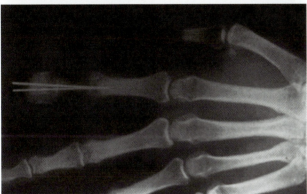
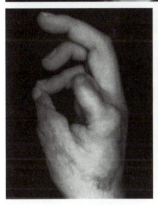
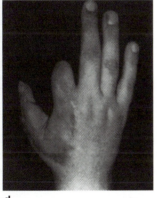

Abb. 10.**21**a–d
a Amputation des Daumens auf Niveau 2 mit Substanzverlust der Mittelphalanx vom Zeigefinger.
b Ansicht des Zeigefingers vor der Pollizisation der Endphalanx.
c u. **d** Funktionelles Ergebnis nach 6 Monaten. Der Wunsch des Patienten bestand in dem Erhalt des Zeigefingerstumpfs aufgrund des bestehenden guten lateralen Pinch-Griffs.

Pinch-Griff durch Nutzen des am wenigsten funktionellen Stumpfs wiederhergestellt werden. Wir vermeiden die Verwendung des Mittelfingers bei vorhandenem M. adductor pollicis, um diesen nicht von dem 3. Metakarpale desinserieren zu müssen.

Insgesamt haben wir nur 5 Stumpfpollizisationen realisiert (2,5%), 3mal den Zeigefinger (Abb. 10.20) und 2mal den Ringfinger, wobei 3 Fälle in der Notfallsituation operiert wurden. 2mal haben wir eine Pollizisation des distalen Zeigefingers (Abb. 10.21) als Folge eines Substanzverlusts des 2. Metakarpales mit Metakarpophalangealgelenk durchgeführt.

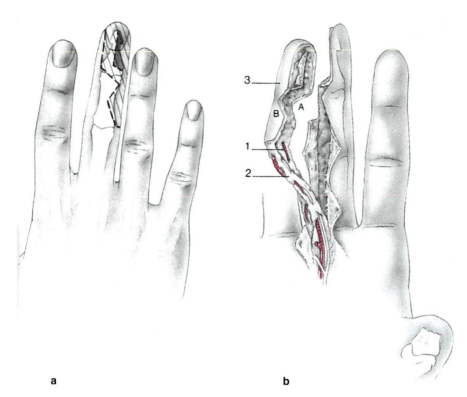

Abb. 10.**22a** u. **b** Planung eines Kompositionstransfers am Mittelfinger.
a Zeichnung der Lappenbegrenzung (schraffiert das Hautgebiet des Transfers).
b Präparation der Kompositionsinsel an der ulnaren Seite des Mittelfingers (3): 1 dorsaler Pedikel, 2 palmarer Pedikel.

■ Dorsales Vorgehen

Der dorsale Zugang erfolgt durch eine zweite Schnittführung nahe der Medianlinie des Fingers, die die Dorsalgrenze des Lappens markiert. An der Grundphalanx läßt das Heben der mediolateralen Hautinzision oder der dreieckförmigen Brunner-Lappen die Präparation des Pedikels zu. Wie für die Präparation der palmaren Pedikelanteile erfolgt dieses in einem Block, ohne die einzelnen Elemente zu separieren. So ist es möglich, zusammen mit der dorsalen Vene die Arterien des intermetakarpalen dorsalen Systems mitzunehmen, die sich über die Grundphalanx ausdehnen. Diese dorsalen Arteriolen tragen zu der Gefäßversorgung des dorsalen Lappenanteils bei.

Während des dorsalen und palmaren operativen Vorgehens ist es besonders wichtig, die radialen Gefäß-Nerven-Strukturen sicher zu schonen.

■ Isolieren des gestielten Kompositionslappens

Nach der Präparation der Pedikel wird der Kompositionslappen selbst individualisiert. Ausgehend von der dorsalen Inzision wird der Nagelkomplex (Nagelbett und Matrix) vom dorsalen Periost der Endphalanx bis zur Grenze, die durch die Medianlinie der Phalanx gegeben ist, abgehoben. Auf der palmaren Seite wird der Pulpaanteil des Lappens bis in den Bereich der medianen Linie gehoben, ohne proximal den Bereich der distalen Insertionsstelle der Flexor-profundus-Sehne zu überschreiten. Zwei Osteotomien setzen den knöchernen Anteil des Lappens ab (Abb. 10.**22b**). Die erste erfolgt in sagittaler Richtung in der Längsachse der Endphalanx und entlang der Medianlinie, die zweite transversal und betrifft den ulnaren Anteil der Basis der Endphalanx, distal der Insertionsstelle der Flexor-profundus-Sehne. Der Nagelkomplex verbleibt in jedem Fall an dem so individualisierten vaskularisierten Knochentransplantat.

■ Palmare Transposition der dorsalen Pedikelanteile

Um die dorsalen Gefäße (Rückflußvene und dorsales Arteriolensystem, ausgehend von der A. intermetacarpalis palmaris), in die Handinnenfläche versetzen zu können, ist es erforderlich, das intermetakarpale Ligament zu durchtrennen und die Fasern des Interosseusmuskels im 3. Interossärraum zu separieren. Nach diesem präparativen Vorgehen werden die dorsalen und palmaren Pedikelanteile in einem Stiel vereint, der sich zentral in der Handinnenfläche befindet und eine ausreichende Länge aufweist, um der Rekonstruktion des Daumens zu dienen.

■ Verlagerung in situ

□ Vorbereitung der Rekonstruktion durch das Knochentransplantat

Wird diese Technik für die Rekonstruktion einer transmetakarpalen Daumenamputation genutzt, erfolgt die Skelettrekonstruktion des neu zu bildenden Daumens durch das Einbringen eines konventionellen Knochentransplantats wie für einen mikrochirurgischen umhüllenden Lappen. Das Transplantat wird am Beckenkamm gewonnen und so dimensioniert, daß eine Arthrodese des Interphalangealgelenks in leichter Flexion simuliert wird.

☐ Positionieren des Kompositionslappens

Eine Rotation um ungefähr 45 Grad erlaubt der ulnaren Pulpa des Mittelfingers, die ulnare Hemipulpa des Daumens zu rekonstruieren. Gleichzeitig liegt der Nagel ganz natürlich dorsal an dem neu gebildeten Daumen (Abb. 10.23). In Anbetracht des Pedikelvolumens ist es nicht zu empfehlen, eine Tunnelierung für die Plazierung des Lappens zu provozieren. Die Transposition erfolgt im Gegenteil bei geöffneten Hautverhältnissen, wobei eine transversale Inzision angelegt wird, die die für die palmare Gefäßpräparation erforderliche Schnittführung verlängert. Jetzt kann je nach Bedarf der ulnare Nerv des Mittelfingers entweder in Kontinuität belassen werden oder mit einem der zwei Daumennerven, bevorzugt ulnar, anastomosiert werden, so daß zuletzt eine zentralnervös korrekt ausgerichtete Fingersensibilität besteht.

☐ Deckung des radialen Anteils des neugebildeten Daumens

Nach Beenden der zuvor beschriebenen Schritte ist die Rekonstruktion des Daumens noch nicht vollständig, da die am Mittelfinger in Form einer Insel gehobenen Lappen lediglich den ulnaren Anteil des Daumens decken. Jetzt können mehrere Optionen für die radiale Hautdeckung genutzt werden:
– Deckung durch lokale Lappen: Hierbei kann der radiale Rand des neugebildeten Daumens durch einen Rotationslappen, lokal von der Eminentia thenaris gehoben, gedeckt werden.

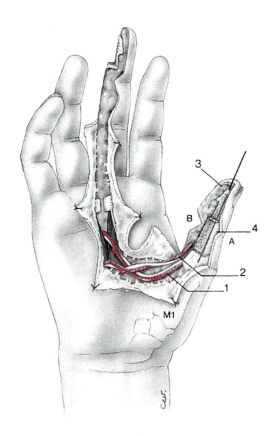

Abb. 10.23 Verlagerung des Kompositionslappens in situ: 3 Hautinsel. 4 Knochentransplantat.

– Deckung durch regionalen Lappen: Kommt eine lokale Lösung, besonders bei starker Narbenbildung, nicht in Frage, kann die Deckung auch durch einen dorsalen Zeigefingerinsellappen nach Foucher erfolgen. Ist eine größere Oberfläche zu decken, kann es erforderlich sein, einen gestielten Interosseus-posterior-Lappen zu nutzen.
– Deckung durch Muskellappen vom Typ „Huber-Littler" (Abb. 10.24): Ist es neben der Hautdeckung erforderlich, muskuläre Funktionen wie die Opposition des neu gebildeten Daumens aufgrund des Verlustes der Thenarmuskulatur wiederherzustellen, besteht die beste Möglichkeit in der Verwendung eines Lappens des M. abductor digiti quinti brevis in der Technik nach Huber-Littler.

■ Hautdeckung am Donorsitus

Diese wird durch ein Vollhauttransplantat gesichert. Zuletzt kann eine Prothese für den Ersatz des Nagels am Mittelfinger genutzt werden und den ästhetischen Aspekt am Donorfinger verbessern.

Varianten des Kompositionslappens

Neben dem beschriebenen Verfahren sind mehrere Varianten möglich, die dem gleichen Prinzip folgen und spezielle Bedürfnisse am Empfängersitus zufriedenstellen.

– Kompositionslappen unter Mitnahme der gesamten Endphalanx vom Mittelfinger: Hierbei wird der Donorsitus im Bereich des distalen Interphalangealgelenks desartikuliert. Hierdurch wird das ästhetische Ergebnis am Daumen verbessert, wobei am Donorsitus eine erhebliche Einschränkung hinzunehmen ist.
– Freier Transfer: Der gleiche Kompositionslappen kann auch in freier Form transponiert werden. Hierbei geht allerdings der Vorteil der ursprünglichen Technik, die ohne mikrochirurgisches Vorgehen erfolgen kann, verloren. Jedoch kann die Technik des Absetzens und Wiederanschließens einer Rückflußvene ausgeführt werden, was das palmare Transferieren des dorsalen Pedikels ersetzen kann.

Indikationen

Dieses Vorgehen erweitert die Behandlungsmöglichkeiten für die Rekonstruktion des Daumens. Der Hauptvorteil besteht in der Anwendung ohne erforderliche mikrochirurgische Techniken. Der rekonstruierte Daumen verfügt über einen Nagel, der einen ästhetisch günstigen Aspekt ergibt. Jedoch müssen auch die Nachteile angeführt werden:

– Die Morbidität am Donorsitus muß bei der therapeutischen Wahl berücksichtigt werden. Obwohl der Erhalt der Gesamtlänge des Mittelfingers möglich ist, ist dieser nach dem Hebevorgang dünn, ulnar wenig gedeckt und gelegentlich druckschmerzhaft oder kälteempfindlich. Diese Störungen entsprechen denen der Verwendung des Lappens als heterodaktyler Pulpalappen nach Moberg-Littler.
– Das ästhetische Ergebnis weist nach einem solchen Rekonstruktionsvorgang oft eine dünne Endphalanx auf.

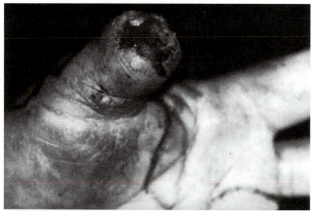
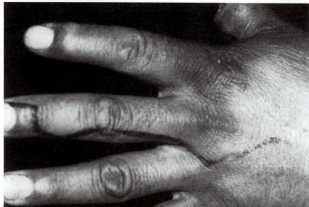
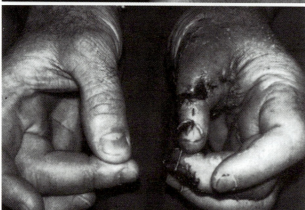
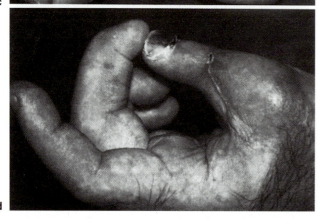

Abb. 10.**24a–d** Fallvorstellung: Rekonstruktion des Daumens auf Höhe 2 durch Kompositionstransfer.
a Amputation des Daumens im Bereich der Grundphalanx.
b Planung des Transfers am Mittelfinger.
c u. **d** Frühzeitiges (10. Tag) und langfristiges Ergebnis der Rekonstruktion.

Die Funktion des Interphalangealgelenks wird geopfert, was einen relativen Nachteil darstellt.

Zusammenfassend läßt sich sagen, daß diese Rekonstruktionsmöglichkeit auf formelle Kontraindikationen zu mikrochirurgischen Vorgehen beschränkt bleiben muß, vorzugsweise für relativ distal gelegene Amputationen, bei denen die Thenarmuskulatur erhalten ist. So stellen schräge Amputationen bei Kontraindikationen zu mikrochirurgischen Vorgehen, die den radialen Anteil des Daumens erhalten, potentielle Indikationen für diesen Transfer dar.

Partieller und vollständiger Zehentransfer

Als H. J. Buncke (5) 1964 mit seiner Gattin und Schulz in seiner zu einem Laboratorium umfunktionierten Garage den 1. Zehentransfer auf die Hand eines Affen realisierte, rief er bei den Wissenschaftlern ein amüsiertes Erstaunen hervor. Die Mikrochirurgie befand sich auf ihren ersten holprigen Schritten, und die Chirurgen konnten sich nicht vorstellen, daß eine solche „Premiere" die Domäne der plastischen und rekonstruktiven Chirurgie bahnbrechend beeinflussen und die folgenden 30 Jahre eine intensive Suche nach Bereichen des menschlichen Körpers bewirken würde, die sich dazu eignen, als Gewebeeinheit durch mikrochirurgisches Vorgehen transferiert zu werden.

Obwohl die Großzehe besonders für die Rekonstruktion einer Daumenamputation in Zone 2–3 geeignet ist, so bestehen am Donorsitus erhebliche ästhetische und funktionelle Störungen, die nicht zu vernachlässigen sind.

Schnell wurde der vollständige Transfer der 2. Zehe von den asiatischen und europäischen Chirurgen bevorzugt, wobei die ästhetischen und funktionellen Ergebnisse des neu gebildeten Daumens wenig ermutigend waren.

Weiterentwicklungen (7, 22, 75) führten zu den Verfahren der partiellen Transfers der Großzehe für die partielle oder gesamte Daumenrekonstruktion.

Auch Gelenkrekonstruktionen haben von dem Transfer eines vaskularisierten Gelenks der 2. Zehe profitiert.

Der Bereich der rekonstruktiven Chirurgie der Fingerkette ist anspruchsvoll und erfordert eine perfekte Kenntnis der anatomischen Varianten der Fußgefäßversorgung (28, 29), aber auch die zusammen mit dem Patienten erfolgende intensive Überlegung bezüglich der funktionellen und ästhetischen Bedürfnisse unter möglichst großer Minimierung der Störungen am Donorsitus.

Anatomie des Donorsitus und Präparationsstrategie
G. Dautel

Der Fuß hat sich zu einem potentiellen Donorsitus für vollständige oder partielle Transfers für die Daumenrekonstruktion entwickelt. Für diese Form der Chirurgie ist die perfekte Kenntnis der Anatomie eine unerläßliche Voraussetzung. Es existieren häufig Variationen bei der Anordung des Gefäßnetzes sowohl dorsal intermetatarsal als auch plantar. Während des operativen Vorgehens kann die vorliegende Anordnung des Gefäßnetzes zu einer Veränderung der Präparationstechnik und der Strategie des Hebens führen.

Anatomie am Donorsitus

Arterielles System

A. dorsalis pedis: Als Verlängerung der A. tibialis anterior auf den Fußrücken liegt diese Arterie lateral der Sehne des M. extensor hallucis longus. Das Gefäßnetz der Großzehe sollte möglichst in Kontinuität mit dieser Arterie gehoben werden, wodurch Gefäßanastomosen großen Kalibers möglich sind (28, 29, 53, 63, 79).

Während der Präparation kann dieses Gefäß einfach durch Anheben und anschließendes Durchtrennen der an der Großzehe ansetzenden intrinsischen Fußmuskulatur aufgefunden werden (Abb. 10.**25a**). Nach der Serie von Leung u. Wong (53) ist diese Arterie in 5,7% der Fälle nicht vorhanden. Aber auch dann besteht nicht von vornherein eine Kontraindikation für den Transfer der Zehe. Das chirurgische Vorgehen wird jedoch beeinflußt, da unter diesen Umständen das Transplantat allein durch das plantare Netz gefäßversorgt wird und ggf. durch eine Überbrückung verlängert werden muß. Ist sie vorhanden, verläuft die A. dorsalis pedis bis in den distalen 1. Intermetatarsalbereich dorsalseitig. In diesem verläuft sie weiter und gibt nacheinander die 1. dorsale Intermetatarsalarterie und die 1. plantare Intermetatarsalarterie ab (Abb. 10.**25b**). Letztere sichert die Verbindung zwischen den beiden Gefäßnetzen plantar und dorsal. So kann die Gefäßversorgung eines Transfers gesichert werden, indem die doppelte Vaskularisation plantar und dorsal mit einer einzigen proximalen Anastomose gewährleistet bleibt. Die A. dorsalis pedis endet unter Umrunden der Basis des 2. Metatarsales und anastomosiert mit der profunden plantaren Arkade.

Erste dorsale Intermetatarsalarterie: Die Anordung und Variationen dieses Gefäßes sind während der Präparationsphase des Transplantats von erheblicher Wichtigkeit. In der Mehrzahl der Fälle verläuft diese Arterie mittig im 1. Interossärraum bis in den Bereich der Kommissur. Es gibt jedoch erhebliche Variationen bezüglich der Tiefe dieses Verlaufs im Verhältnis zum M. interosseus. Die während der Präparation zu berücksichtigenden Variationen werden später aufgezeigt. Während des Verlaufs im Interossärraum gibt das Gefäß Kollateraläste zu der Interosseusmuskulatur, der dorsalen Haut und dem Metatarsophalangealgelenk der 1. und 2. Zehe ab. Die Äste entspringen in der Nähe der Kommissur. Erreicht die 1. dorsale Intermetatarsalarterie den Kommissurbereich, gibt sie einen terminalen dorsalen Ast für beide Zehen ab, bevor sie nach plantar verläuft und mit der ersten plantaren Intermetatarsalarterie anastomosiert. Hierbei handelt es sich um eine konstante Anastomose (63), die den zweiten Teil der Verbindung zwischen den Gefäßnetzen dorsal und plantar darstellt (Abb. 10.**25b**).

Erste plantare Intermetatarsalarterie: sie verläuft plantar in der Längsachse des 1. Intermetatarsalraums. Distal liegt sie immer plantar zum Intermetatarsalligament. Im distalen Drittel verläuft sie geschwungen und tritt in Kontakt mit dem lateralen Sesambein der Großzehe. In diesem Bereich kann sich die Präparation mit dem dorsalen Zugang als äußerst schwierig erweisen. Distal des Intermetatarsalligaments erfährt die plantare Arterie eine Verbindung durch den perforierenden Ast der dorsalen Arterie, zuletzt gibt sie 2 terminale Äste zur plantaren Seite der großen und der 2. Zehe ab.

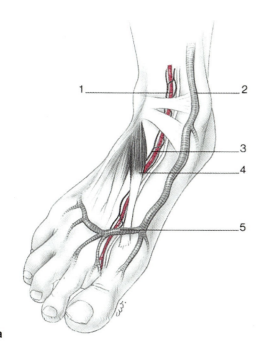

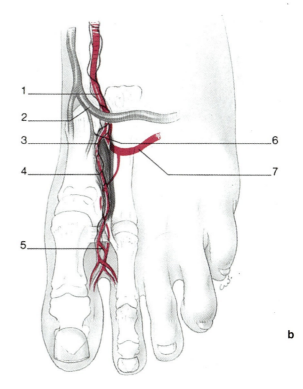

Abb. 10.**25a** u. **b**
a Verlauf der A. dorsalis pedis: 1 A. dorsalis pedis. 2 V. saphena interna. 3 Dorsale Intermetatarsalarterie im 1. Interossärraum. 4 Ausläufer der intrinsischen Muskulatur. 5 Dorsale Venenarkade am Fuß.
b Anordnung des plantaren und dorsalen Netzes im 1. Intermetatarsalraum: 1 A. dorsalis pedis. 2 Venenarkade am Fußrücken. 3 1. dorsale Intermetatarsalarterie. 4 Tiefes Begleitvenennetz der 1. dorsalen Intermetatarsalarterie. 5 Distaler kommunizierender Arterienast. 6 Kommunizierender Venenast zwischen dem oberflächlichen und tiefen Venennetz. 7 Plantare Arkade.

☐ Anatomische Variationen im Arterienverlauf

Je nach vorgefundener anatomischer Anordnung während der Präparation muß die Gefäßversorgung der Zehe entweder allein durch das dorsale Netz, durch das plantare Netz oder gemeinsam durch die beiden Netze, deren Verbindungen zu schonen sind, gesichert werden. Die Wahl fällt während des Präparationsverlaufs in Abhängigkeit von der Art des Transfers und von der angetroffenen Gefäßanordnung. Der Operateur muß die möglichen Variationen kennen, wenn die günstigste Wahl getroffen werden soll.

Vollständiges Fehlen der plantaren und dorsalen Arterien. Diese Anordnung wird von Leung u. Wong (53) bei 70 Präparationen in 1,4% der Fälle beschrieben. Es handelt sich um die einzige anatomische Variation, bei der eine Kontraindikation für einen Zehentransfer besteht. Wir haben in der Klinik nicht einen einzigen Fall mit dieser Anordnung vorgefunden.

Vollständiges Fehlen der A. dorsalis pedis. Auch dieses wird von Leung u. Wong in 5,4% der Fälle berichtet. Eine solche Anordnung haben wir bei 2 Fällen vorgefunden, wobei keine Kontraindikation für einen Zehentransfer vorliegt. Die Präparation bleibt auch durch den dorsalen Zugang realisierbar, der Zehentransfer wird dann allein auf den plantaren Gefäßen gestielt und bei Bedarf durch eine Venenbrücke verlängert.

Variationen des dorsalen intermetatarsalen Arteriennetzes (Abb. 10.26). Deutlich häufiger als die zuvor beschriebenen Ausnahmesituationen kommen Variationen im Verlauf der dorsalen Intermetatarsalarterie des 1. Interossärraums vor, welche berücksichtigt werden müssen, da sie unter Umständen zu Modifikationen im operativen Vorgehen führen. Wir beziehen uns auf die von Gilbert (28) vorgeschlagene Klassifikation. In unserer Praxis, in Bestätigung der Arbeiten weiterer Autoren (8, 90), kommen die intermediären und tiefen Formen des Verlaufs der 1. dorsalen Intermetatarsalarterie deutlich häufiger vor, als es in den wichtigsten Publikationen beschrieben wird.

Typ 1 (66% der Fälle): Die Arterie liegt im im 1. Interossärraum oberflächlich.

Typ 1a: Die Arterie verläuft oberflächlich des dorsalen Interosseusmuskels.

Typ 1b: Die Arterie verläuft im 1. dorsalen Interosseusmuskel. Sie liegt nahe des medialen Rands der Diaphyse des 2. Metatarsales.

Typ 2 (22% der Fälle): Die Arterie liegt plantar im Verhältnis zum dorsalen Interosseusmuskel. Sie verläuft im Bereich der Kommissur oberflächlicher und passiert in allen Fällen dorsal vom Intermetatarsalligament.

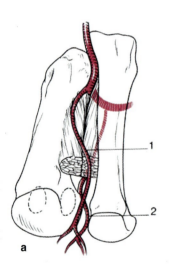
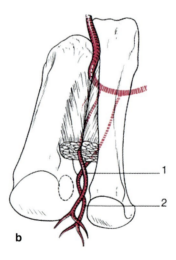
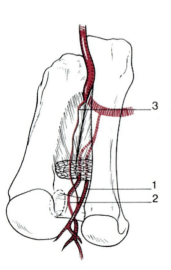
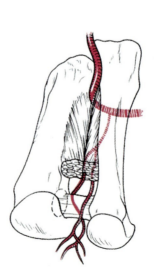
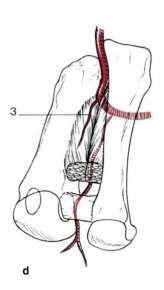

Abb. 10.**26 a–d** Anatomische Varationen des Gefäßnetzes im 1. Intermetatarsalraum: 1 1. dorsale Intermetatarsalarterie. 2 1. plantare Intermetatarsalarterie. 3 Dorsale metatarsale Arterie.
a Typ 1a.
b Typ 1b.
c Typ 2a u. 2b.
d Typ 3.

Typ 2a: Neben der 1. dorsalen Intermetatarsalarterie mit tiefem Verlauf besteht hier eine zusätzliche feine Arterie, die einen Verlauf dorsal des Interosseusmuskels aufweist. Dieser zusätzliche dorsale Ast anastomosiert mit der tiefen Intermetatarsalarterie im Bereich der Kommissur.

Typ 2b: Die Anordnung der dorsalen Intermetatarsalarterie ist identisch, wobei kein oberflächlicher Ast besteht.

Typ 3 (12% der Fälle): Unabhängig von oberflächlichem oder profundem Verlauf ist die 1. dorsale Intermetatarsalarterie extrem dünn. Sie erreicht nicht den Kommissurbereich, und die Gefäßversorgung der Zehen wird hauptsächlich durch das plantare Netz gesichert.

Variationen im plantaren Arterienverlauf. Die 1. plantare Intermetatarsalarterie unterliegt häufig Variationen, die hauptsächlich den Abgangsbereich betreffen. Sie kann sogar von der A. dorsalis pedis während des Verlaufs im 1. Intermetatarsalbereich entspringen oder von der 1. dorsalen Metatarsalarterie im Verlauf durch den 1. Interossärraum. Zuletzt kann diese Arterie in bestimmten Fällen von der profunden plantaren Arkade entspringen, besonders bei dominantem Netz (Typ 3), und selbst entweder von der lateralen oder der medialen plantaren Arterie versorgt werden.

☐ Venöses System

Der venöse Abfluß der Zehen wird gemeinsam vom oberflächlichen und tiefen Venennetz durch arterienbegleitende Gefäße gesichert. Die beiden Systeme kommunizieren, vor allem besteht eine konstante Anastomose proximal des 1. Intermetatarsalraums, die die Verbindung zwischen einer tiefen Begleitvene der A. dorsalis pedis und der oberflächlichen Venenarkade bzw. einem ihrer Äste herstellt. Dieser Ast kann als Analog zu dem im Bereich der Hand proximal der 1. Kommissur bestehenden Astes gesehen werden (14). Wenn notwendig kann dieser Ast während der Präparation genau wie die Begleitvenen der die 1. dorsale Intermetatarsalarterie erhalten werden, so daß der Rückfluß des Transplantats sowohl durch das tiefe als auch das oberflächliche Venennetz gesichert werden kann. Die Arbeiten von Leung u. Wong (53) beschreiben auch die Anatomie des oberflächlichen Venensystems und weisen auf 3 unterschiedliche Formen hin, je nach Entwicklung des lateralen Anteils des Fußes und der V. saphena. In der großen Mehrzahl der Fälle sichert die V. saphena magna den Abfluß des Transplantats.

☐ Sensible Innervation

Plantar. Jede Zehe wird plantar von 2 Nerven versorgt, die durch Aufteilen des plantaren Fußnervs entstehen. Obwohl die Anordnung und Anwesenheit dieser Nerven konstant ist, bleibt ihre Präparation im Bereich des umgebenden Gewebes oftmals schwierig. Der Durchmesser ist meist deutlich kleiner als derjenige der palmaren Fingernerven an der Hand, was häufig dazu führt, daß 2 plantare Zehennerven an einem einzigen palmaren Empfängernerv anastomosiert werden.

Dorsal. Die dorsale Innervation wird durch aufteilende Äste mit Versorgung von Muskeln und Haut gesichert. Wenn das Transplantat es zuläßt, besonders bei umhüllenden Lappen, ist es möglich, die Reinnervation der Dorsalseite des Lappens durch Anastomose seiner Äste mit Radialisästen zu sichern.

■ Strategie und chirurgisches Vorgehen

☐ Präoperative Diagnostik

Angiographie. In der Mehrzahl der Fälle fertigen wir keine Arteriographien mehr an. Die seltenen Ausnahmen bestehen bei Patienten, die in der Vorgeschichte Traumata oder Gefäßschäden am Donorsitus aufweisen, sowie bei kongenitalen Malformationen, die sowohl die oberen als auch die unteren Extremitäten betreffen. Es gibt jedoch zahlreiche Publikationen, die den Wert dieser Untersuchung präoperativ unterstreichen (34, 43, 63, 79, 90). Wir argumentieren folgendermaßen: Die Zuverlässigkeit der Arteriographie scheint uns nicht in allen Fällen vollständig gegeben zu sein. Die Untersuchung hat uns nicht immer präzise die anatomische Gefäßsituation darlegen können. Besonders ist die Unterscheidung zwischen den verschiedenen Untergruppen der dorsalen Anordnungen nicht sicher möglich. Andererseits kann man sich nicht auf die Bilder verlassen, selbst wenn die Arteriographie die dorsale oder plantare Versorgungsform definieren kann, um das jeweilige Kaliber der angetroffenen Gefäße vorauszusagen. Diese Information wäre für die Planung der Präparation von erheblicher Wichtigkeit. Die präoperative Kenntnis über die angetroffene anatomische Versorgung ist unserer Meinung nach nicht von großer Bedeutung. Die Dauer der Präparation am Donorsitus wird bei einer plantaren Versorgungsform um 30–45 Minuten verlängert. Lediglich eine anatomische Form ohne plantare oder dorsale Arterie repräsentiert eine Kontraindikation für den Eingriff. Wir persönlich haben diese von Leung beschriebene Form klinisch nie angetroffen.

Dopplersonographische Untersuchung. Diese kann präoperativ leicht durchgeführt werden. Wir haben keine Erfahrung mit fortgeschrittenen Methoden wie die sog. „3-Punkt-Methode", welche von Wang u. Chang (90) vorgeschlagen wird und die die Lokalisation der dorsalen Intermetatarsalarterie zuläßt. Wir erwarten uns von dieser Untersuchung eher grundsätzliche Informationen, wie das Vorhandensein oder das Fehlen einer A. dorsalis pedis und ihr Verlauf bis in den Bereich des proximalen Interossärraums. Die Doppler-Untersuchung scheint uns nicht in der Lage zu sein, die anatomische Form des Gefäßnetzes im 1. Interossärraum bestimmen zu können.

☐ Planung und Vorgehen bei der Präparation

Wahl des Empfängersitus. Ohne Ausnahme werden unsere Zehentransfers zur Daumenrekonstruktion an der Hand durch Anastomosen im proximalen dorsalen Bereich des 1. Interossärraums revaskularisiert. Lediglich die Nervenanastomose(n) werden soweit wie möglich distal palmar am Daumen gelegt. Dieses technische Vorgehen weist mehrere Vorteile auf:
– Die Anastomosen können in einem Bereich großen arteriellen Kalibers auf der A. radialis terminolateral und an

einer dorsalen Vene von Daumen oder Zeigefinger terminoterminal erfolgen. So kann die Qualität der Anastomosen verbessert werden.
- Der gewählte Ort zur Anastomosierung hat den Vorteil, sich auf der Dorsalseite der Hand zu befinden. Die Lagerung ist einfach und bequem und kann mit den Schwierigkeiten bei dem Versuch, die gleiche Naht auf der A. pollicis zu realisieren, nicht verglichen werden.
- Die Tunnelierung erfolgt auf der dorsalen Seite im Bereich der 1. Kommissur. Hier kann die Haut leicht abgehoben werden, und es besteht ein relativer Hautüberschuß, der das Plazieren des Pedikels einfach gestaltet und das Risiko der Kompression verringert.

In allen Fällen beginnt der Eingriff durch die Präparation des Empfängersitus. Die Hautinzision erfolgt transversal und bewegt sich in die Richtung des 1. dorsalen Extensorenkompartiments. Eine dorsale Vene wird präpariert. Üblicherweise ist die dorsale Daumenvene, die sich in die radiale oberflächliche Vene verlängert, für den Anschluß am besten geeignet. Die Kontinuität dieser Vene wird erhalten und erst im letzten Moment vor dem definitiven Durchführen der Anastomose unterbrochen, so daß eine Stase, die zur Thrombose führen könnte, vermieden wird. Wenn es das Transplantat erfordert, werden die dorsalen Äste des N. radialis ebenfalls aufgesucht und freigelegt. Die A. radialis wird so weit präpariert, daß sie eine doppelte Tamai-Klemme ohne Spannung bei maximaler Öffnung aufnehmen kann. Über die gesamte Länge der Präparation werden die tiefen Begleitvenen der A. radialis isoliert, koaguliert und reseziert. Der Empfängersitus ist dann vorbereitet für die Realisation der Anastomosen. Jetzt ist es günstig, die erforderliche Länge für die jeweiligen Pedikelanteile (Arterie/Vene/Nerv) zu messen. Die entprechenden Längen werden notiert und bestimmen das Ausmaß der Präparation am Donorsitus.

Planung des Transfers. Die Begrenzungen des Lappens werden auf der Haut angezeichnet. Mit einem Stauschlauch, der im Bereich des Sprunggelenks angelegt wird, wird der oberflächliche Venenverlauf aufgesucht. Zumindest theoretisch berücksichtigt die Hautinzision diesen Venenverlauf. In der Praxis verläuft sie fast immer parallel zu der Längsachse des 1. Interossärraums, leicht zum medialen Rand des Fußes geneigt, um die Präparation der V. saphena magna zu erleichtern. Hierbei kann ein leicht sinusförmiger Schwung gewählt werden, um eine unschöne gerade verlaufende Narbenentwicklung zu vermeiden. Nach dem Anzeichnen wird die Blutleeremanschette gefüllt, ohne die Extremität zuvor auszuwickeln. Das einfache Anheben des Beines reicht aus, um eine relative Exsanguination zu erreichen, die das Aufsuchen und Präparieren der kleinen Gefäße erleichtert. Die für die Präparation erforderliche Zeit ist so bemessen, daß der Eingriff vollständig unter Blutleere erfolgen kann. Muß jedoch die Blutleeremanschette vor dem Ende des Hebens geöffnet werden, ist es günstiger, diese nach einer Rezirkulationszeit erneut zu schließen, um den Eingriff unter guten Bedingungen beenden zu können.

☐ Operationsablauf

Unabhängig von der Anordnung der Gefäße erfolgt die Präparation am Donorsitus ausschließlich von dorsal (24).

Hautinzision. Diese wird zunächst über den gesamten angezeichneten Schnitt von proximal nach distal ausgeführt. Die Präparation in die Tiefe erfolgt unter Respektieren des oberflächlichen Venennetzes. Wenn der Transfer eine Hautkomponente beinhaltet, sollte die Inzision, die den Lappen begrenzt, vollständig erfolgen. Es ist möglich, den initial angezeichneten Bereich so zu modifizieren, daß eine Abflußvene mit eingeschlossen werden kann.

Präparation des oberflächlichen Venennetzes. Sie erfolgt von proximal nach distal. Die V. saphena magna wird zunächst aufgesucht und anschließend bis in den Bereich der dorsalen Venenarkade am Fußrücken verfolgt. Darauf erfolgt die Präparation bis in den Bereich des 1. Interossärraums und individualisiert die erste der oberflächlichen Venen, welche sich in diese dorsale Venenarkade ergießen. Zunächst sollten mehrere Venen in Kontinuität erhalten werden, bis diejenigen, die für die Drainage des Transplantats vorzusehen sind, festgelegt werden. Diese müssen bis in den Bereich ihres Austritts aus dem zu transferierenden Gewebebett verfolgt werden, bevor die oberflächliche Venenarkade abgesetzt wird. Die gesamte Präparation muß so nahe wie möglich an der Venenwand erfolgen. Wird ein zu voluminöser peripedikulärer Fettmantel mitgenommen, wird es schwierig, den Gefäßstiel im subkutanen Tunnel zu plazieren.

Präparation der Nerven. Die Präparation ist lediglich erforderlich, wenn die Neven am Empfängersitus wieder angeschlossen werden sollen. Das Vorgehen ist unnütz bei einem Pulpatransfer oder wenn lediglich die palmaren Fingernerven anastomosiert werden sollen. Die versorgenden Nerven liegen oberflächlich, nahe dem venösen Anteil. Die Äste des N. peronaeus profundus verlaufen mit den Arterien und werden bei Bedarf mit diesen präpariert.

Präparation der Arterien. Das Aufsuchen der A. dorsalis pedis erfolgt unter Anheben der Muskelausläufer am 1. Strahl. Diese werden abgesetzt und legen die Arterie frei. Anschließend erfolgt die Präparation von proximal nach distal. Hier ist der anastomosierende Ast des tiefen mit dem oberflächlichen Venennetz zu durchtrennen. Jetzt kann die oberflächliche Abflußvene angeschlungen werden, wodurch die Exposition des Arteriennetzes erleichtert wird. Die Präparation erfolgt bis tief in den Interossärraum. Die von der A. dorsalis pedis ausgehenden Äste, die im 1. Interossärraum verlaufen, erlauben die Definition des anatomischen Typs der arteriellen Gefäßversorgung und bestimmen dadurch die weiteren Präparationsschritte.

Dorsales dominantes Netz: Wenn im ersten Interossärraum eine dorsale Arterie großen Kalibers vorliegt, wird diese bis in den Bereich der Kommissur verfolgt. Je nach Situation verläuft die Arterie im M. interosseus oder auf dessen Faszie (Typ 1a oder 1b). Diese anatomische Anordnung erleichtert die Präparation erheblich. Die dorsale Intermetatarsalarterie wird bis in den Bereich der Kommissur verfolgt und überprüft, ob sie effektiv mit dem plantaren Netz anastomosiert. Erst zu diesem Zeitpunkt kann die A. dorsalis pedis mit Sicherheit proximal des Abgangs der 1. dorsalen Metatarsalarterie abgesetzt werden. Der Lappen kann dann auf diesem dorsalen Netz isoliert werden. Unter der eindeutigen Bedingung, daß dieses dorsale Netz von ausreichend großem Kaliber ist, scheint es uns nicht notwendig zu sein, die Präparation des plantaren Netzes vorzunehmen.

Wir unterstreichen jedoch, daß einige Transfers die Präparation des plantaren Netzes erforderlich machen, unabhängig von der vorgefundenen anatomischen Anordnung. Dieses ist bei den Gelenktransfers nötig, die das Metatarsophalangealgelenk enthalten, welches von der Gefäßversorgung des plantaren Netzes abhängig ist.

Dominantes plantares Netz (Typ 3): Bei dieser Anordnung wird bei der Präparation der A. dorsalis pedis im Verlauf des Interossärraums nur ein dünner dorsaler Ast vorgefunden. Dieser kann in keinem Fall die Gefäßversorgung des Transplantats ausreichend sichern, und die Präparation des plantaren Netzes ist zwingend erforderlich. Die plantare Arterie wird proximal im Interossärraum und dann bis in den Kommissurbereich distal des Lig. intermetatarsale dargestellt. Danach erfolgt die weitere Präparation, abwechselnd von proximal nach distal und von distal nach proximal bis in den Risikobereich der plantaren Intermetatarsalarterie in der Nachbarschaft des lateralen Sesambeins der Großzehe. Anschließend wird die plantare Arterie möglichst atraumatisch, z. B. mit einem Sehnenhaken, in den Interossärraum gezogen, wodurch der geschwungene Verlauf im Bereich des Sesambeins ausgeglichen werden kann. Hier muß oft ein transversaler Verbindungsast mit einem Clip abgesetzt werden, bevor die vollständige Präparation der Arterie erfolgen kann. Die gesamte plantare Präparation kann erheblich durch ein Öffnen des 1. Interossärraums erleichtert werden, was durch eine proximale Osteotomie am 2. Metatarsale erreicht wird. Nach einer solchen Osteotomie kann ein Spreizer den Interossärraum so erweitern, daß das plantare Netz deutlich leichter erreicht wird. Dieses Vorgehen ist jedoch nur bei Transfers möglich, die die 2. Zehe einschließen und eine proximale Amputation des 2. Strahls beinhalten. Kann eine solche Osteotomie nicht durchgeführt werden, ist die plantare Präparation sehr gefährlich oder aber unmöglich. Die plantare Inzision für die weitere Präparation wird von uns nie angewandt, da eine Hautnarbe in vollem Lastbereich des Fußes inakzeptabel ist. Es scheint uns günstiger zu sein, die plantare Arterie im Bereich des Sesambeinchens abzusetzen und die Gefäßachse mit einer Venenbrücke zu verlängern. Die Überbrückung wird im Bereich des oberflächlichen Venennetzes vom Unterarm gehoben, die Anastomose wird nach dem erfolgten Hebevorgang auf dem Operationstisch realisiert, bevor der Transfer in situ inseriert wird. In Anbetracht der idealen Bedingungen der Anastomose erweisen sich solche Überbrückungen als einwandfrei zuverlässig und haben in unserer Serie keinerlei Komplikation ergeben oder Reinterventionen erfordert (Abb. 10.**38**).

Intermediäres Netz (Typ 2 a und b): Bei dieser Anordnung verläuft die A. dorsalis pedis sehr tief unterhalb des Interosseusmuskels. Die plantare Arterie entspringt zumeist diesem tiefen Ast. In diesem Fall wird eine plantare Präparation erforderlich. Das Vorgehen hierbei entspricht exakt dem oben angeführten.

Präparation der plantaren Nerven. Diese werden im Bereich des plantaren Fettgewebes auf beiden Seiten der Flexorsehnenhüllen aufgesucht. Nach der Präparation in der erforderlichen Länge werden sie vernünftigerweise mit Methylenblau gefärbt, um ihr Aufsuchen während des Anschlusses des Transfers am Donorsitus zu erleichtern.

☐ Anschluß „in situ"

Versatz und Tunnelierung. Nach der Präparation wird der Lappen in Inselform mit seinen Gefäßanteilen isoliert und der Stauschlauch gelöst, um die Vitalität des Transplantats zu überprüfen sowie eine Rezirkulation zu ermöglichen, die die Ischämiezeit vermindert. Während der Rezirkulation des Transplantats wird der Empfängersitus weiter präpariert. Nach einer Viertelstunde kann das Transplantat definitiv vom Donorsitus abgesetzt werden, wobei alle Gefäßanteile des Pedikels zwischen 2 Ligaturen in der vorgesehenen Länge abgesetzt werden. Am Empfängersitus besteht der erste Schritt in einem provisorischen Anbringen des Lappens. Liegt kein knöcherner Anteil im Lappenbereich vor, müssen einige fixierende Nähte plaziert werden. Andernfalls ist die definitive Osteosynthese zu realisieren. Der Lappen muß an seinem definitiven Platz liegen, bevor die Länge des Pedikels endgültig berechnet werden kann. Die Tunnelierung erfolgt durch Einbringen einer stumpfen Pinzette durch die kommissurale Inzision. Mit einem einzigen Zugreifen werden die Arterie und die Vene gefaßt, nachdem axiale Torsionen des Pedikels ausgeschlossen wurden. Jetzt können durch das Zurückziehen der Pinzette die Gefäßanteile des Pedikels bis in den Anastomosenbereich gezogen werden. Bei diesem Vorgang darf keine Spannung ausgeübt werden. Der gehobene Pedikel muß über einen Längenüberschuß von mindestens einigen Millimetern verfügen, damit eine Resektion des Bereichs, der durch die Pinzette beim Tunnelierungsvorgang gegriffen wurde, möglich ist.

Anastomosen. Zunächst erfolgt die arterielle Anastomose zwischen der A. dorsalis pedis und der A. radialis. Diese erfolgt immer terminolateral. Ohne den Stauschlauch zu lösen und um von der Blutleere zu profitieren, wird dann die Venennaht realisiert. Hierbei handelt es sich in allen Fällen um eine terminoterminale Anastomose zwischen der V. saphena magna und der oberflächlichen Vene auf der radialen Unterarmseite (oder der dorsalen Daumenvene). Je nach Bedarf kann dann die dorsale Nervennaht realisiert werden. Anschließend wird der Stauschlauch gelöst, um die Durchgängigkeit der Anastomosen zu überprüfen. Der Hautverschluß erfolgt ohne Spannung, erleichtert durch das transversale Design der Inzision. Eine Drainage kann ohne direkten Kontakt mit den Anastomosen plaziert werden.

☐ Postoperative Überwachung

Alle vom Fuß gehobenen Transfers werden unabhängig von ihrer Bestimmung mit einem Hautanteil gehoben, gleichgültig, ob dieser für die Deckung erforderlich oder allein für das Monitoring bestimmt ist. Die alleinige Überwachung des Hautkolorits, der lokalen Temperatur (eventuell durch ein Fingerthermometer) und des Kapillarpulses reichen für die postoperative Überwachung aus.

☐ Nachbehandlung

Alle partiellen Transfers, die eine Pulpakomponente enthalten, müssen so nachbehandelt werden, daß die sensiblen Funktionen des Fingers wiederhergestellt werden (51). Die Mehrzahl der Autoren sind sich in der Wirksamkeit dieser Techniken einig (69, 84). Eine sensible Nachbehandlung zielt auf die zentralnervöse Integration und erlaubt eine verbesserte Verwendung des durch den nachwachsenden Nerv erreichten Potentials. Die genauen Umstände eines solchen Lernvorgangs bleiben unbekannt, auch wenn die Hypothese einer progressiven Erhöhung der zentralkortikalen Repräsentation der Oberfläche des sensiblen Gebiets geäußert wurde (84).

Vollständiger Zehentransfer
M. Merle

■ Vollständiger Transfer der großen Zehe

Ein solcher Transfer wurde 1964 zuerst experimentell von Buncke (5) bei einem Affen realisiert und später klinisch von Cobbett 1968 eingeführt (11). Es handelt sich um den logischsten Zehentransfer für die Rekonstruktion eines amputierten Daumens im Bereich 2, 3 oder 4, da die anatomischen Qualitäten des fehlenden Daumens hierbei vereinigt werden. Der Umfang und die Wiederherstellung der Gelenkfunktion des Interphalangealgelenks lassen diesen Transfer bezüglich der Stabilität, der Sensibilität und der Kraftentwicklung während des Pinch-Griffs sinnvoll erscheinen. Die technische Durchführung ist die einfachste aller Zehentransfers.

Unsere Erfahrung beginnt 1976, nachdem wir die klinischen Fälle von H. Buncke in San Francisco kennengelernt hatten (6).

Die Transfers der großen Zehe blieben für die dominante Hand von Manualarbeitern bestimmt, welche anderenfalls einen erheblichen Nachteil durch Verletzungen von Langfingern aufwiesen.

Was uns zu Beginn bei der Wahl dieses Vorgehens überzeugt hat, ist die Qualität der funktionellen Ergebnisse und die Überlegenheit des ästhetischen Resultats im Verhältnis zu den Transfers der 2. Zehe.

Auch waren die kalifornischen Patienten von H. Buncke, welche wir untersuchten, alle beruflich aktiv, und die meisten entwickelten trotz der Störungen am Donorsitus sportliche Aktivitäten.

Von 1976 bis 1981 haben wir 8 vollständige große Zehentransfers durchgeführt und konnten die guten Ergebnisse der Serie von Buncke bestätigen (6, 9), wobei wir jedoch bezüglich der Nachteile am Fuß größere Schwierigkeiten antrafen. Die meisten der von uns Operierten klagten über Kälteintoleranz, die klimatischen Härten des Ostens von Frankreich konnten nicht auf die kalifornischen Füße übertragen werden. Auch beurteilten unsere Patienten die Amputation der großen Zehe als Nachteil beim Fußballspielen und beim Laufen. Sie empfanden das Fehlen der großen Zehe sowohl ästhetisch als auch psychologisch als erheblichen Nachteil.

Diese Situation am Donorsitus brachte uns dazu, einen solchen Transfer niemals bei einer Frau zu realisieren und ihn 1981 definitiv zu verlassen.

Wir möchten jedoch hier die technischen Besonderheiten des Transfers der großen Zehe darlegen (Abb. 10.27).

□ Hautinzisionen

Am Donorsitus (Abb. 10.17 a). Diese müssen sparsam unter Erhalt des Metatarsalköpfchens und der Sesambeinchen erfolgen und den direkten Hautverschluß zulassen.

Die dorsale Inzision bildet einen angedeuteten dreieckförmigen Lappen, der eine Abflußvene enthält. Ausgehend von der Spitze dieses Lappens verlängert sich die Hautschnittführung in den Bereich des 1. Interossärraums, damit die Extensorensehnen und die Pedikel präpariert werden können.

Die auf der plantaren Seite der Großzehe erfolgende Hautinzision muß sich auf einen kleinen dreieckförmigen Lappen beschränken, dessen Basis in der Falte der großen

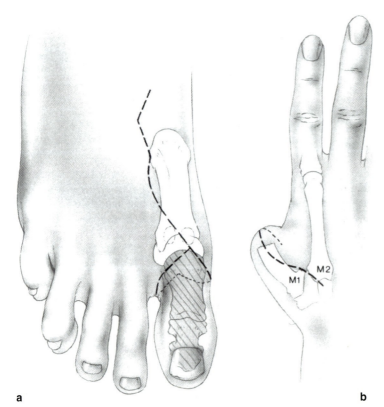

Abb. 10.**27 a** u. **b** Heben der großen Zehe.
a Der plantare Zugang erfolgt sparsam und beschränkt sich auf einen kleinen dreieckförmigen Lappen, dessen Basis im Bereich der proximalen Beugefalte der Großzehe befindet. Die Hautinzision bildet einen dreieckförmigen dorsalen Lappen, dessen Spitze durch eine sinusförmig geschwungene Schnittführung bis in den Bereich des 1. Interossärraums verlängert wird und dem Verlauf der A. dorsalis pedis folgt.
b Die Inzision am Daumenstumpf wird haifischmaulförmig von vorn nach hinten vorgenommen. Sie erstreckt sich dorsal bis in den Bereich der Tabatière.

Zehe befindet, die Spitze ist dabei leicht in den Bereich des 1. Interossärraums geneigt, damit eine Narbenbildung im Bereich der Sesambeinchen vermieden wird.

Am Empfängersitus (Abb. 10.27 b). Die Hautinzision erfolgt geschwungen über dem Amputationsstumpf am Daumen. Sie verläuft dorsal und palmar und bildet zwei laterale Lappen, die die laterale Seite der großen Zehe decken werden. Die Inzision wird bis in den Bereich der Tabatière verlängert, die den bevorzugten Sitz für die Gefäßanastomosen darstellt, sowie bis in den Bereich der Thenarfalte. Hier erfolgt die Identifikation und die Anastomose einerseits mit den Daumennerven und andererseits mit der Flexor-pollicis-longus-Sehne.

Liegt eine Amputation eines Drittels des 1. Metakarpales vor, bleibt meist die Tiefe der 1. Kommissur erhalten. Anderenfalls muß dieses Problem vor dem Transfer der großen Zehe in Lappenform korrigiert werden. In keinem Fall darf das Heben der Haut im Bereich der großen Zehe zu umfangreich erfolgen, da erhebliche Störungen auf der Plantarseite zu erwarten sind.

□ Präparation am Empfängersitus

Zur Präparation des Daumenstumpfs kommt es vor der Vorbereitung der Großzehe, wenn der Eingriff durch einen einzigen Operateur erfolgt. Es ist wichtig, die Länge der Sehnen und Gefäß-Nerven-Strukturen festzulegen, um den Hebevorgang an der Großzehe so ökonomisch wie möglich zu gestalten.

Zunächst wird das Venensystem mit dem oberflächlichen Ast des N. radialis präpariert. Die Amputationsstümpfe der Extensor-pollicis-longus- und -brevis-Sehne werden meist im Bereich der Metakarpophalangealgelenke aufgefunden, wo sie lediglich über die Extensorenhaube fixiert sind, bzw. im Bereich des 1. Metakarpales bei einer Amputation auf Niveau 4.

Die Tabatière ist die bevorzugte Lokalisation für die arterielle Anastomose, unabhängig davon, ob sie terminolateral oder terminoterminal erfolgt. Zumeist wird die Venenanastomose im gleichen Bereich realisiert. Je nach Qualität des umgebenden Gewebes wird die Tabatière entweder mit einer Verlängerung der Stumpfinzision oder mit einer transversalen Kontrainzision von 2 cm erreicht und der Pedikel dann subkutan tunneliert.

Hierdurch kann eine lange dorsale Narbe vermieden werden, welche oft zwischen dem neu gebildeten Daumen und der Tabatière hypertroph verläuft.

Die Präparation des Skeletts muß eine schnelle, einfache und solide Osteosyntheseversorgung ermöglichen. Aus Gründen der Kraftentwicklung und der Stabilität bevorzugen wir eine Arthrodese zwischen der Grundphalanx der Großzehe und dem 1. Metakarpale in leichter Flexionsstellung (15 Grad), wenn das Trapeziometakarpalgelenk intakt verbleibt und die Wiederherstellung der Funktion des Interphalangealgelenks des Daumens möglich ist. Dann folgen wir nicht der Empfehlung von H. Buncke, der für Amputationen auf Niveau 3 die Gelenkfunktion durch Heben des kapsuloligamentären Apparats am Metatarsophalangealgelenk wiederherstellt, um dieses im Bereich des 1. Metakarpales zu refixieren.

□ Heben der großen Zehe (Abb. 10.28 u. 10.29)

Aufgrund der Inkorporation der Gefäßachse am Empfängersitus wird die homolaterale große Zehe gehoben. Leitpunkte des Hebevorgangs sind die A. dorsalis pedis und die 1. dorsale und plantare Intermetatarsalarterie. Der Hauptanteil der Präparation erfolgt dorsal. Die weit plantar gelegenen Strukturen werden ebenfalls durch diesen Zugang versorgt dank der Durchtrennung des Intermetatarsalligaments, welches nach dem Hebevorgang sorgfältig wieder rekonstruiert wird.

Die arterielle Präparation ist schwierig, wenn die plantare Arterie gehoben werden soll und diese dem äußeren Sesambein adhärent ist. Die kurze und lange Extensorensehne der großen Zehe wurden schon vor der arteriellen Präparation in der am Empfängersitus erforderlichen Länge abgesetzt. Die Sehne des M. flexor hallucis longus wird mit einer kurzen plantaren Inzision oder im dorsalen Anteil des Tarsaltunnels abgesetzt. Letzteres ist erforderlich, wenn eine Avulsion des Daumens stattgefunden hat und die Funktion durch Sehnenanastomose im Bereich des Handgelenks wiederhergestellt werden soll. Die plantaren Nerven sind üblicherweise von kleinem Kaliber, der fibulare plantare Nerv

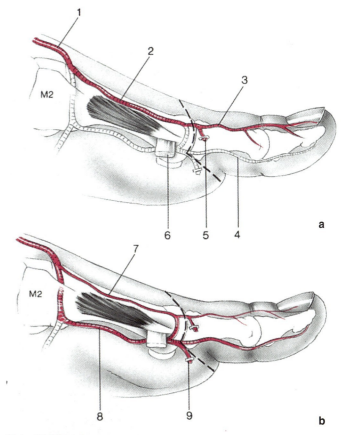

Abb. 10.**28** a u. b
a Anordnung der Arterien der großen Zehe mit dorsaler Dominanz:
  1 A. dorsalis pedis, 2 1. dorsale Intermetatarsalarterie, 3 dorsale Zehenarterie, 4 plantare Zehenarterie, 5 dorsale Arterie der 2. Zehe, 6 Lig. intermetatarsale.
b Arterielle Anordnung der Großzehe mit plantarer Dominanz,
  7 Die 1. dorsale Intermetatarsalarterie ist von geringem Durchmesser und kann allein nicht die Gefäßversorgung der großen Zehe sichern. Das Heben beinhaltet die 1. plantare Intermetatarsalarterie.
  8 Die plantare Arterie der 2. Zehe wurde zwischen 2 Clips abgesetzt (9).

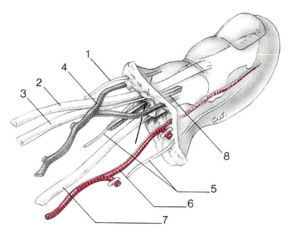

Abb. 10.**29** Ansicht der großen Zehe nach dem Hebevorgang.
1 Medialer Nerv zur Anastomose mit einem sensiblen Ast des N. radialis. 2 Sehne des M. extensor hallucis longus. 3 Sehne des M. extensor hallucis brevis. 4 Dorsales Venennetz. 5 Plantare Großzehennerven. 6 1. dorsale Intermetatarsalarterie. 7 Sehne des M. flexor hallucis longus. 8 Intramedullärer, blockierter Stab.

kann im Bereich des 1. Interossärraums nach intraneuraler Dissektion, die den tibialen plantaren Nerv der 2. Zehe schont, gehoben werden. Der fibulare plantare Nerv wird nach der Präparation durch plantaren Zugang gehoben, um von der Mobilität der großen Zehe zu profitieren, welche lediglich noch über die Gefäßstiele angeschlossen ist.

Nach der Präparation ist es zu empfehlen, die Osteosynthese am Donorsitus vorzubereiten, wenn die Blutleeremanschette weiter geschlossen bleiben kann.

Handelt es sich um eine Amputation auf Niveau 3 oder 4 ist die Arthrodese in leichter Flexionsstellung angezeigt. Wir verwenden hier das Prinzip des blockierten intramedullären Stabs, entweder durch einen Metalldraht, der zuvor um 15 Grad gebogen wurde, oder durch einen resorbierbaren Stab, der vorher bei 50 °C vorgeformt wird. Der schräg eingebrachte Draht, der das System verschließt, wird intramedullär über die Kortikalis der Grundphalanx der großen Zehe eingebracht.

Ist die große Zehe auf einer kurzen Basis der Grundphalanx des Daumens zu implantieren, um die Mobilität des Metakarpophalangealgelenks zu erhalten, besteht die beste Lösung in der Osteosynthese durch Cerclage mit schräg eingebrachtem Draht in der Methode nach Lister.

Zum Ende des vorbereitenden Vorgehens für die Osteosynthese wird die Blutleeremanschette für einen Zeitraum von 20 Minuten geöffnet. Die Großzehe ist dem Fuß lediglich noch über den Gefäßstiel verbunden.

☐ **Transfer an den Empfängersitus**
(Abb. 10.**30**)

Die Fixation der großen Zehe und ihre Orientierung im Raum erfolgt schnell und einfach durch Plazieren der Dorsalseite der Großzehe in der gleichen Ebene wie die Dorsalseite des Daumens. Das einfache Vortreiben des schrägen Drahtes durch die Kortikalis des 1. Metakarpales beschließt die Osteosynthese.

Der arterielle und venöse Gefäßstiel wird bis in den Bereich der Tabatière getunnelt, um ihn vor Manipulationen und ungewolltem Abreißen zu schützen.

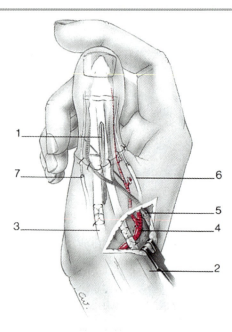

Abb. 10.**30** Tansfer an den Empfängersitus.
Der intramedulläre, blockierte Stab wird durch einen schräg durch die Kortikalis des 1. Metakarpales eingebrachten Draht fixiert (1). Die Sehne des M. extensor pollicis longus (2) und des M. extensor pollicis brevis (3) werden mit ihrem Sehnenäquivalent von der großen Zehe im Bereich der Tabatière anastomosiert.
Die 1. Intermetatarsalarterie wird terminolateral mit der A. radialis anastomosiert, die Vene terminoterminal (4, 5).
Die 2 plantaren Nerven (6, 7) werden mit ihren entsprechenden Pendants am Daumen vernäht.

Wir bevorzugen es, zu Beginn des Wiederanschließens der großen Zehe die Sehnennaht durchzuführen. Das ideale Vorgehen besteht in der Anastomose des M. flexor hallucis longus mit der langen Flexorensehne des Daumens, die kurzen und langen Extensoren der großen Zehe werden mit den kurzen und langen Extensorensehnen des Daumens anastomosiert. Bei einer Sehnenavulsion ist es möglich, im gleichen operativen Vorgehen die Flexor-superficialis-Sehne des Ringfingers auf die lange Flexorensehne der großen Zehe zu transferieren und den M. extensor indicis proprius auf die lange Extensorensehne des Daumens zu steppen.

Die Anastomose der plantaren Nerven kann entsprechend der Größe der verbleibenden Nerven am Daumen adaptiert werden. Es existiert praktisch nie eine vollständige Kongruenz zwischen den plantaren Fuß- und den verbleibenden Daumennerven. Ist eine direkte Naht ohne Spannung möglich, können die plantaren Nerven mit ihrem Fingeräquivalent anastomosiert werden. Nach unserer Erfahrung kommen 5 von 8 plantaren Nerven zur Anastomose mit dem ulnaren Pedikel am Daumenstumpf.

Die arterielle Anastomose erfolgt üblicherweise terminolateral, seltener terminoterminal, auf die A. radialis im Bereich der Tabatière. Der Durchmesser der Gefäße (1,5–2 mm) führt zu einem schnellen und zuverlässigen Vorgehen unter Verwendung von 9/0-Nahtmaterial. Die Vene wird ebenfalls mit 9/0-Stärke im Bereich der Tabatière anastomosiert.

Es ist wichtig, den subkutanen Tunnel ausreichend groß zu gestalten, um postoperative Kompressionen zu vermeiden, die zur Thrombose führen könnten. Beim geringsten Zweifel muß man sich auch davon überzeugen, daß keine Torsion des Pedikels während des Tunnelierungsvorgangs stattgefunden hat. Bei der Reintervention nach Thrombosierung sollte der tunnelierte Bereich in Anbetracht der Ödembildung geöffnet werden, um den gesamten Gefäßstiel visuell kontrollieren zu können. Gegen Ende des Eingriffs kann der sensible Ast des N. radialis, wenn er vorhanden ist, mit dem die Großzehe versorgenden Nerv anastomosiert werden.

☐ Verschluß des Donorsitus

Die Rekonstruktion des intermetatarsalen Ligaments des 1. Interossärraums muß immer erfolgen. Liegt ein kurzes Ligament vor, dessen Reinsertion schwierig ist, sollte die Rekonstruktion mit einer transossären Fixation metaphysär am 1. Metatarsale mit PDS-2/0-Faden erfolgen. Der Sesambeinchenzügel muß geschont werden und an seinem anatomischen Platz refixiert werden.

Wir führen keine Knorpelresektion am Metatarsalköpfchen aus, um die Hautdeckung leichter zu gestalten. Letztere wird durch direkte Naht ausgeführt und ein Redondrain eingelegt.

☐ Indikationen

Wir haben den Transfer der Großzehe in 7 Fällen bei Amputationen auf Niveau 3 (Abb. 10.**31**) und 4 sowie bei einem Fall auf Niveau 2 ausgeführt.

Aus ästhetischen Gründen haben wir diesen Transfer aufgrund des Erscheinungsbilds am Donorsitus niemals bei einer Frau durchgeführt.

Seit 1981 haben wir diesen Transfertyp, der für die dominante Hand von Manualarbeitern bestimmt war, zugunsten der „Wrap-around"-Technik verlassen, die sicherlich nicht die Funktionsentfaltung der Großzehen ergibt, aber auch keine größeren Störungen am Fuß hinterläßt.

■ Transfer der zweiten Zehe (Abb. 10.32)

Es handelt sich um den am häufigsten genutzten Transfer für die Rekonstruktion des Daumens (19, 50, 66), er wird jedoch besonders beim Kind wegen der Wachstumspotenz angewandt. Zur Zeit steht er in Konkurrenz zu dem partiellen Transfer der Großzehe („Wrap-around"-Technik) für die Amputationshöhen 1 und 2.

Im Hinblick auf die praktisch nicht vorhandenen plantaren Störungen handelt es sich um den idealen Zehentransfer, wobei er bezüglich seines ästhetischen Aspekts sowie der Mobilität und Stabilität wenig zufriedenstellend bleibt.

☐ Hautinzisionen am Donorsitus
(Abb. 10.**32 a**)

Es erfolgt eine rackettförmige dorsale Inzision, die entsprechend dem Hautbedarf am Daumenstumpf mehr oder weniger lang und sinusförmig bis in den Bereich des 1. Intermetatarsalraums geschwungen sein kann und bis zur A. dorsalis pedis verlängert wird. Die mitgenommene Hautinsel muß schmal sein, um den direkten Verschluß am Fuß zuzulassen. Besteht ein erheblicher Hautbedarf am Daumen und im Bereich der 1. Kommissur, transferieren wir einige Wo-

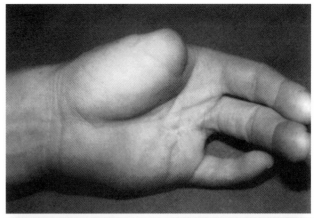
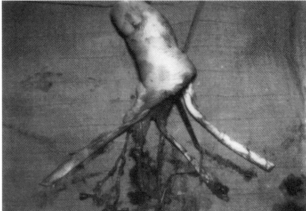
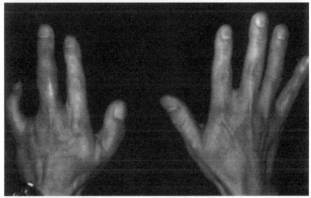
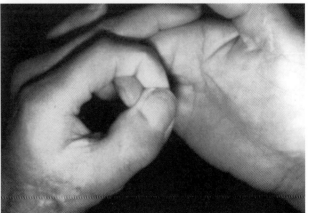

Abb. 10.**31 a–d**
a Amputation des Ringfingers und des Daumens auf Niveau 3.
b Transfer der großen Zehe.
c Der ästhetische Anblick ist zufriedenstellend.
d Der Pinch-Griff ist stabil, kräftig und sensibel.

264 10 Daumenrekonstruktion

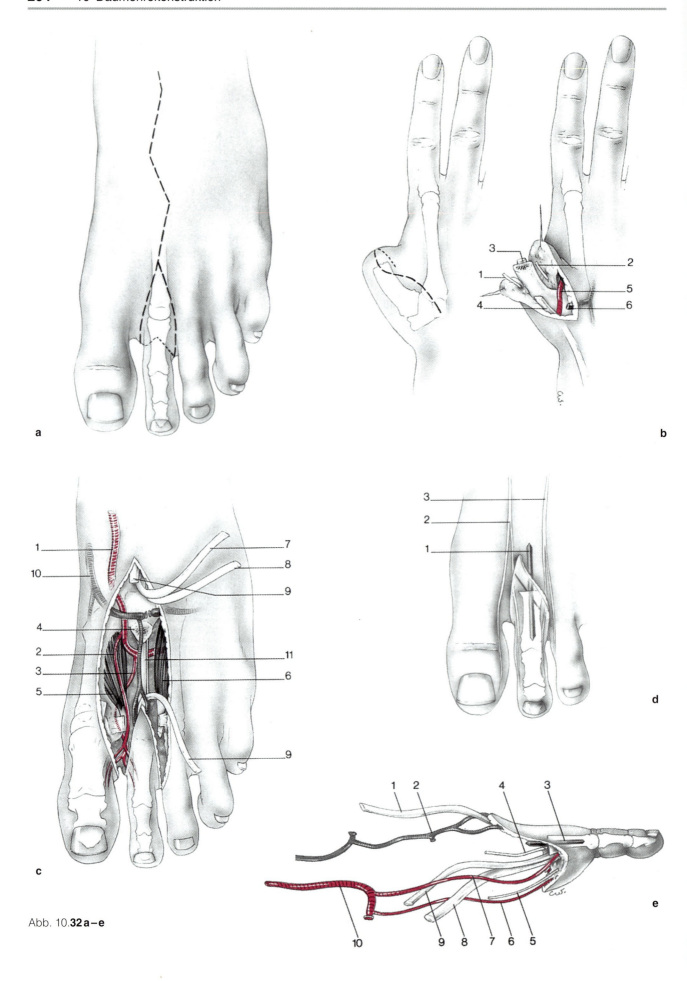

Abb. 10.**32a–e**

Partieller und vollständiger Zehentransfer 265

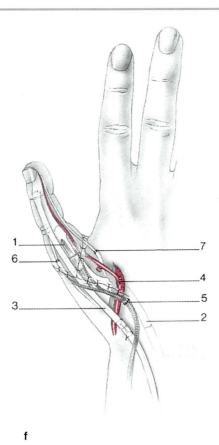

f

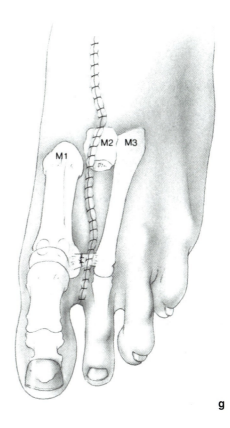

g

Abb. 10.32 a–g

a Zugangsweg zur 2. Zehe mit einer großen zirkumferentiellen Inzision um die Grundphalanx, welche sich sinusförmig in dem Bereich des 1. Interossärraums verlängert und dem Verlauf der A. dorsalis pedis folgt. Die plantare Inzision begrenzt sich auf einen kleinen dreieckförmigen Bereich, dessen Basis im Bereich der proximalen Beugefalte liegt.
b Vorbereitung des Daumenstumpfs. Die haifischmaulartige anteroposteriore Inzision verlängert sich in den Bereich der Tabatière. Die Präparation des Stumpfs bereitet den ulnaren (1) und radialen (2) Daumennerv vor, die Sehne des M. flexor pollicis longus (3), die Sehne des M. extensor pollicis longus (4), die A. radialis (5) und eine Abflußvene (6).
c Hebevorgang der 2. Zehe mit dorsalem Zugang. Die Gefäßpräparation erfolgt im Verlauf der A. dorsalis pedis (1) und der 1. dorsalen Intermetatarsalarterie (2) und/oder der A. plantaris, wenn die dorsale Anordnung insuffizient oder nicht vorhanden ist (3). In diesem Falle ist es günstig, frühzeitig das Absetzen des 2. Metatarsales (4), nach Desinsertion und Durchtrennung der distalen Ausläufer der Interosseusmuskulatur (5, 6), vorzunehmen. Die Gefäßpräparation ist durch das distale Durchtrennen der M.-extensor-hallucis-brevis-Sehne (7) und der kurzen Extensorensehne der 2. Zehe (8) erleichtert. Die lange Extensorensehne der 2. Zehe wird proximal durchtrennt (9). 10 V. saphena magna. 11 Flexorensehne.

d Die Osteosynthese mit blockiertem Stab (1) wird im Bereich des Donorsitus vorbereitet, um die Ischämiezeit während des Transfers zu vermindern. Die plantaren Nerven (2, 3) werden nach der Exzision des 2. Metatarsales intraneural präpariert, um eine ausreichende Länge der Nerven zu garantieren und diese ohne Spannung am Daumen zu anastomosieren.
e Der Transfer der 2. Zehe beinhaltet:
die lange Extensorensehne (1), eine dorsale Vene (2), den intramedullären Stab, der während des Hebevorgangs eingebracht wird (3), den tibialen plantaren Nerv (4), den fibularen plantaren Nerv (5), die 1. plantare Intermetatarsalarterie (6), die 1. dorsale Intermetatarsalarterie (7), die lange Flexorensehne (8), die kurze Flexorensehne (9), A. dorsalis pedis (10).
f Transfer auf den Empfängersitus:
1 Osteosynthese durch blockierten intramedullären Stab. 2 Naht der langen Flexorensehne mit der langen Daumenflexorensehne. 3 Naht der langen Extensorensehne mit der langen Extensorensehne vom Daumen. 4 Anastomose der 1. Intermetatarsalarterie terminolateral mit der A. radialis in der Tabatière. 5 Terminoterminale Abflußvenenanastomose. 6 Anastomose der plantaren Nerven mit den Daumennerven (7).
g Verschluß des Situs am Fuß. Nach proximaler Resektion des 2. Metatarsales wird das intermetatarsale Ligament zwischen dem 1. und 3. Metatarsale rekonstruiert.

chen vor dem Zehentransfer einen gestielten lokalen oder einen freien Lappen.

Aufgrund von Narbenstörungen am Fußrücken haben wir das Heben der 2. Zehe mit einem Hautlappen vom Typ „dorsalis pedis" verlassen.

Die plantare Inzision erfolgt leicht in V-Form, um den Hautverschluß am Donorsitus zu erleichtern.

☐ Präparation am Empfängersitus
(Abb. 10.32 b)

Das Vorgehen ist identisch zu dem für den Transfer der großen Zehe beschriebenen. Dieses muß jedoch die proximalen Amputationen in Zone 4, 5 und 6 berücksichtigen und das 2. Metatarsale mit dem Metatarsophalangealgelenk einschließen. Für solche Amputationshöhen ist eine Hautdeckungsreserve dringend erforderlich. Es ist wichtig, die Sehne des M. extensor pollicis longus aufzusuchen und von allen Adhärenzen zu lösen, da diese für die Gegenbalance bei der sich anderenfalls einstellenden Flexionseinsteifung des proximalen Interphalangealgelenks der 2. Zehe wichtig ist.

☐ Hebevorgang der zweiten Zehe
(Abb. 10.**32c–e**)

Um die Implantation des Gefäßstiels in dem Bereich des 1. Intermetakarpalraums zu erleichtern, wird die 2. Zehe der kontralateralen Seite gehoben.

Die dorsale Hautinzision beginnt im Bereich der A. dorsalis pedis, um die Basis der 2. Zehe tibial zu gewinnen. Es wird vorsichtig vorgegangen, um nicht den venösen Abfluß zu gefährden. Meist wird das Abflußsystem der V. saphena magna genutzt.

Die arterielle Präparation beginnt bei der A. dorsalis pedis, wobei es zuvor wichtig ist, die Sehne des M. extensor hallucis brevis abzusetzen, welche den Gefäßstiel kreuzt. Üblicherweise wird diese Sehne sich selbst überlassen, sie kann jedoch auch nach Beendigung des Eingriffs auf der Sehne des M. extensor hallucis longus refixiert werden.

Die lange Extensorensehne der 2. Zehe wird, unter Berücksichtigung der Erfordernisse der Anastomosen mit der M.-extensor-pollicis-longus-Sehne durchtrennt. Die Sehne des M. extensor pollicis brevis wird weiter distal abgesetzt.

Die A. dorsalis pedis wird von den beiden Begleitvenen getrennt, wobei die perfekte Hämostase durch Bipolarkoagulation oder durch Einsetzen von Mini-Clips gesichert wird.

Die Präparation wird dann im Bereich des 1. Intermetatarsalraums weitergeführt und erlaubt den Nachweis der dominanten Gefäßversorgung der 2. Zehe. Wenn die 1. dorsale Intermetatarsalarterie sowie die plantare Anastomose isoliert sind, kann das 2. Metatarsale subperiostal dargestellt und proximal mit einer Osteotomie abgesetzt werden. Das 2. Metatarsale wird gehoben und im Bereich des Metatarsophalangealgelenks desartikuliert.

Während des Durchtrennens der plantaren Platte ist Vorsicht geboten, um nicht die Flexorensehne der Zehe zu verletzen. Dieses muß unter Sicht erfolgen.

Das Absetzen des 2. Metatarsales erleichtert die arterielle plantare Präparation, wenn sie erforderlich ist, wobei der schwierigste Schritt in dem Absetzen der plantaren Arterie während ihrer Passage in der Nähe des Sesambeins der Großzehe besteht. Die Sichtkontrolle dieses Schritts kann durch Anbringen von Gefäßschlingen im proximalen Anteil und durch distalen Zug mit einem Sehnenhaken erleichtert werden.

Die Präparation bleibt schwierig, wenn die 2. Zehe mit dem Metatarsophalangealgelenk zu transferieren ist. Bei 2 Fällen waren wir gezwungen, eine plantare Inzision vorzunehmen. In 2 weiteren Fällen haben wir das Absetzen der plantaren Arterie bevorzugt und eine Verlängerung des Pedikels mit einem Venentransplantat realisiert.

Die Durchtrennung des intermetatarsalen Ligaments erleichtert das Aufsuchen der plantaren Nerven vor ihrer Teilung. Mit zwei Sehnenhaken und Mikroscheren werden die plantaren Nerven intraneural präpariert, um eine maximale Länge für die Anastomose auf die Daumennerven ohne Spannung zu ermöglichen. Die plantaren Nerven sind meist von geringem Durchmesser (kleiner als 1 mm) und erfordern große Vorsicht während der Präparation, besonders wenn sie der Basis der 2. Zehe im Fettgewebe eingebettet sind.

Zuletzt bleibt die 2. Zehe noch auf den Flexorensehnen fixiert. Meist ergibt das Absetzen derselben im Bereich der Basis des 2. Metatarsales eine ausreichende Länge, um die Naht der langen Flexorensehne mit der Flexor-pollicis-longus-Sehne zu sichern. Nur ausnahmsweise ist es erforderlich, die gesamte Sehnenlänge durch eine Inzision im Bereich des Sprunggelenks zu gewinnen.

Läßt es die Ischämiezeit der Blutleeremanschette zu, ist es zu bevorzugen, die Osteosynthese in diesem Moment vorzubereiten. Wir empfehlen die intramedulläre Osteosynthese, wenn die Basis der Grundphalanx direkt am Os metacarpale I oder das 1. Metatarsale auf dem 1. Metakarpale zu fixieren ist. Liegt eine Amputation auf Niveau 2 mit kurzem Stumpf der Grundphalanx vor, verwenden wir die Technik nach Lister und verbinden die Cerclage mit einem schräg eingebrachten Draht.

☐ Transfer auf den Empfängersitus
(Abb. 10.**32f**)

Die intramedulläre Osteosynthese durch blockierten Stab reduziert die Fixationszeit der 2. Zehe erheblich.

Die lange Flexorensehne der 2. Zehe wird auf diejenige des M. flexor pollicis longus genäht. Anschließend wird die lange Extensorensehne der Zehe unter einer leichten Spannung auf die Sehne des M. extensor pollicis longus gesteppt. Diese soll die Flexionsstellung des proximalen Interphalangealgelenks der 2. Zehe korrigieren.

Die arterielle Anastomose erfolgt bevorzugt termino-lateral nach subkutaner Tunnelierung des Pedikels in dem Bereich der Tabatière auf die A. radialis.

Die V. saphena magna wird üblicherweise ebenfalls in der Tabatière mit einer subkutanen Vene durch terminoterminale Naht anastomosiert. Nach Beendigung der Gefäßanastomosen ist es zu bevorzugen, den Hautmantel zu adaptieren, um jede weitere Minderversorgung der Gefäße zu vermeiden.

Der Eingriff endet mit der epiperineuralen Naht der plantaren Nerven mit 10/0-Nahtmaterial, wobei immer eine Inkongruenz zu der Größe der Nerven am Daumen bestehen wird. Gelegentlich ist es günstiger, die 2 plantaren Nerven an den ulnaren Daumennerv zu adaptieren und den radialen Nerv zu vernachlässigen.

Der Hautverschluß muß sowohl palmar als auch dorsal ohne Spannung erfolgen. Oft ist es für die Deckung der beiden lateralen Seiten der transferierten 2. Zehe zu bevorzugen, dermoepidermale Transplantate mit einer Dicke von 0,4–0,5 zu plazieren, die am ulnaren Rand des Unterarms gehoben werden. Diese Transplantate haben den Vorteil, schnell einzuheilen, ästhetisch gut zu integrieren und besonders sekundär zu retrahieren.

Bei Amputationen auf Niveau 2 und 3 ersetzt das proximale Interphalangealgelenk der 2. Zehe das Metakarpophalangealgelenk. Dagegen bedeuten Amputationen auf Niveau 4 und 5, daß die transferierte 2. Zehe mit dem Metatarsophalangealgelenk aus dem neu geformten Daumen einen dreigelenkigen Strahl bildet. Dies ergibt biomechanisch keine solide Situation, da der amputierte Daumen nicht über ein intrinsisch und extrinsisch ausreichendes Muskel-Sehnen-System verfügt, um eine solche Gelenkfunktion ausreichend zu sichern. Dann bevorzugen wir sekundär die Arthrodese des proximalen oder distalen Interphalangealgelenks.

☐ **Verschluß des Donorsitus** (Abb. 10.32 g)

Die Rekonstruktion eines intermetatarsalen Ligaments zwischen dem 1. und 3. Metatarsale erfolgt meist mit den ligamentären Stümpfen und durch Naht mit einem PDS-2/0-Faden. Der Verschluß des Donorsitus ist wichtig und schützt den Patienten vor der Hallux-valgus-Bildung. Eine Drainage wird regelmäßig für 3 Tage eingelegt, der plantare Auftritt beginnt vorsichtig nach dem 12. Tag.

☐ **Indikationen**

Es handelt sich um den am meisten verwandten Transfer für die Rekonstruktion des Daumens beim Kind aufgrund der konstanten Kapazitäten für das weitere Wachstum. Beim Erwachsenen bestehen zahlreiche Indikationen für die Amputation auf Niveau 2 und 3 (Abb. 10.33).

Bei vollständigem Fingerverlust bleibt das Verfahren ein nicht zu ersetzender Transfer für die Rekonstruktion eines prinzipiellen Pinch-Griffs mit der 2. Zehe des kontralateralen Fußes, genau wie bei Amputationen auf Niveau 7a und 7b (Abb. 10.34).

Dagegen sind wir bei Amputationen auf Niveau 4 und bei Fehlen der Thenarmuskulatur trotz des Versatzes von Sehnentransfers von der Schwäche des funktionellen Ergebnisses enttäuscht worden. Bei dieser Amputationshöhe bleibt die Pollizisation eines Zeigefingers oder eines Mittelfingers die bevorzugte Wahl.

Für Amputationen auf Niveau 1 beim Erwachsenen hat der Transfer der 2. Zehe seinen Platz mit dem Einführen der „Wrap-around"-Technik verloren.

Partieller Zehentransfer für die Daumenrekonstruktion
G. Dautel

Die dominierende Rolle des Daumens bei der Funktion der Hand rechtfertigt die Anwendung anspruchsvoller Techniken wie den partiellen Zehentransfer für die Rekonstruktion des Daumens. Seit dem ersten Zehentransfer am Affen durch H. Buncke (5) sind die technischen Möglichkeiten immer weiter verfeinert worden. Der Fuß wurde zu einer Bank von Gewebeeinheiten, deren Präparation maßgeschneidert für die individuellen Bedürfnisse an einem Empfängersitus bemessen werden kann. Bewährte mikrochirurgische Techniken und die Kenntnis von anatomischen Varianten am Donorsitus haben die Risiken für Gefäßmißerfolge nach solchen Vorgängen erheblich vermindert. Dennoch darf die Zuverlässigkeit der mikrochirurgischen Transfers nicht zu unkritischer Ausdehnung der Indikationen führen. In der Notfallsituation muß die Anwendung eines lokalen Lappens vor der Indikation für einen partiellen Zehentransfer bei einer distalen Mutilation oder einem Pulpasubstanzverlust erwogen werden. Auch müssen die Möglichkeiten der „Fingerbank" in der Notfallsituation genutzt werden. Zuletzt darf sich die Analyse der Ergebnisse solcher Interventionen nicht auf die alleinige Angabe des Anteils von vaskulären Erfolgen oder Mißerfolgen begrenzen. Die funktionellen Ergebnisse und besonders die Qualität der Resensibilisation müssen mit berücksichtigt werden, da es sich hierbei um prinzipielle Faktoren der Begrenzung der Indikationen handelt.

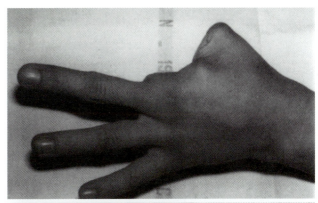
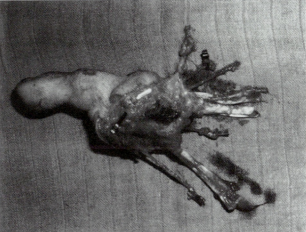
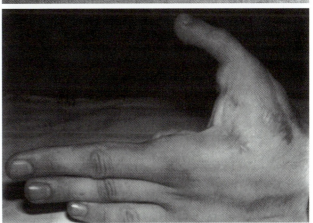
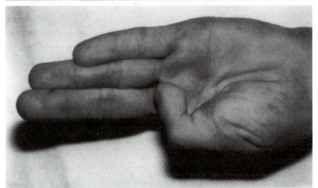

Abb. 10.33 a–d
a Amputation des Zeigefingers und des Daumens auf Niveau 3.
b Transfer der 2. Zehe.
c u. **d** Das Bewegungsausmaß des proximalen Interphalangealgelenks der 2. Zehe liegt bei 60 Grad, während es im Mittel bei 30 Grad liegt.

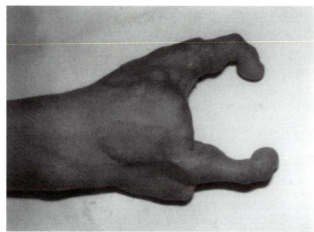
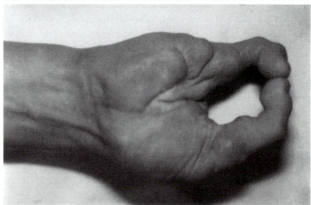
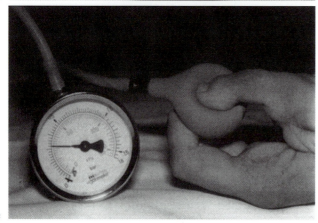

Abb. 10.**34a–c** Vollständiger Fingerverlust. Rekonstruktion durch doppelten Transfer der 2. Zehe unter Wiederherstellung eines kräftigen Pinch-Griffs.

■ Möglichkeiten und Indikationen der unterschiedlichen Transfers

□ Transfer der Zehenpulpa

Von Buncke u. Rose (7) beschrieben, erlaubt dieser Transfer die Deckung ausgedehnter Substanzverluste an der Daumenpulpa. Mehrere Autoren haben ihre Ergebnisse mit dieser Technik vorgestellt (22, 25, 30, 40, 56, 83), die in der Behandlung von ausgedehnten Pulpasubstanzverlusten am Daumen beim jungen Patienten unersetzlich ist.

Technisches Vorgehen. *Donorsitus:* Die laterale (fibulare) Hemipulpa der großen Zehe oder die mediale (tibiale) Hemipulpa der 2. Zehe können als Donorsitus genutzt werden.

Die Wahl zum Vorgehen an der großen Zehe ist immer dann erforderlich, wenn ein ausgedehnter Substanzverlust besteht. Lappen zur Rekonstruktion der Pulpa am Daumen werden praktisch immer an der großen Zehe gehoben. Neben dem Volumen an Gewebe an diesem Donorsitus liegt im Verhältnis zur 2. Zehe eine bessere diskriminierende Sensibilität vor (64). Dieser günstigere Ausgangswert beeinflußt mit großer Wahrscheinlichkeit die diskriminierenden Möglichkeiten des transferierten Gewebes postoperativ. In Anbetracht der individuellen Ausmaße der Pulpa an der Großzehe und am Daumen kann sich das Heben auf die laterale Pulpa begrenzen und der Auftrittzone der großen Zehe eine narbenfreie Pulpa erhalten.

Technik des Hebevorgangs (Abb. 10.**35**). Die Grenzen des Lappens werden auf der Haut angezeichnet und entsprechen der Ausdehnung des Substanzverlusts. Um dem gehobenen Hautbereich eine Abflußvene zu erhalten, ist es erforderlich, eine dorsale Hautinsel einzuschließen, die in Kontinuität mit der Pulpa gehoben wird. Während des Hebevorgangs ist darauf zu achten, eine Pulpagewebeschicht in Kontakt mit dem Periost der Phalanx zu belassen, damit das Einwachsen eines anschließend eingebrachten Vollhauttransplantats ermöglicht wird. Das Absetzen der profunden Seite des Lappens erfolgt erst, wenn der Verlauf der die Pulpa versorgenden Äste der plantaren Arterie bestimmt wurde. Dieser liegt in der Tiefe, und die einzige Schwierigkeit der Präparation besteht in den beiden einander widersprechenden Erfordernissen:

Mitnahme des Gefäßnetzes und ausreichender Erhalt von Pulpagewebe in Kontakt mit dem Periost. Selbst wenn die gesamte Ausdehnung der Daumenpulpa gedeckt werden muß, kommt es selten vor, daß die Größe des Transplantats das Heben der beiden plantaren Nerven zuläßt. Der eine gehobene plantare Nerv wird mit einem am Empfängersitus vorhandenen Nerv anastomosiert, wobei meist der ulnare Daumennerv genutzt wird, wenn eine Wahlmöglichkeit besteht.

Anschluß in situ. Das Pulpatransplantat wird am Empfängersitus mit einer seiner lateralen Seiten mit einigen Einzelknopfnähten fixiert. Zu diesem Zeitpunkt ist es möglich, ihn auf diesem lateralen Scharnier zu kippen, um den plantaren Nerv zu exponieren und die Nervenanastomose zu erleichtern. Diese ist zuerst zu realisieren. Die Nervennaht erfolgt idealerweise soweit wie distal möglich, um das Kürzen des palmaren Nervs so gering wie möglich zu gestalten. Wie bei allen Nervenrekonstruktionen ist es erforderlich, das am palmaren Nerv gebildete Neurom soweit zu kürzen, bis unter dem Mikroskop ein Faszikelkontingent von guter Qualität angetroffen wird. Die Naht muß eine Inkongruenz zwischen dem palmaren und dem plantaren Nerv in einer Größenordnung von 2:1 bilden. Wenn beide plantaren Nerven gehoben wurden, können diese bei der bestehenden Größendifferenz auf dem gleichen palmaren Empfängernerv anastomosiert werden. Aufgrund der funktionellen Dominanz wird üblicherweise der ulnare Daumennerv als Empfängernerv gewählt.

Verschluß des Donorsitus. Nachdem während des Hebevorgangs sorgfältig ein Gewebebett in Kontakt mit dem Periost belassen wurde, erfolgt der Verschluß des Donorsitus mit einem einfachen Vollhauttransplantat. Dieses wird plantar im Längsgewölbe des Fußes in einem nicht lasttragenden Gebiet gehoben. Die mechanischen und sensiblen Charak-

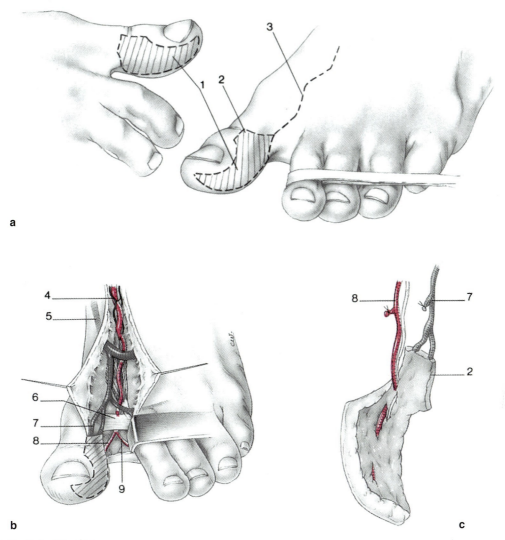

Abb. 10.**35 a–c** Pulpatransfer.
a Begrenzung des Lappens und Anzeichnen der Inzisionen: 1 Gebiet und Begrenzung des zu hebenden Lappens. 2 Dorsale Hautinsel, die das Heben einer dorsalen Abflußvene erleichtert. 3 Longitudinale Inzision für die Gefäßpräparation.

b Heben des Lappens: A. dorsalis pedis mit Begleitvenennetz (4). V. saphena magna (5). Intermetatarsales Ligament (6). Abflußvene des dorsalen Hautlappens (7). Plantare fibulare Arterie der großen Zehe (8). Plantare tibiale Arterie der 2. Zehe (9).
c Pulpalappen nach dem Hebevorgang.

teristika des Donorsitus sind für die Deckung der Pulpa gut geeignet.

Indikationen der Pulpatransfers bei der Daumenrekonstruktion. Lediglich Substanzverluste, deren Therapie nicht mit lokalen Lappen erfolgen kann, können Pulpatransfers rechtfertigen (Abb. 10.**36**).

Folgende Faktoren sind für die Indikation zu berücksichtigen (s. auch Tab. 10.**1** u. 10.**2**).

– *Alter:* Hierbei handelt es sich um den wichtigsten limitierenden Faktor, der die Möglichkeit zur Resensibilisation einschränkt. Es ist schwierig, die Grenze festzulegen, und es gibt zahlreiche individuelle Unterschiede, die besonders in der Möglichkeit des einzelnen liegen, eine funktionelle Nachbehandlung zum Wiedergewinnen der Sensibilität konsequent durchzuführen (69). Wir legen diese theoretische Grenze bei 40–50 Jahren fest.
– *Ausdehnung des Defekts:* Nur die ausgedehnten Substanzdefekte, deren Therapie nicht durch einen lokalen Lappen erfolgen kann, rechtfertigen einen Pulpatransfer. Homodigitale Insellappen müssen zunächst berücksichtigt werden und repräsentieren den ersten möglichen Schritt zur Versorgung bei gut begrenzten ausgedehnten Substanzdefekten (12). Dagegen verwenden wir in Anbetracht der Störungen am Donorsitus den sensiblen Littler-Lappen (54) nur noch bei Kontraindikationen zu einem Pulpatransfer. Dieses gilt auch für den dorsalen Insellappen vom Zeigefinger nach Foucher, dessen Verwendung für die Pulpa des Daumens nur als letzte Rückzugsmöglichkeit betrachtet werden kann. Er entspricht weder den mechanischen noch den sensiblen Bedürfnissen für die Pulparekonstruktion des Daumens.
– *Besonderheiten des Defekts:* Beschränkt sich der Substanzverlust nicht mehr allein auf die Pulpa, sondern breitet sich auf den Nagelapparat oder in den knöchernen Bereich der Mittelphalanx aus, besteht mit dem Nagelkompositionstransfer die einzige Möglichkeit zur zufriedenstellenden Rekonstruktion, da hierbei abgemessene

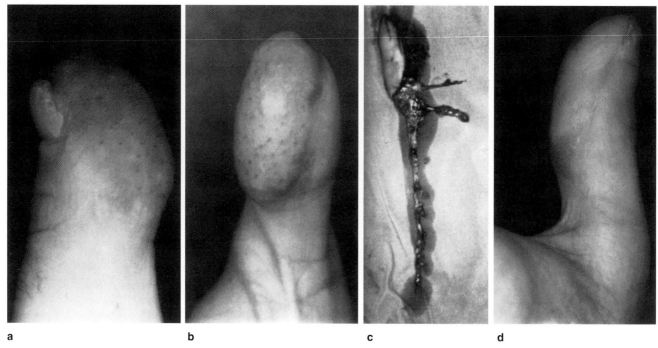

Abb. 10.**36 a–d** Klinische Fallvorstellung: Transfer einer Zehenpulpa an den Daumen.
a u. **b** 28jähriger Patient. Nach Hautsubstanzverlust erfolgte die Deckung der Daumenpulpa vor 10 Jahren partiell mit einem Abdominallappen, der behaart, unsensibel und instabil ist.
c Heben des Pulpalappens an der großen Zehe.
d Ergebnis.

Gewebeanteile für die Rekonstruktion versetzt werden können. Die Details dieser nach Maß erfolgenden Rekonstruktionen werden später dargelegt.

Ergebnisse von Pulpatransfers. *Ästhetische Resultate:* Diese sind nach Beendigung der Behandlung aufgrund der Ähnlichkeit der Strukturen und des Aspekts der transferierten Gewebe exzellent. Initial besteht fast immer ein Überschuß an Volumen, welches durch das Tragen eines elastischen Kompressionsfingerlings verbessert werden kann. Bei Bedarf können sekundär ein oder zwei Z-Plastiken erfolgen und begrenzende Furchen zwischen dem Lappen und dem residuellen Pulpagewebe am Empfängersitus eliminiert werden.

Mechanisches Ergebnis: Keiner der Pulpatransfers kann die Stabilität der Pulpa am Daumen perfekt wiederherstellen, da der stabilisierende Gewebeapparat, repräsentiert durch das fibröse Adhärenzgewebe, nicht mehr vorliegt (12). Es ist jedoch strikt darauf zu achten, daß ein Übermaß an Weichgewebe nicht zu einer Verschlimmerung der Instabilität beim Greifvorgang an der rekonstruierten Pulpa führt. Hierbei handelt es sich um den entscheidenden Faktor, der das Endergebnis maßgeblich beeinflußt. Bei unserer Serie von 42 nachuntersuchten Transfers lag eine mittlere statisch diskriminierende Sensibilität von 11,83 mm vor (Test nach Weber), wobei die Ergebnisse stark durch das Alter des Patienten beeinflußt wurden (17).

☐ Ummantelnder Lappen mit Variationen

Dieser partielle Transfer, der von Morrison eingeführt wurde (70, 73, 75), zielt auf die maßgeschneiderte Rekonstruktion eines amputierten Daumens ab, indem diesem ein Umfang und eine Nagelgröße ähnlich denen eines gesunden Daumens verliehen werden. In seiner ursprünglichen Version beinhaltet dieser Lappen lediglich den Nagel und die Weichteile der großen Zehe, die knöcherne Unterstützung wurde durch einen kortikospongiösen Span von der Crista iliaca gesichert. Wie andere Autoren haben wir die zunehmende distale Resorption dieser knöchernen Transplantate in endständiger Lage festgestellt (16, 52, 57, 77, 81) und anschließend eine von Foucher (23) vorgeschlagene Modifikation durchgeführt, die darin besteht, mit dem Lappen einen distalen knöchernen Anteil der Mittelphalanx mitzunehmen. Das Knochentransplantat, eingekeilt zwischen 2 vaskularisierten knöchernen Segmenten, blieb dann im weiteren Verlauf von Resorption verschont.

Chirurgisches Vorgehen. *Planung des Transfers.* Wahl der Hebeseite: Diese erfolgt systematisch auf der ipsilateralen Seite. So befindet sich die Hautnaht, die den Transfer nach dem Hebevorgang verschließt, auf der radialen, funktionell nichtdominanten Seite des neu gebildeten Daumens. Zusätzlich wird während des Hebevorgangs lediglich die laterale Zehenpulpa in ihrer Gesamtheit gehoben, wobei die Wahl des ipsilateralen Vorgehens das Plazieren auf der dominanten ulnaren Seite am Empfängersitus zuläßt.

Ausmaß des Hebens der Haut (Abb. 10.37 a u. b): Die Zirkumferenz des gesunden kontralateralen Daumens wird gemessen. Die Übertragung dieses Maßes auf die Donorsitus definiert einen medialen Lappen, der hier während der Präparation belassen wird. Dieses technische Vorgehen erlaubt das Heben der genauen Maße eines gesunden Daumens. Der in situ belassene mediale Lappenanteil wird nach dem Heben genutzt, um den Amputationsstumpf der Zehe zu decken.

Ausmaß des Hebens vom Nagel: Der Daumennagel ist kleiner als der Zehennagel. Mehrere Vorgehen können für dessen Größenreduktion angewandt werden. Die erste Lösung besteht in dem exakten Heben der entsprechenden Nagelgröße mit Nagelmatrix am Donorsitus. Wie für die Haut erfolgt die Abmessung der idealen Größe am kontralateralen Daumen. Anschließend wird der Nagel longitudinal inzidiert, ausgehend vom distalen Rand bis in den Matrixbereich über die gesamte Länge mit einem einzigen Schnitt bis auf die Kortikalis der Mittelphalanx. Diese Technik hat den Nachteil, im radialen Bereich des neu gebildeten Daumens eine dystrophe Nagelfurche zu belassen. Foucher hat eine andere Lösung vorgeschlagen, die darin besteht, die Biegung des Nagels zu verändern, ohne wirklich die Größe zu vermindern. Der Nagel wird vollständig gehoben und das distale knöcherne Fragment der Endphalanx durch longitudinale Osteotomie größenreduziert. Anschließend erfolgt eine Betonung der Nagelbiegung, wodurch die Illusion einer verminderten Dimension des Nagels entsteht (20). Auch ist es möglich, die Größe des Nagels unter Anwendung einer Matrixresektion zu vermindern (72). Nach dem Hebevorgang wird der Transfer umgeklappt und die profunde Seite des Nagelkomplexes freigelegt. Die Exzision erfolgt ausschließlich im Matrixbereich und beläßt das Nagelbett intakt, wobei 2 dreieckförmige Anteile reseziert werden, bis die Größe der verbleibenden Matrix derjenigen des definitiven Nagels entspricht. Es handelt sich um eine elegante, aber sehr anspruchsvolle Technik. Das Einsehen in die Matrixzone ist oft durch die tiefe Seite des Transfers schlecht möglich.

Ausmaß des knöchernen Hebevorgangs: Die Intention bei diesem Transfer besteht darin, unter Rekonstruktion eines ästhetisch zufriedenstellenden Daumens die Störungen am Donorsitus möglichst zu begrenzen. In diesem Sinne müssen die Dimensionen des knöchernen Transplantats an der Mittelphalanx der Zehe begrenzt bleiben. In der Praxis besteht das Heben ausschließlich im Bereich der Tuberositas der distalen Zehenphalanx. Bei Bedarf kann die transversale Verdickung dieses Transplantats noch durch eine longitudinale Osteotomie vermindert werden, wodurch der ästhetische Anblick des Nagels durch die vergrößerte Biegung in der von Foucher vorgeschlagenen Technik verbessert wird (Abb. 10.**37e**).

Hebevorgang des Lappens (Abb. 10.**37c**). Die Präparation des Lappens erfolgt nach den bereits dargestellten Prinzipien. Einige Besonderheiten sind herauszustellen.

Das gehobene Knochenfragment bleibt in fester Verbindung mit dem Nagelkomplex. Es ist besonders darauf zu achten, daß alle Verbindungen zwischen dem Nagelbett und dem Periost des darunterliegenden Knochenanteils erhalten bleiben, so daß die Gefäßversorgung des Nagelkomplexes nicht kompromittiert wird (81). Der Pulpaanteil des Lappens wird mit dem Raspatorium vom Periost der Mittelphalanx gelöst.

Die dorsale Präparation stellt die Schwierigkeit dieses Eingriffs dar. Proximal muß nach Darstellen des oberflächlichen Venennetzes das Peritenon der Extensorensehne der Großzehe erhalten bleiben, welche mit einem dünnen Hauttransplantat zu decken ist. Nach Passieren der Insertion der Extensorensehne kommt es zur profunden Präparation mit Kontakt zum dorsalen Periost der Mittelphalanx, so daß die Nagelmatrix mitgenommen werden kann. Wenn der Nagelkomplex bis in den Bereich der proximalen Nagelfalte gehoben wurde, erfolgt die transversale Osteotomie der Mittelphalanx. Die Präparation wird so weitergeführt, daß das distale Knochenfragment der Mittelphalanx dem distalen Anteil des Nagelbettes fest anhaftet.

Wie für alle partiellen Transfers von der Großzehe kann die Präparation des plantaren Netzes eine technische Schwierigkeit darstellen, wenn die zuvor durchzuführende Osteotomie des 2. Metatarsales nicht möglich ist. Stellt sich dieser Präparationsvorgang als sehr riskant heraus, zögern wir nicht, das im Bereich des Sesambeinchens abgesetzte plantare arterielle Netz mit einem Venentransplantat zu verlängern (Abb. 10.**38**).

Die Osteosynthese wird am Donorsitus durch das Einbringen eines axialen Kirschner-Drahtes vorbereitet. Dieser ist dazu bestimmt, das Knochentransplantat von der Crista iliaca zu fixieren und in dem verbleibenden Rest der Grundphalanx eingebracht zu werden.

Heben des Spans vom Beckenkamm. Dieser muß zumindest eine solide Kortikalisstruktur in Kontinuität enthalten. Er wird so zugerichtet, daß 15 Grad Flexion im Bereich des Interphalangealgelenks entstehen.

Anschluß in situ (Abb. 10.**37d**). Die Osteosynthese wird erreicht, indem der bereits plazierte axiale Kirschner-Draht vorgetrieben wird. Mindestens ein 2. schräg eingebrachter Kirschner-Draht ist proximal erforderlich, um die Rotation zu blockieren. Vor der definitiven Fixierung muß unter Berücksichtigung der späteren Hautnaht das Ausrichten zwischen dem Knochentransplantat und den Weichteilen überprüft werden, welche um das Transplantat ohne Spannung anzulegen ist.

Verschluß des Donorsitus. Entsprechend der Höhe der Osteotomie wurde die Hälfte oder die zwei distalen Drittel der Mittelphalanx gehoben. Es scheint uns nicht vertretbar, eine Verkürzung der Zehen im Bereich des Interphalangealgelenks für die Erleichterung des Hautverschlusses am Donorsitus zu tolerieren (82). In der Mehrzahl der Fälle muß mit dem Verschluß versucht werden, die gesamte verbleibende Länge der Zehe zu erhalten. Der Knochenstumpf der Mittelphalanx wird mit dem Luer geglättet. Die Vitalität des medialen Lappens, der während des Präparationsvorgangs erhalten blieb, wird unter Lösen der Blutleeremanschette überprüft. Gegebenenfalls ist der distale Anteil des Lappens zu opfern. Dieses ist üblicherweise nicht erforderlich, wenn während des Präparationsvorgangs beachtet wurde, daß die Haut nicht vom darunterliegenden knöchern-ligamentären Bereich abgelöst wurde, und wenn eine ausreichende Größe vorliegt. Der Lappen wird anschließend genutzt, um das distale Ende des knöchernen Stumpfes zu decken, ausgedehnt bis nach plantar, wenn die vorliegende Größe es zuläßt. Der plantare Bereich der Zehe wird mit einem von der dorsalen Seite der 2. Zehe gewonnenen Lappen gedeckt (37). Trotz der zweifelhaften sensiblen Qualitäten weist dieser Lappen mechanisch ausreichende Eigenschaften auf, um ein schmerzfreies Auftreten und Laufen zuzulassen. Wir haben bisher nie trophische sekundäre Ulzerationen beobachten können, obwohl es sich um einen nichtsensiblen Lappen in einem lasttragenden Bereich handelt. Die Durchtrennung dieses „Cross-toe"-Lappens erfolgt bei uns ab der 3. Woche, Morrison empfiehlt die Durchtrennung erst nach einem Monat (74). Der dorsale Anteil der Zehe wird mit einem dünnen Hauttransplantat gedeckt, welches über das Peritenon des Extensorenapparats und dann über das Periost der Mittelphalanx gelegt wird. Die Pigmentation und Keratinisation dieses dünnen Transplantats stellt hier keinen Nachteil dar, sondern ergibt

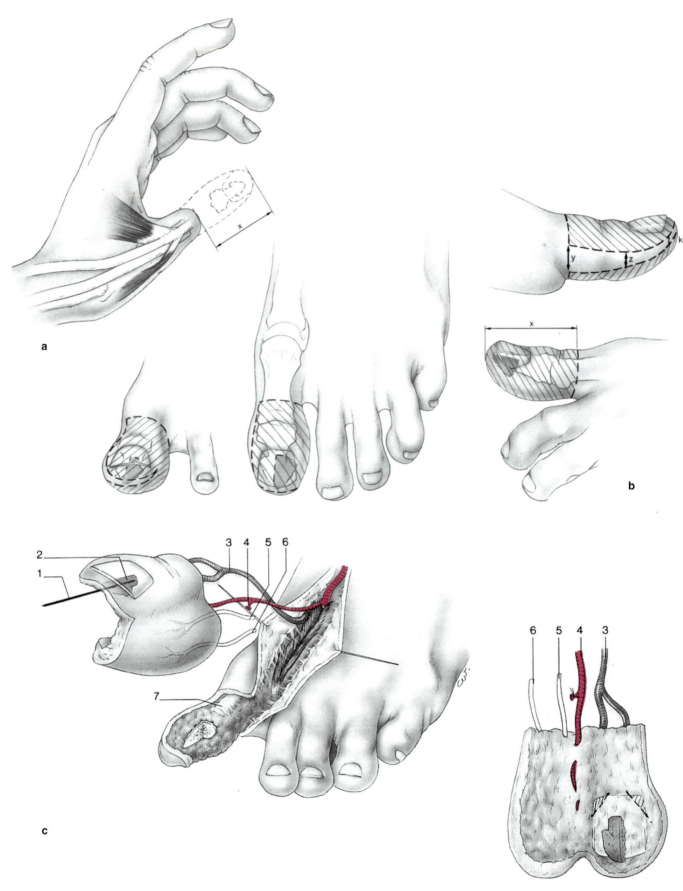

Abb. 10.**37 a–c**

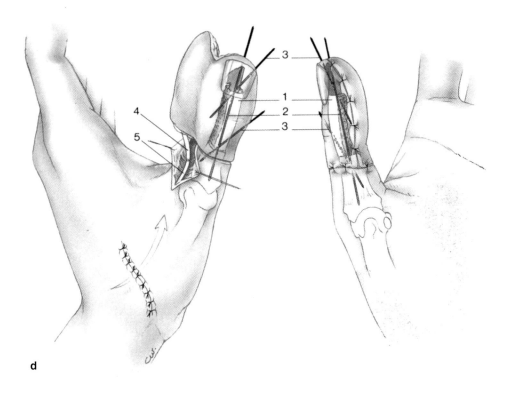

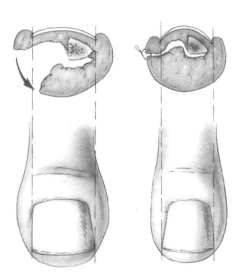

◀ Abb. 10.**37 a–e** Ummantelungslappen.
a Daumenamputation im mittleren Drittel der Grundphalanx, die Insertion der Thenarmuskulatur verbleibt intakt.
b Planung des Lappens: Die Länge des Hebevorgangs im Weichteilbereich wird in Abhängigkeit von der Länge (x) des fehlenden Daumens berechnet. Der mediale Lappen wird am Donorsitus belassen und für den Deckungsvorgang genutzt. Seine Größe wird in 3 unterschiedlichen Höhen berechnet (y: Interphalangealgelenk, z: proximale Nagelfurche, k: transungualer Bereich) in Abhängigkeit von der Umfangsdifferenz zu dem kontralateralen gesunden Daumen und der Donorzehe. Der knöcherne Hebevorgang beinhaltet die Tuberositas an der distalen Mittelphalanx. Die Größenausdehnung dieses gehobenen Bereichs kann durch eine longitudinale Osteotomie nach dem Hebevorgang vermindert werden.
c Präparation des ummantelnden Lappens. Während des dorsalen Präparationsvorgangs muß der Weichteilbereich um die Extensorensehne der Großzehe (7) erhalten bleiben. Der Knochenanteil (2) bleibt dem Nagelbett fest verbunden. 1 Kirschner-Draht zur Vorbereitung der Osteosynthese. 3 Dorsale Abflußvene des Transplantats in Kontinuität mit der V. saphena magna. 4 Arteriennetz. 5 u. 6 Plantare Nerven der Großzehe. Zu beachten ist die Verringerung der relativen Größe des Nagels durch die Resektion von 2 dreieckförmigen Matrixanteilen auf der profunden Seite des Lappens (schraffierter Bereich).
d Anschluß des ummantelnden Lappens in situ: Die Osteosynthese wird durch den axial eingebrachten Kirschner-Draht gesichert, der mit 2 antirotatorischen Kirschner-Drähten komplettiert wird (3). Die knöcherne Kontinuität wird mit einem kortikospongiösen Span vom Beckenkamm (1) wiederhergestellt. Anastomose zwischen dem plantaren lateralen Nerv der Großzehe (4) und dem ulnaren Nerv des Daumens (5).
e Verminderung der relativen Größe des Nagels durch Vergrößern der Biegung in der Technik nach Foucher. Vor der Naht des Lappens wurde die gesamte Größe des Nagels, des Nagelbettes und der Matrix erhalten. Die Größe des Knochenfragments wurde durch eine sagittale Osteotomie reduziert. Nach der Naht des Lappens stellt die verstärkte Nagelbiegung eine relative Verminderung der Größe dar.

im Gegenteil das zufriedenstellende Aussehen eines Pseudonagels. Die geringe Dicke des zugebrachten Deckungsmaterials mit diesem Transplantat ist unter der Bedingung, daß proximal der Bereich des Metatarsophalangealgelenks nicht erreicht wird, tolerabel.

Indikationen. Die durch das Alter und die Motivation des Patienten bedingten Einschränkungen bleiben die gleichen wie für den Zehentransfer. Die Wahl der „wrap-around"-Technik hängt dann hauptsächlich von der Amputationshöhe ab. Der Transfer stellt für uns die erste Wahl für alle Mutilationen des Daumens oberhalb des Niveaus des Metakarpophalangealgelenks dar (Amputation auf Niveau 2, s. Tab. 10.**2**). Später stellen wir die Adaptationen zu diesem technischen Vorgehen für weiter distal gelegene Amputationen vor (transartikulär im Interphalangealgelenk oder bei weiter distal gelegenen Amputationen, Niveau 1c, Tab. 10.**2**). Verläuft die Amputation durch das Metakarpophalangealgelenk, kann ein Wrap-around-Lappen zum Preis einer doppelten Arthrodese (Metakarpophalangeal- und Interphalangealgelenk) am Daumen technisch trotzdem durchgeführt werden (82). Liegen das Trapeziometakarpalgelenk und die Thenarmuskulatur intakt vor, ist es immer noch möglich, mit dieser Technik eine zufriedenstellende Funktion zu erhalten. Hierbei handelt es sich jedoch um die äußersten Möglichkeiten dieses Lappens. Jenseits dieses Bereichs stellen die Störungen am Donorsitus, die sekundär zu einem extensiven Heben der Weichteile an der großen Zehe distal des Metatarsophalangealgelenks führen, eine Kontraindikation für einen ummantelnden Lappen dar und fordern die Anwendung einer anderen Rekonstruktionstechnik (65) (s. Tab. 10.**1** u. 10.**2**).

Ergebnisse (Abb. 10.**38**). Ästhetische Resultate: Mit dem ummantelnden Lappen kann ein nahezu normales ästhetisches Ergebnis erhalten werden. Nachdem wir sukzessive die verschiedenen Techniken der Verminderung der Nagelgröße ausprobiert haben (Resektion eines Matrixbereichs und eines Anteils des sich anschließenden Nagelbettes in einem Block, Matrixresektion auf der profunden Seite des Lappens und Vergrößerung der Nagelbiegung nach Foucher), lassen sich unserer Meinung nach die besten Ergebnisse durch die Verstärkung der Nagelbiegung erreichen. In allen Fällen bleibt das ästhetische Ergebnis zuletzt unvollkommen. Das große palmare Volumen der Zehenpulpa bleibt im Profil sichtbar, auch wenn die Berechnung des Umfangs ohne Fehler erfolgte. Dieses führt im Lauf der Zeit zu zunehmender Remodellierung, wobei uns die Pulpaentfettungsvorgänge aufgrund der möglichen Verschlechterung des sensiblen Ergebnisses nicht sinnvoll erscheinen.

Funktionelle Ergebnisse: Mechanisch ist das Phänomen der Instabilität bei dem Pulpagriff nicht größer als bei einem Pulpatransfer. Es ist sogar möglich, die verminderte Stabilität günstig zu beeinflussen, indem während der Präparation des Lappens die fibrösen Verbindungen zwischen dem distalen Anteil der Pulpa und der Tuberositas der Phalanx mitgenommen werden, auch wenn hierdurch die sagittale Osteotomie schwieriger zu realisieren ist. Die einzige funktionelle Einschränkung der Rekonstruktion besteht in der Arthrodese des Interphalangealgelenks. Wenn diese auch nur gering die Opposition, bei intaktem Metakarpophalangeal- und Trapeziometakarpalgelenk betrifft, so beeinträchtigt sie doch die Realisation feiner pulpopulpärer Griffe zwischen dem Daumen und dem Zeigefinger. Dieser relative funktionelle Nachteil reicht für uns jedoch nicht aus, eine zusätzliche Mutilation am Donorsitus zu rechtfertigen, die durch einen vollständigen Transfer der 1. Zehe oder einen Transfer vom „Trimmed-toe"-Typus entsteht (91).

Komplikationen. Die lange Dauer des Heilungsvorgangs am Donorsitus wird konstant von der Mehrzahl der Autoren berichtet (18, 81) und ist auch in unserer Serie angegeben.

Tabelle 10.**2** Indikationen zur Daumenrekonstruktion in Abhängigkeit von den Amputationshöhen

Niveau 1				Niveau 2	Niveau 3
1a Pulpa	1b Pulpoungual	1c Total	1d Nagel	Distal MP	MP
Freier gestielter Pulpalappen Heterodaktyler sensibler Insellappen	Freier gefäßgestielter pulpoungualer Kompositionslappen von der großen Zehe Gestielter Kompositionslappen vom Mittelfinger	Matev Mini-Morrison	Keine Therapie Nagelprothese Freier gefäßgestielter Nagel	Morrison 2. Zehe Stumpfpollizisation Matev Osteoplastik	Twisted-toe 2. Zehe Stumpfpollizisation Verlängerung nach Matev Großzehe mit Kapsuloplastik

Niveau 4	Niveau 5	Niveau 6	Niveau 7	
			7a	7b
Distal MP	Basis MP	Skaphoid/Trapezium	Karpal	Radiokarpal
2. Zehe Zeigefinger- oder Ringfingerpollizisation Stumpfpollizisation mit dem MP Matev	Pollizisation des Zeige- oder Ringfingers 2. Zehe	Pollizisation Zeige- oder Ringfinger	Transfer der 2. Zehe auf den Radius (palmare Seite)	Villki (2. Zehe) Furnas (Großzehe auf die radiale Seite des Radius)

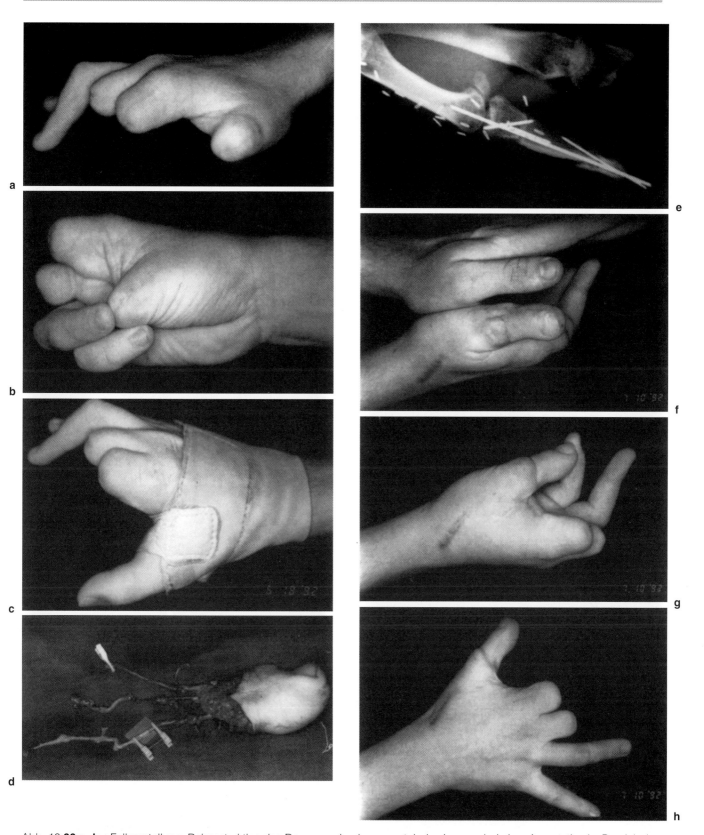

Abb. 10.**38 a–h** Fallvorstellung: Rekonstruktion des Daumens durch ummantelnden Lappen bei einer Amputation im Bereich des proximalen Drittels der Grundphalanx.
a u. **b** Präoperative Ansicht. Bei intakter Thenarmuskulatur verbleibt eine gute Oppositionsfähigkeit.
c Simulation der Rekonstruktion mit einer am kontralateralen Daumen maßgefertigten Orthese.
d Maßgeschneidertes Heben eines ummantelnden Lappens. Das plantare Netz sichert die Gefäßversorgung des Transplantats und wird durch eine Venenüberbrückung verringert.
e Osteosynthese.
f–h Ästhetisches und funktionelles Ergebnis.

Ein Zeitraum von mehr als 2 Monaten ist üblich und ist um so länger, als die Amputation des Daumens proximal und der Hebevorgang in den Weichteilen an der Großzehe ausgedehnt erfolgte.

Bei späteren Traumaereignissen kann eine Fraktur des zwischengeschalteten Knochentransplantats vom Beckenkamm auftreten, auch wenn die beiden Osteosynthesesitus knöchern konsolidiert sind. Eine solche Fraktur ist vor allem dann zu befürchten, wenn eine erhebliche Länge des Transplantats vorliegt, wodurch die Länge des Hebelarms erhöht wird und die Zeiträume bis zur Revaskularisation verlängert werden.

☐ **„Totaler" distaler Transfer** (Abb. 10.39)

Hierbei handelt es sich um eine Variante des zuvor vorgestellten Lappens. Die Rekonstruktion bezieht sich auf Amputationen distal des Interphalangealgelenks. Knochentransplantate werden hierbei nicht genutzt. Der gesamte erforderliche Knochen wird an der Donorzehe gehoben, die Osteosynthese wird am Empfängersitus zwischen dem Rest der Mittelphalanx des Daumens und dem gehobenen Knochenanteil der Zehe gesichert. Hierbei ist eine longitudinale Osteotomie im Bereich des gehobenen Knochenfragments der Zehe unumgänglich, um die Größe zu vermindern. Dieses Vorgehen ist ebenfalls erforderlich, um die Größe des Daumens und seines Umfangs sowie die Nagelgröße anzu-

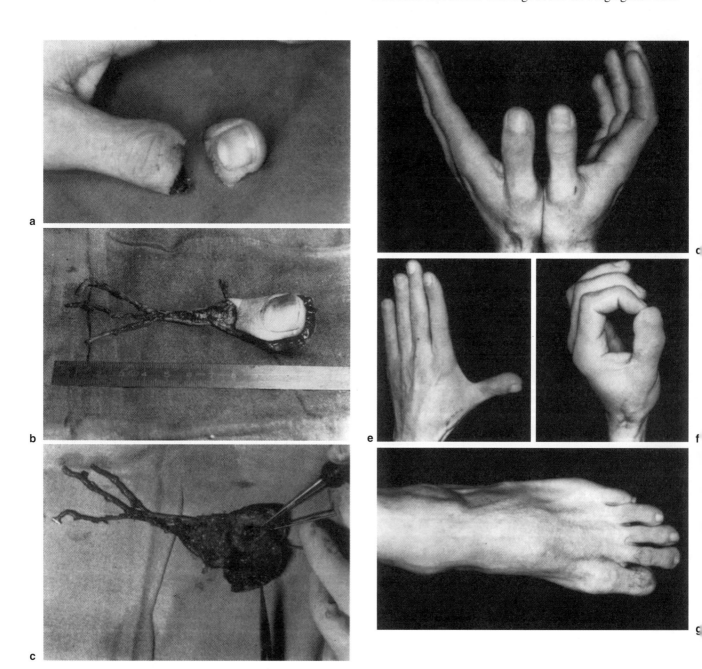

Abb. 10.**39 a–g** Fallvorstellung: Rekonstruktion des Daumens durch distalen totalen Transfer.
a Mißerfolg einer distalen Replantation des Endglieds am Daumen bei einem 20jährigen Patienten, das Interphalangealgelenk und die Sehneninsertionen verbleiben intakt.
b Heben eines maßgeschneiderten Ummantelungslappens.
c Es wird kein Knochentransplatat interponiert, der gesamte erforderliche Knochenanteil wird an der Zehe gehoben. Die Größe des Knochentransplantats wird mit einer sagittalen Osteotomie reduziert.
d–f Funktionelles und ästhetisches Ergebnis. Der Nagel weist eine adäquate relative Größe auf, die Mobilität des Interphalangealgelenks wurde wiederhergestellt.
g Ergebnis am Donorsitus.

passen. Beim wachsenden Kind wird bei einer distalen Daumenamputation diese Form des Transfers bevorzugt angewandt. Hierbei beinhaltet der Lappen die Basis der distalen Phalanx des Daumens, so daß die Wachstumsfuge enthalten ist. Die longitudinale Osteotomie bleibt weiterhin möglich und passiert den Bereich der Epiphyse, ohne eine Epiphysiodese zu bewirken (Abb. 10.**40**).

☐ Distaler Transfer nach Maß

Je nach fehlendem Gewebe kann bei den distalen Mutilationen am Daumen eine unendliche Zahl unterschiedlicher Situationen in der Praxis angetroffen werden. Dann ist es möglich, einen freien Transfer an der Großzehe nach Maß zu schneidern, der speziell die für eine Rekonstruktion erforderlichen Gewebe enthält (22). Meist liegt eine Verbindung von Substanzverlust an der Pulpa, dem Knochen und dem Nagelbett vor, der zu der Indikation für einen maßgeschneiderten Rekonstruktionsvorgang führt (9). Liegt ein subtotaler Substanzverlust des Nagelbetts vor, ist es zu bevorzugen, den gesamten Nagelkomplex wie bei einem ummantelnden Lappen zu transferieren, bevor das Problem des Angleichens eines verbleibenden Nagelbetts vom Daumen mit demjenigen einer Donorzehe zu lösen ist.

☐ Distaler dorsaler Transfer (Abb. 10.**41**)

Ein Spezialfall von Kompositionssubstanzverlusten, bei denen der Pulpabereich ausgespart wird, liegt bei dorsalen Ablederungsverletzungen des Daumens vor. Betrifft ein Substanzverlust den gesamten Nagelapparat, die Endphalanx ganz oder teilweise sowie die dorsale Haut teilweise, ist es möglich, eine maßgeschneiderte Rekonstruktion unter Mitnahme von Knochen, dorsaler Haut und Nagelkomplex ohne Pulpagewebe zu realisieren (20) (Tab. 10.1 u. 10.**2**). In diesem Fall muß der Knochenanteil am lateralen Rand im Bereich der korrespondierenden laterounugalen Furche gehoben werden. Foucher besteht auf der Notwendigkeit, das laterale Ligament der Endphalanx mitzunehmen, um die Gefäßversorgung zu erhalten. Die geringe Dicke des knöchernen Hebens ermöglicht hier auch eine laterale Biegung des Nagels, die die relative Größe vermindert und den ästhetischen Anblick verbessert.

☐ Nageltransfers

Wenn im vorbeschriebenen Fall die komplexe Rekonstruktion durch Zehentransfer bei einem knöchernen Defekt in endständiger Lage gerechtfertigt war und eines vaskularisierten Knochentransplantats bedurfte, um die langfristige Resorption zu vermeiden, so ist ein Zehentransfer für die alleinige Rekonstruktion eines Nagels nur schwer zu begründen. Sicherlich weist der Nagel nicht nur eine ästhetische Funktion auf, sondern spielt auch eine Rolle bei der Veränderung von taktilen Reizen, die von der Pulpa empfunden werden. Auch ermöglicht er das präzise Greifen durch die Oppositionsstellung zum Nagel von Zeige- oder Mittelfinger. Beschränkt sich eine Mutilation auf die isolierte Zerstörung des Nagelkomplexes, müssen jedoch starke funktionelle Bedürfnisse bestehen, begleitet von ästhetischen Erfordernissen, um einen mikrochirurgischen Transfer zu rechtfertigen. Bei im Vordergrund stehenden ästhetischen Gründen kann in der Mehrzahl der Fälle das Aufkleben einer Nagelprothese ein günstigeres Ergebnis bei geringerem Aufwand zeitigen. Technisch gesehen, scheint es schwierig, den Nagel allein zu transferieren, ohne dessen Gefäßversorgung erheblich zu kompromittieren. Die Lösung besteht in der Mitnahme eines Teils der lateralen Hemipulpa der Großzehe, so daß die arterielle Zufuhr gesichert wird (44, 71). Auch muß ein Anteil dorsaler Haut für den venösen Abfluß mitgehoben werden. Letztendlich bleibt ein solcher Transfer, auch wenn er technisch durchführbar ist, von exzeptioneller Indikation.

☐ Stellenwert weiterer partieller Transfers bei der Daumenrekonstruktion

Der ummantelnde Lappen stellt für uns die erste Wahl bei Daumenmutilationen dar, die eines Zehentransfers bedürfen und sich distal des Metakarpophalangealgelenks befinden (Amputation in Zone 2, s. Tab. 10.**2**). Der Nachteil besteht im Fehlen einer Interphalangealgelenkmobilität, wodurch feine Greifvorgänge behindert sind. Es gibt nur wenig Möglichkeiten, eine solche Interphalangealgelenkmobilität wiederherzustellen. Wir können hier den vollständigen Großzehentransfer anführen, was wir jedoch in Anbetracht der erheblichen Störungen am Donorsitus vollständig verlassen haben (6, 9). Der des „Trimmed-toe"-Transfers (88, 91) scheint uns interessanter, da hier der Vorteil einer ästhetischen Rekonstruktion nach Maß mit der Funktion unter Erhalt der Interphalangealgelenkmobilität kombiniert wird. Er weist jedoch gemeinsam mit dem totalen Großzehentransfer die Notwendigkeit auf, die Donorzehe proximal am Metatarsophalangealgelenk abzusetzen, was uns nicht akzeptabel erscheint. Die einzige technische Lösung, die das Wiederherstellen eines gewissen Grades an Interphalangealgelenkmobilität zuläßt und den Donorsitus erhält, besteht in dem von Foucher (22) vorgeschlagenen getwisteten Transfer. Bei dieser eleganten Technik werden die für die Daumenrekonstruktion erforderlichen Weichteile an der Großzehe wie bei einem ummantelnden Lappen gehoben. Auf dem gleichen Gefäßstiel wird das proximale Interphalangealgelenk der 2. Zehe mit Flexoren- und Extensorensehnen gehoben. Das Drehen um 180 Grad erlaubt die Versorgung der Knochen-Gelenk-Strukturen der 2. Zehe und der mitgehobenen Sehnen mit den Weichteilen der 1. Zehe.

Die proximale Amputation des 2. Strahls läßt dann das Nutzen der Weichteilhüllen der 2. Zehe für das Decken der 1. zu. Wenn hierbei auch die einzige Möglichkeit besteht, die ästhetischen Bedürfnisse mit der Mobilität der Interphalangealgelenke zu kombinieren, so weist diese Technik jedoch erhebliche technische Schwierigkeiten auf.

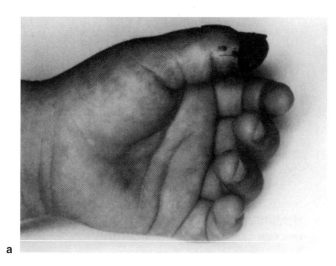
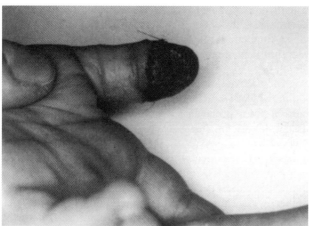
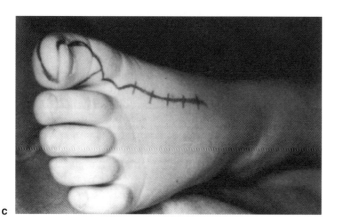
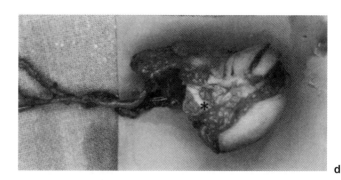
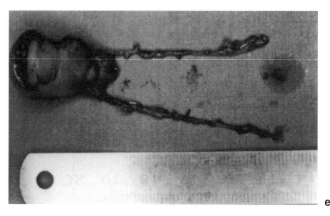
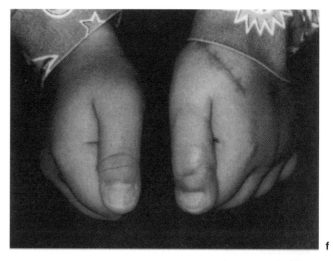
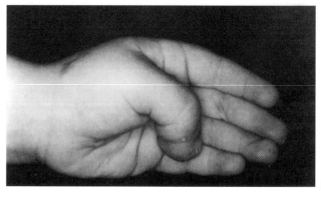

Abb. 10.**40a–g** Fallvorstellung: Rekonstruktion des Daumens durch maßgeschneiderten Transfer.
a u.d **b** Distale subtotale Daumenamputation bei einem 6jährigen Kind. Nekrose des Fragments.
c Planung eines maßgeschneiderten Transfers.
d u. **e** Das gehobene Transplantat nimmt die gesamte distale Phalanx mit, so daß die proximale Epiphysenplatte der Endphalanx am Daumen wiederhergestellt wird. Eine longitudinale Osteotomie erfolgt längs durch die Wachstumsplatte, um den Skelettanteil zu reduzieren und diesen an den umhüllenden Hautmantel anzupassen.
f u. **g** Ästhetisches und funktionelles Ergebnis.

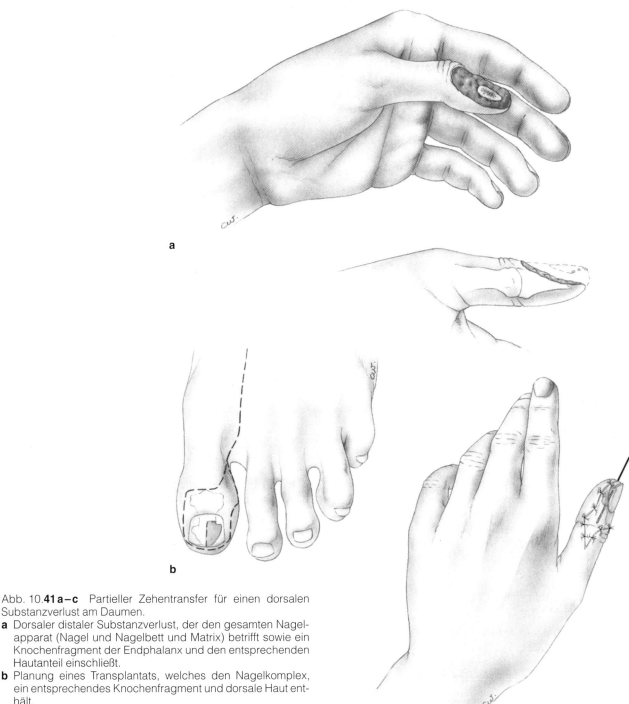

Abb. 10.**41 a–c** Partieller Zehentransfer für einen dorsalen Substanzverlust am Daumen.
a Dorsaler distaler Substanzverlust, der den gesamten Nagelapparat (Nagel und Nagelbett und Matrix) betrifft sowie ein Knochenfragment der Endphalanx und den entsprechenden Hautanteil einschließt.
b Planung eines Transplantats, welches den Nagelkomplex, ein entsprechendes Knochenfragment und dorsale Haut enthält.
c Anschluß in situ.

Wahl des Vorgehens und Indikationen

M. Merle

Die Rekonstruktion eines amputierten Daumens stellt eine der begeisterndsten Domänen der Handchirurgie dar, da sie vom Operateur eine perfekte Kenntnis der Bedürfnisse des Patienten sowie die Kenntnis und die Beherrschung des großen therapeutischen Behandlungsarsenals erfordert. Seit einem Jahrhundert sind Techniken eingeführt worden, die sich durch große Genauigkeit in Konzeption und Realisation sowie durch die objektive Analyse der funktionellen Ergebnisse empfohlen haben. Oftmals wird eine „neue innovative Technik" mit Überzeugung, aber auch einer gewissen gebieterischen Haltung eingeführt, welche jedoch nicht immer mit einer wissenschaftlichen Überprüfung einhergeht.

Glücklicherweise kommt es mit der Zeit zu einer einwandfreien Evaluation von Ergebnissen. Mikrochirurgische Techniken haben bei der Daumenrekonstruktion das Kapitel der Indikationen erheblich beeinflußt. In den 80er Jahren erlebten wir eine kurze Phase, in der die klassischen Pollizisationstechniken, wie Osteoplastie, Verlängerugen usw., zugunsten der mikrochirurgischen partiellen oder totalen Zehentransfers vollständig zurückgedrängt wurden.

Es ist sicherlich interessant, die funktionellen Ergebnisse dieser beiden Vorgehensweisen zu vergleichen, und unsere Erfahrung (68) zeigt eine gute Qualität der Ergebnisse der klassischen Pollizisationen. Anstatt jedoch die beiden gängigen Techniken einander gegenüberzustellen und sie einem Vergleich der modernen gegen die alten Vorgehensweisen zu unterwerfen, wobei die modernen mit Beherrschen der mikrochirurgischen Techniken, jedoch nicht unbedingt ihren Indikationen gleichgesetzt wurden, wurde bald offensichtlich, daß die Indikationen nur durch eine globale Sicht aller Kriterien, die die Erfordernisse und die Möglichkeiten des Chirurgen betreffen, beurteilt werden konnten.

Kriterien der Daumenrekonstruktion

Patientenkriterien

Der Operateur darf sich nicht nur auf eine Auswahl von Vorgehen zur Rekonstruktion in Abhängigkeit von der Amputationshöhe beschränken. Die Gefahr besteht in einem schematischen bzw. dogmatischen Vorgehen. Der Patient, der seinen Daumen verloren hat, ist um so mehr behindert, als die Amputation proximal liegt und die dominante Hand betrifft.

Der Bedarf zur Rekonstruktion ist dann um so stärker, wenn es darum geht, sowohl den ästhetischen als auch den funktionellen Aspekt seiner Hand wiederherzustellen, und wenn eine multidigitale Amputation vorliegt. Die Definition der funktionellen Bedürfnisse bedarf der Kenntnis der Art des wiederherzustellenden Pinch-Griffs: Soll dieser fein, stabil, kraftvoll, sensibel oder mobil sein?

Die Reihenfolge dieser Kriterien muß sorgfältig erstellt werden, da es schwierig ist, alle Bedürfnisse bei einem einzigen technischen Vorgehen zu vereinen.

Kriterien in Abhängigkeit vom Donorsitus

Die Wahl muß die am Donorsitus entstehenden Störungen berücksichtigen. An der Hand bedeutet die Pollizisation eines gesunden Fingers die Neuverteilung einer Fingerkette unter Bildung eines funktionell hochwertigen Daumens, wobei jedoch eine schmalere und damit weniger kraftvolle Hand beim Greifvorgang verbleibt. Dagegen bedeutet die Pollizisation eines Amputationsstumpfs oft die Wiederherstellung eines funktionell akzeptablen Daumens, der jedoch ästhetisch wenig zufrieden stellt. Die Wegnahme des gleichen Stumpfs im Bereich der langen Fingerketten bedeutet eine Verbesserung der globalen Funktion der verbleibenden Finger.

Im Bereich des Fußes verwenden nur noch wenige Autoren (9) den totalen Transfer der Großzehe, während die Mehrzahl die funktionellen Störungen beim Sport, beim Gang und bei der Frau aus ästhetischen Gründen als nicht akzeptabel einschätzt.

Die geringe Zufriedenheit der Operateure bei der Wahl zwischen der 1. und der 2. Zehe hat zweifellos zu der Entwicklung von partiellen Transfertechniken geführt (7, 22, 75).

Lokale und generelle Kriterien

Der lokale Gewebezustand stellt einen nicht zu vernachlässigenden Faktor dar. Nach einem Trauma durch Quetschung, Verbrennung oder Avulsion liegen gelegentlich zu ungewisse lokale Gewebeverhältnisse vor, um einen partiellen oder totalen Zehentransfer in Betracht zu ziehen. Bei Fehlen von Reserven der Gewebeelastizität können auch Verlängerungstechniken nach Matev nicht angewandt werden.

Eine Avulsion beinhaltet Mikroüberbrückungen, um ein Transplantat im Gesunden zu anastomosieren. Dadurch wird das Risiko von postoperativen Komplikationen erhöht.

Besteht ein ungünstiges Gewebebett, ist es essentiell, den Patienten für die Daumenrekonstruktion durch Deckung des Stumpfs und der 1. Kommissur vorzubereiten.

Auch der Gesamtzustand eines Amputationsverletzten muß evaluiert werden. Patienten mit Gefäßrisikofaktoren werden eher einer Daumenrekonstruktion durch Verlängerung, Pollizisation oder einem anderen Operationsverfahren zugeführt.

Psychologische Kriterien

Die Daumenamputation stellt physisch und psychologisch eine erhebliche Aggression dar, und der Mißerfolg einer Replantation wird als erneutes Amputationsgeschehen erlebt. Im weiteren Verlauf kann der Patienten den Daumen zunehmend aus dem Körperschema ausschließen. Kommt es einige Wochen oder Monate später zu dem Vorschlag, einen Zehentransfer oder eine Pollizisation zu realisieren, bedeutet das die erneute Modifikation des Körperschemas.

Eine partielle oder totale Zehenamputation bzw. der Versatz von Fingerketten für die Wiederherstellung eines Daumens bedeutet, den Patienten erneut einem Trauma auszusetzen und damit das Ersterlebnis zu intensivieren. Man versteht die Gründe zur Ablehnung weiterer Interventionen, wenn Patienten es bevorzugen, mit einer erheblichen Behinderung zu leben, die jedoch endgültig akzeptiert worden ist.

Um diese therapeutisch unbefriedigende Situation zu vermeiden, muß der im Notfall behandelnde Operateur den Verletzten ausführlich aufklären. Im Moment der Vorstellung des im Notfall angewandten Therapieschemas ist es wichtig, ihn auch über das nicht geringe Risiko eines Mißerfolgs einer Revaskularisation oder einer Replantation zu unterrichten und klarzustellen, daß er in der weiteren Folge nicht sich selbst überlassen bleibt, sondern daß weitere Verfahren zur Daumenrekonstruktion möglich sind. Mit einer zugewandten Aufklärung kann zwischen dem Operateur und dem Patienten ein Vertrauensverhältnis für den weiteren Verlauf bei der Daumenrekonstruktion hergestellt werden.

Wenn die große Mehrzahl unserer Patienten nach der Rekonstruktion den Daumen in ihr Körperschema integrieren konnten, so gelang dies dank des oben vorgestellten therapeutischen Vorgehens.

Ein Ergebnis wird um so früher erhalten, als die Rekonstruktion frühzeitig erfolgt. Diese muß spätestens in den ersten 6 Monaten realisiert werden.

Amputation in Zone 1 (Abb. 10.1 u. Tab. 10.2)

Zone 1a. Die Daumenpulpa weist eine starke diskriminative Sensibilität auf, eine gute Stabilität beim Greifvorgang und darf nicht von einem Neurom gehindert werden.

Obwohl zahlreiche Pulpasubstanzverluste am Daumen durch lokale Lappen gedeckt werden können, sind die großen Pulpaablederungen nur mit dem Versatz eines gestielten Lappens oder eines freien Pulpalappens der Zehe zu versorgen.

Der Transfer einer Hemipulpa von der Großzehe stellt das von uns bevorzugte Vorgehen dar. Der plantare Nerv wird mit dem ulnaren Daumennerv anastomosiert. Wenn beide plantaren Nerven gehoben werden können, werden diese klassisch zusammen auf den ulnaren Daumennerven angeschlossen. Die Inkorporation eines solchen Lappens erfolgt innerhalb von wenigen Wochen bis zu 3 Monaten. Dank eines Nachbehandlungsprogramms für das Wiedergewinnen der Sensibilität wird eine 2-Punkte-Diskrimination zwischen 6 und 8 mm erreicht. Es ist jedoch interessant, diese Ergebnisse langfristig zu beobachten, da sich die sensible Leistung den reellen Bedürfnissen des Patienten angleicht. So kann ein Manualarbeiter einen 2-Punkte-Diskriminationsverlust von 6–12 mm aufweisen, während er am Ende der Nachbehandlung deutlich bessere Werte erreichte.

Das ästhetische Ergebnis ist praktisch konstant im Rahmen des einwandfreien Einheilens des Lappens am Empfängersitus und nach Durchführen von Z-Plastiken, um Narbeneinziehungen zu vermeiden.

Störungen am Donorsitus sind zumeist untergeordnet, wobei der Heilungsvorgang im Bereich der Großzehe und der 1. Kommissur zögerlich verlaufen kann und Retraktionen oder eine Kälteintoleranz ergeben kann.

Niveau 1 b. Der pulpoungale Komplex ist eine funktionelle Einheit, die zu rekonstruieren ist, wenn der pinch-Griff mit Präzision wiederhergestellt werden soll.

Die Technik des Kompositionsinsellappens nach Loda erlaubt die Teilrekonstruktion der Länge des Defekts. Dieses Verfahren ist besonders bei schräg verlaufenden Amputationen zu empfehlen.

Die vollständige Rekonstruktion des pulpoungualen Komplexes bedarf eines maßgeschneiderten Transfers unter Verwendung eines Kompositionslappens von der Großzehe. Dieser Lappen enthält einen Teil der distalen Phalanx, um die Länge des Daumens zu rekonstruieren und ein stabiles Widerlager für das Nagelbett zu bieten.

Niveau 1 c. Vollständige Amputation der distalen Phalanx. Bei vorliegenden Kontraindikationen zu einem mikrochirurgischen Vorgehen stellt der Kompositionslappen von Loda einen akzeptablen Kompromiß bezüglich der Funktion dar, wobei er ästhetisch weniger zufriedenstellt, da er nicht den korrekten Durchmesser des Daumens rekonstruiert.

Die günstigste Lösung besteht in der Realisation eines „Mini-wrap-around"-Lappens, der einen vaskularisierten Knochenspan, gehoben von der distalen Phalanx der Großzehe, enthält.

In all diesen Fällen erfordert die Rekonstruktion einen Verzicht auf die Interphalangealgelenkfunktion.

Ist diese unbedingt wiederherzustellen, muß das Interphalangealgelenk der Großzehe mitgehoben werden. Dieses Vorgehen wird von uns jedoch aufgrund der Störungen am Donorsitus vermieden.

Lediglich ausnahmsweise ist eine Verlängerung der Grundphalanx nach Matev vorzuschlagen, um eine größere Länge am Daumen zu erhalten.

Liegen die 4 Langfinger intakt vor, bleibt der Pinch-Griff trotz der Amputation im Bereich des Interphalangealgelenks wirkungsvoll. Ist dagegen der Pinch-Griff nur mit dem Mittel- oder Ringfinger möglich, strebt man mit dem Verfahren einen Längengewinn von 1–1,5 cm an.

Niveau 1d: Die Rekonstruktion des gesamten Nagelkomplexes bleibt die Ausnahme. Die Indikation hierzu besteht nur bei ganz bestimmten beruflichen Bedürfnissen, wie bei einem Musiker oder einem Mikromechaniker. Das operative Vorgehen ist in bezug auf die Präparation und ein gutes Ergebnis sehr anspruchsvoll. Das Aufkleben eines prothetischen Nagels kann einen ästhetischen Kompromiß darstellen.

Amputation auf Niveau 2

Unsere erste Wahl besteht in der Technik des „wraparound" nach Morrison u. Mitarb. (75). Das Vorgehen stellt ein fast ideales Gleichgewicht zwischen dem funktionellen und ästhetischen Ergebnis und den plantaren Störungen dar. Mit der Methode wird jedoch die Funktion des Interphalangealgelenks am Daumen nicht wiederhergestellt, und das Wachstum wird dadurch nicht gesichert.

Die Technik des „twisted-toe" nach Foucher u. Mitarb. (22) stellt eine elegante Methode dar, die unter Erhalt des 1. Strahls am Donorsitus sowohl die Gelenkfunktion als auch das Wachstum garantiert. Die extensive Präparation der Gefäßstiele erhöht den Anteil postoperativer Komplikationen jedoch erheblich. Da es sich um ein System aus zwei Zehen handelt, ist es zu bevorzugen, das distale Interphalangealgelenk zu arthrodesieren, um die Funktion des proximalen Interphalangealgelenks zu verbessern. Der Transfer der 2. Zehe ist einfacher.

Besteht eine Kontraindikation zu mikrochirurgischem Vorgehen, ergibt die Verlängerungstechnik des 1. Metakarpales nach Matev einen Gewinn von 1–3 cm, je nach Qualität der Weichteile und des Alters des Patienten.

Die osteoplastische Rekonstruktion bleibt die Ausnahme und ist die Ultima ratio, da sie einen Hautlappen mit einem knöchernen Transplantat erfordert, der mit einem heterodaktylen Insellappen zu resensibilisieren ist.

Dagegen ist es bei multidigitalen Verletzungen möglich, einen der Amputationsstümpfe der Langfinger zu pollizisieren (on top plasty).

Amputationen auf Niveau 3

Es handelt sich um ein schwieriges Amputationsniveau, bei dem die Metakarpo- und Interphalangealgelenke nicht mehr vorliegen.

Allein das Trapeziometakarpalgelenk sichert die Mobilität der Daumenkolumne. Hier ist die Technik des „wraparound" nur ausnahmsweise gerechtfertigt. Die 2. Zehe, deren Grundphalanx mit dem Köpfchen des Metakarpales fusioniert wird, ist zu bevorzugen, die Mobilität wird durch das proximale und distale Interphalangealgelenk erreicht.

Dieses Vorgehen ist gegen dasjenige des „twisted-toe" abzuwägen.

Liegt ein intaktes Metakarpalköpfchen vor, bevorzugt Buncke die Rekonstruktion des Metakarpophalangealgelenks unter Heben der großen Zehe mit dem kapsuloligamentären Apparat des Metatarsophalangealgelenks, das anschließend distal am 1. Metakarpale und mit den Thenarmuskeln verbunden wird. Dieses Konzept gibt den neuen Metakarpophalangealgelenk eine Mobilität von ungefähr 30 Grad. In Anbetracht der plantaren Störungen haben wir jedoch vom Transfer der großen Zehe Abstand genommen.

Liegt eine Kontraindikation zu mikrochirurgischem Vorgehen vor, ist es möglich, eine Verlängerung in der Technik nach Matev zu realisieren und hierbei die Vertiefung der 1. Kommissur automatisch mit einzubeziehen.

■ Amputation auf Niveau 4

Der Hauptanteil der Thenarmuskulatur ist erhalten, und die Mobilität des Metakarpophalangealgelenks kann wiederhergestellt werden, indem die 2. Zehe mit dem Metatarsophalangealgelenk transferiert wird. Dann ist es wichtig, den Stumpf durch einen ausreichend groß bemessenen Hautlappen vorzubereiten, der die Tiefe der 1. Kommissur und die Deckung der beiden lateralen Seiten des Zehentransfers sichert.

Die 2. Zehe wird im distalen Interphalangealgelenk arthrodesiert, um zwei funktionelle Gelenke, das Metakarpophalangeal- und das proximale Interphalangealgelenk, zu erhalten.

Bei multidigitalen Läsionen kann man bei vollständig erhaltener Grundphalanx z. B. den Stumpf des Zeigefingers mit seinem Metakarpophalangealgelenk pollizisieren. Die Verlängerungstechnik nach Matev ist hier für ein gutes Ergebnis insuffizient.

■ Amputation auf Niveau 5

Lediglich der am weitesten proximal gelegene Bereich des 1. Metakarpales ist bei intaktem Trapeziometakarpalgelenk noch erhalten. Die Thenarmuskulatur liegt nicht mehr vor.

Unsere Erfahrung mit dem Transfer der 2. Zehe hat sich hier als enttäuschend erwiesen, da es trotz Sehnentransfer schwierig ist, ein Gelenksystem mit mindestens 3 Gelenken (Trapeziometakarpalgelenk, Metakarpophalangeal- und proximales Interphalangealgelenk) zu führen.

Die Mobilität und die Stabilität sind für einen qualitativ ausreichenden Pinch-Griff nicht ausreichend. Wir bevorzugen die Versteifung des Metakarpophalangeal- und des Trapeziometakarpalgelenks, um zumindest einen fundamentalen Pinch-Griff zu sichern. Die Indikation hierzu ist zwingend, wenn ein komplexer Traumamechanismus mit Verletzung der Langfingerketten vorliegt. Liegen intakte Langfinger vor, bevorzugen wir die Zeigefingerpollizisation, verbunden mit einem sekundären Transfer für die Opposition und Adduktion.

■ Amputation auf Niveau 6

Verletzungen auf dieser Höhe kommen relativ selten vor. Liegen intakte Langfingerketten vor, bevorzugen wir eine Pollizisation des Zeigefingers unter Beachtung der Kriterien nach Buck-Gramcko, d. h. unter Plazieren des Metakarpophalangealgelenks in Hyperextension während der Befestigung auf dem Skaphoid, um ein Pseudotrapeziometakarpalgelenk zu erreichen. Besteht eine transkarpale Amputation ohne lange Fingerkette, ist es zu bevorzugen, einen fundamentalen Pinch-Griff durch einen doppelten Zehentransfer, fixiert auf der ersten Reihe der Handgelenkwurzelknochen, zu realisieren.

■ Amputation auf Niveau 7

Niveau 7 a: Besteht eine karpale Restbeweglichkeit durch die Extensoren- und Flexorenmuskulatur, plazieren wir eine 2. Zehe mit dem Metatarsalknochen palmar am Radius radialseitig, welche schräg über ihre gesamte Länge abgesetzt wurde. Dieser rudimentäre Pinch-Griff hat den Vorteil einer relativ guten Kraftentwicklung.

Niveau 7 b: Die radiokarpale Amputation stellt eine erhebliche Mutilation dar, bei der nur wenig rekonstruktive chirurgische Vorgehen möglich sind. Die Operation nach Krukenberg, die bei einem bilateral Amputierten gute Dienste aufweist, wird nur noch selten realisiert. Die Alternative besteht in der Prothesenversorgung oder der Rekonstruktion eines rudimentären Pinch-Griffs in der Technik nach Furnas-Villki (89). Furnas hat die Verwendung der Großzehe mit dem 1. Metatarsale vorgeschlagen, was wir jedoch aufgrund der erheblichen Störungen am Donorsitus ablehnen. Die Verwendung der 2. Zehe stellt dagegen eine gute Lösung dar, die wenig aggressiv ist.

☐ Literatur

1 Albert, E.: Einige Operationen am Nerven. Wien. med. Presse 26 (1885) 1285–1288
2 Allieu, Y., R. Gomis, H. Bahri: Lambeau inguinal composé cutanéo-osseux pédiculé à la main en urgence: discussion à propos d'un cas de reconstruction du pouce. Ann. Chir. plast. 26 (1981) 159–162
3 Biemer, E., W. Stock: Total thumb reconstruction: a one stage reconstruction using an osteocutaneous forearm flap. Brit. J. plast. Surg. 36 (1983) 52–55
4 Buncke, H.J.: Great toe transplantation. In: Microsurgery: Transplantation and Replantation. Lea & Febiger, Philadelphia 1991
5 Buncke, H.J., C.M. Buncke, W.P. Schulz: Immediate Nicoladoni procedure in the rhesus monkey, or hallux-to-hand transplantation, utilizing microminiature vascular anastomoses. Brit. J. plast. Surg. 19 (1966) 332–337
6 Buncke, H.J., D.H. MacLean, P.T. George, B.J. Creech, N.L.Chater, G.W. Commons: Thumb replacement: great toe transplantation by microvascular anastomosis. Brit. J. plast. Surg. 26 (1973) 194–201
7 Buncke H.J., E.H. Rose: Free toe-to-fingertip neurovascular flaps. Plast. reconstr. Surg. 63 (1979) 607–612
8 Buncke, H.J., F.A. Valauri: History of experimental toe transfer. In Landi, A.: Reconstruction of the Thumb. Chapman & Hall, London 1989 (pp. 74–79)
9 Buncke, H.J., F.A. Valauri: Big toe to thumb transfer. In Landi, A.: Reconstruction of the Thumb. Chapman & Hall, London 1989 (pp. 242–253)
10 Chase, R.A.: An alternate to pollicisation in subtotal thumb reconstruction. Plast. reconstr. Surg. 44 (1969) 421–430
11 Cobbett, J.R.: Free digital transfer: report of a case of transfer of a great toe to replace an amputed thumb. J. Bone Jt Surg. 51-B (1969) 677–679
12 Dautel, G.: Couverture cutanée. In Merle, M., G. Dautel: La Main traumatique, vol. I. Masson, Paris 1992 (pp. 75–172)
13 Dautel, G., M. Merle: Pronator quadratus free muscle flap for treatment of palmar defect. J. Hand Surg. 18 B (1993) 576–578
14 Dautel, G., M. Merle, J. Borrely, J. Michon: Variations anatomiques du réseau vasculaire de la première commissure dorsale: application au lambeau cerf-volant. Ann. Chir. Main Memb. Super. 8 (1989) 53–59

15 Dellon, A.L., R.M. Curtis, M.T. Edgerton: Reeducation of sensation in the hand after nerve injury and repair. Plast. reconstr. Surg. 53 (1974) 297–305
16 Doi, K., N. Kuwata, S. Kawai: Reconstruction of the thumb with a free wrap-around flap from the big toe and an iliac crest bone craft. J. Bone Jt Surg. 67-A (1985) 439–445
17 Dupuy, M.: Les transferts partiels d' orteil, dans la reconstruction du pouce et des doigts longs. Thèse méd., Nancy 1992
18 Foucher, G.: Complications and bad results of toe partial transfers in thumb reconstruction. Ann. Chir. Main 10 (1991) 529–530
19 Foucher, G., F.M. Braun, M. Merle, J. Michon: Le transfert du deuxième orteil dans la chirurgie reconstructive des doigts longs. Rev. Chir. orthop. 67 (1981) 235–240
20 Foucher, G., F.M. Braun, D.J. Smith jr.: Custom-made free vascularized compound toe transfer for traumatic dorsal loss of the thumb. Plast. reconstr. Surg. 87 (1991) 310–314
21 Foucher, G., A. Gilbert, M. Merle, Y. Jacob: Lambeau radial „chinois". In Tubiana, R.: Traité de Chirurgie de la Main, vol. II. Masson, Paris (pp. 244–249)
22 Foucher, G., M. Merle, M. Maneaud, J. Michon: Microsurgical free partial toe transfer in hand reconstruction: a report of 12 cases. Plast. reconstr. Surg. 5 (1980) 616–627
23 Foucher, G., M. Merle, J. Michon: Le traitement des mutilations traumatiques du pouce: aspects nouveaux et apport microchirurgical. Chirurgie 110 (1984) 56–62
24 Foucher, G., R.W. Norris: The dorsal approach in harvesting the second toe. J. reconstr. Microsurg. 4 (1988) 185–187
25 Foucher, G., F. Van Genechten, M. Merle et al.: Toe-to-hand transfers in reconstructive surgery of the hand: experience with seventy-one cases. Ann. Chir. Main 3 (1984) 124–138
26 Foucher, G., F. Van Genechten, M. Merle, J. Michon: Single stage thumb reconstruction by a composite forearm island flap. J. Hand Surg. 913 (1984) 245–248
27 Foucher, G., F. Van Genechten, M. Merle, J. Michon: A compound radial artery forearm flap in hand surgery: an original modification of the Chinese forearm flap. Brit. J. plast. Surg. 37 (1984) 139–148
28 Gilbert, A.: Composite tissue transfers from the foot: anatomic basis and surgical technique. In Daniller, A.I., B. Strauch: Symposium on Microsurgery. Mosby, St. Louis 1976
29 Gilbert, A.: Vascular anatomy of the first web space of the foot. In Landi, A.: Reconstruction of the Thumb. Chapman & Hall, London 1989 (pp. 199–204)
30 Girot, J., F. Marin-Braun, F. Dap, G. Foucher, C. Bour, M. Merle: Les transferts partiels d'orteils: résultats fonctionnels: à propos de 26 cas. Rev. Chir. orthop. 77 (1991) 42–48
31 Gosset, J.: La pollicisation de l'index. J. Chir. 65 (1949) 402–411
32 Gosset, J.: La pollicisation de l'index (technique chirurgicale). J. Chir. 65 (1949) 403
33 Gosset, J., M. Sels: Technique, indications et résultats de la pollicisation du 4ᵉ doigt. Ann. Chir. 18 (1964) 1005–1014
34 Greenberg, B.M., J.W. May: Great toe-to-hand transfer: role of the preoperative lateral arteriogram of foot. J. Hand Surg. 13 A (1988) 411–414
35 Guermonprez, F.: Notes sur quelques résections et restaurations du pouce. Asselin, Paris 1887
36 Guermonprez, F.: Essai de cheiroplastie: tentative de restauration du pouce au moyen d'un débris de médius. Société de Chirurgie Plastique, Paris 1930
37 Hamilton, R.B., B.M. O' Brien, W.A. Morrison: The cross toe flap. Brit. plast. Surg. 32 (1979) 213–216
38 Hilgenfeldt, O.: Operativer Daumenersatz und Beseitigung von Greifstörungen bei Fingerverlusten. Enke, Stuttgart 1950
39 Hu, W., D. Martin, J. Baudet: Reconstruction de la colonne du pouce par les lambeaux ostéocutanés de l'avant-bras. Ann. Chir. plast. éshét. 38 (1993) 381–391
40 Kato, H., T. Ogino, A. Minami, U. Masamichi: Restoration of sensibility in fingers repaired with free sensory flaps from the toe. J. Hand Surg. 14 A (1989) 49–54
41 Kellheher, J.C., J.G. Sullivan: Thumb reconstruction by fifth digit transposition. Plast. reconstr. Surg. 21 (1958) 470–478
42 Kellheher, J.C., J.G. Sullivan, G.J. Baibak, R.K. Dean: „On top plasty" for amputed fingers. Plast. reconstr. Surg. 12 (1953) 303–329
43 Koman, L.A., R.F. Pospisil, J.A. Nunley, J.R. Urbaniak: Value of contrast arteriography in composite tissue transfer. Clin. Orthop. 172 (1983) 195–206
44 Koshima, I., S. Soeda, T. Takase, M. Yamasaki: Free vascularized nail grafts. J. Hand Surg. 13 A (1988) 29–32
45 Le Tac, R.: Reconstruction du pouce détruit par pollicisation de l' annulaire ou du 5ᵉ doigt. Mém. Acad. Chir. 78 (1952) 262–264

46 Le Viet, D.: Translocation de l'auriculaire par ostéotomie intracarpienne. Ann. Chir. 32 (1978) 609–612
47 Le Viet, D.: La translocation de l'auriculaire par ostéotomie intracarpienne. Ann. Chir. Main Memb. Super. 1 (1982) 45–56
48 Le Viet, D.: La translocation de l'auriculaire par ostéotomie intracarpienne. In Tubiana, R.: Traité de Chirurgie de la Main, vol. III. Masson, Paris 1986 (pp. 982–990)
49 Leung, P.C.: Transplantation of the second toe to the hand. J. Bone Jt Surg. 62-A (1980) 990–996
50 Leung, P.C.: Thumb reconstruction using second toe transfer. Hand Clin. 1 (1985) 285–295
51 Leung, P.C.: Sensory recovery in transplanted toes. Microsurgery 10 (1989) 242–244
52 Leung, P.C., F.Y. Ma: Digital reconstruction using the toe flap: report of 10 cases. J. Hand Surg. 7 (1982) 336–370
53 Leung, P.C., W.L. Wong: The vessels of the first metatarsal web space. J. Bone Jt Surg. 65-A (1983) 235–238
54 Littler, J.W.: The neurovascular pedicle method of digital transposition for reconstruction of the thumb. Plast. reconstr. Surg. 12 (1953) 303–319
55 Littler, J.W.: On making a thumb: one hundred years of surgical effort. J. Hand Surg. 1 (1976) 35–51
56 Logan, A., D. Elliot, G. Foucher: Free toe pulp transfer to restore traumatic digital pulp loss. Brit. J. plast. Surg. 38 (1985) 497–500
57 Lowdon, L.M.R., J.A. Nunley, R.D. Goldner, J.R. Urbaniak: The wrap-around procedure for thumb and finger reconstruction. Microsurgery 8 (1987) 157
58 Masquelet, A.C., C.V. Penteado: The posterior interosseous flap. Ann. Chir. Main Memb. Super. 6 (1987) 131–139
59 Masquelet, A.C., C.V. Penteado: Le lambeau inter-osseux postérieur. Ann. Chir. Main Memb. Super. 6 (1987) 131–139
60 Matev, I.: Thumb lengthening by the Bulgarian method. In Landi, A., S. De Luca, G. De Santis: Reconstruction of the Thumb. Chapman & Hall, London 1989 (pp. 143–147)
61 Matev, I.: Gradual elongation of the first metacarpal as a method of thumb reconstruction. Proceedings of the Second Hand Club, London 1975 (pp. 431 and 495–496)
62 Matev, I.: Reconstructive Surgery of the Thumb. Pilgrim, Brentwood 1983
63 May, J.W., C.A. Athanasoulis, M.B. Donelan: Preoperative magnification angiography of donor and recipient sites for clinical free transfer of flaps or digits. Plast. reconstr. Surg. 64 (1979) 483–489
64 May, J.W., L.A. Chait, B.E. Cohen, B.M. O' Brien: Free neurovascular flap from the first web of the foot in hand reconstruction. J. Hand Surg. 2 (1977) 387–393
65 Merle, M.: Indications for microvascualr technics. In Landi, A., G. De Santis, S. De Luca: Reconstruction of the Thumb. Chapman & Hall, London 1989
66 Merle, M.: A critical study of thumb reconstruction by second toe transfer. Ann. Chir. Main Memb. Super. 10 (1991) 517–522
67 Michon, J.: Pollicization of the ring finger in reconstruction of the thumb. In Landi, A., S. De Luca, G. De Santis: Reconstruction of the Thumb. Chapman & Hall, London 1989
68 Michon, J., M. Merle, Y. Bouchon, G. Foucher: Functional comparison between pollicization and toe to hand transfer for thumb reconstruction. J. reconstr. Microsurg. 5 (1981) 103–110
69 Minami, A., M. Usui, H. Katoh, S. Ishii: Thumb reconstruction by free sensory flaps from the foot using microsurgical techniques. J. Hand Surg. 9 B (1984) 239–244
70 Morrison, W.A.: Reconstruction du pouce par un lambeau d'enroulement du gros orteil. In Tubiana, R.: Traité de Chirurgie de la Main, vol. III. Masson, Paris 1986 (pp. 575–583)
71 Morrison, W.A.: Microvascular nail transfer. Hand Clin. 6 (1990) 69–76
72 Morrison, W.A.: Thumb and fingertip reconstruction by composite microvascular tissue from the toes. Hand Clin. 8 (1992) 537–549
73 Morrison, W.A.: Thumb reconstruction: a review and philosophy of management. J. Hand Surg. 17 B (1992) 383–389
74 Morrison, W.A., B.M. O' Brien, A.M. MacLeod: The surgical repair of amputations of the thumb. Aust. N.Z.J. Surg. 50 (1980) 237–243
75 Morrison, W.A., B.M. O' Brien, A.M. MacLeod: Thumb reconstruction with a free neurovascular wrap-around flap from the big toe. J. Hand Surg. 5 (1980) 575–583
76 Nicoladoni, C.: Daumenplastik. Wien klin. Wschr. 10 (1897) 633–670
77 Nunley, J.A., R.D. Goldner, J.R. Urbaniak: Thumb reconstruction by the wrap-around methods. Clin. Orthop. 195 (1985) 97–103

78 O'Brien, B.M., A.M. MacLeod, P.J. Sykes, F.S.C. Browning, G.N. Threfull: Microvascular second toe transfer for digital reconstruction. J. Hand Surg. 8 (1978) 123–133
79 Roffe, J.L., F. Latil, M. Chamant, J.F. Huguet, H. Bureau: Intérêt chirurgical de l'étude radio-anatomique de la vascularisation de l'avant-pied. Ann. Chir. Main 1 (1982) 87
80 Roullet, J., J.A. Noirclerc, Y. Landreau: Technique de la translation „en masse" de l'index en vue de sa pollicisation. Ann. Chir. 25 (1971) 1009–1014
81 Steichen, J.B.: Complications and bad results of thumb reconstruction by the microvascular „wrap-around" technique. Ann. Chir. Main 10 (1991) 523–528
82 Steichen, J.B., A.C. Weiss: Reconstruction of traumatic absence of the thumb by microvascular free tissue transfer from the foot. Hand Clin. 8 (1992) 17–32
83 Stern, P.J.: Free neurovascular cutaneous toe pulp transfer for thumb reconstruction. Microsurgery 8 (1987) 158–161
84 Strauch, B., H. Tsur: Restoration of sensation to the hand by a free neurovascular flap from the first web of the foot. Plast. reconstr. Surg. 62 (1978) 361–367
85 Tubiana, R.: Les pollicisations. In Tubiana, R.: Traité de Chirurgie de la Main, vol. III. Masson, Paris 1986 (pp. 899–908)
86 Tubiana, R.: The french school in reconstruction of the thumb. In Landi, A., S. De Luca, G. De Santis: Reconstruction of the Thumb. Chapman & Hall, London 1989
87 Tubiana, R., J. Duparc: Restoration of sensibility in the hand by neurovascular skin island transfer. J. Bone Jt Surg. 43-B (1961) 474
88 Upton, J., K. Mutimer: A modification of the great toe transfer for thumb reconstruction. Plast. reconstr. Surg. 82 (1988) 535–538
89 Vilkki, S.K.: Freie Zehenübertragung an den Unterarmstumpf nach Handgelenkamputation. Eine moderne Alternative zur Krukenberg-Operation. Handchir. Mikrochir. plast. Chir. 17 (1985) 92–97
90 Wang, W., T.S. Chang: Extended second toe free transfer. In Landi, A.: Reconstruction of the Thumb. Chapman & Hall, London 1989 (pp. 213–232)
91 Wei, F.C., H.C. Chen, C.C. Chuang, M.S. Noordhoff: Reconstruction of the thumb with a trimmed-toe transfer technique. Plast. reconstr. Surg. 82 (1988) 506–515

11 Fingertranslokationen, ästhetische und funktionelle Amputationen

G. Dautel

Mit Ausnahme der Fälle, bei denen der initiale Traumamechanismus eine proximale Verletzung verursacht, bleibt eine proximale transmetakarpale Amputation oder eine Fingertranslokation immer einem zweizeitigen Eingriff vorbehalten. Das Absetzen eines unästhetischen Stumpfs der Grundphalanx und die Realisation einer Hand mit 4 Fingern zahlt sich durch eine Verbesserung der globalen Ästhetik der Hand aus. Es kommt jedoch auch zu einer Reduktion der Größe und damit zu einer Verminderung der Muskelkraft. Vor- und Nachteile dieser Vorgehen müssen mit dem Patienten besprochen werden, bevor eine Indikation hierzu erfolgt.

Proximale Amputationen

1. Proximale Amputation des 2. Metakarpales

Obwohl dieses Vorgehen klassicherweise als „Amputation nach Chase" (2, 10) beschrieben wird, ist es dennoch schon seit 1946 bekannt (9).

☐ Chirurgisches Vorgehen

Proximale Amputation des Zeigefingers mit dorsalem Zugang. Der dorsale Zugang wurde als erster für diese Amputationsform empfohlen. Die Inzision erfolgt zirkumferentiell um die Basis der Grundphalanx des Zeigefingers (Abb. 11.**1a**). Die dorsale Schnittführung erlaubt das Aufsuchen der dorsalen sensiblen Äste des N. radialis, die proximal abgesetzt werden. Die Sehne des M. extensor indicis proprius wird am ulnaren Rand der Extensor-communis-Sehne aufgesucht und proximal des Metakarpophalangealgelenks vom Zeigefinger abgesetzt, um auf der Sehne des M. extensor digitorum communis vom Mittelfinger reinseriert zu werden (Abb. 11.**1b**), wobei die Naht laterolateral erfolgt. Die Interosseusmuskulatur wird zunehmend von der Diaphyse des 2. Metakarpales abgelöst. Hierdurch erreicht man das proximale Drittel des Metakarpales, in dem die Osteotomie mit der oszillierenden Säge erfolgt. Sie wird radialseitig, schräg verlaufend ausgeführt (Abb. 11.**1c**).

Nach der Osteotomie wird das 2. Metakarpale zunehmend mit dem Skalpell von proximal nach distal ausgelöst, bis die Desartikulation im Metakarpophalangealgelenk möglich ist. Hierdurch können die palmaren Strukturen erreicht werden. Die Flexorensehnen des Zeigefingers werden proximal bei gebeugtem Handgelenk abgesetzt. Die beiden palmaren Fingerarterien werden ligiert und durchtrennt. Die beiden palmaren Nerven werden ausreichend weit proximal abgesetzt, um in gesundem Gewebe plaziert werden zu können. Es kann notwendig sein, daß eine intraneurale Präparation des N. digitalis communis im 2. Interossärraum durchgeführt werden muß, um das ulnare Faszikelkontingent des Zeigefingers zu isolieren. Besteht präoperativ ein Neurom im Bereich eines der Nerven des amputierten Fingers, stellt die Verlagerung der gekürzten Fingernerven in den Bereich gesunder Interosseusmuskulatur eine prophylaktische Maßnahme für ein Neuromrezidiv dar. Ein Zugfaden, der auf der Haut mit einem Knopf befestigt wird, kann für die Fixation der Nervenenden in ihrer neuen Position benutzt werden (Abb. 11.**3c**).

Zuletzt erfolgt die Reinsertion des 1. dorsalen Interosseusmuskels am Mittelfinger. Dieses geschieht im Bereich des lateralen Tuberkels an der Basis der Grundphalanx des Mittelfingers mit Durchflechtung zwischen der Sehne des Interosseusmuskels und der Streckhaube der intrinsischen Muskulatur vom Mittelfinger. Der Situsverschluß beinhaltet das Decken des Stumpfs des 2. Metakarpales durch den Muskelbauch des Interosseusmuskels. Erst dann wird das Ausmaß der Hautresektion definitiv bestimmt. Hierbei wird nach Bedarf vorgegangen, jedoch muß dieser bei vollständig geöffneter 1. Kommissur sorgsam berechnet werden (Abb. 11.**1d**). Der Hautverschluß beinhaltet das Einlegen einer Redondrainage, ein einfacher Kompressenverband reicht für die postoperative Immobilisation aus.

Proximale Amputation des Zeigefingers durch palmaren Zugang (Abb. 11.**2** u. 11.**3**). Ein Nachteil des zuvor beschriebenen Eingriffs besteht in der dorsalen Narbenbildung bei vorrangig aus ästhetischen Gründen indiziertem Vorgehen. Um diesem Nachteil zu entgehen, wurde der palmare Zugangsweg vorgeschlagen (3).

Die Schnittführung erfolgt nach Brunner (Abb. 11.**2a**) und wird zirkumferentiell um die Basis der Grundphalanx vom Zeigefinger geführt. Hierdurch wird besonders das Vorgehen an den Gefäß-Nerven-Strukturen sowie das Kürzen der Flexorensehnen ermöglicht. Die einzige Schwierigkeit besteht in dem proximalen Absetzen des 2. Metakarpales, da der Zugang zur Osteotomie durch den Muskelbauch des M. adductor pollicis bedeckt wird. Dieser muß mit einem Haken forciert weggehalten werden, um die Osteotomie zu ermöglichen (Abb. 11.**2b**). Der palmare Zugang läßt die Reinsertion der Extensor-indicis-proprius-Sehne nicht zu, wobei jedoch eine gewisse funktionelle Unabhängigkeit bei der Extension des Mittelfingers durch das Spiel der Junctura tendinum erhalten bleibt. Obwohl die palmare Narbenbildung zweifellos das ästhetische Ergebnis erheblich verbessert, verursacht sie das zusätzliche Risiko schmerzhafter Neurombildungen an den palmaren Fingernerven, die in das Narbengewebe einbezogen werden können. Um dieses zu vermeiden, setzen wir beide Nerven proximal ab und leiten sie an die Dorsalseite um, wobei wir sie

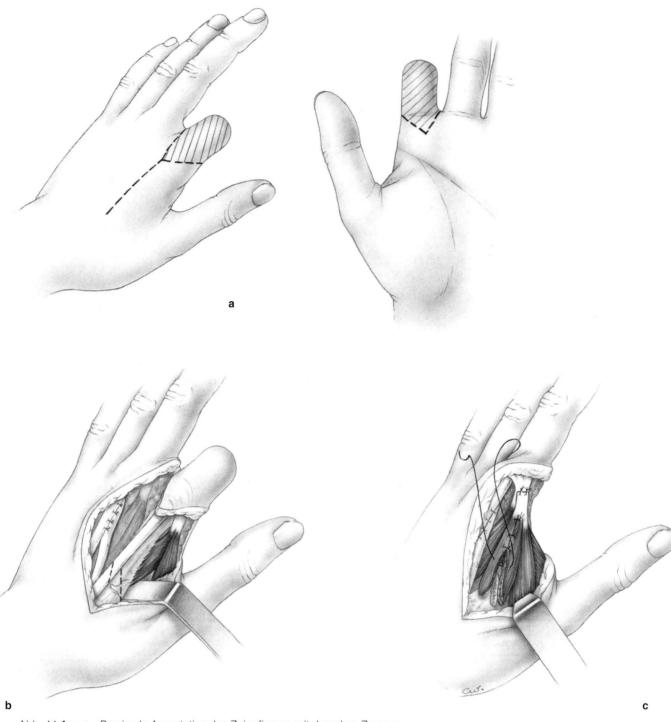

Abb. 11.**1a–c** Proximale Amputation des Zeigefingers mit dorsalem Zugang.
a Hautinzision für die proximale Amputation vom Zeigefinger mit dorsalem Zugang.
b Reinsertion des M. extensor indicis proprius und schräge proximale Osteotomie des 2. Metakarpales.
c Reinsertion des 1. dorsalen Interosseusmuskels und Deckung des Stumpfs vom 2. Metakarpale.

an einem Faden ziehend provisorisch perkutan auf einem Knopf befestigen, um sie in der neuen Stellung zu fixieren (Abb. 11.**3c**).

☐ Indikationen

Die Chase-Amputation verbessert durch die Resektion eines sichtbaren Fingerstumpfs nach stattgehabter Amputation an der Grundphalanx unzweifelhaft den ästhetischen Anblick einer Hand. Auf den ersten Blick wird die Strahlresektion möglicherweise nicht bemerkt. Dennoch reduziert die Verminderung der Handgröße den Hebelarm und bewirkt eine Minderung der Muskelkraft in einer Größenordnung von 35 % (10). Dieser Verlust kann so groß sein, daß eine berufliche Neurorientierung bei einem Manualarbeiter erforderlich ist. Obwohl die Indikation bei einer jungen Frau, die vor allem den ästhetischen Aspekt bedenkt, nur sehr zurückhaltend gestellt wird, muß sie anderenfalls mit großer Umsicht vorgeschlagen werden, besonders wenn präoperativ ein nichtschmerzhafter und normal beweglicher Grundphalanxstumpf vorliegt. Die Amputation im Be-

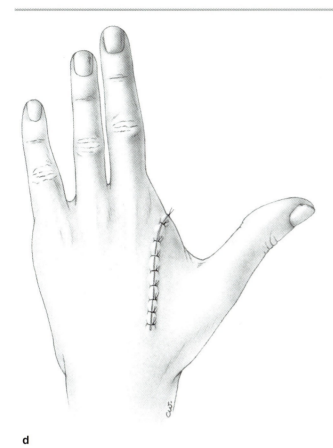

Abb. 11.**1 d**   Verschluß der Haut unter Öffnung der 1. Kommissur.

reich des Köpfchens der Grundphalanx bleibt bei einem Manualarbeiter das Vorgehen der Wahl (s. Bd. I).

■ Proximale Amputation des 5. Metakarpale

Das Os metacarpale V ist Teil der mobilen Mittelhandknochen. Die Amputationshöhe muß hier weiter proximal liegen als im Bereich des 2. Metakarpales, um einen zu langen Stumpf, dessen Beweglichkeit stören könnte, zu vermeiden.

□ Chirurgisches Vorgehen (Abb. 11.4)

Der Eingriff erfolgt immer mit dorsalem Zugang, da die Narbe dann im Bereich des ulnaren Randes der Hand liegt und weniger sichtbar ist als bei proximaler Amputation vom Zeigefinger durch dorsalen Zugang. Die Inzision erfolgt über die gesamte Länge des 5. Metakarpales und umläuft die Basis der Grundphalanx des Kleinfingers. Das Absetzen der Pedikelanteile und der Flexorensehnen wird proximal durchgeführt. Die Insertionen der intrinsischen und der Hypothenarmuskulatur werden im Bereich der Diaphyse des 5. Metakarpales gelöst, bis die proximale Metaphyse sichtbar wird. Dann wird die Osteotomie mit der oszillierenden Säge realisiert, wobei sie ulnarseitig schräg verläuft. Die Hypothenarmuskulatur wird für das Decken dieses Bereichs genutzt. Die Reinsertion der Hypothenarmuskulatur im Bereich des 4. Fingers ist nicht zu empfehlen, da eine Spannung entsteht, die die Funktion des 4. Metakarpophalangealgelenks beeinträchtigen könnte.

□ Indikationen

Diese verfolgen wie am Zeigefinger vorwiegend ästhetische Ziele. Bei Manualarbeitern stellt der Erhalt der Größe der Handinnenfläche ein erhebliches Argument gegen die von vornherein erfolgende proximale Amputation an diesem Finger dar.

■ Proximale Amputationen von Mittel- und Ringfinger

Amputationen im Bereich der Grundphalanx von Mittel- oder Ringfinger können Ursache funktioneller Probleme sein, die aufgrund der anormalen Größe des Raums zwischen diesen benachbarten Fingern entstehen. So kann das Halten kleiner Gegenstände erheblich erschwert sein. Unter diesen Umständen kann eine proximale Amputation am Metakarpale in Betracht gezogen werden.

□ Chirurgisches Vorgehen

Wir beschreiben die proximale Resektion vom Mittelfingerstrahl, wobei am Ringfinger nach den gleichen Prinzipien vorgegangen wird.

Der dorsale Hautschnitt umfährt den Fingerstumpf (Abb. 11.5 a). Nach proximaler Resektion der Extensorensehnen wird die proximale Metaphyse des 3. Metakarpales exponiert, wobei die Interosseusmuskulatur desinseriert wird. Die transversale Osteotomie wird mit der oszillierenden Säge realisiert. Der Eingriff erfolgt unter zunehmender Lösung des 3. Metakarpales von den letzten Muskelinsertionen von proximal nach distal.

Nach dem Absetzen des Metakarpales werden die palmaren Strukturen zugänglich. Das Absetzen der Flexorensehnen wird mit flektiertem Handgelenk durchgeführt. Proximal werden die beiden Fingerarterien ligiert und abgesetzt. Die Fingernerven werden gekürzt, wobei dieses eine intraneurale Präparation im Bereich des 2. und 3. Interossärraums erfordern kann.

Das Absetzen des Metakarpales läßt die Identifikation der tiefen intermetakarpalen Ligamente zu, welche die palmaren Platten der Metakarpophalangealgelenke verbinden.

Nach Resektion der Weichteile am 3. Metakarpale wird der entstehende Zwischenraum unter Annähern der beiden verbleibenden Metakarpalknochen rekonstruiert (Abb. 11.5 b). Ein transversal eingebrachter Kirschner-Draht verbindet den 2. mit dem 4. Metakarpalknochen und sichert die provisorische Annäherung. Anschließend wird das intermetakarpale Ligament sorgfältig rekonstruiert. Während der ersten 3 postoperativen Wochen wird unter dem Schutz einer Orthese mobilisiert, die den Metakarpalbogen stabilisiert.

Die vorgestellten Prinzipien gelten auch für die proximale Amputation des Ringfingerstrahls. Eine technische Variante besteht darin, die Osteotomie nicht im Bereich der Basis des 4. Metakarpales zu realisieren, sondern eine vollständige Auslösung dieses Knochens vorzunehmen und damit das karpometakarpale Gelenk des 4. Strahls zu desartikulieren (Abb. 11.5 c). Die physiologisch bestehende karpometakarpale Laxizität im Bereich der zwei ulnaren Fingerstrahlen läßt die zunehmende Migration des 5. Metakarpales nach radial zu, wodurch der Verschluß des Bereichs erreicht wird.

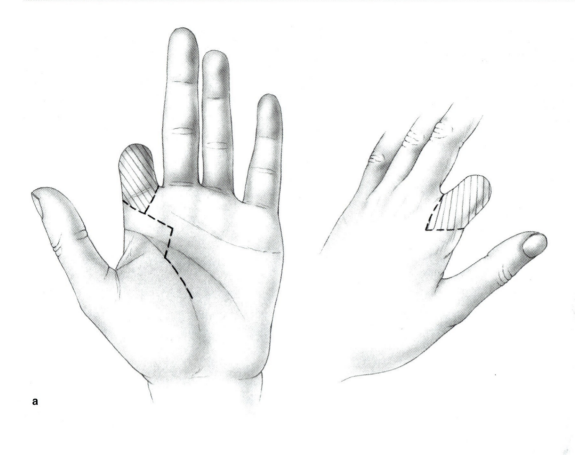

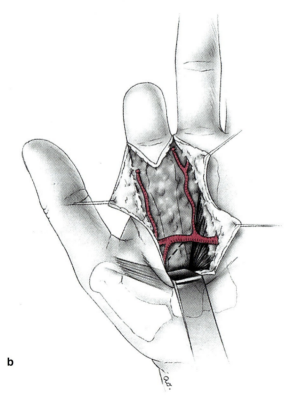

Abb. 11.**2a** u. **b** Proximale Amputation des Zeigefingers mit palmarem Zugang.
a Dorsale Hautinzision; Brunner-Inzisionen in der Handfläche.
b Osteotomie des 2. Metakarpales.

☐ Varianten der proximalen Amputation durch karpale Osteotomie

Technik nach Le Viet (5, 7). Von diesem Autor für proximale Amputationen des Ringfingers vorgeschlagen, besteht das Vorgehen in einer keilförmigen Osteotomie im Bereich des Gelenkspalts von Os capitatum und Os hamatum (6). Nach vollständigem Absetzen des 4. Strahls und Rekonstruktion des intermetakarpalen Ligaments wird die Arthrodese von Capitatum und Hamatum mit einer Spongiosaschraube unter Kompresssion gesichert (Abb. 11.**6**).

Fingertranslokationen

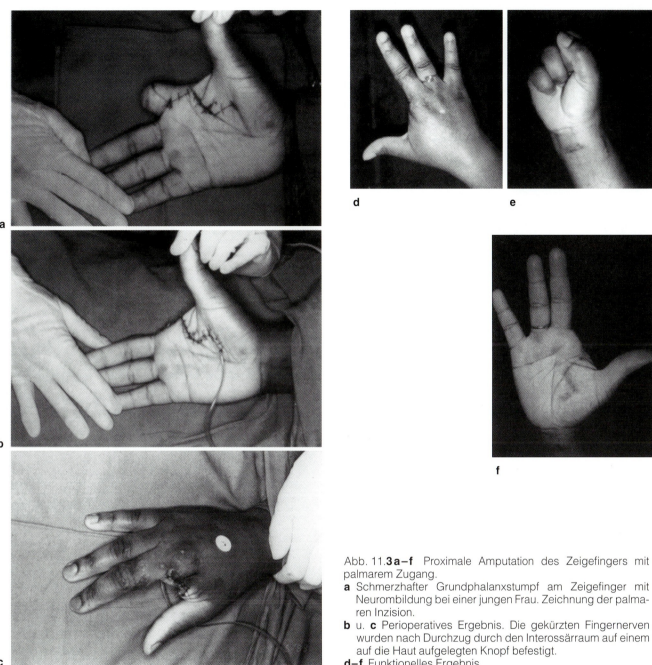

Abb. 11.**3a–f** Proximale Amputation des Zeigefingers mit palmarem Zugang.
a Schmerzhafter Grundphalanxstumpf am Zeigefinger mit Neurombildung bei einer jungen Frau. Zeichnung der palmaren Inzision.
b u. **c** Perioperatives Ergebnis. Die gekürzten Fingernerven wurden nach Durchzug durch den Interossärraum auf einem auf die Haut aufgelegten Knopf befestigt.
d–f Funktionelles Ergebnis.

Technik nach Peze u. Iselin (11). Das Prinzip ähnelt dem vorherigen, wobei die Osteotomie im Bereich des Os capitatum erfolgt, wenn der Eingriff das Absetzen des Mittelfingerstrahls betrifft.

☐ Indikationen

Gelegentlich können allein ästhetische Gründe ausreichen, bei einer jungen Frau die Indikation zu einer proximalen Amputation von Mittel- oder Ringfinger zu stellen. Die Aufklärung muß sich auf konservative Alternativen richten, wie z. B. das Tragen einer ästhetischen Prothese, welche den Vorteil der Wiederherstellung einer Hand mit 5 Fingern zu dem Preis der bei dieser Form von Versorgung bestehenden Einschränkungen erreicht. Bei einem männlichen Manualarbeiter muß das proximale Absetzen erhebliche funktionelle Bedürfnisse berücksichtigen und in den durch den anormalen kommissuralen Raum bestehenden Einschränkungen begründet sein. Wenn die Indikation zu dem Vorgehen gestellt ist, erfolgt die Wahl zwischen einer der vorbeschriebenen Techniken oder der im folgenden beschriebenen Fingertranslokation.

Fingertranslokationen

■ Translokation des Zeigefingers

Dieser Eingriff (1, 12, 13, 14) steht in Konkurrenz zu der einfachen proximalen Resektion des 3. Metakarpales. Der komplexe Eingriff hat eine schlechte Reputation aufgrund des erhöhten Anteils knöcherner Komplikationen. Das Vorgehen der proximalen metaphysären Osteotomie mit solider Osteosynthese konnte diese Komplikationen erheblich reduzieren.

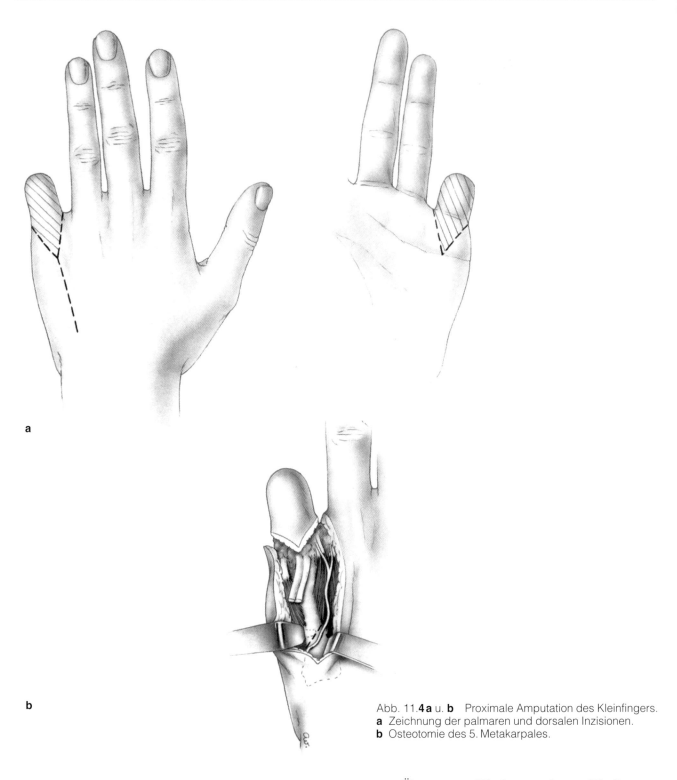

Abb. 11.4a u. b Proximale Amputation des Kleinfingers.
a Zeichnung der palmaren und dorsalen Inzisionen.
b Osteotomie des 5. Metakarpales.

☐ **Chirurgisches Vorgehen** (Abb. 11.7 u. 11.8)

Die Hautinzisionen ähneln denen der proximalen Amputation des Mittelfingers. Dorsal liegen sie längs des 2. Interossärraums und umfahren anschließend die Basis der Grundphalanx vom Mittelfinger. Die Osteotomiehöhe muß sorgfältig definiert werden. Osteotomien im Bereich der Diaphyse weisen den Vorteil einer einfachen osteosynthetischen Versorgung mit inramedullärem Material auf. Die erheblichen Kräfte auf den Osteosynthesebereich, bedingt durch die Translokation, waren verantwortlich für regelmäßige Verzögerungen der Konsolidation und für Pseudarthrosenentwicklung. Wir haben dieses Vorgehen vollständig zugunsten einer Osteotomie im Bereich der Metaphyse, genau am Übergang zur Diaphyse, verlassen. Die Osteotomie erfolgt transversal und wird für den Mittel-und den Zeigefinger exakt auf der gleichen Höhe realisiert.

Das weitere Vorgehen entspricht den beschriebenen Prinzipien an den Sehnen, Gefäßen und Nerven wie bei allen proximalen Amputationen. Am Ende der Mittelfingeramputation sind zwei Interosseusmuskeln ohne weitere Funktion, der 2. und der 3. Interosseusmuskel, die auf der Extensorensehne des Mittelfingers entspringen. Wie von Razemon (13) vorgschlagen, führen wir hier die vollständige Resektion durch, damit unschöne Furchen an der Dorsalseite der Hand vermieden werden.

Die Osteosynthese stellt den entscheidenden Schritt des Eingriffs dar. Sie muß besonders unter Beachtung der per-

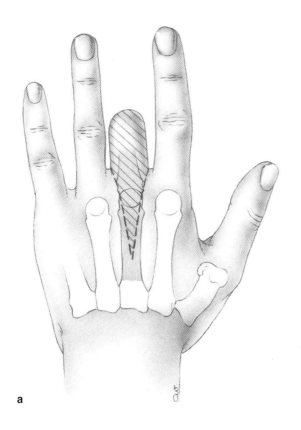
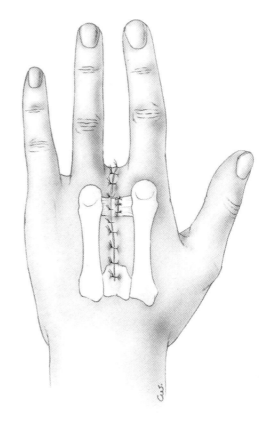
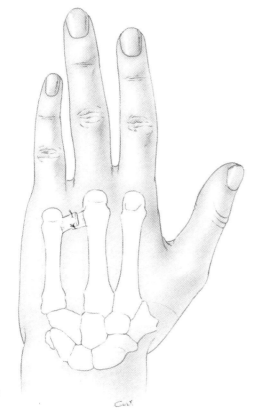
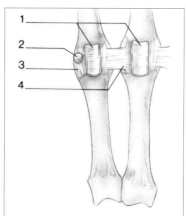

Abb. 11.**5a–c** Proximale Amputation von Mittel- und Ringfinger.
a Proximale Amputation des Mittelfingers mit Osteotomie im Bereich der proximalen Metaphyse.
b Rekonstruktion des intermetakarpalen Ligaments.
c Proximale Amputation des Ringfingers mit vollständigem Absetzen des 4. Metakarpales.
Kasten: Anatomische Verhältnisse im Bereich des intermetakarpalen Ligaments: 1 Hülle der Flexorensehnen. 2 Sesambein. 3 Seitenbänder und Kapsel des Metakarpophalangealgelenks. 4 Intermetakarpales Ligament.

fekten Rotationsausrichtung erfolgen und ausreichend solide sein, um eine frühzeitige Mobilisation zuzulassen. Der erste Schritt besteht in dem Einbringen eines Knochenspans, der vom resezierten Metakarpale gewonnen wird. Dieser bietet nur eine geringe intramedulläre Stabilisation, die jedoch ausreicht, um die Rotation festzulegen, welche durch die Fingerkonvergenz bei kompletter Beugung gesichert wird. Nach erfolgter Einstellung wird die Stabilisierung durch 2 gekreuzte Kirschner-Drähte vervollständigt. Zur Erhöhung der Stabilität verbinden wir das Vorgehen gelegentlich mit einer transversalen Cerclage, die eine gewisse Kompression auf die Osteosynthese ausübt.

Anschließend wird die Versorgung mit einem neutralisierenden intermetakarpalen Kirschner-Draht geschützt, der transversal an der distalen Metaphyse von 2. und 4. Metakarpale eingebracht wird. Einige Autoren bevorzugen ei-

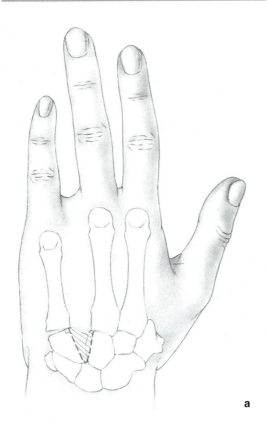

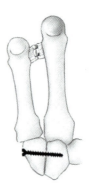

Abb. 11.**6a** u. **b** Proximale Amputation des Ringfingers nach intrakarpaler Osteotomie nach Le Viet.
a Nach Resektion des 4. Metakarpales erfolgt die keilförmige Osteotomie. Am Os hamatum wird die Osteotomie senkrecht auf die Gelenkfläche des 5. Metakarpophalangealgelenks ausgeführt.
b Osteotomie nach der keilförmigen Resektion. Rekonstruktion des intermetakarpalen Ligaments.

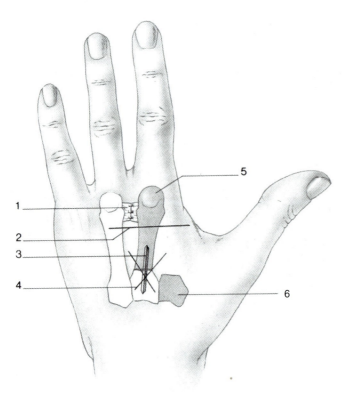

Abb. 11.**7** Translokation des Zeigefingers: Schematische Zeichnung der Osteosynthese.
1 Rekonstruiertes intermetakarpales Ligament.
2 Intermetakarpal eingebrachter, neutralisierender Kirschnerdraht.
3 Intramedullärer Stab.
4 Kirschner-Draht (Sicherung der proximalen Osteosynthese).
5 Distaler Anteil des 2. Metakarpales.
6 Verbleibende Basis des 2. Metakarpales.
Hier wird die intraossäre Versorgung mit einem Metallstab vorgegeben. Es ist möglich, für die Osteosynthese einen knöchernen Span vom Amputat zu nutzen (Abb. 11.**8**).

ne verlängerte Immobilisation bis zur knöchernen Konsolidation (8), wir selbst vertrauen der Stabilität der Osteosynthese und erlauben eine sofortige vollständige Extensionsmobilisation unter Einschluß der Metakarpophalangealgelenke. Die frühzeitige Mobilisation ist essentiell für das Wiedergewinnen optimaler Gelenkamplituden am translozierten Zeigefinger. Der neutralisierende Kirschner-Draht wird nach der 6. Woche entfernt.

■ Translokation des Kleinfingers

Die bisher vorgestellten Prinzipien gelten auch für die Translokation des 5. Fingers nach proximaler Amputation vom Ringfinger. Die transversale Osteotomie erfolgt auf der gleichen Höhe am 4. und 5. Metakarpale im metaphysären Bereich. Es wird nicht empfohlen, den Versuch zu einer Verlängerung des Kleinfingers durch eine Osteotomie des 4. Metakarpales weiter distal zu unternehmen. Hierdurch ergibt sich zwar ein harmonischer metakarpaler Bogen, jedoch werden erhebliche mechanische Kräfte auf den Bereich der Osteosynthese ausgeübt, die nicht mit der knöchernen Konsolidation vereinbar sind. In Analogie zu der Translokation des Zeigefingers können zwei Interosseusmuskeln geopfert werden. Hierbei handelt es sich um den 5. dorsalen Interosseusmuskel und den palmaren Interosseusmuskel des 3. Interossärraums.

Die Osteosynthese erfolgt wie zuvor durch die Kombination eines intraossären Stabs mit Kirschner-Drähten, komplettiert durch einen distalen, neutralisierenden Kirschner-Draht zwischen den distalen Metaphysen des 5. und 3. Metakarpales.

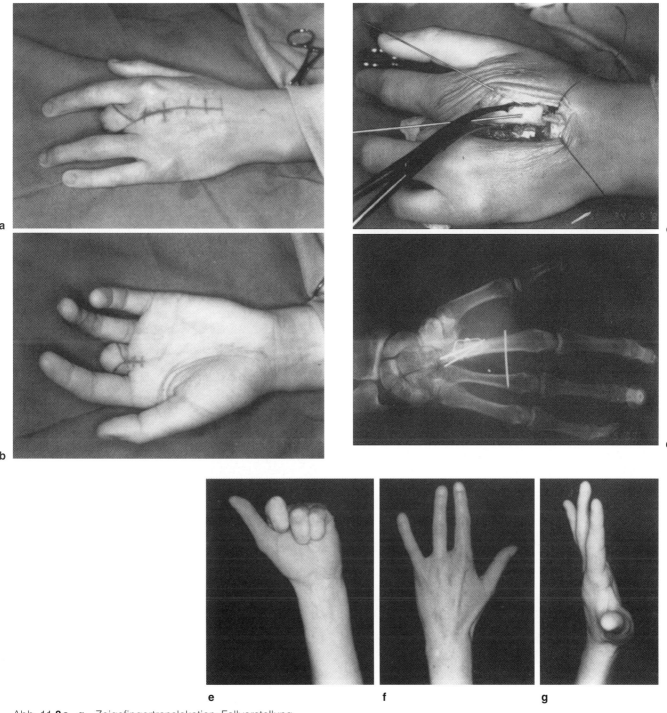

Abb. 11.**8a–g** Zeigefingertranslokation: Fallvorstellung.
a u. **b** Proximale Amputation des Mittelfingers bei einer jungen Frau.
c Vorbereitung der Osteosynthese. Der knöcherne Span wird im Bereich der proximalen Metaphyse des Zeigefingers plaziert, genau wie die Kirschner-Drähte mit Cerclage, welche die Osteosynthese vervollständigen.
d Radiologische Kontrolle der proximalen Osteosynthese und des neutralisierenden intermetakarpalen Kirschner-Drahts.
e–g Funktionelles Ergebnis.

☐ Indikationen

Bestimmte Umstände bieten sich für eine in der Notfallsituation erfolgende proximale Amputation an.

Das Opfern eines Strahls ist dann gerechtfertigt, wenn Verletzungen auf unterschiedlichen Höhen nach einem Rekonstruktionsversuch einen eingesteiften und/oder unsensiblen Finger befürchten lassen. Liegen polydigitale Mutilationen vor, kann eine erforderliche proximale Amputation in der Notfallsituation ein zuvor erfolgendes Heben von Gewebeeinheiten an dem zu amputierenden Finger ermöglichen, die für die Rekonstruktion verletzter Nachbarfinger nach dem Prinzip der Fingerbank (4, 10) bestimmt sind.

☐ Wahl des Vorgehens

Die Indikationen für proximale Amputationen des Zeige- oder Kleinfingers wurden bereits dargelegt und sind relativ einheitlich. Die Indikationen für eine proximale Amputation von Mittel- und Ringfinger dagegen sind Ursache von Diskussionen, da hier die Wahl zwischen einem einfachen proximalen Absetzen und dem komplexen Vorgehen einer Fingertranslokation besteht.

Für den Mittelfinger haben wir konsequent die Translokation des Zeigefingers betrieben. Wenn die oben angeführten technischen Erfordernisse respektiert werden, kann das Risiko der Pseudarthrosenentwicklung eliminiert und eine frühzeitige Mobilisation autorisiert werden, was sich in einer exzellenten langfristigen Mobilität des translozierten Zeigefingers äußert. Deutlich besser als die einfache Strahlresektion kann dieser Eingriff einen harmonischen metakarpalen Bogen wiederherstellen.

Die einfachen Strahlresektionen vom Mittelfinger ohne begleitende Translokation verraten sich dagegen gelegentlich durch Konvergenzstörungen, bedingt durch die Veränderung des metakarpalen Bogens.

Wir modifizieren unser Verhalten jedoch, wenn die Indikation für eine proximale Ringfingeramputation gestellt ist: hier erleichtert die physiologisch bestehende Mobilität des 5. Karpometakarpalgelenks den Verschluß des Interossärraums nach der einfachen Resektion des 4. Metakarpales. Das elegante Vorgehen nach Le Viet (6) leidet nach unserer Erfahrung durch die technischen Schwierigkeiten bei der Realisation, aber auch durch das Auftreten von residuellen Beschwerden im Bereich des Karpus an der Osteotomiestelle.

☐ Literatur

1. Caroll, R.E.: Transposition of the index finger to replace the middle finger. Clin. Orthop. 15 (1950) 27–34
2. Chase, R.A.: Functional levels of amputation in the hand. Surg. Clin. N. Amer. 40 (1960) 415–423
3. Foucher, G.: Ray resection by the palmar approach. In Kasdan, M.L., P.C. Amadio, W.H. Bowers: Technical Tips in Hand Surgery. Mosby, St. Louis 1994 (pp. 9–10)
4. Foucher, G., F. Braun, M. Merle, J. Michon: Le „doigt-banque" en traumatologie de la main. Ann. Chir. 34 (1980) 693–698
5. Le Viet, D.: Translocation de l' auriculaire par ostéotomie intracarpienne. Ann. Chir. 32 (1978) 609–612
6. Le Viet, D.: La translocation de l' auriculaire par ostéotomie intracarpienne. Ann. Chir. Main 1 (1982) 45–56
7. Le Viet, D.: La translocation de l' auriculaire par ostéotomie intracarpienne. In Tubiana, R.: Traité de Chirurgie da la Main, vol. III. Masson, Paris 1986 (pp. 982–990)
8. Louis, D.S.: Amputations. In Green, D.P.: Operative Hand Surgery, vol. I. Churchill Livingstone, New York 1988 (pp. 61–120)
9. Mahoney, J.H., G.S. Phalen, W.H. Franckelton: Amputation of the index ray. Surgery 21 (1947) 911–918
10. Merle, M., Y. Bouchon, G. Foucher, M. Jandeaux: Les Mutilations de la Main, 2e éd. Expansion Scientifique Française, Paris 1984 (pp. 95–100)
11. Peze, W., F. Iselin: Cosmetic amputations of the long finger with carpal osteotomy. Ann. Chir. Main Memb. Super. 3 (1984) 232–236
12. Posner, M.A.: Ray transposition for central digital loss. J. Hand Surg. 4 (1979) 242–257
13. Razemon, J.P.: Les translocations digitales dans les séquelles d' amputation des doigts. In Tubiana, R., J. Gosset, D.A. Campbell Reid: Les Mutilations de la Main. Monographie du Groupe d' Etude de la Main. Expansion Scientifique Française, Paris 1984 (pp. 100–105)
14. Razemon, J.P.: Technique de transposition digitale. In Tubiana, R.: Traité de Chirurgie de la Main, vol. III. Masson, Paris 1986 (pp. 976–981)
15. Steichen, J.B., R.S. Idler: Results of central ray resection without bony transposition. J. Hand Surg. 11 A (1986) 466–474

12 Rekonstruktion großer Mutilationen an der Hand

G. Dautel

Die großen Mutilationen an der Hand resultieren aus Unfällen mit Handwerksmaschinen (hydraulische Pressen, Walzen, Fräsen usw.). Bereits in der Notfallsituation müssen alle weiteren operativen Rekonstruktionsschritte festgelegt werden. Bei stattgehabter Amputation stellen die Indikation zur Replantation, die Wahl des oder der zu replantierenden Finger oder der eventuelle Rückzug auf eine Heteroretransplantation erhebliche funktionelle Konsequenzen für die Zukunft des Verletzten dar. So ist auch die Wahl einer Amputationshöhe oder für einen bestimmten Deckungslappen unter Beachtung der sekundären Rekonstruktionsmöglichkeiten zu sehen. Bei der sekundären Rekonstruktion sind zahlreiche Faktoren zu berücksichtigen, so daß die endgültige Entscheidung für eine chirurgische Technik aus jeder klinischen Situation einen einzigartigen Fall macht. Wir beschreiben zunächst die unterschiedlichen technischen Möglichkeiten und versuchen dann, die Indikationen zu schematisieren.

Chirurgische Techniken für die Rekonstruktion von Langfingern bei komplexen Mutilationen

Bei polydigitalen Mutilationen der Langfinger gibt es nur wenige technische Möglichkeiten. Die erste Option besteht bei der Rekonstruktion eines fehlenden Fingerstrahls in dem einfachen oder multiplen Transfer der 2. Zehe. Die zweite Option beinhaltet alle chirurgischen Vorgehen, die darauf abzielen, eine bessere Verwendung des verbleibenden Fingerkapitals zu erlauben. Hierunter zählen Translokation und die Fingerneuverteilung, Verlängerungstechniken, reorientierende Osteotomien sowie die klassischen Techniken der Phalangisation.

■ Transfer der 2. Zehe für die Rekonstruktion eines Langfingers
(Abb. 12.1)

Die Grundprinzipien der Präparation und der Anatomie am Donorsitus wurden bereits dargelegt. Wir betrachten hier nur die spezifischen Elemente für die Verwendung der 2. Zehe in der Rekonstruktion der Langfinger.

☐ Wahl der Donorzehe

Die Wahl zwischen der ipsi- oder der kontralateralen Zehe hängt allein von dem arteriellen Gefäßanschluß ab. Zwei prinzipielle Anschlußmöglichkeiten existieren. Das terminolaterale Anschließen auf der A. radialis im Bereich des 1. Interossärraums stellt die erste praktische Möglichkeit dar. Diese besteht unabhängig von dem Implantationssitus der Zehe. Wird jedoch eine ulnare Implantation (Ring- oder Kleinfinger) geplant, erfordert der Anschluß auf der A. radialis eine größere Länge der A. dorsalis pedis. Wenn das Vorgehen eines dorsalen Anschließens gewünscht wird, besteht die Präferenz im Heben der ipsilateralen Zehe: Das Austreten des Pedikels am lateralen (fibularen) Rand der Zehe verkürzt die erforderliche Pedikellänge. Der palmare arterielle Anschluß auf einen der Äste der superfiziellen palmaren Arkade oder auf die Arkade selbst stellt die zweite mögliche Lösung dar. In diesem Fall gibt es keine Unterschiede in der Wahl der ipsi- oder der kontralateralen Zehe.

☐ Simultane oder sukzessive multiple Transfers, doppelter Blocktransfer

Bei einer Amputation aller Langfinger stellt der Transfer einer einzigen Zehe die Möglichkeiten des pulpopulpären Griffs wieder her, bietet jedoch nur eine begrenzte Möglichkeit für digitopalmare Griffe. Stellen Kraft und Stabilität des Griffs die wichtigsten Funktionen des Patienten dar, kann die Rekonstruktion von zwei Fingerstrahlen in Betracht gezogen werden. Dann wird der Transfer von zwei 2. Zehen simultan oder sukzessive möglich. Die sicherste Lösung besteht darin, zwei unterschiedliche Gefäßimplantationsorte vorzusehen. Üblicherweise wird eine der arteriellen Anastomosen an der A. radialis durchgeführt, die andere an einem der abgehenden Äste der A. ulnaris in der Handinnenfläche. Unter diesen Umständen scheint uns die Realisation von zwei simultan durchgeführten Transfers kein erhöhtes Risiko darzustellen, außer dem der verlängerten Operationszeit. Ist eine dieser Implantationssitus nicht nutzbar, bleibt es möglich, eine doppelte terminolaterale Anastomose auf der gleichen Gefäßachse zu realisieren, wobei die Vorsicht es erfordert, diese während zweier unterschiedlicher Eingriffe durchzuführen.

Mehrere Autoren haben den doppelten in einem Block gehobenen Transfer der 2. oder 3. Zehe auf dem gleichen Hauptpedikel verteidigt (2, 12, 27, 28, 31). Bewirkt dieses Vorgehen auch keine zusätzlichen technischen Schwierigkeiten, so bestehen doch Störungen am Donorsitus, welche uns nur selten gerechtfertigt erscheinen. Wir bevorzugen den Transfer von zwei 2. Zehen gleichzeitig oder zweizeitig.

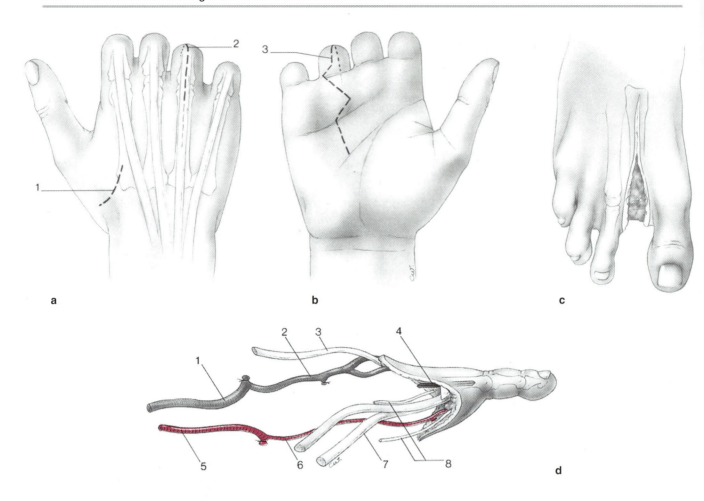

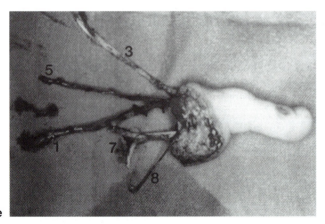

Abb. 12.**1a–g** Transfer der 2. Zehe für die Rekonstruktion von Langfingern.

a u. **b** Planung eines Transfers der 2. Zehe für die Rekonstruktion einer Amputation in dem Bereich der Grundphalanx aller Langfinger.

1 Transversale Inzision an der Basis des 1. Interossärraums für den Gefäßanschluß (lateroterminal für die Arterie, terminoterminal für die Vene, s. Text).

2 Longitudinaler Schnitt für den Zugang zum Knochen, der auch die dreieckförmige Hautinsel des Transfers aufnimmt. Der Schnitt kann bei Bedarf (gestrichelt) verlängert werden, um eine Sehnenrekonstruktion zuzulassen.

3 Palmare longitudinale Inzision, die nach Brunner in die Handfläche geführt wird, für die Präparation der palmaren Kollateralnerven.

c–e Heben der Zehe. In Anbetracht des dorsalen arteriellen Gefäßanschlusses wurde die ipsilaterale Zehe als Donorsitus gewählt.

1 V. saphena magna. 2 Oberflächliche dorsale Vene. 3 Extensorensehne. 4 Bereits intramedullär vorbereiteter Stab. 5 Fußarterie. 6 Dorsale Intermetatarsalarterie im 1. Interossärraum. 7 Flexorensehnen. 8 Plantare Kollateralnerven.

f Palmare Rekonstruktion. Die Stabosteosynthese wird durch einen schrägen antirotatorischen Kirschner-Draht vervollständigt (1). Die profunde Flexorensehne der Zehe wird mit der profunden Flexorensehne des korrespondierenden Fingers in der Handfläche anastomosiert (2). Die beiden plantaren Kollateralnerven werden in Y-Form mit dem radialen Fingernerv des Ringfingers anastomosiert (3).

g Dorsale Rekonstruktion. Pulvertaftanastomose zwischen der langen Zehenextensorensehne und der korrespondierenden Sehne am Handrücken (3). Terminoterminale Venenanastomose (2). Terminolaterale arterielle Anastomose (1).

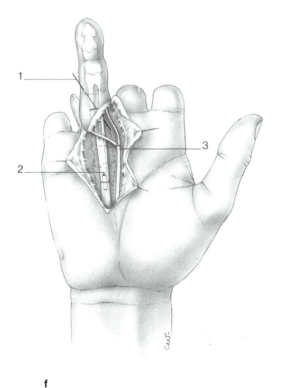
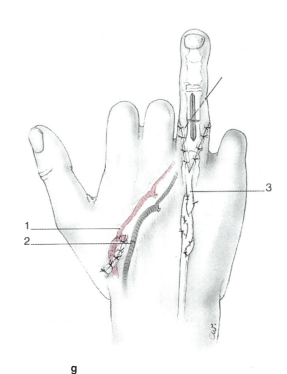

f g

Abb. 12.1f–g

☐ Wahl des Implantationssitus

Mehrere Faktoren sind zu beachten. Die Länge und die Mobilität des Daumens sowie der Zustand der ersten Kommissur sind die wichtigsten. Wenn der Daumen normal beweglich ist, erfolgt die Implantation der transferierten Zehe ulnar auf den Stumpf des 4. oder 5. Fingers, besonders wenn eine Retraktion der 1. Kommissur vorliegt. So kann ein Teil der Mobilität des karpometakarpalen Gelenks des 4. oder 5. Strahls genutzt werden, wobei eine ausreichend große 1. Kommissur gebildet wird. Dieser Implantationssitus ist jedoch gelegentlich aufgrund der nutzbaren Metakarpophalangealgelenke begrenzt. Hier können die Charakteristika des Verletzungsmechanismus den Implantationsort der Zehe auf das einzig verbleibende Metakarpophalangealgelenk beschränken. Der funktionelle Gewinn, der durch die Mobilität des Gelenks unter dem Einfluß der intrinsischen Muskulatur repräsentiert wird, ist erheblich, und es bleibt das Interesse an dem Erhalt dieser Gelenke bei Bedarf durch Deckung mit einem Lappen während der ersten operativen Bestandsaufnahme zu betonen.

☐ Osteosynthese

Die Osteosynthese erfolgt üblicherweise zwischen der Grundphalanx des Empfängers und der Grundphalanx der transferierten Zehe. Die Osteosynthese durch Verbindung eines intramedullären Stabs mit einem antirotatorischen Draht hat den Vorteil, eine einfache Einstellung der Rotation zuzulassen. Wenn die Daumenkolumne vollständig intakt verbleibt und die Möglichkeiten der Opposition und der axialen Rotation vorliegen, kann die Zehe rotatorisch entsprechend dem rekonstruierten Finger orientiert fixiert werden.

Wurde dagegen der Daumen auch rekonstruiert oder besteht präoperativ eine eingeschränkte Opposition, ist es zu bevorzugen, die Zehe absichtlich in einer Rotationsposition einzustellen, die das Erreichen der Daumenpulpa mit derjenigen der Zehe erleichtert. Weist die Restbasis der Grundphalanx eine insuffiziente Länge auf, um einen intramedullären Stab zu nutzen, bleibt die Fixation mit 2 Kirschner-Drähten die allgemein angewandte Lösungsmöglichkeit.

☐ Sehnenrekonstruktion

Die Anastomosen der Extensorensehnen erfolgen am Handrücken. Kam es in der Notfallsituation nicht zu einem ausgedehnten Débridement, werden die Sehnen am Handrücken lokalisiert. Am Fuß kann leicht eine ausreichende Länge gewonnen werden, um eine Pulvertaft-Anastomose zu verwirklichen. Häufig ist dagegen zu beobachten, daß die Flexorensehnen bis in den Bereich des Karpaltunnels oder des Unterarms retrahieren, wodurch das Heben einer entsprechenden Länge am Fußrücken erforderlich ist. Es kann jedoch auch plantar eine Flexorensehne von korrespondierender Länge gewonnen werden. Hierbei kommt es zuletzt zum Absetzen der Sehne proximal. Wurde die Zehe nach proximaler Resektion des Metatarsales in Inselform auf ihrem Gefäßstiel isoliert, kann die Plantarmuskulatur leicht auseinandergehalten werden und das proximale Absetzen der Flexorensehnen ermöglichen.

☐ Nervenrekonstruktion

Wie für die Flexorensehnen muß die erforderliche Länge für jeden der plantaren Nerven während der Präparation am Empfängersitus definiert werden. Die intraneurale Präparation beider Zehennerven des 1. und 2. Interossärraums ist fast immer erforderlich, um über eine ausreichende Länge zu disponieren. Die inkongruente Größe der palmaren und plantaren Nerven erfordert eine Y-förmige Anastomose beider transferierter Zehennerven auf einen einzigen Empfängerfingernerv.

☐ Venenrekonstruktion

Erfolgt der arterielle Anschluß im Bereich des 1. Interossärraums terminolateral auf die A. radialis, kann die Venenanastomose über den gleichen Zugang zwischen der V. saphena magna und einer oberflächlichen radialen Vene realisiert werden. Erfolgt dagegen der arterielle Anschluß in der Handfläche, wird ein zweiter Zugang am Handrücken erforderlich. Dieser läßt sowohl die Sehnenrekonstruktion als auch die Venenanastomose mit einer Vene vom Handrücken zu.

☐ Technik des gefäßzuführenden Lappens

Bestimmte Handamputationen erfordern zunächst die Deckung des Stumpfs mit einem Lappen, dem das rekonstruktive Vorgehen durch Zehentransfer folgt. Diese Situation besteht, wenn in der Notfallsituation einfache dünne Hauttransplantate zirkumferentiell die Deckung des Amputationsstumpfs sichern mußten. Dieser dünne und adhärente Hautmantel ist für sekundärchirurgische Eingriffe schlecht geeignet. Auch ist es bei ausgedehnten Hautverletzungen über den Weichteilen nicht selten, daß die hauptsächlichen Gefäßanschlußorte von dem initialen Trauma zerstört wurden. Ein gefäßzuführender Lappen sichert die zuvor unumgängliche Hautdeckung und ergibt für den späteren Zehentransfer eine Gefäßbrücke. Der chinesische Lappen verfügt über die geforderten Qualitäten. Seine geringe Dicke läßt ihn sowohl auf der palmaren als auch auf der dorsalen Seite zur Anwendung kommen. Er verfügt über einen axialen Pedikel, der arteriell und venös bestückt ist. Die Revaskularisation der Zehe erfolgt über eine terminolaterale Anastomose zwischen der A. dorsalis pedis und der A. radialis am chinesischen Lappen (Abb. 12.**8**).

■ Weitere Rekonstruktionstechniken für die Langfinger

☐ Fingertranslokationen

Die Prinzipien des Vorgehens wurden schon vorgestellt. Liegt lediglich eine Amputation des Mittel- oder Ringfingers vor, kann durch die Translokation eine anormal große Kommissur verkleinert und sowohl die Funktion als auch die Ästhetik der Hand verbessert werden.

☐ „On top plasty", Fingerneuverteilung und Fingerbank

Bestehen nach einem initialen Trauma polydigitale Läsionen benachbarter Finger auf unterschiedlichen Höhen, kann die globale Funktion der Hand durch Neuverteilung funktioneller Einheiten in Inselform verbessert werden.

Hier kommt die korrigierende Chirurgie der Fingerbank zur Anwendung (s. Bd. I). Ein Beispiel wird in Abb. 12.**2** dargelegt. Das proximale Interphalangealgelenk des Ringfingers ist intakt, funktionell jedoch kaum zu nutzen, da die Flexorensehnen nicht mehr vorhanden sind und eine distale Amputation dieses Fingers besteht. Der Zeigefinger liegt in der gesamten Länge mit sensibler Pulpa vor, weist jedoch eine Destruktion des proximalen Interphalangeal- und des Metakarpophalangealgelenks auf. Der Transfer der zwei distalen Phalangen des Zeigefingers auf den bestehenden Stumpf der Mittelphalanx vom Ringfinger erlaubt die Wiederaufnahme der Funktion des intakten proximalen Interphalangealgelenks vom Ringfinger.

☐ Fingerverlängerung

Die Technik nach Matev ist prinzipiell für den Daumen adaptiert. Das Verfahren kann jedoch auch an den Langfingern angewandt werden. Eine Verlängerung eines Fingerstumpfs kommt nur dann in Frage, wenn Kontraindikationen für einen Zehentransfer vorliegen. Die Verlängerung erfolgt im Bereich des Metakarpales und geschieht wie am Daumen mit einer transversalen diaphysären Osteotomie, gefolgt von einer zunehmenden Distraktion mit Fixateur externe. Am Ende der Verlängerung wird der Knochensubstanzverlust mit einem zwischengeschalteten Transplantat ausgefüllt. Die Verlängerung des Metakarpales kann auch mit einem Zehentransfer kombiniert werden (Abb. 12.**7**).

☐ Phalangisation des fünften Metakarpales

Die Indikationen zu diesem Vorgehen sind sehr viel seltener geworden, da sie in Konkurrenz zu den mikrochirurgischen Zehentransfers stehen. Das Verfahren, das am 1. und 5. Metakarpale angewandt werden kann, zielt auf die Vertiefung der interdigitalen Kommissur, möglichst unter Verbesserung der Mobilität des phalangisierten Metakarpales (23, 24). Liegt eine erhebliche bilaterale Mutilation vor oder besteht eine Kontraindikation zu einem mikrochirurgischen Transfer, kann die Phalangisation erwogen werden. Sie kann auch in Kombination mit einem Zehentransfer genutzt werden, besonders bei transmetakarpaler Mutilation. Die Phalangisation, realisiert während eines ersten operativen Eingriffs, erlaubt dann die Erhöhung der Gesamtmobilität des durch Zehentransfer rekonstruierten Fingerstrahls. Die technischen Prinzipien der Phalangisation des 5. Metakarpales wurden von Tubiana (23) definiert. Der Eingriff besteht in der Öffnung der Kommissur zwischen dem 4. und 5. Metakarpale. Der gemeinsame Fingernerv im 4. Interossärraum wird intraneural präpariert, um die faszikulären Kontingente des 5. von denen des 4. Fingerstrahls zu trennen. Das intermetakarpale Ligament wird reseziert, genau wie die Junctura tendinum, die den Extensorenapparat des 4. mit dem des 5. Fingers verbindet. Der 4. dorsale Interosseusmuskel wird ebenfalls reseziert, um den Intermetakarpalraum freizugeben (Abb. 12.**3**).

Wenn notwendig, besonders bei verkürztem oder eingesteiftem Daumen oder Neo-Daumen, können zur Verbesserung des elementaren Pinch-Griffs zusätzliche Eingriffe zwischen dem 1. und 5. Strahl erfolgen (23). Der Transfer des terminalen Sehnenendes vom 4. palmaren Interosseusmuskel auf den ulnaren Rand des 5. Metakarpales verleiht diesem eine pronatorische Bewegung und verbessert die

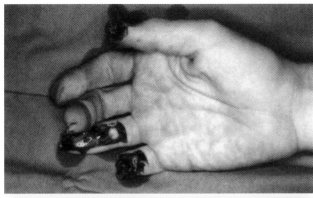
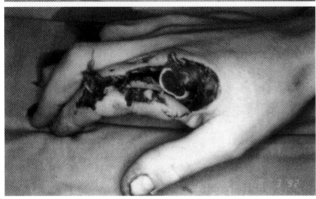
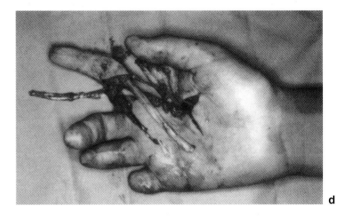
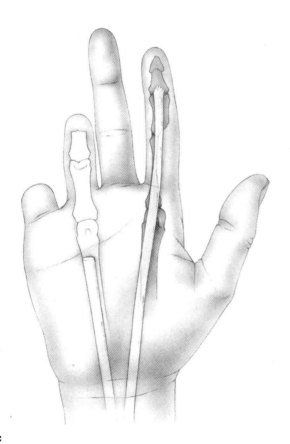
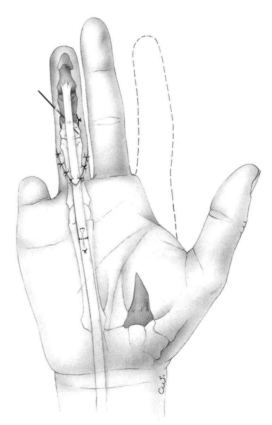

Abb. 12.**2a–g** Die Fingerbank bei der Rekonstruktion multidigitaler Amputationen.
a–c Bei der Verletzung durch eine Sägemaschine bleibt lediglich der Mittelfinger erhalten. Am Zeigefinger zeigt sich eine Destruktion des Metakarpo- und des proximalen Interphalangealgelenks, die Flexorensehnen sind noch intakt. Am Ringfinger besteht ein ausgedehnter Substanzverlust der Flexorensehnen, das proximale Interphalangealgelenk ist unversehrt.
d u. **e** Nach der Erstversorgung der verschiedenen Hautsubstanzverluste in der Notfallsituation erfolgt sekundär der Transfer einer Kompositionsinsel unter Mitnahme der Mittel- und Endphalanx des Zeigefingers auf den Ringfingerstumpf, um die Restfunktion des proximalen Interphalangealgelenks an diesem Finger zu nutzen. Die profunde Flexorensehne des Zeigefingers wurde durchtrennt und in der Handfläche auf das proximale Ende der tiefen Flexorensehne des Ringfingers genäht. Die Gefäß-Nerven-Strukturen des Zeigefingers verbleiben in Kontinuität (Inseltransfer).

12 Rekonstruktion großer Mutilationen an der Hand

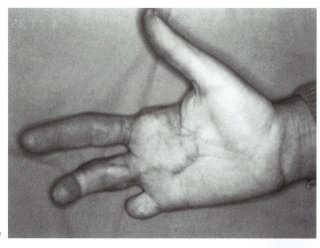
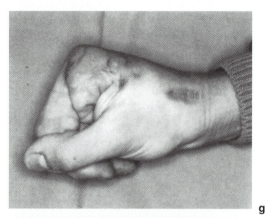
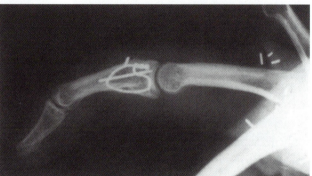

Abb. 12.**2a–g** (Fortsetzung)

f u. **g** Funktionelles Ergebnis. Der Zeigefinger wurde in der Technik nach Chase amputiert, sein proximales und distales Interphalangealgelenk befinden sich nunmehr auf dem Ringfinger.

h Radiologisches Ergebnis am Ringfinger: Mittel- und Endphalanx stammen vom Zeigefinger, das proximale Interphalangealgelenk stammt von dem beim Trauma verschonten Ringfinger.

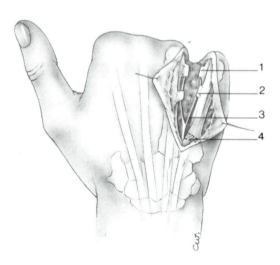
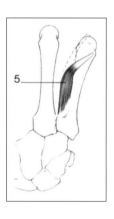

Abb. 12.**3** Operative Schritte einer Phalangisation des 5. Metakarpales. Die Öffnung des Raums zwischen dem 4. und 5. Metakarpale beinhaltet eine Durchtrennung des intermetakarpalen Ligaments (1) und der Junctura tendinea, die die Extensorensehnen des 5. mit denjenigen des 4. Fingers verbinden (2), sowie eine Auftrennung des gemeinsamen Fingernerven im 4. Interossärraum durch intraneurale Präparation (3). Eine keilförmige Osteotomie an der Basis des Metakarpales kann für die erleichterte Opposition mit dem Daumen genutzt werden (4). Der dorsale Interosseusmuskel im 4. Interossärraum ist hier nicht dargestellt, da er abgesetzt wurde. Der palmare 4. Interosseusmuskel kann von der radialen auf die ulnare Seite des 5. Metakarpales versetzt werden, um einen pronatorischen Effekt auszuüben.

Opposition des 5. Metakarpales. Die Resektion des 4. Metakarpales kann die Kommissur weiter vergrößern. Zuletzt kann eine keilförmige Osteotomie an der Basis des 5. Metakarpales erfolgen, wodurch ein Winkel entsteht, der die Gegenüberstellung zur Daumenkolonne weiter verbessert. Am Ende dieser unterschiedlichen Eingriffe muß ein dermoepidermales Transplantat auf die neue Kommissur aufgebracht werden.

Chirurgisches Vorgehen für die Daumenrekonstruktion bei komplexen Mutilationen

Das chirurgische Vorgehen für die Rekonstruktion des Daumens wurde in Kapitel 10 vorgestellt. Hier werden zusätzliche Möglichkeiten bei komplexen Mutilationen angegeben.

Rekonstruktion des Daumens durch Pollizisation eines Fingerstumpfs

Die Möglichkeiten der Fingerbank müssen bei allen Mutilationen an Daumen und Langfingern geprüft werden. Die Morbidität des Hebevorgangs ist geringer als bei der Pollizisation eines Langfingers.

Pollizisation eines Zeigefingerstumpfs

Die hauptsächliche Indikation wird durch die Verbindung einer transmetakarpalen Amputation des Daumens mit einer Amputation des Zeigefingers im Bereich der Grundphalanx repräsentiert. Die Schnittführung und die technischen Etappen entsprechen denen der Zeigefingerpollizisation. Das Metakarpophalangealgelenk vom Zeigefinger und der Fingerstumpf der Grundphalanx werden in Inselform unter Verwendung der palmaren Pedikel des zu nutzenden Fingers präpariert. Der Zeigefinger wird anschließend in der Technik nach Chase (s. Kap. 11) proximal abgesetzt. Am Daumen erlauben die erhaltene Thenarmuskulatur und die extrinsischen Extensoren das Wiederherstellen einer Mobilität des Metakarpophalangealgelenks in Extension/Flexion und in Opposition. Verglichen mit einer klassischen Pollizisation krankt das funktionelle und ästhetische Endergebnis an dem Fehlen eines pulpoungualen Endes, was pulpopulpäre Präzisionsgriffe behindert. Dagegen besteht eine geringe Hebemorbidität, und die Gesamtfunktion der Hand wird durch die Fingerneuverteilung verbessert.

Weitere Stumpfpollizisationen

Unabhängig von der vorliegenden Situation kann ein Fingerstumpf pollizisiert werden. Handelt es sich um einen randständigen Finger (Zeige- oder Kleinfinger), kann eine proximale transmetakarpale Amputation des Donorfingers erfolgen. Wird der Mittel-oder Ringfinger als Stumpf pollizisiert, ist es möglich, die durch das Heben entstehende anormal große Kommissur durch eine Fingertranslokation zu verkleinern (2/3 oder 5/4).

Daumenrekonstruktion durch Pollizisation eines eingesteiften oder unsensiblen Fingers

Ein definitiv eingesteifes proximales Interphalangeal- oder Metakarpophalangealgelenk eines Langfingers stellt ein Argument zugunsten seiner Verwendung für die Rekonstruktion des Daumens durch Pollizisation dar. Liegt eine Gelenkeinsteifung am Zeigefinger vor, ist die Indikation besonders günstig, da dieser Finger unweigerlich dem Ausschluß aller feinen pollizidigitalen Griffe unterliegt. Nach der Pollizisation eines eingesteiften proximalen Interphalangealgelenks vom Zeigefinger wird dieses zum Metakarpophalangealgelenk des Neo-Daumens, und eine Einsteifung stellt bei intaktem Trapeziometakarpalgelenk lediglich eine sekundäre funktionelle Behinderung dar. So bedeuten Verletzungen des radialen Gefäß-Nerven-Stiels am Zeigefinger eine erhebliche funktionelle Behinderung, da sie die Sensibilität der dominanten Hemipulpa betreffen, die mit dem Daumen bei allen feinen Griffen erforderlich ist. Nach der Pollizisation wird dieser Teil der Hemipulpa zur radialen nichtdominanten Pulpa des neugebildeten Daumens, die funktionell nicht im Vordergrund steht.

Rekonstruktion distaler Daumenamputationen durch Pollizisation eines Fingerendes

Hier handelt es sich um eine einfache Variante des klassischen Vorgehens der Pollizisation unter Nutzung der Fingerbank. Werden bei einem Trauma das distale Daumenende (Grundphalanx und Interphalangealgelenk) und der mittlere Anteil des Zeigefingers (Grundphalanx, proximales Interphalangealgelenk und Mittelphalanx) zerstört, erlaubt die Pollizisation der Endphalanx des Zeigefingers die Rekonstruktion des Daumenendes. Es besteht keine Indikation für eine Rekonstruktion am Zeigefinger aufgrund der erheblichen Zerstörung sowie des Substanzverlusts von Knochen und Gelenken.

Daumenrekonstruktion durch Fingerverlängerung und Phalangisation

Bei komplexen Traumen mit multiplen Amputationen kann dieses Verfahren nur dann in Betracht gezogen werden, wenn keine der vorher beschriebenen Alternativen genutzt werden kann (Pollizisation eines Fingerstumpfs) und wenn Kontraindikationen für mikrochirurgische Verfahren vorliegen.

Rekonstruktion von pluridigitalen Amputationen unter Erhalt des ersten Strahls

Amputation aller Langfinger

Diese Situation wird häufig angetroffen. Meist liegen Quetsch- oder Avulsionsmechanismen vor, die auftreten, wenn die Hand Werkstücke in eine Maschine füttert oder diese führt und von der Maschine gefaßt wird. Der Daumen bleibt oft aufgrund seiner geringeren Länge und eines reflexartigen Rückziehens verschont. Die Wahl des Rekonstruktionsverfahrens hängt hauptsächlich von der Amputationshöhe ab.

Amputationen mit Verbleib eines oder mehrerer normal mobiler proximaler Interphalangealgelenke

Hier kann das Rekonstruktionsprogramm nur begrenzte Ambitionen entwickeln. Sind die Gelenke normal beweglich und weisen sie eine ausreichende Länge der Mittelphalanx auf, bleibt der Finger-Daumen-Griff weiter möglich. Bei normal sensiblen Fingerstümpfen, die gut gepolstert und nicht schmerzhaft sind, wird keine weitere Rekonstruktion erforderlich, Zehentransfers aufgrund ästhetischer Motive bleiben zweifelhaft. Allein spezielle berufliche Bedürfnisse für stabile und präzise pulpopulpäre Griffe können bei einem jungen Patienten einen Transfer der 2. Zehe rechtfertigen.

Konnte auch nur ein einziges dieser Gelenke erhalten werden, kann ein Zehentransfer auf einen benachbarten Finger in Betracht gezogen werden, um einen tridigitalen, stabilen und kräftigen Griff zu rekonstruieren (Abb. 12.**4**). Dann muß die Länge des durch den Zehentransfer zu rekonstruierenden Fingers so geplant werden, daß sich die beiden Interphalangealgelenke (bei intaktem proximalem Interphalangealgelenk des zu rekonstruierenden Fingers) auf gleicher Höhe befinden. Hierfür kann es erforderlich sein, den Grundphalanxstumpf am Empfängersitus zu kürzen. Wenn die gesamte Länge der Grundphalanx am Empfängerfinger und die Grundphalanx der transferierten Zehe erhalten bleiben, weist der rekonstruierte Finger eine proximale Phalanx von ekzessiver Länge auf, der nur über ein proximales Interphalangealgelenk geringer Beweglichkeit verfügt (nach Beendigung des krankengymnastischen Nachbehandlungsprogramms liegt eine Beweglichkeit von 30 Grad vor, die üblicherweise als aktive Flexions-/Extensionsbeweglichkeit des proximalen Interphalangealgelenks verbleibt.) Ein solcher Daumen ist nicht in der Lage, den Nachbarfinger beim Beugevorgang für Fingerhohlhandgriffe zu begleiten und stellt ein funktionelles Hindernis dar. (Die Berechnung der idealen Länge für den Zehentransfer erfolgt nach unterschiedlichen Regeln, wenn der benachbarte Finger intakt vorliegt und über eine Pulpa verfügt). Immer wenn eine Wahl für den Implantationsort einer solchen Zehe möglich ist, muß der Anschluß auf einem ulnaren Finger bevorzugt werden, damit die Kapazität des globalen Beugevorgangs der Hand verbessert wird. Auch wird die Implantation eines gering sensiblen Fingerendes in radialer Stellung vermieden, welches bei feinen pollizidigitalen Griffen ausgeschlossen würde. Die ulnare Implantation hat auch den Vorteil, sekundär eine proximale Amputation eines Zeigefingerstumpfs zuzulassen, wenn eine Vergrößerung der 1. Kommissur erforderlich wird.

☐ Amputation aller Langfinger im Bereich der Grundphalanx

Die entstehende funktionelle Behinderung rechtfertigt eine mikrochirurgische Rekonstruktion durch Zehentransfer. Ohne Rekonstruktionsverfahren ist kein feiner pulpopulpärer Griff möglich, und die groben Griffkapazitäten sind erheblich vermindert. Unsere Erfahrung nach erfordert eine solche Situation ein Überdenken der Altersgrenze, die klassischerweise für einen Zehentransfer angenommen wird. Mehrere Möglichkeiten für die Rekonstruktion können erwogen werden.

Transfer einer einzigen 2. Zehe. Dieses stellt die einfachste Option dar (Abb. 12.**5** u. 12.**6**). Das Ziel besteht in der Rekonstruktion eines feinen pulpopulpären Griffs unter Betonung der Präzisionsgriffe. Sind alle Metakarpophalangealgelenke der Langfinger disponibel, erfolgt die Implantation am Ringfinger, um über die größtmögliche kommissurale Öffnung zu verfügen.

Multiple Transfers. Der Transfer von zwei 2. Zehen weist den Vorteil der Rekonstruktion eines tridigitalen Griffs auf, der stabiler und kräftiger ist, als durch einen einzelnen Transfer erreicht werden kann. Zum Zeitpunkt des Festlegens des chirurgischen Behandlungsplans stellen die funktionellen Bedürfnisse und Notwendigkeiten des Patienten einen entscheidenden Faktor dar. Wir haben bereits unsere Vorliebe für den simultanen oder sukzessiven Transfer von zwei 2. Zehen im Gegensatz zu dem Transfer der 2. oder 3. Zehe im Monoblockverfahren beschrieben (Abb. 12.**5**).

■ Multiple Amputationen der Langfinger unter Erhalt eines gesamten Fingerstrahls

Liegt neben dem Daumen nur noch ein einziger erhaltener Fingerstrahl vor, kann ein Zehentransfer die Handfunktion dadurch verbessern, daß die Oberfläche beim Faustschluß vergrößert wird. Der Transfer der Zehe auf das direkt dem

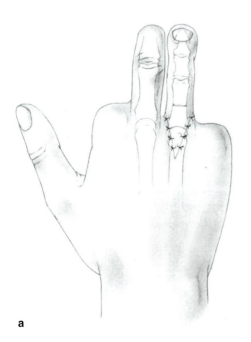
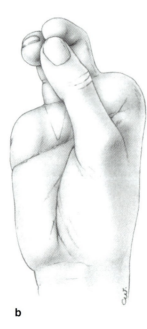

Abb. 12.**4a** u. **b** Rekonstruktion einer polydigitalen Amputation mit einem einzigen intakten proximalen Interphalangealgelenk.
a Transfer einer 2. Zehe auf den Ringfinger, um das bestehende Metakarpophalangealgelenk sowie die Mobilität des Karpometakarpalgelenks zu nutzen.
b Die Länge der Grundphalanx wurde so berechnet, daß die Pulpaenden bei einem tridigitalen Griff aufeinandertreffen.

Rekonstruktion bei vollständigen Amputationen (fingerlose Hand) 303

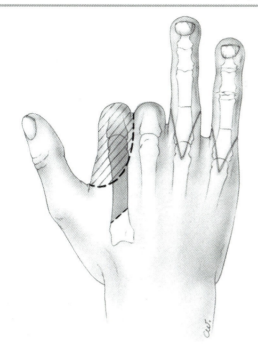

Abb. 12.**5** Rekonstruktion einer polydigitalen Amputation, bei der alle Finger im Bereich der Grundphalanx betroffen wurden. Wird ein einzelner Transfer geplant, ist dieser am Ringfinger zu plazieren, wenn die Daumenkolonne normal mobil ist und das Metakarpophalangealgelenk des 4. Fingers genutzt werden kann. Erfordern die funktionellen Bedürfnisse des Patienten die Rekonstruktion eines tridigitalen Pinch-Griffs, wird eine weitere 2. Zehe auf den Kleinfinger plaziert. Eine proximale Amputation des 2. Strahls kann dann erfolgen, wenn die 1. Kommissur erweitert werden muß.

intakten Finger benachbarte Metakarpophalangealgelenk ist zu bevorzugen, um eine anormal große Kommissur zu vermeiden. Die Conditio sine qua non für die Realisation eines solchen Zehentransfers ist das Vorliegen zumindest eines Metakarpophalangealgelenks. Wenn die Wahl möglich ist, ist die zu transferierende Zehe ulnar zum verbliebenen Langfinger zu plazieren. Dieser sensible und normal bewegliche Finger wird alle feinen pollizidigitalen Griffe, die Präzision und Geschicklichkeit erfordern, durchführen. Die transferierte Zehe kommt bei globalen Faustschlußbewegungen und großen Objekten zum Einsatz, wobei ihre Rolle in der Verbesserung des Faustschlußablaufs, der Stabilität und der Kraftentwicklung während des Greifvorgangs besteht (Abb. 12.**7**).

Liegen zwei Langfinger intakt vor, ist ein Zehentransfer für funktionelle Bedürfnisse schwieriger zu rechtfertigen. Zwei normal bewegliche Langfinger reichen für eine gute Kontrolle bei der Mehrzahl aller Greifvorgänge aus. Wenn eine Amputation der beiden ulnaren Finger vorliegt, wird hauptsächlich die Kraftentwicklung des Greifvorgangs durch Einschränkung des Beugevorgangs betroffen. Dagegen wirkt sich die Amputation von zwei radialen Fingern hauptsächlich auf die Präzision und die Geschicklichkeit aus.

Rekonstruktion bei vollständigen Amputationen (fingerlose Hand)

Wurden alle Langfinger amputiert, besteht das Behandlungsziel in der Wiederherstellung eines elementaren Pinch-Griffs. Die Wahl des Donorsitus und des Niveaus zur Implantation hängt hauptsächlich von den Amputationshöhen ab.

■ Doppelter Zehentransfer (Abb. 12.**8**)

Hierbei geht es hauptsächlich um die elektive Rekonstruktion eines Langfingers und des Daumens. Wir bevorzugen das sukzessive Transferieren der Zehen und beginnen üblicherweise mit der Rekonstruktion des Daumens. Nach einigen Wochen krankengymnastischer Nachbehandlung ist es leichter, die Beweglichkeit des rekonstruierten Fingers zu beurteilen, wodurch der Implantationsort und die Ausrichtung des zweiten Zehentransfers beeinflußt werden.

☐ Rekonstruktion des Daumens

Die Wahl des Donorsitus ist abhängig von der Amputationshöhe. Liegt das Metakarpophalangealgelenk intakt vor, ist es möglich, einen Transfer des Typs Morrison in Betracht zu ziehen, wobei die Mobilität des Metakarpophalangeal- und des Trapeziometakarpalgelenks die fehlende Beweglichkeit des Interphalangealgelenks kompensieren. Hat eine Amputation des Daumens proximal des Metakarpophalangealgelenks stattgefunden, ist der Transfer einer 2. Zehe zu bevorzugen. Steht nach dem Trauma die gesamte Länge des Metakarpales, ist es möglich, die 2. Zehe ohne Metatarsophalangealgelenk zu transferieren. Hierdurch werden die Schwierigkeiten bei der Stabilisation einer Gelenkkette mit 3 Gelenken vermieden und der Längendefekt wird durch die gute Beweglichkeit des neu gebildeten Daumens bei der in diesem Fall immer vorliegenden Thenarmuskulatur kompensiert.

Weiter proximal gelegene Amputationen bedürfen dagegen des Hebens der Zehe mit Metatarsophalangealgelenk. Die schräg verlaufende Osteotomie des Köpfchens am Metakarpale, welche der Hyperextension dieses Gelenks entgegenstehen soll, wurde bereits beschrieben. Es ist auch möglich, an der Zehe eine größere Länge des 2. Metatarsales zu heben, um eine weiter proximal gelegene Amputation zu rekonstruieren.

Die nahe am Trapeziometakarpalgelenk gelegenen Amputationen weisen zwei zusätzliche technische Probleme auf. Zunächst erfordert auch ein partiell gehobenes 2. Metatarsale die zuvor erfolgende Deckung durch einen Hautlappen, um über einen relativen Hautüberschuß zu verfügen, der für das Decken des Metakarpales am neu gebildeten Daumen erforderlich ist. Auch werden die proximalen Amputationen häufig von einer mehr oder weniger vollständigen Destruktion der Thenarmuskulatur begleitet. Das Reanimieren des neu gebildeten Daumens unterliegt sekundären Muskeltransfers zum Wiedergewinnen der Opposition. Dieses wiederum unterstellt die Integrität des Trapeziometakarpalgelenks. Ist dieses zerstört, bleibt es immer noch möglich, die Zehe auf das Os scaphoideum zu plazieren. Dann ist eine Oppositionsbewegung nicht mehr möglich, und der Pinch-Griff hängt ausschließlich von der Mobilität der extrinsischen Muskulatur ab. Diese in einer einzigen Ebene bestehende Beweglichkeit muß bei der Realisation eines zweiten Zehentransfers berücksichtigt werden.

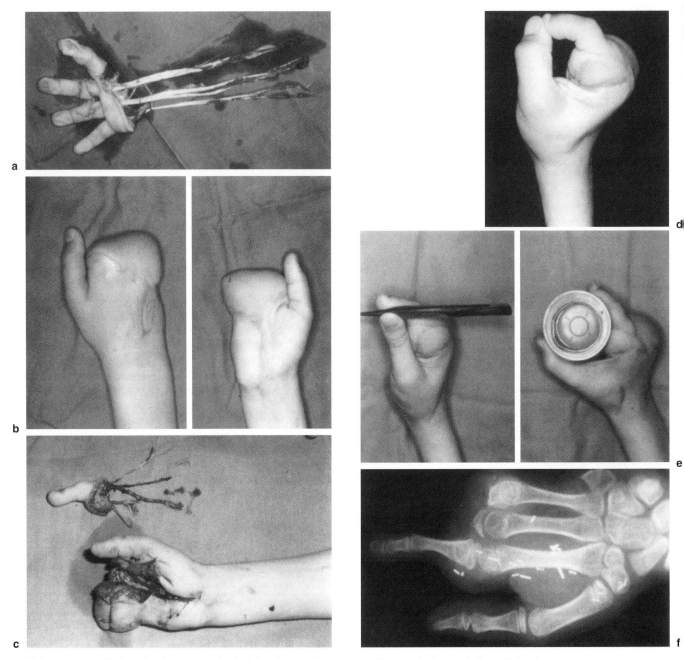

Abb. 12.**6a–f** Rekonstruktion einer polydigitalen Amputation der Langfinger mit einem einzigen Zehentransfer.
a Avulsionsamputation aller Langfinger bei einem 8jährigen Kind.
b Mißerfolg der Replantation und des Deckungslappens. Allein das Metakarpophalangealgelenk des Zeigefingers bleibt intakt, wodurch die Zahl der möglichen Transfers durch die vorgegebene Position eingeschränkt wird.
c Transfer der 2. Zehe auf den Zeigefinger.
d–f Funktionelles und radiologisches Ergebnis. Zu beachten ist die persistierende Öffnung der Epiphysenplatten an der transferierten Zehe.

☐ Fingerrekonstruktion

Wenn die erste 2. Zehe für die Rekonstruktion des Daumens verwandt wurde, bleibt nur noch eine weitere 2. Zehe für die Rekonstruktion eines einzelnen Langfingers übrig. Wir wiederholen, daß der doppelte Transfer (2. und 3. Zehe im Monoblock) den Vorteil aufweist, das Heben dieser beiden Zehe am gleichen Fuß zuzulassen. Wir halten dieses aufgrund der funktionellen und ästhetischen Störungen am Donorsitus kaum für gerechtfertigt. Bleibt nur ein einziges Metakarpophalangealgelenk erhalten, wird dieses imperativ zum Implantationssitus für die Zehe, außer wenn eine sekundäre Fingertranslokation vorgesehen ist. Eine Ausnahme besteht auch dann, wenn dieses Metakarpophalangealgelenk auf einem der beiden radialen Finger (Zeige- oder Mittelfinger) liegt und es erforderlich ist, die Kapazitäten zur Öffnung der Kommissur zu verbessern. Bleiben mehrere Metakarpophalangealgelenke intakt, erfolgt die Wahl für das Implantieren nach den bereits beschriebenen Regeln (bevorzugt ulnar). Liegt kein Metakarpophalangealgelenk vor, wird die Zehe auf einem Os metacarpale mit einer Metakarpophalangealgelenkarthrodese befestigt. Hier ist es nicht wünschenswert, einen Zehentransfer mit dem Metatarsophalangealgelenk zu planen, da Möglichkeiten für die Reanimation der intrinsischen Muskulatur nicht vorhanden sind. Das Fehlen des Metakarpophalangealge-

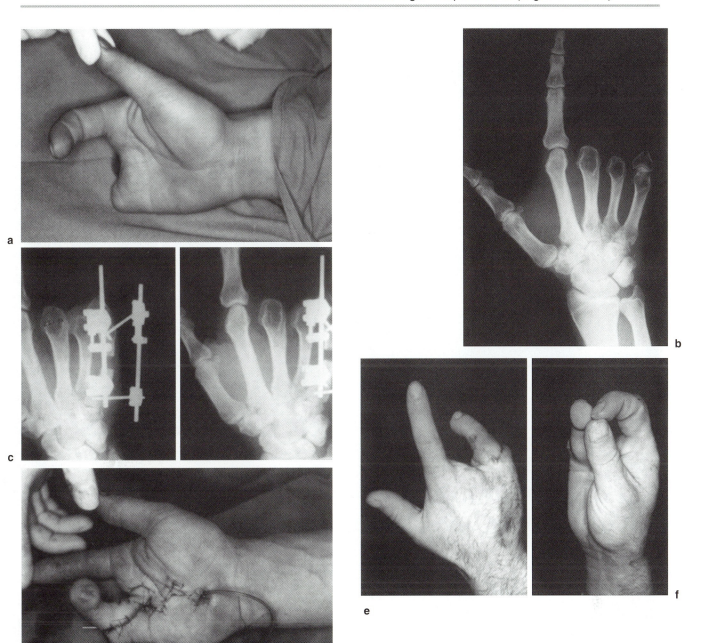

Abb. 12.7 a–f Rekonstruktion durch Zehentransfer bei Vorliegen eines einzelnen Langfingers.
a u. b Polydigitale Amputation, welche den Zeigefinger und das Metakarpophalangealgelenk des Kleinfingers verschont hat. Der Manualarbeiter wünscht eine größere Stabilität seines Greifvermögens.
c Aufgrund des kurzen Grundphalanxstumpfs am Kleinfinger einerseits und nach Erprobung der simulierten Situation durch Konfektion einer Orthese im Größenverhältnis der zu transferierenden Zehe andererseits wurde zunächst eine Verlängerung des Empfängerfingerstrahls erforderlich.
d Transfer der 2. Zehe auf den Kleinfinger.
e u. f Tridigitaler Griff, funktionelles Ergebnis.

lenks vermindert erheblich die globale Mobilität des rekonstruierten Fingerstrahls. Bleibt der Daumen wenig mobil, muß die Pulpa des zweiten Zehentransfers mit Absicht in radialer Position und bevorzugt auf dem Mittelfinger gegenüber dem Ringfinger implantiert werden. Wurde die transferierte Zehe ulnar implantiert, kann bei Bedarf sekundär eine Vertiefung und Vergrößerung der 1. Kommissur realisiert werden, wenn ein proximales Absetzen des 2. Metakarpales nicht erfolgte.

■ Rekonstruktion vollständiger Fingeramputationen durch einen einzigen Zehentransfer

☐ Transfer auf den radialen Unterarm (25)

Fand die Amputation im Bereich des Radiokarpalgelenks statt oder verbleibt nur ein kleiner nichtmobiler Anteil der ersten Handwurzelreihe, kann ein Transfer auf dem Radius geplant werden, der in unseren Augen die bessere Lösung gegenüber der klassischen Alternative des Krukenberg-

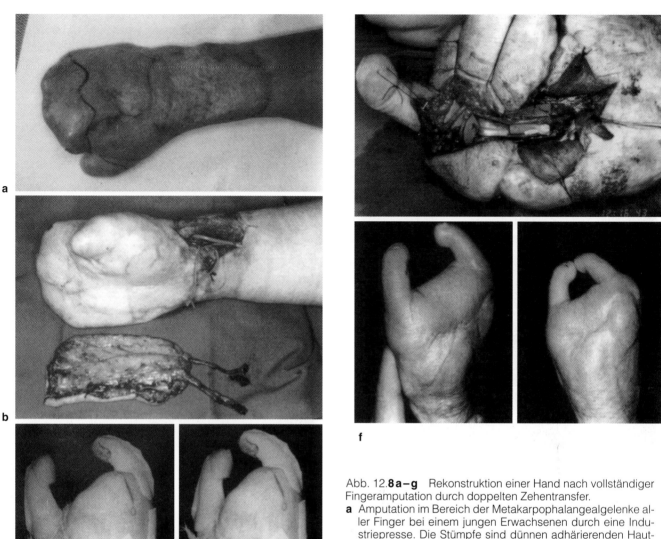

Abb. 12.**8a–g** Rekonstruktion einer Hand nach vollständiger Fingeramputation durch doppelten Zehentransfer.
a Amputation im Bereich der Metakarpophalangealgelenke aller Finger bei einem jungen Erwachsenen durch eine Industriepresse. Die Stümpfe sind dünnen adhärierenden Hauttransplantaten gedeckt.
b In einem ersten Schritt werden die Stümpfe mit einem freien chinesischen Unterarmlappen gedeckt.
c u. **d** Präoperative Simulation für die Bestimmung des Volumens und der Länge der zu transferierenden Zehen. Die Beweglichkeit wird über die intrinsische Muskulatur gesichert.
e Die erste Transplantation erfolgt auf den Ringfinger, die am weitesten distal gelegene Möglichkeit des radialen Unterarmlappens. Terminolaterale Anastomose auf die A. radialis. Neben der Hautdeckung garantiert der chinesische Lappen die Verfügbarkeit über einen Gefäßanschluß.
f u. **g** Ergebnis nach der zweiten Transplantation zur Rekonstruktion des Daumens.

Eingriffs darstellt (7, 22). In der von Vilkki (25) vorgeschlagenen Technik wird die 2. Zehe am radialen Rand des Radius befestigt, wobei der Hebevorgang die funktionelle kommissurale Einheit des 1. Interossärraums am Fuß mitnimmt, bei Bedarf beginnend am lateralen Rand der Großzehe, um dem Transfer eine sensible, unbehaarte und stabile Haut zu geben. Bei der proximalen Lokalisation der Zehenfixation ist es üblicherweise leicht, Flexoren- und Extensorensehnen zu finden, die den Transfer motorisieren können. Die Möglichkeit zur Realisation von Pinch-Griffen hängt ausschließlich von der Mobilität der Zehe ab, sie stellt gleichzeitig den Schlüssel für das funktionelle Endergebnis dar.

☐ **Transfer auf den palmaren Unterarm**

Verbleibt nach dem Amputationsereignis eine Beweglichkeit im Karpus, kann ein einzelner Zehentransfer palmar und nicht radial geplant werden und die Mobilität in Flexion und Extension nutzen. Dann hängt die Möglichkeit von Pinch-Griffen von der Mobilität der transferierten Zehe und dem Bewegungsausmaß des verbleibenden Karpusanteils zusammen ab. Furnas u. Achauer (5) haben die Verwendung der Großzehe vorgeschlagen, die mit dem distalen Anteil des Metatarsales und der kommissuralen Hauteinheit gehoben wird. Diese Lösung stellt wieder einen kräftigen Pinch-Griff her, weist jedoch alle Nachteile des Hebens der Großzehe auf. Wir bevorzugen als Alternative die Verwendung der 2. Zehe, wie von Merle (16) vorgeschlagen. Die Osteosynthese fixiert die Zehe an der palmaren Kortikalis des Radius. Im Gegensatz zu der zuvor beschriebenen Technik ist es nicht erforderlich, bei intakter und sensibler palmarer Haut die Zehe mit der kommissuralen Einheit für die Rekonstruktion einer Griffoberfläche zu transferieren (Abb. 12.**9**). Wir möchten hervorheben, daß die epiphysäre radiale Implantation der Zehe eine Technik

Ausnahmerekonstruktionen

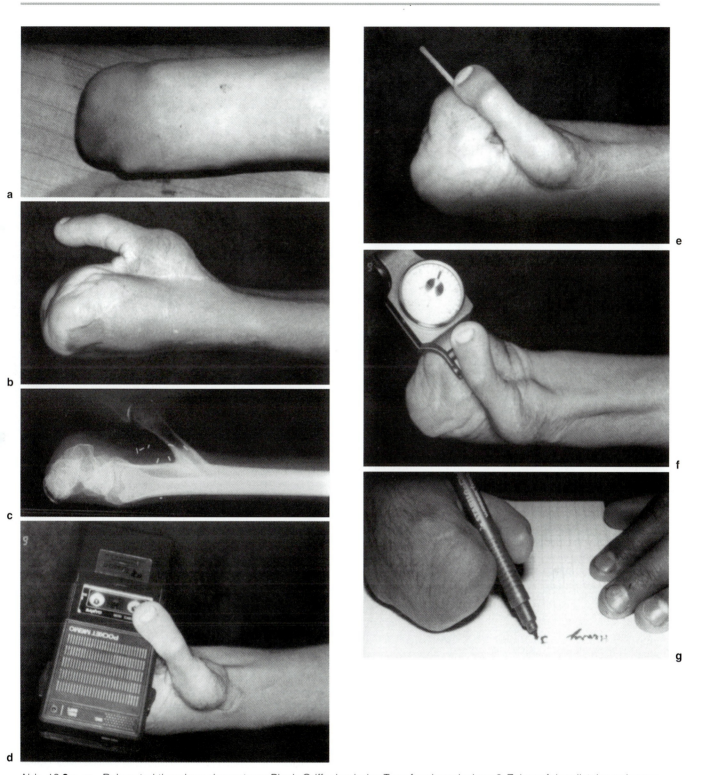

Abb. 12.**9a–g** Rekonstruktion eines elementaren Pinch-Griffs durch den Transfer einer einzigen 2. Zehe auf den distalen palmaren Unterarm.
a Vollständige transkarpale Amputation.
b u. **c** Transfer einer einzigen 2. Zehe auf die Kortikalis des palmaren distalen Radius.

d–g Funktionelles Ergebnis nach 10 Jahren. Der laterale Pinch-Griff erreicht eine Kraft von 5 kg. Die 2-Punkte-Diskrimination beträgt 12 mm. Das Greifen von großen und kleinen Gegenständen ist möglich. Der Patient arbeitet manuell in der Landwirtschaft.

darstellt, die nicht auf die Rekonstruktion von kongenitalen Amputationen übertragbar ist. Das weitere Wachstum der distalen Epiphysenplatte des Radius läßt die Zehe immer weiter proximal liegen, wodurch sie sich zunehmend vom Karpus entfernt.

Ausnahmerekonstruktionen

Die nachfolgend beschriebenen Techniken sind von extrem seltener Indikation, nicht allein aufgrund ihrer technischen Schwierigkeiten, sondern auch, weil die Umstände, die zu ihrer Indikation führen, sehr selten angetroffen werden.

Freier Fingertransfer von der kontralateralen Hand

In der Literatur findet man zu dieser Technik nur wenig Beobachtungen. Büchler (1) sieht diesen Transfer als mögliche Lösung bei einem jungen Patienten mit einer radialen Hemiamputation der Hand. Alle Metakarpalia wurden radial mit Trapeziometakarpalgelenk amputiert. Der ulnare Handanteil ist auf einen Stumpf am 5. Metakarpale reduziert. Sicher weist ein freier Fingertransfer von der kontralateralen Hand den Vorteil auf, die Rekonstruktion des Karpometakarpalgelenks am Daumen unter Verwendung des Metakarpophalangealgelenks des transferierten Fingers entsprechend einer Pollizisation wiederherzustellen. Zusätzlich wird die Mobilität des transferierten Fingers unter der Wirkung seiner eigenen extrinsischen Sehnen besser sein als durch einen Zehentransfer erreicht werden kann, wodurch der Kontakt mit dem ulnaren Rand der Hand erleichtert ist. Der hauptsächliche Nachteil besteht in der Verwendung der gesunden kontralateralen Hand. Die Alternative bei dieser Situation besteht für uns in der Realisation eines doppelten Transfers der Zehen. Der erste ist für die Wiederherstellung des Daumens bestimmt. Der Hebevorgang beinhaltet das Metakarpophalangealgelenk bzw. einen Anteil des Metakarpales selbst. Es ist notwendig, den Transfer durch einen Hautlappen vorzubereiten, der einen Schlauch im Bereich des 1. Strahls herstellt und in der Folge einen relativen Hautüberschuß bildet, um sekundär die Zehe und die neue 1. Kommissur zu decken. Um in Kontakt mit diesem neu gebildeten, wenig mobilen Daumen zu treten, wird die 2. Zehe auf den ulnaren Rand der Hand transferiert unter Nutzen des Metakarpophalangealgelenks, wenn dieses noch existiert, oder unter Bildung einer Phalangisation des Restbestands des Metakarpales, um die Gesamtmobilität des 5. Strahls zu erhöhen. Auch kann das Problem unter Betrachtung dieser Amputationsform als transkarpale Amputation, die eines einzelnen Transfers am palmaren oder radialen Unterarm bedarf, vereinfacht werden (Abb. 12.**9**).

Translokation der Hand

Noch seltener sind Situationen, bei denen der Transfer einer gesamten Hand auf die kontralaterale Seite in Erwägung gezogen wird. Bei den in der Literatur vorgestellten Fällen handelt es sich niemals um eine gesunde und funktionelle Hand, sondern vielmehr um die zufällige Verbindung einer traumatisch bedingten proximalen Amputation auf einer Seite und einer nicht verwendbaren und unnützen Hand auf der anderen Seite, meist aufgrund eines begleitenden neurologischen Schadens (Läsion des Plexus brachialis bei der Fallvorstellung von May [15], zerebrale Blutung bei der Fallvorstellung von Roullet [19]).

Literatur

1. Büchler, U.: Hémi-amputation radiale proximale: reconstruction de la préhension par transplantation digitale libre hétérolatérale. In Tubiana, R.: Traité de Chirurgie de la Main, vol. III. Masson, Paris 1986 (pp. 991–996)
2. Chen, H.C., Y.B. Tang, F.C. Wei, M.S. Noordhoff: Finger reconstruction with triple toe transfer from the same foot for a patient with a special job and previous foot trauma. Ann. plast. Surg. 27 (1991) 272–277
3. Foucher, G.: Complications and bad results of toe partial transfers in thumb reconstruction. Ann. Chir. Main Memb. Super. 10 (1991) 529–530
4. Foucher, G., F.M. Braun, M. Merle, J. Michon: Le transfert du deuxième orteil dans la chirurgie reconstructive des doigts longs. Rev. Chir. orthop. 67 (1981) 235–240
5. Furnas, D.W., B.M. Achauer: Microsurgical transfer of the great toe to the radius to provide prehension after partial avulsion of the hand. J. Hand Surg. 8 (1983) 453–460
6. Gordon, L., D.W. Leitner, H.J. Buncke, B.S. Alpert: Hand reconstruction for multiple amputations by double microsurgical toe transplantation. J. Hand Surg. 10 A (1985) 218–225
7. Gosset, J., F. Langlais: Digitalisation de l'avant-bras. In Tubiana, R., J. Gosset, D.A. Campbell Reid: Les Mutilations de la Main. Expansion Scientifique Française, Paris 1984 (pp. 203–209)
8. Gu, Y.D., M.M. Wu, Y.L. Zheng, D.Y. Yang, H.R. Li: Vascular variations and their treatment in toe transplantation. J. reconstr. Microsurg. 1 (1985) 227–232
9. Koshima, I., T. Moriguchi, N. Umeda, A. Yamada: Trimmed second toe tip transfer for reconstruction of claw nail deformity of the fingers. Brit. J. plast. Surg. 45 (1992) 591–594
10. Leung, P.C.: Finger reconstruction using toe transplantation. J. Hand Surg. 11 B (1986) 20–22
11. Leung, P.C.: Pincer reconstruction using second toe transplantation. J. Hand Surg. 12 (1987) 159–161
12. Leung, P.C.: Double toe transfers. J. Hand Surg.12 B (1987) 162–165
13. Leung, P.C.: Sensory recovery in transplanted toes. Microsurgery 10 (1989) 242–244
14. Mahoney, J., J. Naiberg: Toe transfer to the vessels of reversed forearm flap. J. Hand Surg. 12 A (1987) 62–65
15. May, J.: Elective cross-hand transfer: a case report with a five year follow up. J. Hand Surg. 14 A (1989) 28–34
16. Merle, M.: Indications for microvascular technics. In Landi, A., G. De Santis, S. De Luca: Reconstruction of the Thumb. Chapman & Hall, London 1989
17. Michon, J., M. Merle: La main métacarpienne. In Tubiana, R., J. Gosset, D.A. Campbell Reid: Les Mutilations de la Main. Expansion Scientifique Française, Paris 1984 (pp. 192–197)
18. Michon, J., M. Merle, Y. Bouchon, G. Foucher: Thumb reconstruction: pollicisation or toe-to-hand transfers: a comparative study of functional results. Ann. Chir. Main 4 (1985) 98–110
19. Roullet, J.: Translocation d'une main. In Tubiana, R.: Traité de Chirurgie de la Main, vol. III. Masson, Paris 1984 (pp. 1033–1037)
20. Solinc, M., J. Bajec, R.K. Gang: Salvage of a mutilated hand using various microsurgical procedures. J. Hand Surg. 16 B (1991) 162–164
21. Tsai, T.M., S. McCabe, M.E. Beatty: Second toe transfer for thumb reconstruction in multiple digit amputations including thumb and basal joint. Microsurgery 8 (1987) 146–153
22. Tubiana, R.: Opération de Krukenberg. In Tubiana, R., J. Gosset, D.A. Campbell Reid: Les Mutilations de la Main. Expansion Scientifique Française, Paris 1984 (209–211)
23. Tubiana, R.: Phalangisation des métacarpiens. In Tubiana, R.: Traité de Chirurgie de la Main, vol. III. Masson, Paris 1986 (pp. 996–1015)
24. Tubiana, R.: Mutilations complexes – mutilations touchant à la fois le pouce et les doigts. In Tubiana, R.: Traité de Chirurgie de la Main, vol. III. Masson, Paris 1993 (pp. 968–976)
25. Vilkki, S.K.: Free toe transfer to the forearm stump following wrist amputation: a current alternative to the Krukenberg operation. Freie Zehenübertragung auf den Unterarmstumpf nach Handgelenkamputation: eine moderne Alternative zur Krukenberg-Operation. Handchir. Mikrochir. plast. Chir. 17 (1985) 92–97
26. Wang, W., T.S. Chang: Extended second toe free transfer. In Landi, A.: Reconstruction of the Thumb. Chapman & Hall, London 1989 (pp. 213–232)

27 Wei, F.C., H.C. Chen, C.C. Chuang, M.S. Noordhoff: Reconstruction of a hand, amputated at the metacarpophalangeal level, by means of combined second and third toes from each food: a case report. J. Hand Surg. 11 A (1986) 340–344
28 Wei, F.C., H.C. Chen, C.C. Chuang, M.S. Noordhoff: Simultaneous multiple toe transfers in hand reconstruction. Plast. reconstr. Surg. 81 (1988) 366–377
29 Wei, F.C., H.C. Chen, C.C. Chuang, S. Chen, M.S. Noordhoff: Second toe wrap-around flap. Plast. reconstr. Surg. 88 (1991) 837–843
30 Whitney, T.M., W.C. Lineaweaver, D.N. Hing, B.S. Alpert, H.J. Buncke: Sequential multiple free flap transfers for reconstruction of devastating hand injuries. Ann. plast. Surg. 27 (1991) 66–72
31 Yu, Z.J.: Reconstruction of a digitless hand. J. Hand Surg. 12 A (1987) 722–726
32 Yu, Z.J., H.G. Ho: Bilateral hand reconstruction: report of three cases. J. reconstr. Microsurg. 1 (1985) 253–261
33 Yu, Z.J., H.G. Ho, T.C. Chen: Microsurgical reconstruction of the amputated hand. J. reconstr. Microsurg. 1 (1984) 161–165

Traumatologie des Handgelenks

Einführung

M. Merle

Es kann keine perfekte Funktion der Hand ohne eine ebensolche am Handgelenk geben, und ein Handchirurg muß sich der Chirurgieverfahren am Handgelenk bewußt sein. Hierduch wird die immense wissenschaftliche Aktivität auf diesem Gebiet während der letzten 20 Jahre erklärt.

Obwohl die großen Nosologien der Traumatologie am Handgelenk von Pouteau 1783, Dessault 1791 und Colles 1840 beschrieben wurden, kam es erst mit der Einführung der Radiologie zu den wichtigsten diagnostischen Fortschritten. Zu Beginn des 20. Jahrhunderts gab es eine außergewöhnlich aktive Phase in der Behandung von Frakturen des Radius und des Os scaphoideum. Das diagnostische und therapeutische Interesse hat sich bis in die 40er Jahre erhalten. Matti (1939) schlägt die Verwendung eines kortikospongiösen Spans bei der Behandlung von Pseudarthrosen am Skaphoid vor. Lambriduni (1943) wies als erster auf die Probleme der Instabilitäten am Handgelenk hin. Colonna schlägt 1944 eine Arthrodesentechnik am Handgelenk vor, die noch bis heute Anwendung findet.

Im Anschluß an diese außergewöhnlich produktive erste Hälfte des Jahrhunderts folgte eine Phase, in der gleichsam eine Erstarrung eintrat. Es bestand Übereinstimmung darin, daß die Verletzungen des Handgelenks in ihrer Gesamtheit günstig auf die Therapie reagieren und daß trotz anatomisch nicht perfekter Rekonstruktionen der funktionelle Kompromiß sowohl vom Patienten als auch vom Operateur akzeptiert wird.

Erst in den 80er Jahren entstand wieder größeres Interesse an der Traumatologie des Handgelenks und deren Komplikationen: Fehlstellungen des Radius, ulnokarpales Impingement, Instabilitäten des distalen Radioulnargelenks, karpale und midkarpale Instabilitäten, Skaphoidpseudarthrosen.

Die pathophysiologischen Zusammenhänge werden aufgrund einer besseren Kenntnis von Anatomie und Biomechanik des Handgelenks besser erkannt.

Die großen Fortschritte bei der bildgebenden Darstellung: Durchleuchtung, Arthrographie, Tomographie, Szintigraphie, Magnetresonanztomographie und Arthroskopie haben die Diagnostik von Verletzungen weiter verfeinert.

Unsere Patienten haben von den wichtigen technischen Darstellungsmöglichkeiten unserer radiologischen Kollegen profitiert. Mit Professor Régent und seinem Schüler Alain Blum war es uns möglich, ein diagnostisches Vorgehen festzulegen, welches auch die kleinsten Läsionen aufdeckt. Die Konfrontation mit der Arthroskopie des Handgelenks, 1986 von Ch. Bour bei uns eingeführt, erlaubte die Validation unseres diagnostischen und therapeutischen Ansatzes.

Zu diesem diagnostischen Vorgehen hat sich eine ehrgeizigere therapeutische Zielvorstellung gesellt, die auf die Wiederherstellung der anatomischen und funktionellen Verhältnisse abzielt:

– Frakturen nach Pouteau-Colles haben unzweifelhaft von der intrafokalen Drahtversorgung profitiert, aber ein Defizit an Information zur technischen Durchführung hat gelegentlich die Methode durch einen nicht vernachlässigbaren Anteil von Sehnen- und Nervenkomplikationen diskreditiert,
– Fehlstellungen nach Frakturen von Pouteau-Colles, die durch eine mehrdimensionale Osteotomie mit Anlagerung von kortikospongiösen Spänen behandelt wurden, erlaubten es, das Handgelenk vor mediokarpalen Instabilitäten und radioulnaren sowie ulnokarpalen Impingement-Situationen zu schützen,
– bei irreversiblen Läsionen des distalen Radioulnargelenks gelingt die Wiederherstellung einer korrekten Pronation/Supination bei einem gewissen Kraftverlust,
– die Frakturen des Os scaphoideum haben erheblich von den Osteosynthesen profitiert, genau wie die Pseudarthrosen von den Rekonstruktionstechniken durch einen kortikospongiösen Span, um die Höhe der radialen Kolonne zu rekonstruieren. Auch die Pseudarthrosen des proximalen Pols profitieren von einem chirurgischen Vorgehen, da in vielen Fällen bei korrekter Technik eine Konsolidation erreicht werden kann. Die Mißerfolge von partiellen oder vollständigen Silikonimplantaten haben zweifellos die Techniken von Matti-Russe und Fisk bei der Rekonstruktion des Skaphoids rehabilitiert.

Ausgehend von einer genauen Studie über die ligamentären Verletzungen als Ursache karpaler Instabilitäten, schlagen wir ein therapeutisches Vorgehen vor, bei dem die Kongruenz der knöchernen Strukturen am Handgelenk bestmöglich wiederhergestellt wird. Die frühzeitige chirurgische Intervention stellt zur Zeit die einzige Möglichkeit dar, gute Resultate zu erreichen.

Unsere Erfahrung bei der Behandlung veralteter karpaler Instabilitäten ist enttäuschend. Es bestehen hochgradige intrakarpale Zugkräfte, und die Mehrzahl der Ligamentplastiken unterliegen der Elongation bzw. der Ruptur. Unsere Haltung gegenüber den partiellen Arthrodesen, bei denen funktionell noch ausreichende Gelenkflächen überlastet werden, ist vorsichtig.

Das Kapitel über die palliativen Techniken und die Therapie von Komplikationen weist auf die Notwendigkeit eines vorsichtigen Vorgehens bei der therapeutischen Wahl hin. Die Operateure haben am Handgelenk von den verbesserten anatomischen, pathophysiologischen und semiologischen Kenntnissen sowie von den Darstellungstechniken erheblich profitiert, und die Diagnosen werden mit großer

Präzision gestellt. Dennoch befinden wir uns zur Zeit vor einem gewissen therapeutischen Defizit bei der Behandlung von Traumafolgen am Karpus.

In Anbetracht dieser Situation möchten wir betonen, daß Traumaereignisse am Handgelenk spätestens innerhalb der ersten Woche nach dem Ereignis eines vertieften diagnostischen Procedere bedürfen, um eine anatomische Reposition von Frakturen und eine präzise Rekonstruktion von kapsuloligamentären Läsionen zu erfahren.

In der Notfallsituation darf das Fehlen von radiologischen Läsionen auf den Standardaufnahmen bei einem schmerzhaften Handgelenk nicht eine falsche Sicherheit erzeugen. Eine subtile diagnostische Untersuchung, die zu einem sorgfältig erwogenen therapeutischen Vorgehen führt, muß erfolgen. Erst dann können funktionelle Störungen nach Traumaereignissen am Handgelenk sowie erhebliche Folgestörungen mit hohen sozioökonomischen Kosten bei einem Manualarbeiter vermieden werden.

13 Frische Frakturen am distalen Radius beim Erwachsenen

Ph. Voche

Trotz der lange zurückliegenden Erstbeschreibung und der Häufigkeit ihres Auftretens sind die Frakturen des distalen Radius Anlaß zu unterschiedlichen, kontrovers diskutierten Therapien.

Das diagnostische Vorgehen mit Differenzierung von stabilen und instabilen Frakturen erlaubt das Festlegen einer präzisen Therapie. Diese endet jedoch immer noch viel zu häufig mit einer Konsolidation in Fehlstellung und mit einer posttraumatischen Arthrose.

McQueen u. Caspers (43) konnten zeigen, daß eine direkte Relation zwischen dem funktionellen Ergebnis und der Qualität der anatomischen Reposition besteht.

Funktionelle Anatomie

Ein moderner Ansatz nach traumatischen Ereignissen am distalen Radius muß den polyartikulären Charakter dieses anatomischen Bereichs berücksichtigen.

Distales Radioulnargelenk: Zwischen der Cavitas sigmoidea am Radius und dem Ulnarköpfchen ist dieses Trochleargelenk an der der Pro- und Supinationsbewegung beteiligt (mit dem proximalen Radioulnargelenk und der Membrana interossea). Die wichtigsten Strukturen bei der Stabilisation des distalen Radioulnargelenks sind der trianguläre fibrokartilaginäre Komplex (TFCC, Discus triangularis) und die Sehne des M. extensor carpi ulnaris.

Radiokarpales Gelenk: Dieses Gelenk wird in 2 Untereinheiten unterteilt: die Artikulation des Radius mit dem Skaphoid und mit dem Lunatum, getrennt durch die sagittale Crista am Radius.

Der ulnare Anteil des Karpus beinhaltet den Discus triangularis, der in Relation mit dem Triquetrum, dem ulnaren Anteil des Lunatums und dem Ulnaköpfchen steht. Dieser fibrokartilaginäre Komplex besitzt die Funktion des Abschwächens und Weiterleitens von Kräften und Drücken auf das Skelett.

Die von den distalen Anteilen der beiden Unterarmknochen aufgenommenen Kräfte während funktioneller Aktivitäten sind bisher wenig untersucht worden.

Brand u. Mitarb. (10) haben berechnet, daß die von den Unterarmmuskeln entwickelten Kräfte bis zu 500 kg ausmachen können.

Die experimentellen Arbeiten von Palmer (51) weisen nach, daß ungefähr 80 % der axial eingeleiteten Kräfte vom distalen Ende des Radius aufgenommen werden, die restlichen 20 % von dem distalen Ende der Ulna, welche wiederum durch das Intermediat des triangulären fibrokartilaginären Komplexes (TFCC) geleitet werden.

Für Linscheid (42) verteilen sich 46 % der axial eingeleiteten Kräfte im Bereich der Fossa lunata am Radius, 43 % im Bereich der Fossa scaphoidea und 11 % auf den TFCC.

Diese Werte betreffen eine normale anatomische Situation. Dagegen werden bei einer dorsalen 45-Grad-Fehlstellung des Radius 65 % der axial eingeleiteten Kräfte direkt auf die Ulna übertragen, wie von Short u. Mitarb. (61) gezeigt werden konnte. Die restlichen, vom Radius aufgenommenen Kräfte werden in den dorsalen Anteil der Fossa scaphoidea eingeleitet. Diese experimentellen Werte bestätigen den Bedarf an einer anatomisch bestmöglichen Rekonstruktion. Ein Ungleichgewicht eines einzigen hier beschriebenen Gelenks kann eine erhebliche funktionelle Behinderung nach sich ziehen.

Pathophysiologie

Der Läsionsmechanismus von Frakturen des distalen Endes der beiden Unterarmknochen wurde in dem 1964 während des 39. Zusammentreffens der Société Francaise d'Orthopédie et de Traumatologie vorgestellten Bericht perfekt studiert, analysiert und beschrieben (11).

Der hauptsächliche Mechanismus besteht in einer komprimierenden Kraft, die von einem fixierenden Hindernis (zumeist der Boden) in das Unterarmskelett über das Intermediat des karpalen Bogens eingeleitet wird (Abb. 13.**1**). Die dann beobachteten Verletzungen hängen von der Orientierung der Kräfte auf das Skelett ab und stehen in Verbindung mit der Position, in der sich die Hand während des Kontaktes mit dem Boden befindet.

Zusätzliche Mechanismen beinhalten:

– Scherwirkungen durch lateral (radiale oder ulnare Inklination) und rotatorisch einwirkende Kräfte (Pronation/Supination),
– Avulsionsmechanismen: Abrißfraktur des Processus styloideus radii, des Processus styloideus ulnae und ligamentäre Ausrisse.

Traumaereignisse mit hoher Geschwindigkeit werden charakterisiert durch eine Vergesellschaftung dieser Läsionsmechanismen.

Aus diesen mechanischen Gegebenheiten entwickeln sich 3 große Frakturformen:

– Kompressions-/Extensionsfrakturen: hierbei handelt es sich um alle Frakturen, mit dorsaler Deplazierung;
– Kompressions-/Flexionsfrakturen: hier liegen Frakturen mit palmarer Dislokation vor;

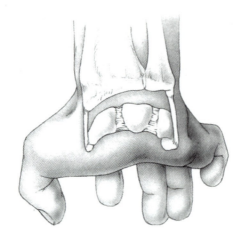
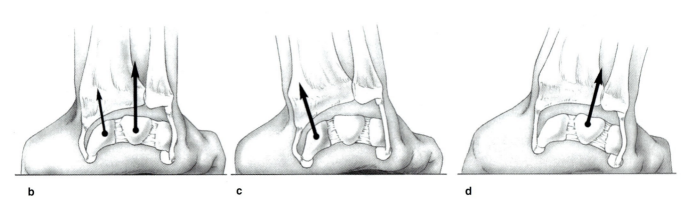

Abb. 13.**1a–d** Läsionsmechanismus von Frakturen am distalen Radius (nach Castaing).

– komplexe Frakturen, bedingt durch begleitende Verletzungsmechanismen.

Diagnostik

Klinik

Wir wollen hier nicht die klassischen klinischen Zeichen wiederholen, die bereits von den frühen Autoren, entsprechend den unterschiedlichen Frakturtypen, beschrieben wurden.

Dagegen bestehen wir bei allen Deformationen und posttraumatischen funktionellen Einschränkungen am Handgelenk auf einer vollständigen und präzisen radiologischen Untersuchung.

Wir betonen die Notwendigkeit des systematischen Tastens des Pulses und der Überprüfung der sensiblen peripheren Nervenfunktionen (besonders des N. medianus). Jede Alteration eines dieser Parameter erfordert die schnelle Reposition einer Fraktur bzw. eine chirurgische Intervention.

Frakturen des distalen Radius kommen bei älteren Menschen aufgrund der Fragilität der Metaphyse häufiger vor. Beim jungen Erwachsenen resultieren diese oft metaphysär-epiphysär gelegenen Frakturen aus schweren Traumaereignissen.

Radiologische Darstellung

Standardröntgendarstellung. Um die unterschiedlichen Fragmente und ihre Deplazierung korrekt analysieren zu können, ist es notwendig, zumindest 4 Darstellungen systematisch anzufertigen: eine a.-p. (p.-a.)-Aufnahme, eine streng seitliche Aufnahme und zwei Schrägaufnahmen. Bei Bedarf müssen diese Bilder mit der gesunden Gegenseite verglichen werden.

Tomographie. Diese ist bei der Analyse von Gelenkfrakturen sehr nützlich. Die Schnitte werden sagittal und frontal realisiert, um die Fragmentstellungen zu analysieren und eventuelle Einbrüche nachzuweisen.

Tomodensitometrie. Verfahren der Wahl. Dieses ist jedoch unglücklicherweise in der Notfallsituation meist nicht zugänglich.

Frakturevaluation

Verschiebungskriterien

Die vergleichende Analyse von Dislokationen und der anschließenden Reposition erfordert, um vollständig zu sein, das Ausmessen der folgenden 5 Werte, wie von Van der Linden u. Ericson (65) gezeigt wurde.

☐ **In der Frontalebene** (Abb. 13.2)

Radialer Inklinationswinkel: Dieser wird von der Schnittstelle zwischen der Senkrechten auf die Längsachse des Radius und der zwischen den am weitesten distal gelegenen Rändern radial/ulnar am Radius gebildeten Linie geformt. Der normale Wert beträgt 22 Grad.

Radiale Verschiebung: Es handelt sich um die Distanz zwischen der radialen Diaphyse des Radius und dem am weitesten ulnar gelegenen Anteil des Processus styloideus radii. Dieser Wert muß mit der gesunden Gegenseite verglichen werden.

Distaler radioulnarer Index: Er wird festgelegt durch das Messen der Distanz zwischen den beiden Senkrechten auf der Längsachse der beiden Unterarmknochen, die eine am Ulnaköpfchen, die andere am ulnaren Rand des Radius in der Facies glenoidalis. Der normale Wert beträgt – 0,5 mm auf einer a.-p. Aufnahme bei einem Handgelenk in neutraler Pronation/Supination (20).

☐ **In der Sagittalebene** (Abb. 13.3)

Inklination der Radiusgelenkfläche: Es handelt sich um den Winkel, der von der Senkrechten auf die Längsachse des Radius und der Verbindungslinie zwischen den beiden am weitesten distal gelegenen knöchernen Anteilen des Radius gebildet wird. Der normale Wert beträgt 11 Grad.

Dorsale oder palmare Dislokation: Distanz zwischen der Längsachse des Radius und dem am weitesten dorsal oder palmar gelegenen Anteil des distalen Radiusendes.

Die Analyse dieser 5 Werte, obwohl aufwendig, erlaubt das Berechnen sowohl der Abkipp- als auch der Verkürzungswerte.

Klassifikation der Frakturen

Ohne eine zusätzliche Klassifikation einführen zu wollen, präsentieren wir hier eine Beschreibung der Verletzungen, die eine Empfehlung für das therapeutische Vorgehen erlaubt. Eine praktische Synthese aus den Werten der Literatur soll realisiert werden.

Die wichtigsten Kriterien betreffen einerseits den intra- oder extraartikulären Charakter der Fraktur und andererseits die Zahl der Frakturanteile. Die Differenzierung der Stabilität oder Instabilität der Läsionen wird möglich und damit das Festlegen des therapeutischen Verhaltens.

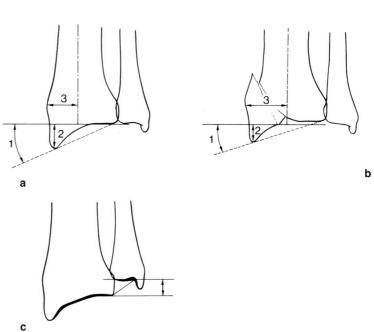

Abb. 13.**2a–c** Radiologische Kriterien des Abkippens in der Frontalebene
a u. **b** (nach van der Linden u. Ericson). Der radiale Inklinationswinkel (1) wird gemessen zwischen einer senkrecht auf der Längsachse des Radius stehenden und einer weiteren Linie zwischen den am weitesten distal gelegenen Anteilen des Radius ulnar und radial. Die Verkürzung (2) ist die Verminderung der Distanz zwischen dem Processus styloideus radii und der senkrecht auf die Längsachse des Radius geführten Linie am distalen und ulnaren Rand.
Das radiale Abkippen (3) ist gekennzeichnet durch die Erhöhung der Distanz zwischen der longitudinalen Achse des Radius und dem am weitesten radial gelegenen Anteil des Processus styloideus radii.
c Distaler Radioulnarindex.

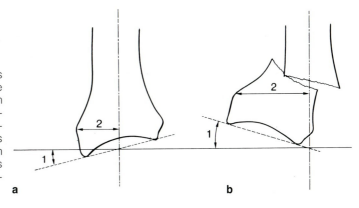

Abb. 13.**3a** u. **b** Radiologische Kriterien des Abkippens in der Sagittalebene (nach van der Linden u. Ericson). Die Inklination der distalen Radiusgelenkfläche ist durch den Winkel gegeben, der zwischen der Längsachse des Radius und der Verbindung der zwei am weitesten distal gelegenen ulnaren und radialen Anteile des Radius liegt. Das dorsale (2) (oder palmare) Abkippen ist gegeben durch die Erhöhung der Distanz zwischen der Längsachse des Radius und dem am weitesten dorsal (oder palmar) gelegenen Anteil der distalen Epiphyse des Radius.

Extraartikuläre Frakturen (Abb. 13.4)

Diese werden unterteilt in:
- nichtdislozierte Frakturen;
- Frakturen mit dorsaler Dislokation des distalen Fragments (klassische Fraktur nach Pouteau-Colles);
- Fraktur mit palmarer Dislokation des distalen Fragments (Fraktur nach Goyrand-Smith).

Für dislozierte Frakturen wird die Komminution in drei Stadien nach der Klassifikation von Grumilier (30) (Abb. 13.5) festgelegt:
- Stadium 1: keine Komminution;
- Stadium 2: Komminution weniger als 4 mm;
- Stadium 3: erhebliche Komminution mit spongiösem Bersten über 4 mm und kortikometa-/epiphysärem Keil.

Gelenkfrakturen

Partielle Frakturen (Abb. 13.6)

Man unterscheidet klassisch 4 epiphysäre Fragmente.

- Laterales Fragment: Dieses reißt den Processus styloideus radii ab. Die Gelenkstufe befindet sich meist im Bereich des skapholunären Gelenks. Das Abreißen der Spitze des Processus styloideus radii entspricht dem Ausriß der kapsuloligamentären Insertionen und stellt eine eigene Läsion dar.
- Mediales Fragment. Hierbei wird zumeist ein dorsoulnares Fragment (der klassische dorsoulnare Keil der französischen Autoren) oder ein ulnopalmares Fragment beobachtet. Das ulnare Fragment entspricht der Facies lunata des Radius. Es liegt die sog. Die-punch-Fraktur nach Scheck (59) vor. Der ulnare Keil weist die Besonderheit auf, biartikulär zu sein.
- Dorsaler Keil (Fraktur nach Rhéa-Barton). Dieses wird nur selten vorgefunden.
- Palmarer Keil (Fraktur nach Letenneur).

Die dorsalen und palmaren Frakturen können Luxationsfrakturen darstellen, da der Karpus diesen Keilen mit dem

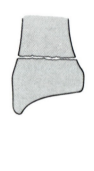
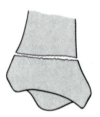
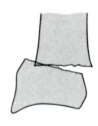
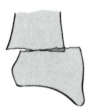

a

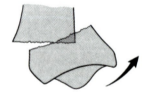
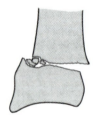
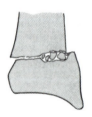

b

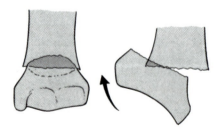
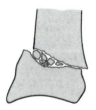
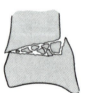

c

Abb. 13.**4a–c** Extraartikuläre Frakturen.
a Nichtdislozierte Fraktur.
b Fraktur mit dorsaler Dislokation des distalen Fragments.
c Fraktur mit palmarer Dislokation des distalen Fragments.

Abb. 13.**5a–c** Metaphysäre komminutive Fraktur: Stadien nach Grumilier.
a Stadium 1.
b Stadium 2.
c Stadium 3.

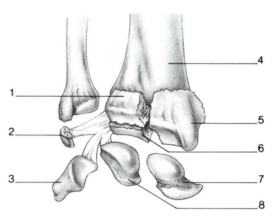

Abb. 13.**7** Komplexe Gelenkfrakturen (nach Melone) (Dorsalansicht).
1 Ulnodorsales Fragment. 2 Processus styloideus ulnae. 3 Os triquetrum. 4 Diaphyse des Radius. 5 Processus styloideus radii. 6 Ulnopalmares Fragment. 7 Os scaphoideum. 8 Os lunatum.

enz wiederherzustellen, die Schwierigkeit besteht in der Rekonstruktion der Länge des Radius.

Dagegen gestaltet sich die anatomische Rekonstruktion bei epi- und epimetaphysären komminutiven Frakturen schwierig.

Wie von Mathoulin (44) vorgeschlagen, kann die präzise Analyse der unterschiedlichen Fragmente eine erste ausrichtende Reposition erfordern mit anschließender erneuter radiologischer oder durchleuchtender Untersuchung.

■ Instabilitätskriterien

Stabile Frakturen: Hierbei handelt es sich hauptsächlich um extraartikuläre, nichtdislozierte oder ohne erhebliche Komminution dislozierte Frakturen, d.h. Stadium 1 und Stadium 2. Diesen sind die partiellen nichtdeplazierten Frakturen hinzuzufügen.

Instabile Frakturen: Dieses sind alle anderen Frakturen. Es ist wichtig, den instabilen Charakter nachzuweisen, da eine einfache konservative Behandlung die Reposition nicht zufriedenstellend halten kann.

Begleitverletzungen

Wir stellen hier lediglich die häufigsten dar.

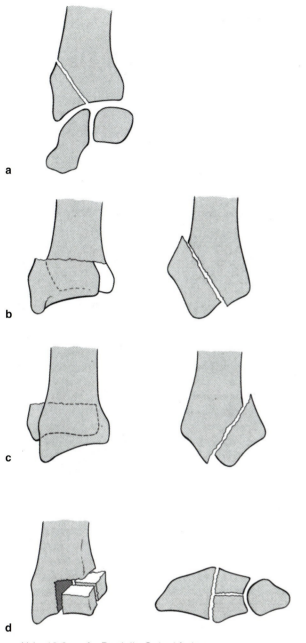

Abb. 13.**6 a–d**   Partielle Gelenkfrakturen.
a Radialer Keil.
b Dorsaler Keil.
c Palmarer Keil.
d Ulnarer Keil.

kapsuloligamentären Apparat anhaftet und mit ihnen dislozieren kann.

☐ Komplexe Frakturen

Diese beinhalten die Verbindung von zwei oder mehreren partiellen Frakturen, wobei oft drei epiphysäre Fragmente beobachtet werden, eines radial, eines dorsoulnar und das dritte ulnopalmar, wie von Melone (46–48) unterschieden (Abb. 13.**7**).

Hierbei handelt es sich generell um komminutive Frakturen. Diese können entweder metaphysär, epiphysär oder epimetaphysär liegen.

Liegt eine metaphysäre komminutive Fraktur isoliert vor, besteht die Möglichkeit, eine korrekte Gelenkkongru-

■ Frakturen am distalen Ulnaende

Frakturen des Processus styloideus ulnae: Diese kommen sehr häufig vor. Man muß unterscheiden zwischen Frakturen an der Basis, die der Avulsion des ulnaren Ansatzes vom triangulären fibrokartilaginären Komplex (TFCC) entsprechen und die sich mit einer Instabilität des distalen Radioulnargelenks verbinden können, von Frakturen der Spitze, die nur den kapsulären Ansatz betreffen. Der fibrokartilaginäre trianguläre Komplex kann am ulnaren Ende ohne knöchernen Ausriß rupturiert sein. Diese Verletzung ist funktionell identisch mit einer Fraktur der Basis, kann aber radiologisch nicht nachgewiesen werden. Das Fragment des Processus styloideus darf nicht mit einen Os triangulare verwechselt werden, welches einen akzessorischen Knochen darstellt. Der unregelmäßige knöcherne Umriß spricht für die stattgehabte Fraktur.

Metaphysäre Fraktur der distalen Ulna: Diese Fraktur ist sehr selten.

Epi-/ oder epi-metaphysäre Fraktur: Diese Fraktur bildet eine Ausnahme.

Luxationen des Ulnaköpfchens: Diese kommen häufiger vor, als üblicherweise angenommen wird. Die klinische Laxizität nach Reposition des Radius und besonders die radiologischen Zeichen müssen überprüft werden: Vergrößerung des Interossärraumes und Verlust der partiellen Überlagerung zwischen der Cavitas sigmoidea am Radius und dem Ulnaköpfchen.

■ Frakturen des Os scaphoideum

Begleitverletzungen dieser Art sind selten. Sie entstehen durch einen Mechanismus großer Energie und können mit einer transskaphoperilunären Luxation vergesellschaftet sein.

■ Intrakarpale ligamentäre Verletzungen

Fontes (22) führte bei der Therapie von Frakturen des distalen Radius systematisch Arthrographien durch und konnte einen erhöhten Prozentsatz ligamentärer Begleitläsionen nachweisen.

Auf mögliche Begleitrupturen des skapholunären Ligaments bei radialen Keilfrakturen ist zu achten, da sich der Verletzungsmechanismus über den Frakturspalt in den Bereich des skapholunären Gelenkraums verlängert. Diese häufig vorliegende Begleitverletzung bleibt oft unerkannt.

Verletzungen des triquetrolunären interossären Ligaments: Diese werden meist verspätet diagnostiziert. Der Nachweis ist in der Notfallsituation sehr schwierig.

Die weiteren mediokarpalen oder radiokarpalen ligamentären Verletzungen werden meist erst sekundär diagnostiziert. Um sie nachzuweisen, müssen die Röntgenbilder nach Reposition aufmerksam auf Winkel- oder Achsenanomalien an Radius, Lunatum und Kapitatum untersucht werden.

Besonders ist auf eine Instabilität in Form einer palmaren Flexion (VISI) oder dorsalen Extension (DISI) des Os lunatum zu achten und auf eine Achsenveränderung durch Verlust der Kolinearität zwischen Radius, Lunatum und Kapitatum (8, 9).

Therapie

Ziel eines konservativen oder operativen Vorgehens ist die Prävention von Komplikationen, die in einem direkten Verhältnis zu der insuffizienten anatomischen Reposition stehen: Konsolidation in Fehlstellung und Arthrose.

Unabhängig von dem vorgeschlagenen Vorgehen kann die Therapie in mehr als 95% der Fälle in der Notfallsituation unter Regionalanästhesie erfolgen.

■ Stabile Frakturen

Diese unterliegen hauptsächlich dem konservativen Vorgehen. Aus beruflichen oder sozialen Gründen oder durch die Notwendigkeit, eine frühzeitige Mobilisierung zu sichern, kann ein operatives Vorgehen indiziert sein.

□ Konservative Therapie

Dislozierte Frakturen. Ein Zug wird auf die Längsachse des Unterarms ausgeübt, wobei an der Hand und den Langfingern gezogen wird, um die Entzahnung der Fraktur zuzulassen. Anschließend wird die Reposition durch Mobilisation entgegen der Frakturrichtung erreicht. Bei Bedarf kann das distale Fragment mit dem Daumen direkt mobilisiert werden. Prinzipiell erfolgt eine radiologische Durchleuchtung zur Kontrolle. Die Immobilisation wird mit einer palmaren, nichtzirkulären Gipslongette gesichert, die ausreichend fest greift, um eine sekundäre Dislokation zu vermeiden.

Die Gipsschale beläßt alle Metakarpophalangealgelenke frei. Das Handgelenk wird je nach Bedarf in Neutralstellung oder in leichter Extension, maximal in einer Flexion von 15%, plaziert.

Ab dem 3. Tag kann nach klinischer und radiologischer Kontrolle ein zirkulärer Gips angelegt werden. Die vollständige Immobilisationszeit beträgt 6 Wochen mit radiologischer Kontrolle am 8. und 15. Tag. Wenn das Halten des Repositionsergebnisses von einer betonten Flexion mit ulnarer Inklination oder Extension mit radialer Inklination abhängt, sollte die Fraktur als instabil betrachtet und ein operatives Vorgehen vorgeschlagen werden. Die erwähnten Positionen sollten für eine Immobilisation nicht angewandt werden, da sie den Druck im Karpaltunnel zu sehr erhöhen und Ursache neurologischer Komplikationen sind (27).

Nicht oder nur gering dislozierte Frakturen. Die Reposition gelingt meist durch einfachen Daumendruck auf das mobile Fragment und kann in Bruchspaltanästhesie erfolgen. Das weitere Vorgehen und die Immobilisation geschehen wie oben angegeben.

□ Operative Therapie

Dorsal abgekippte Frakturen. Wir verwenden die Technik nach Kapandji (37, 53) (Abb. 13.**8**).

Nach Anlegen der Blutleeremanschette wird die Fraktur reponiert, anschließend werden zwei vertikale Inzisionen von 10–15 mm Länge angebracht. Die eine befindet sich am radialen Rand des Handgelenks, distal des Processus styloideus radii und gering distal des Frakturspalts. Die andere wird dorsal auf gleicher Höhe in der Längsachse des 2. Strahls angebracht.

Eine vorsichtige Präparation entlastet zunächst den Bruchspalt durch Evakuation des Frakturhämatoms. Eine eingebrachte Pinzette erlaubt das Einführen von 2 Kirschner-Drähten der Stärke 20/10 in den Bruchspalt. Um 45 Grad nach proximal gerichtet, werden diese dann in der gegenüberliegenden Kortikalis fixiert, indem sie meist mit der Hand vorgetrieben werden, um die Passage in der Kortikalis gut zu spüren und eine bessere Verankerung und damit einen guten Halt im weiteren Verlauf zu sichern.

Therapie

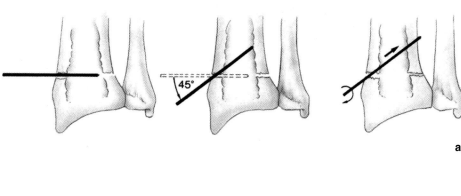

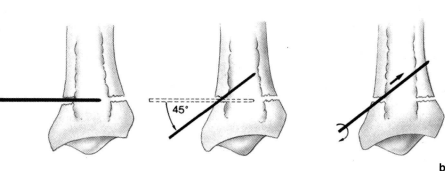

Abb. 13.8 a u. b Intrafokale Kirschner-Draht-Versorgung nach Kapandji.
a Frontaler Kirschner-Draht.
b Sagittaler Kirschner-Draht.

Eine Durchleuchtungskontrolle erfolgt, um die einwandfreie Reposition und die geeignete Länge der Drähte zu überprüfen. Diese werden unterhalb des Hautniveaus gekürzt. Dann wird die Haut verschlossen. Eine Schale wird für die Analgesie angebracht. Sie wird nach 3 Tagen abgenommen und die aktive Mobilisation zugelassen, ggf. wird bei älteren Patienten eine nächtliche Schiene angelegt.

Nach der 6. Woche werden die Kirschner-Drähte nach radiologischer Kontrolle zur Überprüfung der Konsolidation unter Lokalanästhesie entfernt.

Wie viele andere haben wir folgende Veränderungen des technischen Vorgehens eingeführt:
– mit Gewinden versehene Drähte sichern die perfekte Verankerung in die Kortikalis, dadurch wird die Migration vermieden.
– Das Einbringen eines 2. Kirschner-Drahts dorsal in der Längsachse des 3. Fingers sichert die bessere dorsale Stabilisation bei Mehrfragmentfrakturen, was im Stadium 2 günstig ist. Die Technik mit 3 Kirschner-Drähten wurde für die Stabilisation extraartikulärer Frakturen vorgeschlagen, bei denen ein intraartikuläres Fragment in T-Form vorliegt.

Wir weisen auf die Möglichkeit hin, Kirschner-Drähte zu verwenden, deren Spitze von geringerem Durchmesser im Verhältnis zum Drahtkörper ist, wodurch ein Druckeffekt auf die Spitze ausgeübt wird, welche in der perforierten Kortikalis verankert ist.

Technik nach Py. 1982 hat Py in seiner Promotionsarbeit die Ergebnisse einer doppelten Drahtversorgung für die funktionelle Therapie von Frakturen des distalen Radius vorgestellt (55). Wir haben mit diesem Vorgehen keine Erfahrung, Desmanet hat jedoch über gute Ergebnisse berichtet (18). Diese Drahtversorgung sichert eine perfekte Stabilisation von extraartikulären Frakturen, unabhängig von den Stadien der Mehrfragmentfrakturen. Besonders gut reponierbar scheinen die Frakturen mit kleinem dorsoulnarem Fragment zu sein. Auch wurde eine Variante dieses Vorgehens unter Verwendung von 3 Drähten vorgeschlagen.

Frakturen mit palmarer Dislokation. Die Osteosynthese erfolgt mit einer palmar angeschraubten Platte (12, 19), von der zahlreiche Varianten existieren (T-förmig, Kleeblatt usw.). Die Unterarmschnittführung muß immer die Öffnung des Karpaltunnels beinhalten, um eine Kompression des N. medianus durch das postoperative Ödem oder einen möglichen Druckeffekt der Platte zu vermeiden.

Technik. Nach der Hautinzision von 6–7 cm Länge in der Längsachse der A. radialis (Zugang nach Henry) wird die Unterarmfaszie zwischen der radialen Gefäß-Nerven-Straße und der Sehne des M. flexor carpi radialis geöffnet. Die Inzision des Karpaltunnels erfolgt in der Längachse der 3. Kommissur nach transversalem Darstellen in der palmaren Handgelenkbeugefalte. Das Lig. flexorum wird im ulnaren Bereich geöffnet, um den N. medianus vor Narbenbildung zu schützen. Entscheidend bei diesem Zugang ist das Risiko der Verletzung des R. palmaris n. mediani. Dieser entspringt 7–8 cm proximal der Handgelenkbeugefalte und verläuft am ulnaren Rand der Sehne des M. flexor carpi radialis und verteilt dann Äste subkutan im Bereich des Ansatzes des M. palmaris longus.

Der M. pronator quadratus wird nach Zugang zwischen dem M. flexor pollicis longus und den Flexorensehnen der Langfinger am Radius unter Erhalt des Periosts desinseriert und anschließend nach ulnar weggehalten.

Jetzt kann das distale Radiusende exponiert werden, ebenso wie der palmare kapsuloligamentäre Apparat. Die Reposition erfolgt ohne weitere Schwierigkeiten.

Die Platte wird mit mindestens 2 Schrauben im distalen Fragment fixiert (Abb. 13.**9**). Eine Durchleuchtung ist zu empfehlen.

Dann wird der M. pronator quadratus sorgfältig reinseriert, um seine Funktion zu erhalten und die Platte von den darunterliegenden Sehnen zu trennen.

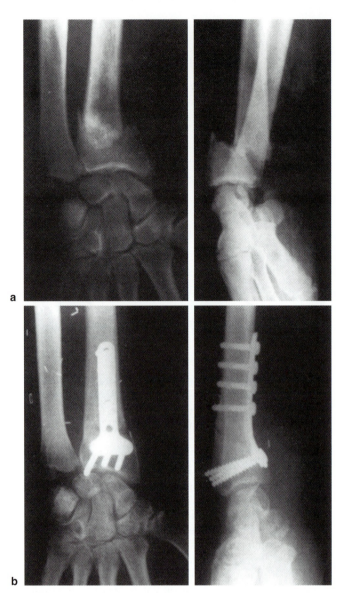

Abb. 13.**9a** u. **b** Osteosynthese einer extraartikulären, nach palmar dislozierten Fraktur mit einer palmar angeschraubten Platte bei einem 50jährigen Mann.
a Präoperative Röntgendarstellung.
b Postoperative Röntgendarstellung.

Der Hautverschluß erfolgt über eine Redondrainage, welche nach 2 Tagen gezogen wird. Dann kann die aktive Mobilisation beginnen.

■ Instabile Frakturen

Unabhängig von dem geplanten Vorgehen ist es günstig, bei dieser Frakturform zunächst eine Reposition des Alignements durchzuführen. Zwei Mädchenfänger werden am 2. und 3. Finger befestigt und mit einem Fixpunkt verbunden. Der Unterarm befindet sich in vertikaler Position, wobei das Ellenbogengelenk um 90 Grad flektiert ist und der Arm horizontal zu der Richtung des über eine große Schlinge ausgeübten Zugs von 5–6 kg liegt. Repositionsmanöver sollten erst nach einigen Minuten erfolgen.

□ Extraartikuläre Frakturen

Es handelt sich um metaphysäre Mehrfragmentfrakturen im Stadium 3, meist mit dorsalem Abkippen, oft bei älteren Personen, seltener bei jungen beobachtet.

Die Therapie dieser Frakturen ist je nach Lehrmeinung sehr variabel. Viele führen noch die konservative Therapie mit häufigen sekundären Dislokationen durch.

Die von uns vielfach verwandte Alternative besteht in der Verbindung der Kirschner-Draht-Versorgung nach Kanpandji mit einer für 4 Wochen belassenen Gipsimmobilisation. So kann das Risiko von sekundären Dislokationen reduziert werden. (Das Vorgehen nach Py kann in diesem Fall ebenfalls eine zufriedenstellende Reposition unter Autorisation einer frühzeitigen Mobilistion ergeben.)

Aufmerksamkeit ist bei vorliegendem palmarem Begleitfragment geboten, da die dorsal eingebrachten Kirschner-Drähte einen Fixpunkt darstellen und damit die Impaktion und das sekundäre palmare Abkippen fördern.

Die aktuelle Entwicklung geht in Richtung der Anwendung des Fixateur externe (bei Bedarf in Verbindung mit einem kortikospongiösen Span) (Abb. 13.**10**), die Kirschner-Draht-Versorgung wird mehr und mehr verlassen (13, 15, 29, 59).

Bei dorsalen metaphysären Mehrfragmentfrakturen besteht ein Bereich gequetschter Spongiosa, der nach Reposition in Form eines ossären Defekts persistieren und die sekundäre Dislokation und das Abkippen begünstigen kann.

Dieses gilt auch für große palmare Mehrfragmentfrakturen, obwohl diese selten isoliert und meist in Verbindung mit einer dorsalen Mehrfragmentfraktur auftreten und damit eine Impaktion des gesamten epiphysären Bereichs auf die Metaphyse realisieren.

Die externe Fixation verwendet das Prinzip der Ligamentotaxis (15), was jedoch Grenzen hat, wie von Bartosh und Saldana (7) gezeigt werden konnte. Die durch den Fixateur externe erreichte Distraktion läßt den Zug auf das epiphysäre Fragment durch die kapsuloligamentären palmaren und dorsalen Elemente zu. Die palmaren sind dick und sehr gespannt. Die dorsalen Strukturen dagegen sind laxer und besser fähig, sich unter Zug zu verlängern. Um wirksam zu sein, muß die externe Fixation mit einer Flexion des Handgelenks vergesellschaftet werden, um die Spannung zwischen den kapsulo-ligamentären Anteilen palmar und dorsal auszugleichen.

Technik. Die proximalen Nägel werden diaphysär radial am Übergang des mittleren zum distalen Drittel eingebracht. Ein radialer vertikaler Zugang von 2–3 cm exponiert den Radius zwischen dem M. brachioradialis und den Extensorenmuskeln des Handgelenks, wobei sorgfältig auf den Schutz des sensiblen N.-radialis-Astes zu achten ist.

Die distalen Nägel werden im Bereich der proximalen Diaphyse des 2. Metakarpale mit einer dorsoradialen Inzision plaziert.

Das Halten der Reposition erfordert oft eine Flexion des Handgelenks in Verbindung mit einer ulnaren Deviation, welche wie bereits aufgezeigt, allenfalls gering bestehen bleiben sollte.

Neuerdings werden dynamische Fixateur-externe-Modelle vorgestellt, die eine Mobilisation unter Erhalt der Distraktion im Frakturbereich zulassen (14). Dieses Vorgehen verbessert die funktionellen Ergebnisse.

Schließlich gibt es einen originellen Vorschlag von Forgon u. Mammel (23), von Sennwald (60) wieder aufgenommen, wobei es nicht zur Ligamentotaxis kommt, sondern ein direkter Druck auf das distale Fragment ausgeübt wird. Dadurch wird eine perfekte Verankerung und ein guter Halt der Reposition gesichert.

Knochenspan (21, 41, 60). Theoretisch verführerisch und logisch, um die Reposition zu halten, ist die Technik aufgrund des Hebevorgangs an dem Beckenkamm nur schwer vorschlagbar. Das Verfahren erfordert eine Allgemeinanästhesie, die in der Notfallsituation bei älteren Patienten nicht immer durchführbar ist. Dennoch kann ein solches Transplantat einige Tage nach Reposition und externer Fixation sekundär plaziert werden. Wir nutzen dieses Vorgehen hauptsächlich für junge Patienten.

☐ Gelenkfrakturen

Partielle Frakturen. *Frakturen mit palmarem Keil:* Diese bedürfen, da instabil, immer der Plattenosteosynthese, welche als Konsole geplant werden kann, d. h. ohne Verschraubung des distalen Fragments, da der Druck der Platte allein für die Reposition und das Halten ausreicht. Liegt nur ein kleines distales Fragment vor, kann dieses direkt angeschraubt werden.

Frakturen mit dorsalem Keil: Diese können entweder mit 2 oder 3 perkutan eingebrachten Drähten stabilisiert werden oder bei Schwierigkeiten mit direktem Zugang verschraubt oder drahtversorgt werden (4).

Der Zugang erfolgt dorsal geschwungen über eine Länge von 5–6 cm zentriert über das Tuberculum Listerii. Das 3. Extensorenkompartiment wird geöffnet, anschließend wird die Sehne des M. extensor pollicis longus beiseite gehalten. Das 2. und 4. Kompartiment werden subperiostal präpariert, um die Sehnenscheiden nicht zu öffnen. Anschließend wird das dorsale Fragment exponiert und osteosynthetisch versorgt. Der Situsverschluß erfolgt unter Überprüfung des freien Laufs der Extensorensehne des Daumens nach Verschluß des 3. Kompartiments. Beim geringsten Zweifel ist das Retinaculum extensorum offen zu belassen und das Tuberculum Listerii zu resezieren.

Fraktur mit radialem Fragment: Diese Fraktur ist selten und muß verschraubt werden. Der Zugang erfolgt lateral, zentriert über dem Processus styloideus radii. Die Präparation muß den sensiblen Radialisast schonen. Die Reposition wird temporär mit 1 oder 2 Kirschner-Drähten gehalten, anschließend erfolgt das schräge Einbringen der Schraube senkrecht auf den Frakturspalt genau proximal der Spitze des Processus styloideus radii zwischen der Sehne des M. brachioradialis und den Sehnen des 1. Kompartiments (M. abductor pollicis longus und M. extensor pollicis brevis). Eine begleitend vorliegende Ruptur des skapholunären Ligaments wird auf jeden Fall in der gleichen Sitzung mit einem speziellen Zugang therapiert.

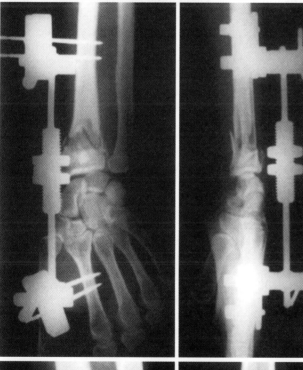

Abb. 13.**10 a–c** Fixateur-externe-Versorgung einer Mehrfragmentfraktur mit metaphysärer Beteiligung bei einem 68jährigen Mann.
a Präoperative Röntgendarstellung.
b Postoperative Röntgendarstellung.
c Frakturkonsolidation, Röntgendarstellung 8 Monate postoperativ.

Fraktur mit ulnarem Keil: Hier liegt eine biartikuläre Fraktur vor, und das Fragment ist häufig in zwei Teile gespalten. Der Zugang ist schwierig. Die Wahl erfolgt abhängig von der Größe des Fragments dorsal oder palmar.

Liegt ein kleines Fragment mit schwierigem Zugang vor, kann entweder eine transversale Drahtversorgung ulnoradial erfolgen oder eine schräge Drahtversorgung radiodorsal, wie von Uhl beschrieben (49, 64). Hierbei kommt es zum Einbringen des Drahts mit einem Verlauf dorsal des Ulnaköpfchens. Für ein isoliertes dorsoulnares Fragment sollte eine dorsale Drahtversorgung mit direktem Zugang geplant werden, wie von Axelrod u. Mitarb. (4) vorgeschlagen.

Komplexe Frakturen. Die schwierige Behandlung dieser Läsionen nutzt verschiedene Techniken (4, 5, 47). Zwei Erfordernisse sind zu berücksichtigen:

1. Die Gelenkfläche ist so kongruent wie möglich zu rekonstruieren. Hierfür müssen zunächst die unterschiedlichen distalen Fragmente untereinander mit Hilfe von Kirschner-Drähten oder Schrauben stabilisiert werden. Gelegentlich ist es möglich, den gesamten distalen Bereich mit einer Platte an die Diaphyse zu fixieren. Die Drähte werden aufgrund des Risikos von Sehnenadhärenzen ausschließlich palmar, niemals dorsal eingebracht.
2. Die anatomische Länge des Radius ist zu rekonstruieren. Dieses ist Aufgabe des Fixateur externe, der die Stabilisation und die Frakturreposition hält. Wie für komplexe extraartikuläre Frakturen kann die Indikation für einen kortikospongiösen Span im metaphysären Bereich in Betracht gezogen werden.

Bei großen epimetaphysären Fragmenten ist es extrem schwierig, anatomische Verhältnisse wiederherzustellen. Dann muß der günstigste Kompromiß zwischen der Verbindung direkter Osteosynthese mit Kirschner-Drähten oder Schrauben und Fixateur externe gesucht werden, um eine frühzeitige Wiederherstellung der Gelenkoberflächen zu ermöglichen.

Bei großen Berstungsfrakturen, bei denen die Wiederherstellung der Radiuslänge nicht möglich ist, kommt für uns auch ein sofortiges Vorgehen an dem distalen Radioulnargelenk in Frage (Resektion der distalen Ulna oder Eingriff nach Sauvé-Kapandji).

■ Therapie von Begleitverletzungen

☐ Fraktur des Os scaphoideum

In Verbindung mit einer Fraktur des distalen Radius ist eine Skaphoidfraktur häufig instabil und erfordert eine Schraubenversorgung.

☐ Verletzungen der Ulna

Fraktur des Processus styloideus ulnae. In der Mehrzahl der Fälle konsolidiert diese Verletzung spontan, oder es entwickelt sich eine Pseudarthrose, die keine Instabilität des distalen Radioulnargelenks bewirkt. Lediglich Frakturen der Basis sollten osteosynthetisiert werden (Kirschner-Draht oder Drahtcerclage). Der Processus styloideus ulnae wird mit einer longitudinalen ulnaren Inzision erreicht. Es ist erforderlich, das 6. Extensorenkompartiment zu öffnen und die Sehne des M. extensor carpi ulnaris wegzuhalten, um das Fragment zu erreichen.

Subkapitale Ulnafrakturen. Diese müssen aufgrund des praktisch immer vorhandenen Abkippens des distalen Fragments stabil osteosynthetisiert werden. Da eine Plattenversorgung in diesem Bereich nicht möglich ist, kommt eine intraossäre verspannende elastische Kirschner-Draht-Versorgung, eingebracht durch den Processus styloideus ulnae, oder eine Schraubenversorgung bei schräg verlaufenden Frakturlinien zur Anwendung, wodurch eine zufriedenstellende Reposition und Stabilisation zu erreichen ist.

Epi-/metaphysäre Mehrfragmentfrakturen. Diese sind den Frakturen gleichen Typs am Radius vergesellschaftet. Der Fixateur externe darf keine zu große ulnare Inklination bewirken, um eine Verkürzung und Einstauchung der Ulna zu vermeiden.

Luxationen des Ulnaköpfchens. Diese können in der Mehrzahl der Fälle konservativ durch Immobilisation mit palmarer Gipsschiene behandelt werden, wobei der Ellenbogen um 90 Grad flektiert ist und der Unterarm in Repositionsstellung gelagert wird (Supination bei dorsalen Luxationen und umgekehrt). Wenn die Reposition nicht konservativ gehalten werden kann, wird eine transversale Kirschner-Draht-Versorgung oder eine operative Therapie erforderlich.

Die Therapie von Rupturen des skapholunären Ligaments, der perilunären- und der transskapholunären Luxationen werden in einem eigenen Kapitel vorgestellt.

Komplikationen

Frische Frakturen des distalen Radiusendes haben zu Unrecht eine benigne Reputation. Abhängig von den unterschiedlichen Serien besteht ein Komplikationsanteil von bis zu 30%, was weit davon entfernt ist, als vernachlässigbar gelten zu können. Wir stellen die häufigsten Komplikationen vor (unter Ausschluß der sekundären Dislokationen), die unabhängig von der Form der Therapie beobachtet werden.

■ Nervenkompressionen

Der N. medianus ist am häufigsten betroffen. Es kann sich entweder um eine durch das Trauma bedingte Kompression handeln oder um die häufigere chronische Druckentwicklung, die als Folge des Traumas oder einer in betonter Flexions- oder Extensionsstellung des Handgelenks fixierten Immobilisation auftreten kann.

Die seltenere Kompression des N. ulnaris ist häufig mit derjenigen des N. medianus vergesellschaftet.

■ Arthrose

Die Häufigkeit steht in direktem Bezug zu der Insuffizienz der anatomischen Reposition der Gelenkoberflächen (4, 5, 46–48, 59). Sie hängt auch von dem Grad der Knorpelkontusion durch das Trauma ab.

Obwohl ein intrafragmentärer Spalt tolerabel ist, stellt eine Gelenkstufe über 2 mm eine deutliche Verschlechterung der funktionellen Prognose dar (5, 39).

■ Fehlstellung

Die Mehrzahl der Fehlstellungen ist symptomatisch und erfordert eine korrigierende Therapie. Es ist zu unterscheiden zwischen extraartikulären, der operativen Therapie gut zugänglichen Fehlstellungen und Gelenkfehlstellungen, deren Korrektur diffizil und von mäßigen Ergebnissen begleitet ist.

■ Sehnenrupturen

Diese können während der ersten 3 posttraumatischen Wochen auftreten. Gründe hierfür liegen einmal in einer möglichen Läsion der Sehne selbst oder in einer sekundären Ruptur, bedingt durch das Reiben der Sehne an einem schlecht reponierten Knochenfragment oder an einem zu kurzen Kirschner-Draht.

Die am häufigsten betroffenen Sehnen sind diejenige des M. extensor pollicis longus, die profunde Flexorensehne vom Zeigefinger und die lange Daumenflexorensehne.

■ Algodystrophie

Diese kann in unterschiedlichen Formen auftreten und von der einfachen passageren schmerzhaften Einsteifung bis zu der vollständigen Affektion des gesamten Arms mit funktionellem Defizit der oberen Extremität reichen. Die therapeutische Distraktion des Gelenkspaltes ist ein begünstigender Faktor (3).

■ Komplikationen des operativen Vorgehens

– Migration der Kirschner-Drähte.
– Infektion der Kirschner-Drähte.
– Verletzung des sensiblen Astes des N. radialis.

Schlußfolgerung

Die Frakturen des distalen Radius beim Erwachsenen stellen Verletzungen dar, die schwierig zu therapieren sind. Ihre Folgen werden häufig unterschätzt.

Eine möglichst perfekte Therapie der instabilen und der Gelenkfrakturen mit dem Ziel einer möglichst anatomischen Reposition, entsprechend den Verfahren nach Verletzungen anderer Extremitätengelenke, ist anzustreben.

Es ist überraschend, auch heutzutage noch Therapieformen dieser Frakturen zu bemerken, die sich sogar bei jungen Patienten auf ein Mindestmaß beschränken, obwohl eine direkte Abhängigkeit zwischen der Qualität der anatomischen Reposition und dem funktionellen Ergebnis besteht.

Trotzdem wird es in der Zukunft weitere Möglichkeiten zur Entwicklung von stabilen Fixationsmethoden geben, die eine möglichst frühzeitige Mobilisation zulassen.

Literatur

1 Altissimi, M., R. Antenucci, C. Fiacca, G.B. Mancini: Long term results of conservative treatment of fractures of the distal radius. Clin. Orthop. 206 (1986) 202–210
2 D'Anca, A.F., S.B. Sternlieb, T.W. Byron, P.A. Feinstein: External fixator management of unstable Colles' fractures: an alternative method. Orthopedics 7 (1984) 853–859
3 Atkins, R.M., T. Duckworth, J.A. Kanis: Algodystrophy following Colles' fracture. J. Hand Surg. 14 B (1989) 161–164
4 Axelrod, T.S., D. Paley, J. Green, R.Y. McMurtry: Limited open reduction of the lunate facet in comminuted intra-articular fractures of the distal radius. J. Hand Surg. 13 A (1988) 372–377
5 Axelrod, T.S., R.Y. McMurtry: Open reduction and internal fixation of comminuted, intraarticular fractures of the distal radius. J. Hand Surg. 15 A (1990) 1–11
6 Bacorn, R.W., J.F. Kurtzke: Colles' fracture: a study of two thousand cases from the New York State Workmen's Compensation Board. J. Bone Jt Surg. 35-A (1953) 643–658
7 Bartosh, R.A., M.J. Saldana: Intraarticular fractures of the distal radius: a cadaveric study to determine if ligamentotaxis restores radiopalmar tilt. J. Hand Surg. 15 A (1990) 18–21
8 Bickerstaff, D.R., M.J. Bell: Carpal malalignment in Colles' fractures. J. Hand Surg. 14 B (1989) 155–160
9 Brahin, B., Y. Allieu: Les désaxations carpiennes d'adaptation. Ann. Chir. Main 3 (1984) 357–363
10 Brand, P.W., R.B. Beach, D.E. Thompson: Relative tension and potential excursion of muscles in the forearm and hand. J. Hand Surg. 6 (1981) 209–219
11 Castaing, J., et le Club de Dix: Les fractures récentes de l'extrémité du radius chez l'adulte. Rev. Chir. orthop. 50 (1964) 583–696
12 Cauchoix, J., J. Duparc, M. Potel: Les fractures-luxations marginales antérieures du radius. Rev. Chir. orthop. 46 (1960) 233–245
13 Chapman, D.R., J.B. Bennett, W.J. Bryan, H.S. Tullos: Complications of distal radial fractures: pins and plaster treatment. J. Hand Surg. 7 (1982) 509–512
14 Clyburn, T.A.: Dynamic external fixation for comminuted intraarticular fractures of the distal end of the radius. J. Bone Jt Surg. 69-A (1987) 248–254
15 Cole, J.M., B. E. Obletz: Comminuted fractures of the distal end of the radius treated by skeletal transfixion in plaster cast. J. Bone Jt Surg. 48-A (1966) 931–945
16 Cooney, W.P., J.H. Dobyns, R.L. Linscheid: Complications of Colles' fractures. J. Bone Jt Surg. 62-A (1980) 613–619
17 Cooney, W.P.: External fixation of distal radial fractures. Clin. Orthop. 180 (1983) 44–49
18 Desmanet, E.: L' ostéosynthèse par double embrochage souple du radius: traitement fonctionnel des fractures de l'extrémité inférieure du radius. Ann. Chir. Main 8 (1989) 193–206
19 Ducloyer, Ph., M. Kerboul: L'ostésynthèse par plaque dans les fractures de l' extrémité inférieure du radius à déplacement antérieur. Rev. Chir. orthop. 76 (1990) 451–459
20 Epner, R.A., W.H. Bowers, W.B. Guilford: Ulnar variance: the effect of wrist positioning and roentgen filming technique. J. Hand Surg. 7 (1982) 298–305
21 Fernandez, D.L., R.P. Jakob, U. Büchler: External fixation of the wrist. Ann. Chir. Gynaecol. 72 (1983) 298–302
22 Fontes, D.: Instabilité du carpe et fracture du radius. IIe Congrés de chirurgie de la main et du membre supérieur. Paris, 19–20 mai 1990
23 Forgon, M., E. Mammel: The external fixateur in the management of unstable Colles' fracture. Int. Orthop. 5 (1981) 9–14
24 Foster, D.E., J.A. Kopta: Update on external fixators in the treatment of wrist fractures. Clin. Orthop. 204 (1986) 177–183
25 Frykmann, G.: Fracture of the distal radius including sequelae. Acta orthop. scand. Suppl. 108 (1967)
26 Gartland, J.J., C.W. Werley: Evaluation of healed Colles' fractures. J. Bone Jt Surg. 33-A (1951) 895–907
27 Gelbermann, R.H., R.M. Szabo, W.W. Mortensen: Carpal tunnel pressures and wrist position in patients with Colles' fractures. J. Trauma 24 (1984) 747–749
28 Grana, W.A., J.A. Kopta: The Roger Anderson device in the treatment of fractures of the distal end of the radius. J. Bone Jt Surg. 61-A (1979) 1234–1238
29 Green, D.P.: Pins and plaster treatment of comminuted fractures of the distal end of the radius. J. Bone Jt Surg. 57-A (1975) 304–310
30 Grumilier, P.: Fractures de l' extrémité inférieure du radius. Thèse méd., Nancy 1976

31 Howard, P.W., H.D. Stewart, R.E. Hind, F.D. Burke: External fixation or plaster for severely displaced comminuted Colles' fractures: a prospective study of anatomical and functional results. J. Bone Jt Surg. 71-B (1989) 68–73
32 Isani, A., C.P. Melone: Classification and management of intra-articular fractures of the distal radius. Hand Clin. (1988) 349–360
33 Jakim, I., H.S. Pieterse, M.B.E. Sweet: External fixation for intra-articular fractures of the distal radius. J. Bone Jt Surg. 73-B (1991) 302–306
34 Jenkins, N.H., D.G. Jones, S.R. Johnson, W.J. Mintowt-Czyz: External fixation of Colles' fractures. J. Bone Jt Surg. 69-B (1987) 207–211
35 Jenkins, N.H.: The unstable Colles' fracture. J. Hand Surg. 14 B (1989) 149–154
36 Jupiter, J.B.: Current concepts review: fractures of the distal end of the radius. J. Bone Jt Surg. 73-A (1991) 461–469
37 Kapandji, A.: L'ostéosynthèse par double embrochage intra-focal: traitement fonctionnel des fractures non articulaires de l'extrémité inférieure du radius. Ann. Chir. 30 (1976) 903–908
38 Kerboul, B., J. Le Saout, C. Lefevre, D. Miroux, L. Fabre, J.F. Le Noac'h, J.M. Rogero, B. Coutois: Etude comparative de trois méthodes thérapeutiques de la fracture de Pouteau-Colles: a propos de 97 cas. J. Chir. 123 (1986) 428–434
39 Knirk, J.L., J.B. Jupiter: Intra-articular fractures of the distal end of the radius in young adults. J. Bone Jt Surg. 68-A (1986) 647–659
40 Lafontaine, M., Ph. Delince, D. Hardy, M. Simons: L'instabilité des fractures de l'extrémité inférieure du radius: a propos d'une série de 167 cas. Acta orthop. belg. 55 (1989) 203–216
41 Leung, K.S., W.Y. Shen, H.K. Tsang, K.H. Chiu, P.C. Leung, L.K. Hung: An effective treatment of comminuted fractures of the distal radius. J. Hand Surg. 15 A (1990) 11–17
42 Linscheid, R.L.: Kinematic considerations of the wrist. Clin. Orthop. 202 (1986) 27–39
43 McQueen, M., J. Caspers: Colles' fracture: does the anatomical result affect the final function? J. Bone Jt Surg. 70-B (1988) 649–651
44 Mathoulin, Ch.: Les fractures de l'extrémité inférieure du radius: description, classification, traitement. Conférences d'enseignement. Expansion Scientifique Française, Paris 1990 (pp. 67–81)
45 Lynch, A.C., P.R. Lipscomb: The carpal tunnel syndrom and Colles' fracture. J. Amer. Med. Ass. 185 (1963) 363–366
46 Melone, C.P.: Articular fractures of the distal radius. Orthop. Clin. N. Amer. 15 (1984) 217–236
47 Melone, C.P. Open treatment for displaced articular fractures of the distal radius. Clin. Orthop. 202 (1986) 103–111
48 Melone, C.P.: Unstable fractures of the distal radius. In Lichtmann, D.M.: The Wrist and its Disorders. Saunders, Philadelphia 1988 (pp. 160–177)
49 Mortier, J.P., J.N. Kuhlmann, C. Richet, S. Baux: Brochage horizontal cubito-radial dans les fractures de l'extrémité inférieure du radius comportant un fragment postéro-interne. Rev. Chir. orthop. 72 (1986) 567–571
50 Nakata, R.Y., Y. Chand, J.D. Matiko, G.K. Frykman, V.E. Wood: External fixators for wrist fractures: a biomechanical and clinical study. J. Hand Surg. 10 A (1985) 845–851
51 Palmer, A.K.: The distal radio-ulnar joint: anatomy, biomechanics, and triangular fibrocartilage complex abnormalities. Hand Clin. 3 (1987) 31–40
52 Palmer, A.K.: Fractures of the distal radius. In Green, D.P.: Operative Hand Surgery, 2nd ed., vol. II. Churchill Livingstone, Edinburgh 1988 (pp. 991–1026)
53 Peyroux, L.M., J.L. Dunaud, M. Caron, I. Ben Slamia, M. Kharrat: La technique de Kapandji et son évolution dans le traitement des fractures de l'extrémité inférieure du radius. Ann. Chir. Main 6 (1987) 109–122
54 Porter, M., I. Stockley: Fractures of the distal radius. Clin. Orthop. 220 (1987) 241–252
55 Py, F.: Traitement des fractures de l'extrémité inférieure du radius par ostéosynthèse percutanée suivie de mobilisation immédiate du poignet: a propos de 600 cas. Thèse méd., Tours 1982
56 Riis, J., S. Fruensgaard: Treatment of unstable Colles' fractures by external fixation. J. Hand Surg. 14 B (1989) 145–148
57 Roumen, R.M.H., W.L.E.M. Hesp, E.D.M. Bruggink: Unstable Colles' fractures in elderly patients: a randomised trial of external fixation for redisplacement. J. Bone Jt Surg. 73-B (1991) 307–311
58 Sarmiento, A., G.W. Pratt, N.C. Berry, W.F. Sinclair: Colles' fractures: functional bracing in supination. J. Bone Jt Surg. 57-A (1975) 311–317
59 Scheck, M.: Long term follow-up of treatment of comminuted fractures of the distal end of the radius by transfixation with Kirschner wires and cast. J. Bone Jt Surg. 44-A (1962) 337–351
60 Sennwald, G.: L'entité radius-carpe. Springer, Berlin 1987
61 Short, W.H., A.K. Palmer, F.W. Werner, M. Mech, D.J. Murphy: A biomechanical study of distal radial fractures. J. Hand Surg. 12 A (1987) 529–534
62 Taleisnik, J., H.K. Watson: Midcarpal instability caused by malunited fractures of the distal radius. J. Hand Surg. 9 A (1984) 350–357
63 Thomine, J.M., M. Demesy: Le fixateur externe métacarpo-radial dans le traitement des fractures graves de l'extrémité inférieure du radius. Ann. Chir. 33 (1979) 731–734
64 Uhl, J.F.: Etude des facteurs influençant le résultat fonctionnel des fractures de l'extrémité du radius. Thèse méd., Paris 1976
65 Van der Linden, W., R. Ericson: Colles' fracture. How should its displacement be measured and how should it be immobilized? J. Bone Jt Surg. 63-A (1981) 1285–1288
66 Vaughan, P.A., S.M. Lui, I.J. Harrington, G.L. Maistrelli: Treatment of unstable fractures of the distal radius by external fixation. J. Bone Jt Surg. 67-B (1985) 385–389
67 Weber, S.C., R.M. Szabo: Severely comminuted distal fracture as an unsolved problem: complications associated with external fixation and pins and plaster techniques. J. Hand Surg. 11 A (1986) 157–165

14 Fehlstellungen am Radius und am distalen Radioulnargelenk

M. Merle

Zu Unrecht gelten Frakturen nach Pouteau-Colles als der konservativen Therapie gut zugänglich, die eine insuffiziente Reposition gut tolerieren.

Die aufmerksame Evaluation der Ergebnisse widerspricht dieser Annahme, da 25–30% der Patienten (2, 3, 5) zuletzt über Schmerzen klagen, die aufgrund von radiokarpaler- oder distaler Radioulnargelenkarthrose auftreten, oder aufgrund von Fehlstellungen über Einschränkungen der Gelenkbeweglichkeit in Extension, Flexion und in Pro- und Supination. Diese Symptome können durch eine Algodystrophie verschlechtert werden, bei der die Fingerketten einsteifen.

Eine Verkürzung des Radius und ein dorsales oder palmares Abkippen des distalen Fragments wird die Handgelenkbeweglichkeit weiter einschränken und mittelfristig eine mediokarpale Instabilität bewirken (9). Dann erscheint es logisch, den distalen Radius anatomisch durch eine Osteotomie mit Anlage eines kortikospongiösen Spans zu rekonstruieren.

Dank dieses therapeutischen Vorgehens konnten viele distale radioulnare Fehlstellungen korrigiert werden, besonders wenn das distale Ulnaende in die korrespondierende unverletzte Radiusgelenkfläche eingestellt werden konnte. Dagegen kann bei Verletzung des distalen Radioulnargelenks mit Instabilität und bestehendem ulno- oder radiokarpalem Impingement die alleinige Korrektur der Fehlstellung des Radius nicht für eine schmerzfreie, ausreichend bewegliche Wiederherstellung der Pro- und Supination garantieren. Zahlreiche therapeutische Verfahren wurden für die Lösung aller dieser Läsionen vorgeschlagen. Ihre Zahl läßt die ungewissen Ergebnisse ahnen, unabhängig davon, ob es sich um Ligamentplastiken, Resektionen, Hemiresektionsarthroplastien oder die intentionelle Pseudarthrose der Ulna, verbunden mit einer Arthrodese des distalen Radioulnargelenks nach Sauvé-Kapandji, handelt.

Irreversible Interventionen am distalen Radioulnargelenk regeln üblicherweise das Problem des Schmerzes und der Wiederherstellung der Pro- und Supination in einem guten Bewegungsausmaß bei einem Kraftverlust von 25–30% im Verhältnis zur Gegenseite. Zu oft erfolgt die Operation nach Darrach (4) oder nach Sauvé-Kapandji (7) am distalen Ulnaende, und wir erinnern daran, daß die Ulna die fixe Achse des Unterarms darstellt, um die der Radius sich dreht. In Anbetracht des Fehlens ausreichend guter chirurgischer Lösungsmöglichkeiten für das große Problem des distalen Radioulnargelenks ist es wichtig, in der Notfallsituation ein offensives therapeutisches Verhalten bezüglich der anatomischen Reposition zu entwickeln.

Korrektur extraartikulärer Fehlstellungen am distalen Radius

Allein eine Osteotomie des Radius zusammen mit einer Transplantatanlage läßt eine Wiederherstellung der Radiuslänge, die Ausrichtung der Gelenkfläche und die anatomische Reintegration des distalen Ulnaendes zu.

Nur wenige Techniken entsprechen diesem anatomischen und funktionellen Anspruch. Lediglich eine öffnende Keilosteotomie mit Einbringen eines kortikospongiösen Spans läßt das Ziel erreichen. Bei Fehlstellungen mit dorsalem Abkippen des distalen Fragments bevorzugen wir die Versorgung mit einem trapezförmigen Transplantat, das am Radius gehoben wird. Dieses wird nach mehrdimensionaler Osteotomie in der Technik nach Watson eingebracht.

Fehlstellungen mit palmarem und dorsalem Abkippen sowie starker Einstauchung erfordern das Einbringen eines großen Transplantats nach bikortikaler Osteotomie. Der Zugang erfolgt palmar, die Osteosynthese durch T-Plattenanlage. Dieses bleibt das sicherste Vorgehen für die Fixation der knöchernen Anteile.

■ Dorsale biplane Osteotomie mit Einbringen eines trapezförmigen Transplantats (Abb. 14.1)

Die biplane Osteotomie, die speziell für Fehlstellung mit dorsalem Abkippen entwickelt wurde, erlaubt die Korrektur der Gelenkfläche des Radius in zwei Ebenen unter Einbringen eines trapezförmigen Transplantats vom Radius.

Diese wirksame, von Watson u. Castle (11) vorgeschlagene Technik, hat auch den Vorteil, daß sie unter regionaler Anästhesie realisiert werden kann.

Der Zugang ist dorsal longitudinal, leicht geschwungen in der Längsachse des Radius und des 3. Metakarpales. Das Retinaculum extensorum wird im 3/4-Bereich proximal geöffnet, wenn möglich ist der distale Anteil zu erhalten. Die Ausrichtung der Gelenkoberfläche wird mit Hilfe von Nadeln festgelegt, um eine hierzu parallele Osteotomie 10–12 mm proximal realisieren zu können. Die dorsale Osteotomie erhält die palmare Kortikalis. Die Öffnung des Osteotomiespalts mit dem Ziel der Wiederherstellung der Ausrichtung der Radiusgelenkfläche sowohl in der frontalen als auch in der sagittalen Ebene muß Schritt für Schritt erfolgen. Sie wird bis zum ulnaren und radialen Rand des Radius unter Erhalt der Kontinuität der palmaren Kortikalis weitergeführt, um das distale Fragment zu mobilisieren.

Das Klaffen der Osteotomie kann mit einem geeigneten Instrument erreicht werden, wobei wir jedoch an Präzision

14 Fehlstellungen am Radius und am distalen Radioulnargelenk

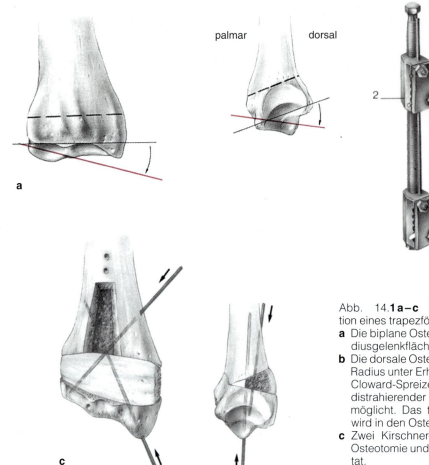
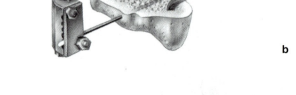

Abb. 14.1 a–c Dorsale biplane Osteotomie mit Inkorporation eines trapezförmigen Spans.
a Die biplane Osteotomie erlaubt das Wiederherstellen der Radiusgelenkfläche in der frontalen und sagittalen Ebene.
b Die dorsale Osteotomie wird bei Bedarf lateral und medial am Radius unter Erhalt der palmaren Kortikalis weitergeführt. Ein Cloward-Spreizer (1) erleichtert die Osteotomie, während ein distrahierender Mini-Fixateur (2) Präzision und Komfort ermöglicht. Das trapezförmige Transplantat vom Radius (3) wird in den Osteotomiespalt eingebracht.
c Zwei Kirschner-Drähte der Größe 15/10 stabilisieren die Osteotomie und das unter Kompression stehende Transplantat.

und Komfort gewinnen, indem wir einen distrahierenden Mini-Fixateur temporär dorsal am Radius anbringen.

Nach Durchleuchtung mit Überprüfung der anatomischen Reposition des distalen Radius wird der kortikospongiöse Span trapezförmig am dorsalen Radius gehoben. Anschließend wird er in den Osteotomiespalt eingebracht und mit 2 gekreuzten Kirschner-Drähten der Größe 15/10 fixiert. Das unter Druck gebrachte Transplantat konsolidiert innerhalb von 6 Wochen. Das Handgelenk kann mit einer palmaren Schiene für 4 Wochen geschützt werden.

Dieses Vorgehen nach Watson ist elegant und zuverlässig, muß jedoch sorgfältig erfolgen, da die Kontinuität der palmaren Kortikalis während des gesamten Eingriffs erhalten bleiben muß. Die Technik kann nur angewandt werden, wenn allein das dorsale Abkippen des distalen Radius zu korrigieren ist (Abb. 14.2).

■ Palmare bikortikale Osteotomie mit Einbringen eines kortikospongiösen Beckenkammspans (Abb. 14.3)

Der Eingriff wird unter Regionalanästhesie begonnen und während des Hebens am Beckenkamm in Allgemeinanästhesie weitergeführt.

Der Zugang erfolgt palmar radial und liegt zwischen dem äußeren Rand des M. flexor carpi radialis und der A.-radialis-Rinne. Er wird horizontal in der distalen Handgelenkbeugefalte weitergeführt und gewinnt dann die Thenar-

falte, wodurch die Spaltung des Lig. flexorum erleichtert wird und der N. medianus vor sekundärer Kompression, bedingt durch das Einbringen der Osteosyntheseplatte, geschützt wird. Hierdurch wird auch die Luxation der Flexorensehnen erleichtert, um das distale Ende des Radius exponieren zu können. Der M. brachioradialis wird vom Processus styloideus ulnae desinseriert, damit die Mobilisation des distalen Fragments erleichtert wird. Am Ende des Eingriffs erfolgt die Reinsertion. Der M. abductor pollicis longus und M. extensor pollicis brevis werden isoliert und angeschlungen, anschließend erfolgt die Desinsertion des M. pronator quadratus subperiostal von außen nach innen. Zum Ende des Eingriffs wird dieser zum Schutz der Flexorensehnen vor der Osteosyntheseplatte wieder befestigt. Die Ausrichtung der Radiusgelenkfläche wird mit einer Nadel festgelegt, ohne die Gelenkkapsel zu eröffnen. Die biplane Osteotomie, immer parallel zur Radiusgelenkfläche verlaufend, erfolgt bevorzugt mit der oszillierenden Säge. Hierdurch kann in beiden Ebenen das abgekippte distale Fragment ausgerichtet werden und besonders die Radiuslänge durch Distraktion wiederhergestellt werden. Die Osteotomie erfolgt so weit wie möglich im metaphysären Bereich, üblicherweise 15 mm vom Gelenkspalt entfernt, wodurch die Fixation des horizontalen Anteils der T-Platte mit 3 Spongiosaschrauben ermöglicht wird. Ausschließlich externe Manöver reichen nicht für das Ausrichten des distalen Endes aus. Für geringe Korrekturen verwenden wir 2 Cloward-Spreizer. Der Abstand wird dann mit einem schräg eingebrachten Kirschner-Draht der Größe 15/10 gesichert. Die perioperative Durchleuchtungskontrolle ist er-

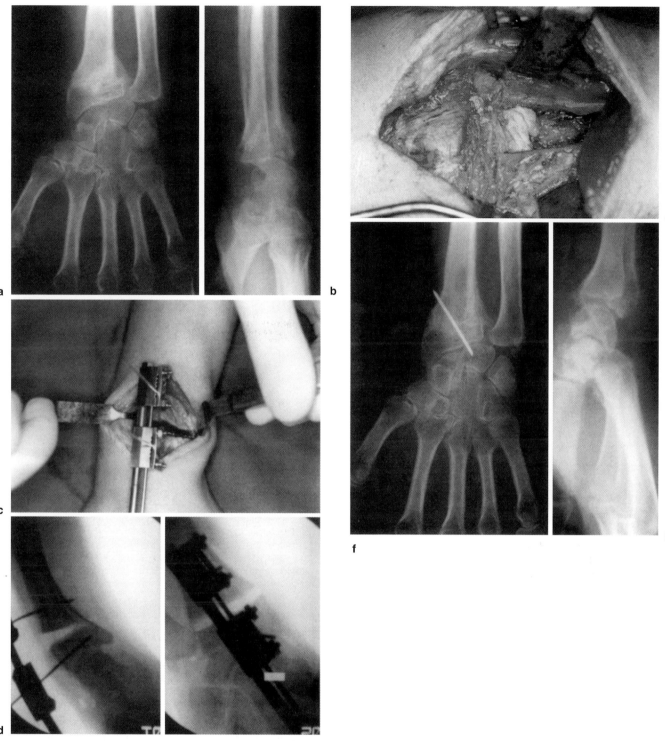

Abb. 14.**2 a–g**

a u. **b** Dorsalextensionsfehlstellung des distalen Radius.
c u. **d** Der distrahierende Fixateur externe erlaubt die präzise Öffnung des Osteotomiespalts. Dieses wird durch Durchleuchtung nachgewiesen.

e Das trapezförmige Transplantat von der Dorsalseite des Radius wird in den Bereich des Osteotomiespaltes eingebracht.
f u. **g** Ergebnis nach Konsolidation. Der Donorsitus des Transplantats wird rasch überbaut, das unter natürlicher Kompression stehende Transplantat ist nach 2 Monaten konsolidiert.

330   14 Fehlstellungen am Radius und am distalen Radioulnargelenk

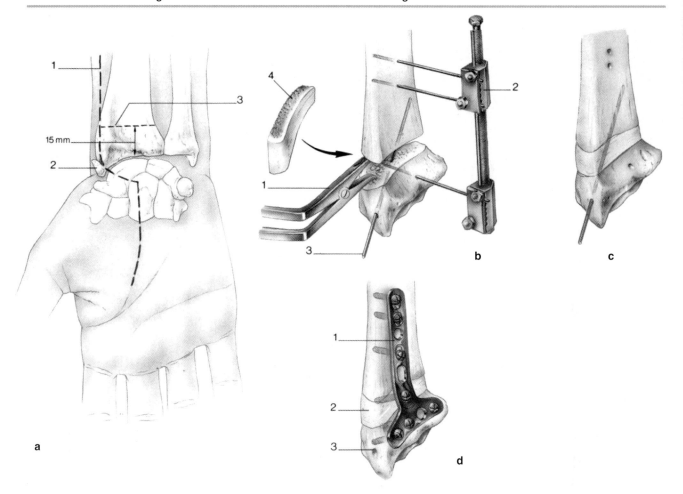

Abb. 14.**3a–d** Palmare bikortikale Osteotomie mit Anlagern eines kortikospongiösen Spans vom Beckenkamm.
a 1 Palmar-radialer Zugang. 2 Der M. brachioradialis wird desinseriert, um die Mobilisation des distalen Fragments zu erleichtern. Die Osteotomie (3) erfolgt 15 mm proximal des Gelenkspalts.
b Nach der Kortikotomie erfolgt die Distraktion mit Cloward-Spreizer (1) oder bevorzugt mit einem distrahierenden Fixateur externe (2). Stellungssicherung durch schrägen Kirschner-Draht (3). Der Beckenkammspan (4) wird lateral eingebracht.
c Sicherung des Ergebnisses vor der Osteosynthese mit einem Kirschner-Draht.
d Osteosynthese mit T-förmiger Kompressionsplatte (1). Das Transplantat (2) wird mit einer Spongiosaschraube fixiert, das distale Fragment mit 3–4 Schrauben gesichert.

forderlich, um die korrekte Länge und Ausrichtung des Radius festzulegen. Beträgt der Abstand mehr als 15 mm, treten hohe Kräfte auf, und die Cloward-Spreizer können die Osteotomiebereiche schädigen. In diesem Fall plazieren wir einen Fixateur, der eine präzise Distraktion ermöglicht (Abb. 14.**1b**).

Der Beckenkammspan wird üblicherweise an der kontralateralen Seite gehoben. Das kortikospongiöse Transplantat muß ein präzises trapezförmiges Zuschneiden ermöglichen. Die Kortikalis wird am radialen Rand des Radius eingespannt, da hier die größten Kräfte auftreten.

Das Transplantat wird von außen nach innen leicht eingebracht, wenn die Distraktion mit einem Fixateur externe erfolgte. Bei der Anwendung der Cloward-Spreizer ist das Einführen schwieriger, da einerseits das Transplantat wegrutschen kann und andererseits der proximale Radiusanteil die Tendenz aufweist, zum Radius zu dislozieren. Die genaue Positionierung der gesamten knöchernen Anteile erfordert die Verwendung einer Haltezange, um Transplantat und Radius auszurichten. Nach guter Positionierung ist eine temporäre Fixation mit schräg eingebrachten Kirschner-Drähten anzuraten, wodurch das Einbringen der Osteosyntheseplatte erleichtert ist.

Die Osteosynthese wird mit einer T-förmigen Kompressionsplatte verschraubt. Diese kann vorgebogen werden und sich dadurch an die palmare Seite des Radius anpassen. Der Fixationsvorgang beginnt im Bereich des distalen Fragments durch Einbringen der 3 Spongiosaschrauben und wird durch Kompressionsfixation proximal beendet. Ist das Transplantat mehr als 1 cm groß, kann auch hier eine Spongiosaschraube eingebracht werden. Die Osteosynthese ist ausreichend solide, um die postoperative Immobilisation des Handgelenks auf einer Gipsschiene auf einen Zeitraum von 4–6 Wochen zu beschränken (Abb. 14.**4**). Wir haben von der Möglichkeit der Kirschner-Draht-Osteosynthese Abstand genommen, da diese nicht ausreichend solide und stabil ist und sekundäre Dislokationen verursachen kann (6).

Erfordert die Rekonstruktion des Radius eine Distraktion, unabhängig davon, ob ein dorsales oder palmares Abkippen vorliegt, bevorzugen wir den palmaren Zugang, da dieser in gleicher Sitzung die Spaltung des Retinaculum flexorum ermöglicht und die Flexorensehnen durch Interposition des M. pronator quadratus vor der Osteosyntheseplatte schützt.

Wir raten von einer Osteosynthese mit dorsalem Zugang ab, um einen Abrieb der Extensorensehnen auf der Osteo-

Korrektur extraartikulärer Fehlstellungen am distalen Radius

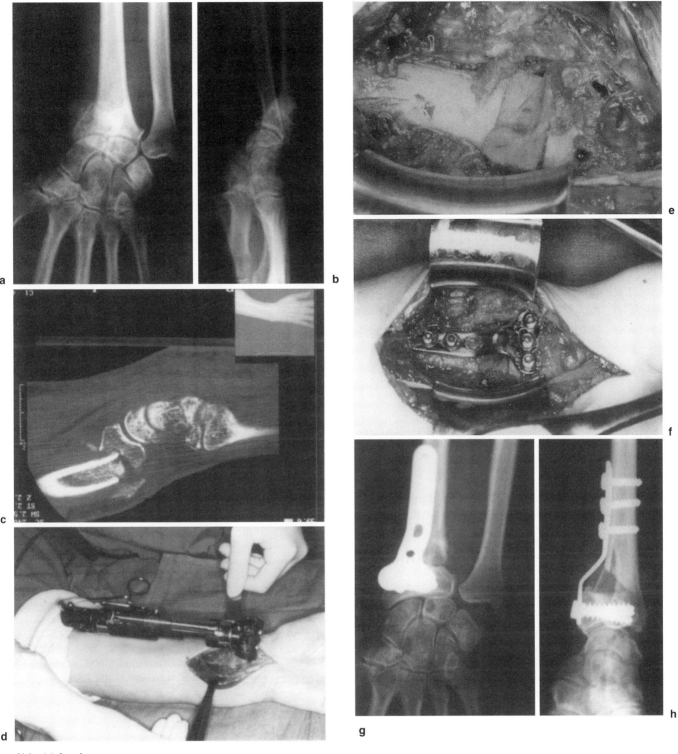

Abb. 14.**4a–h**
a u. **b** Fehlstellung mit erheblicher palmarer Abkippung und Einstauchung.
c Das CT-Bild zeigt präzise das sagittale Abkippen des distalen Radiusanteils.
d Der Fixateur externe erlaubt die präzise Wiederherstellung der Radiuslänge.

e Der kortikospongiöse Span vom Beckenkamm wird eingebracht, danach erfolgt die Osteosynthese mit einer entsprechend vorgebogenen T-Platte (**f**).
g u. **h** Postoperative Kontrolle nach 3 Wochen.

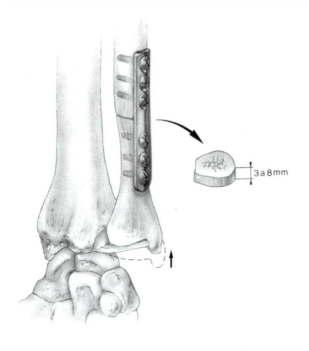
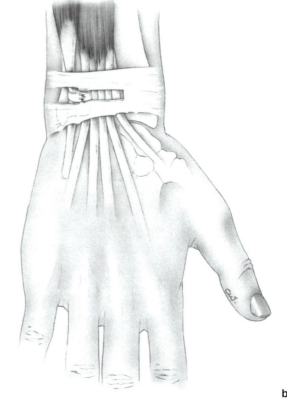

Abb. 14.**5 a** u. **b**   Ulnaverkürzung.
a Die Verkürzung der Ulna erfolgt am Übergang des mittleren zum distalen Drittel. Die Knochenresektion von 3–8 mm erlaubt die Rekonstruktion des distalen Radioulnargelenks.

b Die Stabilisation des Ulnaköpfchens kann durch Rezentrieren des M. extensor carpi ulnaris mit einer Umkehrplastik des Retinaculum extensorum nach Spinner-Kaplan erfolgen.

syntheseplatte und eine Superinfektion aufgrund eines zu geringen Weichteilmantels zu vermeiden.

Alterationen des distalen Radioulnar- und Ulnokarpalgelenks

Obwohl zahlreiche Fehlstellungen am Radius in der Flexions-/Extensionsamplitude des Handgelenks gut toleriert werden, kommt es zu vermehrter Einschränkung in der Pro- und Supination durch Veränderungen des distalen Radioulnargelenks und zu ulnokarpalen Konflikten. Im letzteren Fall ist es logisch, eine einfache Verkürzungsosteotomie der Ulna vorzuschlagen, wenn eine Radiusfehlstellung gut toleriert wird. Bestehen dagegen Störungen sowohl radioulnar als auch ulnokarpal, die nicht durch eine Osteotomie am distalen Radius korrigiert werden können, sind radikalere Eingriffe zu planen, die von der Resektion des Ulnaköpfchens nach Darrach bis zur intentionellen Pseudarthrose der distalen Ulna nach Sauvé-Kapandji reichen. Wir haben in unserem therapeutischen Vorgehen die Technik nach Bowers eingeführt, bei der eine Hemiresektionsarthroplastik des distalen Ulnaendes realisiert wird. In Anbetracht der mäßigen Ergebnisse wenden wir sie jedoch mit Vorsicht an.

■ Ulnaverkürzung (Abb. 14.**5**)

Eine verkürzende Einstauchverletzung am distalen Radius kreiert einen schmerzhaften ulnokarpalen Konflikt, der schlecht toleriert wird und bei der Ulnarduktion des Handgelenks verschlimmert wird. Sind die distalen Radioulnargelenkflächen intakt, erscheint es logisch, ihre anatomischen Verhältnisse durch eine Verkürzungsosteotomie der Ulna wiederherzustellen.

Der Zugang erfolgt dorsoulnar im Bereich des Übergangs vom mittleren zum distalen Drittel der Ulna und kann bis zum distalen Radioulnargelenk verlängert werden, um die Gelenkkongruenz zu überprüfen oder ggf. die Stabilität des Ulnaköpfchens durch Kapsel- oder Ligamentplastik zu sichern.

Die verkürzende Osteotomie erfolgt zwischen 3 und 8 mm. Die Osteosynthese muß sorgfältig mit einer 6-Loch-Kompressionsplatte geplant werden (Abb. 14.**5 a**).

Diese Osteotomie stand lange Zeit in dem schlechten Ruf, eine schwierige Konsolidation zu haben. Meist lag dieses an der Insuffizienz der Osteosynthese. Üblicherweise ist zu beobachten, daß eine Konsolidation innerhalb der ersten 2–3 Monate eintritt, vorsichtigerweise sollte die Metallentfernung erst 6–9 Monate nach der Osteosynthese erfolgen.

Nach der Osteosynthese an der Ulna ist eine direkte Sicht der Stabilität des distalen Endes bei den Pro- und Supinationsbewegungen anzustreben. Tritt eine dorsale Subluxation durch Insuffizienz des kapsuloligamentären Apparats auf, wird diese mit einer Kapsulorrhaphie behandelt. Schwieriger wird eine Stabilisation, wenn die Kapsel zerstört ist. Unsere Versuche zur Durchführung einer Ligamentplastik, die die Ulna durchflicht und am Radius befestigt wird, hat uns mittelfristig aufgrund des zunehmenden Spannungsverlusts der Sehne immer enttäuscht. Ein akzeptabler Kompromiß wird durch ein Rezentrieren der Sehne des M. extensor carpi ulnaris mit einer Plastik des Retinacu-

Alterationen des distalen Radioulnar- und Ulnokarpalgelenks **333**

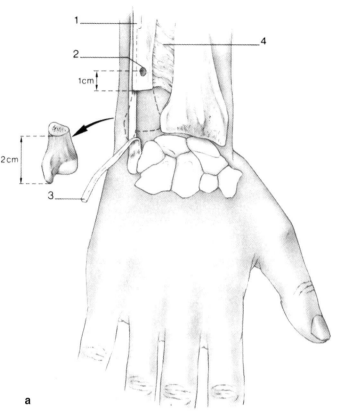
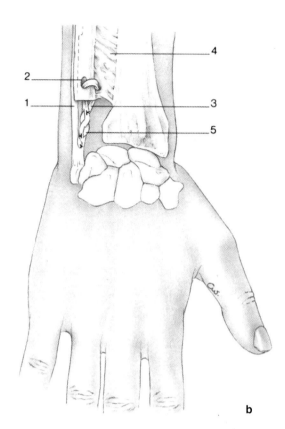

a

b

Abb. 14.**6 a** u. **b** Resektion des Ulnaköpfchens.
a Die Resektion des Ulnaköpfchens nach Darrach darf 2 cm nicht überschreiten. Die Sehne des M. extensor carpi ulnaris (1) wird hälftig abgesetzt und zur Stabilisation der Ulna verwandt.

b Die Sehne (3) wird intramedullär durchgezogen und dorsal 1 cm proximal der Osteotomie durch ein mit dem Pfriem vorgebohrtes Loch herausgeführt (2), anschließend um die radial-palmare Ulna gezogen und passiert die Membrana interossea (4). Die Sehne wird mit sich selbst vernäht (5).

lum extensorum nach Spinner-Kaplan erreicht (8) (Abb. 14.5 b).

■ Distale Ulnaresektion nach Darrach
(Abb. 14.**6**)

Bei der distalen Ulnaresektion nach Darrach (4) handelt es sich um eine schwerwiegende Entscheidung, da eine ulnare Translation des Karpus begünstigt wird, sich nach unserer Erfahrung ein Kraftverlust von 25–30 % einstellt und am Ulnaende eine Subluxationstendenz entsteht. Diese einfache Technik muß für ältere Patienten ohne Bedarf an größerer Kraftentwicklung reserviert bleiben, die die Fehlstellung am Radius tolerieren, aber der Wiederherstellung eines größeren Ausmaßes an Pro-und Supination bedürfen.

Der Zugang erfolgt dorsoulnar. Der sensible Ast des N. ulnaris muß präpariert und geschützt werden.

Zwei Hohmann-Haken isolieren die Sehnen von dem distalen Ulnaende und schützen das Gefäß-Nerven-Bündel. Um eine sekundäre Ossifikation zu vermeiden, erfolgt die Resektion des Ulnaköpfchens extraperiostal mit der oszillierenden oder mit der Gigli-Säge. Die Resektion darf niemals 2 cm überschreiten. Das distale Ulnaende wird dann gekippt und bis in den Bereich des Processus styloideus dargestellt. Dieser wird basisnah abgesetzt, damit die Kontinuität mit den hier ansetzenden Ligamenten erhalten bleibt.

Wir haben davon Abstand genommen, das distale Ulnaende mit einem Swanson-Implantat zu bedecken, da dieses in keinem Fall einen mechanischen Ersatz für das distale Radioulnargelenk darstellt. Auch fragmentiert es langfristig und kann osteolytische Reaktionen oder Sklerosierungen im Druckbereich am Radius verursachen. Es hat jedoch bei subperiostalem Absetzen das Verdienst, Ossifikationen am Radius zu begrenzen.

Die Instabilität der distalen Ulna stellt einen der Nachteile dieses Vorgehens dar. Kann keine stabilisierende Kapselplastik erfolgen, verwenden wir das Vorgehen nach Spinner-Kaplan (8), bei dem die Sehne des M. extensor carpi ulnaris durch eine Retinaculum-extensorum-Plastik rezentriert wird.

Bei erheblichen dorsalen Instabilitäten, die meist von einem zu ausgiebigen knöchernen Kürzen stammen, realisieren wir eine Sehnenplastik unter Verwendung der Hälfte der M.-extensor-carpi-ulnaris-Sehne.

Distal gestielt, wird sie durch die Osteotomiestelle in den Markraum der Ulna eingebracht und 1 cm weiter proximal durch ein dosal angebrachtes Loch gezogen. Nach Passieren der Membrana interossea wird sie dann unter Spannung mit sich selbst vernäht. In der Mehrzahl der Fälle kann eine frühzeitige Mobilisation zugelassen werden, um die Funktion wiederzuerlangen.

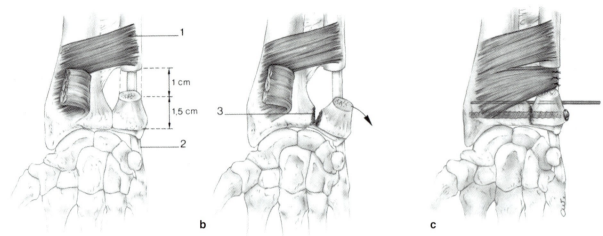

Abb. 14.**7a–c** Operation nach Sauvé-Kapandji oder intentionelle Pseudarthrose der Ulna.
a Die Pseudarthrose der Ulna erfordert die knöcherne Resektion von 1 cm. Das Ulnaköpfchen wird mit dem Radius arthrodesiert und darf nicht die Länge von 1,5 cm überschreiten. Der M. pronator quadratus (1) wird im distalen Bereich desinseriert. 2 Sehne des M. extensor carpi ulnaris.
b Das Ulnaköpfchen wird nach lateral luxiert, um die Gelenkfläche anzufrischen (3).
c Die Osteosynthese wird mit einer Kortikalisschraube und einem Kirschner-Draht gesichert. Der distale Teil des M. pronator quadratus wird in den Bereich des abgesetzten Knochens eingebracht, um Ossifikationen zu vermeiden.

■ Operation nach Sauvé-Kapandji oder intentionelle Ulnapseudarthrose
(Abb. 14.7)

Die Rekonstruktion der Pro- und Supination erfolgt durch eine intentionelle Pseudarthrose an der Ulna, verbunden mit einer distalen Radioulnargelenkarthrodese (7, 10).

Der dorsoulnare Zugang beginnt im Bereich des Processus styloideus ulnae und wird 7 cm nach proximal über der Ulna weitergeführt. Die Sehne des M. extensor carpi ulnaris wird präpariert, bis der dorsale Anteil der sigmoidalen Gelenkfläche des Radius sichtbar wird. Weiter palmar werden die Sehne des M. flexor carpi ulnaris und der Gefäß-Nerven-Stiel mit Haken geschützt. Der M. pronator quadratus wird distal partiell über eine Länge von 2–3 cm desinseriert. Der distale Anteil der Membrana interossea wird inzidiert. Der distal verbliebene Anteil der Ulna wird arthrodesiert und darf eine Länge von 1,5 cm nicht überschreiten. Er muß das Osteosynthesematerial, meist eine 3,5 mm Kortikalisschraube und einen Kirschner-Draht, aufnehmen können.

Die intentionelle Pseudarthrose der Ulna wird mit einer extraperiostalen, auf 1 cm begrenzten, knöchernen Verkürzung erreicht.

Das abgesetzte Ulnaköpfchen wird nach lateral gekippt und die Gelenkflächen des distalen Radioulnargelenks mit einem Luer angefrischt.

Die Position der distalen Radioulnargelenkarthrodese muß unter Sicht kontrolliert werden, im Zweifel muß eine Durchleuchtung erfolgen, damit ein ulnokarpaler Konflikt vermieden wird. Das Ulnaköpfchen darf nicht zu weit pro-

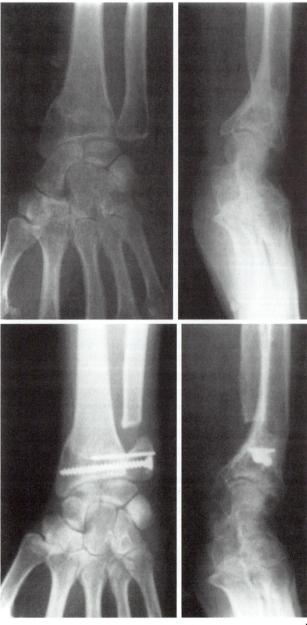

Abb. 14.**8a–d**
a u. **b** Fehlstellung des Radius mit schmerzhafter Einschränkung der Pro- und Supination.
c u. **d** Operation nach Sauvé-Kapandji ohne Korrektur der Fehlstellung am Radius.

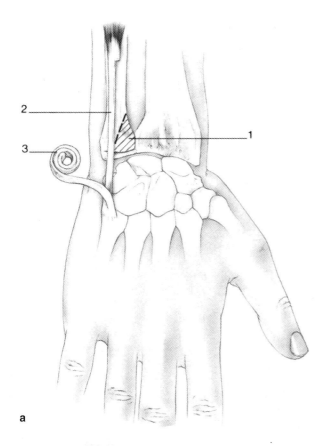 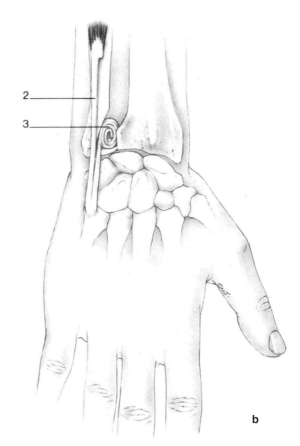

Abb. 14.9a u. b Die Hemiresektions-Interpositionsarthroplastik nach Bowers.

a Die Hemiresektion des distalen Anteils der Ulna (1) muß solide erfolgen, um erneute Impingementsituationen am Radius zu vermeiden. Die Sehne des M. extensor carrpi ulnaris (2) wird hälftig abgesetzt und eingerollt.

b Die Sehnenplastik (3) wird in den freien Raum des distalen Radioulnargelenks eingebracht und übernimmt damit die Rolle einer Sehnen-Interpositionsplastik.

ximal plaziert werden, damit ein Schutz des Karpus vor einer ulnaren Translation besteht. Die ideale Position wird dann mit einem Kirschner-Draht der Stärke 12/10 gesichert. Die Kompression erfolgt mit einer 3,5 mm Kortikalisschraube, welche horizontal eingebracht wird und den distalen Radius faßt. Liegt eine Mineralsalzminderung am Ulnaköpfchen vor, ist eine Unterlegscheibe einzubringen, um die Migration der Schraube in den Knochen zu vermeiden. Es ist möglich, die Größe des Ulnaköpfchens wiederherzustellen, wenn dieses durch den Traumamechanismus oder nach einer Bowers-Resektion verkleinert ist. Der Knochenanteil von der Resektion kann als Transplantat genutzt werden und dazwischengeschaltet die Schraube durch seine Resektionsfläche aufnehmen.

Um Ossifikationen im Bereich der Pseudarthrose zu vermeiden, sollte der Anteil des M. pronator quadratus durch Fixation auf der Sehne des M. extensor carpi ulnaris interponiert werden.

Abhängig von der Qualität der Osteosynthese ist eine Gipssicherung nicht erforderlich, und eine frühzeitige Mobilisation kann autorisiert werden (Abb. 14.8).

■ Hemiresektions-Interpositionsarthroplastik nach Bowers (Abb. 14.9)

Die von Bowers (1) 1985 eingeführte Intervention ist verführerisch, da sie die Kontinuität des ulnokarpalen kapsuloligamentären Apparats sowie den triangulären fibrokartilaginären Komplex erhält unter Lösung des distalen Radioulnargelenkkonflikts und ggf. auch des ulnokarpalen Impingements.

Die Interposition eines eingerollten Anteils der Hälfte der Sehne des M. extensor carpi ulnaris soll die Ulna vor einer radialen Translation schützen und eine schmerzfreie Pro- und Supination begünstigen. Unsere begrenzte Erfahrung ist bis heute enttäuschend, da die Schmerzfreiheit niemals vollständig erreicht wird und eine zunehmende Translation der Ulna trotz Sehnenplastik beobachtet werden kann. Auch kann die Kraft nur begrenzt wiedergewonnen werden.

Sicherlich haben wir zu Beginn unserer Erfahrungen mit diesem Verfahren eine insuffiziente knöcherne Hemiresektion ausgeführt. Erfolgt diese jedoch zu ausführlich, nähert sich die Bowers-Intervention einer vollständigen Darrach-Resektion, wobei jedoch ein geringeres Risiko der dorsalen Ulnasubluxation besteht.

Bis zum heutigen Tag verwenden wir dieses Vorgehen bei den alleinigen Gelenkaffektionen des distalen Radioulnargelenks, bei denen ein erhaltener triangulärer fibrokartilaginärer Komplex vorliegt (Abb. 14.10).

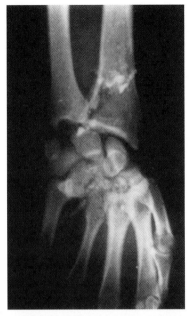
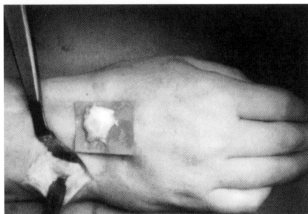
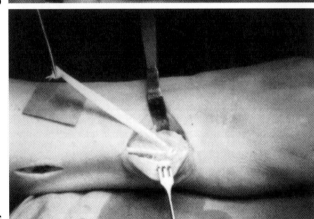
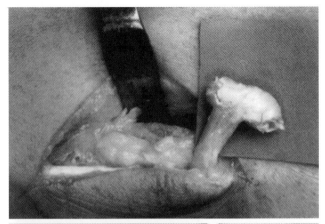
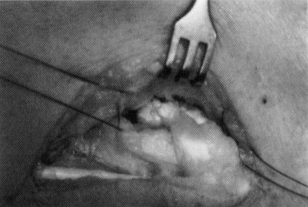
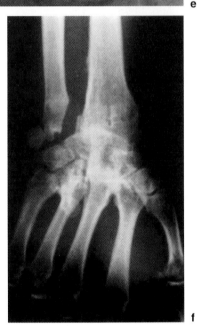

Abb. 14.**10a–f**
a Distale Radiusgelenkfraktur mit Blockierung der Pro- und Supination.
b Hemiresektion des Ulnaköpfchens.
c u. **d** Über eine kurze Inzision wird die Sehne des M. extensor carpi ulnaris hälftig abgesetzt und aufgerollt. Anschließend wird sie in den entstehenden Raum zwischen distalem Radius und Ulna eingebracht (**e**).
f Die Sehnenplastik stellt die schmerzfreie Pro- und Supination wieder her und verhindert die Annäherung der knöchernen Anteile des neugebildeten distalen Radioulnargelenks.

☐ Literatur

1. Bowers, W.H.: Distal radio-ulnar joint arthroplasty: the hemiresection-interposition technique. J. Hand Surg. 10 A (1985) 169–178
2. Chapman, D.R., J.B. Bennett, W.J. Bryan, H.S. Tullos: Complications of distal radial fractures: pins and plaster treatment. J. Hand Surg. 7 (1982) 509–512
3. Cooney III, W.P., J.H. Dobyns, R.L. Linscheid: Complications of Colles' fractures. J. Bone Jt Surg. 62-A (1980) 613–619
4. Darrach, W.: Partial excision of the lower graft of ulnar for deformity following Colles' fractures. Ann. Surg. 57 (1913) 764–765
5. Gartland, J.J., C. W. Werley: Evaluation of healed Colles' fractures. J. Bone Jt Surg. 33-A (1951) 895–907
6. Merle, M., J. Michon, G. Foucher: Lésions traumatiques de l'extrémité inférieure du radius et du cubitus. In Roy-Camille, R., C.A. Laurin, L.H. Riley: Atlas de Chirurgie Orthopédique, vol. II. Masson, Paris 1990 (pp. 219–228)
7. Sauve, L., M. Kapandji: Une nouvelle technique de traitement chirurgical des luxations récidivantes isolées de l'extrémité cubitale inférieure. J. Chir. 47 (1936) 589–594
8. Spinner, M., E.B. Karcan: Extensor carpi ulnaris: its relationship to stability of the distal radio-ulnar joint. Chir. Orthop. 68 (1970) 124–129
9. Taleisnik, J., H.K. Watson: Midcarpal instability caused by malunited fractures of the distal radius. J. Hand Surg. 9 A (1984) 350–357
10. Voche, Ph., L. Van-Overstraeten, M. Merle: Correction des désordres post-traumatiques de l'articulation radio-ulnaire distale par intervention de Sauvé-Kapandji. Rev. Chir. orthop. 79 (1993) 464–472
11. Watson, H.K., T.H. Castle jr.: Trapezoidal osteotomy of the distal radius for unacceptable articular angulation after Colles' fractures. J. Hand Surg. 13 A (1988) 837–843

15 Frische Frakturen des Os scaphoideum

Ph. Voche

Die Frakturen des Os scaphoideum sind mit 90 % die häufigsten der knöchernen Handwurzelknochenverletzungen (7, 10, 20, 32).

Diagnostisch muß die Fraktur und ein eventuelles Abkippen derselben erkannt werden, genau wie eine ggf. zusätzlich vorliegende intrakarpale ligamentäre Verletzung. Die modernen bildgebenden Verfahren haben großen Anteil an der Analyse dieser Läsionen. Das konservative oder operative Vorgehen kann dann festgelegt werden. Dennoch bleiben einige Frakturen unerkannt und werden erst verspätet im Stadium der Pseudarthrosenentwicklung diagnostiziert.

Anatomie

■ Form und Lage

Das Skaphoid (aus dem griechischen skaphe: Kahn und eidos: Form) verläuft entlang einer großen Achse, die schräg nach radial distal und palmar verläuft. Es weist die Besonderheit auf, die beiden Reihen der Handwurzelknochen zu überspannen, wodurch es eine bestimmte Empfindlichkeit sowie besondere biomechanische Eigenschaften aufweist.

Klassisch werden 3 Anteile unterschieden:
- der Körper, proximal gelegen, ist fast vollständig von Knorpel überzogen,
- die Taille, ohne Knorpelüberzug im mittleren Anteil, ist Sitz kapsuloligamentärer Insertionen und Zugangsweg für ernährende Gefäße,
- die Basis, distal gelegen, mit einem palmar zu tastenden Pol, dem Tuberkel. An diesem inserieren weitere Ligamente. Der distale knorpelüberzogene Anteil artikuliert mit den Os trapezium und dem Os trapezoideum.

■ Gefäßversorgung

Die wichtigsten Arbeiten wurden von Taleisnik u. Kelly (31) sowie Gelbermann u. Menon (11) durchgeführt. Trotz einiger Unterschiede besteht Übereinstimmung bei folgenden Punkten:

Die extrinsische Gefäßversorgung wird von Ästen der A. radialis gesichert, die in zwei große Gruppen unterteilt werden können:
- eine proximale Gruppe penetriert das Skaphoid dorsoradial im Bereich der Taille und sichert 70–80 % der intrinsischen Gefäßversorgung (proximal 2/3);
- eine distale Gruppe tritt im Bereich des Tuberkels palmar ein und versorgt die restlichen 20–30 % (das distale Drittel).

Zwischen diesen beiden intraossären Netzen gibt es keine Anastomosierung.

Die beiden Arbeiten bestätigen, daß kein Gefäß direkt am proximalen Pol im intraartikulären Bereich eintritt.

Die Daten unterstützen die klinische Feststellung des erhöhten Anteils von Pseudarthrosen und Nekrosen nach Frakturen des proximalen Pols.

Verletzungsmechanismus

Von verschiedenen Autoren bereits seit langer Zeit beschrieben, wurde der Verletzungsmechanismus von Skaphoidfrakturen experimentell sehr gut von Weber u. Chao (34) sowie von Mayfield (21, 22) untersucht. Diese Arbeiten betreffen die am häufigsten vorkommenden Frakturen der Taille des Skaphoids.

Die Fraktur wird provoziert, wenn sich der Karpus in mehr als 95 Grad Extension befindet. Die Kräfte wirken über den radialen Rand des Handgelenks im Bereich des Tuberkulums des Os scaphoideum, welches den direkten Anprall auffängt. Dieses entspricht einem klassischen Sturz auf die Hand, mit hyperextendiertem Handgelenk.

Während der forcierten Extension des Handgelenks schlägt das Skaphoid gegen den dorsalen Rand des Radius (Abb. 15.1). Der proximale Pol, der normalerweise nach palmar kippt, bleibt an Ort und Stelle zwischen Radius und Os capitatum aufgrund der sehr kräftigen, unter Spannung stehenden kapsuloligamentären palmaren Strukturen. Hierbei handelt es sich um das Lig. radioskaphocapitatum sowie um das radioskapholunäre Band. Die starke Spannung der palmaren Ligamente übt hemmende Kräfte auf den distalen Pol auf. Dieser wird durch das radiale Kollateralband, wel-

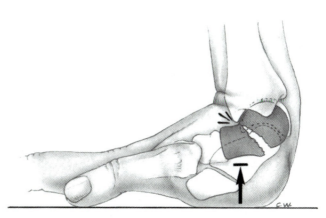

Abb. 15.1 Verletzungsmechanismus bei Frakturen im Bereich der Taille des Skaphoids (nach Mayfield).

ches auf dem Skaphoid inseriert, nicht stabilisiert, da es in Extensionsstellung entspannt ist. Die Fraktur tritt im fragilen Teil in der Taille des Skaphoids auf. Liegt eine große Krafteinwirkung vor, kommen karpale ligamentäre Läsionen hinzu, die bis zur transskaphoperilunären Luxation führen können.

Die experimentellen Arbeiten bieten keinen großen Aufschluß in bezug auf Frakturen der Skaphoidenden:
- Isolierte Frakturen des Tuberkulums sind entweder durch einen direkten Anprall auf ein durch Muskelkraft stabilisiertes Handgelenk oder durch einen indirekten Abrißmechanismus einer der Insertionen der palmaren Ligamente bedingt.
- Weit proximal gelegene intraartikuläre Frakturen resultieren aus einem doppelten Mechanismus. Einerseits besteht die Hyperextension des Handgelenks, andererseits die direkte Einstauchung gegen das distale Radiusende. Diese Frakturen sind den Rupturen des skapholunären Bands gleichzustellen.

Diagnostik

■ Klinik

Frakturen des Os scaphoideum werden besonders beim jungen Mann beobachtet, bevorzugt an der dominanten Seite. Die folgenden klinischen Zeichen, oftmals irreführend und unergiebig, erfordern eine radiologische Darstellung:

- Ödembildung im Bereich der Tababière,
- Ödembildung am radialen Handgelenk bzw. diffuse Ödembildung am Handgelenk,
- Schmerzen bei dezidiertem Druck auf die Tabatière (+ +),
- Schmerzen beim Durchbewegen der Daumenkolonne,
- Schmerzen bei der Pronation.

■ Apparative Untersuchungen

☐ Standardröntgenbilder

4 Basisdarstellungen sind durchzuführen:
Eine p.-a. Aufnahme, eine streng seitliche Aufnahme und 2 zusätzliche Schrägaufnahmen (Schreck, Russe oder Ziter, die wenig voneinander differieren).

Vergleichende Untersuchungen erfordern Aufnahmen auch der Gegenseite. Die überwiegende Mehrzahl der Frakturen des Skaphoids kann mit der sorgfäligen Analyse dieser Basisröntgendarstellungen aufgedeckt werden. Eine Dislokation, wenn vorhanden, ist leicht nachzuweisen. Dennoch haben Kessler u. Mitarb. (14) gezeigt, daß bestimmte Verkippungen auf diesen Standardbildern nicht dargestellt werden können. Wenn bei deutlicher Klinik keine Frakturlinie gesehen werden kann, ist entweder eine Instabilität des Karpus durch ligamentäre Läsion aufzuspüren oder eine weiterführende Diagnostik zu betreiben. Von Dias u. Mitarb. (4, 6) sowie Duncan u. Thurston (8) konnte gezeigt werden, daß die Regel von 2–3 Wochen Immobilisation mit anschließender Wiederholung der radiologischen Darstellung den Anteil der Nachweise einer Skaphoidfraktur nicht verbessert.

☐ Tomographie

Allein trispirale Computertomographien weisen einen gewissen Wert auf. Sie besitzen den Nachteil einer erheblichen Strahlenbelastung, besonders die Zahl der verfügbaren Geräte schränkt das Nutzen dieser Methode ein.

☐ Tomodensitometrie (Abb. 15.2)

Es ist das Verfahren der Wahl und sollte systematisch bei allen frischen Frakturen des Skaphoids angewandt werden, da es Abkippungen genau nachweist. Hierfür ist eine sorgfältige Durchführung mit frontalen und sagittalen Schnitten in der Längsachse des Skaphoids erforderlich sowie das Messen der Winkelveränderungen.

Nakamura u. Mitarb. (25, 26) haben nachgewiesen, daß die dreidimensionale computertomographische Darstellung das sicherste Verfahren für die genaue Analyse der Verkippungen ist, die in 3 Ebenen dargestellt werden.

☐ Magnetresonanztomographie

Diese Untersuchung ist bei frischen Frakturen des Skaphoids von geringem Interesse, da Abkippungen nur insuffizient analysiert werden können. Die Untersuchung muß mit einer intravenösen Injektion von Gadolinium sowie T1- und T2- gewichteten Bildern realisiert werden. Die Ergebnisse müssen mit erfahrenen Radiologen interpretiert werden. Sie können zu Irrtümern führen, da ein vermindertes Signal in der T1-Wichtung konstant bei einem Frakturereignis beobachtet werden kann. Dieses könnte fälschlicherweise als Nekroseentwicklung oder Morbus Preiser mißinterpretiert werden. Dennoch gehört die Zukunft der Ma-

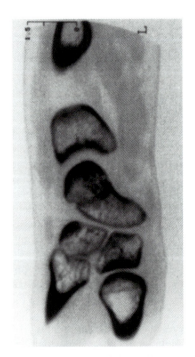

Abb. 15.**2** Computertomographische Ansicht einer frischen, nichtdislozierten Fraktur der Taille des Skaphoids. Frontaler Schnitt in der Längsachse des Skaphoids.

gnetresonanztomographie, die die dreidimensionale computertomographische Untersuchung aus Gründen der Strahlenbelastung, Präzision und Kosten verdrängen wird.

☐ Szintigraphie

Diese ist von geringem Nutzen. Wenn eine negative Untersuchung auch den Ausschluß einer Skaphoidfraktur bedeutet, läßt eine positive Szintigraphie nicht die Unterscheidung einer Fraktur von einer anderen knöchernen Pathologie zu. Die Szintigraphie ermöglicht lediglich eine Ausschlußdiagnose (28).

Frakturanalyse

■ Klassifikation

Wir verwenden die Klassifikation nach Herbert (12, 13), die aufgrund des möglichen Festlegens des therapeutischen Vorgehens vernünftig ist (Abb. 15.3).

Typ A betrifft frische stabile Frakturen:
A 1   bezeichnet Frakturen des Tuberkulums,
A 2   nichtdeplazierte Frakturen der Taille.

Typ B beinhaltet frische instabile Frakturen:
B 1   beschreibt schrägverlaufende Frakturen des distalen Drittels,
B 2   dislozierte Frakturen der Taille,
B 3   Frakturen des proximalen Pols,
B 4   Frakturluxationen des Karpus,
B 5   Mehrfragmentfrakturen.

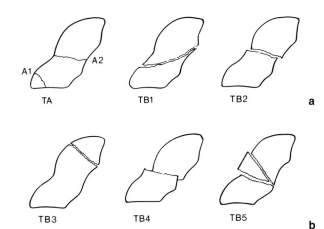

Abb. 15.**3a** u. **b**   Klassifikation frischer Frakturen des Skaphoids nach Herbert.
a   Typ A: stabile Frakturen.
   A 1:   Fraktur des Tuberkulums.
   A 2:   nichtdislozierte Fraktur der Taille.
b   Typ B: instabile Frakturen.
   B 1:   schrägverlaufende Fraktur im distalen Drittel.
   B 2:   dislozierte oder mobile Fraktur der Taille.
   B 3:   Fraktur am proximalen Pol.
   B 4:   Luxationsfraktur des Karpus.
   B 5:   Mehrfragmentfraktur.

■ Untersuchungsgang

Unser Ansatz besteht in:
1. Feststellen der Lage des Frakturspalts, entweder im Bereich des proximalen Drittels (10%), im Bereich des mittleren Drittels (70%) oder im Bereich des distalen Drittels (20% aller Frakturen).
2. Feststellen eines vorliegenden Abkippens (Abb. 15.4). Dieses kann in allen 3 Ebenen beobachtet werden:

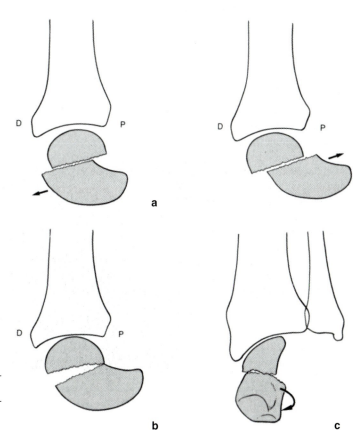

Abb. 15.**4a–c**   Verschiedene Frakturdislokationen.
a   Abkippen mit palmarer und dorsaler Translation des distalen Fragments.
b   Dislokation mit dorsaler Winkelbildung zwischen den beiden Fragmenten.
c   Rotationsdislokation: Pronation des distalen Fragments.

dorsale oder palmare Translation (McLaughlin u. Parkes [19]), winkelbildend (hauptsächlich dorsal) (Fisk [10], Weber [35]) und rotatorisch (Kessler u. Mitarb. [14]).

Diese Dislokationen sind meist miteinander vergesellschaftet. Das Vorliegen und die Art der Dislokation werden einerseits mit der Lage des Frakturspalts und andererseits mit dem Vorhandensein oder dem Fehlen von ligamentären Läsionen korreliert, wie von Nakamura u. Mitarb. (26) gezeigt. Diese haben weiterhin beobachtet, daß eine palmare Translation des distalen Fragments am häufigsten vorkommt, wenn der Frakturspalt weiter distal liegt und umgekehrt. Eine rotatorische Dislokation betrifft das distale Fragment, welches sich in Pronation plaziert.

Differentialdiagnose

Os scaphoideum bipartitum

Die Diagnose dieser seltenen Variante erfolgt hauptsächlich radiologisch. Die knöchernen Konturen sind gleichmäßig und abgerundet im Gegensatz zu unregelmäßig begrenzten Fragmenten bei Frakturen oder Pseudarthrosen.

Diese Variation ist regelmäßig vergesellschaftet mit Malformationen des 1. Strahls der Hand. Der radiologische Nachweis erfolgt meist anläßlich eines Traumaereignisses.

Fibröse Pseudarthrose

Diese kann Anlaß zu Konfusion sein. Die Anamnese erfragt stattgehabte Traumata, die sorgfältige radiologische Analyse versucht, feine Sklerosezonen, die die Diagnose erlauben, nachzuweisen.

Spezialfälle

Skaphoidfraktur mit intrakarpalen ligamentären Verletzungen

Die transskaphoperilunäre Luxation repräsentiert die hauptsächliche Form, welche im Fall spontaner Reposition unerkannt bleiben kann. Aus diesem Grunde ist es erforderlich, systematisch die Stellung des Lunatums auf den strengen Seitenaufnahmen zu analysieren.

Die Verbindung einer Skaphoidfraktur mit einer Ruptur des skapholunären Ligaments wird sicherlich unterschätzt (33).

Die Verbindung mit einer Ruptur des Lig. lunatotriquetrale wird ebenfalls unterschätzt. Die Diagnose wird meist nach Konsolidation der Fraktur und persistierendem ulnarem Schmerz gestellt.

Skaphoidfraktur, verbunden mit einer Fraktur des distalen Radius

Obwohl selten, können sie bei schweren Traumaereignissen am Handgelenk auftreten.

Frakturen beim Kind

Diese sind sehr selten. Das Ossifikationszentrum tritt zwischen dem 4. und 5. Lebensjahr auf, und die vollständige Ossifikation erfolgt zwischen dem 13. und 15. Lebensjahr. Der Anteil festgestellter Frakturen erhöht sich parallel zu dem Grad der Ossifikation. Aus diesem Grund sind lediglich 5 Fälle bei Kindern beschrieben worden, die jünger als 8 Jahre sind (17).

Diese Frakturen werden beim Kind bei schweren Verletzungen beobachtet und betreffen hauptsächlich das distale Drittel. Ist das Traumaereignis weniger heftig, werden hauptsächlich Abrißfrakturen des Tuberkulums gesehen.

Therapie

Die physiopathologischen Grundlagen, wie oben beschrieben, erlauben das Festlegen eines präzisen therapeutischen Vorgehens.

Entweder liegt eine stabile, nichtdislozierte Fraktur Typ A nach Herbert (12) vor, die von einer konservativen Therapie profitiert, oder die Fraktur ist instabil oder disloziert, Typ B, und muß operativ behandelt werden. Ein vorhandenes Abkippen darf nicht übersehen werden und beim geringsten Zweifel ist eine computertomographische Untersuchung durchzuführen. Von den vorgeschlagenen Fixationsmaterialien sichern lediglich Schrauben eine ausreichende Fixation. Wir haben die Anwendung von Klammern und Kirschner-Drähten aufgegeben, welche eine zusätzliche Immobilisation erfordern.

Konservative Therapie

Wir legen einen palmaren Unterarmgips an, der die Grundphalanx des Daumens in Oppositionsstellung mitfaßt. Das Handgelenk wird, wie von Weber u. Chao (34) vorgeschlagen, in leichter Flexionsstellung (15–20 Grad) und radialer Abduktion (10 Grad) gehalten, wodurch ein besserer intrafragmentärer Kontakt erreicht wird. Die Immobilisationsdauer beträgt für Frakturen der Taille mindestens 12 Wochen, 6 Wochen für isolierte Frakturen am Tuberkulum.

Frakturen beim Kind werden konservativ behandelt. Sie konsolidieren schnell zwischen 4 und 6 Wochen.

Operative Therapie

Axiale Verschraubung (Abb. 15.5)

Diese Verschraubung (36) erfolgt bei nichtdislozierten Frakturen der Taille, damit die Folgen der Immobilisationsdauer und die ökonomischen Kosten vermindert werden.

Die kanülierte Spongiosaschraube wird als Zugschraube mit großem Kopf eingebracht, um einen guten Gegendruck am distalen Fragment zu erreichen. Je nach Durchmesser kann die Verwendung eines Gewindeschneiders erforderlich werden. Wir bevorzugen Schrauben kleinen Durchmessers (2,7 mm). Sie haben den Nachteil, im Bereich des Halses fragil zu sein.

Der Zugang von 10–15 mm Länge wird über dem Tuberkulum zentriert. Unter Durchleuchtungskontrolle erfolgt das Vorlegen eines Kirschner-Drahts in der Längsach-

Therapie **343**

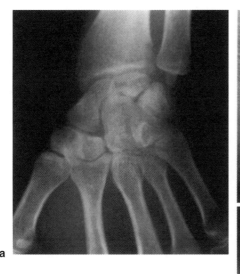
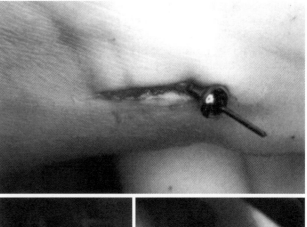

Abb. 15.**5a–c** Drahtgeführte Verschraubung einer nichtdislozierten Fraktur des Skaphoids.
a Präoperative Röntgendarstellung.
b Intraoperative Ansicht.
c Postoperative Bildwandlerkontrolle.

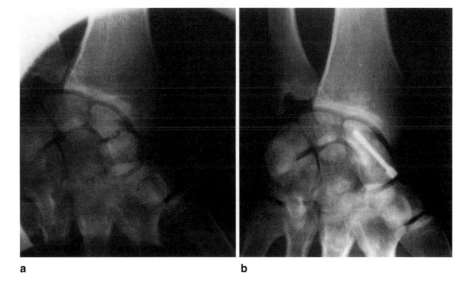

Abb. 15.**6a u. b** Osteosynthese einer 1 Monat alten dislozierten Fraktur des Skaphoids mit Herbert-Schraube bei einem 25jährigen Mann.
a Präoperative a.-p. Röntgendarstellung.
b Die a.-p Röntgendarstellung 14 Monate postoperativ zeigt die vollständige Konsolidierung.

se des Skaphoids. Die Schraube wird nach Messen der Länge über den Kirschner-Draht plaziert. Nach dem Einbringen der Schraube erfolgt die radiologische Kontrolle mit Überprüfung der Kompression und der Passage der Schraube durch den Bruchspalt. Der Kopf der Schraube muß gut versenkt werden, um einen mechanischen Konflikt mit dem Os trapezium zu vermeiden.

☐ **Offene Verschraubung** (Abb. 15.**6**)

Wie von Russe, Fisk und Herbert (10, 12, 29) empfohlen, verwenden wir einen palmaren Zugang. Dieser respektiert die Gefäßversorgung des Skaphoids und erlaubt die Kontrolle über die Dislokation und Reposition. Das proximale Ende der Hautinzision liegt 1 cm proximal des Processus styloideus radii. Der Hautschnitt erfolgt am radialen Rand der Sehne des M. flexor carpi radialis. Im Bereich der Handgelenkbeugefalte muß die Inzision leicht in den Bereich des radialen Randes geschwungen werden und 1–2 cm auf die Eminentia thenaris verlängert werden.

Die Faszie wird sagittal zwischen der Sehne des M. flexor carpi radialis und dem radialen Gefäß-Nerven-Bündel inzidiert. Es ist häufig erforderlich, einen palmaren Ast der A. radialis zu ligieren, um den kapsuloligamentären Apparat zu erreichen, welcher aufgrund der gekrümmten Form des Skaphoids proximal profund liegt. Die Kapsel wird sagittal inzidiert, unter Schonung des radioskapholunären Ligaments und eines Teils des radioskaphocapitalen Ligaments, die auf der profunden Seite der Kapsel sichtbar werden (tiefe Schicht der extrinsischen palmaren Ligamente nach Taleisnik).

Die palmare Seite des Skaphoids wird dann exponiert. Meist ist es günstig, die Gelenkkapsel distal für eine korrekte Exposition der Basis des Skaphoids zu desinserieren. Wird die Verschraubung nach Herbert geplant (12, 13) ist es erforderlich, die Präparation des Skaphoid-Trapezium-Gelenks vorzunehmen und gelegentlich sogar einen kleinen Anteil des Trapeziums zu entfernen, um den proximalen Teil des Instrumentariums plazieren zu können. Das palmare Skaphoid-Trapezium Ligament ist immer zu schonen, welches eine erhebliche Rolle bei der Stabilität dieser beiden Knochen besitzt. Jetzt kann die Reposition mit visueller Kontrolle leicht erfolgen. Das temporäre Einbringen von 1 oder 2 Kirschner-Drähten der Stärke 8/10 mm ist wünschenswert. Bei den seltenen Fällen einer Einstauchung des Skaphoids ist es erforderlich, eine Spongiosatransplantation palmar anzubringen. Die Spongiosa wird im Bereich des Radius unter Verlängerung der Inzision von 1 cm weiter nach proximal unter Erhalt der kapsuloligamentären Insertionen gewonnen. Der distale Teil des M. pronator quadratus wird rekliniert, um die distale Epiphyse des Radius, wo die Spongiosa nach Kortikalisosteotomie gehoben wird, erreichen zu können.

Die Osteosynthese wird visuell und mit dem Bildwandler überprüft, um die Länge und Position der Schrauben zu kontrollieren. Der Hautverschluß erfolgt unter sorgfältiger Rekonstruktion des kapsuloligamentären Apparats. Das Einlegen einer Drainage ist nicht nötig, wenn es zu einer sorgfältigen Hämostase mit der bipolaren Pinzette kam.

Das Ziel des chirurgischen Vorgehens besteht in der stabilen Osteosynthese, die eine weitere Gipsruhigstellung vermeidet. Lediglich aus Gründen der Analgesie wird während der ersten postoperativen Tage eine Schiene angelegt.

☐ Spezialfälle

Transskaphoperilunäre Luxationen

Wir osteosynthetisieren das Skaphoid wie oben beschrieben und verbinden das Verfahren mit einer Kirschner-Draht-Versorgung von Os lunatum und Os triquetrum (s. Kap. 19).

Frakturen des proximalen Pols

Diese werden über einen dorsalen Zugang osteosynthetisiert, um eine retrograde Verschraubung, wie von Herbert (13) und Alnot (1) vorgeschlagen, zu realisieren.

Eine geschwungene Hautinzision von 2–2,5 cm Länge, zentriert über dem Radiokarpalgelenk wird in der Längsachse des Tuberkulums von Lister angebracht. Der Zugang erfolgt dann zwischen dem 3. und 4. dorsalen Kompartiment, deren Sehnen rekliniert werden. In diesem Bereich werden nur die am weitesten distal gelegenen Fasern des Retinaculum extensorum inzidiert. Die dorsale Kapsel wird dargestellt und dann T-förmig eröffnet. Das proximale Fragment wird exponiert, wobei das Handgelenk stark flektiert und radial inkliniert wird. Die Osteosynthese kann dann unter Bildwandlerkontrolle erfolgen. Die Verwendung eines Führungsdrahts ist sehr hilfreich. Der Eintrittspunkt der Schraube liegt nahe dem Lig. scapholunatum interosseum und befindet sich nicht im artikulierenden Bereich des proximalen Pols. Der Schraubenkopf muß sicher versenkt werden. Lediglich der vertikale Ast der Kapselinzision wird geschlossen, um Einsteifungen zu vermeiden.

Eine postoperative Immobilisation von einigen Tagen erfolgt aus Gründen der Analgesie mit einer Gipsschale.

Schlußfolgerung

Die Fraktur des Os scapoideum ist eine Verletzung, die nicht erst sekundär festgestellt werden darf. Die modernen weiterführenden Untersuchungsmethoden erlauben eine Diagnose mit hoher Sicherheit. Am wichtigsten ist die exakte Analyse der Röntgenbefunde, damit das therapeutische Vorgehen dem Frakturtyp angepaßt werden kann.

Die operative Therapie besitzt aus zwei prinzipiellen Gründen einen hervorragenden Platz:
– das Erfordernis einer Reposition und einer stabilen Osteosynthese bei dislozierten Frakturen des Skaphoids,
– die Verminderung der partiellen funktionellen Einschränkung und Immobilisationszeit bei jungen Patienten.

Eine korrekt durchgeführte und adaptierte Therapie erlaubt die Vermeidung folgender zwei Komplikationen:
– Pseudarthrosen als Folge einer Fragmentinkongruenz und insuffizienter Ruhigstellung (Kapitel 16),
– Fehlstellungen des Skaphoids (2, 27).

☐ Literatur

1 Alnot, J.Y., N. Bellan, C. Oberlin, C. De Cheveigné: Les fractures et pseudarthroses proximales du scaphoïde carpien: ostéosynthèse par vissage de proximal en distal. Ann. Chir. Main 7 (1988) 101–108
2 Amadio, P.C., T.H. Berquist, D.K. Smith, D.M. Ilstrup, W.P. Cooney, R.L. Linscheid: Scaphoid malunion. J. Hand Surg. 14 A (1989) 679–687
3 Cooney, W.P., J.H. Dobyns, R.L. Linscheid: Fractures of the scaphoid: a rational approach to management. Clin. Orthop. 149 (1980) 90–97
4 Dias, J.J., M. Taylor, J. Thompson, I.J. Brenkel, P.J. Gregg: Radiographic signs of union of scaphoid fractures. J. Bone Jt Surg. 70-B (1988) 299–301
5 Dias, J.J., I.J. Brenkel, D.B.L. Finlay: Patterns of union in fractures of the waist of the scaphoid. J. Bone Jt Surg. 71-B (1989) 307–310
6 Dias, J.J., J. Thompson, N.J. Barton, P.J. Gregg: Suspected scaphoid fractures: the value of radiographs. J. Bone Jt Surg. 72-B (1990) 98–101
7 Dickson, R.A., I.J. Leslie: Traitement orthopédique des fractures du scaphoïde carpien. In: Le poignet. Monographie du G.E.M. Expansion Scientifique Française, Paris 1982 (pp. 88–95)
8 Duncan, D.S., A.J. Thurston: Clinical fracture of the carpal scaphoid: an illusionary diagnosis. J. Hand Surg. 10 B (1985) 375–376
9 Eddeland, A., O. Eiken, E. Hellgren, N.M. Ohlsson: Fractures of the scaphoid. Scand. J. plast. reconstr. Surg. 9 (1975) 234–239
10 Fisk, G.R.: Carpal instability and the fractured scaphoid. Ann. roy. Coll. Surgns Engl. 46 (1970) 63–76
11 Gelbermann, L.H., J. Menon: The vascularity of the scaphoid bone. J. Hand Surg. 5 (1980) 508–513
12 Herbert, T.J., W.E. Fischer: Management of the fractured scaphoid using a new bone screw. J. Bone Jt Surg. 66-B (1984) 114–123
13 Herbert, T.J.: The Fractured Scaphoid. Quality Medical Publishing, St. Louis 1990
14 Kessler, I., J. Heller, Z. Silberman, L. Pupko: Some aspects in nonunion of fractures of the carpal scaphoid. J. Trauma 3 (1963) 442–452

15 Leslie, I.J., R.A. Dickson: The fractured carpal scaphoid: natural history and factors influencing outcome. J. Bone Jt Surg. 10-B (1985) 375–376
16 Langhoff, O., J.L. Andersen: Consequences of late immobilization of scaphoid fractures. J. Hand Surg. 13 B (1988) 77–79
17 Light, T.R.: Injury to the immature carpus. Hand Clin. 4 (1988) 415–424
18 McLaughlin, H.L.: Fracture of the carpal navicular (scaphoid) bone. J. Bone Jt Surg. 36-A (1954) 765–774
19 McLaughlin, H.L., J.C. Parkes: Fracture of the carpal navicular (scaphoid) bone: gradations in therapy based upon pathology. J. Trauma 9 (1969) 311–319
20 Mansat, M.: Les fractures du scaphoïde carpien. Ann. Chir. Main 1 (1982) 361–374
21 Mayfield, J.K., R.P. Johnson, R.K. Kilcoyne: Carpal dislocations: pathomechanics and progressive perilunar instability. J. Hand Surg. 5 (1980) 226–241
22 Mayfield, J.K.: Mechanism of carpal injuries. Clin. Orthop. 145 (1980) 45–54
23 Michon, J.: Symposium: Fractures et pseudarthroses du scaphoïde carpien. Rev. Chir. orthop. 58 (1972) 649–724
24 Nakamura, R., M. Hori, E. Horii, T. Miura: Reduction of the scaphoid fracture with DISI alignment. J. Hand Surg. 12 A (1987) 1000–1005
25 Nakamura, R., E. Horii, Y. Tanaka, T. Imaeda, N. Hayakawa: Three-dimensional CT imaging for wrist disorders. J. Hand Surg. 14 B (1989) 53–58
26 Nakamura, R., T. Imaeda, E. Horii, T. Miura, N. Hayakawa: Analysis of scaphoid fracture displacement by three-dimensional computed tomography. J. Hand Surg. 16 A (1991) 485–492
27 Nakamura, R., T. Imaeda, T. Miura: Scaphoid malunion. J. Bone Jt Surg. 73-B (1991) 134–137
28 Nielsen, P.T., J. Hedeboe, P. Thommesen: Bone scintigraphy in the evaluation of fracture of the carpal scaphoid bone. Acta orthop. scand. 54 (1983) 303–306
29 Russe, O.: Fracture of the carpal navicular. J. Bone Jt Surg. 42-A (1960) 759–768
30 Sjolin, S.U., J.C. Andersen: Clinical fracture of the carpal scaphoid: supportive bandage or plaster cast immobilization. J. Hand Surg. 13 B (1988) 75–76
31 Taleisnik, J., P.J. Kelly: The extraosseous and intraosseous blood supply of the scaphoid bone. J. Bone Jt Surg. 48-A (1966) 1125–1137
32 Taleisnik, J.: Fractures of the scaphoid. In Taleisnik, J.: The Wrist. Churchill Livingstone, Edinburgh 1985 (pp. 105–148)
33 Vender, M.I., H.K. Watson, D.M. Black, J.W. Strickland: Acute scaphoid fracture with scapholunate gap. J. Hand Surg. 14 A (1989) 1004–1007
34 Weber, E.R., E.Y. Chao: An experimental approach to the mechanism of scaphoid waist fractures. J. Hand Surg. 3 (1978) 142–148
35 Weber, E.R.: Biomechanical implications of scaphoid waist fractures. Clin. Orthop. 149 (1980) 83–89
36 Wozasek, G.E., K.D. Moser: Percutaneous screw fixation for fractures of the scaphoid. J. Bone Jt Surg. 73-B (1991) 138–142

16 Komplikationen nach Skaphoidfrakturen

G. Dautel

Komplikationen nach Skaphoidfrakturen können in fehlender Konsolidation oder der Entwicklung zu einer Pseudarthrose, ggf. verbunden mit einer Nekrose des proximalen Pols, bestehen. Langfristig kommt es nach Pseudarthrosenbildung zur spontanen Evolution einer Arthrose. Ziel der Behandlung hierbei ist ein funktionell asymptomatisches Handgelenk und die Prävention der Arthrose. Hierzu muß nicht nur die Konsolidation des Pseudarthrosenspalts gelingen, sondern auch die Wiederherstellung der Höhe und der Form des Skaphoids, verbunden mit der Behandlung eventuell vorliegender ligamentärer Begleitläsionen unter Berücksichtigung der bereits bestehenden degenerativen Veränderungen. Die einfache Konsolidation des Pseudarthrosenspalts ist nicht allein gleichbedeutend mit einer Heilung, wenn die anderen Kriterien nicht erfüllt sind.

Ätiologie und begünstigende Faktoren für die Pseudarthrosenentwicklung des Os scaphoideum

Mehrere Faktoren können zusammenkommen und eine Pseudarthrose des Skaphoids bewirken. Ihre Kenntnis ist wichtig, da sie die möglichen therapeutischen Vorgehen beeinflußt. Einige dieser prognostischen Faktoren sind direkt abhängig von den Bedingungen der initialen Fraktur, andere von den zu Beginn gewählten therapeutischen Vorgehen.

■ Insuffiziente Primärtherapie

Die Regeln konservativer oder operativer Therapie frischer Frakturen am Skaphoid wurden bereits dargelegt. Die Insuffizienz der initialen Therapie ist der hauptsächliche Grund für die Pseudarthrosenentwicklung. Bei konservativer Therapie durch einfache Immobilisation stellt eine persistierende Dislokation oder eine interfragmentäre Diastase einen prognostisch ungünstigen Faktor dar, der die alleinige konservative Therapie in Frage stellt und zu einer operativen Intervention für die Reposition und Osteosynthese führt. Die gleichen Kriterien (Diastase, persistierende Dislokation) wirken verschlechternd, wenn sie nach einem operativen, stabilisierenden Vorgehen bestehen (Abb. 16.1).

Eine verspätete Diagnose der Fraktur oder eine zu frühe Beendigung der Immobilisation stellen ebenfalls Faktoren für eine nicht stattfindende Konsolidation dar (34). Wir betonen noch einmal, daß die Mehrzahl der Pseudarthrosen am Skaphoid als Komplikation einer zunächst nicht erkannten Fraktur entstehen.

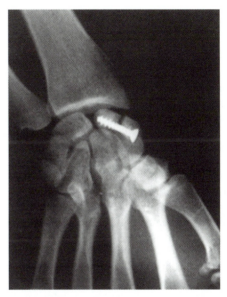

Abb. 16.1 Persistierende Diastase nach Schraubenosteosynthese. Die operativen Unzulänglichkeiten (persistierende interfragmentäre Diastase) und die Wahl des Materials (zu voluminöser Schraubenkopf) führen unweigerlich zu einem schlechten funktionellen Ergebnis mit Pseudarthrosenentwicklung.

Bezüglich der Dauer der Immobilisation und der Konsolidationskriterien bestehen in der Literatur unterschiedliche Meinungen, die radiologische Beurteilung der Konsolidation ist ein schwieriges Unterfangen und nicht fehlerfrei (17). Auch scheint es uns nicht ratsam, sich bei der Beurteilung der Konsolidation einer Skaphoidfraktur allein auf das klinische Bild zu verlassen, wenn die radiologische Kontrolle einen zweifelhaften Befund ergibt. Schmerzfreiheit in der Tabatière oder bei den unterschiedlichen Tests für das Skaphoid (7), die Wiederherstellung der Muskelkraft und der Gelenkamplituden sind keine ausreichenden Kriterien, um eine Konsolidation zu bestätigen.

In Anbetracht dieser Schwierigkeiten haben wir festgelegt, daß die Immobilisation nach einer Skaphoidfraktur niemals über den 3. Monat hinaus verlängert wird. Wenn die Röntgenkontrolle ohne Gips Zweifel an der Konsolidation der Fraktur ergibt, wird eine erneute Kontrolle nach 6 Monaten durchgeführt. Die Verminderung der Immobilisationsosteopenie erleichtert dann die Feststellung des Durchbaus. Kann dieser nicht bestätigt werden, ist ohne weitere Wartezeit ein operatives Vorgehen zu empfehlen, unabhängig davon, ob die Pseudarthrose symptomatisch ist.

■ Dislokation

Das Verkippen des Skaphoidgelenkspalts kann wie ein Kortikalisversatz zwischen den beiden Frakturenden von mehr als 1 mm unabhängig von der Richtung des Abkippens erscheinen (36). Eine Verkippung am Gelenkspalt ist nicht automatisch Ursache einer Pseudarthrosenentwicklung, kann jedoch als ausreichend begünstigender Faktor angesehen werden (9, 10), um eine Osteosynthese nach Reposition zu rechtfertigen. Die Verbindung eines Abkippens mit Instabilität oder avaskulärer Nekrose des proximalen Pols ist noch signifikanter.

■ Instabilität

Eine Dorsalextension des Os lunatum (DISI) kann bei Skaphoidpseudarthrosen mehrere Bedeutungen aufweisen. Normalerweise dient das Skaphoid als Verbindungsstück zwischen der ersten und der zweiten Handwurzelreihe und wirkt der natürlichen Tendenz des Os lunatum, in die Dorsalextension zu kippen, entgegen (diese Tendenz resultiert hauptsächlich aus der speziellen Form dieses Knochens). Die stabilisierende Rolle des Os scaphoideum bleibt erhalten, wenn eine stabile, nichtdislozierte Fraktur vorliegt.

Bei einer alten Pseudarthrose dagegen treten Resorptionsphänomene an den palmaren Rändern des Pseudarthrosenspalts auf, die zunehmend dem Paar: proximaler Skaphoidpol/Os lunatum die Dorsalextension ermöglichen. In diesem Fall nimmt das Skaphoid eine Höckerform an (humpback deformity) (Abb. 16.**2**).

Liegt eine frische Pseudarthrose ohne Resorptionsphänomene vor, können das Abkippen und die Instabilität der Fraktur sowie die Anwesenheit eines palmaren Fragments ebenfalls zu dieser Form der Instabilität mit Dorsalextension des Lunatums führen. Es steht fest, daß die Koexistenz von Skaphoidfraktur und einer Läsion der intrinsischen (skapholunäres Band) und/oder extrinsischen Bänder möglich ist und eine weitere potentielle Quelle für eine Instabilität darstellt. Unabhängig von der Ursache ist dies ein Faktor, der die Entwicklung von Skaphoidpseudarthrosen fördert (36).

■ Gefäßbedingte Ursachen von Pseudarthrosen und avaskulärer Nekrose des proximalen Pols

□ Gefäßversorgung des Os scaphoideum

Die Besonderheiten der Gefäßversorgung dieses Knochens, wie von Gelberman u. Mitarb. (24, 25) untersucht, erklären die Häufigkeit der Gefäßkomplikationen mit proximaler Nekrose sowie die Häufigkeit von Pseudarthrosenentwicklungen.

Das Skaphoid verfügt über einen zweifachen vaskulären Zustrom, palmar und dorsal. Der palmare Zustrom sichert lediglich die Gefäßversorgung von 20–30% des distalen Anteils, die versorgenden Äste treten im Bereich des distalen Pols in das Skaphoid ein. Der Rest des Kahnbeins (70–80%) wird von den dorsalen Gefäßen versorgt, die den Knochen durch verschiedene Gefäßforamina im Bereich des Isthmus betreten. Frakturen mit Gelenkspalt proximal dieser Foramen können die Gefäßversorgung des proximalen Pols kompromittieren. Je weiter proximal ein Frakturspalt liegt, desto höher ist das Risiko einer ischämischen Reaktion am proximalen Pol.

□ Beurteilung der Gefäßversorgung am proximalen Pol

Bei einer Isthmus- oder proximal dieses Bereichs gelegenen Fraktur ist es günstig, Beurteilungskriterien für den Versorgungszustand am proximalen Pol aufgrund des erheblichen Komplikationsrisikos dieser Frakturen zu haben. Die Röntgenbeurteilung allein ist insuffizient, um den Gefäßzustand des proximalen Pols zu beurteilen. Standardbilder können eine Hyperdensität des proximalen Pols aufweisen (Abb. 16.**3**), was jedoch nicht zwingend einer avaskulären Nekrose entspricht. Eine Kondensation kann auch transitorisch auftreten und mit einer Konsolidation einhergehen (26, 40).

Bei Interventionen an Pseudarthrosen des Skaphoids konnte Green (26) zeigen, daß der proximale Pol in einigen Fällen auf radiologischen Darstellungen kondensiert erschien, jedoch beim operativen Anfrischen normal blutete, während andere Pseudarthrosen mit unauffälligem Röntgenbefund keine Blutungen aufwiesen und wahrscheinlich nekrotisch waren.

Unter diesen Umständen scheint die Magnetresonanztomographie die größte Aussagekraft für die Prognose aufzuweisen (12, 16, 43). Bei der Überprüfung von frontalen Schnitten am Skaphoid wird eine verminderte Signalintensität am proximalen Pol nachgewiesen, die die Unterbrechung der Gefäßversorgung beweist. Jedoch, selbst wenn diese Untersuchung präoperativ eine vollständige Signalauslöschung am proximalen Pol ergibt, bleibt nur ein insuffizientes Argument für ein allein palliatives operatives Vorgehen, da möglicherweise auch bei völliger Devaskularisation eine Konsolidation auftreten kann.

■ Topographische Faktoren

Neben den vorher genannten Faktoren (Dislokation, Instabilität, avaskuläre Nekrose) messen die Mehrzahl der Autoren der Richtung und Lage des Frakturspalts einen prognostischen Wert bei, besonders bei nichtdislozierten Frakturen ohne begleitende Instabilität (in gegenteiligem Fall beeinflussen diese verschlechternden Faktoren die Prognose). Unabhängig von der angewandten Klassifikation weisen Frakturen des proximalen Pols und Frakturen mit vertikalem oder schräg verlaufendem Frakturspalt eine schlechte Prognose mit einem erhöhten Anteil von Pseudarthrosenentwicklungen auf. Dagegen besitzen weit distal gelegene Frakturen mit horizontalem Verlauf am Skaphoid sowie distale Tuberkulumfrakturen eine bessere Prognose.

Natürlicher Verlauf von Skaphoidpseudarthrosen

■ Entwicklungsfaktoren

Ohne Therapie ist die Entwicklung einer Skaphoidpseudarthrose durch das Auftreten von Umbauvorgängen im Pseudarthrosenspalt und in den benachbarten Knochen gekennzeichnet, die in einer invalidisierenden diffusen Ar-

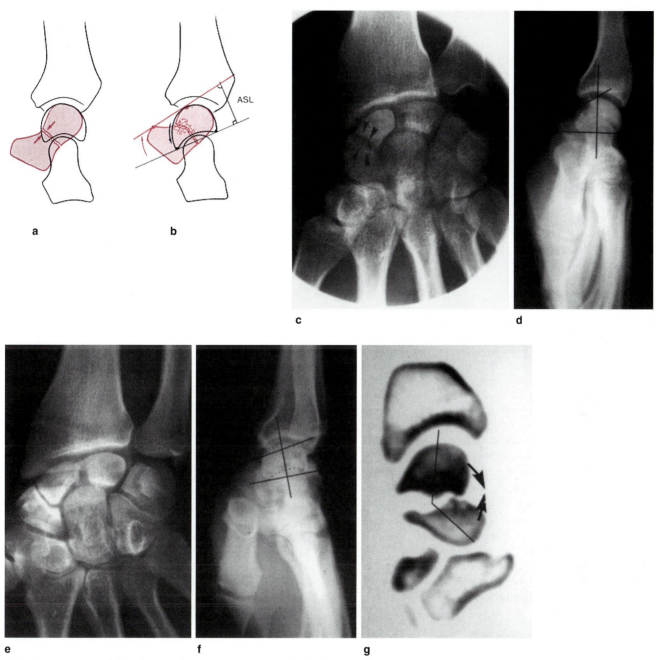

Abb. 16.**2a–g** Mechanismus der Dorsalabkippung in DISI-Stellung des Lunatums bei alten Pseudarthrosen am Skaphoid.
a Frische Isthmuspseudarthrose. Die Pfeile weisen auf den Ort der später stattfindenden Resorption hin.
b Unter dem Effekt einer palmaren Resorption kippen der proximale Skaphoidpol und das Lunatum in eine Dorsalextensionsstellung. Das Skaphoid erscheint bucklig (humpback deformity), der skapholunäre Winkel vergrößert sich.
c u. **d** Frische Pseudarthrose. Die Pfeile weisen auf den Resorptionsort hin, der skapholunäre Winkel ist noch im Bereich des Normalen.
e u. **f** Alte Pseudarthrose. Die palmare Resorption bewirkt ein Dorsalabkippen des gemeinsam agierenden proximalen Pols des Skaphoids mit dem Lunatum. Der skapholunäre Winkel beträgt beinahe 90 Grad.
g Computertomographische Untersuchung, Schnitt in der Längsachse des Skaphoids mit Nachweis des verkippten proximalen Pols und der höckerigen Skaphoidveränderung.

throse, entsprechend der SLAC-wrist-Situation von Watson (52, 54), münden. Der entscheidende Faktor, der das Auftreten degenerativer Veränderungen beeinflußt, ist der Verlust der Kongruenz zwischen dem proximalen Pol und der Fossa scaphoidea am Radius, der in einem dorsalen Kippen des Paars proximaler Skaphoidpol/Os lunatum mit Resorptionsphänomenen palmar resultiert.

Es gilt als etabliert, daß diese Entwicklung zur Arthrose unvermeidlich ist, auch wenn unterschiedliche Prozentsätze von Patienten für lange Jahre völlig asymptomatisch bleiben können (33, 35, 47). Die fehlenden Symptome bei der Pseudarthrose selbst besitzen keinen prognostischen Wert und dürfen nicht dazu führen, eine knöcherne Rekonstruktion hinauszuschieben. Das Ergebnis eines rekonstruierenden Eingriffs wird um so besser sein, als die Intervention an der Pseudarthrose frühzeitig erfolgt.

Unter den Faktoren, die die Entwicklung einer Pseudarthrose maßgeblich beeinflussen, finden sich vor allem die Instabilität und begleitende ligamentäre Läsionen (19, 35, 42). So wird eine instabile Pseudarthrose von vornherein

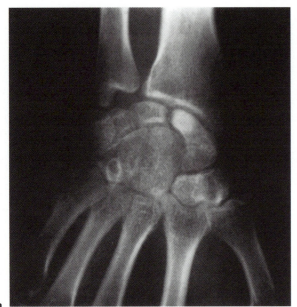

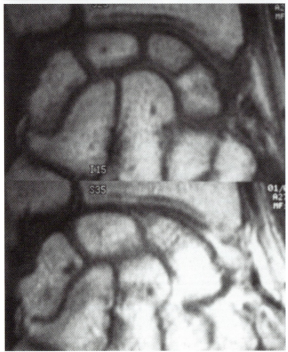

Abb. 16.**3a** u. **b** Beurteilung der Gefäßversorgung des Skaphoids präoperativ.
a Kondensation am proximalen Pol nach Beendigung der Gipstherapie einer Isthmusfraktur am Skaphoid.
b 2 Monate später bestätigt die MRT-Untersuchung die zufriedenstellende Versorgung des proximalen Pols.

von einer erheblichen Dislokation der Fragmente begleitet und/oder einem dorsalen Abkippen des Os lunatum, welches frühzeitig zu einer erheblichen Arthrose führen kann, während eine stabile Situation ohne ligamentäre Läsionen lange Zeit ohne Arthroseentwicklung gut toleriert wird. Mack u. Lichtman weisen auch auf die Wirkung eines zweiten Traumamechanismus hin (36), der Ursache ligamentärer Läsionen sein kann. Diese können eine Instabilität bewirken, wo vorher eine stabile Pseudarthrosensituation bestand.

Zahlreiche Klassifikationen wurden vorgeschlagen (28, 38). Wir verwenden die von Alnot anläßlich eines den Frakturen und Pseudarthrosen am Skaphoid gewidmeten Symposiums vorgeschlagene (2). Eine Klassifikation muß direkt für therapeutische Indikationen genutzt werden können.

■ Klassifikation

☐ Stadium I

Dieses entspricht einer frischen Pseudarthrose (weniger als 1 Jahr). Es liegt keine Formveränderung am Skaphoid vor und keine Instabilität. Arthrosezeichen sind nicht nachweisbar, Veränderungen am proximalen Pol bestehen nicht. In diesem frühen Stadium können keine Veränderungen an den knöchernen Konturen im Bereich des Pseudarthrosenspalts festgestellt werden (Abb. 16.**4**).

☐ Stadium II

Dieses ist durch das Auftreten von Umbauvorgängen am Pseudarthrosenspalt charakterisiert. Größenveränderungen werden bemerkt, die den Beginn palmarer Resorption am Pseudarthrosenspalt verraten. Diese weisen initial keine statische Karpusveränderungen auf, das Os lunatum bleibt weiterhin normal ausgerichtet (skapholunärer Winkel kleiner als 70 Grad) (Stadium IIa). Zunehmend führt die palmare Resorption zu einem dorsalen Abkippen des proximalen Pols und des Os lunatum (Abb. 16.**5**).

Die Veränderungen weisen die Passage in das Stadium IIb nach. In dieser abgekippten Position ist der proximale Skaphoidpol nicht mehr mit der Fossa scaphoidea am Radius kongruent, was zunehmend zur Arthrose führt. Diese ist zunächst auf den Bereich der Fossa scaphoidea mit dem proximalen Pol beschränkt: der Processus styloideus radii wird ausgedünnt und der styloskaphoidale Raum verengt sich mit Auftreten einer subchondralen Sklerose an den beiden Knochenanteilen (Abb. 16.**6**)

☐ Stadium III

Hier findet sich eine akzentuierte dorsale Extensionsstellung des Os lunatum und die Arthroseentwicklung im radioskaphoidalen Raum ist ausgeprägt (Stadium IIIa) (Abb. 16.**7**). Im weiteren Spontanverlauf weitet sich die Arthrose zunehmend auch auf den kapitolunären und den skaphokapitalen Raum aus (Stadium IIIb). Klassischerweise bleibt der radiolunäre Gelenkspalt lange Zeit erhalten, da das Lunatum auch bei dorsaler Extensionsstellung mit der Fossa lunata am Radius kongruent bleibt (Abb. 16.**8**).

Keine Klassifikation kann alle möglichen Situationen berücksichtigen. Die vorliegende berücksichtigt nicht den Gefäßzustand des proximalen Pols, obwohl dieser einer der wichtigsten prognostischen und Entscheidungsfaktoren ab Stadium II darstellt. Daneben kann sich eine Pseudarthrose, die von einer initialen erheblichen Dislokation und von ligamentären Läsionen begleitet wird, von Anfang an in Form einer dorsalen Extensionsstellung des Os lunatum verraten, noch bevor Resorptionsstellen am Pseudarthrosenspalt auftreten.

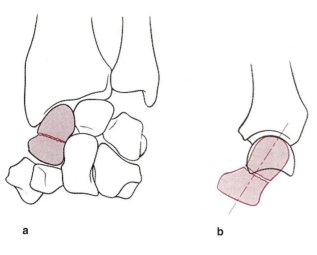
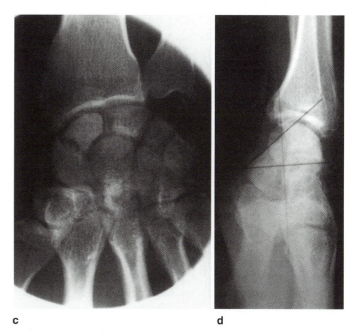

Abb. 16.**4a-d** Stadium I (Klassifikation von Skaphoidpseudarthrosen). Keine Resorptionsstellen am Pseudarthrosenspalt, erhaltene Ausrichtung und Form des Skaphoids, normaler skapholunärer Gelenkwinkel.

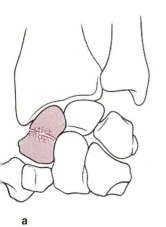
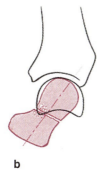
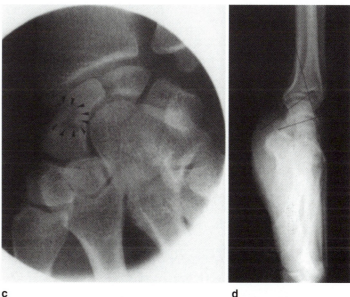

Abb. 16.**5a-d** Stadium IIa (Klassifikation von Skaphoidpseudarthrosen). Auftreten von palmaren Resorptionsstellen. Beginn des Verkippens von proximalem Pol und Os lunatum. Der skapholunäre Winkel beträgt weniger als 70 Grad.

Therapie einer Skaphoidpseudarthrose

Anamnese

Die Diagnose einer bestehenden Pseudarthrose anläßlich eines erneuten Traumas kommt häufig vor. Wenn der Röntgenbefund bereits erhebliche arthrotische Veränderungen aufweist, kann eine zuvor bestehende Pseudarthrosensituation leicht aufgedeckt werden. Dieses gilt nicht für eine kürzlich aufgetretene Pseudarthrose (Stadium I), und die Diagnostik muß sich auf eine präzise Anamneseerhebung stützen, die alle zuvor stattgehabten Ereignisse, inklusive der von den Patienten als gering empfundenen, aufdeckt. Das Ausmaß der funktionellen Einschränkung, die Schmerzintensität und das Punctum maximum sowie die funktionellen Bedürfnisse des Patienten sind sorgfältig festzuhalten, da sie einen Einfluß auf das therapeutische Vorgehen aufweisen.

Klinische Untersuchung

Die Erstuntersuchung besteht unspezifisch in der globalen Überprüfung der Funktion des Handgelenks mit Festhalten der Gelenkamplituden in den unterschiedlichen Ebenen (Palmarflexion und Dorsalextension, radiale und ulnare Abduktion, Pro-/Supination), gefolgt von der Messung der Muskelkraft beim Faustschluß und dem Daumen-Zeigefinger-Pinch-Griff. Die klassischen Untersuchungen zum Nachweis von Skaphoidfrakturen (Schmerz in der Tabatière, Schmerz bei Druck/Zug auf die Daumenkolonne) werden überprüft (ihre Normalisierung nach knöcherner Konsolidation erfolgt nicht in jedem Fall). Die Einschränkung einer radialen Inklination und/oder eines Schmerzes bei dem Bewegungsausschlagsende in radialer Inklination oder bei palmarer Flexion sind häufig vorhanden, wenn eine Arthrose im radioskaphoidalen Kompartiment besteht.

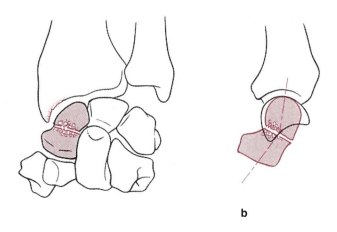
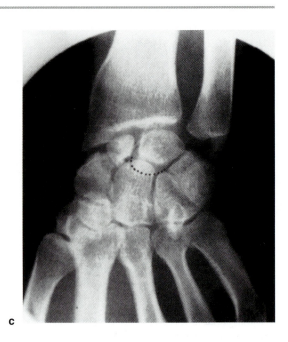

Abb. 16.**6a–c** Stadium IIb (Klassifikation von Skaphoidpseudarthrosen). Der Processus styloideus radii dünnt aus, die Arthrose betrifft den gesamten styloskaphoidalen Raum. Das Abkippen vom proximalen Pol am Skaphoid wird weiter akzentuiert. Das Os lunatum extendiert weiter nach dorsal.

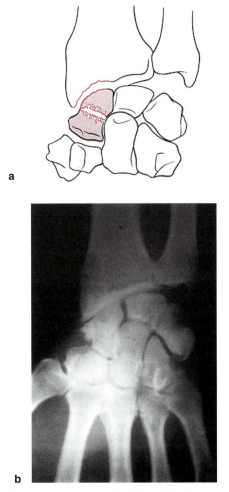
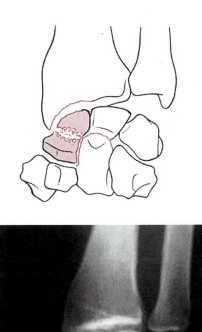

Abb. 16.**7a** u. **b** Stadium IIIa (Klassifikation von Skaphoidpseudarthrosen). Die Arthrose betrifft den gesamten radioskaphoidalen Gelenkraum. Das Skaphoid erscheint in der a.–p. Aufnahme verkürzt.

Abb. 16.**8a** u. **b** Stadium IIIb (Klassifikation von Skaphoidpseudarthrosen). Zunehmende Nekrose des proximalen Pols. Arthrose radioskaphoidal, skaphokapital und kapitolunär. Der radiolunäre Gelenkspalt bleibt erhalten.

Initiale Röntgendarstellung

Hiermit muß der Nachweis einer Pseudarthrose geführt werden, das Alter und der Arthrosegrad festgelegt werden. Die Verkürzung des Skaphoids und das Ausmaß der palmaren Resorption sowie der Dorsalextension des Os lunatum müssen ebenfalls bestimmt werden. Auch müssen Ursachen für mögliche ligamentäre Läsionen, die die Pseudarthrose begleiten, festgehalten werden.

Um diese Ziele zu erreichen, verwenden wir die gleichen Röntgendarstellungen, wie bei einem Verdacht auf ligamentäre Läsion am Handgelenk (s. Kap. 17 u. 19).

Standardaufnahme a.-p.-Aufnahme in 0 Grad Pro-/Supination (ggf. Vergleich mit der kontralateralen Seite). Dieses erste Röntgenbild präzisiert den Sitz der Pseudarthrose und erlaubt den Nachweis knöcherner Umbauvorgänge in der Umgebung. Die relative Höhe des Skaphoids, verglichen mit der kontralateralen Seite, ergibt eine erste Aussage über die stattgehabte knöcherne Resorption und das Abkippen des proximalen Pols. Das Messen der Höhenindizes nach Youm u. Mitarb. (57), erlaubt das Festlegen des Ausmaßes des karpalen Kollapses, wenn dieser schon eingetreten ist. Die Validität dieser Messungen erfordert, daß die Regeln der Kolinearität von Radius und dem 3. Metakarpale strikt eingehalten werden.

Streng-seitliche Aufnahme (nach Meyrues): Hierbei werden hauptsächlich der radiolunäre und der skapholunäre Winkel gemessen, womit das Ausmaß der Dorsalextension des Os lunatum festgelegt wird. Wenn erhebliche Umbauvorgänge in der Form und Knochenstruktur am Skaphoid vorliegen (alte Pseudarthrose), ist der Nachweis der Skaphoidkonturen auf der Seitenaufnahme häufig schwierig.

Radial- und Ulnarabduktionsaufnahmen (a.-p.). Wie bei jeder Instabilität können diese Aufnahmen die Kongruenz der Mobilität der Knochen der ersten Reihe nachweisen. Diese kann nur dann bestehen, wenn der Pseudarthrosenspalt stabil ist und die beiden Skaphoidfragmente eine gemeinsame synchrone Mobilität aufweisen. Bei einer mobilen Pseudarthrose wird diese Kongruenz nicht mehr bestehen, da das Os lunatum und der proximale Pol des Skaphoids beide in dorsaler Extensionsposition liegen (DISI). Das Skaphoid kann bei der ulnaren Inklinationsaufnahme in voller Achsenlänge beurteilt werden. Der Knochen liegt in der Frontalebene in gesamter Länge vor, und die knöchernen Umbauvorgänge können leichter beurteilt werden.

Dynamische Aufnahmen. Zunächst erfolgt nur die a.-p. Aufnahme mit Faustschluß in Supination. Zusätzlich zu der zuvor genannten ulnaren Inklinationsaufnahme erlaubt diese Darstellung den Nachweis einer skapholunären Diastase, die bei der a.-p. Standardaufnahme nicht vorhanden gewesen sein kann. Die mögliche Verbindung zwischen einer Skaphoidfraktur mit einer ligamentären Läsion (5, 50), auch wenn sie nur selten vorkommt, rechtfertigt diese Röntgendarstellung.

Weitere apparative Untersuchungen

Computertomographie

Die Anwendung dieser Untersuchung kann gerechtfertigt sein, auch wenn wir sie nicht immer durchführen. Schnitte in der Längsachse des Skaphoids erlauben das Messen des palmaren Resorptionsausmaßes und das Festlegen der Humpback-Deformität. Eine weitere Anwendung besteht in der dreidimensionalen Rekonstruktion, welche gelegentlich angefertigt wird, um eine genaue Analyse der Fragmentdislokationen zu ermöglichen (41).

Magnetresonanztomographie

Eine elektive Indikation für diese Untersuchung besteht in der Beurteilung der Gefäßversorgung des proximalen Fragments, welche auf den Röntgenaufnahmen zweifelhaft erscheinen kann. Wir betonen nochmals, daß eine Kondensation am proximalen Pol während der Konsolidation einer Skaphoidfraktur keine Ausnahme ist. Ohne weitere zusätzliche Auffälligkeiten bedeutet dieser radiologische Aspekt keine Indikation für eine Magnetresonanztomographie. Dagegen kann eine Kondensation, verbunden mit einer Konturveränderung und einem Kollaps des proximalen Pols, diese Untersuchung rechtfertigen, bevor eine Indikation für eine Operation zur Konsolidierung des Fragments angestrebt wird. Mehrere Jahre spontanen Verlaufs sind erforderlich, um mechanische Kräfte durch den Kollaps und die zunehmende Lyse des devaskularisierten proximalen Pols nachzuweisen. Weiterhin scheint eine isolierte Signalminderung bei einer einzigen Untersuchung keine ausreichende Grundlage für eine definitive Unterlassung eines Rekonstruktionsversuchs durch kortikospongiösen Span darzustellen.

Arthroskopie des Handgelenks

Unter zwei Umständen scheint uns diese Untersuchung präoperativ gerechtfertigt zu sein. Wenn eine alte Pseudarthrose mit degenerativen Veränderungen im radioskaphoidalen Kompartiment vorliegt stellt das Ausmaß dieser Veränderungen einen entscheidenen Faktor dar. Das Wiederherstellen der Skaphoidlänge und eine Pseudarthrosenkonsolidation können trotz erheblicher chondraler Veränderungen am proximalen Pol zu einer Verstärkung der Symptome durch Druckerhöhung im Arthrosenbereich führen.

Fortgeschrittene Arthrosen sind bereits auf den Standardröntgenaufnahmen nachweisbar. Weniger weit fortgeschrittene Fälle, bei denen die Arthrose auf das styloskaphoidale Kompartiment beschränkt zu sein scheint, können noch mit einem rekonstruierenden Span versorgt werden. Die Arthroskopie kann dann gerechtfertig sein, um zu überprüfen, ob der Zustand des proximalen Pols eine Rekonstruktion der Skaphoidlänge durch einen Span zuläßt. An zweiter Stelle ist die Arthroskopie des Handgelenks die beste Möglichkeit, eine präoperative Bilanzierung eventuell vorliegender ligamentärer Begleitverletzungen vorzunehmen, die auf den Röntgenbildern vermutet werden können. Die Untersuchung läßt dann die Entscheidung zu, ob die Läsionen verantwortlich sind für Instabilitäten, die eine spezifische Therapie zusätzlich zu der Pseudarthrosenversorgung erfordern.

Zugangswege bei der Therapie von Skaphoidpseudarthrosen

Zwei Zugangswege sind ausreichend, um die Mehrzahl der Probleme bei Skaphoidpseudarthrosen anzugehen. Der palmare Zugang bleibt ideal für die Anlagerung von zwischengeschalteten Transplantaten. Die einzige Indikation, die wir für den dorsalen Zugang sehen, besteht in der intraartikulären Verschraubung von Frakturen oder Pseudarthrosen des proximalen Pols.

■ Palmarer Zugang

Eine geschwungene Inzision wird auf der Haut angezeichnet (Abb. 16.**9a**).

Der proximale Ast des Schnitts befindet sich am radialen Rand der Sehne des M. flexor carpi radialis. Die Schnittführung erfolgt dann horizontal im Bereich der palmaren distalen Handgelenkbeugefalte. Der distale Ast verläuft über dem Thenar in Richtung distaler Skaphoidpol, der unter der Haut palpiert werden muß. Das Aufsuchen des distalen Pols wird präoperativ durch eine radiale Inklination des Handgelenks erleichtert, die das Skaphoid horizontalisiert und das distale Tuberkel unter der Haut tastbar werden läßt.

Nach Inzision der oberflächlichen Schichten erfolgt die Präparation in die Tiefe, entweder entlang der Sehne des M. flexor carpi radialis oder radial von dieser, wobei erstere Option die Präparation weit entfernt von der A. radialis zuläßt, die nicht dargestellt werden muß. Dann wird die Ebene der extrinsischen palmaren Ligamente erreicht, besonders das mittlere Segment des radioskaphoidalen Ligaments, welches inzidiert werden muß (Abb. 16.**9b** u. **c**). Die Durchtrennung erfolgt in der Verlängerung der Inzision auf Höhe des Isthmus des Skaphoids. In der Tiefe findet man die Gelenkkapsel, die von dem zuvor genannten Ligament nicht unterschieden werden kann und mit diesem geöffnet wird. Der Austritt von Synovialflüssigkeit bestätigt die Durchtrennung der Gelenkkapsel. Anschließend werden beide Inzisionsenden radial und ulnar weiter präpariert und ergeben einen Kapsel-Periost-Lappen.

Proximal erfolgt die Präparation mit dem Skalpell. Mit dem Raspatorium werden die radialen Knocheninsertionen vom kapsuloligamentären palmaren Apparat abgelöst. Distal wird mit dem Skalpell bei Bedarf der distale Skaphoidpol freigelegt, wobei Fasern der Thenarmuskulatur entfernt werden können. An diesem Punkt ist es möglich, einen selbsthaltenden Spreizer geringer Größe einzusetzen, der die Darstellung vervollständigt. Liegt die Pseudarthrose proximal, wird die Darstellung noch durch Einbringen eines geeigneten Hakens in den Bereich des proximalen Pols des Skaphoids erleichtert.

■ Dorsaler Zugang

Wir verwenden ihn für die proximale Verschraubung des proximalen Skaphoidpols. Soll eine große Darstellung des Kahnbeins zustandekommen, kann durch diesen Zugang die Gefäßversorgung des Skaphoids kompromittiert werden, da die hauptsächlich versorgenden Gefäße dorsal in einem nichtartikulierenden Bereich am Isthmus eintreten. Für einen begrenzten Zugang, der lediglich dazu dient, den proximalen Pol darzustellen, besteht diesbezüglich nur ein geringes Risiko. Der hier beschriebene Zugang dient für uns allein diesem Zweck (Abb. 16.**10**).

Der Zugang erfolgt longitudinal geschwungen. Nach Aufsuchen und Schützen des sensiblen Radialisasts erfolgt die weitere Präparation. Im radialen Bereich des Retinaculum extensorum muß die Sehne des M. extensor pollicis longus geschont werden. Diese ist darzustellen. Oft ist es erforderlich, das 3. Kompartiment zu eröffnen. Das vollständige Öffnen der fibrösen Hülle ist möglichst zu vermeiden, um die Stabilität der Sehne an dem Umlenkpunkt des Lister-Tuberkulums nicht zu beeinträchtigen.

Ein selbsthaltender Spreizer wird darauf zwischen den radialen Extensorensehnen und der Sehne des M. extensor pollicis longus plaziert. Anschließend erfolgt die Öffnung des dorsalen Kapsel-Band-Apparats in einem Schritt, schrägverlaufend in der Längsachse des Skaphoids. Der proximale Pol des Skaphoids wird erst bei einer betonten palmaren Flexion ersichtlich und kann in dieser unüblichen Stellung operativ versorgt werden (Abb. 16.**10c**).

Therapieverfahren

Zunächst stellen wir die prinzipiellen Therapiemöglichkeiten für Pseudarthrosen im Isthmusbereich des Skaphoids vor, bevor spezielle Probleme der Pseudarthrosen am proximalen Pol diskutiert werden.

■ Therapie der Skaphoidpseudarthrose durch palmaren kortikospongiösen Span

Die Methode unter Verwendung des palmaren Zugangs geht zurück auf Russe (48), wobei er ausschließlich Spongiosatransplantate empfahl. Vor ihm hat Matti ebenfalls das Einbringen von Spongiosatransplantaten über einen dorsalen Zugang vorgeschlagen (37). Die Verwendung eines exakt angepaßten und zwischen die beiden Skaphoidfragmente eingestauchten kortikospongiösen Spans erschien erst später in der Literatur (51). Ein eingestauchtes Transplantat stellt eine knöcherne Verbindung zwischen den beiden Skaphoidfragmenten her, ohne die Form oder Länge des Knochens zu verändern. Damit können mit dieser Technik lediglich Pseudarthrosen im Stadium I oder IIa therapiert werden, da sie das Fehlen einer palmaren Resorption voraussetzt, die zu einer Humpback Deformität mit dorsalem Verkippen des Os lunatum geführt hat.

Obwohl dieses Verfahren auch von anderen Autoren über einen dorsalen (37) oder dorsolateralen, radialen Zugang (9) angewandt wird, verwenden wir es ausschließlich palmar und kombinieren damit den atraumatischen Zugang mit der Schonung der Gefäßversorgung (Abb. 16.**11** u. 16.**12**).

Der Zugang erfolgt wie beschrieben palmar. Das Skaphoid und der Pseudarthrosenspalt werden dargestellt. Ein scharfer schmaler Meißel wird für das Anbringen eines Kortikalisfensters auf der Palmarseite des Skaphoids genutzt (Abb. 16.**11a** u. **b**). Der Zugang zu dem Knochen erfolgt in der Längsachse über den Pseudarthrosenspalt, die Breite beträgt nicht mehr als 6 mm, die Länge ungefähr 12–15 mm.

Nach Entnahme des Kortikalisdeckels kommt es zur Kürettage des Pseudarthrosenspalts. Hierbei wird fibröses In-

Therapieverfahren **355**

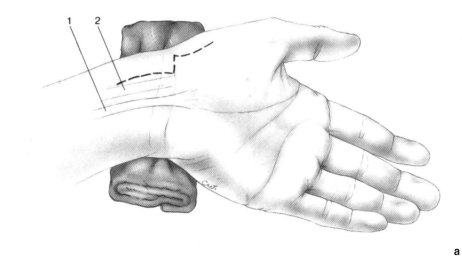
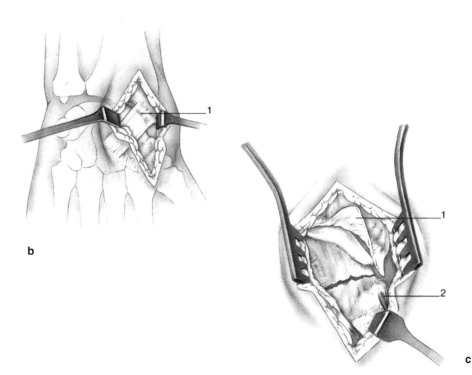
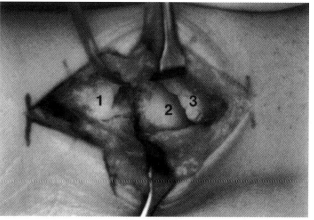

Abb. 16.**9a–d** Palmarer Zugang in der Therapie von Skaphoidpseudarthrosen.
a Lagerung und Zugang. 1 M. palmaris longus. 2 M. flexor carpi radialis.
b Darstellung des kapsuloligamentären Apparats. 1 Radioskaphokapitales Band.
c Darstellung des Pseudarthrosenspalts nach Kapselinzision und Desinsertion der externen Thenarmuskulatur. 1 Proximaler Anteil des kapsuloligamentären Apparats. 2 Externe Thenarmuskulatur.
d Perioperative Ansicht (Darstellung des Pseudarthrosenspalts – rechtes Handgelenk).
1 Distaler Skaphoidpol. 2 Proximaler Skaphoidpol. 3 Kapsel und radioskaphokapitales Band.

16 Komplikationen nach Skaphoidfrakturen

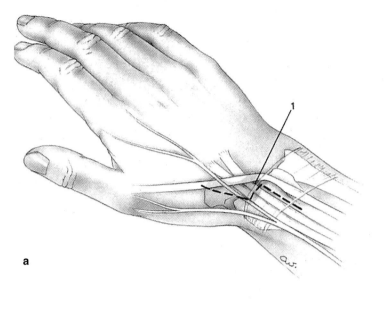

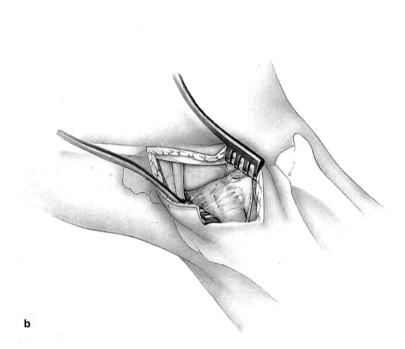

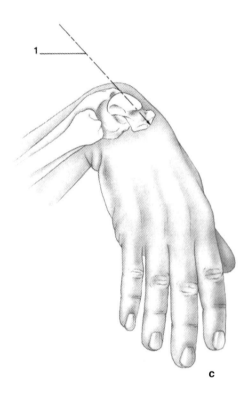

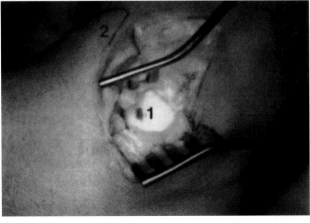

Abb. 16.**10a–d** Dorsaler Zugang für die Therapie von Pseudarthrosen am proximalen Skaphoidpol.
a Zugang und anatomische Verhältnisse. 1 Dreieckförmiger Zugang zum Gelenk.
b Darstellung: Der sensible Radialisast wird weggehalten, das Retinaculum extensorum wurde genau wie die Gelenkkapsel geöffnet.
c Exposition des proximalen Skaphoidpols durch betonte Palmarflexion.
d Perioperative Ansicht des proximalen Skaphoidpols (rechtes Handgelenk): Bei palmarer Handgelenkflexion wird der proximale Pol (1) exponiert. Lage des Processus styloideus radii (2).

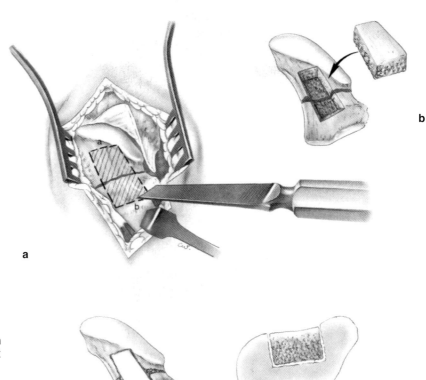

Abb. 16.**11a–c** Therapie einer stabilen Pseudarthrose durch palmare Versorgung mit einem Knochenspan.
a Extraartikuläre Osteotomie mit dem Meißel.
b Vorbereitung des kortikospongiösen Spans.
c Einstauchen des Transplantats mit zusätzlicher Anlagerung von Spongiosa.

terpositionsgewebe entfernt, bis gesunde Spongiosa exponiert wird. Üblicherweise werden hierbei keine motorisierten Instrumente verwandt, um keine Knochennekrose durch die sich entwickelnde Hitze zu bewirken.

Es kann erforderlich sein, den gesamten proximalen Pol auszuhöhlen und distal bis in den Bereich des Skaphoidtuberkels hinein auszuräumen. Green (26) besteht darauf, auch unter den Bedingungen der Blutleeremanschette Mikroblutungen in dem angefrischten Bereich als bestes Kriterium für gesunden spongiösen Knochen freizulegen. Nach dem Anfrischen muß ein kortikospongiöser Span angelagert werden, der sowohl die Knochenkontinuität als auch die Stabilisierung unter Erhalt der Kohäsion der beiden Knochenanteile sichert (Abb. 16.**11c**).

Donorsitus. Zwei Hebeorte sind möglich. Am Beckenkamm besteht die Garantie, ein Transplantat mit dichter Spongiosa von guter Qualität zu entnehmen. Die Kortikalis des Beckenkamms muß vor dem Plazieren am Skaphoid ausgedünnt werden.

Beim jungen Patienten ist das Heben eines Knochentransplantats am distalen Radius möglich. Bei diesem Donorsitus kann die Regionalanästhesie zur Anwendung kommen. Die Kortikalis vom Radius ist dünner und gut für den Empfängersitus geeignet. Beim älteren Patienten kommt dieser Donorsitus, bedingt durch die Mineralsalzgehaltminderung, nicht in Frage.

Unabhängig vom Donorsitus wird ein Transplantat ausreichender Größe gehoben, welches exakt an den Defekt angepaßt wird. Im Idealfall muß sich der kortikospongiöse Span fest einstauchen, damit er allein die Stabilität der Versorgung sichert. Die Kortikalis des Transplantats wird so eingepaßt, daß sie mit der palmaren Kortikalis des Skaphoids in einer Ebene liegt. Spongiosaspäne vom gleichen Donorsitus werden zur Perfektionierung des Verfahrens an-

gelagert. Jeder Totraum ist auszufüllen, besonders auf den dem Span anliegenden Seiten und im Bereich des Pseudarthrosenspalts. Jetzt kann das Handgelenk passiv in Extension und Flexion sowie radialer und ulnarer Abduktion mobilisiert werden, um die Stabilität des Verfahrens zu überprüfen. Hierbei darf keine Beweglichkeit der Knochenanteile zueinander festgestellt werden. Besteht keine sichere Stabilität, ist es erforderlich, zwei Kirschner-Drähte geringen Kalibers von der distalen Tuberositas des Skaphoids aus einzubringen. Andere Osteosynthesemethoden (Klammern, Herbert-Schraube) finden hier keine Indikation aufgrund der durch das Einstauchen des Knochenspans erreichten Stabilität.

Situsverschluß. Dieser beginnt mit der Rekonstruktion des kapsuloligamentären palmaren Apparats. Hierbei ist sorgfältig vorzugehen, da die Solidität des Weichteilapparats palmar erforderlich ist für das Halten der Skaphoidposition (23). U-förmige Stiche werden hier mit resorbierbarem Material angebracht, besonders im Bereich des Isthmus am Skaphoid und bei der Rekonstruktion des palmaren radioskaphokapitalen Ligaments. Üblicherweise ist bei in diesem Stadium therapierten Pseudarthrosen, bei denen kein Scaphoidkollaps vorliegt, eine Rekonstruktion des kapsuloligamentären Apparats ohne Schwierigkeit möglich. Auf der Kapsel wird dann eine Drainage eingelegt.

Postoperative Immobilisation. Die erste Versorgung erfolgt mit einer über dem postoperativen Wundverband angebrachten Gipsschale. Diese wird am 3. postoperativen Tag durch einen zirkulären Gips ersetzt, der die Grundphalanx des Daumens einfaßt und den Ellenbogen freiläßt. Wurde perioperativ eine einwandfreie Stabilität der Intervention mit ausreichender Fragmentkohäsion bestätigt, ist eine Immobilisation am Ellenbogen nicht erforderlich. An-

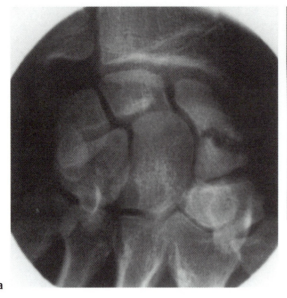
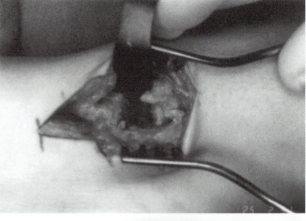

Abb. 16.**12a–c** Palmare Transplantatversorgung. Klinische Fallvorstellung.
a Isthmuspseudarthrose bei einem 16jährigen Patienten. Keine palmare Resorption und keine DISI-Fehlstellung des Os lunatum.
b Palmarer Zugang. Sicht auf vorbereitete Aufnahmestelle für den Span am Os scaphoideum.
c Ergebnis nach Konsolidation. Die Pfeile markieren den Hebeort des Spans.

derenfalls wird eine die Rotation einschließende Immobilisation des Handgelenks bis zum 3. Monat postoperativ betrieben.

■ Therapie der Pseudarthrose mit zwischengeschaltetem Transplantat

Besteht nach palmarer Resorption der Pseudarthrosenränder eine Dorsalverkippung von Os lunatum und proximalem Skaphoidpol, reicht das alleinige palmare Einlegen eines eingestauchten Transplantats nicht mehr aus, da ein ideales Verfahren sowohl die Konsolidation der Pseudarthrose als auch die Wiederherstellung der normalen Länge des Skaphoids anstreben muß. Diese beiden Erfordernisse der verspäteten Rekonstruktion vom Skaphoid wurden von Fisk (19) betont. Wir verwenden ein zwischengeschaltetes trapezförmiges Transplantat, das palmar größer berechnet wird und immer am Beckenkamm gehoben wird (Abb. 16.13 u. 16.14). In diesem Fall ist stets eine Osteosynthese erforderlich.

Der **Zugangsweg** erfolgt palmarseits, wie bereits beschrieben.

Das **Anfrischen des Pseudarthrosenspalts** wird mit dem Meißel begonnen und betrifft nacheinander das proximale und distale Fragment. Im Rahmen des Möglichen und unter Berücksichtigung der Ausrichtung des Pseudarthrosenspalts wird dieses Anfrischen senkrecht zur Längsachse des Skaphoids ausgeführt. Es betrifft von vornherein die gesamte Breite des Skaphoids und muß gesunde Spongiosa freilegen. Wenn der erste Knochenschnitt weiter sklerosiertes Gewebe zeigt, muß parallel zu diesem Schnitt eine weitere Ausräumung erfolgen.

Liegt der Pseudarthrosenspalt im Bereich des Isthmus oder proximal hiervon, ist es nicht zu empfehlen, proximal die Knochenresektion zu weit zu führen, da sonst eine zu hohe Größenminderung besteht, die Gefäßversorgung beeinträchtigt werden kann und die Osteosynthese erschwert wird. Es ist günstiger, das Anfrischen mit einer Kürettage des proximalen Fragments zu verbinden und damit Sklerosegewebe auszuräumen. In diesem Fall müssen Spongiosaspäne dem in einem Block zwischengeschalteten Knochenspan hinzugefügt werden, um die Toträume vollständig auszufüllen.

Berechnung der Spangröße: Die präoperative Berechnung anhand der Röntgenbilder scheint uns in der Praxis nur wenig nützlich, auch wenn fortgeschrittene Methoden wie die dreidimensionale computertomographische Darstellung zur Anwendung kommen. Das Ausmaß der Knochenresektion im Pseudarthrosenspalt ist nur schwer vor-

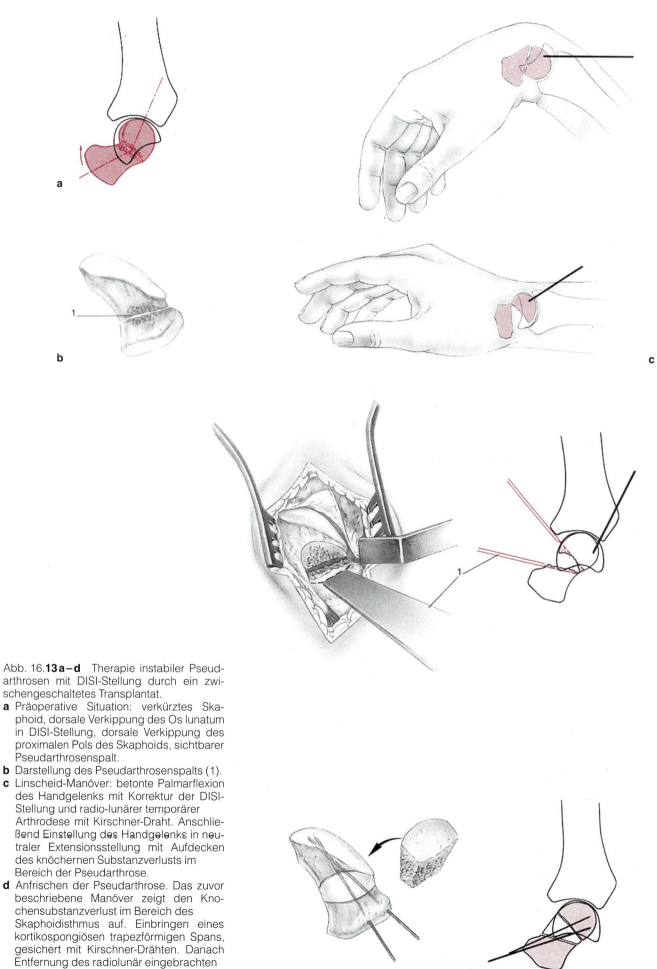

Abb. 16.**13a–d** Therapie instabiler Pseudarthrosen mit DISI-Stellung durch ein zwischengeschaltetes Transplantat.

a Präoperative Situation: verkürztes Skaphoid, dorsale Verkippung des Os lunatum in DISI-Stellung, dorsale Verkippung des proximalen Pols des Skaphoids, sichtbarer Pseudarthrosenspalt.

b Darstellung des Pseudarthrosenspalts (1).

c Linscheid-Manöver: betonte Palmarflexion des Handgelenks mit Korrektur der DISI-Stellung und radio-lunärer temporärer Arthrodese mit Kirschner-Draht. Anschließend Einstellung des Handgelenks in neutraler Extensionsstellung mit Aufdecken des knöchernen Substanzverlusts im Bereich der Pseudarthrose.

d Anfrischen der Pseudarthrose. Das zuvor beschriebene Manöver zeigt den Knochensubstanzverlust im Bereich des Skaphoidisthmus auf. Einbringen eines kortikospongiösen trapezförmigen Spans, gesichert mit Kirschner-Drähten. Danach Entfernung des radiolunär eingebrachten Kirschner-Drahts.

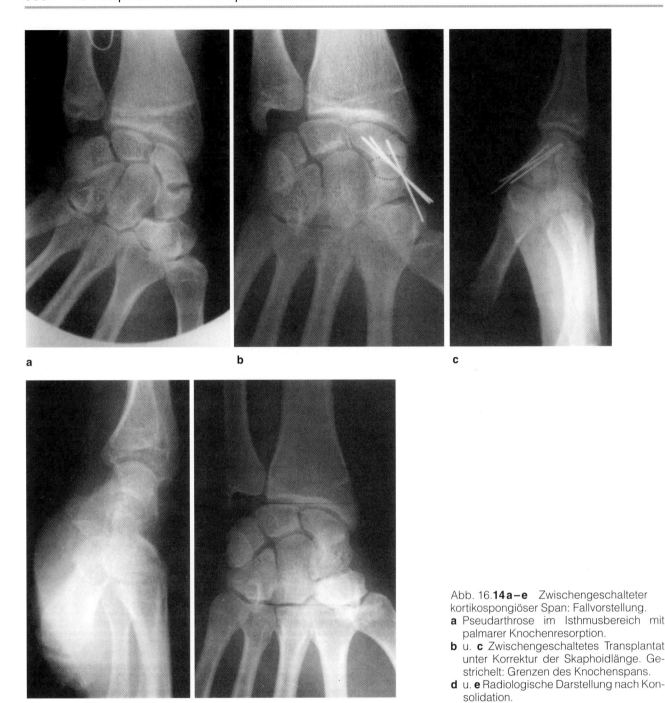

Abb. 16.**14a–e** Zwischengeschalteter kortikospongiöser Span: Fallvorstellung.
a Pseudarthrose im Isthmusbereich mit palmarer Knochenresorption.
b u. **c** Zwischengeschaltetes Transplantat unter Korrektur der Skaphoidlänge. Gestrichelt: Grenzen des Knochenspans.
d u. **e** Radiologische Darstellung nach Konsolidation.

hersehbar und stellt einen der entscheidenden Faktoren für die zu hebende Spangröße dar, in gleichem Maß wie das Ausmaß des dorsalen Verkippens vom Os lunatum.

Dagegen erscheint uns das technische Vorgehen von Linscheid u. Dobyns (32), welches darin besteht, die Position des Os lunatum perioperativ perfekt zu korrigieren, von entscheidendem praktischem Interesse. Das Handgelenk wird in betonter Palmarflexion gelagert, wodurch die Dorsalextension des Os lunatum ausgeglichen wird und ein Kirschner-Draht, maschinell eingebracht, eine temporäre radiolunäre Arthrodese herstellt. Der Draht wird schräg von dorsal am Radius vorgelegt und penetriert im Bereich der proximalen Konvexität des Lunatums. Anschließend wird das Handgelenk in Extension gelagert und damit die Korrektur der DISI-Stellung erreicht (Abb. 16.**13**). Eine streng seitliche Durchleuchtung läßt die Genauigkeit der Korrektur überprüfen. Da der proximale Pol des Os scaphoideum dem Os lunatum über das interossäre Ligament verbunden ist, wird auch dieses eine normale Ausrichtung erreichen. Allein dieses Vorgehen läßt meist eine große Diastase im Pseudarthrosenspalt entstehen, während das Auseinanderdrängen der beiden Fragmente vorher praktisch nicht möglich war.

Heben des Transplantats. Dieses erfolgt immer am Beckenkamm, dem einzigen Donorsitus, der einen kortikospongiösen Span in einem Block von ausreichender mechanischer Qualität bietet. Der Kortikalisanteil des Transplantats ist dazu bestimmt, die palmare Kortikalis vom Skaphoid zu rekonstruieren, wobei die interne Kortikalis des Beckenkamms durch die relativ geringere Dicke hierfür am besten geeignet ist.

Das Heben erfolgt mit einer kurzen Inzision lateral der Spina iliaca anterior superior. Zunächst wird eine horizontale Osteotomie am Beckenkamm ausgeführt, die einen Deckel mit lateralem Scharnier entsprechend der Konvexität des Beckenkamms herstellt. Anschließend erfolgt die Entnahme eines deutlich überdimensionierten kortikospongiösen Spans, der dann nach Bedarf zugeschnitten wird. Der Knochendeckel am Beckenkamm wird mit resorbierbaren Nähten wieder befestigt. Hierdurch wird das Problem umgangen, eine ästhetisch unschöne Delle im normalen Verlauf des Beckenkamms bestehen zu lassen.

Einbringen des Transplantats. Dieses muß genau zugeschnitten werden, um die Größenausmaße des Knochendefekts nach dem Anfrischen und der Korrektur der DISI-Stellung anzunehmen. Die endgültige Form ist trapezförmig mit palmar größerer Oberfläche. Die palmare Kortikalisfacette des Transplantats liegt in der gleichen Ebene wie die palmare Kortikalis am Skaphoid. Nach ulnar und innen muß das Transplantat die Form des Skaphoids reproduzieren, ohne in den skaphokapitalen Raum einzudringen. Das Transplantat darf die Kortikalisbegrenzung des proximalen und distalen Pols nicht überschreiten. Nach Einbringen des Knochenspans bedarf das Ausfüllen allen Totraums oft noch der Versorgung mit spongiösen Spänen.

Osteosynthese. Wir verwenden Kirschner-Drähte der Größe 10/10, die über den distalen Pol des Skaphoids eingebracht werden und mit der Maschine unter geringer Schnelligkeit vorgetrieben werden. Die Drähte fixieren das Transplantat und danach den proximalen Pol des Skaphoids, ohne die Kortikalis zu durchstoßen. 2–3 Drähte sind üblicherweise erforderlich, wobei einer, gebogen über den distalen Pol des Skaphoids eingebracht, dieses überschreiten kann, ohne es zu durchstoßen oder zu deplazieren und anschließend wie die ersten im proximalen Pol versenkt wird.

Eine Durchleuchtungskontrolle ist erforderlich, um die Plazierung und die optimale Länge der Drähte zu überprüfen. Diese werden anschließend gekürzt und umgebogen, jedoch ausreichend lang belassen, damit sie leicht unter der Haut im Bereich des Thenars getastet werden können.

Weitere Osteosyntheseverfahren. Vor einigen Jahren haben wir Klammern geringer Größe verwandt, die palmar eingebracht wurden, jedoch haben wir sie zugunsten einfacher Kirschner-Drähte aufgegeben. Der Nachteil der Klammern besteht in der erforderlichen erneuten Arthrotomie zur Metallentfernung. Auch führte der proximal in das Skaphoid eingebrachte Klammerast oft zu einem Konflikt mit dem palmaren Radiusanteil bei palmarer Flexion des Handgelenks. Wir haben keine Erfahrungen mit der Herbert-Schraube, auch wenn die Literatur zahlreiche überzeugende Serien aufweist (8, 14, 15, 27–30, 44, 46). Obwohl uns die Kompression des Frakturspalts als ein realistisches Ziel bei frischen Frakturen erscheint, wird sie doch schwieriger zu erreichen sein, wenn zwei Knochenoberflächen vorliegen, die durch ein dazwischengeschaltetes Transplantat rekonstruiert werden sollen. Überzeugt davon, daß die korrekte Bestimmung der Größe des Transplantats, seine Lage und die Qualität des Anfrischens sowie die Vaskularisation des proximalen Pols Schlüsselfaktoren für die Konsolidation darstellen, bleiben wir weiterhin der Verwendung einfacher Kirschner-Drähte treu.

Situsverschluß. Dieser beinhaltet die gleichen Schritte wie zuvor. Jedoch kann die Rekonstruktion des kapsuloligamentären Apparats hier schwierig oder unmöglich sein, besonders wenn ein voluminöser Span zur Wiederherstellung des Skaphoids verwendet wurde.

Postoperative Immobilisation. Diese erfolgt durch einfache Gipsschiene, die am 3. oder 4. Tag nach Verbandswechsel durch einen zirkulären Gips unter Einschluß der Grundphalanx am Daumen bei freiem Ellenbogengelenk ersetzt wird. Dieser Gips wird für einen Zeitraum von 3 Monaten belassen. Danach erfolgt die Entfernung der Kirschner-Drähte in Lokalanästhesie. Die aktive Mobilisation wird anschließend begonnen, zunächst wird zwischen den krankengymnastischen Sitzungen eine Lagerungsorthese angelegt.

■ Begleitende Styloidektomie

Eine Styloidektomie bei der Erstbehandlung der Pseudarthrose wird auf Fälle mit Arthroseentwicklung strikt im Styloskaphoidalbereich beschränkt und muß das Gelenk zwischen proximalem Skaphoidpol und Fossa scaphoidea am Radius erhalten. Der Eingriff kann durch den palmaren Zugang erfolgen, wobei das Ablösen des Periosts im Bereich des palmaren Radiusanteils zur Exposition des proximalen Pols weitergeführt wird. Eine horizontale Osteotomie wird dann mit dem Meißel unter Mitnahme der Spitze des Processus styloideus radii, der von der Arthroseentwicklung betroffen ist, realisiert.

■ Proximale Verschraubung von Skaphoidpseudarthrosen am proximalen Pol

Dieses ist strikt auf proximal liegende Pseudarthrosen beschränkt (Fraktur und Pseudarthrosen vom Typ B 3 in der Klassifikation von Herbert [28]) und wurde von Alnot (1) vorgeschlagen. Bei dieser Situation verbietet die geringe Größe des proximalen Pols das Einbringen eines palmaren Knochenspans. Der Zugang erfolgt, wie bereits beschrieben, dorsal. Die betonte Palmarflexion des Handgelenks erlaubt die Exposition des proximalen Pols des Kahnbeins und der skapholunären Verbindung. Zunächst sollte die Längsachse des Verschraubungsvorgangs durch das Einbringen eines Kirschner-Drahts geringen Kalibers (8/10) mit der Maschine vorgegeben werden. Er muß in den beiden Ebenen der Längsachse des Skaphoids parallel liegen. Die Position des Drahts wird mit dem Durchleuchtungsgerät überprüft.

In einem 2. Schritt wird mit einem 1 mm Bohrer der Schraubenweg vorgebohrt, gefolgt von der Vorlage des Gleitlochs am proximalen Fragment mit dem 1,5-mm-Bohrer. Die Osteosynthese verwendet eine 22er Minifragment-Spongiosaschraube mit Gewinde über die ganze Länge (Abb. 16.**15**). Die komprimierende Verschraubung erlaubt das Versenken des Schraubenkopfs im Knorpelbereich. Die geringe Taille des proximalen Fragments erschwert das Einbringen von Knochentransplantaten. Eine zu ausgiebige Manipulation des proximalen Fragments ist zu vermeiden, um die Gefäßversorgung nicht zu gefährden.

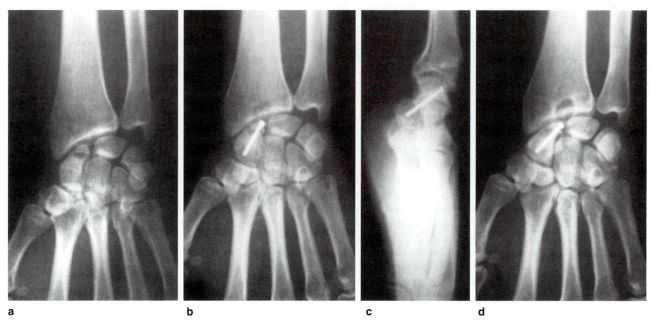

Abb. 16.**15a–d** Verschraubung einer Pseudarthrose des proximalen Skaphoidpols mit dorsalem Zugang (Fallvorstellung: Ph. Voche).
a Pseudarthrose des proximalen Pols, die Vitalität des proximalen Pols scheint erhalten zu sein.
b Verschraubung von proximal, ein Transplantat wird am distalen Radius gehoben.
c u. **d** Ergebnis nach 2 Jahren: Der Hebebereich ist mit Kortikalis gedeckt, das Transplantat scheint integriert.

■ Palliative Eingriffe bei der Skaphoidpseudarthrose

Zwei Umstände können eine Kontraindikation für eine der oben genannten Methoden darstellen. Der erste besteht in einer fortgeschrittenen Arthrose des gesamten Radioskaphoidgelenks, der zweite in einer Nekrose und einem Kollaps des proximalen Skaphoidpols. Beide Umstände kommen gelegentlich zusammen vor.

Bei einer Arthrose könnte selbst nach knöcherner Konsolidation die vorhersehbare Konsequenz nur in einer Verschlimmerung der funktionellen Beschwerden bestehen, ausgelöst durch das Erhöhen der Kräfte, die auf den knorpellosen proximalen Pol wirken. Die Rolle der Arthroskopie als präoperative Untersuchung wurde bereits unterstrichen und kann den Zustand des proximalen Pols exakt feststellen. Liegt eine Nekrose mit Kollaps des proximalen Pols vor, ist eine Konsolidation unmöglich.

Das therapeutische Arsenal für palliative Eingriffe ist gering. Wir werden noch sehen, daß die Verwendung von Prothesen heute aufgrund ihrer langfristigen Komplikationsmöglichkeiten praktisch verlassen ist. Die palliativen Eingriffe beschränken sich auf partielle Arthrodesen und die mögliche Resektion der proximalen Reihe der Handgelenkwurzelknochen.

□ Stellenwert der Skaphoidprothesen

Partielle Implantate. Der Ersatz des proximalen Pols des Skaphoids durch ein Silikonimplantat stellt eine Lösung dar, die verführerisch klingt und die wir in der Vergangenheit oft in Form einer Silikonkugel nach J. Michon (39) genutzt haben. Im Verhältnis zu vollständigen Implantaten weist diese Lösung den theoretischen Vorteil auf, die zwei distalen Skaphoidanteile intakt zu belassen (Abb. 16.**16b**).

Die Insertion kann unter bestmöglicher Schonung des extrinsischen palmaren kapsuloligamentären Apparats erfolgen. Die langfristige Nachuntersuchung der Ergebnisse hat uns jedoch gezeigt, daß mögliche Nachteile bestehen:

– Zunächst sind die mechanischen Qualitäten des Silikons nicht geeignet, den erheblichen Kräften am proximalen Pol zu widerstehen: Es entsteht eine Abnutzung und langfristige Deformierung, die die Entwicklung zu einer Gesamtarthrose vom SLAC-wrist-Typ beschleunigt,
– Die Intoleranz der angrenzenden Knochen gegenüber dem Silikon mit Bildung von Osteolysen, anschließend im gesamten Karpus, ist Ausdruck einer verstärkten Abnutzung. Die Silikon-Synovialitis selbst ist Ursache von Schmerzen und endet in einer zunehmenden Gelenkzerstörung.

Vollständige Implantate. Die für partielle Implantate vorgestellten Nachteile gelten ebenfalls für vollständige Kahnbein-Silikonimplantate. Die Prothese kann den völligen Karpuskollaps nicht verhindern, früher oder später kommt eine Silikon-Synovialitis zum klinischen Ausdruck (Abb. 16.**16a**). Zusätzlich sind die vollständigen Implantate schwieriger zu stabilisieren. Wir haben die Verwendung partieller oder ganzer Implantate aufgrund dieser Nachteile verlassen und ihr Platz in der Indikation zu operativen Verfahren wurde in der Folge von partiellen Arthrodesen, verbunden mit der Resektion des Skaphoids, eingenommen.

□ Stellenwert partieller Arthrodesen

Zwei Formen partieller Arthrodesen stellen die Mehrzahl der Eingriffe bei Pseudarthrosen des Skaphoids dar. Die erste Möglichkeit wird durch die mediokarpale Arthrodese (Ossa lunatum, capitatum, hamatum, triquetrum) in der

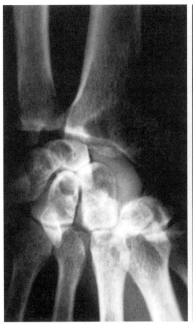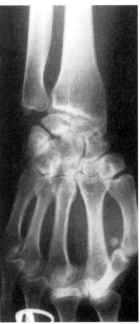

Abb. 16.**16a** u. **b** Partielle und vollständige Prothesen des Skaphoids.
a Zustand 10 Jahre nach Einbringen eines vollständigen Implantats: multiple Osteolysen (Silastic-Synovialitis) im Bereich des Os capitatum, des distalen Radius, der Ossa lunatum, triquetrum und hamatum.
b Darstellung eines Handgelenks 7 Jahre nach Einbringen eines partiellen Implantats (Michon-Kugel) am proximalen Scaphoidpol: Arthrose im Bereich des Styloids und des Radius. Silastic-Synovialitis im Bereich des Os lunatum und des distalen Skaphoidanteils sowie am Os capitatum.

Technik nach Watson u. Ballet (53) repräsentiert. Die zweite Möglichkeit besteht in einer begrenzten Fusion des kapitolunären Gelenks. Beide Vorgehen werden mit der Resektion des Skaphoids vergesellschaftet. Die technischen Details werden im Kapitel 20 vorgestellt.

Die mediokarpale Arthrodese. Das Verfahren nutzt den Erhalt des radiolunären Gelenks, welches eine Schlüsselstellung im natürlichen Verlauf von Skaphoidpseudarthrosen einnimmt. Nach unserer Erfahrung handelt es sich um eine wirksame Methode zur Schmerzreduktion, da sie die Skaphoidektomie beinhaltet und damit das schmerzhafte Gelenk eliminiert. Dagegen haben wir die von den Beschreibern der Methode erzielten guten Ergebnisse in der Mobilität nicht erreichen können. Watson (4) beschreibt eine Serie von 100 Fällen mit einem Nachuntersuchungszeitraum von 1–10 Jahren in der ein endgültiges Bewegungsausmaß von 70 Grad in Flexion/Extension mit Erhalt des Ergebnisses langfristig angegeben wird. Unsere eigene Serie mit einem geringeren Nachuntersuchungszeitraum zeigt uns ein Gesamtbewegungsausmaß von ungefähr 40 Grad. Auch stellte dieser Eingriff nicht immer eine definitive Lösung dar, einige Patienten mußten nachoperiert werden, meist um eine definitive Handgelenkarthrodese vor dem beschriebenen Zeitraum von 10 Jahren zu realisieren.

Kapitatolunäre Arthrodese. Im Gegensatz zu dem vorher genannten Eingriff wird allein das kapitatolunäre Gelenk versteift. Es scheint praktisch kein Unterschied in der postoperativen Mobilität zwischen dieser Fusionsform und der mediokarpalen Arthrodese zu bestehen. Die Befürworter der mediokarpalen Arthrodese weisen auf den höheren Konsolidationsanteil bei dieser Methode aufgrund der größeren angefrischten Gelenkoberflächen hin.

☐ Stellenwert der proximalen Reihenresektion

Das technische Vorgehen wird in Kapitel 20 beschrieben. Die Resektion der ersten Handgelenkwurzelreihe ist reserviert für alte Pseudarthrosen des Skaphoids, die eine erhebliche Arthrose des radioskaphoidalen Gelenks aufweisen. Die Conditio sine qua non für die proximale Reihenresektion besteht in dem Erhalt des kapitatolunären Gelenks und besonders in einem einwandfreien Gelenkknorpel am Kapitatum. Auch hier ist die Indikation zur Arthroskopie gegeben, um die Knorpeloberflächen suffizient zu beurteilen. Ist dieses Gelenk zerstört, macht die neue Gelenkverbindung zwischen dem Os capitatum und der Fossa lunata am Radius keinen Sinn. Diese Fälle unterliegen einer mediokarpalen Arthrodese oder einer vollständigen Handgelenkarthrodese.

Eine kürzlich durchgeführte multizentrische Untersuchung über 48 Fälle nach proximaler Reihenresektion bei hochgradigen Pseudarthrosen am Skaphoid weist 50 % zufriedenstellende Ergebnisse auf, die kompatibel mit einer Wiederaufnahme manueller Aktivitäten sind (3). Die Studie wies auch nach, daß die Ergebnisse um so besser waren, als die proximale Reihenresektion nicht als letzte therapeutische Möglichkeit nach multiplen, einander folgenden chirurgischen Eingriffen bei alter Pseudarthrose durchgeführt wurde. Hier handelt es sich jedoch um eine Regel, die aller palliativer Chirurgie am Handgelenk gemein ist, da sie auch die funktionellen Ergebnisse nach definitiver Arthrodese am Handgelenk bestimmt (22).

Wenn beide Optionen ergriffen werden konnten (mediokarpale Arthrodese oder proximale Reihenresektion), muß die Diskussion über die postoperative Mobilität geführt werden, da die Mehrzahl der Autoren die Wirksamkeit beider Methoden bezüglich der Schmerzreduktion bestätigt. Serien, die beide Interventionen vergleichen, sind selten (56) und verfügen generell über eine zu kurze Nachuntersuchungszeit, um den Verlauf der beiden Methoden langfristig zu beurteilen. Im übrigen ist bei der Analyse dieser Untersuchungen zu bemerken, daß die mediokarpale Arthrodese meist in einem weiter fortgeschrittenen Stadium realisiert wird, wenn die kapitatolunäre Gelenkverbindung schon durch arthrotische Prozesse zerstört ist.

☐ Stellenwert der Handgelenkarthrodese

Bei der Indikationsstellung nach Skaphoidpseudarthrose erfolgt die Handgelenkarthrodese nach Anfrischen durch Verschraubung eines Beckenkammspans (13, 22). Der Eingriff ist erst in einem späten Stadium der Pseudarthrose (Stadium IIIb) indiziert. Die Mehrzahl der Autoren reserviert diesen Ultima-ratio-Eingriff besonders für Manualarbeiter, weil Schmerzfreiheit, Stabilität und Muskelkraft erhalten bleiben. Wir haben andere Erfahrungen, denn der Kraftverlust beträgt im Verhältnis zur Gegenseite 41 % (13, 22). Obwohl die Mehrzahl der Patienten Schmerzfreiheit gegenüber der präopertiven Situation erfährt, weisen doch lediglich 20 % ein völlig asymptomatisches Handgelenk auf. Zuletzt besteht eine lange Konsolidationszeit in einer Größenordnung von 3 Monaten, und in der gleichen Serie betrug der Zeitraum der Unterbrechung normaler Aktivitäten 15 Monate im Mittel.

☐ Stellenwert der Handgelenkdenervation

Die Prinzipien der Handgelenkdenervation wurden von Wilhelm (55), Cozzi (11) und Foucher u. Mitarb. (20, 21) dargelegt. Es handelt sich streng genommen um einen palliativen Eingriff, da allein die Beschwerdefreiheit des Patienten im Vordergrund steht, ohne die Ursache der Schmerzentwicklung zu therapieren. In einer Serie von 50 Fällen vollständiger Handgelenkdenervation von Foucher lag in 44 % eine alte Pseudarthrose des Skaphoids als Indikation vor. Es ist möglich, das Vorgehen der Denervation mit einem anderen Eingriff zu vergesellschaften, aber allein die Analyse isolierter Denervationen erlaubt die Beurteilung der Wirksamkeit des Eingriffs auf den Schmerz. Foucher u. Da Silva berichten über 72 % signifikanter Schmerzreduktionen, die geringe Traumatisierung des Eingriffs und den kurzen Zeitraum der Arbeitsunfähigkeit (20). In dem Spektrum der Indikationen liegt sie vor der definitiven Handgelenkarthrodese und kann diese hinauszögern. Der Eingriff betrifft insbesondere betagte Patienten und ist nur indiziert, wenn keine der bereits angeführten Rekonstruktionsmethoden mehr zur Anwendung kommen kann.

■ Stellenwert vaskularisierter Knochentransplantate

Mehrere Donorsitus wurden für die Entnahme eines gefäßgestielten Knochens bei der Skaphoidrekonstruktion beschrieben. So kann ein Transplantat am Radius, vaskularisiert auf den Insertionen am M. pronator quadratus (31, 45), oder vom dorsoradialen Rand gehoben werden (58). Brunelli (6) hat auch die Verwendung eines kortikospongiösen Spans von dem Köpfchen des 2. Metakarpales vorgeschlagen.

Die Haupteinschränkung dieser Techniken besteht in dem idealen Zeitpunkt der Indikationsstellung: Alle Autoren sind sich einig darüber, diese nicht in erster Intention zu empfehlen, sondern als Rettungsaktion nach einer oder mehreren konventionellen Transplantatversorgungen zu verstehen. In unserer Erfahrung hat sich gezeigt, daß nur selten nach multiplen konventionellen Transplantatrekonstruktionen keine Arthrose mit Einschränkung des funktionellen Ergebnisses vorliegt, auch wenn die Konsolidation erreicht wurde. Unter diesen Umständen bevorzugen wir meist eine der palliativen Lösungen, wie oben angegeben.

Indikationen

Die Wahl zu einem operativen Vorgehen hängt vor allem von dem Verlauf der Pseudarthrose ab, weitere Faktoren wie Alter, Beruf und Art der bereits durchgeführten Eingriffe müssen berücksichtigt werden. Wir betrachten hier zwei typische Fälle: Pseudarthrosen am Isthmus und am proximalen Pol des Skaphoids. Bei der Isthmuspseudarthrose unterstellen wir, daß die Gefäßversorgung des proximalen Pols gesichert ist. Auch betrachten wir hier nur Pseudarthrosen des proximalen Pols, die ein Fragment enthalten, dessen Größe ein konventionelles Vorgehen durch palmaren Zugang verbietet.

Tab. 16.1 u. 16.2 resümieren die Indikationen, die im Individualfall überprüft werden müssen.

Tabelle 16.1 Indikationen bei Isthmuspseudarthrosen des Skaphoids

Stadium der Pseudarthrose	Therapeutische Möglichkeiten	Weitere Optionen
Stadium I	Kompressionsverschraubung	Anlagerung eines Spongiosatransplantats in situ (bei fokaler Osteolyse)
Stadium IIa	palmares eingestauchtes Transplantat (Matti-Russe)	
Stadium IIb	zwischengeschaltetes trapezförmiges Transplantat (Fisk)	begleitende Styloidektomie bei Styloskaphoidarthrose
Stadium IIIa	zwischengeschaltetes Transplantat und Styloidektomie	palliative Verfahren (s. Text)
Stadium IIIb	keine Skaphoidrekonstruktion möglich: palliative Verfahren (mediokarpale Arthrodese)	Handgelenkdenervation, um die definitive Versteifung zu protrahieren

Tabelle 16.2 Indikationen bei Pseudarthrosen des proximalen Skaphoidpols

Größe und Vitalität des Fragments	Therapeutische Möglichkeiten
Bestehende Nekrose, kleines Fragment	Exzision des proximalen Pols, partielle Arthrodese
Keine Nekrosezeichen	Proximale Verschraubung, Spantransplantat

■ Therapieindikationen bei Isthmuspseudarthrosen

☐ Isthmuspseudarthrose im Stadium I

Bei Fehlen von Resorptionszeichen am Pseudarthrosenspalt kann noch eine einfache Kompressionsverschraubung, ähnlich der für einfache Frakturen am Kahnbein, angezeigt sein. Um dieses Vorgehen zu empfehlen muß gesichert sein, daß keine Osteolysen im Pseudarthrosenspalt vorhanden sind. Bei Bedarf ist eine computertomographische Untersuchung mit Schnitten in der Längsachse des Skaphoids zu realisieren. Eine solche Situation wird üblicherweise dann angetroffen, wenn ein konservatives Vorgehen mit einfacher Gipsimmobilisation ohne Erfolg blieb. Beim Auftreten von Osteolysen reicht die Verschraubung nicht mehr aus, und das Einbringen eines Knochenspans ist unumgänglich. Wenn die Form des Skaphoids strikt erhalten vorliegt, ist es möglich, ein reines Spongiosatransplantat mit einer Kompressionsverschraubung zu kombinieren.

☐ Isthmuspseudarthrose im Stadium IIa

Bestehen hierbei auch resorbierte Pseudarthrosenränder und möglicherweise erhebliche Osteolysen, ist definitionsgemäß keine Verkippung des Lunatums vorhanden. Hier liegt die für uns einzige Indikation für ein palmares Einbringen eines Transplantats vom Typ Matti-Russe vor. Dieses Transplantat hat die alleinige Aufgabe, eine knöcherne Überbrückung der beiden Fragmente zu formen.

☐ Isthmuspseudarthrose im Stadium IIb

Eine dorsale Verkippung des Os lunatum in DISI-Stellung ist charakteristisch für dieses Stadium. Ein palmar eingebrachtes Transplantat ist dann nicht mehr ausreichend, um die Länge des Skaphoids wiederherzustellen. Ein zwischengeschaltetes Transplantat in einer modifizierten Technik nach Fisk ist unsere Indikation der Wahl in diesem Stadium. Besteht eine beginnende Arthrose im Bereich des Processus styloideus/Os scaphoideum, kommt es bei dem Eingriff mit dem gleichen Zugang zu einer limitierten Styloidektomie.

☐ Isthmuspseudarthrose im Stadium IIIa

Hier liegt eine Arthrose des gesamten Radioskaphoidkompartiments vor, die die anderen Handgelenkkompartimente ausspart. Ab diesem Stadium wird es schwierig, Rekonstruktionsversuche oder von vornherein palliative Interventionen zu befürworten. Die Arthroskopie ist eine gute Möglichkeit, um das Ausmaß arthrotischer Veränderungen festzulegen.

Liegt am gesamten proximalen Pol keine Knorpeldecke mehr vor, ist eine Skaphoidrekonstruktion nicht zu empfehlen und die Indikationen werden entsprechend einem Stadium III b festgelegt. Immerhin ermöglicht die Integrität des kapitatolunären Gelenks die Wahrnehmung der beiden Möglichkeiten der Resektion der proximalen Handgelenkwurzelreihe und die mediokarpale Arthrodese nach Skaphoidresektion. Wenn ein ausreichender Knorpelbelag am proximalen Pol persistiert, kann noch bei Vorliegen weiterer Entscheidungskriterien (wie junges Alter des Patienten), ein Rekonstruktionsversuch durch zwischengeschaltetes Transplantat, verbunden mit einer Styloidektomie, diskutiert werden.

☐ Isthmuspseudarthrose im Stadium IIIb

Jetzt besteht eine Kontraindikation für rekonstruktive, kurierende Vorgehen aufgrund des Ausmaßes der Arthrose und der Zerstörung des Radioskaphoidkompartiments. Die palliativen Möglichkeiten sind beschränkt, besonders die Resektion der proximalen Handgelenkwurzelreihe ist hier nicht mehr möglich. Bei einem jungen Patienten und bei starkem funktionellen Bedürfnis bezüglich der Mobilität kann hier eine mediokarpale Arthrodese noch befürwortet werden.

Dagegen kann bei einem betagten Patienten, der hauptsächlich die Schmerzfreiheit anstreben wird, eine Denervation als Möglichkeit der Protrahierung einer definitiven Handgelenkwurzelarthrodese vorgeschlagen werden. Diese Möglichkeit ist jedoch nur unter der Bedingung eines ausreichenden präoperativen Bewegungsausmaßes indiziert, da die Denervation ohne Einfluß auf die Mobilität ist. Unter diesen Umständen muß im Fall eines eingesteiften Handgelenks die Ultima-ratio-Indikation der definitiven Handgelenkarthrodese gestellt werden.

■ Therapieindikationen bei Pseudarthrosen des proximalen Skaphoidpols

☐ Indikation bei Fehlen von Nekrosezeichen

Die einfachste Indikation besteht bei einem kleinen proximalen Polfragment, dessen Konturen ohne begleitende Arthrosezeichen erhalten sind, mit fehlenden Nekrosehinweisen: Das Fragment ist von normaler Dichte. Die Magnetresonanztomographie zeigt in der T1- und T2-Wichtung ein dem Nachbarknochen entsprechendes Signal, die Aufnahme von Gadolinium ist homogen. Unter diesen Bedingungen existiert eine Indikation für die Verschraubung mit proximalem Zugang ohne weitere Begleiteingriffe.

☐ Indikation bei nachgewiesener Nekrose

Die Wahl unterschiedlicher therapeutischer Verfahren ist bei einer manifesten Nekrose nicht mehr gegeben. Es handelt sich generell um alte Pseudarthrosen, bei denen meist schon eine Arthrose begleitend vorliegt. Der proximale Pol zeigt veränderte Konturen, in fortgeschrittenem Stadium eine globale Osteolyse mit einem Kollaps des Fragments. Eine Magnetresonanztomographie ist nicht mehr erforderlich, um die Nekrose zu bestätigen, und Rekonstruktionsversuche sind ohne Erfolgsaussicht. Die einfache Exzision des Fragments mag sinnvoll erscheinen, aber mehrere Serien haben konstant schlechte Ergebnisse hierbei gezeigt (18). Wir verbinden diesen Eingriff daher automatisch mit einer partiellen Arthrodese.

☐ **Begrenzte Indikationen**

Im Gegensatz zu der vorhergehenden Situation besteht die Schwierigkeit der Entscheidung dann, wenn man mit einem proximalen Fragment geringer Größe konfrontiert ist, dessen Dichte bei den Standardröntgenaufnahmen verändert ist, aber keine Alteration der Knochenkonturen und keine Arthrosezeichen vorliegen. Die Veränderung der Knochenstruktur ist nicht automatisch einer irreversiblen Nekrose gleichzusetzen, wir fertigen dann trotz der Kosten präoperativ immer eine Magnetresonanztomographie an. Liegt in der T1-Wichtung ein Hyposignal vor, bei heterogenem Signal in der T2-Wichtung begleitet von fehlender Aufnahme des Gadoliniums, sind die Revaskularisationschancen vermindert, und eine Verschraubung durch proximalen Zugang ist wahrscheinlich mit schlechten Erfolgsaussichten behaftet. Beschränkt sich dagegen die Signalveränderung auf die T1-Sequenz mit einer homogenen Gadoliniumaufnahme, sind die Revaskularisationschancen des Fragments ausreichend groß, um eine Verschraubung durch proximalen Zugang in erster Intention zu realisieren.

☐ **Literatur**

1 Alnot, J.Y.: Les fractures et pseudarthroses polaires proximales du scaphoïde. Rev. Chir. orthop. 74 (1988) 740–743
2 Alnot, J.Y.: Symposium sur les fractures et pseudarthroses du scaphoïde carpien: les différents stades de pseudarthrose. Rev. Chir. orthop. 74 (1988) 714–717
3 Alnot, J.Y., R. Bleton: [Resection of the proximal carpal bones in the sequelae of scaphoid fractures] La résection de la première rangée des os du carpe dans les séquelles des fractures du scaphoïde. Ann. Chir. Main 11 (1992) 269–275
4 Ashmead, D., H.K. Watson, C. Damon: SLAC wrist salvage. 48th Annual Meeting. American Society for Surgery of the Hand, Kansas City 1993
5 Braithwaite, I.J., W.A: Jones: Scapho-lunate dissocation occuring with scaphoid fracture. J. Hand Surg. 17 B (1992) 286–288
6 Brunelli, F., Ch. Mathoulin, Ph. Saffar: Description d'un greffon osseux vascularisé prélevé au niveau de la tête du deuxième métacarpien. Ann. Chir. Main 11 (1992) 40–45
7 Chen, S.C.: The scaphoid compression test. J. Hand Surg. 14 B (1989) 323–325
8 Chun, S., B.P. Wicks, E. Meyerdierks, F. Werner, J. F. Mosher jr.: Two modifications for insertion of the Herbert screw in the fractured scaphoid. J. Hand Surg. 15 A (1990) 669–671
9 Cooney, W.P., J.H. Dobyns, R.L. Linscheid: Non-union of the scaphoid: analysis of the result of bone grafting. J. Hand Surg. 5 (1980) 343–354
10 Cooney, W.P., R.L. Linscheid, J.H. Dobyns: Scaphoid fractures: problems associated with nonunion and avascular necrosis. Orthop. Clin. N. Amer. 15 (1984) 381–391
11 Cozzi, E.P.: Dénervation des articulations du poignet et de la main. In Tubiana, R.: Traité de Chirurgie de la Main, vol. IV. Masson, Paris 1991 (pp. 781–787)

12 Christiani, G., E. Cerofolini, P.B. Squarzina et al.: Evaluation of ischaemic necrosis of carpal bones by magnetic resonance imaging. J. Hand Surg. 15 B (1990) 249–255
13 Dap, F.: L' arthrodèse du poignet: alternative à la résection de la première rangée des os du carpe? Ann. Chir. Main 11 (1992) 285–291
14 Demaagd, R.L., W.D. Engber: Retrograde Herbert screw fixation for treatment of proximal pole scaphoid nonunions. J. Hand Surg. 14 A (1989) 996–1003
15 Dent, J.A., C. A. Mitchell, M.M. Sharma: Herbert screw: results of a single-centre trial. Injury 23 (1992) 228–230
16 Desser, T. S., S. McCarthy, T. Trumble: Scaphoid fractures and Kienböck' s disease of the lunate: MR imaging with histopathologic correlation. Magn. Reson. Imag. 8 (1990) 357–361
17 Dias, J.J., M. Taylor, J. Thompson, I.J. Brenkel, P.J. Gregg: Radiographic signs of union of scaphoid fractures: an analysis of interobserver agreement and reproducibility. J. Bone Jt Surg. 70-B (1988) 299–301
18 Eaton, R.G., E. Akelman, B.H. Eaton: Fascial implant arthroplasty for treatment of radioscaphoid degenerative disease. J. Hand Surg. 14 A (1989) 766–774
19 Fisk, G.R.: Carpal instability and the fractured scaphoid. Ann. roy. Coll. Surgns Engl. 91 (1970) 63–76
20 Foucher, G., J.B. Da Silva: La dénervation du poignet. Ann. Chir. Main 11 (1992) 292–295
21 Foucher, G., J.B. Da Silva, A. Ferreres: La dénervation totale du poignet: a propos de 50 cas. Rev. Chir. orthop. 78 (1992) 186–190
22 Gaisne, E., F. Dap, C. Bour, M. Merle: Arthrodèses du poignet chez le travailleur manuel: a propos de 36 cas. Rev. Chir. orthop. 77 (1991) 537–544
23 Garcia-Elias, M., A. Vall, J.M. Salo, A.L. Lluch: Carpal alignment after different surgical approaches to the scaphoid: a comparative study. J. Hand Surg. 13 A (1988) 604–612
24 Gelbermann, R.H., M.J. Botte: Vascularity of the carpus. In Lichtman, D.M.: The Wrist and its Disorders. Saunders, Philadelphia 1988 (pp. 27–40)
25 Gelbermann, R.H., J. Menon: The vascularity of the scaphoid bone. J. Hand Surg. 5 (1980) 508–514
26 Green, D.P.: The effect of avascular necrosis on Russe bone grafting for scaphoid nonunion. J. Hand Surg. 10 A (1985) 597–605
27 Herbert, T.J.: Experience with the Herbert screw in the treatment of scaphoid fractures (letter; comment). J. Hand Surg. 14 B (1989) 463
28 Herbert, T.J., W.E. Fischer: Management of the fractured scaphoid using a new bone screw. J. Bone Jt Surg. 66-B (1984) 114–123
29 Herbert, T.J., W.E. Fischer, A.W. Leicester: The Herbert bone screw: a ten year perspective. J. Hand Surg. 17 B (1992) 415–419
30 Inoue, G., Y. Tanaka, R. Nakamura: Treatment of trans-scaphoid perilunate dislocations by internal fixation with the Herbert screw. J. Hand Surg. 15 B (1990) 449–454
31 Leung, P.C., L.K. Hung: Use of pronator quadratus bone flap in bony reconstruction around the wrist. J. Hand Surg. 15 A (1990) 637–640
32 Linscheid, R.L., J.H. Dobyns, W.P. Cooney: Volar wedge grafting of the carpal scaphoid in nonunions associated with dorsal instability patterns. J. Bone Jt Surg. 64 (1982) 632–633
33 Lindstrom, G., A. Nystrom: Natural history of scaphoid nonunion, with special reference to „asymptomatic" cases. J. Hand Surg. 17 B (1992) 697–700
34 London, P.S.: The broken scaphoid bone: the cases against pessimism. J. Bone Jt Surg. 43-B (1961) 237–243
35 Mack, G.R., M.J. Bosse, R.H. Gelbermann: The natural history of scaphoid nonunion. J. Bone Jt Surg. 66-A (1984) 504–509
36 Mack, G.R., D.M. Lichtman: Scaphoid nonunion. In Lichtman, D.M.: The Wrist and its Disorders. Saunders, Philadelphia 1988 (pp. 293–328)
37 Matti, H.: Technik und Resultate meiner Pseudarthrosenoperation. Zbl. Chir. 63 (1936) 1442–1453
38 Michon, J., Y. Allieu: Fractures et pseudarthroses du scaphoïde carpien. Rev. Chir. orthop. 58 (1972) 649–815
39 Michon, J., M. Merle, J. Girot, J. Xenard, D. Memeteau: Réemplacement prothétique des os du carpe. In: Poignet et médecine de rééducation. Masson, Paris 1981 (pp. 255–263)
40 Morgan, D.A.F., J. W. Walters: A prospective study of 100 consecutive carpal scaphoid fractures. Aust. N. Z. J. Surg. 54 (1984) 233–241
41 Nakamura, R. T. Imaeda, E. Horii, T. Miura, N. Hayakawa: Analysis of scaphoid fracture displacement by three-dimensional computed tomography. J. Hand Surg. 16 A (1991) 485–492

42 Nakamura, R., T. Imaeda, T. Tsuge, K. Watanabe: Scaphoid nonunion with D.I.S.I. deformity: a survey of clinical cases with special reference to ligamentous injury. J. Hand Surg. 16 B (1991) 156–161
43 Perlik, P.C., W.B. Guilford: Magnetic resonance imaging to assess vascularity of scaphoid nonunions. J. Hand Surg. 16 A (1991) 479–484
44 Radford, P.J., M.H. Matthewson, B.F. Meggitt: The Herbert screw for delayed and non-union of scaphoid fractures: a review of fifty cases. J. Hand Surg. 15 B (1990) 455–459
45 Rath, S., L.K. Hung, P.C. Leung: Vascular anatomy of the pronator quadratus muscle flap: a justification for its use with a distally based blood supply. J. Hand Surg. 15 A (1990) 630–636
46 Recht, J., H. Evrard, C. Guillaume: Traitement des fractures scaphoïde carpien par vis de Herbert: revue de 21 cas cliniques. [Treatment of fractures of the carpal scaphoid with Herbert' s bone screw: review of 21 clinical cases]. Acta orthop. belg. 55 (1989) 183–190
47 Ruby, L.K., J. Stinson, M. R. Belsky: The natural history of scaphoid nonunion: a review of fifty-five cases. J. Bone Jt Surg. 67-A (1985) 428–432
48 Russe, O.: Fracture of the carpal navicular: diagnosis, non-operative treatment, and operative treatment. J. Bone Jt Surg. 42-A (1960) 759–768
49 Schernberg, F., F. Elzein, Y. Gérard: Etude anatomo radiologique des fractures du scaphoïde carpien: problème des cals vicieux. Rev. Chir. orthop. 70 (1984) 55–63
50 Vender, M.I., H.K. Watson, D.M. Black, J.W. Strickland: Acute scaphoid fracture with scapholunate gap. J. Hand Surg. 14 A (1989) 1004–1007
51 Verdan, C., A. Narakas: Fractures and pseudarthrosis of the scaphoid. Surg. Clin. N. Amer. 48 (1968) 1083–1095
52 Watson, H.K.: Instabilities of the wrist. Hand Clin. 3 (1987) 103–1112
53 Watson, H.K., F.L. Ballet: The SLAC wrist: scapholunate advanced collapse pattern of degenerative arthritis. J. Hand Surg. 9 A (1984) 358–365
54 Watson, H.K., L.H. Brenner: Degenerative disorders of the wrist. J. Hand Surg. 10 A (1985) 1002–1006
55 Wilhelm, A.: Die Gelenksdenervation und ihre anatomischen Grundlagen. Ein neues Behandlungsprinzip in der Handchirurgie. H. Unfallheilk. 86 (1966) 1–109
56 Wirick, J.D., P.J. Stern, T.R. Kiefhaber: Motion preserving procedures in the treatment of SLAC wrist: PRC versus four courner fusion. 48th Annual Meeting. American Society for Surgery of the Hand, Kansas City 1993
57 Youm, Y., R. MacMurtry, A. Flatt, T. Gillespie: Kinematics of the wrist. J. Bone Jt Surg. 60-A (1978) 423–431
58 Zaidemberg, C., J.W. Siebert, C. Angrigiani: A new vascularized bone graft for scaphoid nonunion. J. Hand Surg. 16 A (1991) 474–478

17 Frische Bandläsionen am Handgelenk

G. Dautel

Die Diagnose einer Handgelenkdistorsion wird nach einem Sturz mit persistierendem fokalem Schmerz immer noch viel zu häufig durch Unkenntnis gestellt, obwohl die radiologische Darstellung keine Knochenläsion aufweist. Ohne genauen Untersuchungsgang wird eine kurzzeitige Immobilisation oder einfach eine symptomatische Therapie verordnet. Der Mißerfolg der ersten Therapie und die Persistenz von Symptomen führen dann zur weiteren Diagnostik, bei der zunächst unerkannte ligamentäre Läsionen nachgewiesen werden. Unter diesen Umständen wird eine Diagnose oft erst mehrere Wochen oder Monate nach einem Unfall gestellt.

In anderen Fällen wird eine erste, praktisch „blind" erfolgende Therapie eine relative Schmerzfreiheit ergeben. Die Linderung der Symptome erlaubt jedoch allein nicht den Ausschluß vorliegender erheblicher Bandverletzungen. Die Patienten können sich Jahre später mit wiederauftretenden, zunehmend schmerzhaften Funktionseinschränkungen vorstellen, die durch die Röntgenbefunde einwandfrei der posttraumatischen Arthroseentwicklung zugeordnet werden. Einige Jahre normaler Benutzung des Handgelenks haben dann zu einer verstärkten biomechanischen Insuffizienz der verbliebenen ligamentären Strukturen geführt, die die initialen Verletzungen verschlimmern, zur Instabilität und später zur Arthrose führen. Die therapeutischen Möglichkeiten in diesem späten Entwicklungsstadium sind begrenzt und meist palliativer Natur (50, 51, 53), wodurch klar der Bedarf einer möglichst genauen Bestimmung des initialen Verletzungsausmaßes demonstriert wird. Die Präzision der heute verfügbaren diagnostischen Untersuchungstechniken darf auf der anderen Seite nicht zu einem exzessiven Vorgehen führen und z.B. zu einer Arthrotomie für eine Rekonstruktion ligamentärer Läsionen motivieren, deren Evolution zu einer Instabilität nicht bewiesen werden kann.

Zwei Prinzipien müssen den Operateur leiten, der mit einer solchen Situation konfrontiert wird. Das erste Prinzip besteht im Erkennen einer erheblichen ligamentären Läsion, das zweite in dem korrekten Ausmaß des Behandelns einer Bandläsion, deren weiteres Schicksal nicht sicher ist. Hier wird ein Entscheidungsschema vorgestellt, welches bei einer gegebenen klinischen Situation das geeignete diagnostische Procedere festlegt. Für eine gegebene Verletzung werden die Pathophysiologie, die Entwicklungsstadien und die therapeutischen Prinzipien im Kapitel 19 dargelegt.

Standardvorgehen bei Verdacht auf frische Bandläsion

Nur die klinische Untersuchung, statische und dynamische Röntgenaufnahmen des Handgelenks werden systematisch durchgeführt. Die komplementären Untersuchungen werden entsprechend den sich hieraus ergebenden Resultaten eingesetzt.

■ Klinisches Vorgehen

☐ Anamnese

Zeitpunkt und Umstände des Traumas werden präzisiert. Die Gewalt des verursachenden Traumas stellt einen ersten Hinweis auf ligamentäre Läsionen dar, wobei in der Praxis keine feste Korrelation zwischen der Art des Traumas und dem Ergebnis der Untersuchungen festgestellt werden kann. Der Sturz auf die Handfläche mit hyperextendiertem Handgelenk ist einer der am häufigsten angetroffenen Mechanismen mit unterschiedlichen Konsequenzen. Weitere Mechanismen bestehen in der Hyperflexion, forcierter Pro- oder Supination bzw. dem direkten Aufprall auf das Handgelenk, und auch hier kann ein direktes Verhältnis des Verletzungsausmaßes nicht mit dem Ereignis in Verbindung gebracht werden. Ein präzise feststellbarer Schmerz ist aussagekräftiger als die diffuse Empfindlichkeit des Handgelenks und läßt gelegentlich auf eine bestimmte Ligamentaffektion schließen. Auch wird nach initial vorhandenen Veränderungen geforscht (Ödem, Hämatom usw.).

☐ Klinische Untersuchung

Üblicherweise ist die Inspektion ergebnislos, wenn nicht Fehlstellungen des distalen Endes des Radius und distale Radioulnargelenkluxationen vorliegen. Auch bei einer statischen Instabilität bleibt das Aussehen des Handgelenks normal.

Die Bewegungsamplituden des Handgelenks in den klassischen Richtungen Dorsalextension/Palmarflexion, radiale und ulnare Abduktion und die Pro- und Supination werden festgehalten und mit der Gegenseite verglichen.

Die Palpation stellt den letzten, wichtigen Schritt der klinischen Untersuchung dar. Systematisch werden sensible Schmerzpunkte ertastet. Diese werden, wenn möglich, den darunterliegenden Strukturen zugeordnet. Gute Anatomiekenntnisse sind erforderlich, um elektiv das skapholunäre und lunatotriquetrale Gelenk, den distalen Pol des Skaphoids, den Isthmus des Skaphoids in der Tabatière und das mediokarpale Gelenk zu erkennen und zu palpieren.

Das Feststellen der Muskelkraft ist ein unersetzlicher Schritt, da im Vergleich mit der Gegenseite eine eventuell vorliegende Instabilität aufgedeckt und später das Ergebnis nach der gewählten Therapie überprüft werden kann. Schnelle alternierende Entwicklung maximaler Kraft kann im Seitenvergleich die Kooperationsbereitschaft von Patienten nachweisen (15).

☐ Dynamische Untersuchungen

Zahlreiche Tests wurden beschrieben, bei denen der klinische Nachweis ligamentärer Läsionen, die zu Instabilitäten führen können, gelingt. Keiner ist strikt spezifisch und ausreichend für eine exakte Diagnose, und die Interpretation erfordert eine gewisse Erfahrung. Sie stellen jedoch eine gute Möglichkeit dar, die weiterführenden Untersuchungen zu bahnen.

Watson-Test (Abb. 17.1) (49). Hiermit sollen skapholunäre Instabilitäten herausgearbeitet werden. Der Daumen des Untersuchers plaziert sich auf dem distalen Tuberkulum des Skaphoids, welches palmar im Thenarbereich leicht getastet werden kann. Das Handgelenk wird passiv in Ulnarduktion plaziert, wodurch das Kahnbein in Extension zu liegen kommt. Anschließend bewegt der Untersucher das Handgelenk des Patienten zunehmend in Radialduktion unter Druckausübung auf das Tuberkulum des Skaphoids. Die Radialduktion zwingt das Skaphoid zur Palmarflexion, wobei der Daumendruck des Untersuchers einen dorsal proximal ausgerichteten Druck bewirkt, der eine dorsale Subluxation des proximalen Pols vom Skaphoid provoziert, wenn eine Instabilität vorliegt. Dieses Phämonen kann von Patient und Untersucher durch ein schmerzhaftes Klicken des Handgelenks am Ende des Untersuchungsgangs bemerkt werden.

Mehrere Nuancen können bei der Interpretation festgestellt werden. Watson selbst beschreibt, daß in der akuten Phase die perifokale Entzündungsreaktion das Kahnbein ortsständig fixieren kann, wodurch das Klicken verschwindet (49). Dann kann bei fortgeschrittener Arthrose das Skaphoid in der dorsal subluxierten Position fixiert sein und auch hierbei kein Klickphänomen auslösen. Auch kann die Schmerzentwicklung ohne bemerkbares Klicken beweisend sein, wenn dieser Schmerz vom Patienten klar der Dorsalseite des skapholunären Gelenks zugeordnet werden kann und nicht palmar im Bereich des Tuberkulums vom Skaphoid verspürt wird. Der Druck selbst ist bei jedem Patienten auf der Palmarseite am Skaphoid schmerzhaft, wenn dieser Test konsequent ausgeführt wird und keine ligamentäre Läsion vorliegt.

Lunatotriquetraler Ballottement-Test (Abb. 17.2) (2, 40). Hiermit soll eine lunatotriquetrale Instabilität klinisch nachgewiesen werden. Der Untersucher fixiert mit Daumen und Zeigefinger einer Hand den triquetropisiformen Komplex, die andere Hand fixiert das Os lunatum. Jetzt werden alternierende Translationsbewegungen der beiden Knochen gegeneinander in palmar/dorsaler Richtung durchgeführt. Der Test gilt als positiv, wenn er Schmerzen oder Klickphänomene verursacht bzw. wenn eine anormale Beweglichkeit festgestellt werden kann.

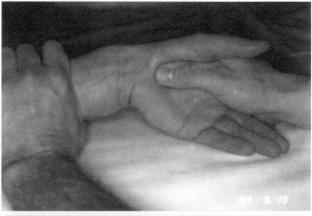

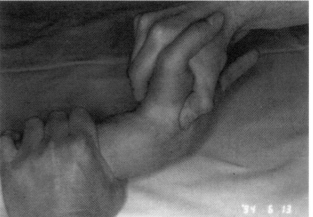

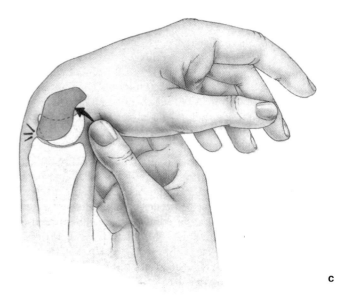

Abb. 17.**1a–c** Watson-Test.
a Ulnarduktion des Handgelenks. Der Daumen des Untersuchers fixiert das Tuberculum scaphoideum.
b Der Untersucher bewegt das Handgelenk von der Ausgangsstellung unter konstantem Druck auf das Tuberculum scaphoideum in die Radialduktion.
c Liegt eine dynamische skapholunäre Instabilität vor, ist ein Schnappphänomen und/oder ein Schmerz vorhanden, der eine rotatorische Subluxation des proximalen Pols bedeutet. Der Schmerz entspricht einem Impingement am proximalen Pol des Skaphoids mit dem dorsalen Radius.

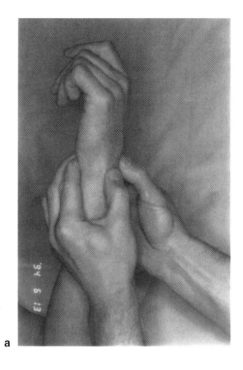

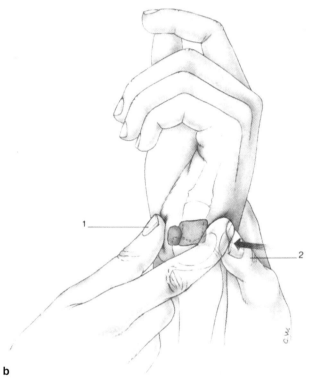

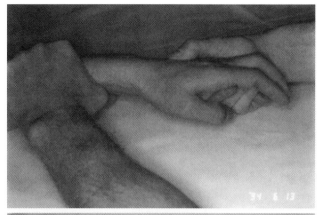

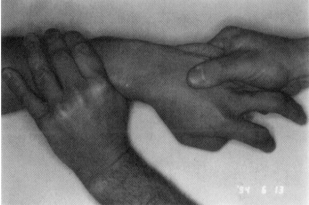

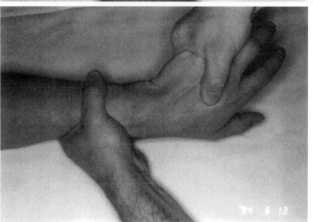

Abb. 17.**3a–c** Nachweis eines mediokarpalen Schnappphänomens.
a Das Handgelenk wird in Pronation gelagert. Der Untersucher übt einen palmaren Druck in Radialstellung des Handgelenks aus.
b u. **c** Das untersuchte Handgelenk wird unter Ausüben eines axialen Kompressionsdrucks mit palmar gerichteter Komponente zunehmend in Ulnarduktion gebracht.

Abb. 17.**2a** u. **b** Lunatotriquetraler Ballottement-Test. Der Untersucher fixiert Os pisiforme und Os triquetrum (1) zwischen Daumen und Zeigefinger einer Hand, während der Daumen und Zeigefinger der anderen Hand (2) das Os lunatum fixiert. Eine alternierende Translationsbewegung wird palmar/dorsal durchgeführt.

Mediokarpales Schnappphänomen (Abb. 17.**3**). Der Unterarm wird in Pronation gelagert, eine Hand des Untersuchers tastet den mediokarpalen Gelenkspalt, während die andere den Unterarm in der Pronationsposition festhält. Zunächst erfolgt ein nach palmar gerichteter Druck auf das Handgelenk, anschließend bewegt der Untersucher das Handgelenk passiv unter Ausüben eines axialen Kompressionsdrucks von der radialen in die ulnare Abduktion. Ein deutliches Schnappphänomen kann, gelegentlich hörbar, auftreten, wenn das Os triquetrum aus der dorsal gerichteten Position am Os capitatum in die palmar gerichtete Position schnappt. Mehr noch als die vorher beschriebenen Tests muß dieser differenziert interpretiert werden. Ein Schnappphänomen kann schmerzfrei und ohne Vorliegen eines Traumamechanismus bei einem erheblichen Prozentsatz der Bevölkerung festgestellt werden. Es kommt besonders häufig bei Individuen mit laxem Bandapparat vor. Allein der schmerzhafte Charakter des Schnapppens oder das spontane Auftreten beim Nutzen des Handgelenks sind zu verwerten.

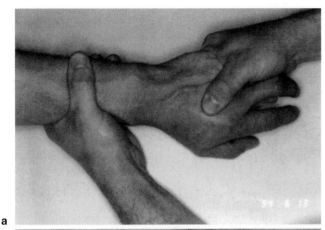
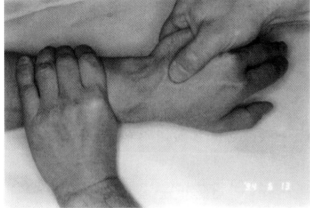

Abb. 17.**4a** u. **b** Nachweis eines ulnokarpalen Impingements.
a Der Untersucher fixiert das Handgelenk in Pronationsstellung mit einer Hand und führt mit der anderen Hand eine passive Bewegung in Ulnarduktion aus.
b Schmerzen in endständiger Position in passiver Ulnarinklination weisen ein Impingement in diesem Bereich nach.

Ulnokarpales Impingement (Abb. 17.**4**). Das Manöver legt im positiven Fall ligamentäre oder osteochondrale Läsionen am ulnaren Handgelenkrand, insbesondere im Bereich des Discus triangularis, nahe. Der Untersucher fixiert mit einer Hand den Unterarm in Pronationsstellung und übt mit der anderen Hand eine passive und forcierte Bewegung in Ulnarduktion aus. Liegt ein ulnokarpales Impingement vor, können mit dieser Untersuchung endständig bei der Ulnarinklination Schmerzen verursacht werden. Dieser Schmerz muß dann in Verbindung mit den Ergebnissen der anderen Untersuchungsmethoden einer Läsion des Discus triangularis, einer Chondromalazie des Ulnaköpfchens, einer Läsion des lunatotriquetralen Bands usw., zugeordnet werden (45).

Röntgenaufnahmen

Statische und dynamische Darstellungen des Handgelenks stellen den ersten, unersetzlichen Schritt der weiterführenden Diagnostik dar, wenn eine Instabilität klinisch vermutet wird. Es handelt sich um die einzige, immer erfolgende Untersuchung bei Verdacht auf ligamentäre Läsionen.

Statische Röntgenaufnahmen

Untersuchungskriterien. Zwei Aufnahmen reichen aus unter der Bedingung, daß diese unter strikt festgelegten Konditionen realisiert werden.

Die a.-p. Aufnahme muß in neutraler Pro-/Supinationsstellung erfolgen. Hierfür wird die Schulter in 90 Grad Abduktionsstellung bei gebeugtem Ellenbogen gelagert, die Handinnenfläche liegt auf der Röntgenplatte. Der Strahl wird auf das Os lunatum zentriert, die Metakarpophalangealgelenke müssen mit abgebildet werden, um die Höhenindizes zu messen. Die einwandfreie Darstellung des Processus styloideus ulnae, der sich nicht auf das Ulnaköpfchen selbst projizieren darf, ist ein gutes Kriterium, um festzustellen, ob die Aufnahme in einer neutralen Pro-/Supinationsstellung realisiert wurde (Abb. 17.**5a**). Eine ähnliche Aufnahme kann mit einem horizontalen Strahl erreicht werden, wenn die Hand auf der ulnaren Handkante auf dem Untersuchungstisch gelagert wird und der Unterarm in neutraler Pro-/Supinationsstellung liegt (Abb. 17.**5b**).

Die streng seitliche Aufnahme erfolgt ebenfalls in neutraler Pro-/Supination. Die Längsachse des Radius muß sich nach den Kriterien von Meyrues u. Mitarb. (34), in der Längsachse des 3.. Metakarpales befinden. Diese Kolinearität von Radius und 3. Metakarpale ist erforderlich, um die Messung verschiedener intrakarpaler Winkel zu ermöglichen. Ein Brettchen, welches den Radius und das 3. Metakarpale solidarisiert, kann die Aufnahme vereinfachen (Abb. 17.**5c**).

Analyse der Röntgenaufnahmen. *Inklinationswinkel der Radiusgelenkfläche und distaler Radioulnarindex:* Das Messen des frontalen und sagittalen Inklinationswinkels der Radiusgelenkfläche gehört zu den Techniken des Nachweises und der Analysyse von Fehlstellungen des distalen Radius (s. Kap. 14). Dieses trifft auch für das Messen des distalen Radioulnarindexes zu. Es konnte eine Korrelation zwischen diesem Index und dem Auftreten einer skapholunären Instabilität etabliert werden (14, 19). Der Nachweis einer verkürzten Ulna (negativer distaler Radioulnarindex) stellt eine begünstigende Situation für das Auftreten einer skapholunären Dissoziation dar (14, 19). Dieser Index muß daher gemessen und mit der Gegenseite verglichen werden, wenn eine Bandläsion vermutet wird.

Messung intrakarpaler Winkel: Die Analyse der statischen Röntgenaufnahmen zum Nachweis einer Instabilität beginnt mit dem Messen intrakarpaler Winkel auf der streng seitlichen Aufnahme (nach Meyrues) (Abb. 17.**6a–c**). Wir verwenden für das Einzeichnen und Messen dieser Winkel die sog. „tangentielle" Technik, welche eine größere Präzision ermöglicht (21).

Der skapholunäre Winkel beschreibt die jeweilige Position von Os scaphoideum und Os lunatum. Der normale Wert beträgt zwischen 30 und 70 Grad. In der tangentiellen Technik wird dieser Winkel zwischen der Senkrechten auf die Längsachse des Os lunatum (senkrecht auf die Tangente der zwei Enden des Os lunatum) und der Senkrechten gemessen, die als Tangentiale den proximalen Pol und die distale Tuberositas des Skaphoids verbinder (Abb. 17.**6b**).

Der radiolunäre Winkel beschreibt die Position von Os lunatum und Radius zueinander (33, 34). Er wird gemessen

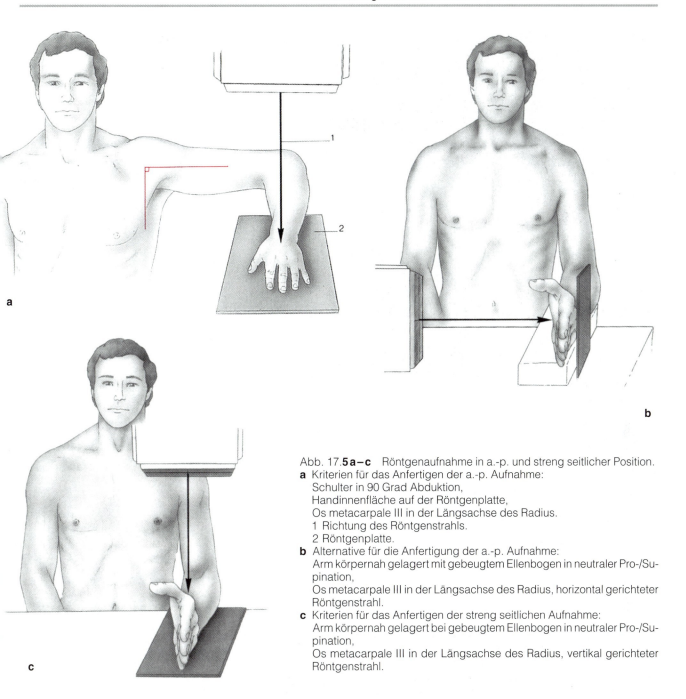

Abb. 17.**5a–c** Röntgenaufnahme in a.-p. und streng seitlicher Position.
a Kriterien für das Anfertigen der a.-p. Aufnahme:
Schulter in 90 Grad Abduktion,
Handinnenfläche auf der Röntgenplatte,
Os metacarpale III in der Längsachse des Radius.
1 Richtung des Röntgenstrahls.
2 Röntgenplatte.
b Alternative für die Anfertigung der a.-p. Aufnahme:
Arm körpernah gelagert mit gebeugtem Ellenbogen in neutraler Pro-/Supination,
Os metacarpale III in der Längsachse des Radius, horizontal gerichteter Röntgenstrahl.
c Kriterien für das Anfertigen der streng seitlichen Aufnahme:
Arm körpernah gelagert bei gebeugtem Ellenbogen in neutraler Pro-/Supination,
Os metacarpale III in der Längsachse des Radius, vertikal gerichteter Röntgenstrahl.

zwischen der wie zuvor bestimmten Senkrechten auf die Längsachse des Os lunatum und der Längsachse des Radius. Der Winkel beträgt normalerweise zwischen 15 Grad Dorsalextension und 20 Grad Palmarflektion.

Gilula-Bögen: Auf der a.-p. Aufnahme (Abb. 17.**6d–f**) beginnt die Analyse durch das Überprüfen der 3 Bögen nach Gilula (22, 23). Die 3 konzentrischen Bögen definieren die normale Kongruenz der Handgelenkwurzelknochen.

Der Erstbogen wird entspechend der Konvexität der Knochen der ersten Reihe (Skaphoid, Lunatum, Triquetrum) eingezeichnet. Der zweite Bogen verläuft entsprechend den distalen Facetten der ersten Handgelenkwurzelreihe, der dritte Bogen entspricht der konvexen Biegung des Os capitatum und Os hamatum. Eine Unterbrechung oder anormale Biegung eines dieser Bögen nach Gilula beweist eine statische Positionsanomalie eines oder mehrerer Knochen der Handwurzel. Die Überprüfung der Gilula-Bögen stellt jedoch nur einen Hinweis dar. Wird eine Anomalie nachgewiesen, müssen die Aufnahmen weiter untersucht werden, um die Ursache der Inkongruenz aufzuspüren.

Auf der a.-p. Aufnahme wird nach anormalen Abständen zwischen den einzelnen Knochen geforscht. Eine Diastase wird besonders für das skapholunäre Gelenk recherchiert, da hierdurch eine skapholunäre Instabilität nachgewiesen werden kann. Der Raum zwischen diesen beiden Knochen wird klassischerweise auf 3 mm maximal festgelegt. Dieser Wert muß jedoch mit demjenigen der Gegenseite verglichen werden (die Röntgenaufnahme muß strikt identisch angefertigt sein [32]).

Höhenbestimmungen des Karpus: Auf der a.-p. Aufnahme werden die Höhenindizes nach Youm u. MacMurtry gemessen (57). Diese Messungen werden immer durchgeführt und lassen das Ausmaß eines eventuell vorliegenden karpalen Kollapses erkennen. Der Wert wird unter Berechnung des Verhältnisses zwischen der Höhe des Karpus (L 2) und

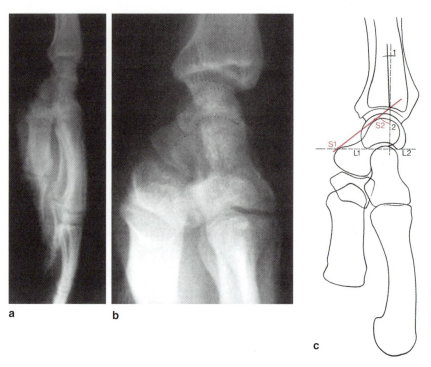

Abb. 17.**6a–f** Analyse der Standardröntgenaufnahmen in a.-p. und streng seitlicher Position.

a u. **b** Streng seitliche Aufnahme des Handgelenks in neutraler Pro-/Supination:
Radius und Ulnar sind einander exakt überlagert, Kolinearität zwischen Radius und dem 3. Metakarpale (**a**). Die Umrisse der Skaphoid- und Lunatumkonturen erlauben das Messen der intrakarpalen Winkel (**b**).

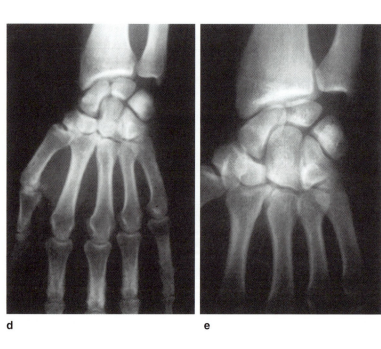
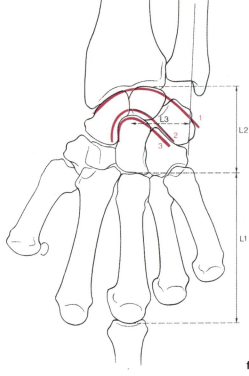

c Messen der intrakarpalen Winkel auf den streng seitlichen Aufnahmen entsprechend der sog. „tangentiellen" Methode.
  1 Radiolunärer Winkel: Die Achse des Os lunatum wird durch Einzeichnen der Senkrechten auf die Tangente der zwei Enden des Os lunatums (L 1 – L 2) erhalten, der radiolunäre Winkel wird zwischen der Senkrechten auf das Os lunatum und der Längsachse des Radius gemessen.
  2 Skapholunärer Winkel: die Längsachse des Skaphoids wird durch die Tangente von dem proximalen Pol des Skaphoids und dem palmaren distalen Tuberkulum (S 1 – S 2) repräsentiert. Der skapholunäre Winkel wird zwischen dieser Linie und der Längsachse des Os lunatum gemessen.

d u. **e** A.-p. Aufnahme:
Der Processus styloideus ulnae liegt in der Verlängerung des ulnaren Randes der Ulna. Radius und 3. Metakarpale stehen in Kolinearität (**d**).
Die Knochen der ersten Handgelenkwurzelreihe stehen in einer intermediären Position zueinander (**e**).

f Analyse der a.-p. Röntgenaufnahme:
Konzentrische Bögen nach Gilula: Der erste Bogen besteht in der Tangente der proximalen Konvexität der ersten Handgelenkwurzelreihe (1), der zweite Bogen stellt die Tangente der distalen Facetten der ersten Handgelenkwurzelreihe dar (2), der dritte Bogen folgt den Konturen von Os capitatum und Os hamatum (3).
Bestimmung der karpalen Höhe nach Youm u. MacMurtry: L 2 / L 1. L 1 besteht in der Länge des 3. Metakarpales, L 2 stellt die Höhe des Karpus dar (0,54 +/– 0,03).
Ulnare Translokation des Karpus: L 3 ist die Distanz zwischen dem Rotationszentrum des Handgelenks, repräsentiert durch den Kopf des Kapitatums, und der Längsachse der Ulna. Der Index wird durch das Verhältnis L 3 / L 1 berechnet (0,30 +/– 0,03).

der Länge des 3. Metakarpalknochens (L 1) erhalten. Der Mittelwert beträgt 0,54 +/- 0,03 (57). Wir werden den Wert dieses Index bei der Analyse der dissoziativen Instabilitäten des Karpus kennenlernen. Die gleichen Autoren haben einen zweiten Index beschrieben, der eine Quantifikation einer eventuellen ulnaren Translation des Karpus zuläßt (Abb. 17.**6 f**).

Zuletzt muß die Analyse der a.-p. Aufnahme in Neutralposition die Form der Handwurzelknochen in der ersten Reihe berücksichtigen, welche einen indirekten Wert für ihre Position in der Sagittalebene darstellen. Wenn die Kriterien der Kolinearität zwischen dem 3. Metakarpale und dem Radius beachtet wurden, projezieren sich die Knochen der ersten. Reihe (Skaphoid, Lunatum, Triquetrum) entsprechend einer intermediären Position zwischen radialer und ulnarer Inklination des Handgelenks. So entspricht die Form des Skaphoids der frontalen Projektion dieses Knochens mit einer Inklination von 45 Grad im Verhältnis zur Längsachse des Radius. Das Os lunatum erscheint quadrangulär, wobei sich das palmare und dorsale Ende aufeinander projizieren.

☐ Dynamische Röntgenaufnahmen

Das Fehlen pathologischer Werte auf den zuvor genannten Röntgenaufnahmen schließt das Vorliegen einer Instabilität, welche dann als dynamisch zu bezeichnen ist, nicht aus. Der erste Schritt bei dem Nachweis einer solchen Instabilität besteht in der Realisation von dynamischen Aufnahmen. Allein Streßaufnahmen in bestimmten Positionen (die Position wird vom Patienten spontan und aktiv, ohne Hilfe des Untersuchers eingenommen) werden bei uns standardmäßig angefertigt.

Röntgenaufnahmen in radialer und ulnarer Inklination. Diese werden a.-p. in neutraler Pro-/Supination angefertigt, wobei der Patient aktiv die ihm maximal mögliche radiale- und ulnare Inklinationsstellung ohne passive Hilfe einnimmt. Einige Autoren sprechen bei diesen radiologischen Darstellungen von funktionellen Aufnahmen, bei denen der Patient aktiv eine physiologische Bewegung ausführt (43, 44). Das Ziel der beiden Aufnahmen besteht in der Überprüfung der Kongruenzmobilität, besonders der ersten Handgelenkwurzelreihe.

Physiologisch ohne Bandläsion, erfolgt die radiale Inklination des Handgelenks unter Palmarflexion aller ersten Handgelenkwurzelknochen. Dagegen kommt es bei der ulnaren Inklination zu einer Extension der ersten Reihe. Eine harmonische Bewegung der ersten Handgelenkwurzelreihe erfordert die Integrität des skapholunären und des lunatotriquetralen Bands.

A.-p. Aufnahme in radialer Inklination (Abb, 17. **7 a** u. **b**). Die Flexionsstellung kann durch die Analyse der Form und Konturen der Knochen bestätigt werden. Das Skaphoid erscheint verkürzt und klobig im Verhältnis zu seiner Referenzposition (auf der a.-p. Standardaufnahme) und nimmt eine horizontalisierte Position ein. So wird klassischerweise das sog. Ringzeichen am Skaphoid nachgewiesen, welches der Superposition seiner Tuberositas auf die Taille entspricht. Auf der radialen Inklinationsaufnahme besitzt das Ringzeichen keinen pathologischen Wert im Gegensatz zu dessen Nachweis auf einer Neutralaufnahme, wo es eine anormale Horizontalstellung, meist im Rahmen einer skapholunären Instabilität, nachweisen würde. Das Os lunatum nimmt ebenfalls eine charakteristische Form bei der Palmarflexion ein. Während sich in der Neutralaufnahme die beiden distalen Enden annähernd auf gleicher Höhe befinden, wird das dorsale Ende in der radialen Inklinationsstellung verlagert. Das dorsale Lunatumende ist von geringerer Größe und feiner als das palmare Ende. So erscheint das Os lunatum auf dieser Aufnahme dreieckförmig. Auch das Os triquetrum steht in Palmarflexion, wobei diese Position auf der a.-p. Aufnahme nur subtil nachweisbar ist. Klassischerweise variiert seine äußere Form bei der radialen Inklination durch das Auftreten eines Vorsprungs am palmaren Rand nahe dem Os lunatum.

A.-p. Aufnahme in ulnarer Inklination (Abb. 17.**7 c** u. **d**). Die Knochen der ersten Reihe stellen sich in ulnarer Inklination in Extension ein. Das Skaphoid kann über die gesamte Länge gesehen werden, ein Ringzeichen liegt nicht vor. Das Os lunatum weist ein prominentes palmares Ende auf, welches größer als das dorsale ist, und auf der a.-p. Aufnahme eine Trapezoidform einnimmt. Das Triquetrum zeigt einen gerade verlaufenden Rand.

Ergibt die Analyse der beiden Aufnahmen die jeweils erwartete Stellung für einen korrespondierenden Knochen, liegt eine kongruente Bewegung in Extension und Flexion mit einer harmonischen Mobilität der ersten Reihe vor. Eine nichtbestehende kongruente Mobilität ist eines der ersten Zeichen, die bei einer vorliegenden Instabilität erwartet werden können.

A.-p. Aufnahme in Supination bei geschlossener Faust. Auch diese Aufnahme ist Teil der weiteren Diagnostik der skapholunären Instabilität. Im Moment der Aufnahme muß der Patient eine maximal mögliche Kraftentwicklung beim Faustschluß realisieren. Hierdurch wird eine axiale Kompression entwickelt, die das Os capitatum in das skapholunäre Gelenk vordrängt. Liegt eine skapholunäre Instabilität vor, entwickelt sich unter der Wirkung der axialen Kraft eine Diastase, die die Instabilität verrät (Abb. 17.**8**).

Weitere dynamische Röntgenaufnahmen. Unphysiologische Streßaufnahmen wurden für die Diagnostik von ligamentären Läsionen am Handgelenk verteidigt (43, 44). Im Gegensatz zu den zuvor beschriebenen Aufnahmen werden sie unter einer passiven Krafteinwirkung auf das Handgelenk durch den Untersucher ausgeführt. So ist es möglich, Aufnahmen in radialer oder ulnarer Inklination oder Translation, in palmarer oder dorsaler Translation bzw. in passiver Pro- und Supination zu erhalten.

Bei frischen Bandverletzungen wurden Röntgenaufnahmen unter axillarer Blockanästhesie direkt präoperativ vorgeschlagen (43, 44). Solche dynamischen Aufnahmen stellen für uns nicht Teil der Diagnostik dar. Muß eine regionale Anästhesieform geplant werden, bevorzugen wir eine diagnostische Arthroskopie, die zu besseren Informationen bezüglich ligamentärer Läsionen oder chondraler Affektionen des Handgelenks führt.

Bildwandleruntersuchung. Besteht bei der klinischen Untersuchung ein Schnappphänomen als Hinweis auf eine midcarpale Instabilität (nichtdissoziativ), kann eine Bildwandleruntersuchung das Schnappphänomen dokumentieren und die Ursachen identifizieren. Bei einer mediokarpalen Instabilität entspricht das Schnappphänomen einem plötzlichen Lagewechsel der gesamten ersten Reihe aus ei-

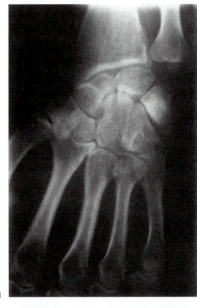
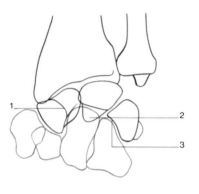
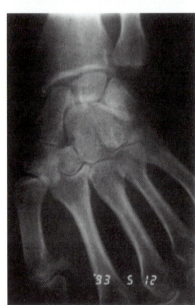
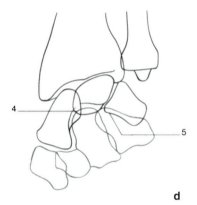

Abb. 17.**7a–d** Analyse von Positionsaufnahmen.
a A.-p. Aufnahme in radialer Inklination.
b Analyse der Form der Knochen der ersten Handgelenkwurzelreihe in radialer Abduktion: Das Skaphoid ist verkürzt und weist ein Ringzeichen auf (1), das Os lunatum entwickelt das kleinere dorsale Ende in prominenter Position (2), der radiale Rand des Os triquetrum erscheint nicht geradlinig, sondern weist eine Stufe in der Verbindung zum Os lunatum auf (3).
c A.-p. Aufnahme in ulnarer Abduktion.
d Analyse der Konturen der Knochen der 1. Reihe in ulnarer Inklination: Das Skaphoid erscheint ausgestreckt, ein Ringzeichen liegt nicht vor, das Os lunatum entwickelt das palmare Horn (4), der radiale Rand des Os triquetrum erscheint geradlinig (5).

ner Neutralposition (oder palmarer Flexion) in eine Dorsalextension (Abb. 17.**11**).

Der dynamische Test zum Nachweis dieser Instabilität erfolgt unter Bildwandlerkontrolle in der streng seitlichen Aufnahme, wobei der plötzliche Lagewechsel des Os lunatum (und damit der gesamten 1. Reihe), von einer VISI-Position in eine DISI-Position nachgewiesen wird. Die Untersuchung kann auch in der a.-p. Aufnahme unter dem gleichen Nachweis des plötzlichen Lagewechsels der ersten Reihe erfolgen. Während des Schnappens passiert das Os triquetrum plötzlich aus seiner dorsalen Extensionsstellung in eine palmare Flexionsstellung über das Os hamatum hinweg. Kann eine Bildwandlerkontrolle nicht erfolgen, ist es auch möglich, statische Aufnahmen a.-p. und streng seitlich vor und nach Auftreten des Schnappphänomens anzufertigen während des dynamischen Tests. Auch hiermit können die Veränderungen der Position der Knochen der ersten Handgelenkwurzelreihe nachgewiesen werden.

Stellenwert weiterer Untersuchungsmethoden

■ Szintigraphie

Die Technetiumszintigraphie wird von mehreren Autoren als weitere Untersuchungsmethode genannt (15, 39). In keinem Fall kann ein spezifischer Nachweis bei Vorliegen einer Läsion geführt werden. Bei einem frischen Trauma kann ein negativer Befund dieser Untersuchung jedoch mit einiger Zuverlässigkeit eine schwere Verletzung ausschließen lassen, hierunter fallen okkulte Frakturen, die auf den Standardaufnahmen übersehen werden können, oder frische erhebliche Ligamentverletzungen (39). Dagegen ergibt ein positiver Befund mit Auftreten einer gezielten Anreicherung keine präzise Verletzungsdiagnostik in bezug auf die Art der Läsion. Auch läßt der Ort der Anreicherung nur annähernd eine Lokalisation der Verletzung zu. So ist es nicht möglich, eine Fraktur des Os scaphoideum von einer Ruptur des skapholunären Ligaments zu differenzieren. Ei-

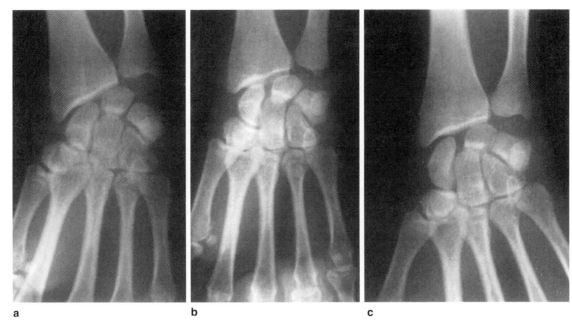

Abb. 17.**8 a–c** A.-p. Aufnahme in Supination mit Faustschluß.
a Patient mit Sturz auf die Hand bei extendiertem Handgelenk, die skapholunäre Distanz erscheint bei der Aufnahme in radialer Inklination von normaler Größe.
b Die skapholunäre Diastase entwickelt sich auf der a.-p. Aufnahme in Supination bei geschlossener Faust.
c Auch in ulnarer Inklination ist die skapholunäre Diastase radiologisch nachweisbar.

ne positive Szintigraphie stellt damit lediglich ein Argument zugunsten weiterer Untersuchungen dar. Diese Vor- und Nachteile haben uns dazu geführt, der Szintigraphie einen sehr genauen Stellenwert beizumessen. Weit davon entfernt in jedem Fall angewandt zu werden, wird diese Untersuchung niemals in erster Intention vorgeschlagen, wenn klinische und/oder radiologische Hinweise für eine Bandverletzung vorliegen, da diese hierbei unnütz ist. Dagegen stellt die Szintigraphie eine verwendbare Methode dar, wenn am Ende der Untersuchungsmethoden kein objektiver Hinweis auch nur für die Rechtfertigung einer diagnostischen Arthroskopie besteht. Dann wird ein negatives Szintigraphieergebnis zu einem konsequent konservativen therapeutischen Verhalten führen. In diesem Fall handelt es sich um eine geschätzte Untersuchungsmethode, besonders wenn ein Patient während der Untersuchungen nur unvollständig kooperiert oder eine Aggravation der Symptome aufweist.

■ Arthrographie am Handgelenk

Im Prinzip wird mit der Methode versucht, eine anormale Kommunikation zwischen den unterschiedlichen Gelenken am Handgelenk nachzuweisen. Normalerweise bestehen absolut dichte ligamentäre Verhältnisse ohne Verbindung im radiokarpalen, mediokarpalen und distalen Radioulnargelenk. Unter Injektion eines Kontrastmittels in einen der Gelenkbereiche wird versucht, einen Verlauf nachzuweisen, der die Lokalisation einer Unterbrechung eines interossären Ligaments (skapholunär oder lunatotriquetral) oder des Discus triangularis zuläßt (Abb. 17.**9**). Mehrere Autoren bestehen auf der Notwendigkeit, nacheinander jedes einzelne der 3 Gelenkbereiche anzuspritzen (radiokarpal, mediokarpal und distales Radioulnargelenk), da eine anormale Passage des Kontrastmittels allein in einer Richtung denkbar wäre (28, 37, 56, 58).

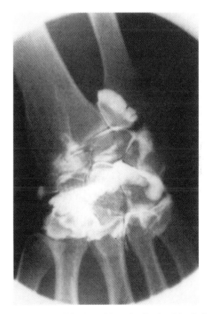

Abb. 17.**9** Arthrographie am Handgelenk. Mediokarpale Injektion des Kontrastmittels (in den skaphokapitalen Bereich). Dreifach anormaler Verlauf des Kontrastmittels: im Bereich des Discus triangularis, im Bereich des skapholunären Ligaments und im Bereich des lunatotriquetralen Ligaments.
Nach arthroskopischer Kontrolle können bei dem Patienten folgende pathologische Zustände verifiziert werden:
– eine kurzstreckige Unterbrechung des skapholunären Ligaments ohne Instabilität (arthroskopische dynamische Tests negativ),
– eine traumatische Läsion am Discus triangularis (Typ 1 a in der Klassifikation nach Palmer),
– eine dissoziative lunatotriquetrale dynamische Instabilität, bestätigt durch arthroskopische dynamische Tests.

Aus mehreren Gründen verwenden wir die Arthrographie nicht als Untersuchung in erster Intention bei Verdacht auf Bandläsionen am Handgelenk. Auf der einen Seite konnte klar nachgewiesen werden, daß asymptomatische Läsionen vorkommen, da solche Kontrastmittelverläufe auch an nichtsymptomatischen kontralateralen Handgelenken bei systematisch bilateral erfolgenden Arthrographien zu beobachten sind (26). Auf der anderen Seite kann mit der Arthrographie nur der Nachweis einer ligamentären Unterbrechung geführt werden, und es ist schwierig, präzise den Sitz und das Ausmaß einer solchen Läsion festzulegen. Auch kommen zahlreiche morphologische Variationen des skapholunären Bereichs bei der Arthrographie vor (32). Mit der Untersuchung kann zuletzt in keiner Weise festgelegt werden, ob eine Unterbrechung verantwortlich ist für eine bestehende Instabilität.

Es gibt zahlreiche Teilrupturen von mittleren Anteilen der interossären Ligamente, die nicht die Stabilität des betreffenden Knochenpaars beeinträchtigen, was leicht verständlich ist, wenn man die geringe Dicke, die avaskuläre Situation und die nur sehr akzessorische biomechanische Rolle des betreffenden Ligamentanteils kennt (4–6, 42). Dagegen reicht unserer Erfahrung nach (17), bestätigt von anderen Autoren (32), das Fehlen von arthrographisch nachweisbaren Verbindungen zwischen dem radiokarpalen und mediokarpalen Gelenken nicht aus, um eine skapholunäre Instabilität sicher auszuschließen. So ist es möglich, daß eine fibröse Narbenreaktion ohne mechanische Wirkung einen dichten skapholunären Gelenkspalt herstellt, oder daß das interossäre Ligament über den Bereich seiner elastischen Fähigkeiten distendiert wurde und seine Funktion mechanisch nicht mehr ausüben kann, ohne eine wirkliche Unterbrechung aufzuweisen (30, 31).

Zuletzt kann mit der Arthrographie kein Nachweis bezüglich der extrinsischen Ligamente geführt werden, wobei die Genese einer Instabilität durch gemeinsame Verletzungen von extrinsischen und intrinsischen Ligamenten etabliert ist (7, 20). Zusammenfassend führen wir aus, daß, wenn am Ende der oben beschriebenen Standarduntersuchungen weiter der Verdacht auf eine erhebliche Bandläsion besteht, der diagnostische Gewinn der Arthrographie sich auf die Lokalisation einer intrinsischen Bandunterbrechung beschränkt, was uns vernachlässigbar erscheint und in jedem Fall nicht ausreichend ist, um ein chirurgisches Vorgehen zu rechtfertigen (47).

Auf einem anderen Gebiet weist die Arthrographie bei einer Läsion des Discus triangularis eine anormale Kommunikation zwischen dem distalen Radioulnargelenk und dem Radiokarpalgelenk nach. Auch hier erfordert die Wahl eines therapeutischen Vorgehens eine zusätzliche Präzision über den Sitz der Ruptur, das Ausmaß, die traumatische oder degenerative Genese, über einen eventuell bestehenden chondralen Defekt am Ulnaköpfchen oder im lunatotriquetralen Bereich – Aussagen, die durch die Arthrographie nicht gewonnen werden können.

■ Magnetresonanztomographie

Diese Untersuchung ist völlig nichtinvasiv und vielversprechend bezüglich der Exploration ligamentärer Strukturen am Handgelenk. Intrinsische und extrinsische Ligamente können dargestellt werden, genau wie der Discus triangularis (10, 16, 24), womit die Methode als diagnostisches Mittel bei der Evaluation von traumatischen Bandläsionen am Handgelenk vorgeschlagen wurde (59).

Die konstanten Fortschritte bei der Beurteilung und der Qualität der Bilder erlauben mit hoher Wahrscheinlichkeit das Festlegen von Sitz und Ausmaß einer intrinsischen und/oder extrinsischen Bandverletzung. Ein Nachteil liegt in der allein statischen Aussage der Methode. Genau wie die Arthrographie ist die Magnetresonanztomographie nicht in der Lage, die Auswirkung einer ligamentären Ruptur auf die statische und dynamische Situation des Handgelenks zu beurteilen. Damit besteht für diese weit entwickelte Methode kein Platz in erster Intention für den Nachweis von Bandläsionen am Handgelenk.

■ Diagnostische Arthroskopie des Handgelenks

Die radio- und mediokarpale Arthroskopie ist das Schlüsselverfahren für eine ausführliche Untersuchung der intraartikulären Strukturen. Technisches Vorgehen und Indikationen werden im Kapitel 18 im Detail beschrieben. Bei der Diagnostik von ligamentären Läsionen ermöglicht die Arthroskopie sowohl den statischen Nachweis mit der Lokalisation eventueller Rupturen oder ligamentärer Desinsertionen als auch eine dynamische Untersuchung über die Auswirkungen dieser Läsionen auf die räumliche Ausrichtung der Handgelenkwurzelknochen. Zuletzt erlaubt diese Untersuchung, wie wir sehen werden, durch die Inspektion mit direkter Palpation der Knorpeloberflächen eine präzise Darstellung der Auswirkungen einer hypothetischen Instabilität auf den Gelenkknorpel.

Strategie und Rangfolge der komplementären Untersuchungen

Ein perfektes Schema über alle klinisch anzutreffenden Situationen ist unmöglich, und es muß betont werden, daß das Auftreten von Handgelenkinstabilitäten nicht einem Alles-oder-Nichts-Gesetz gehorcht, sondern im Gegenteil einen Schritt im Bereich eines großen Verletzungsspektrums darstellen kann (52). Der hier vorgeschlagene Entscheidungsweg kann daher nur näherungsweise gelten. Die zu wählenden Untersuchungsmethoden hängen von den vorliegenden Informationen nach den Standarduntersuchungen ab.

Wir gehen nicht auf die klinischen Fälle ein, bei denen eine fortgeschrittene Arthrose bereits nach den ersten Untersuchungen nachgewiesen werden kann, da hierbei alte Bandverletzungen vorliegen. Wir beschränken uns auf Empfehlungen zum Vorgehen bei Patienten mit frischen Traumaereignissen. Die Angaben über das Zeitintervall müssen jedoch mit Vorsicht betrachtet werden. Nicht selten sind zweite Traumaereignisse verantwortlich für eine Verstärkung oder den Erstnachweis von sehr viel älteren Bandverletzungen. So kann der radiologische oder arthroskopische Hinweis auf weiter zurückliegende Verletzungsursachen überraschen, während sich das angeschuldigte Traumaereignis vor nur wenigen Tagen oder Wochen ereignete.

Auch schließen wir von unserer Entscheidungsfindung Auswirkungen von Radiusfehlstellungen auf den Karpus aus (adaptative karpale Instabilitäten [9]) oder Skaphoidpseudarthrosen, welche gesondert abgehandelt werden, auch wenn eine Verbindung mit intrakarpalen ligamentären Läsionen möglich ist.

Nachweis von Anomalien auf den statischen Röntgenaufnahmen

Nach einem frischen Traumaereignis bedeuten Veränderungen auf den statischen Aufnahmen erhebliche initiale Läsionen, wenn ein älteres Traumaereignis ausgeschlossen werden kann.

Statische skapholunäre Instabilität

Der Nachweis einer skapholunären Diastase auf den a.-p. Standardaufnahmen und einer Verkippung des Kahnbeins (Ringzeichen auf der a.-p. Aufnahme und skapholunärer Winkel über 70 Grad auf der streng seitlichen Aufnahme) ist signifikant für eine skapholunäre Instabilität. Diese pathognomonische radiologische Darstellung steht in Zusammenhang mit einer Dorsalextension des Os lunatum (DISI-Stellung). Die Diagnose kann jetzt bereits auf den standardradiologischen Darstellungen klar etabliert werden, und weitere Untersuchungen zielen allein auf das Festlegen des therapeutischen Verfahrens (Abb. 17.**10**). Die Arthrographie oder die Magnetresonanztomographie bedeuten keine Erweiterung der diagnostischen Erkenntnisse in diesem Fall. Die Realisation einer Arthroskopie des Handgelenks erfolgt bei uns systematisch vor einem weiteren Eingriff, da hiermit eine präzise Aussage über den Zustand der Knorpeloberflächen getroffen werden kann. Diese ist besonders wichtig für den proximalen Pol des Skaphoids und erlaubt dem Operateur die Wahl zwischen einer partiellen Artrodese von Anfang an oder einer ligamentären Rekonstruktionstechnik (s. Kap. 19 u. 20).

Vorgehen bei VISI-Stellung

Diese Situation wird in der Praxis deutlich seltener angetroffen, und die Bedeutung ist weniger eindeutig. Die VISI-Stellung des Os lunatum kann im Rahmen von dissoziativen lunatotriquetralen Instabilitäten vorkommen oder Ausdruck einer nichtdissoziativen mediokarpalen Instabilität sein. Wird eine solche Anomalie auf den statischen Röntgenuntersuchungen nachgewiesen, ist vor allem der radiolunäre Winkel am kontralateralen asymptomatischen Handgelenk zu überprüfen. Eine VISI-Stellung, die asymptomatisch bilateral bei einem jungen hyperlaxen Patienten vorkommt, hat keine pathologische Bedeutung (29).

Nachweis einer lunatotriquetralen dissoziativen Instabilität. Die Berechnung des lunatotriquetralen Winkels ist für einige Autoren aussagereicher als der Nachweis der VISI-Stellung. Uns erscheint der Winkel jedoch auf einer streng seitlichen Aufnahme extrem schwierig zu messen aufgrund der Überlagerungen und der speziellen Kontur dieses Knochens (40). Ist die pathologische Bedeutung dieser Situation nachgewiesen (unilaterales Vorliegen, Schmerzen am ulnaren Handgelenksrand, positiver lunatotriquetraler Ballottement-Test), müssen sich die Untersuchungen auf den Nachweis einer lunatotriquetralen Bandläsion konzentrieren. Auch hierfür verantwortliche palmare extrinsische Bandverletzungen (radiolunatotriquetrales Band) und Bandverletzungen des dorsalen Kapselapparats (dorsales radiokarpales Ligament) wurden für diese Situation angeschuldigt (48). Die extrinsischen Bandverletzungen sind obligat mit einer statischen VISI-Stellung verbunden.

Auch hier erscheint uns die Arthroskopie des Handgelenks in erster Intention indiziert. Ihr kommt hauptsächlich der Nachweis einer eventuell vorliegenden dissoziativen Instabilität zwischen dem Os lunatum und Os triquetrum zu (Realisation von dynamischen lunatotriquetralen Tests [18]).

Nachweis einer mediokarpalen Instabilität (nichtdissoziativ). Das Vorliegen einer Instabilität zwischen der ersten und zweiten Handgelenkwurzelreihe wird häufig einer Verletzung des medialen Teils des „V"-förmigen Ligaments

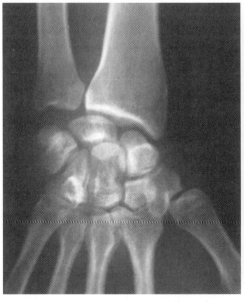
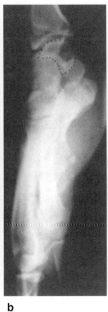
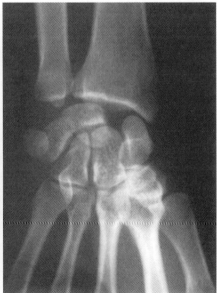

a b c

Abb. 17.**10a–c** Auf den statischen Rötgendarstellungen nachweisbare skapholunäre Dissoziation. Auf der a.-p. Aufnahme (**a**) liegt eine Diastase zwischen Os scaphoideum und Os lunatum vor sowie ein Ringzeichen am verkippten Kahnbein. Alle Befunde werden in der a.-p. Aufnahme in Supination bei geschlossener Faust verstärkt dargestellt (**c**). Es besteht ein vergrößerter skapholunärer Winkel in der Seitaufnahme mit einer Dorsalextensionsverkippung des Os lunatum (**b**).

zugeordnet. Hier kann der Arthroskopie für den Nachweis des medialen Teils dieses Ligaments weniger gut vertraut werden, da allein eine kleine intraartikuläre mediokarpale Portion dieses Bandes arthroskopisch zugänglich ist. Jedoch besitzt die Untersuchung den Verdienst, die anderen potentiellen Gründe für eine statische VISI-Stellung eliminieren zu können. Da es sich nicht um ein intraossäres Ligament handelt, ist die Arthrographie als weitere Untersuchungsmethode ohne zusätzliche Information (Abb. 17.**11**). Dagegen besteht hier eine Indikation für die Magnetresonanztomographie, wobei sich eine ausgiebige Untersuchung des Ligaments heute im Grenzbereich der Möglichkeiten der MRT-Untersuchung findet (3, 41).

□ **Ulnare Translation des Handgelenks**

Das Vorliegen einer ulnaren Handgelenktranslation auf der statischen a.-p. Aufnahme muß durch das Messen des ulnaren Translationsindex nach Youm u. MacMurtry bestätigt

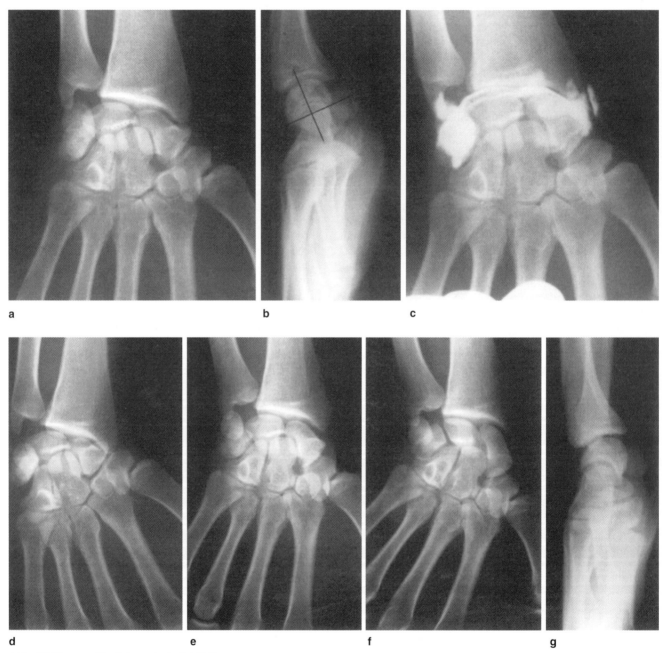

Abb. 17.**11a–g**   Mediokarpale Instabilität.
a u. **b** 22jähriger Patient. Auf der a.-p. und auf der streng seitlichen Aufnahme steht das Os lunatum in Palmarflexionsstellung. Der Test auf mediokarpale Instabilität weist das typische Schnappphänomen nach und wird vom Patienten schmerzhaft empfunden.
c Die Arthrographie ergibt keinen Hinweis auf eine Verbindung zwischen den radiokarpalen und mediokarpalen Gelenken, und bestätigt den nichtdissoziativen Charakter der Instabilität.

In radialer Inklination (**d**) in Neutralposition (**e**) bleibt die gesamte erste Reihe in Palmarflexionsstellung. Direkt nach dem Schnapp-Phänomen zeigt die a.-p. Aufnahme (**f**) den Lagewechsel der ersten Handgelenkwurzelreihe in die Dorsalextensionsposition. Dieses wird durch die streng seitliche Aufnahme (**g**), die den Nachweis der DISI-Stellung des Os lunatum ergibt, bestätigt.

werden. Wir haben eine solche Situation im Rahmen von isolierten frischen ligamentären Läsionen am Handgelenk nie angetroffen. Pathogenetisch liegen extensive Läsionen der extrinsischen palmaren und dorsalen Ligamente vor. Wird auf den Standardröntgenaufnahmen der Nachweis einer ulnaren Translation geführt, müssen zusätzliche Untersuchungen begleitende degenerative Veränderungen aufspüren, die nach unserer Erfahrung immer vorliegen. Die Arthroskopie ist das geeignete Verfahren zum Nachweis chondraler radio- und mediokarpaler Veränderungen.

■ Veränderungen bei der dynamischen radiologischen Darstellung

Die klinische Situation der völlig unauffälligen statischen radiologischen Darstellungen ist bei weitem die häufigste.

□ Dynamische skapholunäre Instabilität

Eine skapholunäre Diastase, die auf den statischen Aufnahmen nicht nachweisbar ist, kann auf dynamischen Röntgenbildern demaskiert werden. Sie kann auf der a.-p. Aufnahme in Supination bei geschlossener Faust oder in der ulnaren Inklinationsaufnahme erscheinen (Abb. 17.**8**). Kontrollaufnahmen des kontralateralen Handgelenks sind nützlich, wenn die skapholunäre Distanz nur wenig vergrößert ist (32). Die Untersuchung über die Mobilität der ersten Handgelenkreihe kann den Verlust der Kongruenz zwischen Skaphoid und Os lunatum bestätigen, wobei letzteres dem Os scaphoideum nur noch partiell oder gar nicht mehr bei der palmaren Flexionsbewegung während der radialen Inklination folgt.

Liegt eine oder mehrere der zuvor beschriebenen Veränderungen bei einem Patienten mit klinischem Hinweis auf skapholunäre Instabilität vor, bevorzugen wir sofort die Realisation einer diagnostischen Arthroskopie. Dieser Untersuchung kommt dann die Aufgabe zu, den Zustand der Knorpel- und Bandverhältnisse festzulegen, um eine geeignete therapeutische Wahl zu treffen.

□ Weitere Veränderungen der dynamischen Röntgendarstellungen

„Dynamische" lunatotriquetrale Instabilität. Obwohl die radiologischen Veränderungen einer skapholunären dynamischen Instabilität gut etabliert sind, kann das für die lunatotriquetrale Instabilität nicht gelten. Eine Diastase zwischen diesen beiden Handgelenkwurzelknochen ist eine von mehreren Autoren berichtete Situation, die unter bestimmten Umständen auf der a.-p. Supinationsaufnahme mit geschlossener Faust oder auf der radialen Inklinationsaufnahme demaskiert werden kann. Die Überprüfung der Mobilität der ersten Handgelenkwurzelknochen bei radialer und ulnarer Inklination ergibt die gleichen Hinweise. Die Bewegung ist nicht mehr kongruent: Bei ulnarer Inklination ermöglicht die Ruptur des interossären Ligaments dem Os triquetrum nicht mehr, die natürliche Dorsalextension auf das Os lunatum zu übertragen, welches eine anormale palmare Flexionsstellung beibehält. Wahrscheinlich besteht für die lunatotriquetrale Instabilität der gleiche Typ von Verletzungsmechanismen wie für die skapholunäre Instabilität, daß nämlich der Nachweis einer Diastase und einer Inkongruenz bei den Bewegungen der ersten Reihe nur bei fortgeschrittenen Stadien geführt werden kann. So scheint es uns für den diagnostischen Werdegang genauso angezeigt, die Arthroskopie als diagnostische Möglichkeit in erster Intention bei Verdacht auf lunatotriquetrale Instabilität vorzuschlagen. Die Realisation dynamischer Tests im mediokarpalen Gelenk erlaubt ggf. den Nachweis der Instabilität und der Dissoziation des lunatotriquetralen Gelenks, wenn eine Ruptur des Ligaments bereits vermutet wurde.

Mediokarpale Instabilität (nichtdissoziativ). Wie bereits angemerkt, handelt es sich um die klinische Untersuchung, die in die Richtung der mediokarpalen Instabilität weist und eine Bildwandleruntersuchung oder eine einfache a.-p. und streng seitliche Aufnahmen vor und nach Schnapp-Phänomen induziert. Wir haben bei diesen Fällen diagnostische Arthroskopien realisiert, ohne sicher die vermuteten ligamentären Läsionen für diese Form der Instabilität nachweisen zu können.

■ Vorgehen bei Fehlen von radiologischen Anomalien

Es handelt sich um eine in der Praxis häufig angetroffene Situation bei einem Patienten mit frischem Traumaereignis, der schmerzhafte Störungen aufweist, während die standardradiologischen statischen und dynamischen Aufnahmen vollständig normal erscheinen. Das weitere Verhalten wird dann stark an den Ergebnissen der klinischen Untersuchungen ausgerichtet.

Bei Fehlen eines pathologischen Befunds (kein instabiles Schnappphänomen, kein fokaler Schmerz) kann eine Szintigraphie angezeigt sein. Weist auch diese Untersuchung keine fokale Anreicherung auf, wird eine konsequent konservative Haltung vorgeschlagen. Eine nichterkannte Fraktur und eine frische ligamentäre Läsion können dann durch das negative Ergebnis der Szintigraphie ausgeschlossen werden. Wird dagegen eine fokale Anreicherung gefunden, muß der Untersuchungsgang weitergeführt werden, ohne andere Gründe auszuschließen, inklusive Zufallsbefunde und solche ohne Bezug zu dem Traumaerlebnis (Knochentumoren, Synovialzysten).

Bei klinischen Verdachtsmomenten: Das Vorliegen eines oder mehrerer Hinweise auf eine ligamentäre Läsion kann sofort eine Arthroskopie angezeigt erscheinen lassen. So stellt ein fokaler Schmerz im skapholunären Gelenk, begleitet von einem schmerzhaften oder mit Schnapp-Phänomen versehenen Watson-Test, nach einem Hyperextensionstrauma ausreichende Gründe für eine skapholunäre Instabilität dar, auch bei Fehlen eines radiologischen Nachweises (Abb. 17.**12**). So kann auch eine ulnare Impingement-Situation bei einer Ulnar-Plus-Variante eine Verletzung des Discus triangularis bedeuten und direkt zu einer diagnostischen bzw. zu einer therapeutischen Arthroskopie führen.

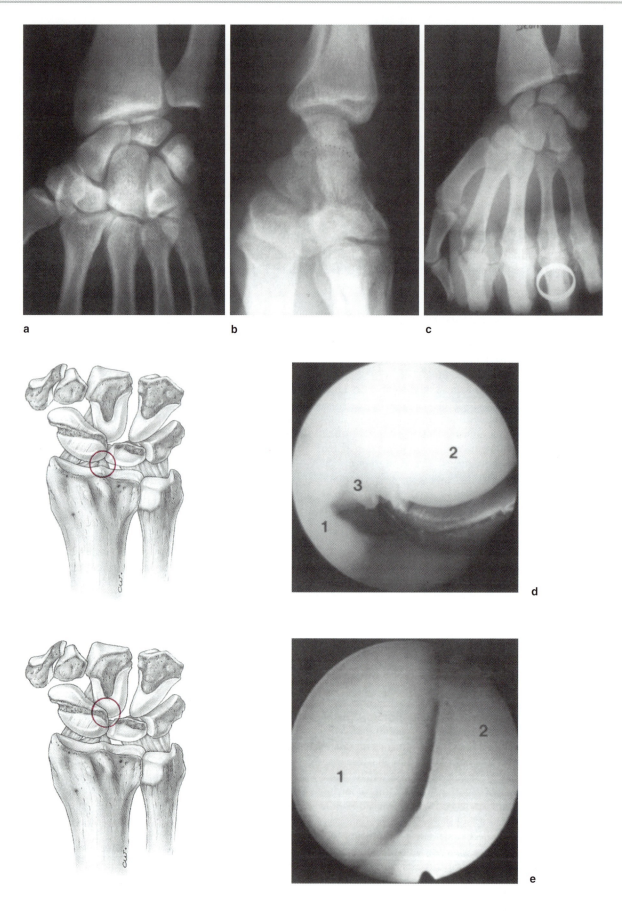

Abb. 17.**12a–e**

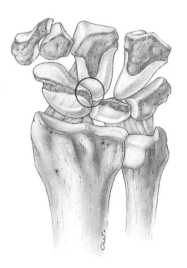
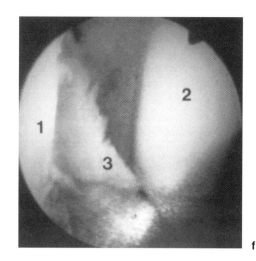

◀ Abb. 17.**12 a–g** Klinischer Fall einer skapholunären Instabilität ohne radiologischen Nachweis.
a u. **b** Patient mit Zustand nach frischer Hyperextensionsverletzung durch Sturz auf das Handgelenk. Fokaler Schmerz im Bereich des skapholunären Gelenks, schmerzhaftes Watson-Shift-Manöver ohne Klickphänomen. Die Röntgendarstellungen a.-p. und streng seitlich zeigen unauffällige Verhältnisse sowohl bezüglich des skapholunären Winkels als auch der skapholunären Distanz.
c Die a.-p. Aufnahme in Supination bei geschlossener Faust ergibt keinen Nachweis einer skapholunären Diastase.
d–f Die dynamischen Tests während der Arthroskopie weisen die skapholunäre Instabilität nach:
Vollständige Ruptur des skapholunären Ligaments (1 Os scaphoideum, 2 Os lunatum, 3 interossäres Ligament) (**d**). Dynamischer Test im mediokarpalen Gelenk: Der Gelenkraum zwischen Os scaphoideum (1) und Os lunatum (2) öffnet sich und läßt im proximalen Anteil die verbleibenden Enden des interossären Ligaments erahnen (3) (**e** u. **f**).
g Die skapholunäre Dissoziation wird durch die Arthrotomie bestätigt: vollständige Avulsion des interossären Ligaments im Bereich des Ansatzes am Os scaphoideum, erhebliche Diastase des skapholunären Gelenkspalts. 1 Dorsaler Radius. 2 Os scaphoideum. 3 Os capitatum. 4 Os lunatum.

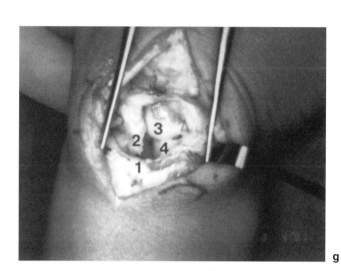

☐ Literatur

1. Adolfsson, L., A.A. Czitrom, J.H. Dobyns, R.L. Linscheid: Arthroscopy for the diagnosis of posttraumatic wrist pain. J. Hand Surg. 12 A (1987) 205–212
2. Ambrose, L., M.A. Posner: Lunate-triquetral and midcarpal joint instability. Hand Clin. 8 (1992) 653–668
3. Beltran, J., S. Shankman, N.Y. Schoenberg: Ligamentous injuries to the wrist. Hand Clin. 8 (1992) 611–620
4. Berger, R.A.: Update, scapholunate ligament. Europ. med. Bibliogr. 2 (1992) 19–23
5. Berger, R.A., P.C. Amadio, T.C. Imaeda, D.R. Cahill, W.P. Cooney: An evaluation of the histology and material properties of the subregions of the scapholunate ligament. 7th International Wrist Investigator Workshop, Florida 1991
6. Berger, R.A., W.A. Blair, R.D. Crowninshield, A.E. Flatt: The scapholunate ligament. J. Hand Surg. 7 A (1982) 87–91
7. Blevens, A.D., T.R. Light, W.S. Jablonsky et al.: Radiocarpal articular contact characteristics with scaphoid instability. J. Hand Surg. 14 A (1989) 781–789
8. Botte, M.J., W.P. Cooney, R.L. Linscheid: Arthroscopy of the wrist: anatomy and technique. J. Hand Surg. 14 A (1989) 313–317
9. Brahin, B., Y. Allieu: Les désaxations carpiennes d'adaptation. Ann. Chir. Main 3 (1984) 357–363
10. Cerofolini, E., R. Luchetti, L. Pederzini et al.: MR evaluation of triangular fibrocartilage complex tears in the wrist: comparison with arthrography and arthroscopy. J. Comput. assist. Tomogr. 14 (1990) 963–967
11. Cooney, W.P.: Evaluation of chronic wrist pain by arthrography, arthroscopy, and arthrotomy. J. Hand Surg. 18 A (1993) 815–822
12. Cooney, W.P., J.H. Dobyns, R.L. Linscheid: Arthroscopy of the wrist: anatomy and classification of carpal instability. J. Arthr. rel. Surg. 6 (1990) 133–140
13. Craig, S.M.: Wrist arthroscopy. Clin. Sports Med. 6 (1987) 551–556
14. Czitrom, A.A., J. H. Dobyns, R.L. Linscheid: Ulnar variance in carpal instability. J. Hand Surg. 15 A (1990) 672–674
15. Czitrom, A.A., G.H. Lister: Measurement of grip strength in the diagnosis of wrist pain. J. Hand Surg. 13 A (1988) 16–21
16. Dalinka, M.K., S. Meyer, M.E. Kricun, D. Vanel: Magnetic resonance imaging of the wrist. Hand Clin. 7 (1991) 87–98
17. Dautel, G., B. Goudot, M. Merle: Arthroscopic diagnosis of scapholunate instability in the absence of X-ray abnormalities. J. Hand Surg. 18 B (1993) 213–218
18. Dautel, G., M. Merle: Tests dynamiques arthroscopiques pour le diagnostic des instabilités scapholunaires: note de technique. Ann. Chir. Main 12 (1993) 206–209
19. Dobyns, J.H., R.L. Linscheid: Ulnar variance in carpal instability. J. Hand Surg. 12 A (1987) 205–208
20. Drewniany, J.J., A.K. Palmer, A.E. Flatt: The scapho trapezial ligament complex: an anatomic and biomechanical study. J. Hand Surg. 10 A (1985) 493–497
21. Garcia-Elias, M., K.N. An, P.C. Amadio, W.P. Cooney, R.L Linscheid: Reliability of carpal angle determinations. J. Hand Surg. 14 A (1989) 1017–1021
22. Gilula, L., J.M. Destouet, P.M. Weeks, L.V. Young, R.C. Wray: Roentgenographic diagnosis of the painful wrist. Clin. Orthop. 187 (1984) 52–64

23 Gilula, L., P. Weeks: Posttraumatic ligamentous instabilities of the wrist. Radiology 129 (1978) 641–651
24 Golimbu, C.N., H. Firooznia, C.P. Melone jr., M. Rafii, J. Weinreb, C. Leber: Tears of the triangular fibrocartilage of the wrist: MR imaging. Radiology 173 (1989) 731–733
25 Hanker, G.J.: Diagnostic and operative arthroscopy of the wrist. Clin. Orthop. (1991) 165–174
26 Herbert, T.J., R.G. Faithful, D.J. McCann, J. Ireland: Bilateral arthrography of the wrist. J. Hand Surg. 15 B (1990) 233–235
27 Kelly, E.P., J.K. Stanley: Arthroscopy of the wrist. J. Hand Surg. 15 B (1990) 236–242
28 Levinsohn, E.M., I.D. Rosen, A.K. Palmer: Wrist arthrography: value of the three-compartment injection method. Radiology 179 (1991) 231–239
29 Louis, D.S., F.M. Hankin, T.L. Green, E.M. Braunstein, S.J. White: Central carpal instability–capitate lunate instability pattern: diagnosis by dynamic placement. Orthopedics 7 (1984) 1693–1696
30 Mayfield, J.K., W.J. Williams, A.G. Erdman et al.: Biomechanical properties of human carpal ligaments. Orthop. Trans. 3 (1979) 143
31 Mayfield, J.K., W.J. Williams: Biomechanical properties of human carpal ligaments. Orthop. Trans. 16 (1992) 143–144
32 Metz, V.M., L.A. Gilula: Is this scapholunate joint and its ligament abnormal? J. Hand Surg. 18 A (1993) 746–755
33 Meyrues, J.P.: Instabilité du carpe: circonstances de diagnostic et étude clinique. Ann. Chir. Main 3 (1984) 313–316
34 Meyrues, J.P., M. Cameli, P. Jan: Instabilité du carpe, diagnostic et formes cliniques. Ann. Chir. 32 (1975) 555–560
35 North, E.R., S. Meyer: Wrist injuries: correlation of clinical and arthroscopic findings. J. Hand Surg. 15 A (1990) 915–920
36 North, E.R., S. Thomas: An anatomic guide for arthroscopic visualisation of the wrist capsular ligaments. J. Hand Surg. 13 A (1988) 815–822
37 Palmer, A.K., E.M. Levinsohn: Arthrography of the traumatized wrist. Radiology 146 (1983) 647–651
38 Pianka, G.: Wrist arthroscopy. Hand Clin. 8 (1992) 621–630
39 Pin, P.G., J.W. Semenkovich, V.L. Young et al.: Role of radionuclide imaging in the evaluation of wrist pain. J. Hand Surg. 13 A (1988) 810–814
40 Reagan, B.S., R.L. Linscheid, J.H. Dobyns: Lunotriquetral sprains. J. Hand Surg. 9 (1984) 502–514
41 Reicher, M.A., L.E. Kellerhouse: MRI of the Wrist and Hand. Raven, New York 1990
42 Ruby, L.K., K.N. An, R.L. Linscheid, W.P. Cooney, E.Y.S. Chao: The effect of scapholunate ligament section on scapholunate motion. J. Hand Surg. 12 A (1987) 767–771
43 Schernberg, F.: Roentgenographic examination of the wrist: a systematic study of the normal, lax and injured wrist. Part 1: The standard and positional views. J. Hand Surg. 15 B (1990) 210–219
44 Schernberg, F.: Roentgenographic examination of the wrist: a systematic study of the normal, lax and injured wrist. Part 2: Stress views. J. Hand Surg. 15 B (1990) 220–228
45 Taleisnik, J.: Pain on the ulnar side of the wrist. Hand Clin. 3 (1987) 51–68
46 Trumble, T.E., C.J. Bour, R. J. Smith, R.R. Glisson: Kinematics of the ulnar carpus related to the volar intercalated segment instability pattern. J. Hand Surg. 15 A (1990) 384–392
47 Viegas, S.F., R.M. Patterson, J.A. Hokanson, J.D. Davis: Wrist anatomy: incidence, distribution, and correlation of anatomic variations, tears, and arthrosis. J. Hand Surg. 18 A (1993) 463–475
48 Viegas, S.F., R. M. Patterson, P.D. Peterson et al.: Ulnar-sided perilunate instability: an anatomic and biomechanic study. J. Hand Surg. 15 A (1990) 268–278
49 Watson, H.K.: Examination of the scaphoid. J. Hand Surg. 13 A (1988) 657–660
50 Watson, H.K., F.L. Ballet: The SLAC wrist: scapholunate advanced collapse pattern of degenerative arthritis. J. Hand Surg, 9 A (1984) 358–365
51 Watson, H.K., L.H. Brenner: Degenerative disorders of the wrist. J. Hand Surg. 10 A (1985) 1002–1006
52 Watson, H.K., L. Ottoni, E.C. Pitts, A.G. Handal: Rotatory subluxation of the scaphoid: a spectrum of instability. J. Hand Surg. 18 B (1993) 62–64
53 Watson, H.K., J. Ryu, E. Akelman: Limited triscaphoid intercarpal arthrodesis for rotatory subluxation of scaphoid. J. Bone Jt Surg. 68-A (1986) 345–349
54 Whipple, T.L.: The role of arthroscopy in the treatment of wrist injuries in the athlete. Clin. Sports Med. 11 (1992) 227–238
55 Whipple, T.L., J. Marotta, J. Powell: Techniques of wrist arthroscopy. Arthroscopy 2 (1986) 244–252
56 Wilson, A.J., L.A. Gilula, F.A. Mann: Unidirectional joint communications in wrist arthrography: an evaluation of 250 cases. Amer. J. Roentgenol. 157 (1991) 105–109
57 Youm, Y., R. MacMurtry, A. Flatt, T. Gillespie: Kinematics of the wrist. J. Bone Jt Surg. 60-A (1978) 423–431
58 Zinberg, E.M., A.K. Palmer, A.B. Coren, E.M. Levinsohn: The triple injection wrist arthrogram. J. Hand Surg. 13 A (1988) 803–809
59 Zlatkin, M.B., P.C. Chao, A.L. Osterman, M.D. Schnall, M.K. Dalinka, H. Y. Kressel: Chronic wrist pain: evaluation with high-resolution MR imaging. Radiology 173 (1989) 723–729

18 Arthroskopie des Handgelenks

G. Dautel

Die Einführung der Arthroskopie in Diagnostik und Therapie am Handgelenk erfolgte erst kürzlich (7, 48). Wir selbst haben sie regelmäßig seit 1987 eingesetzt (14), wobei die Technik sich nach einer Lernkurve als unersetzlich erwies. Wir werden jedoch sehen, daß die Anwendung arthroskopischer chirurgischer Vorgehen am Handgelenk noch in Indikationen und Möglichkeiten beschränkt ist. Trotz zunehmender Fortschritte bei nichtinvasiven Untersuchungstechniken wie der Magnetresonanztomographie bleibt die Arthroskopie in ihrer Aussagekraft überlegen. Sie läßt eine ausführliche Untersuchung aller intraartikulärer ligamentärer und chondraler Strukturen zu. Auch hat sie den Vorteil, dynamische Tests zu ermöglichen, die bei der frühzeitigen Diagnostik von Instabilitäten sehr wertvoll sind (11, 12).

Lagerung, Instrumente, Zugang

■ Anästhesie

Alle Arthroskopien am Handgelenk erfolgen bei uns unter Regionalanästhesie durch Axillarisblock, wobei eine Blutleeremanschette angelegt wird. Diese wird am Oberarm plaziert, um das Anbringen eines Zugs im Bereich des Ellenbogens zuzulassen. Der Eingriff ist ambulant realisierbar. Wenn der Patient das wünscht, kann er den Eingriff am Bildschirm verfolgen.

■ Lagerung

Die Handgelenkarthroskopie erfordert eine Gelenkdistraktion. Auf dem Markt sind unterschiedliche Arthroskopietürme erhältlich, deren Gemeinsamkeit darin besteht, eine Distraktion durch Anlegen von Mädchenfängern zu sichern. Das von uns verwandte Modell (Abb. 18.1) ermöglicht während der Arthroskopie über ein Kugelgelenk eine präzise Einstellung des Distraktionszugs genau wie Veränderungen der Position des Handgelenks. Mit diesem Modell erfolgt die Arthroskopie bei einem vertikal gestellten Unterarm, wobei ein Zug auf den Ellenbogen den erforderlichen Gegendruck ausübt (Abb. 18.2).

Die Mädchenfänger werden hauptsächlich am Zeige- und Mittelfinger angebracht. Sie können während der Exploration des ulnaren Teils des radiokarpalen oder des mediokarpalen Gelenks auf die äußeren Finger versetzt wer-

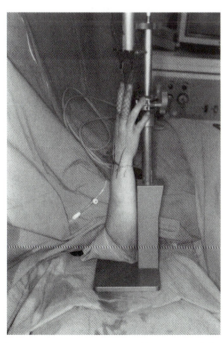

Abb. 18.1 Arthroskopieturm. Das Modell verfügt über ein Kraftmeßgerät, um die Distraktion während der Untersuchung zu kontrollieren, und über ein Kugelgelenk zur Veränderung der Handgelenkposition.

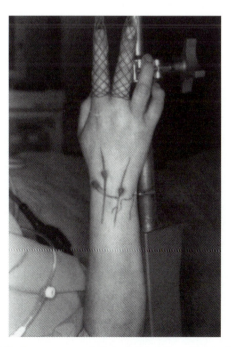

Abb. 18.2 Lagerung und Gelenkdistraktion. Die radiokarpalen (3/4, 4/5, 6U) und mediokarpalen (MCR) Zugänge werden mit einer Nadel getastet.

den. Bei unserem Vorgehen ist dieser Wechsel nicht erforderlich, eine von vornherein erfolgende konstante maximale Distraktion (8 kg) über den Zeige- und Mittelfinger ermöglicht die vollständige Untersuchung aller Gelenkanteile.

■ Instrumente (Abb. 18.3)

Wir verwenden eine 30 Grad-Winkeloptik mit einem Kaliber von 2,7 mm (34). Diese reicht für die Untersuchung von radiokarpalem und mediokarpalem Gelenk aus. Ein „Needle"-Arthroskop mit einem Kaliber von 1,9 mm wird bei uns für die seltenen Indikationen der Exploration des distalen Radioulnargelenks benutzt. Der Zugangstrokar ist stumpf, damit Knorpelschäden vermieden werden. Anschließend werden Kaltlicht und Flüssigkeitszugang besetzt. Nach Plazieren der Optik wird die Kamera angeschlossen, danach erfolgt die Untersuchung unter Darstellung am Bildschirm. Der Palpationshaken ist ein unersetzliches Instrument. Die Größe muß an die untersuchten Gelenke angepaßt sein, das Ende ist stumpf. Greifpinzetten (gerade und gebogen) sowie Einmalmesser werden für Eingriffe am Discus triangularis eingesetzt. Motorisierte Instrumente (Shaver und Fräsen) werden hauptsächlich in der arthroskopischen Chirurgie des Discus triangularis verwandt (45).

■ Zugangswege

Das Ausmaß der während der mediokarpalen Gelenkuntersuchung gewonnenen Informationen verlangt das systematische Einsetzen der Arthroskopie in diesem Bereich. Die Zugangswege werden im Verhältnis zu den dorsalen Extensorensehnenkompartimenten getastet. Wir empfehlen das Ertasten aller erforderlichen Zugänge bereits von Beginn an, da im Laufe des Eingriffs eine diffuse Schwellung durch Flüssigkeitsaustritt in die Weichteile besteht, wodurch die sichere Identifikation von Knochen und Sehnen deutlich erschwert wird.

Alle Zugangswege werden mit einer Nadel kleinen Kalibers ausgetastet. Nach Einbringen derselben ist es leicht, den Eintrittspunkt einwandfrei zu überprüfen. Trifft man auf eine Sehne, muß das Gefühl eines festen elastischen Widerstands zu einer Veränderung des Eintrittspunkts führen. Ein knöchernes Hindernis ergibt eine feste, nicht überwindbare charakteristische Resistenz. Penetriert die Nadel korrekt das Gelenk, kommt es zu einem Sauggeräusch aufgrund des durch die Distraktion bedingten negativen Drucks. Nach Aufsuchen des Gelenkspalts wird das Einbringen der Instrumente (Optik oder Tasthaken) durch eine Skalpellklinge (Nr. 15) in vertikaler Richtung erreicht. Das blinde Spreizen mit einer Halsted-Pinzette scheint uns keine zusätzliche Sicherheit zu bringen und begünstigt im Gegenteil das Auftreten einer diffusen subkutanen Schwellung.

□ Zugangswege für das Radiokarpalgelenk (Abb. 18.4)

Es sind 3 Zugänge erforderlich.

Über den **3/4-Zugang** wird die Optik eingebracht. Er befindet sich am radialen Rand der Extensor-communis-Sehnen, man findet ihn durch Tasten des dorsalen distalen Radiusrands mit dem Daumen, wobei zunächst das Lister-Tuberkulum aufgesucht wird. Die Vertiefung, ungefähr 1 cm distal des Tuberkulums, markiert den radiokarpalen Gelenkspalt. Die Nadel wird, entsprechend dem schrägen

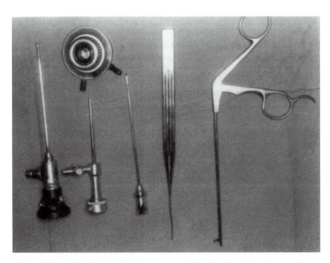

Abb. 18.**3** Optik und Instrumente für die Handgelenkarthroskopie. Von links nach rechts:
kurze Optik, geeignet zur Arthroskopie des Handgelenks mit 30-Grad Winkel, stumpfer Trokar mit Hülle für die Gelenkpenetration, Tasthaken, Arthroskopiezange.

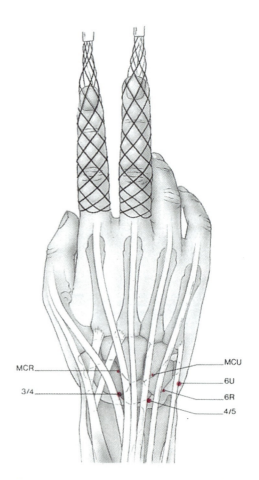

Abb. 18.**4** Zugangswege für die Untersuchung des radiokarpalen- und mediokarpalen Gelenks:
3/4-Zugang, 4/5-Zugang, 6 U-Zugang, 6 R-Zugang, MCR-Zugang (mediokarpal radial), MCU-Zugang (mediokarpal ulnar).

Verlauf des radiokarpalen Gelenks, in der Frontalebene eingebracht. Die Skalpellklinge zur Kapselperforation wird mit der scharfen Seite nach proximal gehalten, um eine iatrogene Läsion des skapholunären Ligaments zu vermeiden.

Der **4/5-Zugang** befindet sich zwischen den Extensorcommunis-Sehnen und der Extensor-digitus-quinti-proprius-Sehne. Er dient zur Einführung des Tasthakens bei der Untersuchung des Radiokarpalgelenks. Der Zwischenraum zwischen diesen Sehnenreliefs kann leicht palpiert werden und der Eintrittspunkt liegt aufgrund der schrägen Radiusgelenkfläche in der Frontalebene weiter proximal als der 3/4-Zugang.

Der sog. **6 U-Zugang** liegt am ulnaren Rand der Sehne des M. extensor carpi ulnaris. Hier kann bei Bedarf eine Abflußnadel plaziert werden, die die Gelenkflüssigkeit ableitet.

Diese 3 hauptsächlichen Zugänge allein reichen für eine ausführliche Untersuchung des Radiokarpalgelenks aus (3/4, 4/5, 6 U).

Der 6 R-Zugang am radialen Rand der Sehne des M. extensor carpi ulnaris wird weniger genutzt, kann aber für das therapeutische Vorgehen am Discus triangularis interessant sein. In erster Intention wird die Optik über den 3/4-Zugang eingeführt, der Tasthaken über den 4/5-Zugang und die Gelenkflüssigkeitsableitung über den 6 U-Zugang.

☐ Zugangswege für das mediokarpale Gelenk

Zwei Zugänge reichen aus. Der radiale mediokarpale (MCR) liegt am radialen Rand der Extensor communis-Sehnen, ungefähr 1 cm weiter distal als der 3/4-Zugang. Dieser Eintrittspunkt entspricht dem skaphokapitalen Gelenk, welches schwieriger zu tasten ist als das radiokarpale Gelenk. Der mediokarpale ulnare Zugang (MCU) befindet sich am ulnaren Rand der Extensor-communis-Sehnen, ungefähr 1,5 cm distal des 4/5-Zugangs, und entspricht dem hamatotriquetralen Gelenk. Eine vollständige Untersuchung des mediokarpalen Gelenks ist möglich unter Belassen der Optik in dem MCR-Zugang und Einbringen des Tasthakens durch den MCU-Zugang, wobei besonders die Gelenkspalten des skapholunären und des lunatotriquetralen Gelenks ertastet werden können.

Ablauf einer arthroskopischen Handgelenkuntersuchung

Diese folgt strikten Regeln, um die Untersuchung systematisch und reproduzierbar zu gestalten. So werden nacheinander für das radiokarpale und das mediokarpale Gelenk alle Gelenkspalten untersucht und die Ergebnisse von Inspektion, Palpation und dynamischen Tests einbezogen.

■ Untersuchung des Radiokarpalgelenks

☐ Gelenkoberflächen

Analyse von Knorpeldefekten. Die einfache Inspektion der Gelenkoberflächen wird durch Palpation mit dem Tasthaken komplettiert, wenn eine Chondromalazie oder ein Knorpeldefekt vorgefunden wird. Die Topographie, das Ausmaß und der Schweregrad einer Knorpelaffektion können so festgestellt werden.

Der gesunde Knorpel weist unter dem Tasthaken einen festen und elastischen Widerstand auf und nimmt den Abdruck des Instruments nicht an. Bei einem Knorpeldefekt ergibt die Palpation einen festen Widerstand, wenn kein Knorpel mehr vorliegt. Die Exposition des subchondralen Knochens entspricht einer Arthrose, auch wenn nur ein begrenztes Ausmaß vorliegt und der radiologische Nachweis nicht besteht.

Alle anderen Knorpelläsionen, die den subchondralen Knochen nicht exponieren, werden unter dem Begriff Chondromalazie geführt. Die genaue Beschreibung der Läsion muß jedoch präzisieren, ob es sich um eine einfache Knorpelauftreibung (der Knorpel behält den Abdruck des Tasthakens), um eine Chondromalazie (Vorliegen von Knorpelzotten) oder um einen kartilaginären Defekt handelt, der den subchondralen Knochen nicht vollständig freilegt (ohne Arthrose).

Überprüfung der radiokarpalen Gelenkoberflächen. Das Arthroskop zeigt die Radiusgelenkoberflächen der Artikulationen mit Skaphoid und Lunatum, welche durch eine Crista palmar/dorsal verlaufend separiert sind (Abb. 18.**5**). Weiter in ulnarer Richtung ist es mit Beibehalten des gleichen Zugangs möglich, den gesamten Discus-triangularis-Komplex zu überprüfen (Abb. 18.**6**). Der Bereich der radialen Insertion, der zentrale Anteil und anschließend der palmare Rand des Ligaments müssen systematisch palpiert werden, da sie Sitz traumatischer oder degenerativer Läsionen sein können. Liegt keine Läsion vor, entwickelt der Discus triangularis unter dem Tasthaken einen elastischen Widerstand, der charakteristischerweise als Trampolineffekt imponiert.

Weiter nach ulnar geht das Radiokarpalgelenk in den prästyloidalen Rezessus über, den der Tasthaken penetrieren kann. Dieser Rezessus ist eine physiologische Verlängerung des radiokarpalen Gelenks. Ein radial gerichteter Zug am Discus triangularis mit dem Tasthaken kann ulnare Desinsertionen demaskieren. Im Normalzustand ist dieser solide verankert und der Tasthaken kann keine Wellen im Diskusbereich verursachen.

Die Untersuchung der Gelenkoberflächen im Radiokarpalgelenk erfolgt systematisch. Die Konvexität des Skaphoids wird bis in den styloskaphoidalen Rezessus hinein inspiziert, anschließend wird das Lunatum begutachtet. Mit dem 3/4-Zugang ist es nicht ganz leicht, das Os triquetrum komplett zu überprüfen. Dann kann die Optik durch den 4/5-Zugang eingebracht werden, um ulnar die erste Handgelenkwurzelreihe zu kontrollieren.

☐ Überprüfung der ligamentären Strukturen

Extrinsische Ligamente. In Anbetracht des dorsalen Zugangs können lediglich die palmaren extrinsischen Ligamente überprüft werden. Aufgrund der untergeordneten Rolle der dorsalen extrinsischen Ligamente in der intrakarpalen Stabilität ist dieser Nachteil nicht von großem Gewicht. Die extrinsischen Ligamente können intraartikulär einwandfrei gesehen werden (25). Es existieren erhebliche Kontroversen über die Nomenklatur für die Bezeichnung der unterschiedlichen ligamentären Faszikel. Wir verwen-

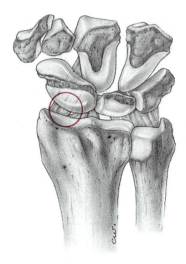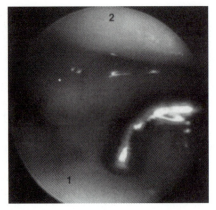

Abb. 18.**5** Fossa scaphoidea (1) am Radius (radiokarpal).
2 Proximaler Pol des Skaphoids.

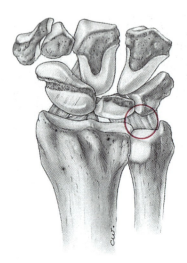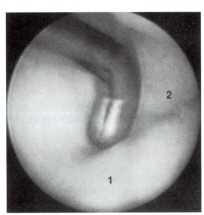

Abb. 18.**6** Trampolineffekt am Discus triangularis (radiokarpal).

den während des arthroskopischen Vorgehens die uns am besten geeignet erscheinende.

- Das am weitesten radial gelegene extrinsische Ligament ist das *radioskaphokapitale Band* (Abb. 18.**7**). Dieses entspringt dem palmaren Rand des Radius und erreicht den Isthmus des Scaphoids, bevor es am Os capitatum inseriert. Zwischen diesem und dem folgenden Lig. radiolunatotriquetrale besteht ein Zwischenraum, der mit dem Tasthaken ausgetastet werden kann und von Berger u. Landsmeer durch den Terminus Sulcus interligamentaris bezeichnet wurde (2). Der Tasthaken kann die Spannung des radioskaphokapitalen Ligaments überprüfen.
- Das zweite palmare extrinsische Ligament ist das Lig. radiolunaatotriquetrale (Abb. 18.**7**). Dieses unterscheidet sich von dem ersten auch durch die schräg verlaufenden Fasern. Es entspringt an dem palmaren Radiusrand im Bereich der Fossa scaphoidea und verläuft schräg zum Os triquetrum, wobei es im Bereich des palmaren Lunatums und auf dem palmaren Anteil des Lig. skapholunatum inseriert (25). Auch dieses wird mit dem Tasthaken überprüft.
- Das radioskapholunäre Ligament (Abb. 18.**8**) (Ligament nach Testut) kann arthroskopisch einwandfrei individualisiert werden. Die Fasern verlaufen strikt vertikal im Gegensatz zu den schräg verlaufenden Fasern der zuvor genannten Ligamente und inserieren am Radius im Bereich der Crista, die die Fossa lunata von der Fossa scaphoidea trennt. Das Ligament verläuft Y-förmig, die Faserzüge setzen beiderseits des Lig. skapholunatum an. Bei der Palpation erscheint dieses Ligament weniger dick und besonders weniger angespannt als die vorhergehenden, und zwar unabhängig von der Gelenkdistraktion. Diese Befunde bestätigen die untergeordnete biomechanische Rolle dieses Ligaments, welches als gefäßzuführende Lamina und intraartikuläre Verlängerung des palmaren interossären Pedikels aufgefaßt wird (2).
- Wenn auf der radialen Seite das Radiokarpalgelenk palmar von den drei leicht zu identifizierenden Ligamenten durchzogen wird, so besteht ulnar eine einzige durchgehende ligamentäre Schicht, die palmar mit dem Discus triangularis solidarisiert ist. Klassisch werden zwei Hauptligamente beschrieben (ulnolunäres und ulnotriquetrales Ligament), beide ausgehend vom ulnaren Styloid, deren einzelne Begrenzungen jedoch arthroskopisch nicht individualisiert werden können. Es ist jedoch möglich, mit dem Haken die Spannung des ligamentären Belags zu überprüfen und die Kontinuität mit dem palmaren Rand des Discus triangularis festzustellen.

Intrinsische Ligamente. Das skapholunäre und lunatotriquetrale Band müssen untersucht werden. Beide Bänder sind lediglich im dorsalen Drittel der Inspektion und Palpation zugänglich aufgrund des dorsalen Zugangs der Optik.

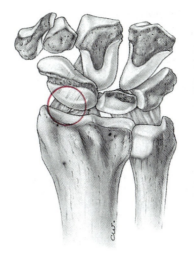 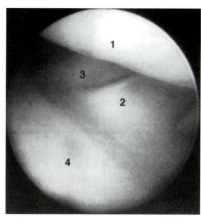

Abb. 18.**7** Palmare Ligamente (radiokarpal). 1 Kahnbein. 2 Radiolunatotriquetrales Ligament. 3 Radioskaphokapitales Ligament. 4 Fossa scaphoidea am Radius.

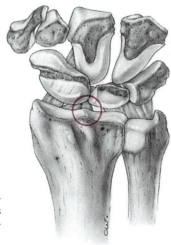 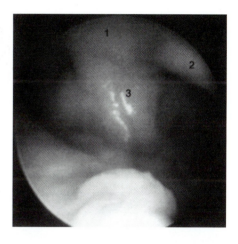

Abb. 18.**8** Palmare Ligamente: Radioskapholunäres Ligament (radiokarpales Gelenk). 1 Os scaphoideum. 2 Os lunatum. 3 Radioskapholunäres Ligament.

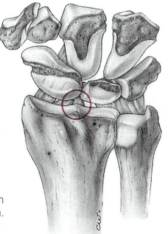 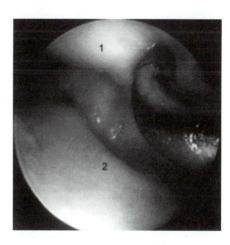

Abb. 18.**9** Nachweis des Lig. scapholunatum interosseum durch Palpation mit dem Tasthaken. 1 Os scaphoideum. 2 Fossa scaphoidea am Radius.

- *Das skapholunäre Ligament:* Dieses ist in intaktem Zustand gelegentlich schwierig von dem kartilaginären Belag des Skaphoids und des Lunatums zu differenzieren. Mit dem Haken ist es möglich, die Spannungsveränderung gegenüber der Crista, die die Fossa scaphoidea von der Fossa lunata trennt, und im Bereich des radioskapholunären Ligaments (Testut) zu überprüfen (Abb. 18.**9**). Das gesamte Ausmaß des Bands muß ausgetastet werden und vorliegende Läsionen im mittleren oder palmaren Drittel nachgewiesen werden. Traumatische Rupturen findet man im Insertionsbereich am Os scaphoideum über den gesamten ligamentären Bereich, seltener im lunaren Insertionsbereich.
- *Das lunatotriquetrale Band:* Dieses ist aufgrund der fehlenden topographischen Anhaltspunkte schwieriger zu lokalisieren als das vorhergehende. Die Optik muß bei Bedarf in den 4/5-Zugang umgesetzt werden, um es zu lokalisieren, der Tastbefund mit dem Haken ist erforderlich.

Untersuchung des mediokarpalen Gelenks

☐ Überprüfung der Gelenkoberflächen

Zunächst wird die Optik über den MCR-Zugang eingeführt, der normalerweise für die gesamte Untersuchung des mediokarpalen Gelenks auch im ulnaren Bereich ausreicht. Das Einbringen des Tasthakens ist unersetzlich und erfolgt über den MCU-Zugang. Zunächst wird das skaphokapitale Gelenk aufgesucht. Der distale Anteil des Skaphoids und das skapholunäre Gelenk werden untersucht. Bei fehlender Bandruptur besteht eine perfekte Kongruenz des Übergangs Skaphoid zu Lunatum (Abb. 18.10), und der Gelenkspalt läßt den Tasthaken nur schwierig penetrieren. Anschließend folgt die Optik dem skaphokapitalen Gelenkspalt (Abb. 18.11) in radialer distaler Richtung, um den distalen Skaphoidpol zu überprüfen und das Skaphotrapeziumtrapezoidalgelenk einzusehen. Anschließend erfolgt die Überprüfung in ulnarer Richtung, wobei der Zustand des Os capitatum festgehalten wird (Abb. 18.12) mit Überprüfung des Os hamatum und des Kapitohamatumgelenks. Der Bezirk wird auch als „4-Länder-Eck" bezeichnet (Abb. 18.13).

In diesem Bereich wird auch das lunatotriquetrale Gelenk entsprechend den o.g. Kriterien analysiert. In der Mehrzahl der Fälle ist es möglich, dem gesamten Verlauf des Os hamatum, bis in den ulnaren Bereich des mediokarpalen Gelenks, zu folgen (Abb. 18.14).

Variationen in der Morphologie dieses Bereichs des mediokarpalen Gelenks wurden beschrieben. Wir verwenden die Terminologie nach Viegas (39, 42), der das Os lunatum als Typ 1 bezeichnet, wenn nur eine einzelne mediokarpale Facette vorliegt, Typ 2 bezeichnet das Vorliegen zweier Facetten, die durch eine palmar dorsale Crista separiert sind (Abb. 18.15).

Es scheint, daß die Typ-2-Form des Os lunatum zu degenerativen Veränderungen im mediokarpalen Bereich bei älteren Patienten prädisponiert (39, 42). Wir werden sehen, daß die Arthroskopie eine entscheidende Rolle bei der Diagnostik dieser degenerativen Veränderungen und des ulnaren Zustands des mediokarpalen Gelenks spielt, der radiologisch nicht sicher beurteilt werden kann.

☐ Untersuchung der ligamentären Strukturen

Nur zwei extrinsische Bandstrukturen sind der Untersuchung des midcarpalen Gelenks zugänglich. Die erste Struktur entspricht dem mediokarpalen Anteil des radioskaphokapitalen Bands. Nicht immer sichtbar erscheint sie als schräg verlaufende ligamentäre Struktur im skaphokapitalen Bereich. Das kräftige Ligament schließt den Ge-

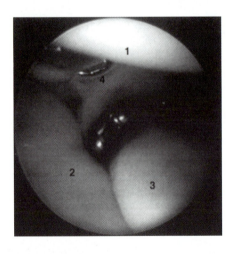
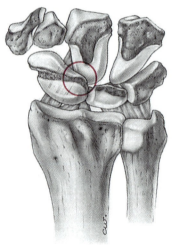

Abb. 18.**10** Skapholunärer Gelenkspalt (mediokarpales Gelenk).
1 Kopf des Os capitatum. 2 Os scaphoideum. 3 Os lunatum. 4 Mediokarpales Segment des radioskaphokapitalen Ligaments.

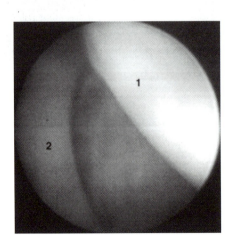
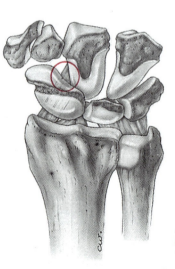

Abb. 18.**11** Skaphokapitaler Gelenkspalt (mediokarpales Gelenk).
1 Os capitatum. 2 Os scaphoideum.

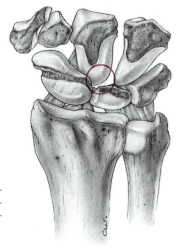 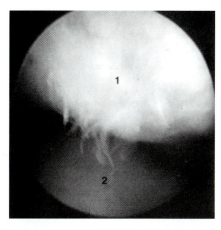

Abb. 18.**12** Os capitatum (mediokarpales Gelenk). 1 Os capitatum. 2 Os lunatum, distale Facette. Nebenbefund: Chondromalazie des Os capitatum.

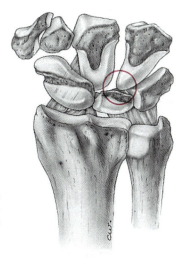 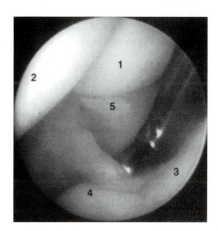

Abb. 18.**13** „4-Länder-Eck" (mediokarpales Gelenk). 1. Os hamatum. 2 Os capitatum. 3 Distale Facette des Os triquetrum. 4 Distale Facette des Os lunatum. 5 Medialer Ast des „V"-Ligaments.

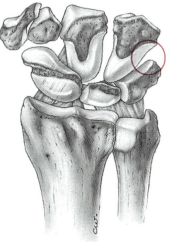 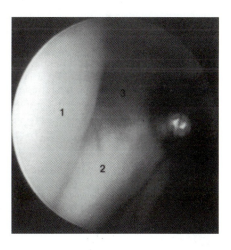

Abb. 18.**14** Ulnarer Bereich des Os hamatum (mediokarpales Gelenk). 1. Os hamatum. 2. Os triquetrum. 3. Ulnarer Gelenkbereich mit Kapsel. Nebenbefund: Im ulnaren Bereich befindet sich eine kapsuläre Insertionszone, die physiologischerweise ohne Knorpelüberzug ist und keine Arthrose oder Chondromalazie darstellt.

lenkspalt palmar fest zu und macht damit den Zugang zu dem palmaren kapsulären Ligamentbereich unzugänglich. Die zweite Bandstruktur entspricht dem medialen Ast des „V"-Ligaments, welches schräg zwischen dem Os lunatum und dem Os capitatum ausgespannt ist (Abb. 18.16). Läsionen dieses ligamentären Faszikels werden bei der Genese von mediokarpalen Instabilitäten verantwortlich gesehen.

■ Arthroskopische dynamische Tests

□ Prinzip

Während der Arthroskopie ist es möglich, passiv die Gelenkknochen gegeneinander zu mobilisieren, um eine Instabilität nachzuweisen. Diese dynamischen Tests sind für die Diagnostik der sog. dissoziativen Instabilitäten geeignet, die sich durch eine Veränderung des Spiels zwischen

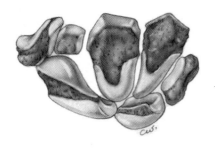 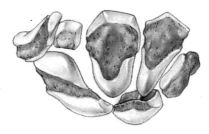 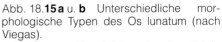

Abb. 18.**15a** u. **b** Unterschiedliche morphologische Typen des Os lunatum (nach Viegas).
a Os lunatum Typ 1 (eine einzelne distale Gelenkfacette, im Kapitumhamatumbereich gegenüberliegend, verursacht keine Einkerbung).
b Os lunatum Typ 2 (doppelte distale Facette, charakteristische Crista, entsprechend den Knorpeloberflächen von Os capitatum und Os hamatum).

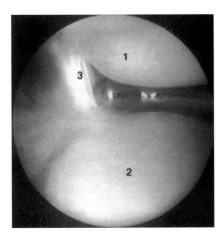 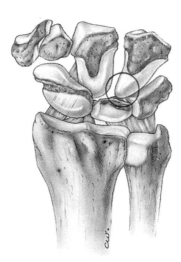

Abb. 18.**16** Medialer Ast des „V"-Ligaments. 1 Os hamatum. 2 Distale Gelenkfacette des Os triquetrum. 3 Medialer Ast des „V"-Ligaments.

2 Knochen der (ersten) Handgelenkwurzelreihe verraten (12). In der Praxis sind die skapholunäre und lunatotriquetrale Instabilität von den dynamischen Tests betroffen, wobei erstere weitaus am häufigsten vorgefunden wird. Es gilt als gesichert, daß bei der Genese einer Instabilität kein Alles-oder-nichts-Gesetz existiert, sondern ein großes Läsionsspektrum besteht (44). So kann bei frühen Stadien der skapholunären Instabilität eine statische und dynamische unauffällige radiologische Darstellung vorliegen. Eine klinisch vermutete Diagnose kann dann durch die Arthroskopie bestätigt werden (11).

Dynamische Tests in der ersten Reihe

Wird eine ligamentäre Ruptur im skapholunären oder lunatotriquetralen Bereich vorgefunden, wird der Tasthaken für die Einschätzung des mechanischen Verhaltens der Ligamentreste eingesetzt. Hierfür wird dieser durch den rupturierten Bereich in den Gelenkspalt eingeführt und mobilisiert anschließend die Knochen gegeneinander. Liegt eine dissoziative Instabilität vor, wird eine anormale Distanz zwischen den beiden Knochen festgestellt.

Kann eine pathologische Distanz nach Einbringen des Tasthakens nicht ausgelöst werden, liegt die Diagnose einer ligamentären Ruptur ohne Instabilität nahe, diese muß jedoch durch dynamische Tests im handkarpalen Gelenkbereich bestätigt werden. Nicht selten kommt es vor, daß Ligamentreste oder synovialitische Reaktionen das Einschätzen einer exakten Distanz erschweren. Unter diesen Umständen muß eine vermutete Instabilität durch die dynamischen mediokarpalen Tests sicher bestätigt werden.

Dynamische Tests im mediokarpalen Gelenk

Wie im radiokarpalen Gelenk ist es möglich, den Tasthaken zur Überprüfung der skapholunären und lunatotriquetralen Stabilität einzusetzen. Die Optik kann im MCR- oder MCU-Zugang plaziert werden und stellt den Gelenkspalt zwischen den Knochen dar. Normalerweise ist es schwierig, die Spitze des Tastkakens in einen der Gelenkspalten einzubringen. Liegt keine Instabilität vor, ist es in keinem Fall möglich, mit dem gesamten Tasthaken in einen Gelenkspalt der ersten Reihe einzudringen. Bei Vorliegen einer Instabilität kann der Tasthaken in den interossären Spalt in Richtung auf das radiokarpale Gelenk vorgetrieben werden. Axiale Rotationsbewegungen weisen dann eine abnorme Distanz zwischen den entsprechenden Knochen nach. In der Tiefe können Reste der intrinsischen Ligamente gesehen werden (Abb. 18.17). Bei weiter fortgeschrittenen Instabilitätsstadien ist es möglich, durch die dynamischen Manöver eine ausreichende Distanz zu schaffen, um vom Radiokarpalgelenk aus die Optik durch den ligamentären Rupturbereich bis in den mediokarpalen Gelenkbereich vorzutreiben. Dieses gilt jedoch nur für weit fortgeschrittene Läsionsstadien, die schon radiologisch einwandfrei diagnostizierbar sind. Die Untersuchung des mediokarpalen Gelenkbereichs bietet sich auch für einen indirekten dynamischen Test in Analogie zum Watson-Test an. Hierfür muß die distrahierende Spannung des Gelenks vermindert werden, da die künstliche Anspannung der extrinsischen Ligamente einen falsch-negativen Befund ergeben kann. Der Zeigefinger des Untersuchers übt dann eine Kraft in dorsaler Richtung auf das Tuberculum scaphoideum aus, wo-

Abb. 18.**17a** u. **b** Dynamische Tests im Mediokarpalgelenk.
1 Os scaphoideum. 2 Os capitatum. 3 Os lunatum. 4 Radioskaphokapitales Ligament (mediokarpaler Anteil). 5 Reste des skapholunären Ligaments. Hier dargestellt der Test an einem rechten Handgelenk. Der Tasthaken wird in den skapholunären Gelenkbereich vorgetrieben und verursacht durch eine Rotation des Instruments eine Dissoziation der beiden Knochen.

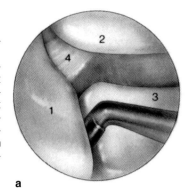
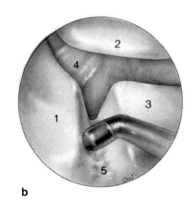

a b

durch eine rotatorische Subluxation des proximalen Skaphoidpols bewirkt wird (Abb. 18.**18**). Der Erfolg dieses Vorgehens auf die Kongruenz des skapholunären Gelenkspalts, gesehen von der mediokarpalen Seite aus, wird dann evaluiert. Ein auffälliger Verlust der Kongruenz zwischen den beiden Gelenkoberflächen stellt ein zusätzliches Argument für eine Instabilität dar. Diese Manöver und dynamische Tests erlauben dann den Nachweis der Insuffizienz der ligamentären Strukturen. So kann der Untersucher indirekt Auswirkungen auf die Stabilität des Karpus und auf vermutete intrinsische- und/oder extrinsische ligamentäre Läsionen analysieren. Nach unserer Erfahrung ist es möglich, durch die arthroskopischen dynamischen Tests eine Instabilität bereits in einem frühen Stadium zu objektivieren, bevor diese sich durch auffällige radiologische dynamische oder statische Befunde manifestieren (11).

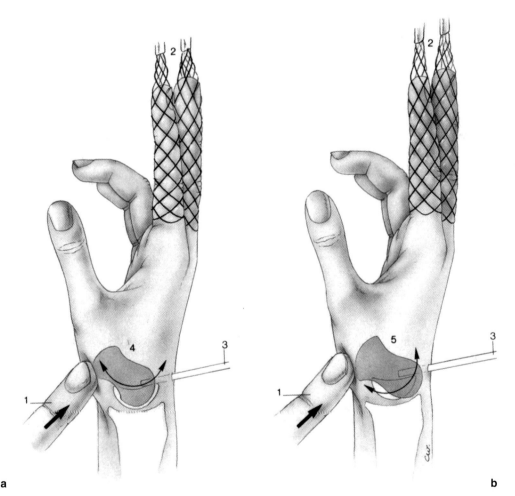

a b

Abb. 18.**18a** u. **b** Arthroskopische Tests analog dem Test nach Watson.
1 Druck des Untersucherzeigefingers auf das Tuberculum scaphoideum.
2 Axialer Zug auf die Mädchenfänger.
3 Optik.
4 Os scaphoideum in Ruhestellung. Beobachten der distalen skapholunären Gelenkkongruenz.
5 Dorsale Subluxation des proximalen Skaphoidpols.

Arthroskopie bei der Diagnose von dissoziativen Instabilitäten

■ Dissoziative skapholunäre Instabilität

☐ Diagnostischer Stellenwert der Arthroskopie bei frühen Instabilitätsstadien

Man spricht von einer statischen Instabilität, wenn diese bereits auf den Standardröntgenaufnahmen nachweisbar ist. Eine dynamische Instabilität wird als solche bezeichnet, wenn Streßaufnahmen die Veränderung demaskieren (9). Diese beiden unterschiedlichen radiologischen Stadien einer skapholunären Instabilität entsprechen aller Wahrscheinlichkeit nach unterschiedlich schweren ligamentären Läsionen (44).

Eine bei allen Patienten mit Verdacht auf skapholunäre Instabilität durchgeführte Arthroskopie des Handgelenks hat uns gezeigt, daß auch veritable Instabilitäten bei Vorliegen unauffälliger statischer und dynamischer Röntgenaufnahmen existieren können (11). Somit kommt diesem Untersuchungsschritt eine entscheidende Rolle zu, da eine Instabilität nachgewiesen und zugleich der Zustand der Knorpeloberflächen und der ligamentären Reste bestimmt werden kann. Folglich läßt sich die Diagnostik auf einen einzigen Schritt reduzieren, der die Diagnose sichert und die erforderlichen Anteile für die Entscheidungsfindung zu dem weiteren therapeutischen Vorgehen liefert.

Die Arthrokopie ist diesbezüglich höherwertig als die Arthrographie, und zwar nicht aufgrund des qualitativen Nachweises einer intrinsischen Ligamentruptur, welche auch durch die Arthrographie leicht etabliert werden kann, sondern aufgrund der Möglichkeiten, arthroskopisch das Ausmaß, die Topographie und den Zustand der ligamentären Läsion festzulegen. Andere Autoren haben nach der Analyse retrospektiver Serien den gleichen Schluß in bezug auf den Stellenwert dieser beiden Untersuchungsmöglichkeiten gezogen (8).

Der Ausdruck „präradiologische Instabilität" (11) erscheint uns gegenüber der „prädynamischen Läsion" nach Watson (44) besser geeignet. Wenn eine Diagnose in einem so frühen Stadium des natürlichen Ablaufs einer skapholunären Instabilität gestellt werden kann, sind alle Umstände vorhanden, um ein kuratives und nicht nur palliatives operatives Vorgehen zu planen.

☐ Stellenwert der Arthroskopie bei fortgeschrittener skapholunärer Instabilität

Kann eine Diagnose bereits anhand der Röntgenaufnahmen gestellt werden, behält die Arthroskopie dennoch einen Platz bei der weiteren präoperativen Diagnostik. In einem späten Stadium eines „SLAC-wrist" (43) kann das Ausmaß einer Arthrose gut eingeschätzt werden, und die weiteren therapeutischen Möglichkeiten sind palliativer Natur.

Jedoch kann auch in diesem Stadium die Arthroskopie eingesetzt werden, um z.B. die Oberfläche des Os capitatum zu beurteilen, wenn eine Resektion der ersten Handgelenkwurzelreihe erfolgen muß, oder um die Integrität im Bereich der Artikulation Radius/Os lunatum zu überprüfen, wenn eine Intervention wie die mediokarpale Arthrodese geplant ist.

Es sind jedoch besonders die Intermediärstadien (bevor eine Arthrose radiologisch einwandfrei nachweisbar wird), in der eine Arthroskopie vor weiteren operativen Schritten einen hohen Stellenwert aufweist. Hierdurch kann mit Sicherheit der Zustand des proximalen Pols vom Os scaphoideum überprüft werden, eine essentielle Voraussetzung, bevor eine Skaphotrapeziumtrapezoidalarthrodese (STT) geplant werden kann. Sie erlaubt auch die Überprüfung des Zustands der interossären Ligamente, um sowohl den Sitz einer Ruptur oder Desinsertion festzulegen als auch die praktische Möglichkeit einer direkten Reparatur zu überprüfen.

☐ Therapeutischer Stellenwert der Arthroskopie bei der skapholunären Instabilität

Die Möglichkeit, skapholunäre Instabilitäten unter arthroskopischer Kontrolle zu therapieren, ist verführerisch, und sei es auch nur, um die Anzahl der Einsteifungen nach Arthrotomie des Handgelenks zu vermindern oder um die Größe des Eingriffs zu begrenzen. Die vorgeschlagenen Möglichkeiten beschränken sich jedoch bis heute auf die Versorgung mit Kirschner-Drähten unter arthroskopischer Kontrolle. Eine direkte Reparatur der intrinsischen oder extrinsischen Ligamente wird bis heute nicht realisiert und die Arthroskopie kontrolliert lediglich die Qualität der Reposition des skapholunären Gelenks (30). Von einer solchen Kirschner-Draht-Versorgung verspricht man sich eine spontane Heilung des interossären Ligaments bzw. die Induktion einer lokal ausreichenden Narbenbildung, um die Kohäsion zwischen dem Skaphoid und dem Os lunatum zu erhalten. Bis heute ist jedoch noch keine Serie publiziert worden, die die Ergebnisse eines solchen Vorgehens veröffentlicht. Wir selbst verwenden diese einfache Kirschner-Draht-Versorgung geschlossen, unter arthroskopischer Kontrolle nur bei ligamentären Rupturen ohne Hinweis auf Instabilität.

■ Dissoziative lunatotriquetrale Instabilität

Die lunatotriquetrale Instabilität kann als dissoziative Instabilität angesehen werden, wenn sie allein das lunatotriquetrale Ligament betrifft, wodurch die räumliche Kohärenz zwischen Os lunatum und Os triquetrum verändert wird. Wie für die skapholunäre Instabilität scheint es gesichert, daß die alleinige Läsion des lunatotriquetralen Ligaments nicht für das Auftreten einer Palmarflexion des Os lunatum oder „VISI"-Stellung mit/ohne lunatotriquetrale Diastase ausreicht (41).

Tatsächlich ist die lunatotriquetrale dissoziative Instabilität wahrscheinlich der letzte Schritt eines Läsionspektrums, welches mit der symptomatischen Läsion des interossären Ligaments ohne Vorliegen einer Instabilität beginnt. Die diagnostischen Schwierigkeiten sind hier größer als bei der skapholunären Instabilität. Klinisch existieren hinweisende Tests, deren Interpretation besonders schwierig ist. Der radiologische Nachweis dieser Entität ist sehr variabel, und keiner der bisher aufgeführten Hinweise (Palmarflexion des Os lunatum, lunatotriquetrale Diastase) erscheint erforderlich oder ausreichend, um die Diagnose zu stellen. Die Schwierigkeiten werden noch erhöht durch die Vielzahl von Möglichkeiten, die zu chronischen Schmerzen am ulnaren Handgelenk führen können (35), wobei einige mit einer lunatotriquetralen Ligamentläsion vergesellschaftet sein können (31).

Unter diesen Umständen stellt die Arthroskopie eine perfekte diagnostische Möglichkeit dar, die in erster Intention gerechtfertigt ist. Der Nachweis einer ligamentären Läsion in der ersten Handgelenkwurzelreihe führt zu dynamischen Tests bei der Arthroskopie des mediokarpalen Gelenks, um eine Instabilität zu bestätigen. Wie wir sehen werden, rechtfertigen allein Situationen, bei denen eine Dissoziation sicher durch die dynamischen Tests nachgewiesen wird, eine Arthrotomie, um die ligamentäre Rekonstruktion oder partielle Arthrodese durchzuführen. Die Arthroskopie dient auch dem Erkennen und ggf. der Therapie von Begleitläsionen, insbesondere des Discus triangularis. Wie für Läsionen des skapholunären Bands wurde das Vorgehen eines einfachen Anfrischens der Ligamentränder, gefolgt von einer Immobilisation mit einer transitorischen Arthrodese unter arthroskopischer Kontrolle, vorgeschlagen. Es gibt keine Serien, die eine fundierte Beurteilung dieses therapeutischen Vorgehens zuließen, welches wir für ligamentäre Rupturen ohne Instabilität reservieren.

Arthroskopie und Discus triangularis

■ Diagnostik von Läsionen am Discus triangularis

Traumatische oder degenerative Läsionen im Bereich des Discus triangularis sind der arthroskopischen Diagnostik zugänglich.

☐ Diagnostik traumatischer Läsionen am Discus triangularis

Wir verwenden am Discus triangularis die Klassifikation der Läsionen nach Palmer (28, 29). Die Möglichkeiten der arthroskopischen Diagnostik variieren nach dem Läsionstyp. Risse in palmar-dorsaler Richtung, nahe an der radialen Insertion des Diskus (Typ 1 a), können bei der Inspektion durch den 3/4-Zugang leicht nachgewiesen werden (Abb. 18.**19**). Sind diese Läsionen frischer Natur, besteht kein Substanzverlust, und das einwandfreie Aufeinanderliegen der Ränder kann die Läsion maskieren. Dann muß das Einbringen des Tasthakens in den Riß den Nachweis erbringen.

Läsionen vom Typ 1 d (Abb. 18.**20**) entsprechen einem vollständigen Abriß des Discus triangularis von seinem radialen Insertionsrand und können während der Arthroskopie einfach diagnostiziert werden. Der Tasthaken exploriert systematisch den Bereich des radialen Ansatzes vom Diskus und kann den Abriß nachweisen, wobei der freie Rand des Ligaments umgeschlagen werden kann.

In der Klassifikation nach Palmer entspricht das Stadium 1 b einer ulnaren Desinsertion des Discus triangularis mit oder ohne Vorliegen einer Fraktur des Processus styloideus ulnae (Abb. 18.**21**). Nach unserer Erfahrung sind solche Läsionen während einer Arthroskopie besonders schwierig nachzuweisen. Tatsächlich kann die gesamte Oberfläche des Discus triangularis intakt erscheinen und allein indirekte Zeichen in Form einer Veränderung des Trampolineffekts am Diskus oder eines wellenförmigen Übereinanderschlagens von Diskusanteilen bei Traktion auf eine periphere Desinsertion hinweisen. Der Trampolineffekt wurde als normales Charakteristikum des Discus triangularis beschrieben. Eine periphere Desinsertion kann das Gefühl des elastischen Widerstands unter dem Tasthaken modifizieren. Der wellenförmige Effekt wurde ebenfalls beschrieben und besteht in der Überprüfung des ulnaren Randes vom Discus triangularis, wobei dieser mit dem Tasthaken in radialer Richtung gezogen wird. Beide Tests erfordern eine große

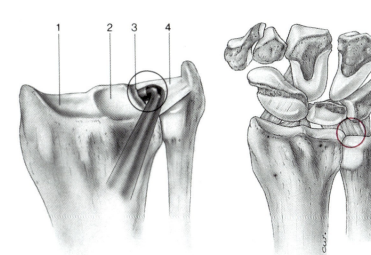
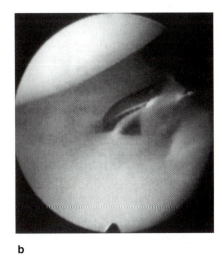

Abb. 18.**19a** u. **b** Traumatische Läsion des Discus triangularis: Klasse 1 a (Klassifikation nach Palmer). Die Läsion besteht in einem palmar-dorsal gerichteten Riß nahe der radialen Insertionsstelle des Discus triangularis.
a Schematische Zeichnung der Läsion.
1 Fossa scaphoidea am Radius.
2 Fossa lunata am Radius.
3 Traumatische Läsion (Klasse 1 a) des Discus triangularis.
4 Discus triangularis.
b Arthroskopische Sicht einer Klasse-1 a-Läsion.

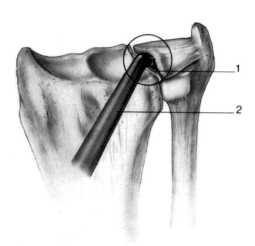

Abb. 18.**20** Traumatische Läsion des Discus triangularis: Klasse 1 d (Klassifikation nach Palmer). Vollständige Desinsertion des Discus triangularis (im Bereich des Ansatzes am Radius).
1 Desinsertionszone.
2 Tasthaken.

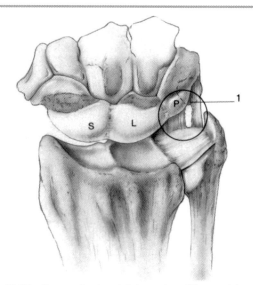

Abb. 18.**22** Traumatische Läsion des Discus triangularis: Klasse 1 c, Unterbrechung der palmaren extrinsischen ligamentären Schicht (Klassifikation nach Palmer). Das Os pisiforme wird durch die Unterbrechung der palmaren extrinsischen ligamentären Schicht sichtbar (ulnarer Anteil, Lig. ulnolunare und ulnotriquetrale).

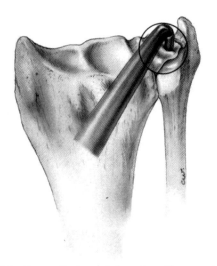

Abb. 18.**21** Traumatische Läsion des Discus triangularis: Klasse 1 b, ulnare periphere Desinsertion (Klassifikation nach Palmer). Der Discus triangularis ist von den ulnaren peripheren Insertionen abgerissen und ergibt unter Zug mit dem Tasthaken einen wellenförmigen Effekt.

Erfahrung, um während der Arthroskopie den normalen vom pathologischen Zustand zu unterscheiden. Für diese spezielle Läsionsform besteht die diagnostische Alternative in einer Arthrographie des distalen Radioulnargelenks, welche einen Durchtritt des Kontrastmittels am ulnaren Rand des distalen Radioulnargelenks nachweist.

Zuletzt wird die Klasse 1 c durch eine palmare periphere Ruptur des Discus triangularis charakterisiert (ulnolunäres und ulnotriquetrales Ligament). Diese Ligamente sind der Arthroskopie zugänglich (22), jedoch ist die einfache Inspektion nicht ausreichend, und die Palpation mit dem Tasthaken muß neben einer Ruptur eine eventuelle distale Desinsertion dieser ligamentären Schicht nachweisen, welche sich allein durch eine anormale Laxizität während des Tastvorgangs verrät. Liegt eine solche Ruptur vor, kann das Os pisiforme arthroskopisch inspiziert werden (Abb. 18.**22**).

☐ Diagnostik degenerativer Veränderungen am Discus triangularis

Im Gegensatz zu den traumatischen Läsionen können alle degenerativen Veränderungen während der Arthroskopie nachgewiesen werden, die Untersuchungstechnik ist in diesem Bereich unersetzlich. Neben einer Läsion des zentralen Diskusanteils kann die Arthroskopie Begleitläsionen im Bereich des lunatotriquetralen Gelenks, am Ulnaköpfchen und im Bereich des lunatotriquetralen Ligaments nachweisen. Diese bestimmen das Stadium und die Schwere der Veränderungen und erlauben das Festlegen des Läsionstyps sowie die zu wählenden therapeutischen Optionen.

Nach der Klassifikation von Palmer besteht bei Typ 2 a eine einfache Alteration der Oberfläche des zentralen Diskusanteils. Chronologisch handelt es sich hierbei um die erste Manifestation eines ulnaren Hyperpressionssyndroms am Handgelenk (Abb. 18.**23**).

In einem späteren Stadium (Klasse 2 b), kommt es zur Chondromalazie, gegenüberliegend am Os lunatum, nahe der Insertionsstelle des Lig. lunatotriquetrale, welches in diesem Stadium noch intakt ist (Abb. 18.**24**).

Im Stadium 2 c entwickelt sich die zentrale Usur des Diskus zu einer Perforation, welche von traumatischen Läsionen aufgrund der unregelmäßigen Ränder und des begleitenden Substanzverlusts gut zu unterscheiden ist. Die Perforation liegt immer im Bereich des verdünnten zentralen Anteils des Diskus über dem Ulnaköpfchen, welches in erster Linie für die Hyperpression ulnar verantwortlich ist. Durch die zentrale Perforation kann der Knorpelüberzug des Ulnaköpfchens inspiziert werden, hier kann eine mehr oder weniger stark ausgeprägte Chondromalazie vorliegen. Die gegenüberliegenden Knorpelläsionen am Os lunatum sind in diesem Stadium selbstverständlich ebenfalls vorhanden (Abb. 18.**25**).

Der letzte Schritt bei der Entwicklung der degenerativen Perforationen am Discus triangularis wird durch die degenerative Ruptur des lunatotriquetralen Ligaments gegeben (Klasse 2 d) (Abb. 18.**26**). Es ist wichtig zu verstehen, daß diese Ruptur das letzte Stadium der degenerativen Verände-

Arthroskopie und Knorpelveränderungen 397

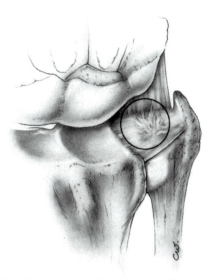

Abb. 18.**23** Degenerative Läsion des Discus triangularis: Klasse 2a (Klassifiktion nach Palmer). Die Läsionen bestehen in einer Alteration der Oberfläche im Bereich des zentralen Anteils des Discus triangularis.

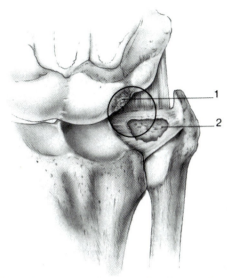

Abb. 18.**25** Degenerative Läsionen des Discus triangularis: Klasse 2c (Klassifikation nach Palmer). Die Veränderungen im zentralen Diskusanteil haben sich zu einer echten Perforation entwickelt mit unregelmäßigen Rändern und darunter sichtbarem Ulnaköpfchen.

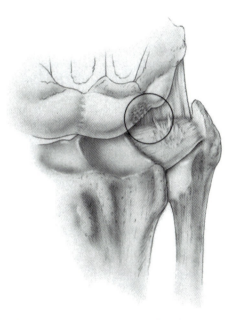

Abb. 18.**24** Degenerative Läsionen des Discus triangularis: Klasse 2b (Klassifikation nach Palmer). Den zentralen Diskusveränderungen gegenüberliegend aufgetretene Chondromalazie am Os lunatum, nahe des lunatotriquetralen Bands.

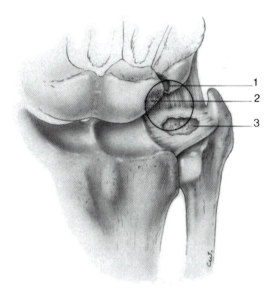

Abb. 18.**26** Degenerative Läsionen des Discus triangularis: Klasse 2d (Klassifikation nach Palmer). Der letzte Schritt in der Entwicklung der degenerativen Veränderungen besteht in dem Auftreten einer degenerativen Perforation des lunatotriquetralen interossären Ligaments.

rungen darstellt. Der Mechanismus ist deutlich unterschiedlich zu den traumatischen Rupturen oder Ligamentunterbrechungen. So ist das Auftreten einer Kontinuitätsunterbrechung des lunatotriquetralen Ligaments im Rahmen eines Impingementsyndroms ulnar nicht zwingend gleichzusetzen mit einer lunatotriquetralen dissoziativen Instabilität.

■ Arthroskopische Therapie von Läsionen des Discus triangularis

Obwohl die Arthroskopie den Nachweis ihrer Wirksamkeit bei der Behandlung degenerativer Läsionen angetreten hat, bleibt ihre Rolle in der Therapie von traumatischen Läsionen noch offen. In Analogie zu den Läsionen des skapholunären Ligaments besteht die erste Überlegung bei einer geringen traumatischen Läsion (einfacher anterior-posterior gelegener Riß im Bereich der radialen Insertion des Diskus), in der Frage, ob dieser wirklich für die schmerzhaften Symptome des Patienten verantwortlich ist (26, 27).

Arthroskopie und Knorpelveränderungen

Die Arthroskopie ist konkurrenzlos bei der Diagnostik von chondralen Veränderungen. Bei fortgeschrittener Situation, im Stadium einer manifesten Arthrose mit Gelenkspaltverschmälerung und subchondraler Sklerose, ist sie eine überflüssige Untersuchung. Dagegen erlaubt sie in frühen Stadien den Nachweis von chondralen Veränderungen, die radiologisch noch inapparent bestehen. Des weiteren entgehen Knorpelveränderungen im ulnaren und mediokarpalen Bereich der radiologischen Diagnostik unabhängig vom Entwicklungsstadium.

■ Knorpelläsionen im Rahmen des „SLAC wrist"

In der großen Mehrzahl der Fälle entwickelt die Arthrose des Handgelenks eine topographische Disposition, die sog. SLAC-wrist-Stellung (scapholunate advanced collapse). Watson fand bei einer Studie von 210 Röntgenaufnahmen arthrotischer Handgelenke nur 5% der Fälle, die nicht in dieses Schema paßten (43). Einer der Hauptgründe für diese Arthrose besteht in dem Spontanverlauf skapholunärer Instabilitäten.

Chronologisch erscheinen die ersten Knorpelveränderungen hauptsächlich in dem Raum zwischen Radius und Skaphoid sowie im Bereich des proximalen Pols des Kahnbeins. Eine Alteration der Knorpelverhältnisse am proximalen Pol des Skaphoids kann arthroskopisch nachweisbar sein, deutlich bevor die ersten radiologischen Arthrosezeichen bestehen. Wenn diese Knorpelveränderungen am proximalen Skaphoidpol subchondralen Knochen exponieren, ist eine partielle Arthrodese vom Typ skaphotrapeziumtrapezoidal (STT) oder skaphokapital kontraindiziert, da beide Interventionen den proximalen Skaphoidpol deutlich unter Last setzen. Bei fortgeschritteneren Arthrosestadien kann eine Resektion der ersten Handgelenkwurzelreihe geplant werden und die Arthroskopie als Möglichkeit genutzt werden, den Zustand der Knorpeloberflächen vom Os capitatum zu überprüfen. Veränderungen im Knorpelüberzug des Os capitatum können arthroskopisch deutlich früher gesehen als radiologisch durch Gelenkspaltverschmälerung nachgewiesen werden.

■ Mediokarpale Knorpelveränderungen

Neben Knorpelveränderungen im Bereich des kapitolunären Gelenks im Rahmen einer „SLAC-wrist"-Situation können degenerative Veränderungen im ulnaren mediokarpalen Gelenk nachgewiesen werden. Diese werden insbesondere am Os hamatum und am distalen Anteil des Os lunatum vorgefunden.

Studien an Leichenhandgelenken haben die Häufigkeit dieser wahrscheinlich degenerativen Veränderungen bei Patienten höheren Alters nachgewiesen (6, 39, 40, 42). Die morphologischen Variationen am Os lunatum scheinen einen direkten Einfluß auf das Auftreten dieser degenerativen Veränderungen zu besitzen. Von mediokarpal aus gesehen, kann das Os lunatum nach Viegas (39) in einen Typ 1 klassifiziert werden, wenn es hier über eine einzige Gelenkfacette verfügt. Dagegen spricht man von einem Typ 2, wenn eine palmar/dorsal verlaufende Crista zwei Facetten geringer Größe definiert, wobei die kleinere im Verhältnis zu der Hauptfacette schräg verläuft und mit dem distalen Pol des Os triquetrum kongruent ist. Die gegenüberliegenden Os capitatum und Os hamatum weisen ähnliche Veränderungen auf, wobei das Kapitatohamatumgelenk eine harmonische Kurve über dem Os lunatum Typ 1 annimmt.

Im Fall des Os lunatum Typ 2 weist die Spitze des Os hamatum üblicherweise eine Stufe gegenüber dem Os capitatum auf, so daß die zweite Facette am Os lunatum entsteht (6). Die Arbeiten von Viegas haben gezeigt, daß eine Korrelation zwischen dem Auftreten degenerativer Veränderungen, die hauptsächlich die kleinere Facette des Os lunatum betreffen, und dem Vorliegen eines Os lunatum Typ 2 besteht. Diese Korrelation konnte nach einer Studie an einer hohen Anzahl von Leichenhandgelenken bei einer Population mittleren Alters hergestellt werden.

Im Rahmen einer retrospektiven arthroskopischen Studie über eine jüngere Patientenpopulation haben wir zeigen können, daß die Läsionen im ulnaren Bereich des mediokarpalen Gelenks häufig vorkommen und nicht notwendigerweise einem bestimmten morphologischen Typ des Os lunatum zugewiesen werden können und wahrscheinlich für einen gewissen Teil als posttraumatisch anzusehen sind (13). Solche Läsionen liegen im Bereich der Spitze des Os hamatum oder in dessen ansteigendem Verlauf oder am me-

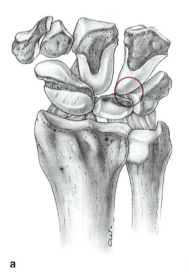
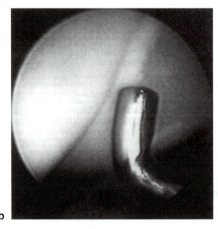
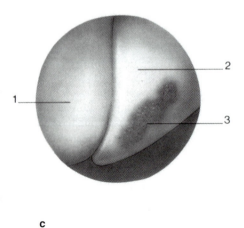

Abb. 18.**27 a–c** Knorpelläsion am Os hamatum im mediokarpalen Gelenk. Es handelt sich um eine typische Läsion des "4-Länder-Ecks". 1 Os capitatum. 2 Os hamatum. 3 Subchondraler Knochen.

diokarpalen Rand des Os lunatum. Sie weisen alle möglichen Entwicklungsstadien auf, von der einfachen Chondromalazie bis zum ausgedehnten kartilaginären Defekt mit Exposition von subchondralem Knochen (Abb. 18.**27**). Sogar in diesem Stadium entgehen sie einer Standardröntgenuntersuchung (36), wodurch einmal mehr der Stellenwert der arthroskopischen Diagnostik unterstrichen wird. Solche Knorpelschäden können bei der Genese ulnarer Schmerzen am Handgelenk hauptsächlich beteiligt sein, wobei Vorsicht geboten ist, da begleitende ligamentäre Läsionen häufig vorkommen. Es ist schwierig, ein therapeutisches Vorgehen in bezug auf diese Knorpelläsionen vorzuschlagen. Die Wirksamkeit von Mikrobohrungen im Bereich eines subchondral exponierten Knochens unter arthroskopischer Kontrolle ist noch nicht nachgewiesen.

Frakturen und Pseudarthrosen des Os scaphoideum

■ Arthroskopie und frische Skaphoidfraktur

Der Nachweis einer nicht erkannten Skaphoidfraktur während der Arthroskopie des Handgelenks ist zu erwähnen. Typischerweise stellt sich ein Patient 2–3 Wochen nach einem Handgelenktrauma vor. Radiologisch sind statisch und dynamisch unauffällige Verhältnisse zu beobachten, Schmerzen bestehen beim Watson-Test bzw. beim elektiven skapholunären Ballottement mit Hinweis auf eine skapholunäre Ligamentläsion. Liegt ein starker klinischer Verdacht auf eine skapholunäre Ligamentläsion vor, kann eine Arthroskopie von vornherein geplant werden, welche die Diagnose bestätigt. Meist wird während der Untersuchung des mediokarpalen Gelenks die Läsion nachgewiesen, und zwar in Form einer Unterbrechung des kartilaginären Skaphoidüberzugs. Dann muß überprüft werden, ob es sich um eine veritable Fraktur oder um eine einfache Knorpelunterbrechung handelt, hierfür wird der Tasthaken durch die Knorpelunterbrechung in den eventuell vorliegenden Frakturspalt getrieben. Zuletzt ist daran zu erinnern, daß begleitend zu einer Fraktur des Skaphoids Rupturen des skapholunären Ligaments vorliegen können (37). Das Erkennen einer solchen Begleitverletzung während der Arthroskopie läßt dann die Modifikation des therapeutischen Vorgehens zu.

■ Arthroskopie und Skaphoidpseudarthrose

Obwohl das systematische arthroskopische Untersuchen des Handgelenks vor jedem operativen Eingriff an einer Pseudarthrose des Skaphoids nicht gerechtfertigt erscheint, kann die Untersuchung in den Fällen wertvoll sein, in denen das therapeutische Vorgehen schwierig festzulegen ist. Dieses ist bei alten oder rezidivierenden Pseudarthrosen der Fall, wenn radiologisch am proximalen Pol des Kahnbeins deutliche Veränderungen vorliegen. Alle Rekonstruktionsvorgehen mit zwischengeschaltetem Transplantat belasten den proximalen Skaphoidpol durch Wiederherstellung der Gesamtlänge des Skaphoids erheblich. Dann kann es wertvoll sein, den Zustand des proximalen Pols zu überprüfen, um festzustellen, ob dieser die erhöhte Last tragen kann.

☐ Literatur

1. Adolfsson, L., A.A. Czitrom, J.H. Dobyns, R.L. Linscheid: Arthroscopy for the diagnosis of post traumatic wrist pain. J. Hand Surg. 12 A (1987) 205–212
2. Berger, R.A., J.M.F. Landsmeer: The palmar radiocarpal ligaments: a study of adult and fetal human wrist joints. J. Hand Surg. 15 A (1990) 847–850
3. Botte, M.J., W.P. Cooney, R.L. Linscheid: Arthroscopy of the wrist: anatomy and technique. J. Hand Surg. 14 A (1989) 313–317
4. Bourne, R.M., R.L. Linscheid, J.H. Dobyns: Concomitant scapholunate dissociation and Kienböck's disease. J. Hand Surg. 16 A (1991) 460–464
5. Braun, R.M.: The distal joint of the radius and ulna: diagnostic studies and treatment rational. Clin. Orthop. (1992) 74–78
6. Burgess, E.C.: Anatomic variations of the midcarpal joint. J. Hand Surg. 15 A (1990) 129–131
7. Chen, Y.C.: Arthroscopy of the wrist and finger joints. Orthop. Clin. N. Amer. 10 (1979) 723–733
8. Cooney, W.P.: Evaluation of chronic wrist pain by arthrography, arthroscopy, and arthrotomy. J. Hand Surg. 18 A (1993) 815–822
9. Cooney, W.P., J.H. Dobyns, R.L. Linscheid: Arthroscopy of the wrist: anatomy and classification of carpal instability. J. Arthr. rel. Surg. 6 (1990) 133–140
10. Craig, S.M.: Wrist arthroscopy. Clin. Sports Med. 6 (1987) 551–556
11. Dautel, G., B. Goudot, M. Merle: Arthroscopic diagnosis of scapholunate instability in the absence of X-ray abnormalities. J. Hand Surg. 18 B (1993) 213–218
12. Dautel, G., M. Merle: Tests dynamiques arthroscopiques pour le diagnostic des instabilités scapholunaires: note de technique. Ann. Chir. Main 12 (1993) 206–209
13. Dautel, G., M. Merle: Midcarpal chondral lesions: a cause for ulnar wrist pain? J. Arthr. rel. Surg. (1994) (submitted)
14. Goudot, B.: L'arthroscopie du poignet, indications diagnostiques et thèrapeutiques. Thèse méd., Nancy 1991
15. Hanker, G.J.: Diagnostic and operative arthroscopy of the wrist. Clin. Orthop. (1991) 165–174
16. Herbert, T.J., R.G. Faithful, D.J. McCann, J. Ireland: Bilateral arthrography of the wrist. J. Hand Surg. 15 B (1990) 233–235
17. Hermansdorfer, J.D., W.B. Kleinman: Management of chronic peripheral tears of the triangular fibrocartilage complex. J. Hand Surg. 16 A (1991) 340–346
18. Kelly, E.P., J.K. Stanley: Arthroscopy of the wrist. J. Hand Surg. 15 B (1990) 236–242
19. Koman, L.A., G.G. Poehling, E.B. Toby, G. Kammire: Chronic wrist pain: indications for wrist arthroscopy. J. Arthr. rel. Surg. 6 (1990) 116–119
20. Lévy, H.H., R.D. Gardner, L.J. Lemak: Bilateral osteochondral flaps of the wrists. J. Arthr. rel. Surg. 7 (1991) 118–119
21. Mandelbaum, B.R., A.R. Bartolozzi, B. Cadavis, L. Teurlings, B. Bragonier: Wrist pain syndrome, in the gymnast: pathogenic, diagnostic, and the therapeutic considerations. Amer. J. Sports Med. 17 (1989) 305–317
22. Mooney, J.F., G.G. Poehling: Disruption of the ulnolunate ligament as a cause of chronic ulnar wrist pain. J. Hand Surg. 16 A (1991) 347–349
23. Mooney, J.F., D.B. Siegel, L.A. Koman: Ligamentous injuries of the wrist in athletes. Clin. Sports Med. 11 (1992) 129–139
24. North, E.R., S. Meyer: Wrist injuries: correlation of clinical and arthroscopic findings. J. Hand Surg. 15 A (1990) 915–920
25. North, E.R., S. Thomas: An anatomic guide for arthroscopic visualisation of the wrist capsular ligaments. J. Hand Surg. 13 A (1988) 815–822
26. Osterman, A.L.: Arthroscopic debridement of triangular fibrocartilage complex tears. J. Arthr. rel. Surg. 6 (1990) 120–124
27. Osterman, A.L., R.G. Terrill: Arthroscopic treatment of TFCC lesions. Hand Clin. 7 (1991) 277–281
28. Palmer, A.K.: Triangular fibrocartilage complex lesions: a classification. J. Hand Surg. 14 A (1989) 594–606
29. Palmer, A.K.: Triangular fibrocartilage disorders: injury patterns and treatment. J. Arthr. rel. Surg. 6 (1990) 125–132
30. Pianke, G.: Wrist arthroscopy. Hand Clin. 8 (1992) 621–630
31. Pin, P.G., V.L. Young, L.A: Gilula; P.M. Weeks: Management of chronic lunotriquetral ligament tears. J. Hand Surg. 14 A (1989) 77–83
32. Poehling, G.G., J. Roth, T.L. Whipple, L.A. Koman, B.T. Toby: Arthroscopic surgery of the wrist. In: Information Manual. Bowman Gray School of Medicine of Wake Forest University, 1989

33 Roth, J.H., G.G. Poehling: Arthroscopic ectomy surgery of the wrist. J. Arthr. rel. Surg. 6 (1990) 141–147
34 Roth, J.H., G.G. Poehling, T.L. Whipple: Hand instrumentation for small joint arthroscopy. J. Arthr. rel. Surg. 4 (1988) 126–128
35 Taleisnik, J.: Pain on the ulnar side of the wrist. Hand Clin. 3 (1987) 51–68
36 Uchiyama, S., K. Terayama: Radiographic changes in wrists with ulnar variance observed over a ten-year period. J. Hand Surg. 16 A (1991) 45–48
37 Vender, M.I., H.K. Watson, D.M. Black, J.W. Strickland: Acute scaphoid fracture with scapholunate gap. J. Hand Surg. 14 A (1989) 1004–1007
38 Viegas, S.F.: Arthroscopic treatment of osteochondritis dissecans of the scaphoid. J. Arthr. rel. Surg. 4 (1988) 278–281
39 Viegas, S.F.: The lunato-hamate articulation of the midcarpal joint. J. Arthr. rel. Surg. 6 (1990) 5–10
40 Viegas, S.F., G. Ballantyne: Attritional lesions of the wrist joint. J. Hand Surg. 12 A (1987) 1025–1029
41 Viegas, S.F., R.M. Patterson, P.D. Peterson et al.: Ulnar-sided perilunate instability: an anatomic and biomechanic study. J. Hand Surg. 15 A (1990) 268–278
42 Viegas, S.F., K. Wagner, R.M. Patterson, P.D. Peterson: Medial (hamate) facet of the lunate. J. Hand Surg. 15 A (1990) 564–571
43 Watson, H.K., F.L. Ballet: The SLAC wrist: scapholunate advanced collapse pattern of degenerative arthritis. J. Hand Surg. 9 A (1984) 358–365
44 Watson, H.K., L. Ottoni, E.C. Pitts, A.G. Handal: Rotatory subluxation of the scaphoid: a spectrum of instability. J. Hand Surg. 18 B (1993) 62–64
45 Whipple, T.L.: Powered instruments for wrist arthroscopy. J. Arthr. rel. Surg. 4 (1988) 290–294
46 Whipple, T.L.: Precautions for arthroscopy of the wrist. J. Arthr. rel. Surg. 6 (1990) 3–4
47 Whipple, T.L.: The role of arthroscopy in the treatment of wrist injuries in the athlete. Clin. Sports Med. 11 (1992) 227–238
48 Whipple, T.L., J. Marotta, J. Powell: Techniques of wrist arthroscopy. Arthroscopy 2 (1986) 244–252

19 Posttraumatische Instabilitäten und ligamentäre Läsionen am Handgelenk

G. Dautel und Ph. Voche

Pathophysiologie und Klassifikation von Instabilitäten am Handgelenk

G. Dautel

Die ersten Publikationen über biomechanische Studien am Handgelenk datieren vom 19. Jahrhundert, jedoch haben erst die letzten 20 Jahre eine Vielfalt an klinischen, anatomischen und biomechanischen Arbeiten über die Instabilitäten am Handgelenk ergeben. Dadurch kam es zu verbesserten Kenntnissen über die Pathophysiologie und den natürlichen Verlauf von Instabilitäten. Dieser erhebliche theoretische Fortschritt mündete nicht immer in der Definition von zuverlässigen therapeutischen Verfahren. Dieser Zustand kennzeichnet die aktuelle paradoxe Situation, und die sich mit diesem Problem befassenden Operateure scheitern bei bestimmten Instabilitätsformen noch mit zufriedenstellenden Therapieformen.

Mit der Einführung der Röntgenuntersuchungen wurde offensichtlich, daß sich die Funktion des Handgelenks nicht auf eine einzige blockartige Bewegung beschränkt, die in rigider Form alle knöchernen Anteile vereint. Im Gegenteil, die normale Funktion des Handgelenks beruht auf der relativen Mobilität der knöchernen Strukturen zueinander, die wiederum von einem System intrinsischer und extrinsischer Ligamente sowie durch die bestimmte Form der das Handgelenk konstituierenden Knochen kontrolliert wird. So kommt es zu einer außergewöhnlich großen Zahl von Variablen, die die Handgelenkmobilität beeinflussen, da nicht nur die Form und räumliche Ausrichtung der Gelenkoberflächen eine Rolle spielen, sondern auch die Orientierung, Insertion und biomechanischen Eigenschaften aller Fasergruppen der ligamentären intrinsischen und extrinsischen Schichten. Zuletzt können auch individuelle Variationen, besonders eine mehr oder weniger starke Laxizität der Ligamente, Einfluß ausüben.

Anatomie des Handgelenks

Ziel dieses Kapitels ist nicht eine ausführliche Beschreibung der Handgelenkanatomie, diesbezüglich wird auf die einschlägige Literatur verwiesen. Dagegen sind bestimmte Aspekte der Morphologie der Knochen, ihre Ausrichtung und die Art der Ligamentinsertionen wichtig für das Verständnis der Handgelenkinstabilitäten und werden hier kurz wiederholt. Die Referenzposition für die Beschreibung der Orientierung der Knochen ist die Neutralposition, entsprechend einer neutralen Pro-/Supination und der Ausrichtung des 3. Metakarpales in der genauen Längsachse des Radius.

■ Morphologie der Handwurzelknochen

Die Form und Ausrichtung der Knochen und ihre Gelenkoberflächen im Raum haben eine direkte Auswirkung auf die Genese von Handgelenkinstabilitäten.

☐ Erste Handgelenkreihe (Abb. 19.1)

Os scaphoideum. Dieser Knochen stellt die Verbindung zwischen der ersten und der zweiten Handwurzelreihe dar. In bezug auf die Frontalebene steht das Kahnbein um 45 Grad geneigt. Dies erklärt die Tendenz zur Steilstellung bei axialer Kompression. Zwei ligamentäre Strukturen stabilisieren das Os scaphoideum in dieser prekären Gleichgewichtsposition. Der Bandkomplex des Skaphotrapeziumtrapezoidalgelenks (STT) sichert die Mobilität des distalen Pols (13), während das interossäre skapholunäre Ligament die Mobilität des proximalen Pols kontrolliert. Beide Gelenkkomplexe sind bei der Genese von sog. dissoziativen skapholunären Instabilitäten (s. u.) beteiligt.

Os lunatum. Die auf der streng seitlichen Röntgenaufnahme gegebene Form hat dem Knochen seinen Namen einge-

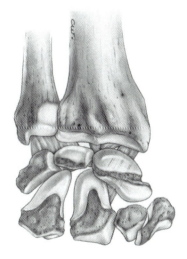

Abb. 19.**1** Handwurzelknochen.

bracht. Zu beachten ist jedoch, daß in der räumlichen Darstellung das palmare Horn des Lunatums voluminöser ist als das dorsale. So kann eine Dorsalextensions- oder Palmarflexionsstellung auf der a.-p. Aufnahme definiert werden. Auch kann die natürliche Tendenz des Lunatums erklärt werden, als Antwort auf axial einwirkende Kräfte in die Dorsalextension zu rutschen, mit dem voluminösen palmaren Horn auszuweichen und das dünnere dorsale Horn zu präsentieren.

Os triquetrum. Wichtiger als die Form dieses Knochens sind die Beziehungen zum Os hamatum und die Ausrichtung der Triquetrum-Hamatum-Gelenkfläche, die zu berücksichtigen sind. In Neutralposition befindet sich das Triquetrum im Gleichgewicht mit der helikoidal verlaufenden Gelenkfläche des Os hamatum. Jede axiale Krafteinwirkung, alle Bewegungen in radialer oder ulnarer Richtung verursachen ein Deplazieren des Triquetrums entlang dieser helikoidalen Gelenkfläche am Os hamatum. Dessen Ausrichtung im Raum bestimmt seinerseits die räumliche Ausrichtung des Os triquetrum.

Os pisiforme. Dieser Knochen ist der einzige am Handgelenk, der über eine Sehneninsertion eines Muskels vom Unterarm verfügt (M. flexor carpi ulnaris). Er ist bei keinem der aktuell anerkannten klassischen Instabilitätsschemata beteiligt.

☐ Distale Handgelenkreihe (Abb. 19.1)

Im Gegensatz zu der proximalen Reihe, bei der gegeneinander bewegliche Knochen vorliegen, findet sich in der distalen Handgelenkreihe durch die verbindenden Ligamente keine Beweglichkeit der Knochen gegeneinander.

Os trapezium und Os trapezoideum. Die beiden Knochen sind im Bereich der Artikulation mit dem distalen Pol des Skaphoids verbunden. Bei Flexions- und Extensionsbewegungen des Skaphoids verläuft dessen distaler Pol über den Gelenksockel, der von Trapezium und Trapezoideum gebildet wird.

Os capitatum. Als zentraler Knochen des Handgelenks artikuliert das Os capitatum sowohl mit dem Os scaphoideum als auch mit dem Os lunatum und dem Os triquetrum. Bei Krafteinwirkung in axialer Richtung tendiert das Kapitatum zur Migration nach proximal in den Bereich des skapholunären Gelenks.

Os hamatum. Das Hauptcharakteristikum dieses Knochens ist seine Gelenkverbindung zum Os triquetrum, welche helikoidal dreidimensional ausgerichtet ist. Hierdurch werden die Bewegungen des Os triquetrum bei radialer und ulnarer Inklination möglich.

■ Intrinsische und extrinsische Ligamente

Bedingt durch das Fehlen muskulärer Ansätzen kontrollieren die intrinsischen und extrinsischen Ligamente die Mobilität und die Beweglichkeit der Handgelenkknochen gegeneinander. Die Unterscheidung zwischen intrinsischen und extrinsischen Ligamenten stammt von Taleisnik (27).

Als extrinsisch werden die Ligamente bezeichnet, die ausgehend von Radius oder Ulna Handgelenkwurzelknochen erreichen. Intrinsische Ligamente verbinden die Handwurzelknochen untereinander, ohne Insertionen am Unterarm aufzuweisen.

☐ Intrinsische Ligamente

Lig. scapholunatum interosseum. Die Frequenz skapholunärer Instabilitäten und die Bedeutung dieser Bandstruktur bei der Genese von Instabilitäten erklärt die Aufmerksamkeit, die diesem Band entgegengebracht wird (4, 5). Es spannt sich zwischen dem Os scaphoideum und dem Os lunatum aus und schließt den Gelenkraum zwischen den beiden Knochen proximal.

Proximal ist das Ligament von Gelenkknorpel, in Kontinuität mit demjenigen des Skaphoids und des Lunatums, überzogen, so daß der skapholunäre Gelenkbereich während der Arthroskopie oder Arthrotomie durch einfache Inspektion schwierig zu lokalisieren ist. Der Gelenkspalt zwischen den beiden Knochen hat die Tendenz, sich nach palmar zu öffnen, hier ist das Ligament kräftiger ausgebildet. Normalerweise schließt das Ligament den Gelenkspalt zwischen Skaphoid und Lunatum dicht ab, und es besteht keine Kommunikation zwischen radio- und mediokarpalem Gelenk. Besonders bei älteren Patienten ist jedoch die vollständige Dichtigkeit dieses Ligaments nuanciert zu betrachten, da kleinstreckige Unterbrechungen, die die Stabilität des Handgelenks nicht beeinträchtigen, auftreten können (29, 31).

Drei unterschiedliche Anteile des skapholunären Ligaments sind entsprechend ihrem biomechanischen Wert zu unterscheiden (5). Das mittlere Drittel ist dünn und besteht aus sehr schräg verlaufenden Fasern, die eine untergeordnete Rolle beim Zusammenspiel von Skaphoid und Lunatum aufweisen. Sehr wahrscheinlich besitzen isolierte Läsionen des mittleren Drittels keine Konsequenz auf die skapholunäre Stabilität. Der avaskuläre Zustand dieses ligamentären Anteils verurteilt Rekonstruktionsversuche im mittleren Drittel zum Mißerfolg. Das palmare, genau wie das dorsale Drittel, sind dicker und direkt bei der Aufrechterhaltung des Zusammenspiels von Lunatum und Skaphoid beteiligt.

Im Gegensatz zum mittleren Drittel bestehen in den anderen ligamentären Anteilen Gefäßstrukturen, die Rekonstruktionsversuche durch Heilungsvorgänge möglich machen. Es existieren nervale Strukturen, die bei der propriozeptiven Kontrolle beteiligt sind (4). Wir werden jedoch sehen, daß isolierte Läsionen, auch wenn sie das gesamte Ausmaß des Ligaments betreffen, normalerweise nicht ausreichen, um eine vollständige skapholunäre Instabilität zu verursachen. Im intakten Zustand läßt das skapholunäre Band eine rotierende Mobilität zwischen Skaphoid und Lunatum von 25 Grad zu.

Das lunatotriquetrale Ligament. Dieses vereint den proximalen Pol des Os lunatum mit dem Os triquetrum und schließt proximal den Gelenkspalt ab, wodurch eine Isolierung des radiokarpalen vom mediokarpalen Gelenk verursacht wird. Kräftiger und weniger dünn als das skapholunäre Band läßt dieses Ligament nur geringe Bewegungen zwischen den Knochen zu, die es verbindet. Diese beschränken sich auf einen kolbenartigen Effekt, wobei das Os triquetrum von proximal nach distal auf der triquetralen Gelenkfläche des Os lunatum gleitet. Zwischen diesen beiden Knochen besteht praktisch keinerlei rotatorische Beweglichkeit (9). Alle rotatorischen Kräfte, die vom Triquetrum während der Bewegungen auf der helikoidalen Gelenkfläche des Os hamatums entstehen, werden direkt auf das Os lunatum übertragen. Wie für das skapholunäre Band hat eine isolierte kurzstreckige Unterbrechung des lunatotriquetralen Bands keine dissoziative Instabilität zur Folge und verrät sich lediglich durch eine erhöhte lunatotriquetrale Beweglichkeit (16).

Das V-förmige Ligament. Diese Bezeichnung betrifft die intrinsische Bandformation, die vom Os capitatum fächerförmig in proximaler Richtung zieht und am Skaphoid einerseits sowie am Triquetrum andererseits inseriert (Abb. 19.2). So gesehen, handelt es sich um eine echte intrinsische ligamentäre Formation, da sie ausschließlich auf den Handgelenkknochen selbst inseriert. Jedoch stellt der laterale Ast dieses V-förmigen Ligaments die Verlängerung des extrinsischen radioskaphokapitalen Ligaments dar. Wir werden sehen, daß dieses Ligament, präziser der radiale Ast, bei der Genese von mediokarpalen Instabilitäten verantwortlich beteiligt ist (18, 29).

☐ **Extrinsische Ligamente**

Diese sind zwischen dem Radius und der Ulna sowie den Handgelenkknochen ausgespannt (Abb. 19.2). Umgeben von einer Synovialschicht können sie intraartikulär am leichtesten individualisiert werden, wobei die Arthroskopie erheblich zu ihrer Einschätzung beigetragen hat. Man unterscheidet eine dorsale von einer palmaren Schicht, letztere weist die größere biomechanische Wertigkeit auf.

Das radioskaphoidale Band. Dieses Ligament liegt am weitesten radial von allen palmaren extrinsischen Ligamenten. Es spannt sich vom palmaren Anteil des Processus styloideus radii bis zur Tuberositas des Skaphoids aus. Palmar der Flexions-/Extensionsachse gelegen, ist es unkorrekt, dieses als radiales Kollateralligament zu bezeichnen (20). Arthroskopisch ist dieses Ligament nicht immer sicher nachweisbar (23), da der Zugang zum Processus styloideus, entsprechend der Laxizität eines untersuchten Handgelenks, mehr oder weniger erschwert sein kann. Die biomechanische Rolle dieses Ligaments ist wahrscheinlich untergeordnet.

Das radioskaphokapitale Ligament. Dieses inseriert an der Apophyse des Processus styloideus und verläuft schräg in Richtung auf das Skaphoid und dann auf das Os capitatum. Es inseriert während des Verlaufs auf dem Isthmus des Skaphoids und gibt einige Fasern an das skapholunäre interossäre Ligament ab. Es bildet eine Art Umlenkachse für das Skaphoid, um die sich dieser Knochen bei der Flexion und Extension drehen kann. Während des Verlaufs überkreuzt dieses Band das mediokarpale Gelenk, bevor es das Os capitatum ereicht. Während der Arthroskopie ist es aufgrund seiner radialen Lage und des schrägen Verlaufs seiner Fasern leicht zu erkennen.

Radiolunatotriquetrales Band. Bei der Beschreibung der extrinsischen palmaren ligamentären Schicht von radial nach ulnar schließt sich dieses Ligament dem vorher genannten an und wird von diesem durch einen interligamen-

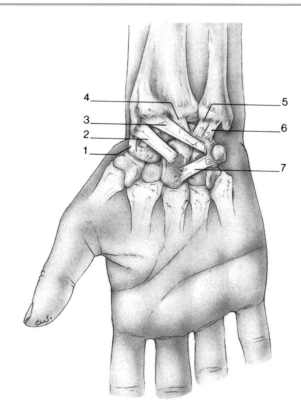

Abb. 19.2 Palmare extrinsische Ligamente.
1 Radioskaphoidales Ligament. 2 Radioskaphokapitales Ligament. 3 Radiolunatotriquetrales Ligament. 4 Profundes radioskapholunäres Ligament. 5 Ulnolunäres Ligament. 6 Ulnotriquetrales Ligament. 7 Kapitotriquetrales Ligament (ulnarer Ast des V-förmigen Bands).
Die Darstellung der Ligamente erfolgt hier extraartikulär, um den Verlauf und die Insertionen der extrinsischen Bänder darzustellen. In vivo sind diese Bänder arthroskopisch intraartikulär deutlich besser sichtbar. Zu beachten ist auch das kapitotriquetrale Ligament, welches einen Ast des V-förmigen Ligaments darstellt und eigentlich ein intrinsisches und nicht ein extrinsisches Band ist (s. Text).

tären Sulkus getrennt. Der Raum zwischen den beiden Ligamenten kann arthroskopisch gesehen werden und ist dem Tasthaken zugänglich, der dadurch die Spannung der beiden Ligamente gut überprüfen kann. Das radiolunatotriquetrale Ligament hat ebenfalls einen schrägen Verlauf, und zieht ausgehend vom Radius zum palmaren Horn des Os lunatum. Einige Fasern werden im Verlauf zum skapholunären Ligament abgegeben. Nach dem Ansatz auf dem Os lunatum verläuft es weiter in Richtung Os triquetrum und endet im Bereich des lunatotriquetralen Ligaments, wobei es zur Formation des palmaren Anteils des lunatotriquetralen Ligaments beiträgt. Die Verlängerung dieses Verlaufs in Richtung auf das Os triquetrum wird von einigen Autoren bezweifelt, die den Terminus „langes radiolunäres Ligament" für die Bezeichnung dieser Formation bevorzugen (6).

Profundes radioskapholunäres Ligament. Dieses unterscheidet sich von dem vorhergehenden Band durch die vertikale Ausrichtung seiner Fasern. Es entspringt im Bereich der Crista am Radius, die die skaphoidale Gelenkfläche von der lunaren Gelenkfläche trennt. Es verläuft vertikal, bevor es sich Y-förmig verzweigt, wobei ein Ast am Skaphoid endet, der andere am Os lunatum. Der biomechanische Stellenwert dieses Ligaments wurde lange Zeit kontrovers diskutiert, von einigen als kräftiges extrinsisches Ligament gesehen, welches zum Zusammenhalt von Skaphoid und Lunatum erheblich beiträgt, von anderen lediglich als eine Gefäß-Nerven-Struktur beurteilt, die die distalen Äste von A. interossea und N. interosseus anterior führt. Aufgrund unserer arthroskopischen Erfahrungen haben wir uns letzterer These, aufgestellt von Berger u. Landsmeer, angeschlossen (6). Bei der Arthroskopie ist die Spannung dieses Ligaments, wie sie vom Tasthaken empfunden wird, immer geringer als die aller anderen angrenzenden Bänder der palmaren Schicht (Lig. radioscaphocapitatum, Lig. radiolunatotriquetrale).

Ulnokarpale extrinsische Ligamente. Unsere Beschreibung der ulnaren palmaren ligamentären Schicht fällt knapp aus, da die Klinik selten eine Beteiligung dieser Anteile zeigt, die noch dazu unvollständig geklärt ist. Die Bänder spannen sich zwischen dem Processus styloideus ulnae und dem Karpus aus und bilden eine durchgängige Schicht. Auch während der Arthroskopie ist es nicht möglich, präzise das ulnolunare von dem ulnotriquetralen Band zu differenzieren. Sie entspringen palmar am Discus triangularis und verschließen das radiokarpale Gelenk auf der palmaren Seite.

Dorsale radiokarpale Ligamente. Im Verhältnis zu der palmaren ligamentären Schicht sind die dorsalen Bänder dünn und schwach (Abb. 19.3). Zu erwähnen ist das radiotriquetrale dorsale Band, welches für einen dorsalen knöchernen Abriß am dorsalen Triquetrumrand verantwortlich sein kann. Wie wir sehen werden, wird eine Läsion dieser Bänderschicht, besonders der radiotriquetralen und skaphotriquetralen Anteile für die Genese von dissoziativen lunatotriquetralen Instabilitäten verantwortlich gemacht.

Physiologie und Biomechanik am Handgelenk

■ Mobilität des Handgelenks.

Üblicherweise wird die Beweglichkeit des Handgelenks in der Flexions-/Extensionsebene einerseits und der ulnaren und radialen Inklinationsebene andererseits beschrieben. Für die bessere Übersicht behalten wir diese Konvention bei, auch wenn bei den täglichen Aktivitäten praktisch immer eine Kombination dieser beiden elementaren Bewegungsrichtungen zur Anwendung kommt.

Das Bewegungsausmaß in Flexion/Extension beträgt ungefähr 120 Grad mit einer Bevorzugung der Flexion in einer Größenordnung von 10 Grad aufgrund der palmaren Inklination der Radiusgelenkfläche. Das radiokarpale und das mediokarpale Gelenk sind gemeinsam synchron bei dieser Flexions-/Extensionsbewegung beteiligt. Üblicherweise ist die Beteiligung des Radiokarpalgelenks bei der Extension bevorzugt, das mediokarpale Gelenk bei der Flexion (26).

Die Größenordnung der radialen/ulnaren Inklinationsbewegung beträgt ungefähr 50 Grad, mit einem größeren Ausmaß in ulnarer Richtung. Die Inklinationsbewegung ist komplex und erfolgt nicht ausschließlich in der Frontalebene. Wäre dies der Fall, käme es z.B. bei der radialen Inklination zu einem Anstoßen des Skaphoids am Processus styloideus radii, und die Bewegung würde nur ein begrenztes Ausmaß erreichen. Es muß physiologisch eine Möglichkeit bestehen, die relative Höhe des Karpus in beiden Richtungen, ulnar und radial, bei den Inklinationsbewegungen zu verändern.

□ Handgelenkkinetik bei der radialen Inklination (Abb. 17.7 a u. b)

Bei der radialen Abduktionsbewegung kommt es zur Palmarflexion der gesamten proximalen Handgelenkreihe. Das Os scaphoideum horizontalisiert und erscheint in der frontalen Projektion verkürzt, die karpale Höhe ist radial vermindert und erleichtert dadurch die Inklination in dieser Richtung. Das Os lunatum folgt dem Os scaphoideum bei dieser palmaren Flexionsbewegung und nimmt eine in diesem Fall physiologische VISI-Stellung ein, die durch das skapholunäre Ligament bewirkt wird. Gleichzeitig steigt das Os triquetrum entlang der helikoidalen Gelenkfläche des Os hamatum an und positioniert sich dorsal.

□ Handgelenkkinetik bei der ulnaren Inklination (Abb. 17.7 c u. d)

Die ulnare Abduktion bewirkt exakt das Gegenteil der radialen Inklination: Die gesamte proximale Reihe bewegt sich in Dorsalextension, und das Os triquetrum plaziert sich palmar unter dem Os hamatum, wodurch es zur relativen

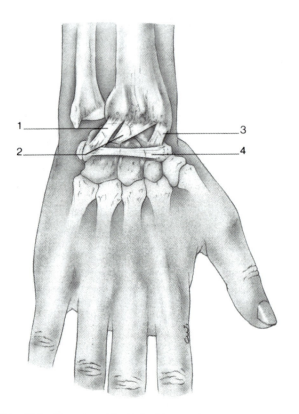

Abb. 19.3 Dorsale extrinsische Ligamente.
1 Radiotriquetrales Band. 2 Radiolunäres Band. 3 Radioskaphoidales Band. 4 Skaphotriquetrales Band.
Wie auf Abb. 19.2 wird hier ein „skaphotriquetrales" Band dargestellt, welches streng genommen ein intrinsisches Ligament ist, da es lediglich Insertionen auf den Handgelenkknochen aufweist.

Verminderung der karpalen Höhe ulnar kommt, welche für die vollständige ulnare Inklination erforderlich ist.

■ Stabilität des Handgelenks

Die kurze anatomische Beschreibung des Handgelenks erlaubt es, zu verstehen, daß das Handgelenk eine potentiell instabile Gelenkkette ist, die ihre Stabilität allein der vernünftigen Anordnung und der guten Funktion der ligamentären Strukturen verdankt. Anatomische Faktoren, die zu einer potentiellen Instabilität führen, sind wie folgt:

- Die Anordnung von zwei Knochenreihen nacheinander, die keine muskuläre Insertionsstelle aufweisen (mit Ausnahme des Os pisiforme), stellt ein erheblich instabiles System dar, welches dazu neigt, sich bei axial einwirkenden Kräften zickzackförmig zu deformieren.
- Das Os scaphoideum würde sich bei axial einwirkender Kraft unweigerlich ebenfalls verkippen, wenn es nicht über ein ligamentäres Aufhängesystem verfügte, da seine Längsachse um 45 Grad gegenüber derjenigen des Radius geneigt ist.
- Die besondere Form des Os lunatum verleiht diesem ebenfalls eine Tendenz zur Verkippung bei axialer Krafteinwirkung, um das dünnere dorsale Horn zu präsentieren und mit dem voluminöseren palmaren Horn auszuweichen.

Eine statische Instabilität ist nur Ausdruck eines Gleichgewichtszustands, der allein durch die Form und räumliche Ausrichtung der karpalen Knochen vorgegeben wird. Als Gegengewicht zu diesem potentiellen Instabilitätszustand spielen die intrinsischen und extrinsischen Ligamente eine entscheidende Rolle bei der Kontrolle der Knochenpositionen im Raum, wobei sie die Bewegungen des Handgelenks überhaupt ermöglichen. Die jedem Ligament spezifische, eigene Rolle wird während der Beschreibung der unterschiedlichen Instabilitätsformen und ihrer Pathogenese dargelegt.

Pathophysiologie und Klassifikation der Instabilitäten am Handgelenk

■ Definitionen und Klassifikation
(Tab. 19.1).

Die erste Schwierigkeit bei der Biomechanik des Handgelenks und der Pathophysiologie der Instabilitäten besteht in dem anzuwendenden Vokabular. Welche anatomischen und funktionellen Gegebenheiten bestimmen den Terminus „Instabilität"? Welche Nuancen sind gegeben, wenn eine Instabilität als statisch, dynamisch oder dissoziativ bzw. nichtdissoziativ bezeichnet wird? Das Problem wird noch kompliziert, wenn neu eingeführte oder moderne Termini mit klassischen und unspezifischen Ausdrücken, wie z. B. „Distorsion", vermischt werden.

☐ Instabilität

Wir verwenden Definitionen, die die Instabilität am Handgelenk als Verlust der normalen Verhältnisse zwischen zwei Knochen oder zwei Gruppen von Knochen bezeichnen. Eine veränderte Position kann einen isolierten Knochen betreffen, der sich von seiner üblichen Position entfernt hat (z. B. die Verkippung des Os scaphoideum, welche ein symptomatisches Element der skapholunären Instabilität darstellt). Eine solche Lageveränderung kann sich allein in einem veränderten anatomischen Verhältnis zwischen zwei benachbarten Knochen manifestieren, z. B. die Erhöhung des skapholunären Winkels oder die skapholunäre Diastase im Kontext einer skapholunären Instabilität. Es erscheint demnach, daß die Termini „Bandruptur" und „Instabilität" nicht synonym zu verwenden sind, z. B. muß eine ligamentäre Ruptur auch bei vollständigem Durchriß nicht unbedingt ausreichen, um eine Instabilität zu verursachen.

☐ Statische und dynamische Instabilität

Als statisch werden Instabilitäten bezeichnet, die auf den Standardröntgenaufnahmen in Ruhe nachweisbar sind. Dynamische Instabilitäten sind auf den Standard-Ruhe-Röntgenaufnahmen nicht nachweisbar, die Instabilität wird unter Last oder unter Streßaufnahmen nachgewiesen. Der Nachweis der dynamischen Instabilitäten erfolgt mit dynamischen Aufnahmen oder bei der Realisation von Bild-

Tabelle 19.1 Klassifikation der wichtigsten Instabilitäten am Handgelenk

Bezeichnung	Instabilitätsform	Läsionsspektrum	DISI oder VISI
Skapholunäre Instabiltät	dissoziativ	präradiologisch (1) dynamisch (2) statisch (3)	DISI
Lunatotriquetrale Instabilität	dissoziativ	dynamisch (1) statisch (2)	VISI
Mediokarpale Instabilität	nichtdissoziativ	dynamisch	VISI (selten DISI)
Radiokarpale Instabilität	nichtdissoziativ	?	keine systematische Positionsveränderung des Os lunatum
Instabilität oder karpale adaptative Desaxation	nichtdissoziativ	statisch	VISI

wandleruntersuchungen bzw. bei der Arthroskopie des Handgelenks. Eine letzte Gruppe der Instabilitäten, die erst kürzlich definiert wurden, muß angeführt werden: In bestimmten Fällen können auch mit Streßaufnahmen klinisch und objektiv bei der Arthroskopie nachweisbare Instabilitäten nicht nachgewiesen werden (11, 12). Wir verwenden für diese Gruppe den Ausdruck „präradiologische Instabilitäten" (11), andere Autoren sprechen von prädynamischen Instabilitäten (Watson) oder „im Gleichgewicht befindlichen" Instabilitäten (Sennwald).

☐ Dissoziative und nichtdissoziative Instabilitäten

Dissoziative Instabilitäten. Diese sind auf den Standardröntgenaufnahmen oder auf den Streßaufnahmen (dynamische dissoziative Instabilität) durch eine Diastase zwischen zwei benachbarten Knochen gekennzeichnet. Die am besten bekannte und die häufigste dieser dissoziativen Instabilitäten betrifft das skapholunäre Gelenk, aber auch das lunatotriquetrale kann betroffen sein. Das Ausmaß der Distanz ist eines der Kriterien des Schweregrads der Instabilität.

Nichtdissoziative Instabilitäten. Diese betreffen hauptsächlich die mediokarpale und die radiokarpale Instabilität.

Mediokarpale Instabilität: Sie betrifft die globale Bewegung der Knochen der proximalen Reihe. Klinisch besteht ein schmerzhaftes Schnappphänomen bei der ulnaren Inklination des Handgelenks. Radiologisch ist bei dieser Instabilität eine palmare Flexion der gesamten proximalen Reihe (VISI) zu beobachten, wenn das Handgelenk in Neutralposition geröntgt wird. Obwohl die Pathogenese nur unvollständig verstanden wird, ist doch bekannt, daß die interossären Ligamente der proximalen Reihe intakt sind.

Radiokarpale Instabilität: Hier liegt ein Verlust der normalen Verbindung zwischen dem Radius und dem Karpus vor, eine ulnare Translation des Handgelenks wird gesehen. Diese Form der Instabilität und des Versatzes des gesamten Handgelenks haben wir bei isolierten ligamentären Läsionen außerhalb der sehr seltenen radiokarpalen Luxationen nie beobachten können. Dagegen wird die ulnare Translation oft im Kontext der rheumatoiden Arthritis diagnostiziert.

☐ VISI/DISI

Die Termini DISI (dorsal intercalated segmental instability) und VISI (volar intercalated segmental instability) werden häufig angewandt, um Instabilitäten am Handgelenk zu bezeichnen. Sie beziehen sich auf die Position des Os lunatum, unabhängig davon, ob diese bei Ruhe oder Streßaufnahmen besteht. So ergibt sich bei einer skapholunären Instabilität eine Dorsalextensionsstellung des Os lunatum (DISI), während eine dissoziative lunatotriquetrale Instabilität eine Palmarflexion des Os lunatum beinhaltet, die in der streng seitlichen Aufnahme als VISI-Stellung gekennzeichnet ist. Diese beiden Termini beurteilen in keiner Weise einen dissoziativen oder nichtdissoziativen Charakter der Instabilität. So kann eine VISI-Stellung sowohl bei der dissoziativen lunatotriquetralen Instabilität als auch bei der nichtdissoziativen mediokarpalen Instabilität gesehen werden.

☐ Adaptative karpale Desaxation

Dieser Ausdruck, von Brahin u. Allieu (10) eingeführt, bezeichnet eine erworbene Fehlposition des Karpus als Folge einer Fehlstellung vom Radius. Üblicherweise besteht radiologisch eine VISI-Fehlstellung der gesamten proximalen Reihe. Unter diesen Umständen ist die Fehlstellung des Handgelenks eine Folge der neuen Ausrichtung der Radiusgelenkfläche und resultiert nicht aus radiokarpalen oder intrakarpalen ligamentären Läsionen. Jedoch können begleitend zu Fehlstellungen des distalen Radius zusätzliche Bandläsionen vorliegen (22). Auch ist nicht ausgeschlossen, daß sich die Ligamente zunehmend an die neue Handgelenkposition adaptieren, so daß die spätere einfache Korrektur der Fehlstellung nicht ausreicht, um die Fehlpositionierung des Handgelenks auszugleichen.

■ Untersuchungsmethoden

Die komplexe Anatomie der Ligamente und Knochen ist der erste komplizierende Faktor für biomechanische Studien des Handgelenks. Das zweite Hindernis besteht in den Untersuchungsmethoden selbst, welche, ob klinisch oder experimentell, niemals frei von Fehlerquellen sind.

☐ Experimentelle Untersuchungsmethoden

Wenn man versucht, die ligamentären Läsionen zu definieren, die möglicherweise eine Instabilität am Handgelenk produzieren, ist es verführerisch, zu versuchen, diese Läsionen bei der Leichenhand zu setzen und die Veränderungen in der räumlichen Ausrichtung der Handgelenkknochen als Antwort auf die sequentiell erfolgenden ligamentären Durchtrennungen zu studieren. Dieses Verfahren wurde vielfach zur Untersuchung der skapholunären, lunatotriquetralen oder mediokarpalen Instabilität genutzt. Die Studien haben zweifellos das Verdienst, die Pathophysiologie der Instabilitäten am Handgelenk besser verständlich gemacht zu haben, aber ihre in der Methodik bestehenden Grenzen müssen bekannt sein. Einige dieser Einschränkungen werden nachfolgend vorgestellt.

– Eine experimentelle Banddurchtrennung erfordert eine Öffnung der Gelenkkapsel, die, obwohl nur kurzstreckig erfolgend, den Zugang zu dem betreffenden Ligament ermöglicht. Die mit dem Skalpell durchgeführten Banddurchtrennungen reproduzieren niemals eine Ruptur oder einen Abriß einer Ligamentstruktur, wie sie während eines Sturzes oder eines forcierten Bewegungsablaufs vorkommen. So können neben einer vollständigen Bandruptur Elongationsphänomene auftreten (bis zum oder über das Limit der Elastizität eines Ligaments) oder partielle Abrisse, von denen ein Teil später vollständig rupturieren kann, während andere verheilen.

– Alle Experimente unterstellen zusätzlich, daß die ligamentären Läsionen in einem Ablauf anläßlich eines einzigen Traumaerlebnisses auftreten. Die klinische Erfahrung und die Häufigkeit, mit der wir Instabilitäten in der Folge veralteter oder wiederholter Traumata sehen, führt uns zu der Schlußfolgerung, daß diese Experimente wahrscheinlich nicht alle möglichen Instabilitätsformen berücksichtigen. Ein überdehntes oder partiell abgerissenes Ligament wird möglicherweise durch die tägliche Nutzung des Handgelenks eine zunehmende biomechanische Insuffizienz aufweisen und zu einer sekundären Instabilität führen.

☐ Klinische Untersuchungsmethoden

In Anbetracht der Restriktionen und Einschränkungen der experimentellen Studien erscheint es verführerisch, sich bei Patienten mit Handgelenkinstabilitäten allein auf die klinischen Untersuchungsergebnisse zu verlassen, um die Pathogenese der unterschiedlichen Instabilitätsformen festzulegen. Jedoch kommt es auch hier zu zahlreichen Fehlbeurteilungen. Keiner der klinischen Tests ist hundertprozentig zuverlässig, und auch der lediglich relative Wert der modernen bildgebenden Verfahren ist zu betonen (Arthrographie, MRT).

■ Pathophysiologie der skapholunären Instabilität

☐ Läsionsmechanismus

Der klassisch anerkannte Mechanismus, der zu einer skapholunären Instabilität führt, ist durch einen Sturz auf die hyperextendierte Hand gegeben (7, 19). Einige Autoren nehmen die forcierte radiale Inklinationsbewegung während der Hyperextensionsverletzung als entscheidenden Verletzungsmechanismus an (7). Unter diesen Umständen ist das Os scaphoideum einander entgegengesetzten Krafteinflüssen ausgesetzt. Die Extension des Handgelenks erfolgt mit einer Dorsalextension des Skaphoids, während die radiale Inklination nur möglich ist, wenn das Kahnbein eine Palmarflexion einnimmt. Zuletzt ist die axial einwirkende Kraft während dieses Verletzungsmechanismus bei der Genese der Läsionen beteiligt, da das Os capitatum die Tendenz aufweist, in den skapholunären Gelenkspalt einzudringen.

☐ Form der ligamentären Läsionen

Die skapholunäre Instabilität, genau wie die anderen Handgelenkinstabilitäten, unterliegt nicht einem Alles-oder-nichts-Gesetz, sondern weist im Gegenteil ein ausgedehntes Läsionsspektrum auf, beginnend bei den Instabilitäten, die allein durch dynamische Tests nachweisbar sind, und endend bei den schon auf den statischen Aufnahmen nachweisbaren Instabilitäten. Wahrscheinlich entspricht jedem Schritt dieser Läsionen eine bestimmte Form von Instabilität.

Experimentelle Daten: Ohne zu versuchen, eine perfekte Synthese der zahlreichen biomechanischen Arbeiten auf diesem Gebiet herzustellen, scheinen uns die folgenden Punkte besonders wichtig.

Skapholunäres interossäres Ligament. Eine Läsion dieses Ligaments ist eine notwendige, aber nicht allein ausreichende Bedingung für eine skapholunäre Instabilität. So können partielle bzw. vollständige isolierte Durchtrennungen dieses Ligaments ohne irgendeine Instabilitätsform vorkommen (25). In bezug auf die partiellen Läsionen ist an den ausgedünnten Zustand und die untergeordnete biomechanische Rolle des mittleren Drittels dieses Ligaments zu erinnern (4, 5), welches in Form einer avaskulären einfachen Membran vorliegt (15).

Die klinischen Untersuchungsgegebenheiten und besonders die Arthroskopie des Handgelenks stimmen perfekt mit den experimentellen Ergebnissen überein. Bei allen von uns arthroskopisch explorierten skapholunären Instabilitäten lag eine mechanische Insuffizienz des interossären skapholunären Ligaments vor. In der Mehrzahl dieser Fälle bestand eine vollständige Ruptur des Ligaments, seltener fanden wir eine hochgradige Distension oder ein fibröses Ersatzmaterial, welches den skapholunären Gelenkspalt ausfüllte, jedoch nicht in der Lage war, die räumliche Ausrichtung der beiden Knochen zu sichern.

Ligamentärer Skaphoid-Trapezium-Komplex. Besteht über den zuvor genannten Punkt uneingeschränkte Einigkeit, so gilt dies nicht für die die skapholunäre Ligamentläsion begleitenden Bandverletzungen, die für das Vorliegen einer Instabilität zusätzlich bestehen müssen. Die Rolle des ligamentären Komplexes im Skaphoid-Trapezium-Bereich wurde experimentell herausgestrichen (8, 13), wobei diese Strukturen der Arthroskopie am Handgelenk nicht zugänglich sind. Läsionen können hier bisher noch nicht mit großer Zuverlässigkeit durch die bildgebenden Verfahren (MRT) nachgewiesen werden. Es erscheint logisch, den ligamentären Komplex in diesem Bereich, der die Kontrolle über die Mobilität des distalen Skaphoidpols sichert, als beteiligt einzuschätzen. (Wir haben eine Patientin gesehen, bei der eine nachgewiesene Ruptur des skapholunären Ligaments vorlag und bei der eine Trapezektomie anläßlich einer Rhizarthrose durchgeführt wurde. In der Folge entwickelte sich eine erhebliche horizontale Fehlstellung des Os scaphoideum.)

Palmare extrinsische Ligamente. Sie werden üblicherweise von den experimentellen Arbeiten bei der Genese der skapholunären Instabilität als in zweiter Linie beteiligt eingeschätzt (21). Diese gilt vor allem für das radioskaphokapitale Ligament aufgrund der Insertionen am Skaphoid. Dagegen erwies sich das profunde radioskapholunäre Ligament, welches lange Zeit als essentielle Bandstruktur für die Stabilität des Handgelenks angesehen wurde, als allein die Rolle einer zuführenden Gefäßschicht übernehmend (3).

Während der Arthroskopie des Handgelenks wird die untergeordnete Rolle dieses Ligaments durch die Laxizität unter dem Tasthaken bestätigt. Auf der anderen Seite haben wir, bei arthroskopischen Untersuchungen der skapholunären Dissoziation nur selten Läsionen des radioskaphokapitalen Ligaments gesehen. Die wenigen Fälle, wo diese Abrisse identifiziert werden konnten, entsprachen Läsionen, die in der Notfallsituation arthroskopisch untersucht wurden. Es ist möglich, daß die Heilungsvorgänge in kurzer Zeit zu dem Verschluß dieser Unterbrechung oder Ruptur führen, ohne die mechanische Qualität des Ligaments, dessen Kontinuität wiederhergestellt wurde, zu beeinflussen. Auch muß bedacht werden, daß allein ein kurzer intraartikulärer Verlauf dieses Ligaments der arthroskopischen Exploration zugänglich ist und daß ein Zug auf die Mädchenfänger die Spannung unter dem Tasthaken künstlich erhöht.

Verlauf und Läsionsspektrum

Verlauf. Es ist unmöglich, generell die erforderlichen Zeitintervalle festzulegen, bis degenerative Veränderungen nach ligamentären Läsionen auftreten, die zu einer skapholunären Instabilität führen. Es ist möglich, daß diese Intervalle, je nach Art der Verletzung, Nutzung des Handgelenks, Alter usw. erheblich variieren. Wenn solche Läsionen vorkommen, resultiert daraus eine Gelenkinkongruenz zwischen dem subluxierten proximalen Skaphoidpol und der Fossa scaphoidea am Radius. Wie von Watson etabliert, konstituiert sich im weiteren Verlauf eine „SLAC-wrist"-Situation. Auch wenn eine solche Arthroseentwicklung lange Zeit asymptomatisch verlaufen kann, erfolgt sie unweigerlich und verschont niemanden. Diesbezüglich und aufgrund des wahrscheinlich stattfindenden weiteren Verlaufs ist die skapholunäre Instabilität langfristig mehr zu fürchten, als das lunatotriquetrale Homolog, dessen arthrogenes Potential nicht sicher etabliert ist.

Läsionsspektrum. Wir haben bereits mehrfach unterstrichen, daß nicht nur eine einzige Instabilitätsform existiert, sondern im Gegenteil ein Verletzungsspektrum, von dem wir bisher nur die charakteristischen Schritte individualisieren können. Die Skala beginnt mit der isolierten Läsion des skapholunären Ligaments und verläuft über die „präradiologische" Instabilität zur dynamischen und zuletzt zur statischen Instabilität. Das hintereinander erfolgende Durchlaufen all dieser Stadien ist nicht in jedem Fall automatisch erforderlich, die Patienten können von vornherein eine dynamische oder statische Instabilität, wahrscheinlich abhängig von dem Schweregrad der ligamentären Läsionen, aufweisen.

■ Pathophysiologie der dissoziativen lunatotriquetralen Instabilität

□ Verletzungsmechanismus

Selten kann die Anamneseerhebung mit Sicherheit den Bewegungsmechanismus, der zu einer lunatotriquetralen Dissoziation führt, etablieren. Wir beschränken uns darauf, die Hypothese zu erwähnen, die von einer forcierten Beanspruchung des Handgelenks in Hyperextension, radialer Inklination und Pronation ausgeht (14, 24). Die radiale Inklination und die Pronationskomponente werden als Erhöhung der Spannung auf den ulnaren Handgelenkanteil gewertet, besonders auf das lunatotriquetrale Ligament.

□ Form der ligamentären Läsionen

Arbeiten über die lunatotriquetrale Instabilität sind weniger zahlreich. Zweifellos deshalb, weil diese Form der dissoziativen Instabilität klinisch seltener angetroffen wird. In Analogie zu der zuvor erwähnten Stabilitätsform scheint es etabliert zu sein, daß eine lunatotriquetrale Bandläsion nicht ausreicht, allein eine Instabilität zu verursachen (16, 30), auch wenn sich eine solche Banddurchtrennung durch eine erhöhte Beweglichkeit des Os triquetrum gegenüber dem Os lunatum verrät. Eine statische VISI-Stellung erfordert zusätzliche Bandläsionen, besonders der dorsalen extrinsischen Schicht (30) (radiotriquetrales und skaphotriquetrales Ligament [16]). So muß bedacht werden, daß bei den seltenen, klinisch angetroffenen Fällen einer lunatotriquetralen Dissoziation, die in einer statischen VISI-Stellung münden, die alleinige Reparatur oder Rekonstruktion des lunatotriquetralen Ligaments nicht ausreicht.

■ Pathophysiologie nichtdissoziativer Instabiltäten

□ Mediokarpale Instabilität

Die üblicherweise unterstellte Hypothese in der Pathogenese der mediokarpalen Instabilitäten (in der palmarflektierten Version mit VISI-Stellung des Os lunatum) ist durch eine Läsion des medialen Astes des V-förmigen Ligaments gegeben (1, 2, 28). Oft besteht bei dieser Instabilität eine begleitende erhebliche ligamentäre Laxizität, und nicht selten kann beim Handgelenk der Gegenseite ebenfalls eine Palmarflexion des Os lunatum gesehen werden. In diesem Fall ist Vorsicht geboten bei der Planung chirurgischer Vorgehen für die Therapie dieser Instabilität (s. Kap. 17). Die mediokarpale Instabilität mit einer DISI-Stellung des Os lunatum wird von Lichtman beschrieben, wir selbst haben einen solchen Fall gesehen, dessen Pathogenese wir nicht sicher nachweisen konnten (17).

□ Radiokarpale Instabilität

Eine ulnare Translation des gesamten Karpus erfordert eine Unterbrechung oder Destruktion der extrinsischen radiokarpalen Ligamente und wahrscheinlich eine gemeinsame Affektion der palmaren und dorsalen ligamentären Schichten.

Primäre Therapie der frischen Bandläsionen und Instabilitäten am Handgelenk

G. Dautel

Obwohl die Entwicklung der Instabilitäten mehr und mehr bekannt ist, bleibt die Frage ihrer Therapie weitgehend unklar, eingeschlossen die häufigste Form: die skapholunäre Instabilität. Der Zeitraum, der dem Traumaereignis direkt folgt, ist wahrscheinlich am besten für den Versuch einer Heilung der intrinsischen- und/oder extrinsischen Ligamentläsionen und das Vermeiden einer späteren Instabilität geeignet. Nach dieser initialen Phase können frische Instabilitäten noch ätiologisch therapiert werden mit dem Versuch, die Ursache der Instabilität zu behandeln. Zu einem späteren Zeitpunkt, nach Eintreten von chondralen degenerativen Veränderungen, ist das Ziel der Behandlung lediglich noch die Stabilisierung der Situation, die möglichen Interventionen sind palliativer Natur.

Therapieziele

Folgende Ziele werden bei einer frischen ligamentären Läsion am Handgelenk verfolgt. Zunächst ist es erforderlich, den Schweregrad der Bandläsion mit den möglichen Auswirkungen auf die Entwicklung einer Instabilität festzustellen. Diese erste diagnostische Phase wurde bereits ausführlich beschrieben (Kap. 17). Die erheblichen Konsequenzen des Verkennens einer schweren Bandläsion, die zu einer Instabilität führt, sind genauso unerwünscht wie eine Arthrotomie für eine benigne Bandläsion, deren Entwicklung zu einer symptomatischen Instabilität nicht immer mit Sicherheit angenommen werden kann.

Die Wahl des am besten geeigneten chirurgischen Vorgehens stellt den zweiten Schritt dar, der hauptsächlich von der Form, dem Alter und dem Ausmaß der Bandläsionen bestimmt wird.

Mögliche Therapieverfahren

Eine kurze Vorstellung der möglichen Verfahren für die Reparatur und Rekonstruktion der Ligamente mit ihren Vor- und Nachteilen erlaubt eine Vorstellung über die Schwierigkeiten bei der Behandlung dieser Instabilitäten.

■ Verfahren für die Ligamentrekonstruktion

Eine Reparatur der verletzten Ligamente, die für Instabilitäten verantwortlich sind, ist intuitiv das logischste chirurgische Verfahren. Einige Schwierigkeiten sind hierbei jedoch zu benennen.

Eine Reparatur oder Rekonstruktion ist nur in dem kurzen Zeitraum nach dem Auftreten der Läsion möglich, auch wenn die verschiedenen Autoren sich nicht über einen genauen Zeitraum einig sind. So legt Blatt für die skapholunäre Instabilität den Zeitraum, in dem eine direkte Bandreparatur noch möglich ist, auf 6 Wochen fest (7). In gleichem Kontext nutzt Taleisnik eine ligamentäre Reinsertionstechnik in Verbindung mit einer Kapsulodese und schließt hier ältere Läsionsformen ein (bis zu 84 Monaten in der beschriebenen Serie!). Trotz dieser Angaben ist eine Reparatur nicht mehr indiziert, wenn degenerative Knorpelveränderungen eingetreten sind.

Die Heilungsmöglichkeiten der Ligamente sind noch wenig bekannt. Es scheint etabliert zu sein, daß z. B. das mittlere Drittel des skapholunären Ligaments avaskulär ist und demnach einer Heilung wenig zugänglich (5, 6, 17). Die Gefäßversorgung der extrinsischen Ligamente ist bis jetzt noch von keiner Arbeit festgelegt worden, auch wenn diese intrakapsulär verlaufenden Ligamente als gut vaskularisiert und gut heilend angesehen werden können.

Das profunde radioskapholunäre Band ist reich gefäßversorgt, es stellt jedoch eher eine gefäßzuführende Lamina als eine echte ligamentäre Struktur dar (4). Zuletzt ist der Begriff der ligamentären Heilung selbst zu diskutieren. Das Wiederherstellen einer Kontinuität eines Ligaments, ob in- oder extrinsisch, bedeutet die Bildung fibrösen Gewebes und ist nicht gleichzusetzen mit dem Wiederherstellen der biomechanischen Eigenschaften des Ligaments.

Die Verfahren zur ligamentären Rekonstruktion wären sicherlich leichter, wenn die Bandläsionen, die zu Instabilitäten führen, einheitlich und leicht zu identifizieren wären. Wir haben gesehen, daß dies nicht der Fall ist und die Ursache einer Instabilität oft aus einem ganzen Sortiment möglicher Läsionen zu suchen ist. Hinzu kommt, daß sich diese Bandläsionen nicht notwendigerweise als einfach zu identifizierende und rekonstruierende Ruptur oder Abrisse darstellen. In einer Vielzahl von Fällen kann eine Elongation eines Ligaments über seine Elastizitätsgrenze vorliegen (23), die sich durch größere mechanische Insuffizienz oder über eine stärkere Affektion einer Bandstruktur äußert, die zunächst nicht von dem Trauma direkt betroffen wurde, jedoch infolge von Begleitläsionen zunehmend unter Überlastung kommt.

■ Verfahren zur ligamentären Rekonstruktion

Nach einem bestimmten posttraumatischen Zeitintervall können die verletzten Bandstrukturen nicht mehr direkt rekonstruiert werden, und man ist versucht, keine direkte Naht oder Reparatur, sondern eine Rekonstruktion durch Ligamentplastik vorzuschlagen, wenn die Lage und die Schwere von Knorpelläsionen nach einer Instabilität eine Rekonstruktion noch zulassen.

Auch hier können unterschiedliche Schwierigkeiten angetroffen werden.

Die knöcherne Verankerung der Plastiken ist immer sehr schwierig aufgrund der geringen Größe der zu stabilisierenden Knochen. Die Realisation von transossären Tunneln ist nicht ohne Risiko, und Komplikationen wie Zerstückelungen werden in der Literatur berichtet (16, 27). Auch ist zu unterstreichen, daß die verwandten Sehnen für die Ligamentplastiken lediglich einen annähernden Ersatz des zu rekonstruierenden Ligaments darstellen können, von dem sie sich schon durch ihre biomechanischen Eigenschaften unterscheiden (21).

Die Ligamentplastiken, von denen es zahlreiche Varianten gibt, müssen, um wirksam zu sein, sowohl die in- als auch die extrinsischen Ligamente rekonstruieren, was zu multiplen transossären Passagen zwingt (1).

■ Iatrogene Pseudarthrosen

Diese auch als intentionell bezeichneten Pseudarthrosen sind oft Ausdruck einer ungünstigen Entwicklung des Versuchs zur knöchernen Fusion. Besonders von den partiellen skapholunären Arthrodesen werden diese Komplikationen berichtet, wobei die Mehrzahl der Serien eine Mißerfolgsquote von bis zu 50 % erwähnt (2, 18). Dann wird von dem sich bildenden fibrösen Gewebe zwischen den beiden Knochen im Pseudarthrosenbereich erwartet, daß dieses einen Ersatz für das skapholunäre Ligament darstellt. Nach unseren Erfahrungen haben sich die Ergebnisse dieser Interventionsform immer als sehr enttäuschend erwiesen, wenn die knöcherne Fusion nicht stattfand und sich konstant eine schmerzhafte Symptomatik entwickelte. Andere Autoren kombinieren das Anfrischen des skapholunären Gelenkspalts mit einer Naht der extrinsischen palmaren Ligamente, ein Vorgehen mit der Möglichkeit, beide Komponenten zu berücksichtigen, und zwar die intrinsische und die extrinsische Instabilität (9).

■ Partielle Arthrodesen

Eine partielle Arthrodese als Therapie für eine Handgelenkinstabilität bedeutet von vornherein das Eingeständnis eines Mißerfolgs. Eine Reparatur oder Rekonstruktion der Ligamente wird nicht oder nicht mehr als möglich angesehen. Einige Autoren schlagen diese palliativen Interventionen von Anfang an vor, auch bei frühen Stadien einer Instabilität ohne Auswirkungen auf die chondralen Oberflächen (37–40). Hierbei handelt es sich um ein maximalistisches Verhalten, und die Komplikationsmöglichkeiten und Nachteile der partiellen Arthrodesen müssen bekannt sein, wobei die langfristigen Auswirkungen auf den Karpus immer noch wenig studiert wurden.

Therapie der skapholunären Bandläsionen und der dissoziativen skapholunären Instabilität

■ Therapie der skapholunären Bandruptur ohne Instabilität

Diese Situation wird in unserer praktischen Tätigkeit mehr und mehr angetroffen. Dies erklärt sich durch zwei Faktoren. Zunächst ist das skapholunäre Gelenk ein häufiger Sitz ligamentärer Läsion (10, 11, 26), und wahrscheinlich sind nicht alle dieser Läsionen traumatischer Natur, besonders wenn sie bei einem älteren Patienten diagnostiziert werden (25, 34, 35, 41). Das Altern der Bandstrukturen am Handgelenk führt vermutlich genau wie im Bereich des Discus triangularis zu Kontinuitätsunterbrechungen des skapholunären Bands. An zweiter Stelle können durch die modernen Untersuchungstechniken (Arthrographie, Computertomographie, Magnetresonanztomographie, Arthroskopie) die intrinsischen Ligamentstrukturen sehr viel leichter beurteilt werden als die extrinsischen (kapsulären) palmaren oder dorsalen Ligamentformationen.

Die Arthroskopie stellt für uns die Schlüsseluntersuchung dar, die die Evaluation des Ausmaßes im palmar/dorsalen Verlauf einer Ruptur zuläßt, und die Möglichkeit dynamischer Tests eliminiert die Wahrscheinlichkeit einer „präradiologischen" Instabilität (11). Sie ist der Arthrographie in der Diagnose einer ligamentären Unterbrechung nicht überlegen, kann jedoch den genauen Sitz derselben bestimmen sowie das Ausmaß und die Auswirkungen auf die statischen und dynamischen Verhältnisse am Karpus. Das weitere therapeutische Verhalten hängt von dem Ergebnis der Arthroskopie ab.

□ Kurzstreckige Unterbrechungen im mittleren Bereich des skapholunären Bands

Ist das palmare Drittel des Ligaments intakt und liegt keine Instabilität vor, besteht unser Vorgehen strikt in konservativer Therapie, da wir von der untergeordneten Rolle dieses ligamentären Anteils bei der räumlichen Ausrichtung von Skaphoid und Lunatum überzeugt sind (5) (Abb. 19.4). Eine Kirschner-Draht-Versorgung mit partieller Arthrodese von Skaphoid und Lunatum scheint uns dann nicht erforderlich zu sein, da die Verhältnisse zwischen den beiden Knochen einwandfrei erhalten blieben. Auch eine verlängerte Immobilisierung des Handgelenks ist unserer Meinung nach nicht notwendig aufgrund des avaskulären Zustands dieses Ligamentanteils (5, 6), welches einer Vernarbung wahrscheinlich wenig zugänglich ist.

In Analogie zu dem Vorgehen im Discus-triangularis-Bereich haben einige Autoren ein Débridement der partiellen Läsionen dieses Ligaments während der Arthroskopie vorgeschlagen (31). Nach unserer Erfahrung hat sich dieses Vorgehen für die Schmerzminderung nicht bewährt, und wir versuchen daher, eine Vergrößerung der partiellen Läsionsbereiche strikt zu vermeiden. Zusammenfassend läßt sich sagen, daß wir diese Patienten konsequent konservativ behandeln (Schienen, Physiotherapie). In Ermangelung formeller Daten bezüglich des natürlichen Verlaufs dieser im Ausmaß begrenzten ligamentären Unterbrechungen schlagen wir diesen Patienten jedoch eine langfristige regelmäßige radiologische Kontrolle vor.

□ Vollständiger Abriß des skapholunären Ligaments

Bestätigt sich bei der Arthroskopie die vollständige Ruptur des skapholunären Bands palmar/dorsal (wir erinnern daran, daß das dorsale Viertel dieses Bandes arthroskopisch nicht zugänglich ist), müssen die dynamischen Tests (12)

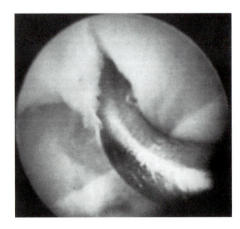
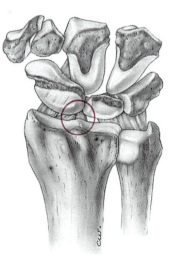

Abb. 19.**4** Arthroskopische Sicht einer begrenzten ligamentären Unterbrechung im mittleren Drittel des skapholunären Bands.

besonders aufmerksam durchgeführt werden, auch wenn radiologisch kein Hinweis auf eine Instabilität vorliegt, um diese nicht in einem initialen Stadium zu verkennen (11, 39).

Ziel des therapeutischen Vorgehens ist der Schutz des Handgelenks mit dem Versuch, eine Verheilung des skapholunären Bands zu erreichen. Ein Risiko im weiteren Verlauf besteht in einer zunehmenden Dekompensation der begleitend vorliegenden partiellen extrinsischen Bandläsionen unter dem Effekt der täglichen Nutzung des Handgelenks oder anläßlich später stattfindender Traumen. Läsionen der extrinsischen Bänder sind besonders schwer nachzuweisen, besonders wenn sie nur partiell vorliegen. Diese müssen daher als existent angenommen und bei dem weiteren therapeutischen Verfahren berücksichtigt werden. Unter diesen Umständen können zwei therapeutische Vorgehen diskutiert werden, ohne daß wir mit Sicherheit die Überlegenheit des einen gegenüber dem anderen bestätigen könnten. Beide Optionen zielen auf eine Heilung des Ligaments.

Das einfache Vorgehen der transitorischen skapholunären Arthrodese durch Kirschner-Draht-Versorgung (Abb. 19.5):

Dieses erfolgt ohne Arthrotomie mit einem kurzstreckigen Zugang im Bereich der Tabatière, der es erlaubt, die Gefäß-Nerven-Strukturen unter Sicht zu schützen. Ziel ist die strikte Immobilisation des Skaphoids gegenüber dem Os lunatum, um dem skapholunären Ligament die Möglichkeit zur Heilung zu geben. Das Verfahren ist unter Bildwandlerkontrolle durchzuführen. Eine Gipsimmobilisation wird für einen Zeitraum von 8 Wochen realisiert.

Die zweite Möglichkeit besteht in einer Ligamentrekonstruktion durch Arthrotomie. Diese entspricht genau der später im Rahmen der Therapie von fortgeschrittenen Instabilitäten beschriebenen Form, jedoch mit dem Unterschied, daß hier keine zusätzliche Kapsulodese erforderlich ist.

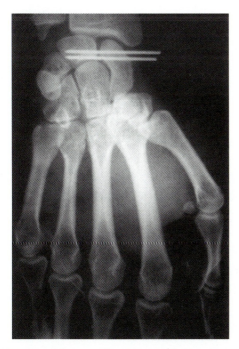

Abb. 19.5 Geschlossene Kirschner-Draht-Versorgung einer ausgedehnten skapholunären Bandruptur ohne Hinweis auf Instabilität.

■ Therapie vollständiger skapholunärer Bandrupturen mit Instabilität

Wir haben bereits gesehen, daß eine isolierte Läsion des skapholunären Bands nicht ausreicht, um eine Instabilität zu verursachen, und daß eine begleitende extrinsische Bandläsion erforderlich ist, ob diese nun präoperativ sicher nachgewiesen werden kann oder nicht (13, 24, 30). Abhängig von der Art der Läsionen und zweifellos von ihrem Alter erweist sich eine dissoziative Instabilität entweder als statisch oder dynamisch, gelegentlich entgehen sie allen radiologischen Untersuchungen (skapholunäre präradiologische Instabilität). Mehr als von der Art des radiologischen Nachweises hängt für uns das chirurgische Vorgehen von folgenden Faktoren ab:

– Vorliegen von ligamentären Resten, die sich für eine direkte Reparatur oder Reinsertion eignen,
– Zustand der Knorpeloberflächen und Ausmaß von chondralen Affektionen durch die Instabilität
 (diese sind abhängig von dem Alter und der Schwere der ligamentären Läsion),
– Repositionsmöglichkeit des Skaphoids, die Einschätzung erfolgt intraoperativ.

□ Ligamentreparatur

Wir haben das technische Vorgehen von Lavernia u. Taleisnick (22) übernommen. Das Prinzip besteht in einer transossären Reinsertion des skapholunären Bands, bei Bedarf vervollständigt durch eine dorsale Kapsulodese (Abb. 19.6 u. 19.7).

Zugang. Dieser erfolgt mit einem longitudinalen dorsalen Schnitt (Abb. 19.6 a), der über dem Tuberculum Listerii zentriert wird. Unter Schonung der sensiblen Äste des N. radialis wird das Retinaculum extensorum dargestellt und im Bereich der Sehnenscheide des M. extensor pollicis longus eröffnet. Diese Sehne wird nach radial weggehalten. Jetzt können A. und V. interossea posterior ulnar am Tuberculum Listerii aufgesucht werden. Eine Resektion des N. interosseus posterior führt zur partiellen Handgelenkdenervation.

Anschließend wird die Gelenkkapsel mit den dorsalen radiokarpalen Ligamenten mit einer geradlinigen Inzision senkrecht vor dem Tuberculum Listerii inzidiert (Abb. 19.6 b). Die vertikale Inzision definiert zwei kapsuloligamentäre Segel. Lediglich das ulnare Segel kann in Kontakt mit der Kortikalis des Radius abgelöst werden, um die Exposition des Os lunatum zu erleichtern. Die knöchernen Insertionen des radialen Segels am Radius müssen intakt belassen werden, da dieses am Ende des Eingriffs für die Realisation einer Kapsulodese vorgesehen ist. In Richtung auf den Karpus kann das Segel angehoben werden, um den Isthmusbereich des Os scaphoideum zu exponieren.

Exploration und Anfrischen. Jetzt können die proximalen Pole von Skaphoid und Os lunatum nach forcierter Parlmarflexion des Handgelenks inspiziert werden, genau wie das skapholunäre Ligament (Abb. 19.6 c). Die Inspektion bestätigt die präoperativen Befunde (besonders die während der Arthroskopie erhobenen). In der Mehrzahl der Fälle erfolgt die Ruptur des skapholunären Bands im Insertionsbereich am Skaphoid, wobei am Os lunatum ein soli-

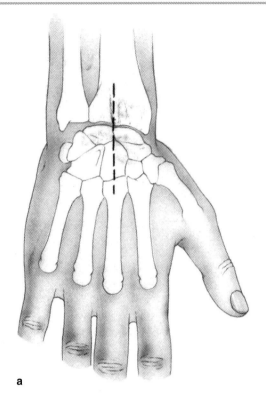
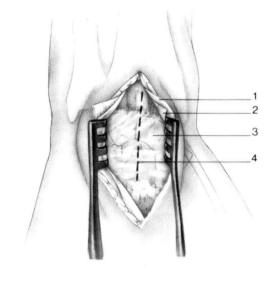
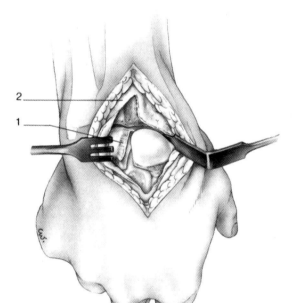
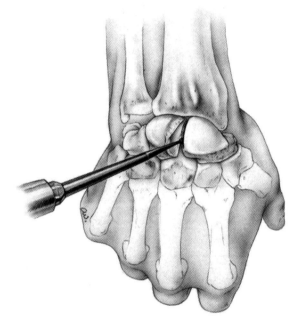

Abb. 19.**6a–j** Transossäre Reinsertion einer vollständigen skapholunären Bandläsion mit Instabilität.
a Longitudinaler Zugang, zentriert über dem Tuberculum Listerii.
b Kapsulotomie.
 1 Sehne des M. extensor pollicis longus.
 2 Retinaculum extensorum.
 3 Dorsale radiokarpale Ligamente.
 4 Lage der Kapsulotomie.
c Forcierte Palmarflexion und Exploration des skapholunären Ligaments.
 1 Skapholunäres Ligament, Desinsertion am skaphoidalen Ansatz.
 2 Mit dem Haken weggehaltener Kapsellappen.
d Anfrischen der ligamentären Insertionszone am Skaphoid mit dem scharfen Löffel und der Fräse.
e Vorlegen von transossären Kanälen.
 1 Os scaphoideum

f–h Passage des Nahtmaterials und Naht.
 1 Vorlage U-förmiger Nähte am skapholunären Bandstumpf (**f**).
 2 Einführen der Fadenenden durch die Kanäle mit transossär eingebrachten Kanülen (**g**).
 3 Nach Reposition des Skaphoids erfolgt die Naht der Fadenenden (**h**).
i u. **j** Dorsale Kapsulodese. Dorsal am Isthmus des Skaphoids erfolgt ein oväläres Anfrischen distal des rekonstruierten Nahtbereichs (**i**).
Im angefrischten Bereich wird mit dem Bohrer ein Loch vorgelegt, das die Positionierung eines intraossären Ankers zuläßt (**j**).
Kasten: Funktion der Kapsulodese durch Verhindern der Verkippung vom Os scaphoideum.

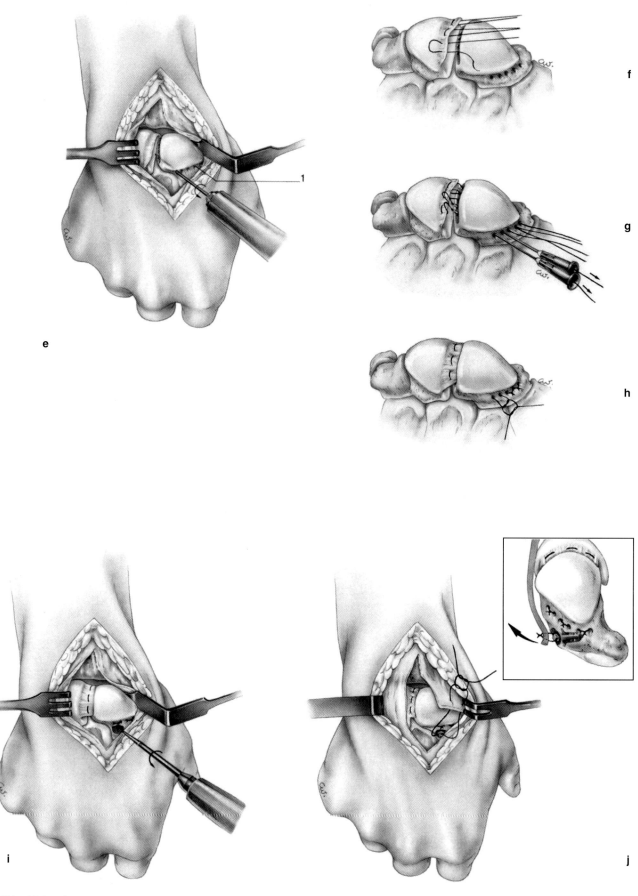

Abb. 19.**6e–j**

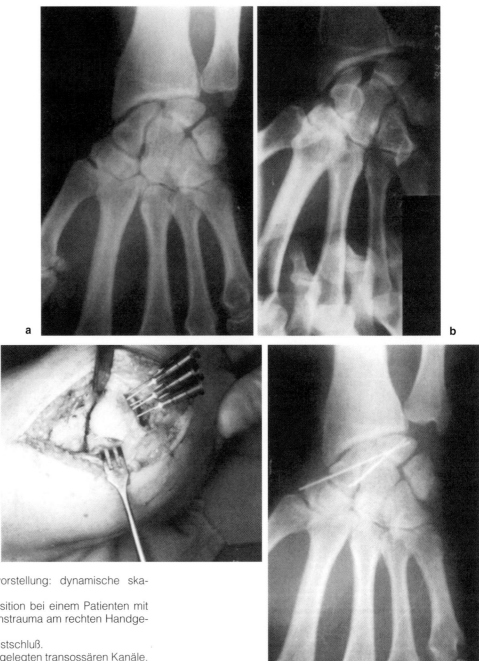

Abb. 19.**7a–d** Klinische Fallvorstellung: dynamische skapholunäre Instabilität.
a A.-p. Aufnahme in Neutralposition bei einem Patienten mit Zustand nach Hyperextensionstrauma am rechten Handgelenk, Zeitintervall: 6 Wochen.
b Supinationsaufnahme mit Faustschluß.
c Intraoperative Ansicht der vorgelegten transossären Kanäle.
d Radiologisches Ergebnis nach Einbringen der Kirschner-Drähte.

der Gelenkstumpf verbleibt, der sich für eine Reinsertion eignet.

Jetzt erfolgt das Anfrischen des Insertionsbereichs des Ligaments am proximalen Pol des Skaphoids. Nach Entfernen der Stumpfreste mit dem scharfen Löffel realisieren wir ein Anfrischen mit einer kleinen Knochenfräse (Abb. 19.**6d**).

Bandnaht. Nach erfolgtem Anfrischen müssen im proximalen Skaphoidpol transossäre Tunnel vorgelegt werden, die dazu bestimmt sind, das Nahtmaterial für die Reinsertion passieren zu lassen. Hierfür verwenden wir Drähte vom Kaliber 10/10. Die Richtung der Tunnel muß exakt berechnet werden, der Eintrittspunkt liegt im dorsalen Anteil des Isthmus am Scaphoid mit einem Austrittspunkt, der genau im Insertionsbereich des skapholunären Bands am Skaphoid liegt (in der angefrischten Zone). Üblicherweise können je nach Größe und Gestalt des vorliegenden Skaphoids 5–6 Tunnel vorgelegt werden. Da die Reinsertion durch Anbringen von U-förmigen Nähten am Bandstumpf erfolgt, ist die Anzahl der Tunnel normalerweise geradzahlig, gelegentlich können zwei benachbarte Fäden durch den gleichen Tunnel gezogen werden (Abb. 19.**6e**).

Anschließend werden die Verankerungsfäden am Bandstumpf angebracht, wobei mit dem am schwierigsten anzubringenden Faden im palmaren Drittel des Ligaments begonnen wird. Dieses kann nur mit einer forcierten Flexion des Handgelenks erreicht werden. Wir verwenden resorbierbares Fadenmaterial (PDS 3/0). Die Verwendung eines monofilamentären Fadens, der einem geflochtenen vorzuziehen ist, erleichtert das nachfolgende Einbringen durch die knöchernen Tunnel.

5–6 Kanülen werden in den Knochentunneln plaziert, die durch den Isthmusbereich am Skaphoid eingebracht werden. Jetzt können die PDS-Fäden leicht durch das Lumen der Kanülen geführt werden, wobei diese den Faden während der Passage durch den Knochenkanal führen. Wenn alle Fäden plaziert und paarweise zusammengefaßt wurden, wird das Skaphoid reponiert. Dieses erfolgt durch direkten Druck auf den proximalen Pol, um die dorsale Subluxation auszugleichen, verbunden mit einer radialen Inklination, die das Wiederherstellen des skapholunären Gelenksspalts erleichtert. Gleichzeitig wird vom Assistenten ein direkter Druck in palmarer Richtung auf das Os capitatum ausgeübt, um die Dorsalextensionsstellung des Os lunatum (DISI) zu korrigieren. Dann werden zwei Kirschner-Drähte eingebracht, um die Reposition zu fixieren und eine transitorische skapholunäre Arthrodese zu sichern. Bei Bedarf wird diese durch einen dritten Draht skaphokapital komplettiert. Die Richtung der Drähte muß so berechnet werden, daß das reinserierende ligamentäre Nahtmaterial nicht berührt wird. Nach Plazieren der Drähte können die Fäden paarweise verknotet werden, wobei mit dem am weitesten palmar liegenden begonnen wird (Abb. 19.**6h**). Üblicherweise kann das reinserierende Ligament durch eine direkt eingebrachte Naht im dorsalen Bereich des skapholunären Bands vervollständigt werden (Abb. 19.**7**).

Kapsulodese und Situsverschluß. In einfachen Fällen (dynamische oder präradiologische skapholunäre Instabilität) beinhaltet der Situsverschluß die Naht der Kapsel, dem sich eine Rekonstruktion des Retinaculum extensorum anschließt. Gestaltete sich die Reposition des Kahnbeins schwierig (bei älteren oder statischen Instabilitäten), erfolgt eine dorsale Kapsulodese vor dem Situsverschluß. diese stellt eine „Kapsel" her, die einem Verkippen des Skaphoids entgegenwirkt. Unter Nutzung der von Taleisnik vorgeschlagenen Technik (22) verwenden wir einen radialen kapsuloligamentären Lappen, dessen knöcherne Insertionen am Radius während der Situsdarstellung geschont wurden, um die Kapsulodese zu ermöglichen. Dorsal wird im Isthmusbereich des Skaphoids mit der Fräse ein nicht artikulierender Bezirk angefrischt, der distal der Austrittspunkte der Resinsertionsfäden des Ligaments liegt. Der Kapsellappen wird hier unter Spannung fixiert. Wir verwenden bevorzugt einen intraossär eingebrachten miniaturisierten Anker anstelle einer „Pull-out"-Naht (Abb. 19.**6i** u. **j**).

In allen Fällen wird postoperativ eine Gipsschiene angelegt, die nach Entfernen der Drainage und Abschwellung am fünften Tag durch eine palmare Unterarmschiene ersetzt wird.

Indikationen. Dieses Vorgehen erscheint uns eine verführerische Antwort auf bestimmte Probleme, die bei der skapholunären Instabilität bestehen. Die Form der Reinsertion des skapholunären Ligaments ist bei der Mehrzahl der von uns angetroffenen Läsionen realisierbar, die zusätzliche Kapsulodese kann als geeignetes Widerlager bei Insuffizienz oder Ruptur der extrinsischen ligamentären Strukturen betrachtet werden, die bei der Genese der Instabilität vorliegen.

Es handelt sich um unser Verfahren der Wahl, wenn mehrere Umstände angetroffen werden:
– Das Vorliegen ligamentärer Stümpfe im Bereich des skapholunären Gelenksspalts ist unersetzlich. Dies wird von uns während der zunächst erfolgenden Arthroskopie überprüft. Wir waren davon überrascht, daß die ligamentären Stümpfe persistieren und auch noch lange Zeit nach einem Traumaereignis verwendbar waren.
– Der Zustand der Knorpeloberflächen bei einer Instabilität muß genau überprüft werden. Hier handelt es sich um das am schwierigsten zu beurteilende Kriterium. Bei frischen Instabilitäten (einige Wochen) besteht keine Auswirkung auf die Knorpeloberflächen. Bei schweren und/ oder älteren Instabilitäten beginnen chondromalazische Zustände am proximalen Pol des Skaphoids und der Fossa scaphoidea am Radius und beweisen Subluxationsphänomene des proximalen Pols nach dorsal. Wir haben auch Chondromalazien im Bereich des Skaphotrapeziumtrapezoidalgelenks in diesem Kontext gesehen, was durch andere Arbeiten bestätigt wird (35). Solche Knorpelveränderungen, die in Ausmaß und Tiefe begrenzt sind und den subchondralen Knochen nicht exponieren, stellen keine Kontraindikation für eine ligamentäre Rekonstruktion dar. Die Rekonstruktion erlaubt das Herstellen eines nahezu normalen intraartikulären Druckzustands, und die chondromalazischen Bereiche sollten postoperativ nicht mehr außergewöhnlichen Drücken unterliegen (8).
– Das letzte Indikationskriterium ist die Repositionsfähigkeit des Os scaphoideum. Zeigt sich dieses während des Eingriffs vollständig fixiert, ohne daß die skapholunäre Diastase ausgeglichen werden kann, ist eine Bandrekonstruktion unmöglich.
– Die Technik ist nicht bei einem eingesteiften Handgelenk praktikabel, da während des Eingriffs eine forcierte Palmarflexion erforderlich ist, um das palmare Drittel des skapholunären Bands zu erreichen.

Ergebnisse nach Bandrekonstruktionen (Abb. 19.**8**). Unsere nach diesem Verfahren operierte Patientenserie befindet sich zur Zeit in Evaluation. Mit einem Nachuntersuchungszeitraum von weniger als 5 Jahren kann noch nicht von langfristigen Ergebnissen gesprochen werden. In unserer Serie kann der Gelenksspalt im Verlauf nicht immer den auf den postoperativen Aufnahmen gemessenen Wert halten. Immerhin hat kein Patient mittelfristig eine erhebliche skapholunäre Diastase entwickelt, die zu einem fortgeschrittenen Kollaps oder einer Reintervention geführt hätte.

☐ Stellenwert der Ligamentplastiken

Operative Vorgehen. Wird bei der zunächst erfolgenden Arthroskopie oder während der Exploration bei der Arthrotomie kein Ligamentstumpf im Bereich des skapholunären Bands gefunden, können die zuvor beschriebenen Lösungsmöglichkeiten nicht mehr angewandt werden. Soll eine palliative partielle Arthrodese vermieden werden, bestehen die einzigen therapeutischen Möglichkeiten in den Ligamentplastiken.

Die Realisation einer einfachen skapholunären Bandverbindung mit einem Sehnentransplantat muß strikt zurückgewiesen werden. Da lediglich eine Komponente der Instabilität berücksichtigt wird (die der intrinsischen Ligamentläsion), ist eine solche Lösung biomechanisch ohne Erfolgsaussicht, wie unsere kurze Erfahrung hierbei bestätigt.

Die Kombination einer iatrogenen skapholunären Pseudarthrose, verbunden mit einer Plikatur der palmaren extrinsischen Ligamente, wird von Conyers (9) verteidigt, ohne daß uns unsere Erfahrung erlauben würde, ein Urteil über die Validität dieser Technik zu fällen.

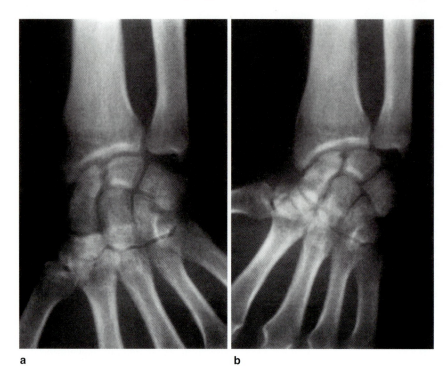

Abb. 19.**8a** u. **b** Klinische Fallvorstellung: dynamische skapholunäre Instabilität. Ergebnisse 2 Jahre post operationem nach skapholunärer Bandreinsertion und dorsaler Kapsulodese:
normal weiter skapholunärer Gelenkspalt, besonders auch in ulnarer Inklination (**a**). Es besteht eine röntgenologische Veränderung im Bereich des proximalen Skaphoidpols und am Os lunatum entsprechend dem Bereich der knöchernen Anfrischung und der Passage der transossär geführten Kanäle.

Bei einigen der neueren Ligamentplastiken wird versucht, eine Rekonstruktion durchzuführen, die sowohl die intrinsischen als auch die extrinsischen Ligamente einschließt. So haben besonders Almquist u. Mitarb. (1) eine Technik vorgeschlagen, die darin besteht, eine komplexe transossäre Durchflechtung zu realisieren, die Verläufe im Skaphoid, Lunatum, Radius und Kapitatum beinhaltet und durch einen doppelten Zugang, palmar und dorsal, erfolgt. Obwohl diese Technik biomechanisch verführerisch erscheint (3), darf man die praktischen Schwierigkeiten nicht verkennen, die sowohl bei dem Vorlegen multipler Tunnel als auch bei der Einstellung der Spannung des Sehnentransplantats bestehen. Die Autoren unterstreichen die Notwendigkeit des Schutzes dieser Rekonstruktion durch eine transossäre Cerclage, die die Stabilität des Sehnentransplantats bis zur Revaskularisation sichert.

Indikation für Ligamentplastiken. Unsere Erfahrung in den 80er Jahren beschränkt sich auf Versuche zur Rekonstruktion des skapholunären Bands, in Form einer interossären Durchflechtung durch dorsalen Zugang und unter Verwendung eines Sehnentransplantats. Alle diese Versuche sind ohne Erfolg geblieben, alle Patienten mußten durch partielle oder radiokarpale Arthrodese reoperiert werden. Wir haben bereits die biomechanische Insuffizienz dieser Lösungen genau wie die Schwierigkeiten bei der technischen Realisation und ihre Komplikationen erwähnt.

Die Validität der Ligamentplastiken, wie z. B. derjenigen von Almquist u. Mitarb., muß durch Langzeitverläufe noch bestätigt werden. Der potentielle Stellenwert im therapeutischen Arsenal könnte sich nach folgenden Kriterien definieren:
- fehlende skapholunäre Bandstümpfe, die für eine Reinsertion verwendbar wären,
- perfekte Repositionsmöglichkeit des Os scaphoideum,
- Fehlen arthrotischer Veränderungen im Bereich des Radioskaphoidgelenks.

In bezug auf den Knorpelzustand könnten sich die Ligamentplastiken günstiger erweisen als die partiellen Arthrodesen vom STT-Typ, da die Beanspruchung des proximalen Skaphoidpols geringer ist und die Druckverhältnisse nahezu denjenigen eines normalen Handgelenks entsprechen (3).

☐ Stellenwert der partiellen Arthrodesen bei der Therapie der frischen skapholunären Instabilität

Bedingt durch die Komplikationen und die mäßigen Ergebnisse nach partieller Arthrodese am Handgelenk haben wir diese Techniken bei der initialen Therapie ligamentärer Läsionen vollständig verlassen. Ihr Platz besteht bei der Therapie älterer Instabilitäten.

Therapie der lunatotriquetralen Bandläsionen und der dissoziativen lunatotriquetralen Instabilität

Die im Vergleich zu dem skapholunären Homolog relativ seltene Instabilitätsform erklärt die selteneren experimentellen Arbeiten und Publikationen. Dennoch konnte etabliert werden, daß eine isolierte Läsion des lunatotriquetralen Bands für die Entstehung einer Instabilität nicht ausreicht (19, 36). Diese biomechanische Bemerkung ist die Basis für unser Verhalten bei der Symptomatik.

■ Therapie partieller Läsionen des lunatotriquetralen Ligaments

Partielle Läsionen betreffen hauptsächlich das mittlere Drittel und können arthroskopisch oder arthrographisch verifiziert werden. Hierbei kann es sich entweder um einen Zufallsbefund handeln oder um das Ergebnis einer Ursachensuche aufgrund von Schmerzen im ulnaren Handgelenk. Es ist wichtig, alle anderen potentiellen Gründe für diese Symptomatik auszuschließen, bevor eine solche Läsion in der Genese der Schmerzen als hauptverursachend angesehen wird (32). Bei einem Zufallsbefund ist keine spezielle Therapie gerechtfertigt, und eine Arthrotomie für eine Rekonstruktion wäre sicherlich übertrieben. Scheint eine solche Läsion dennoch für die Schmerzen verantwortlich zu sein, sind allein konservative Maßnahmen angezeigt (temporäre Ruhigstellung, Krankengymnastik).

■ Therapie vollständiger lunatotriquetraler Bandläsionen ohne Instabilität

Der erste Schritt besteht in der Überprüfung einer begleitenden Instabilität, bei Bedarf durch dynamische Tests während der Arthroskopie (12).

Mehr noch als beim skapholunären Band ist die Durchführung und Interpretation dynamischer Tests bei dieser Instabilität sehr schwierig. Im gleichen Sinn erweisen sich die Ergebnisse der Arthrographie als insuffizient, da sie weder die Größe der Bandunterbrechung noch die Auswirkungen auf die dynamische Situation des Karpus präzisieren können.

Nach diesem ersten Schritt bleibt der Vorschlag für eine Therapie der ligamentären Unterbrechung offen. Die wenigen Fälle, bei denen wir mit dieser Frage konfrontiert wurden, bestanden mehr in einer transligamentären Ruptur als in einem vollständigen Abriß des Ligaments an einer knöchernen Insertion. Unter diesen Umständen haben wir eine einfache geschlossene temporäre Kirschner-Draht-Arthrodese realisiert, mit anschließender Ruhigstellung auf einer Gipsschiene für 6 Wochen. Die Mobilisation läßt den hypothetisch vorliegenden Läsionen der extrinsischen Ligamente (palmar und/oder dorsal) Zeit zur Heilung. Dieses Vorgehen ist nur bei frischen Läsionen gerechtfertigt. Wird eine Diagnose verspätet gestellt und konnten durch extensive Diagnostik weitere Gründe für Schmerzen im ulnaren Handgelenkbereich ausgeschlossen werden, kann eine partielle lunatotriquetrale Arthrodese vorgeschlagen werden, da andere Therapiemöglichkeiten nicht bestehen (29).

■ Therapie vollständiger lunatotriquetraler Ligamentrupturen mit Instabilität

Radiologisch zeigt sich eine VISI-Stellung, die statisch oder dynamisch vorliegen kann oder durch positive dynamische Tests während der Arthroskopie bestätigt wird. Es ist möglich, mit dem direkten Tasthakenmanöver das Os lunatum vom Os triquetrum zu separieren. Eine solche Situation unterstellt die Verbindung einer vollständigen Läsion des luno-triquetralen Bands (eingeschlossen das palmare Drittel) mit einer Läsion des palmaren radiolunatotriquetralen Bands (36) sowie der extrinsischen dorsalen Ligamente (Lig. radiotriquetrale und skaphotriquetrale [19]). Es erscheint logisch, in der Notfallsituation oder kurz danach eine elektive Rekonstruktion dieser ligamentären Strukturen vorzuschlagen. Wir selbst sind mit einer Situation, bei der sich das vergangene Zeitintervall noch für eine ligamentäre Rekonstruktion eignen würde, noch nie konfrontiert worden. Bei den seltenen Fälle unserer Serie, die eine dissoziative lunatotriquetrale Instabilität aufwiesen, wurde die Diagnose immer erst lange nach einem Trauma gestellt. Unter diesen Umständen bevorzugen wir eine lunatotriquetrale Arthrodese, da diese Intervention einen hohen Anteil von Erfolgen im Gegensatz zu der skapholunären Fusion aufweist (Konsolidation der Arthrodese).

Therapie kombinierter (oder multipler) intrinsischer Ligamentläsionen

In der Literatur werden nur wenige Fälle beschrieben, bei denen eine Verbindung einer Läsion des skapholunären mit derjenigen des lunatotriquetralen Bands außerhalb des Kontextes einer perilunären Luxation vorliegt (28). Bei Fehlen einer Instabilität, die bevorzugt auf der einen oder der anderen Seite des Handgelenks liegt, therapieren wir vorsichtig mit einer geschlossenen Kirschner-Draht-Versorgung nach knöcherner Reposition, mit anschließender Gipsimmobilisation. Daraus ergibt sich später die Möglichkeit zu einer speziellen Therapie, wenn die eine oder andere Komponente der Bandläsionen symptomatisch wird.

Primäre Therapie der nichtdissoziativen mediokarpalen Instabilität

Definitionsgemäß betrifft diese Instabilität die Verhältnisse zwischen der proximalen und distalen Handgelenkreihe. Sie ist selten, und wir haben sie noch nie kurzfristig nach einem einzigen Traumaerlebnis diagnostizieren können. Es ist möglich, daß sie sich nur nach initialen ligamentären Läsionen etabliert, mit einer zunehmenden Adaptation an die dynamischen Verhältnisse des Karpus in der neuen ligamentären Situation. Die Hypothesen zur Pathogenese sind kontrovers. Die wenigen Publikationen, die diese Fragen behandeln, äußern die Möglichkeit einer partiellen Arthrodese mit Verbindung der proximalen mit der distalen Reihe (z.B. mediokarpale Arthrodese [Lunatum/Capitatum/Hamatum/Triquetrum]) oder Fusion Triquetrum/Hamatum (33). Eine solche Lösung kann selbstverständlich während einer Notfallsituation nicht empfohlen werden. Die von uns behandelten Fälle sind in der initialen Therapie konservativ behandelt worden (Gipsschiene, Infiltrationen). Lediglich bei langfristigem Mißerfolg der konservativen Vorgehen oder bei Persistenz einer invalidisierenden Schmerzsymptomatik ist ein chirurgisches Vorgehen angezeigt.

Schlußfolgerung

Die Lektüre dieses Kapitels mag den Leser in Erstaunen versetzen: eine Großzahl der Instabilitäten ist nur wenig bekannt, und selbst diejenigen, deren Pathogenese klarer ist, weisen häufig allenfalls mäßige Therapiemöglichkeiten auf. Es ist wahrscheinlich, daß in den folgenden Jahren bessere Therapieformen eingeführt werden können. Bis dahin stellen diese Schwierigkeiten bzw. die möglichen Komplikationen einer verspäteten Behandlung für uns erneut die Wichtigkeit einer exakten Diagnostik und Therapie von Patienten mit Verdacht auf „Handgelenkdistorsion" dar.

Die neueren diagostischen Untersuchungsmethoden sind einzusetzen und müssen es ermöglichen, in den Tagen nach einem Trauma eine möglichst umfassende Diagnostik der ligamentären Läsionen zu betreiben. Eine einfache Kirschner-Draht-Versorgung nach Reposition, eine ligamentäre Rekonstruktion durch Arthrotomie ermöglichen es dann einem Verletzten, nicht zur Gruppe der Patienten mit chronischen Instabilitäten des Handgelenks zu gehören.

Perilunäre Luxationen

Ph. Voche

Frakturen und perilunäre Luxationsfrakturen stellen schwere Verletzungen des Handgelenks dar. Eine exakte Analyse der Röntgenbilder bestätigt die Diagnose und führt in der Mehrzahl der Fälle zu einem chirurgischen Vorgehen.

Praktische Überlegungen: Es liegt ein forcierter Verletzungsmechanismus als Ergebnis eines Traumas mit hoher Energie vor (7). Dieser betrifft meist junge Männer durch Sturz aus größerer Höhe auf die hyperextendierte Hand.

Mayfield (8, 9) hat gezeigt, daß die perilunäre Region anatomisch diesbezüglich sehr anfällig ist, und hat die entstehenden Verletzungsformen in 4 Stadien zunehmender Stärke eingeteilt (Abb. 19.**9**).

Johnson (6) unterscheidet Läsionen vom Typ „kleiner Bogen", die reinen Luxationen entsprechen, von Läsionen des Typs „großer Bogen", die Luxationsfrakturen entsprechen (Abb. 19.**10**).

Wagner (15) hat Dislokationslinien beschrieben, die dem Sitz der beobachteten Läsionen entsprechen (Abb. 19.**11**).

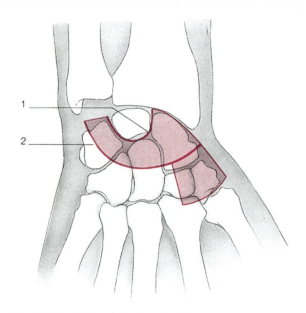

Abb. 19.**10** Läsionsbögen nach Johnson.
1 Kleiner Bogen.
2 Großer Bogen.

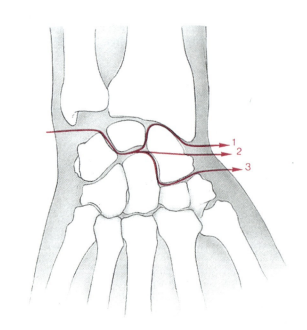

Abb. 19:**11** Dislokationslinien nach Wagner.

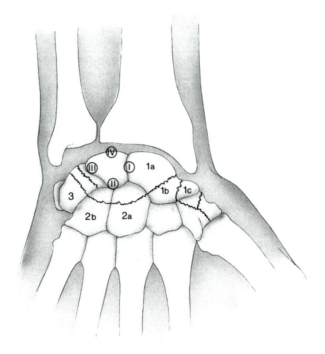

Abb. 19.**9** Klassifikation nach Mayfield.

Die Therapie hat das Ziel, die Anatomie der verletzten kapsuloligamentären und knöchernen Strukturen so gut wie möglich wiederherzustellen (13). Aus diesem Grund ist das chirurgische Vorgehen praktisch immer erforderlich.

Diverse Klassifikationen wurden vorgeschlagen (4, 5, 14). Diese haben therapeutisch nur geringen Wert. Wir unterscheiden zwischen den reinen Luxationen und Luxationsfrakturen.

Eine diagnostische Schwierigkeit wird durch reine Luxationen repräsentiert, die spontan reponiert sind und deren radiologische Analyse durch ungeschulte Untersucher einen normalen Aspekt ergeben kann. Die einzelnen Positionen der Knochen zueinander müssen präzise analysiert werden. Eine Verkippung des Os scaphoideum mit einer Vergrößerung des skapholunären Gelenkspalts auf der a.-p.Aufnahme oder eine anormale DISI oder VISI-Stel-

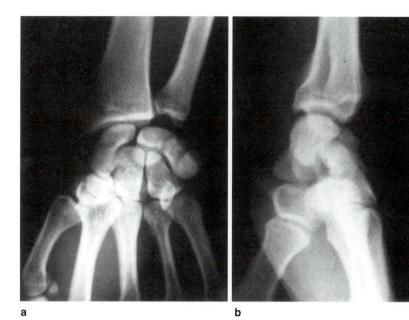

Abb. 19.**12a** u. **b** Spontane „Reposition" nach perilunärer Luxation.
a A.-p. Aufnahme: viereckförmige Ansicht des Os lunatum und Überprojektion des Lunatums auf das Os triquetrum.
b Streng seitliche Aufnahme: offensichtliches Verkippen des Os lunatum in die DISI-Stellung.

lung auf der streng seitlichen Aufnahme kann die Diagnose bestätigen oder verwerfen (Abb. 19.**12**).

Chirurgisches Vorgehen

Eine konservative Therapie kann ausschließlich bei transskaphoperilunären Luxationsfrakturen vorgeschlagen werden, bei denen eine perfekte Reposition vorliegt, die auf 4 Röntgenbildern sicher besteht und kontrolliert wurde (eine a.-p., eine streng seitliche, 2 Schrägaufnahmen).

Bei Luxationen läßt ausschließlich eine chirurgische Therapie die Kontrolle der anatomischen Reposition der knöchernen Strukturen unter Sicht und die Realisation von kapsuloligamentären Bandrekonstruktionen zu (1, 3, 4, 10, 11).

■ Reine Luxationen

Aus Gründen des technisch einfacheren Vorgehens für die Plazierung der Kirschner-Drähte führen wir zunächst keine konservative Reposition durch.

Der dorsale Zugang erfolgt durch eine longitudinale oder leicht geschwungene Hautinzision von 5–6 cm Länge, welche über dem Radiokarpalgelenk und dem Tuberculum Listerii zentriert wird. Bei der weiteren Präparation wird das Hämatom in den Weichteilen rasch vorgefunden, es besteht ein Hämarthros aufgrund der Blutung durch die Ruptur und das Durchreißen von kapsuloligamentären dorsalen Strukturen. Es erfolgt die Ligatur von schräg-dorsal verlaufenden Venen und die Hämostase im Weichgewebe. Eine sorgfältige Lavage am Handgelenk erlaubt die Identifikation der anatomischen Strukturen.

Das 3. dorsale Kompartiment wird distal eröffnet und die Sehne des M. extensor pollicis longus nach radial weggehalten. Der Boden des 4. Kompartiments wird partiell von radial nach ulnar abgelöst. Nach Einbringen eines selbsthaltenden Spreizers wird die Dorsalseite des Handgelenks exponiert. Bei Bedarf kann diese Exposition durch das vollständige Öffnen des 3. Kompartiments vergrößert werden, während das 4. und 2. Kompartiment verstärkt seitlich weggehalten werden.

Der Bereich der Kapselruptur wird vergrößert, wobei versucht wird, die noch intakten kapsulären und ligamentären Strukturen so gut wie möglich zu schonen. Zur Entfernung des Hämarthros erfolgt auch jetzt eine ausgiebige Spülung, da palmar weiter erhebliche Blutungen bestehen. Eine erste Bilanz der verletzten Strukturen erfolgt.

Unabhängig von der Form der Deformation (Lunatum nach palmar luxiert oder Karpusluxation nach dorsal bei in situ verbliebenem Os lunatum) ist die Ulnarseite des Skaphoids und die Radialseite des Os triquetrum leicht zugänglich. Zu diesem Zeitpunkt ist die Kirschner-Draht-Versorgung der einzelnen Knochen der proximalen Reihe vorzubereiten, indem retrograd zwei Kirschner-Drähte der Stärke 10/10 mm eingebracht werden. Diese werden auf der dem Os lunatum zugewandten Seite eingeführt und dann senkrecht zu den jeweiligen Gelenkspalten weiter vorgetrieben. Nach dem Austritt aus der Haut werden sie soweit zurückgezogen, bis ihre Spitze mit der Gelenkfacette des entsprechenden Knochens auf gleicher Höhe liegt (Abb. 19.**13**). Dieses technische Vorgehen sichert einen erheblichen Zeitgewinn bei einem präzisen Einbringen der Kirschner-Drähte, was durch eine perkutane Kirschner-Draht-Versorgung nicht erreicht werden kann (Abb. 19.**14**).

Die Reposition erfolgt manuell, begleitet von einem axialen Zug durch den Assistenten, mit direktem Druck des Daumens des Operateurs auf die luxierten Knochen oder mit einem Hebelvorgehen (mit einem stumpfen Instrument) zwischen dem Os lunatum und den Knochen der distalen Handgelenkreihe. Diese Manöver müssen vorsichtig, weich und langsam zunehmend ausgeführt werden.

Die erreichte Reposition ist nur temporär haltbar, da sie nicht einer anatomischen Reposition entspricht. Zu diesem Stadium erfolgt eine zweite Bilanzierung der Läsionen und der Inspektion der Ligamente mit der Prüfung der Möglichkeiten zu Reinsertionen. Eine direkte Refixation des skapholunären Bands kann realisiert werden, wenn die Ruptur glatt an einer knöchernen Insertion erfolgte. Ist das Ligament jedoch durchrissen und über die gesamte Breite und Länge ausgefranst, ist eine Reinsertion nicht sinnvoll. In

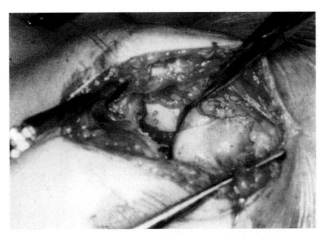

Abb. 19.**13** Die zunächst nicht angestrebte Reposition ermöglicht das retrograde Einbringen von Kirschner-Drähten zur temporären skapholunären und lunatotriquetralen Arthrodese. Sicht auf die dem Os lunatum zugewandte Gelenkfacette des Os triquetrum.

diesem Fall wird allein eine knöcherne Kirschner-Draht-Versorgung realisiert.

Die anatomische Reposition erfolgt durch eine zunehmende Rekonstruktion des Karpus um die Schlüsselstellung des Os lunatum herum. Die verschiedenen Schritte dieses reponierenden Vorgehens werden durch die visuelle und Bildwandlerkontrolle überprüft.

Zentrierung des Os lunatum: Dieses muß sowohl sagittal als auch frontal im Verhältnis zum Radius korrekt ausgerichtet werden. Die günstigste Position wird meist erreicht, wenn skapholunär und lunatotriquetral die Kirschner-Draht-Versorgung erfolgt.

In den Fällen, in denen eine ulnare Translation des Os lunatum oder eine Verkippung in der Sagittalebene nicht kontrolliert werden kann, ist eine temporäre radiolunäre Kirschner-Draht-Arthrodese für das Zentrieren erforderlich. Das Os lunatum wird in diesen Fällen manuell oder mit einem Kirschner-Draht, der als „joy-stick" direkt dorsal in das Os lunatum eingebracht wird, reponiert (Kirschner-Draht Stärke 12/10 mm). Dann wird der Kirschner-Draht für die temporäre radiolunäre Arthrodese (10/10 mm), ausgehend vom Boden des 4. dorsalen Extensorenkompartiments eingebracht und in Richtung auf den Dom des Os lunatum orientiert (Abb. 19.**15**). Ein Gegendruck auf das Os lunatum ist erforderlich, um eine radiolunäre Distraktion zu vermeiden.

Skapholunäre Reposition:
- Kann das interossäre Ligament nicht reinseriert werden, erfolgt nach manueller Knochenreposition eine sofortige temporäre skapholunäre Kirschner-Draht-Arthrodese. Ein Gegendruck und ein fester Halt der Knochen vermeiden Distraktionen während der Passage des skapholunären Gelenkspalts.
- Kann das interossäre skapholunäre Ligament reinseriert werden, erfolgt diese Fixation mit intraossär einzubringenden Ankern. Diese werden auf der Desinsertionsseite genau im Bereich der ligamentären Insertion und nach knöchernem Anfrischen versenkt. Die auf den Ankern angebrachten Fäden fassen das Ligament im Gesunden, wobei sie zunächst nur vorgelegt werden. Nach der temporären Kirschner-Draht-Arthrodese werden sie ohne Problem palmar festgeknotet.

Lunatotriquetrale Reposition: Nach manueller Reposition wird die Kirschner-Draht-Versorgung nach den wie zuvor beschriebenen Regeln realisiert. Da der zentrale Bereich des Karpus schlechter eingesehen werden kann, ist die direkte Sichtkontrolle oft nicht zufriedenstellend. Dann muß die Reposition mit einem stumpfen, gebogenen Tasthaken überprüft werden. Das Vorliegen einer Stufe und/oder einer Distanz zwischen den Knochen erfordert eine erneute Reposition und Kirschner-Draht-Fusionierung.

Mediokarpale Stabilität: Diese wird durch palmare/dorsale Translationsbewegungen überprüft und eine radiale, ulnare oder globale Instabilität aufgespürt. Liegt eine solche Instabilität vor, wird ein Kirschner-Draht (10/10 mm) nach Reposition hamatotriquetral und/oder trapeziumskaphoidal eingebracht.

Eine radiologische Kontrolle der a.-p. und streng seitlichen Aufnahme erfolgt unter dem Bildwandler, und wenn

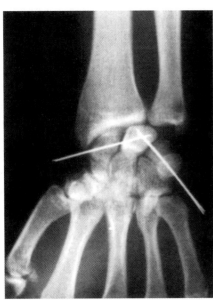
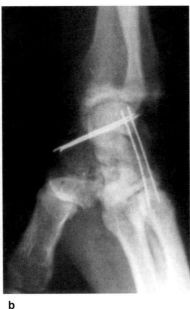

Abb. 19.**14a** u.**b** Postoperative radiologische Darstellung nach retrograder Kirschner-Draht-Versorgung.
a A.-p. Aufnahme.
b Streng seitliche Aufnahme.

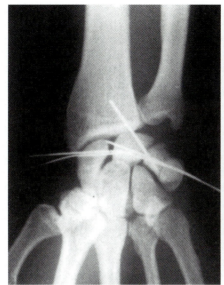
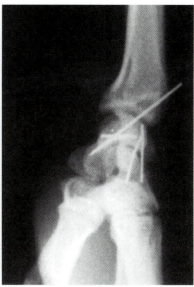

Abb. 19.**15a** u. **b** Perilunäre Luxation mit erforderlicher radiolunärer Kirschner-Draht-Versorgung.
a A.-p. Aufnahme.
b Streng seitliche Aufnahme.

möglich, werden Röntgenaufnahmen zur Kontrolle der Stellung angefertigt.

Der palmare Zugang erfolgt bei Bedarf unter den folgenden Umständen:
- Affektion des N. medianus,
- unmögliche Reposition einer knöchernen Luxation nach palmar (hauptsächlich Os lunatum),
- erhebliche, nicht durch den dorsalen Zugang allein reponierbare Instabilität.

Mit dem Zugang erfolgt die klassische Spaltung des Karpaltunnels in der Längsachse des 4. Fingers, um 3 cm nach proximal verlängert, nach einem Schwung im Bereich der Handgelenkbeugefalte. Die Inzision verläuft am ulnaren Rand des M. palmaris longus, um den R. cutaneus des N. medianus zu schonen. Nach Inzision des Retinaculum flexorum wird der N. medianus überprüft. Die kapsuloligamentäre Schicht wird durch Weghalten der Flexorensehnen exponiert, und die Bilanzierung der Verletzung erfolgt.

Bei Bedarf erfolgt die knöcherne Reposition. Je nach vorliegenden Verletzungen wird die kapsuloligamentäre Schicht durch direkte Naht verschlossen, wenn eine Ruptur im Weichgewebe vorgefunden wurde oder durch transossären Durchzug an der Palmarseite des Radius reinseriert, wenn eine Ruptur an den radialen Insertionsstellen besteht.

Der Situsverschluß erfolgt für beide Zugänge Schicht für Schicht nach Einlegen einer Redondrainage. Wir führen immer eine dorsale Kapselverstärkung durch Raffnähte der Kapselränder durch, um diese physiologisch dünne und empfindliche Schicht zu verstärken. Sollte dieses Vorgehen eine verminderte Flexion des Karpus zur Folge haben, trägt das häufig zur Stabilisierung der Situation bei.

■ Transskaphoperilunäre Luxationsfrakturen (Abb. 19.16)

In der Mehrzahl der Fälle bleibt der proximale Pol des Skaphoids dem Lunatum adhärent, und die palmaren ligamen-

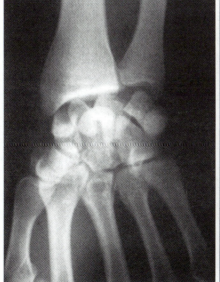
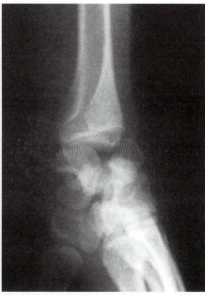

Abb. 19.**16a** u. **b** Transskaphoperilunäre Luxation.
a A.-p. Aufnahme.
b Streng seitliche Aufnahme.

tären Verbindungen mit dem distalen Ende des Radius bleiben erhalten.

Zunächst erfolgt die Osteosynthese des Os scaphoideum. Die Erfahrung hat uns gezeigt, daß der alleinige dorsale Zugang nicht ausreicht, um die perfekte Reposition des Skaphoids nachzuweisen. Wir führen immer einen zusätzlichen palmaren Zugang durch, um die Reposition zu erleichtern und die Stellung der Skaphoidfragmente dreidimensional zu kontrollieren. Nach manueller Reposition erfolgt die Stabilisation entweder durch 3 Kirschner-Drähte der Stärke 10/10 mm oder durch Verschraubung. Ein erleichtertes technisches Vorgehen besteht in dem Einbringen der Kirschner-Drähte durch den proximalen Pol, der dorsal leicht zugänglich ist. Nach dem Durchtritt durch den distalen Pol können die Kirschner-Drähte zurückgezogen und unter der Haut gekürzt werden, um ihre spätere Entfernung zu erleichtern.

Die Verschraubung erfordert das Halten des Repositionsergebnisses mit einem geeigneten Instrument, um eine interfragmentäre Distraktion zu vermeiden.

■ Begleitläsionen

Bestimmte Läsionen rechtfertigen ein spezielles therapeutisches Vorgehen.

Mehrfragmentfrakturen des Os scaphoideum. Die Krafteinwirkung und die Fragmentierung liegen meist dorsal vor und bewirken einen knöchernen Substanzverlust nach Reposition. Dieses kann ein Spongiosatransplantat erforderlich machen, welches auf der Dorsalseite des Radius im Bereich des 4. Kompartiments entnommen werden kann.

Intrakarpale Knochenläsionen. Neben einer Fraktur des Os scaphoideum können Läsionen im Bereich des „großen Bogens", Frakturen des Os trapezium, des Os capitatum (Fenton-Syndrom: Luxationsfraktur transskaphokapital [2]), bzw. des Os triquetrum oder des Os hamatum bewirken (8). Nach Reposition werden diese Verletzungen meist durch Kirschner-Drähte stabilisiert.

Liegt ein Fenton-Syndrom vor, bevorzugen wir die konservative Therapie in erster Intention an Stelle einer kapitolunären Arthrodese. Trotz der Möglichkeit einer Nekrose des Kapitatumfragments ist es später immer noch möglich, eine Reintervention, dann günstiger als in der Notfallsituation, durchzuführen.

Die transskaphoperilunäre Frakturluxation mit Läsion des skapholunären Ligaments ist eine seltene Verbindung (12). Wir selbst haben sie nur ein einziges Mal vorgefunden. Meist liegt keine vollständige skapholunäre Bandruptur vor. Die Stabilisation erfordert eine skapholunäre Kirschner-Draht-Versorgung nach einer Osteosynthese des Skaphoids. Wenn möglich, ist das Ligament zu reinserieren.

Radiusfrakturen. Zwei Fälle sind zu unterscheiden: die radiokarpale Handgelenkdislokation und die Begleitfraktur des Radius.

Obwohl bei der radiokarpalen Dislokation ein oder mehrere Fragmente am distalen Radiusende vorliegen, so sind die hauptsächlich zu berücksichtigenden Läsionen proximal zwischen dem Radius und den Knochen der ersten Handgelenkreihe ligamentärer Natur. Solche Verletzungen rechtfertigen den sofortige palmaren und dorsalen Eingriff für die bestmögliche Reinsertion der Bandstrukturen, um den Karpus radial zu stabilisieren. Die direkte Osteosynthese knöcherner Fragmente wird selbstverständlich vor der ligamentären Rekonstruktion erfolgen.

Begleitfrakturen des Radius betreffen hauptsächlich den lateralen Anteil, der durch Kirschner-Drähte oder direkte Verschraubung mit einer radialen Inzision stabilisiert wird. Die Frakturreposition am Radius geht einer Reposition der karpalen Läsionen voran.

Lunatumdislokation. Unabhängig von einer dorsalen oder palmaren Luxation besteht eine vollständige Devaskularisation des Os lunatum, wenn keine kapsuloligamentären Verbindungen vorliegen. Eine Resektion der ersten Handgelenkreihe kann häufig in der Notfallsituation erforderlich sein, um eine einigermaßen akzeptable funktionelle Prognose zu sichern.

Knorpelläsionen. Diese betreffen hauptsächlich das Os capitatum mit Exposition des chondralen Knochens über einen mehr oder weniger großen Bereich (Abb. 19.17). Solche Läsionen verschlechtern die funktionelle Prognose erheblich. Sie rechtfertigen jedoch nicht eine kapitolunäre Arthrodese in der Notfallsituation.

Andere Knorpelläsionen kommen seltener vor. Bewirken sie einen erheblichen Substanzverlust im Bereich von Knochen der proximalen Reihe, kann eine proximale Reihensektion in der Notfallsituation indiziert sein, wenn der Kopf des Os capitatum und die Fossa lunata am Radius im Knorpelüberzug einwandfrei erhalten sind.

Läsionen des N. medianus. Die präoperative klinische Untersuchung muß systematisch Zeichen der Affektion des N. medianus aufspüren und das Ausmaß festlegen. Beim geringsten Zweifel ist ein palmarer Zugang erforderlich und eine Nervendekompression angezeigt.

Eine Affektion des Nervs ist sowohl aufgrund einer direkten Kompression durch die Fraktur als auch durch Ödem- und Hämatombildung sowie hieraus entstehende Zugwirkungen möglich. Das Aufspießen oder die Durchtrennung des Nervs durch ein knöchernes Fragment ist die Ausnahme.

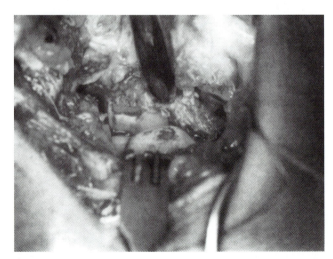

Abb. 19.**17** Knorpelsubstanzverlust am Os capitatum.

Hautläsionen. Diese kommen selten vor und können entweder von innen nach außen oder von außen nach innen entstehen. Nach dem Haut-Débridement kommt es zur Therapie der knöchernen und kapsuloligamentären Läsionen, wie bereits angeführt. Der oder die Zugangswege müssen ggf. entsprechend den Läsionen adaptiert werden.

Postoperative Nachsorge

Nach der ersten postoperativen Phase von 8–10 Tagen, die erforderlich für die regionale Ödemrückbildung ist, wird eine palmare Unterarmgipsschiene mit Einschluß der Daumengrundphalanx für die weitere Immobilisation von 8 Wochen bei reinen Luxationen und von mindestens 12 Wochen bei Luxationsfrakturen angebracht. Je nach radiologisch nachweisbarer Konsolidation kann die Gipsimmobilisation um einen weiteren Monat verlängert werden.

Am Ende der Ruhigstellung werden die zur temporären Arthrodese eingebrachten Kirschner-Drähte gezogen, die Kirschner-Drähte zur Osteosynthese werden, wenn sie nicht stören, weiter belassen.

Die krankengymnastische Nachbehandlung kann beginnen. Der 1. Monat wird genutzt, um eine schmerzfreie Mobilität zu erlangen. Das Wiedergewinnen der Kraft wird nun sekundär, langsam zunehmend und unter Schmerzfreiheit geplant.

Schlußfolgerung

Luxationen und Luxationsfrakturen am Handgelenk sind schwere Verletzungen, bei denen allein eine möglichst anatomisch ausgerichtete Reposition ein gutes funktionelles Ergebnis garantieren kann. Aus diesem Grund ist bei der großen Mehrzahl der Fälle das operative Vorgehen erforderlich.

Unsere Erfahrung hat uns gezeigt, daß die transskapho-perilunären Luxationsfrakturen eine günstigere funktionelle Prognose aufweisen als die reinen Luxationen. Diese steht in engem Zusammenhang mit dem Erhalt des Komplexes Radius-proximaler Skaphoidpol-Os lunatum und der jeweiligen ligamentären Verbindungen.

☐ Literatur

Pathophysiologie und Klassifikation von Instabilitäten am Handgelenk

1 Alexander, C.E., D.M. Lichtman: Ulnar carpal instabilities. Orthop. Clin. N. Amer. 15 (1984) 307–320
2 Alexander, C.E., D.M. Lichtman: Triquetrolunate and midcarpal instability. In Lichtman, D.M.: The Wrist and its Disorders. Saunders, Philadelphia 1988 (pp. 275–285)
3 Berger, R.A., J.M.G. Kauer, J.M.F. Landsmeer: Radioscapholunate ligament: a gross anatomic and histologic study of fetal and adult wrists. J. Hand Surg. 16 A (1991) 350–355
4 Berger, R.A.: Update, scapholunate ligament. Europ. med. Bibliogr. (Hand Surg.) 2 (1992) 19–23
5 Berger, R.A., P.C. Amadio, T.C. Imaeda, D.R. Cahill, W.P. Cooney: An evaluation of the histology and material properties of the subregions of the scapholunate ligament. 7th International Wrist Investigator Workshop, Florida 1991
6 Berger, R.A., J.M.F. Landsmeer: The palmar radiocarpal ligaments: a study of adult and fetal human wrists joints. J. Hand Surg. 15 A (1990) 847–850
7 Blatt, G.: Scapholunate instability. In Lichtman, D.M.: The Wrist and its Disorders. Saunders, Philadelphia 1988 (pp. 251–273)
8 Blevens, A.D., T.R. Light, W.S: Jablonsky et al.: Radiocarpal articular contact characteristics with scaphoid instability. J. Hand Surg. 14 A (1989) 781–790
9 Bour, C.: Les instabilités post-traumatiques du carpe: Contribution au traitement de l' instabilité interne du carpe. Thèse méd., Nancy 1986
10 Brahin, B., Y. Allieu: Les désaxations carpiennes d'adaptation. Ann. Chir. Main 3 (1984) 357–363
11 Dautel, G., B. Goudot, M. Merle: Arthroscopic diagnosis of scapholunate instability in the absence of X-ray abnormalities. J. Hand Surg. 18 B (1993) 213–218
12 Dautel, G., M. Merle: Tests dynamiques arthroscopiques pour le diagnostic des instabilités scapholunaires: note de technique. Ann. Chir. Main 12 (1993) 206–209
13 Drewniany, J.J., A.K. Palmer, A.E. Flatt: The scaphotrapezial ligament complex: an anatomic and biomechanical study. J. Hand Surg. 10 A (1985) 493–497
14 Fisk, G.: The Wrist. J. Bone Jt Surg. 66-B (1984) 396–407
15 Hixson, M.L., C. Stewart: Microvascular anatomy of the radioscapholunate ligament of the wrist. J. Hand Surg. 15 A (1990) 279–282
16 Horii, E., M. Garcia-Elias, K.N. An et al.: A kinematic study of luno-triquetral dissociations. J. Hand Surg. 16 A (1991) 355–362
17 Lichtman, D.M., R.A. Martin: Introduction to carpal instabilities. In Lichtman, D.M.: The Wrist and its Disorders. Saunders, Philadelphia 1988 (pp. 244–250)
18 Lichtman, D.M., J.R. Schneider, A.R. Swafford: Ulnar midcarpal instability, clinical and laboratory analysis. J. Hand Surg. 9 (1981) 350–357
19 Mayfiels, J.K.: Carpal injuries: an experimental approach, anatomy, kinematics and perilunate injuries. J. Bone Jt Surg. 57 (1975) 725
20 Mayfield, J.K., R.P. Johnson, R.K. Kilcoyne: The ligaments of the human wrist and their functional significance. Anat. Rec. 186 (1976) 417–428
21 Meade, T.D., L.H. Schneider, K. Cherry: Radiographic analysis of selective ligament sectioning at the carpal scaphoid: a cadaver study. J. Hand Surg. 15 A (1990) 855–862
22 Mudgal, C.S., W.A. Jones: Scapho-lunate diastasis: a component of fractures of the distal radius. J. Hand Surg. 15 B (1990) 503–505
23 North, E.R., S. Thomas: Anatomic guide for arthroscopic visualisation of the wrist capsular ligaments. J. Hand Surg. 13 A (1988) 815–822
24 Reagan, B.S., R.L. Linscheid, J. H. Dobyns: Lunotriquetral sprains. J. Hand Surg. 9 (1984) 502–514
25 Ruby, L.K., K.N. An, R.L. Linscheid, W.P. Cooney, E.Y.S. Chao: The effect of scapholunate ligament section on scapholunate motion. J. Hand Surg. 12 A (1987) 767–771
26 Sarrafian, S.K., J.L. Melamed, G.M. Goshgarian: Study of the wrist motion in flexion and extension. Clin. Orthop. 126 (1977) 153
27 Taleisnik, J.: The ligaments of the wrist. J. Hand Surg. 1 (1976) 110–118
28 Trumble, T.E., C.J. Bour, R.J. Smith, R.R. Glisson: Kinematics of the ulnar carpus related to the volar intercalated segment instability pattern. J. Hand Surg. 15 A (1990) 384–392
29 Viegas, S.F., R.M. Patterson, J.A. Hokanson, J.D. Davis: Wrist anatomy: incidence, distribution, and correlation of anatomic variations, tears, and arthrosis. J. Hand Surg. 18 A (1993) 463–475
30 Viegas, S.F., R.M. Patterson, P.D. Peterson et al.: Ulnar-sided perilunate instability: an anatomic and biomechanic study. J. Hand Surg. 15 A (1990) 268–278
31 Wright, T. W., M. Del Charco, D. Wheeler: Incidence of ligament lesions and associated degenerative changes in the elderly wrist. J. Hand Surg. 19 A (1994) 313–318

Primäre Therapie frischer Bandläsionen und Instabilitäten am Handgelenk

1 Almquist, E.E., A.W. Bach, J.T. Sack, S.E. Fuhs, D.M. Newman: Four-bone ligament reconstruction for treatment of chronic complete scapholunate separation. J. Hand Surg. 16 A (1991) 322–327

2 Alnot, J.Y., C. Cheveigne, R. Bleton: [Chronic, post-traumatic scaphoid-lunate instability treated by scaphoid-lunate arthrodesis] Instabilité scapho-lunaire chronique post-traumatique traitée par arthrodèse scapho-lunaire. Ann. Chir. Main Memb. Super. 11 (1992) 107–118

3 Augsburger, S., L. Necking, J. Horton, A.W. Bach, A.F. Tencer: A comparison of scaphoid trapezium trapezoid fusion and four bone tendon weave for scapholunate dissociation. J. Hand Surg. 17 A (1992) 360–369

4 Berger, A., J.M.G. Kauer, J.M.F. Landsmeer: Radioscapholunate ligament: a gross anatomic and histologic study of fetal and adult wrists. J. Hand Surg. 16 A (1991) 350–355

5 Berger, R.A.: Update, scapholunate ligament. Europ. med. Bibliogr. (Hand Surg.) 2 (1992) 19–23

6 Berger, R.A., P.C. Amadio, T.C. Imaeda, D.R. Cahill, W.P. Cooney: An evaluation of the histology and properties of the subregions of the scapholunate ligament. 7th International Wrist Investigator Workshop, Florida 1991

7 Blatt, G.: Scapholunate instability. In Lichtman, D.M.: The Wrist and its Disorders. Saunders, Philadelphia 1988 (pp. 251–273)

8 Burgess, R.C.: The effect of rotatory subluxation of the scaphoid on the radioscaphoid contact. J. Hand Surg. 12 A (1987) 130–131

9 Conyers, D.J.: Scapholunate interosseous reconstruction and imbrication of palmar ligaments. J. Hand Surg. 15 A (1990) 690–700

10 Cooney, W.P.: Evaluation of chronic wrist pain by arthrography, arthroscopy, and arthrotomy. J. Hand Surg. 18 A (1993) 815–822

11 Dautel, G., B. Goudot, M. Merle: Arthroscopic diagnosis of scapholunate instability in the absence of X-ray abnormalities. J. Hand Surg. 18 B (1993) 213–218

12 Dautel, G., M. Merle: Tests dynamiques arthroscopiques pour le diagnostic des instabilités scapholunaires: note de technique. Ann. Chir. Main 12 (1993) 206–209

13 Drewniany, J.J., A.K. Palmer, A.E. Flatt: The scapho trapezial ligament complex: an anatomic and biomechanical study. J. Hand Surg. 10 A (1985) 493–497

14 Fortin, P.T., D. Louis: Long term follow up of scaphoid trapezium trapezoid arthrodesis. J. Hand Surg. 18 A (1993) 675–681

15 Frykman, E.B., F. Af Ekenstam, K. Wadin: Triscaphoid arthrodesis and its complications. J. Hand Surg. 13 A (1988) 844–849

16 Glickel, S.Z., L. Millender: Results of ligamentous reconstruction for chronic intercarpal instability. Orthop. Trans, 6 (1982) 167

17 Hixson, M.L., C. Stewart: Microvascular anatomy of the radioscapholunate ligament of the wrist. J. Hand Surg. 15 A (1990) 279–282

18 Hom, S., L.K. Ruby: Attempted scapholunate arthrodesis for chronic scapholunate dissociation. J. Hand Surg. 16 A (1991) 334–339

19 Horii, E., M. Garcia-Elias, K.N. An et al.: A kinematic study of luno-triquetral dissociations. J. Hand Surg. 16 A (1991) 355–362

20 Kleinman, W.B., C. Carroll: Scapho-trapezio-trapezoid arthrodesis for treatment of chronic static and dynamic scapho-lunate instability: a 10-year perspective on pitfalls and complications. J. Hand Surg. 15 A (1990) 408–414

21 Kuhlmann, J.N., J. Luboinski, C. Laudet et al.: Properties of the fibrous structures of the wrist. J. Hand Surg. 15 B (1990) 335–341

22 Lavernia, C.J., M.S. Cohen, J. Taleisnik: Treatment of scapholunate dissociation by ligamentous repair and capsulodesis. J. Hand Surg. 17 A (1992) 354–359

23 Mayfield, J.K., W.J. Williams, A.G. Erdman et al.: Biomechanical properties of human carpal ligaments. Orthop. Trans. 3 (1979) 143

24 Meade, T.D., L.H. Schneider, K. Cherry: Radiographic analysis of selective ligament sectioning at the carpal scaphoid: a cadaver study. J. Hand Surg. 15 A (1990) 855–862

25 Mikic, Z.D.J.: Age changes in the triangular fibrocartilage of the wrist joint. J. Anat. 126 (1978) 367–384

26 North, E.R., S. Meyer: Wrist injuries: correlation of clinical and arthroscopic findings. J. Hand Surg. 15 A (1990) 915–920

27 Palmer, A.K., J.H. Dobyns, R.L. Linscheid: Management of post traumatic instability of the wrist secondary to ligament rupture. J. Hand Surg. 3 (1978) 507

28 Pin, P.G., M. Nowak, S.E. Logan, V.L. Young, L.A. Gilula, P.M. Weeks: Coincident rupture of the scapholunate and lunotriquetral ligaments without perilunate dislocation: pathomechanics and management. J. Hand Surg. 15 A (1990) 110–119

29 Pin, P.G., V.L. Young, L.A. Gilula, P.M. Weeks: Management of chronic lunotriquetral ligament tears. J. Hand Surg. 14 A (1989) 77–83

30 Ruby, L.K., K.N. An, R.L. Linscheid, W.P. Cooney, E.Y.S. Chao: The effect of scapholunate ligament section on scapholunate motion. J. Hand Surg. 12 A (1987) 767–771

31 Ruch, D.S., A. Hosseinian, G.G. Poehling: Results of arthroscopic debridement of partial intrinsic ligamentous injuries of the wrist. In 48th Annual Meeting. American Society for Surgery of the Hand, Kansas City 1993

32 Taleisnik, J.: Pain on the ulnar side of the wrist. Hand Clin. 3 (1987) 51–68

33 Trumble, T., C. Bour, R. J. Smith: Intercarpal arthrodesis for static and dynamic volar intercalated segment instability. J. Hand Surg. 13 A (1988) 384–390

34 Viegas, S.F., G. Ballantyne: Attritional lesions of the wrist joint. J. Hand Surg. 12 A (1987) 1025–1029

35 Viegas, S.F., R.M. Patterson, J.A. Hokanson, J.D. Davis: Wrist anatomy: incidence, distribution, and correlation of anatomic variations, tears, and arthrosis. J. Hand Surg. 18 A (1993) 463–475

36 Viegas, S.F., R.M. Patterson, P.D. Peterson et al.: Ulnar-sided perilunate instability: an anatomic and biomechanic study. J. Hand Surg. 15 A (1990) 268–278

37 Watson, H.K.: Instabilities of the wrist. Hand Clin. 3 (1987) 103–112

38 Watson, H.K., R. Belniak, M. Garcia-Elias: Treatment of scapholunate dissociation: preferred treatment – STT fusion vs other methods. Orthopedics 14 (1991) 365–368 (discussion)

39 Watson, H.K., L. Ottoni, E.C. Pitts, A.G. Handal: Rotatory subluxation of the scaphoid: a spectrum of instability. J. Hand Surg. 18 B (1993) 62–64

40 Watson, H.K., J. Ryu, E. Akelman: Limited triscaphoid intercarpal arthrodesis for rotatory subluxation of scaphoid. J. Bone Jt Surg. 68-A (1986) 345–349

41 Wright, T.W., M. Del Charco, D. Wheeler: Incidence of ligament lesions and associated degenerative changes in the elderly wrist. J. Hand Surg. 19 A (1994) 313–318

Perilunäre Luxationen

1 Cooney, W.P., R. Bussey, J.H. Dobyns, R.L. Linscheid: Difficult wrist fractures: perilunate fracture-dislocations of the wrist. Clin. Orthop. 214 (1987) 136–147

2 Fenton, R.L.: The naviculo-capitate fracture syndrome. J. Bone Jt Surg. 38-A (1956) 681–684

3 Green, D.P., E.T. O' Brien: Open reduction of carpal dislocations: indications and operative techniques. J. Hand Surg. 3 (1978) 250–265

4 Green, D.P., E.T. O' Brien: Classification and management of carpal dislocations. Clin. Orthop. 149 (1980) 55–72

5 Herzberg, G., J.J. Comtet, R.L. Linscheid, P.C. Amadio, W.P. Cooney, J. Stadler: Perilunate dislocations and fracture-dislocations. J. Hand Surg. 18 (1993) 768–779

6 Johnson, R.P.: The acutely injured wrist and its residuals. Clin. Orthop. 149 (1980) 33–44

7 Linscheid, R.L., J.H. Dobyns: The unified concept of carpal injuries. Ann. Chir. Main 3 (1984) 35–42

8 Mayfield, J.K.: Mechanism of carpal injuries. Clin. Orthop. 149 (1980) 45–54

9 Mayfield, J.K., R.P. Johnson, R.P. Kilcoyne: Carpal dislocations: pathomechanics and progressive perilunar instability. J. Hand Surg. 5 (1980) 226–241

10 Moneim, M.S.: Management of greater arc carpal fractures. Hand Clin. 4 (1988) 457–476

11 O' Brien, E.: Acute fractures and dislocations of the carpus. In Lichtman, D.M.: The Wrist and its Disorders. Saunders, Philadelphia 1988 (pp. 129–159)

12 Schakel, M., P. Dell: Transscaphoid palmar lunate dislocation with concurrent scapholunate ligament disruption. J. Hand Surg. 11 (1986) 653–655

13 Sennwald, G.: Les dislocations périlunaires avec ou sans fractures. In Sennwald, G.: L'entité radius-carpe. Springer, Berlin 1987 (pp. 182–192)

14 Taleisnik, J.: Dislocations and fracture-dislocations of the carpus. In Taleisnik, J.: The Wrist. Churchill Livingstone, Edinburgh 1985 (pp. 195–228)

15 Wagner, C.J.: Perilunar dislocations. J. Bone Jt Surg. 38-A (1956) 1198–1207

20 Palliative Operationsverfahren und Therapie von Komplikationen

Ph. Voche, G. Dautel, M. Merle und F. Dap

Partielle Arthrodese bei Instabilitäten und posttraumatischer Arthrose am Handgelenk

Ph. Voche

Eine partielle Arthrodese bedeutet die selektive limitierte chirurgische Fusion von einem Teil der Handgelenkknochen. Mit diesem Verfahren kann eine gewisse Mobilität unter Stabilisierung verletzter, schmerzhafter und/oder instabiler Gelenke erreicht werden.

Die partiellen Arthrodesen erfuhren nach der Publikation von Watson u. Hempton 1980 (42) mit dem Einführen der STT-Arthrodese bei der Therapie skapholunärer Dissoziationen einen Aufschwung.

Vier Gründe sprechen für die Realisation partieller Arthrodesen. Es handelt sich um anthropologische, biomechanische, funktionelle und therapeutische Argumente.

Anthropologie. O'Rahilly (23) hat eine vollständige Studie kongenitaler Synostosen am Handgelenk veröffentlicht, bei denen besonders zwei Knochen einer gleicher Reihe betroffen sind. Diese Anomalien sollen aufgrund eines Separationsdefekts des früh angelegten mesenchymalen Karpus während der Embryonalzeit entstehen.

Diese treten ethnisch bevorzugt mit 8% z.B. bei den Bantus auf. Hierbei ist die lunatotriquetrale Synostose bei weitem die häufigste.

Biomechanik. In der pathologischen Situation einer Instabilität bewirkt die Destabilisation der räumlichen Ausrichtung des Karpus einen Verlust der reziproken Bewegungen bestimmter Knochen untereinander. Eine partielle Arthrodese kann eine Stabilität durch Fixieren eines oder mehrerer destabilisierter Knochen mit dem Nachbarknochen wiederherstellen.

Funktion. Alle partiellen Arthrodesen am Handgelenk vermindern die Beweglichkeit. Mehrere experimentelle Arbeiten (5, 26, 34) haben gezeigt, daß die erforderliche Mobilität für die Bewegungen des täglichen Lebens deutlich unter dem möglichen Gesamtbewegungsausmaß des Handgelenks liegt. Diese Tatsache erleichtert das Durchführen partieller Arthrodesen, die diesen erforderlichen Mobilitätsbereich erhalten. Eine neuere Studie von Ryu u. Mitarb. (32) folgert, daß für 70% der Aktivitäten des täglichen Lebens ein Bewegungsausmaß von 40 Grad Flexion, 40 Grad Extension, 10 Grad radialer Inklination und 30 Grad ulnarer Inklination ausreicht, wobei die Extension und ulnare Inklination die wichtigsten Bewegungsrichtungen darstellen.

Die experimentellen Arbeiten an Leichenhandgelenken von Douglas u. Mitarb. (7), von Gellmann u. Mitarb (10) und von Garcia-Elias u. Mitarb. (9) haben die verbleibenden Bewegungsamplituden in Abhängigkeit von den verschiedenen Formen der partiellen Arthrodese überprüft. Die Werte sind 10–20% besser als die klinisch konstatierten Bewegungsausmaße (Tab. 20.1).

Ambrose u. Mitarb. (2) haben genau wie Kleinman u. Mitarb. (15) gezeigt, daß sich der Ort postoperativer Mobilität nach STT- oder Skaphoid-Kapitatum-Arthrodese im Bereich des skapholunären- und des mediokarpalen Gelenks befindet.

Therapie. Das Prinzip beruht darauf, daß die partiellen Arthrodesen eine Intermediatstellung zwischen konservativer Therapie und der vollständigen Handgelenkarthrodese darstellen.

Tabelle 20.1 Bewegungsamplituden in Prozent der nichtoperierten kontralateralen Gegenseite (nach Gellman u. Mitarb.)

Arthrodesenform	Flexion	Extension	Ulnare Inklination	Radiale Inklination
STT	86% (+/− 6%)	88% (+/− 6%)	67% (+/−15%)	69% (+/−16%)
SL	97% (+/− 2%)	91% (+/− 5%)	90% (+/−10%)	91% (+/−10%)
CL	79% (+/− 9%)	59% (+/−13%)	89% (+/− 8%)	79% (+/−13%)
CH	98% (+/− 2%)	92% (+/− 6%)	96% (+/− 4%)	90% (+/−10%)
HT	90% (+/−11%)	85% (+/− 7%)	89% (+/− 8%)	94% (+/− 9%)
Radiokarpalgelenk	36% (+/− 8%)	46% (+/−10%)	57% (+/− 8%)	55% (+/−10%)
Mediokarpal	63% (+/− 7%)	56% (+/− 9%)	48% (+/− 6%)	44% (+/−13%)

STT Skaphotrapeziumtrapezoidal, SL Skapholunär, CL Capitatum-Lunatum, CH Capitatum-Hamatum, HT Hamatum-Triquetrum.

20 Palliative Operationsverfahren und Therapie von Komplikationen

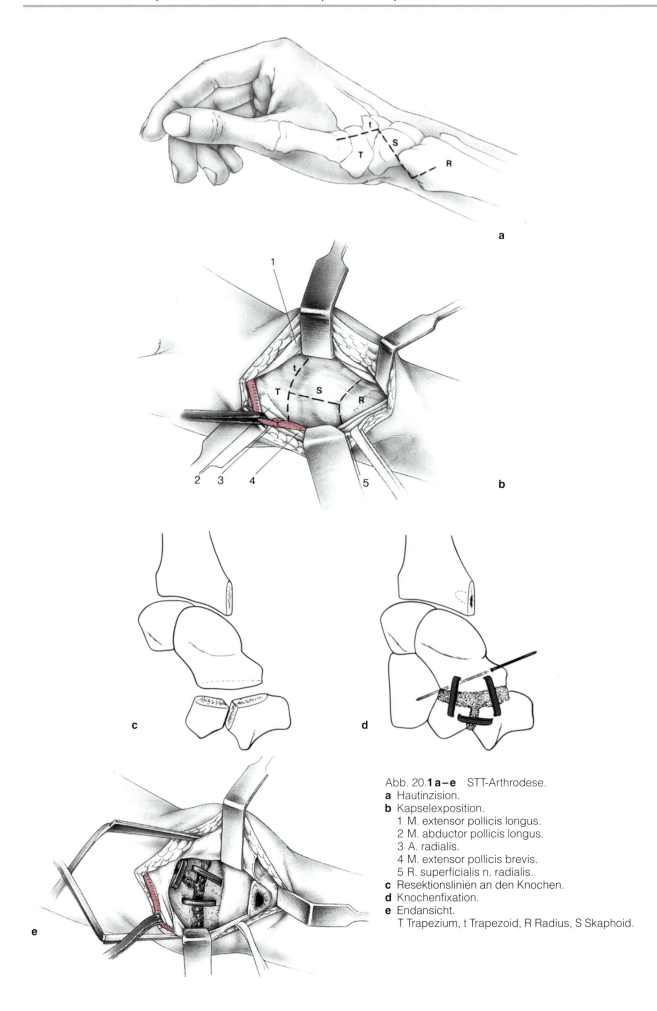

Abb. 20.**1a–e** STT-Arthrodese.
a Hautinzision.
b Kapselexposition.
  1 M. extensor pollicis longus.
  2 M. abductor pollicis longus.
  3 A. radialis.
  4 M. extensor pollicis brevis.
  5 R. superficialis n. radialis.
c Resektionslinien an den Knochen.
d Knochenfixation.
e Endansicht.
  T Trapezium, t Trapezoid, R Radius, S Skaphoid.

Es existieren zahlreiche partielle Arthrodeseformen am Handgelenk. Wir beschreiben hier nur die von uns üblicherweise angewandten. Das Ziel einer partiellen Arthrodese am Handgelenk bleibt die Schmerzfreiheit mit Wiederherstellung und/oder dem Erhalt der Kraft mit dem Nachteil einer Einschränkung der Bewegungsamplituden in einem immer noch günstigen Mobilitätsbereich.

Skaphotrapeziumtrapezoidale Arthrodese

Diese wurde erstmalig von Peterson u. Lipscomb 1967 beschrieben (26). Die Indikation wurde bei einer Rotationsubluxation des Skaphoids bei einer 28jährigen Frau gestellt. Das 16 Jahre postoperativ beschriebene Ergebnis war exzellent, und zwar sowohl bezüglich der Funktion als auch bezüglich des Schmerzes. Watson u. Hempton haben diese Interventionsform weiter populär gemacht, indem sie 1980 über gute Resultate bei einer Serie von 13 Fällen berichteten (42).

■ Operationstechnik (Abb. 20.1)

Zugangsweg: Wir bevorzugen einen lateralen, sinusförmig oder zickzackförmig geschwungenen Zugang, der deutlich leichter durchzuführen ist als der einfache und der doppelte transversale Zugang nach Watson, die sicherlich ästhetischer sind, aber nur eine begrenzte Situsexposition ergeben.

Unabhängig vom Zugang ist es immer erforderlich, folgende Strukturen aufzusuchen und zu schonen: R. superficialis n. radialis, V. radialis und die A. radialis, die das Skapho-Trapezium-Gelenk umläuft.

Nachdem diese Strukturen weggehalten wurden, können die kapsuloligamentären Anteile von der Spitze des Processus styloideus radii bis zur Basis des 1. Metakarpales exponiert werden. Die Kapselinzision wird H-förmig realisiert, wobei die horizontale Verbindung longitudinal liegt.

Dann können das Skaphotrapeziumtrapezoidal- und das Trapeziumtrapezoidalgelenk exponiert werden. Unter manuellem Zug an der Daumenkolonne werden die Gelenkoberflächen der drei Knochen mit dem Luer oder dem Stellbrink angefrischt. Dieser Operationsschritt ist schwierig und muß vorsichtig erfolgen, um nicht die Gelenkoberfläche des Kapitatums zu verletzen.

Anschließend kommt es zum Heben des Spongiosatransplantats. Wir haben die Entnahme vom Beckenkamm verlassen, da das distale Ende des Radius immer für die anzulagernde Menge ausreicht. Wir haben über ein technisches Vorgehen berichtet, welches die Verbindung von der Resektion der Spitze des Processus styloideus radii und dem Heben des Spongiosatransplantats mit einer feinen Kürette, eingebracht durch die Resektionsstelle zuläßt (Abb. 20.2) (39). Die Resektionslinien müssen auf 5 mm maximal im Gelenkbereich beschränkt werden.

Dann erfolgt das Festlegen der Positionierung der knöchernen Anteile der STT-Arthrodese zueinander.

Liegt eine rotatorische Subluxation des Skaphoids vor, ist es notwendig, den proximalen Pol einwandfrei in neutraler Flexions-/Extensionsstellung zu reponieren, wobei der radioskaphoidale Winkel ungefähr 45 Grad betragen sollte. Gelegentlich ist es erforderlich, eine palmare Kapsellösung vorzunehmen, um das Skaphoid zu mobilisieren, wie von Kleinman u. Mitarb. (14) vorgeschlagen. Für Minamikawa

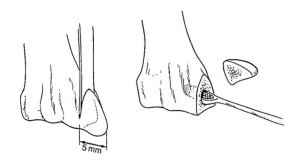

Abb. 20.2 Prinzip des Hebens der Spongiosa durch die Resektionsebene des Processus styloideus radii.

u. Mitarb. (22) muß der radioskaphoidale Winkel zwischen 41 und 60 Grad betragen, um eine maximale postoperative Mobilität zu erreichen. Es ist zu vermeiden, das Skaphoid überzukorrigieren, d. h. zu stark zu Vertikalisieren.

Mit diesem Ziel fertigen wir einerseits ein intraoperatives Röntgenbild an, um die radioskaphoidalen Winkel zu kontrollieren und andererseits führen wir immer eine temporäre Skaphoid-Kapitatum-Kirschner-Draht-Arthrodese durch, um diese Position aufrecht zu erhalten. Der Kirschner-Draht der Stärke 10/10 mm wird im mittleren Anteil des Skaphoids in Richtung auf das Kapitatum eingebracht. Die Orientierung des Drahts und die Länge werden unter Bildwandler kontrolliert.

Anschließend werden die Spongiosatransplantatea den resezierten Oberflächen eingebracht. Für die knöcherne Fixation bevorzugen wir Klammern (idealerweise drei: trapeziumskaphoidal, skaphotrapezoidal, trapeziumtrapezoidal) (Abb. 20.3), die entweder manuell oder maschinell eingebracht werden, gegenüber Kirschner-Drähten wie Watson sie nutzt. Wir erinnern daran, daß im Handgelenkbereich, wie von Taleisnik empfohlen (34), keine Notwendigkeit für eine starke Kompression während des Stabilisierungsvorgangs besteht, da die mechanischen Kräfte hier nicht denen an der unteren Extremität entsprechen.

Nach Verschluß des Resektionsschnitts am Processus styloideus radii durch Knochenwachs oder andere Substitute wird allein der longitudinale Ast der Kapselinzision geschlossen, um das Risiko von Einsteifungen zu minimieren.

Das Einbringen eines Redondrains erfolgt nicht automatisch. Nach Hautverschluß wird ein Verband, verstärkt durch eine palmar angelegte Unterarmgipsschiene, angelegt. Nach Rückbildung des Ödems erfolgt für einen Zeitraum von 6–8 Wochen eine palmare Gipsschalenimmobilisation mit Einschluß der Grundphalanx am Daumen.

Nach Gipsabnahme und radiologischer Kontrolle beginnt eine spezielle krankengymnastische Nachbehandlung. Zunächst muß das Wiedergewinnen des Bewegungsausmaßes angestrebt werden, erst nach weiteren vier Wochen wird eine Kraftaufnahme zugelassen.

In unserer Serie (38) haben wir festgestellt, daß bei 13 Fällen einer rotatorischen Subluxation des Skaphoids folgende postoperative mittlere Bewegungsamplituden erhalten wurden: Flexion 45 Grad, Extension 46 Grad, radiale Inklination 0 Grad, ulnare Inklination 30 Grad.

Für die Flexion und Extension befinden sich diese Zahlen in einem Mittelbereich von 60 % der Werte der gesunden, nichtoperierten kontralateralen Seite. Damit bleiben diese Werte in dem bei den Aktivitäten des täglichen Lebens günstigen Bewegungsbereich, wie er von Ryu u. Mitarb. (32) definiert wurde.

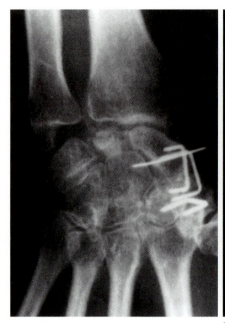 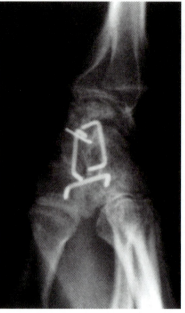

Abb. 20.**3a** u. **b** Postoperative radiologische Darstellung der STT-Arthrodese mit Fixation durch 3 Klammern und einen Kirschner-Draht nach Resektion des Processus styloideus radii.
a A.-p. Aufnahme.
b Streng seitliche Aufnahme.

Wir erinnern daran, daß die Resektion der Spitze des Processus styloideus ulnae immer erfolgen muß, wie von Rogers u. Watson (30) empfohlen. Diese Autoren haben gezeigt, daß bei 93 Fällen nach STT-Arthrodese 33 % eine Arthrose an der Spitze des Processus styloideus ulnae und dem Skaphoid bei einer Nachbeobachtungszeit von 2 Jahren entwickelten. In unserer Serie (38) haben wir einen ähnlichen Prozentsatz nachgewiesen. Die Resektion der Spitze des Processus styloideus radii verbessert nicht die Mobilität in radialer Inklination, verhindert aber später den mechanischen Konflikt zwischen Radius und Skaphoid (22).

Eine Überprüfung der schlechten Ergebnisse in unserer Serie hat gezeigt, daß bestimmte Indikationen überschätzt worden sind. Um ein gutes Ergebnis zu erhalten, ist es zwingend notwendig, daß der proximale Pol des Skaphoids vollständig intakt ist, da dieser nach der STT-Arthrodese unter verstärkte Last kommt. Aus diesem Grund können verspätet gestellte Indikationen hierbei das klinische Ergebnis durch die chondrale Überlastung verschlechtern.

Unsere Erfahrungen mit der Arthroskopie haben gezeigt, daß diese Untersuchung die zuverlässigste ist, um den genauen Zustand der Knorpeloberflächen im Radiokarpalbereich einzuschätzen.

Die Arthroskopie hat uns trotz Vorliegen von Röntgenaufnahmen ohne irgendwelche Arthrosezeichen oft gute Dienste geleistet und eine Chondromalazie am proximalen Skaphoidpol nachgewiesen. Dieser Nachweis führte zu einer Kontraindikation für die STT-Arthrodese.

Chondromalazien sind klinisch zu vermuten, wenn mechanisch hohe Kräfte Schmerzen verursachen. Eine formelle Kontraindikation besteht bei einer Chondromalazie in Stadium III nach Jackson. Im Stadium I oder II kann sie dagegen als relativ betrachtet werden, abhängig von dem Ausmaß und der Gesamtsituation und von Begleitläsionen im radiokarpalen- oder mediokarpalen Gelenk. Diese Feststellungen begünstigen eine frühere Realisation einer STT-Arthrodese in der Therapie der skapholunären Dissoziation.

■ Indikationen

Für posttraumatische Fälle haben wir wie Watson drei Indikationsformen für die STT-Arthrodese (41, 42).

Die chronische, statische oder dynamische skapholunäre Dissoziation. Die STT-Arthrodese verfolgt hier das Ziel der korrekten Ausrichtung des Skaphoids im Bereich des STT-Gelenks, um die Neigung zum Verkippen zu vermindern und die dorsale Subluxation des proximalen Pols zu vermeiden.

Bei der dynamischen skapholunären Instabilität ist die STT-Arthrodese indiziert, wenn eine direkte Ligamentrekonstruktion aufgrund des arthroskopischen oder intraoperativen Befunds nicht mehr realisierbar ist. In bezug auf Ligamentplastiken haben wir keine Erfahrung.

Bei der statischen skapholunären Instabilität bleibt die STT-Arthrodese die Indikation der Wahl, wenn keine fortgeschrittene Chondromalazie besteht, wie bereits beschrieben.

Arthrose im Skaphotrapeziumtrapezoidalgelenk. Eine STT-Arthrodese darf nur erfolgen, wenn das Trapeziummetakarpalgelenk völlig intakt vorliegt.

Bestimmte radiale Dislokationen der Hand, deren Läsionsachse zwischen dem 2. und 3. Metakarpale, Kapitatum, Trapezoid, Trapezium und Skaphoid verläuft.

Skaphoid-Kapitatum-Arthrodese

Hierbei handelt es sich um eine der zuerst beschriebenen intrakarpalen Arthrodesen, die jedoch heute nur noch wenig angewandt wird. In der Literatur wird nur über eine einzige Serie berichtet (27).

■ Technisches Vorgehen (Abb. 20.4)

Die Arthrodese erfolgt durch einen dorsalen Zugang. Die Kapsel wird T-förmig, mit proximal-transversal verlaufendem Ast (vom radiolunären Gelenk bis zur Spitze des Processus styloideus radii) eröffnet und die Gelenkoberflächen werden dargestellt. Schwierig ist das Einschätzen des proximalen Resektionsrands am Kapitatum, um die Gelenkverbindung zwischen Kapitatum und Lunatum nicht zu verletzen. Spongiosa wird am dorsalen Radius im Bereich des 4. Extensorenkompartiments gewonnen.

Der dorsale Zugang hat den Vorteil, die Reposition des proximalen Skaphoidpols unter Sicht überprüfen zu können, wobei die Resektion des Processus styloideus radii hierbei schwieriger ist.

Der radioskaphoidale Winkel wird radiologisch kontrolliert (idealerweise liegt er zwischen 30 Grad und 57 Grad nach Minamikawa u. Mitarb. [22]). Die Stabilisation erfolgt mit 2 Klammern, komplettiert durch einen transversal eingebrachten Kirschner-Draht der Stärke 10/10 mm (Abb. 20.5).

Die postoperative Nachsorge erfolgt wie bei der STT-Arthrodese: Immobilisation auf palmarer Unterarmschiene mit Daumeneinschluß für einen Zeitraum von 6–8 Wochen.

■ Indikationen

Es bestehen folgende Indikationen:
- chronische, statische oder dynamische skapholunäre Dissoziation (wie bei der STT-Arthrodese),
- spezielle Indikationen: bestimmte fortgeschrittene Pseudarthroseformen des Skaphoids nach Versagen der

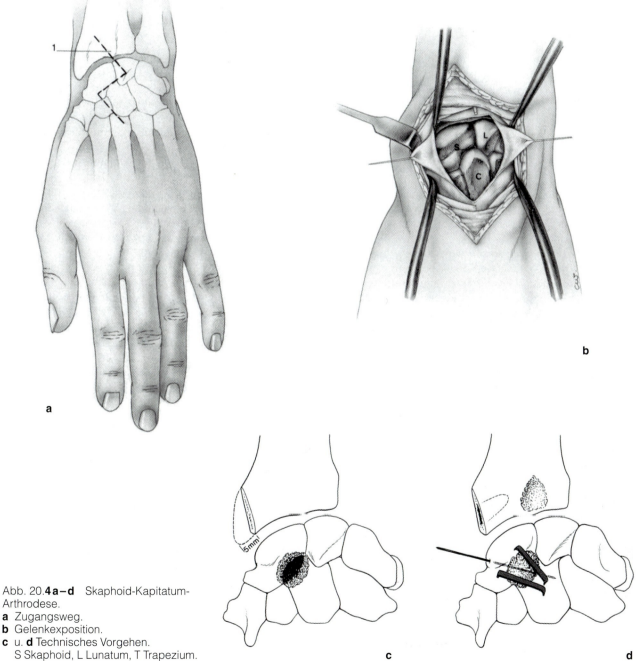

Abb. 20.**4a–d** Skaphoid-Kapitatum-Arthrodese.
a Zugangsweg.
b Gelenkexposition.
c u. **d** Technisches Vorgehen.
S Skaphoid, L Lunatum, T Trapezium.

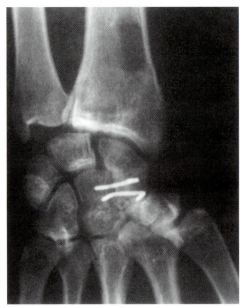
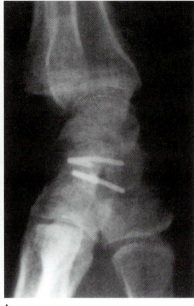

Abb. 20.**5 a** u. **b** Postoperative Röntgendarstellung einer Skaphoid-Kapitatum-Arthrodese, die mit zwei Klammern stabilisiert ist.
a A.-p. Aufnahme.
b Streng seitliche Aufnahme.

klassischen Techniken des Spantransplantats bei Erhalt des gefäßversorgten proximalen Pols ohne Chondromalazie (Stadium D IV nach Herbert).

Technisch ist diese Arthrodeseform anspruchsvoll, da ein erhöhter Prozentsatz an Pseudarthrosen bzw. völligen Mißerfolgen besteht, die wahrscheinlich durch die Schwierigkeit bedingt sind, zwei Knochen mit geringem Oberflächenkontakt zu fusionieren (26, 28).

Triquetrum-Lunatum-Arthrodese

■ Technisches Vorgehen (Abb. 20.6)

Wir haben den ulnaren Zugang mit transtriquetralem Ausräumen und Spanversorgung aufgrund der technischen Schwierigkeiten und des hohen Prozentsatzes von Mißerfolgen verlassen (4).

Die Hautinzision liegt dorsal, zugegangen wird durch das 5. Kompartiment der Extensorensehnen, das eröffnet wird. Nach Reklination der Extensor-digiti-quinti-proprius-Sehne erfolgt das T-förmige Öffnen der Kapsel mit transversal-horizontal verlaufendem Ast.

Das lunatotriquetrale Gelenk wird durch axialen Zug, verbunden mit einer Handgelenkflexion, dargestellt. Die Gelenkoberflächen werden sorgfältig unter Erhalt des Discus triangularis und des Os hamatum angefrischt.

Das Heben eines feinen Spongiosatransplantats, bevorzugt in einem Block, erfolgt am distalen Radius im 4. Extensorenkompartiment (immer kommt es gleichzeitig zur Resektion des N. interosseus posterior).

Nach Einbringen des Spongiosatransplantats wird eine temporäre Fixation mit einem einzigen Kirschner-Draht durchgeführt, der perkutan ulnar vorgetrieben wird. Die Bildwandlerkontrolle des radiolunären Winkels ergibt idealerweise 0 Grad in neutraler Extensions-/Flexionsstellung des Handgelenks. Anschließend erfolgt die definitive knöcherne Fixation mit zwei Kirschner-Drähten der Stärke 10/10 mm oder durch 1 oder 2 Klammern, die die Arthrodese überbrücken (Abb. 20.**7**).

Postoperativ wird mit einem Gips immobilisiert, der die Daumenkolonne und die Langfinger frei läßt. Er wird mindestens 8 Wochen belassen und muß beim geringsten Zweifel über die Konsolidationstendenz weitere 4 Wochen angelegt werden.

■ Indikationen

Diese Arthrodese wurde als Therapie der Wahl für lunotriquetrale Dissoziationen angesehen. Die aktuelle Entwicklung tendiert zu einem möglichst konservativen Vorgehen und einer Verminderung der Indikationen für die Methode aufgrund folgender Argumente:

– Einerseits haben Horii u. Mitarb. (12) gezeigt, daß die alleinige Ruptur des lunatotriquetralen interossären Ligaments keine VISI-Instabilität des Lunatums bewirkt. Hierzu müssen die extrinsischen palmaren oder dorsalen Ligamente beteiligt sein, um die radiologische Instabilität zu beweisen.
– Andererseits konnte nie gezeigt werden, daß die lunatotriquetrale Dissoziaton mit Palmarflexion des Lunatums arthrogenen Ursprungs ist. Die Indikationen zu dem Verfahren müssen daher für die alleinigen lunatotriquetralen Dissoziationen mit palmarer Flexion des Lunatums (VISI) reserviert bleiben, die nicht durch eine intensive konservative Therapie verbessert wurden (Immobilisation und krankengymnastische Nachbehandlung).

Mediokarpale Arthrodese (four corner fusion)

Sie besteht in der Fusionierung von Os capitatum, Os hamatum, Os lunatum und Os triquetrum. Es handelt sich um eine die Bewegungsamplitude erheblich einschränkende, massive Arthrodesenform.

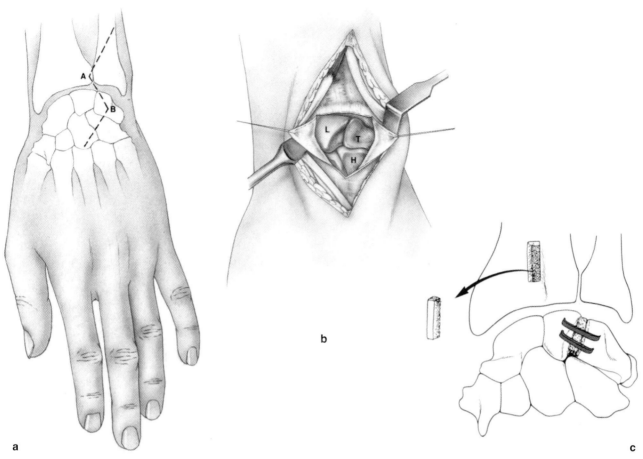

Abb. 20.**6a–c** Triquetrum-Lunatum-Arthrodese.
a Zugangsweg.
b Gelenkexposition.
c Technisches Vorgehen.
L Lunatum, T Triquetrum, H Hamatum.

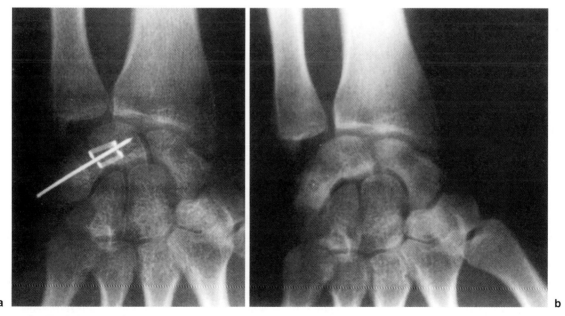

Abb. 20.**7a** u. **b** Radiologische Darstellung auf der a.-p. Aufnahme einer Triquetrum-Lunatum-Arthrodese.
a Postoperative Darstellung mit Stabilisierung durch 2 Klammern und Kirschner-Draht.
b Darstellung nach Metallentfernung.

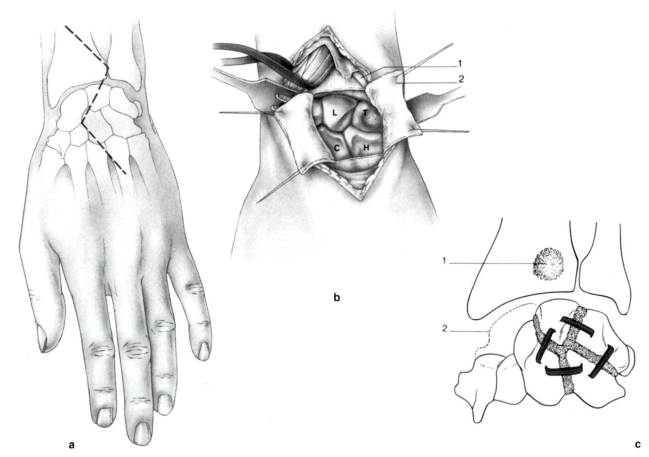

Abb. 20.**8a–c** Mediokarpale Arthrodese.
a Hautinzision.
b Gelenkexposition.
  1 M. extensor digiti quinti proprius. 2 Reklinierte Gelenkkapsel.
c Technisches Vorgehen. 1 Hebezone des Spongiosatransplantats. 2 Exzidiertes Os scaphoideum.
  L Lunatum, C Capitatum, T Triquetrum, H Hamatum.

■ Technisches Vorgehen (Abb. 20.8)

Eine dorsal geschwungene Inzision wird gegenüber dem transversalen Watson-Zugang bevorzugt, der zwar ästhetisch schöner ist, aber nur eine limitierte Exposition der Knochen zuläßt.

Nach Reklination der Sehnen des 4. und 5. Kompartiments wird die dorsale Kapsel H-förmig eröffnet, wobei der mediale Ast transversal liegt.

Die vier genannten Knochen werden exponiert, gelegentlich bestehen Schwierigkeiten bei der Exposition des ulnaren Anteils. Aus diesem Grund ist es günstig, alle Extensorensehnen abwechselnd nach radial und nach ulnar wegzuhalten, um die Exposition zu erleichtern.

Anschließend erfolgt die Exzision des Os scaphoideum, ggf. nach Zerstückelung, wobei dieses als Transplantat aufbewahrt wird. Wenn die gewonnene Spongiosamenge nicht ausreicht, kann das Heben am distalen Radius zusätzlich erfolgen. Nach Anfrischen der Gelenkoberflächen erfolgt eine temporäre Stabilisierung durch Kirschner-Drähte, um eine Bildwandlerkontrolle zuzulassen und ggf. eine Korrektur der Knochenstellungen vor der definitiven Fixation zu erreichen.

Die Arthrodese erfolgt unter Fixation eines Gelenks nach dem anderen. Zunächst kommt es zur Befestigung des Lunatums mit dem Os capitatum, anschließend des Hamatums mit dem Os triquetrum, danach folgt das Komplettieren des gesamten Blocks.

Bei der SLAC-wrist-Situation (scaphoid lunate advanced collapse), ist die dorsale Extensionsstellung des Os lunatum (DISI) schwierig zu korrigieren, besonders bei veralteten Situationen, da die kapsuloligamentären Retraktionen die Deformationsstellung fixieren. Dann erscheint es uns nicht zwingend erforderlich, das Lunatum in korrigierter Stellung auf das Kapitatum zu fixieren. Wir fixieren einfach die Knochen in der bestehenden Stellung, um eine spätere Verschlechterung des karpalen Kollapses zu vermeiden.

Das Ziel der Arthrodese ist die Stabilisierung der Situation und nicht die vollständige Korrektur der Verkippung. Dagegen muß bei reinen Instabilitätssituationen die Fixation des Os lunatum in vollständigem Alignement mit dem Radius erfolgen (radiolunatokapitaler Winkel 0 Grad bei Handgelenk in neutraler Extensions-/Flexionsstellung).

Nach Bildwandlerkontrolle erfolgt die Stabilisation mit Klammern (idealerweise vier Stück: Kapitatum-Lunatum, Kapitatum-Hamatum, Lunatum-Triquetrum und Triquetrum-Hamatum), ggf. sind Kirschner-Drähte, je nach Schwierigkeit bei der Fixation, einzubringen. Allein der vertikale Ast der eröffneten Kapsel wird nach Einbringen eines Drains verschlossen. Die postoperative palmare Unterarmgispimmobilisation erfolgt, wie für alle partiellen Arthrodesen, mindestens für 8 Wochen.

Eine kürzlich durchgeführte Studie über 12 Fälle ermöglichte uns die Evaluation der funktionellen Konsequenzen dieser Arthrodese (40). Schmerzen werden konstant bei der Mehrzahl der Patienten verbessert. Das Ergebnis bezüglich der Kraftentwicklung ist sehr variabel und kann nicht im Mittel quantifiziert werden. Die Gelenkamplituden sind sehr eingeschränkt: Im Mittel bestehen 27 Grad Flexion, 17 Grad Extension, 4 Grad radiale Inklination und 14 Grad ulnare Inklination.

Diese Werte sind geringer als die von Ryu u. Mitarb. (32) definierten Bereiche günstiger Bewegungsausmaße.

■ Indikationen

Diese Arthrodese erfolgt bei:
- ulnaren Instabilitäten am Handgelenk, besonders der Triquetrum-Hamatum-Instabilität. Taleisnik empfiehlt die Triquetrum-Hamatum-Arthrodese und weist darauf hin, daß ein Wiederkehren des Schnapp-Phänomens im Bereich des Kapitatum-Lunatum-Gelenks bestehen kann (34). Aus diesem Grund empfiehlt Smith von vornherein die Realisation der mediokarpalen Arthrodese (Abb. 20.**9**) (36),
- degenerative fortgeschrittene periskaphoidale Veränderungen, wie von Watson unter dem Terminus „SLAC wrist" definiert, die entweder durch eine skapholunäre Dissoziation oder eine Skaphoidpseudarthrose entstehen (44, 45, 47).

Ursprünglich empfahl Watson die Exzision des Skaphoids und den Ersatz durch ein Silikonimplantat. Dieses Silikonimplantat ist überflüssig, da die alleinige Exzision des Os scaphoideum, verbunden mit der Arthrodese, nötig und ausreichend ist. Selbstverständlich bleibt bei einer alleinigen Instabilität mit unauffälligem, von der Instabilität nicht betroffenem Skaphoid, dieses an Ort und Stelle.

Seltene Arthrodeseformen

Bei gelegentlich bestehenden posttraumatischen Zuständen können andere Arthrodeseformen zur Anwendung kommen.

■ Partielle radiokarpale Arthrodese
(Abb. 20.**10** u. 20.**11**)

Diese beinhalten die Radioskaphoidarthrodese (Abb. 20.**10a**), die radiolunäre Arthrodese (Abb. 20.**10b**) und die radioskapholunäre Arthrodese (Abb. 20.**10c**), die realisiert werden, um Folgen von distalen Radiusfrakturen mit Alteration oder Destruktion, entweder des Radiusskaphoidgelenks oder des radiolunären- bzw. des radioskapholunären Gelenks mit erhaltenem mediokarpalem Gelenk zu therapieren.

Die Arthrodesen erfolgen mit dorsalem Zugang durch das 3. und 4. Extensorenkompartiment. Die Exzision der Gelenkoberflächen ist schwierig und zeitaufwendig, wenn Protrusionen in das distale Radiusende vorliegen. Ist letztere sehr konturverändert, ist ein Heben von Beckenkammspongiosa zu bevorzugen. Die Stabilisation mit Kirschner-Drähten ist leichter als mit Klammern (Abb. 20.**11**).

Die Indikation muß bei Patienten mit niedrigem funktionellem Bedarf gestellt werden, wobei die Restbeweglichkeit ausschließlich im mediokarpalen Gelenk liegt. Die Bewegungsamplitude ist in einer Größenordnung von maximal 30 Grad in Extension/Flexion beschränkt. Sturzenegger u. Büchler haben kürzlich 15 Fälle radioskapholunärer Arthrodesen als Folge von Mehrfragmentfrakturen am distalen Radius mit einer Nachbeobachtungszeit von 2 Jahren vorgestellt (33). Die Ergebnisse in dem Kollektiv, sowohl in bezug auf die Mobilität als auch auf die Kraft, erlaubten ihnen nicht, eine günstigere funktionelle Situation der radioskapholunären Arthrodese gebenüber der vollständigen Handgelenkarthrodese zu bestätigen.

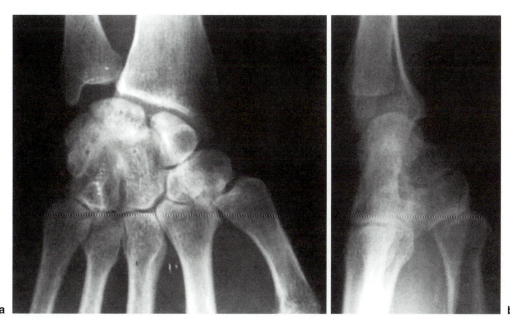

Abb. 20.**9a** u. **b**   Postoperative radiologische Darstellung einer mediokarpalen Arthrodese nach Konsolidation und Materialentfernung (weiblicher Patient, 44 Jahre; nach mediokarpaler Instabilität).
a A.-p. Aufnahme
b Streng seitliche Aufnahme.

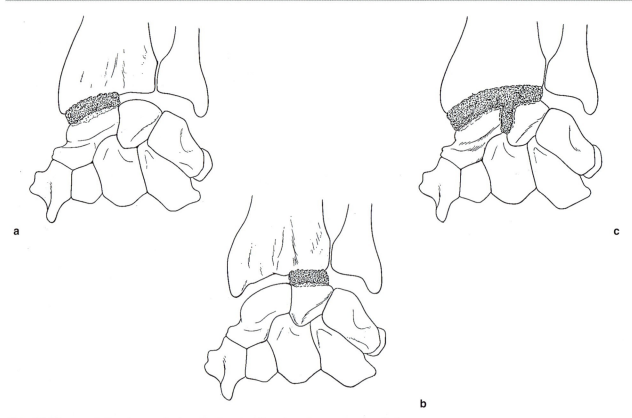

Abb. 20.**10a–c** Arthrodese zwischen Radius und Knochen der proximalen Reihe.
a Radioskaphoidale Arthrodese.
b Radiolunäre Arthrodese.
c Radioskapholunäre Arthrodese.

Eine andere Indikation besteht bei bestimmten proximalen Handgelenkinstabilitäten, bei denen Taleisnik zwei Formen unterscheidet:

eine Form mit ulnarer Translation des Lunatums und des Skaphoids, verbunden mit einer Palmarflexion der proximalen Reihe (VISI), die andere mit ulnarer isolierter Translation des Os lunatum, wobei des Os scaphoideum in seiner anatomischen Position verbleibt. Bei dem ersten Typ wird eine radioskapholunäre Arthrodese realisiert, bei dem zweiten Typ eine radiolunäre Arthrodese. Der zweite Typ darf nicht mit einer skapholunären isolierten Dissoziation verwechselt und wie diese behandelt werden.

■ Kapitatum-Lunatum- und Triquetrum-Hamatum-Arthrodese

Die Kapitatum-Lunatum-Arthrodese (Abb. 20.**12**) wurde für die Behandlung von kapitolunären (sehr seltenen) Instabilitäten vorgeschlagen (13), genau wie für die SLAC wrist-Situation (44). Die Triquetrum-Hamatum-Arthrodese (Abb. 20.**13**) wurde indiziert für Triquetrum-Hamatum Instabilitäten (33, 44).

Die aktuelle Tendenz in der Therapie dieser beiden Instabilitätsformen besteht in der mediokarpalen Arthrodese (die alle beteiligten Gelenke fusioniert), wobei wir daran erinnern, daß die Pathophysiologie der erwähnten Instabilitäten noch nicht sicher geklärt ist, was große Vorsicht bei der Wahl der Therapie erfordert.

Schlußfolgerung

Die partiellen Handgelenkarthrodesen nehmen eine therapeutische Mittelstellung zwischen den konservativen Operationstechniken, wie Kapsulodese und Ligamentplastiken, und den radikalen therapeutischen Verfahren, wie der vollständigen Arthrodese oder der Prothesenversorgung, ein. Zwischen den zahlreichen beschriebenen Arthrodesenformen haben wir diejenigen vorgestellt, die wir häufig anwenden und bei denen wir Erfahrung aufweisen.

Dennoch scheinen die partiellen Arthrodesen nach einer Phase verstärkter Anwendung in den 80er Jahren auch aktuell eine entscheidende Stellung einzunehmen. Die Indikationen zu den partiellen Arthrodeseverfahren müssen sorgfältig gestellt werden, da sie die Biomechanik des Handgelenks entscheidend verändern. Das Verhältnis der Krafteinwirkungen auf die unterschiedlichen Gelenkoberflächen kann chondromalazische Entwicklungen beschleunigen, die zu einem späteren Zeitpunkt sicher klinisch manifest werden.

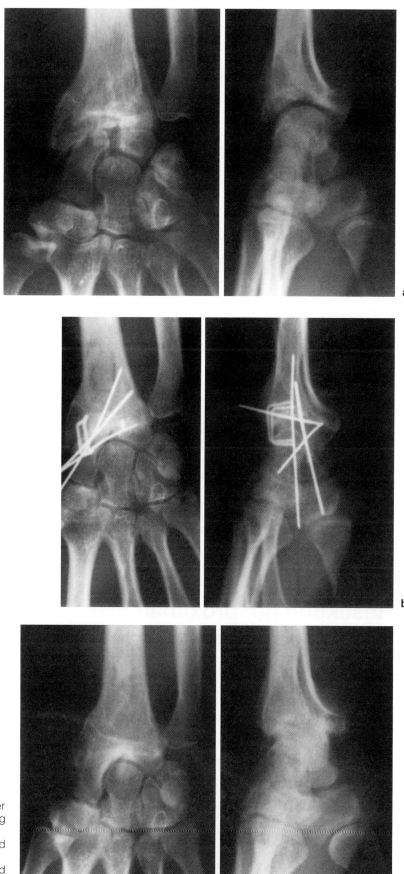

Abb. 20.**11a–c** Radiologische Darstellung einer radioskapholunären Arthrodese bei Fehlstellung des distalen Radius.
a Präoperative radiologische Darstellung a.-p. und streng seitlich.
b Direkt postoperative Röntgenaufnahme a.-p. und streng seitlich.
c A.-p. und streng seitliche Aufnahme nach 2 Jahren.

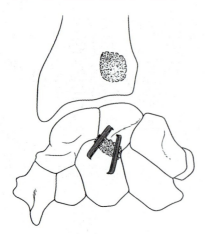

Abb. 20.**12** Kapitatum-Lunatum-Arthrodese. Technisches Vorgehen.

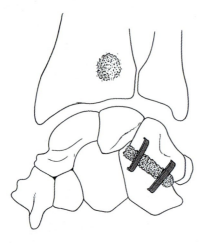

Abb. 20.**13** Triquetrum-Hamatum-Arthrodese. Technisches Vorgehen.

Resektion der proximalen Handgelenkreihe

G. Dautel

Die Idee, das Handgelenk durch eine Resektion der proximalen Reihe zu simplifizieren, ist nicht neu. Sie wird in dem Traktat von Ollier (13) erwähnt, das den großen Gelenkresektionen mit der hauptsächlichen Indikation der tuberkulösen Handgelenkdestruktionen zu dieser Zeit, gewidmet war. Später wurde der Eingriff für posttraumatische Veränderungen genutzt, wobei die publizierten Serien oftmals nur geringe Fallzahlen enthalten (4, 6, 7, 17). Zur Zeit wird die Indikation zur proximalen Reihenresektion oft in Konkurrenz mit den Techniken der Resektion des Skaphoids in Kombination mit der mediokarpalen Arthrodese gesetzt, da sie eine ganze Anzahl gemeinsamer Indikationen aufweisen.

Chirurgisches Vorgehen

■ Zugang

Wir verwenden einen longitudinalen dorsalen Zugangsweg (Abb. 20.**14a**), der von Schernberg (15, 16) ebenfalls empfohlen wurde. Die Inzision liegt in der Verlängerung der Achse des 3. Metakarpales und passiert ulnar des Tuberculum Listerii. Die ästhetischen Ergebnisse dieses Zugangs sind wahrscheinlich weniger gut als diejenigen eines transversalen Zugangs. Dagegen führt der dorsale Zugang zu einer erleichterten Exposition, und die Risiken der Verletzung sensibler Nerven sind geringer. Die Hautränder werden abgelöst und das Retinaculum extensorum dargestellt. Dieses wird im Bereich zwischen dem 3. und 4. Extensorenkompartiment eröffnet, und die Handgelenkkapsel wird dargestellt. Der N. interosseus posterior wird am ulnaren Rand des Lister-Tuberkulums aufgesucht und nach Koagulation des Gefäß-Nerven-Bündels reseziert. Anschließend erfolgt eine T-förmige Kapsulotomie, wobei der transversale Ast 2 mm entfernt und parallel zu dem radialen kapsulären Insertionsrand liegt, der vertikale Ast in der Verlängerung des 3. Metakarpales (Abb. 20.**14b**). Es ist zu beachten, daß eine ausreichende Gewebemenge am Radius verbleibt, um den Verschluß der Kapsulotomie zu ermöglichen. Anschließend werden die beiden triangulären Kapsellappen mit dem Skalpell abgelöst, wobei von vornherein der direkte Kontakt mit den Knochen der proximalen Reihe gesucht wird.

■ Exploration

Zu diesem Zeitpunkt ist es möglich, die Indikation unter Exploration der Fossa lunata am Radius und der Gelenkfläche des Os capitatum zu überprüfen. Die Integrität des Knorpelüberzugs dieser beiden Gelenkfacetten stellt die Conditio sine qua non für die Realisation einer proximalen Reihenresektion dar. Distraktionsmanöver durch den Assistenten in der Längsachse der Extremität, verbunden mit einer Palmarflexion des Handgelenks, ermöglichen die extensive Exploration (Abb. 20.**14c**).

■ Resektion der proximalen Reihe

Ziel des Vorgehens ist die Entfernung aller drei Knochen der proximalen Reihe, ohne eine palmare Kapselläsion zu verursachen. Die Reihenfolge der Knochenresektion scheint uns nur eine untergeordnete Rolle zu besitzen. Uns erschien es immer logisch, mit der Resektion des Os lunatum zu beginnen, was anschließend den Zugang zu den beiden anderen Knochen der proximalen Reihe deutlich erleichtert. Das Entfernen der Knochen in toto mag als elegante Möglichkeit erscheinen, ist jedoch in der Praxis oft schwierig durchzuführen und besitzt das Risiko der Zerstörung kapsuloligamentärer Strukturen palmar. Wir bevorzugen das schrittweise Entfernen und benutzen hierfür auch den Luer und Meißel. Während der sukzessiven Osteotomieschritte ist zu beachten, daß Knorpelläsionen am Os capitatum zu vermeiden sind. Die Manipulation der zu resezierenden knöchernen Anteile wird durch das Einbringen von Kirschner-Drähten (Kaliber 12/10), die als „joy stick" dienen, erleichtert. Die knöchernen Anteile werden durch sorgsames Auslösen aus den kapsuloligamentären Insertionen reseziert.

Resektion der proximalen Handgelenkreihe

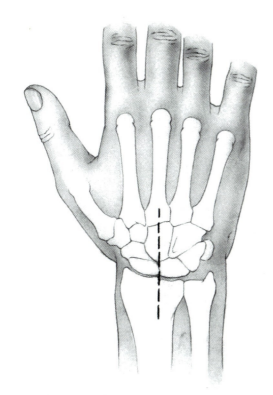

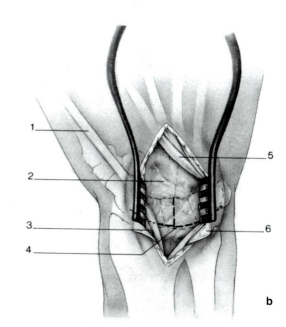

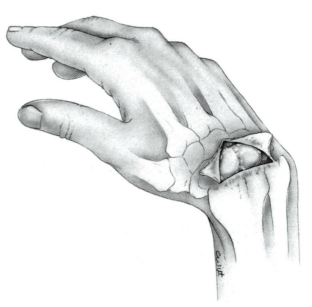

Abb. 20.**14a–c** Zugangsweg für die Resektion der proximalen Reihe
a Anzeichnen des dorsalen longitudinalen Zugangs in der Verlängerung der Längsachse des 3. Metakarpales.
b Das Retinaculum extensorum wurde im Bereich des 3./4. Extensorenkompartiments eröffnet. Angezeichnet ist die T-förmige Kapsulotomie, wobei am Radius eine ausreichende Gewebemenge verbleibt, um den Situsverschluß zu ermöglichen.
1 M. extensor pollicis longus. 2 Gelenkkapsel. 3 Tuberculum Listerii. 4 Zeichnung der Kapsulotomie. 5 Sehnen der Mm. extensores communes. 6 Retinaculum extensorum.
c Nur durch forcierte Palmarflexion des Handgelenks ist es möglich, die proximale Handgelenkreihe zu exponieren.

Resektion des Os lunatum: Üblicherweise wird dieser Knochen in zwei Schritten entfernt. Eine gerade Osteotomie in der Frontalebene separiert ein palmares (palmares Horn) und ein dorsales Fragment (dorsales Horn).

Resektion des Os triquetrum: Nach der Resektion des Os lunatum kann das Os triquetrum leicht erreicht werden und gelegentlich in einem Block reseziert werden.

Resektion des Os scaphoideum: Eine Osteotomie im Bereich des Isthmus erlaubt eine relativ leichte Resektion des proximalen Pols. Dagegen ist das Auslösen des distalen Pols oft erschwert, da dieser eng mit dem Trapezium durch einen soliden ligamentären Komplex verbunden ist. Ein Kirschner-Draht oder eine Faßzange erlauben das Ziehen an dem Restskaphoid ohne Durchtrennung der ligamentären Ansätze.

■ Situsverschluß

Dieser erfolgt durch einfache Naht der T-förmigen Kapselränder. Es erfolgt keine Duplikatur oder Raffnaht. Auch ist keine transossäre Reinsertion erforderlich, wenn während des Zugangs ein gewisser Anteil von Kapselgewebe am Radius erhalten wurde. Eine intraartikuläre und eine subkutane Drainage werden eingelegt. Das Retinaculum extensorum wird wieder vernäht. Dieser einfache Situsverschluß ergab bei uns die besten Ergebnisse. Die technischen Schritte der distrahierenden Kirschner-Draht-Versorgung oder der Versorgung mit einem Fixateur externe in der Hoffnung, den zunehmenden Handgelenkkollaps zu vermeiden, haben bei uns keinen Erfolg gehabt.

Postoperative Nachsorge

Der direkt postoperativ angelegte dicke Kompressenverband wird bis zur Entfernung der Redon-Drainagen belassen. Zu diesem Zeitpunkt, um den 4. postoperativen Tag, wird eine Immobilisation mittels Orthese angestrebt. Diese beläßt das Handgelenk für 2 Wochen in Funktionsposition. Anschließend erfolgt eine krankengymnastische Nachbehandlungsphase. Idealerweise erfolgt diese zu Beginn mehrmals täglich, wobei die Intensität der Sitzungen eventuell vorliegenden inflammatorischen Reaktionen Rechnung trägt. 3–4 Monate sind für das Wiedergewinnen der Gelenkamplituden erforderlich. Ab der 3. Woche, gelegentlich später, vermindert sich die Diastase zwischen dem Os capitatum und der Fossa lunata am Radius dank einer zunehmenden Wanderung des Os capitatum. Wie für alle knöchernen Eingriffe am Handgelenk kommt es erst spät zu einem Wiedergewinnen der Muskelkraft: langsam zunehmend ab dem 6. Monat postoperativ.

Technische Varianten

Die Unversehrtheit des Knorpelüberzugs am Os capitatum und der Fossa lunata am Radius ist der Schlüsselfaktor für die Indikation zur Resektion der proximalen Handgelenkreihe. Eine Publikation über eine kleine Serie, bei der die Knochenresektion auf das Os capitatum ausgedehnt wurde und der sich eine distrahierende Kirschner-Draht-Versorgung anschloß, die die Diastase aufrechterhält, liegt vor (5). Das Prinzip dieses Eingriffs ist vollständig anders als das der Resektion der proximalen Reihe, wie sie oben beschrieben wurde. Mit einer modellierenden Arthroplastik wird versucht, die Bildung fibrösen Narbengewebes als Substitut für einen Gelenkspalt zu induzieren. Es bleibt noch offen, ob diese Interventionsform die gleichen Ergebnisse in bezug auf Mobilität und Bewegungsausmaß ergibt wie die proximale Reihenresektion und ob sie effektiv in der Lage ist, das klassische Indikationsspektrum zu erweitern.

Indikationen

Jede Gelenkdestruktion, die die Fossa lunata am Radius und das Os capitatum intakt erhält, stellt eine potentielle Indikation für eine proximale Reihenresektion dar. Obwohl gewisse Umstände schon eine Resektion der proximalen Reihe während der Notfallsituation rechtfertigen (11), handelt es sich üblicherweise um eine Intervention, die sekundär erfolgt, wobei Handgelenke vom SLAC-wrist-Typ die Mehrzahl der Indikationen stellt (3, 14, 18) (Abb. 20.15). Wenn auch nur der geringste Zweifel über den Knorpelzustand am Os capitatum oder am Radius besteht, führen wir vorher immer eine diagnostische Arthroskopie durch. Diese Untersuchung erlaubt die präzise Feststellung der Topographie arthrotischer Veränderungen und die Bestätigung bzw. die Zurückweisung der Möglichkeit einer Resektion der proximalen Handgelenkreihe. Wenn die Gelenkoberflächen zerstört sind und eine Resektion der proximalen Reihe kontraindiziert ist, stellt oft die definitive Arthrodese des Handgelenks die letzte therapeutische Möglichkeit dar, ein Eingriff mit deutlich anderen Konsequenzen, die dem Patienten entsprechend erläutert werden müssen.

■ Indikationen bei Folgen von Skaphoidfrakturen

Keine Skaphoidfraktur rechtfertigt eine proximale Reihenresektion in erster Intention. Im Stadium von Spätkomplikationen können fortgeschrittene Pseudarthrosen zu einer solchen Indikation führen (2). Dieses ist besonders dann der

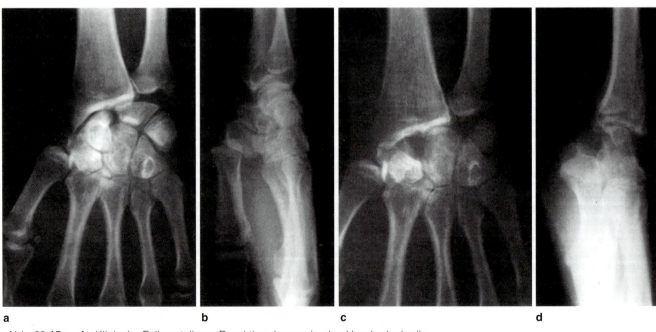

Abb. 20.**15a–d** Klinische Fallvorstellung: Resektion der proximalen Handgelenkreihe
a u. **b** SLAC-wrist-Situation mit fortgeschrittener Arthrose im Bereich des radioskaphoidalen und skaphokapitalen Gelenks. Auf der streng seitlichen Aufnahme besteht eine deutliche DISI-Stellung des Os lunatum.
c u. **d** Radiologische Darstellung bei Zustand nach Resektion der proximalen Handgelenkreihe, das Os capitatum artikuliert mit der Fossa lunata am Radius.

Fall, wenn die Arthrose das gesamte radioskaphoidale Kompartiment betrifft. In diesem Stadium ist, selbst wenn eine rekonstruierende Intervention noch möglich wäre, ein funktioneller Mißerfolg zu erwarten, da das Skaphoid ohne Knorpelüberzug zweifellos postoperativ zur schmerzhaften Symptomatik führen wird, wenn es unter Last kommt. Eine Indikation zur proximalen Reihenresektion kann jedoch nur dann gestellt werden, wenn die Arthrose nicht auch die anderen Handgelenkkompartimente betrifft, wie es im Stadium IIIa (s. Kap. 16) der Fall ist. Wenn im radiolunären Gelenk sicher keine Arthrose vorliegt, kann eine mediokarpale Arthrodese mit Resektion des Skaphoids ebenfalls diskutiert werden. Serien, die die Ergebnisse dieser beiden Operationsverfahren vergleichen, sind selten (18). Wir selbst bevorzugen bei jüngeren Patienten die mediokarpale Arthrodese, da dieser Eingriff die karpale Höhe und die Gesamtlänge der oberen Extremität erhält, was uns physiologisch erscheint. Wir erinnern jedoch daran, daß das Ergebnis bei der Resektion der proximalen Handgelenkreihe in bezug auf das Bewegungsausmaß schneller erreicht wird, möglicherweise aufgrund der initial kürzeren Immobilisationsphase.

■ Indikationen bei karpalen Instabilitäten

Für diese zweite Indikationsform stellt die Resektion der proximalen Reihe eine Rettungsaktion dar, die bei einer über mehrere Jahre bestehenden Instabilität gegeben ist, welche zu einer klassischen Arthrose vom Typ SLAC wrist führt. Bei einem fortgeschrittenen Stadium mit Zerstörung des kapitolunären Gelenks ist auch die Resektion der proximalen Reihe nicht mehr möglich. Zu einem früheren Zeitpunkt steht die Resektion der proximalen Reihe in Konkurrenz mit den Eingriffen der Resektion des Skaphoids in Verbindung mit der mediokarpalen Arthrodese. Auch hier beeinflussen Überlegungen bezüglich des Patientenalters unsere Therapiewahl.

■ Indikationen im Notfall

Umstände, welche in der Notfallsituation eine proximale Reihenresektion rechtfertigen, kommen selten vor und wurden von Marin-Braun definiert (11).

Bei vollständigen transkarpalen Amputationen: Die Resektion der proximalen Reihe erleichtert die Therapie bei vorliegender Mehrfragmentfraktur im Bereich der proximalen Reihe, wobei eine Länge von 10 mm gewonnen werden kann, die während der Gefäßanastomosen sehr wertvoll sein kann (12).

Bestimmte schwere offene Verletzungen am Handgelenk ohne vollständige Abtrennung: Einige offene Luxationsfrakturen bieten sich ebenfalls für diese Therapieform an, wenn eine Mehrfragmentfraktur und/oder ein knöcherner Substanzverlust im Bereich der proximalen Handgelenkreihe vorliegt.

■ Indikationen bei Morbus Kienböck

Wir wollen die Möglichkeit der Resektion der proximalen Reihe bei der Lunatummalazie erwähnen. Es handelt sich niemals um eine Indikation in erster Intention, aber um eine Rückzugsmöglichkeit bei fortgeschrittenen Stadien, wenn das Os lunatum bereits fragmentiert ist und einen karpalen Kollaps verursacht. Wie für die vorhergehenden Indikationen ist ein einwandfreier Knorpelüberzug der Fossa lunata und des Kapitatums eine zwingend erforderliche Bedingung für eine solche Indikation.

■ Indikationen bei Folgezuständen nach intraartikulärer distaler Radiusfraktur

Wenn eine Gelenkfraktur unwiderruflich den Knorpelüberzug der Fossa scaphoidea am Radius zerstört hat, kommt es durch Arthroseentwicklung zu Schmerzen und Einsteifungen. Die Verbesserung dieser Situation erfordert die Sanierung der Arthrose, was durch Skaphoidektomie, verbunden mit einer mediokarpalen Arthrodese, oder durch eine Resektion der proximalen Reihe erreicht werden kann. Auch hier ist die Unversehrtheit der Fossa lunata am Radius und des Os capitatum erforderlich.

Handgelenkdenervation

G. Dautel

Die Denervation am Handgelenk stellt eine rein palliative Lösung für chronisch schmerzhafte Handgelenksyndrome dar. Sie verbessert die subjektive Situation des Patienten durch Verminderung des Schmerzes, ohne die Gründe hierfür zu therapieren, indem sie die sensiblen afferenten Äste durchtrennt, die das Handgelenk versorgen. In Anbetracht dieser begrenzten Möglichkeiten wird die Indikation nur dann gestellt, wenn keine andere kausale oder symptomatische Therapie möglich ist. Deutsche Autoren definierten als erste die technischen und anatomischen Voraussetzungen für diese Intervention (12).

Prinzip

Der Eingriff besteht in der Durchtrennung aller Nervenäste des radio- und mediokarpalen Gelenks. Mehrere Nerven sind bei der sensiblen Innervation des Handgelenks beteiligt. Sowohl der N. interosseus anterior als auch der N. interosseus posterior geben Äste für das Gelenk ab. Auch die sensiblen Endäste des N. radialis und N. ulnaris sowie der R. cutaneus palmaris des N. medianus versorgen das Handgelenk.

Technisches Vorgehen

■ Zugangswege

Wir haben die von Foucher für diesen Eingriff vorgeschlagenen prinzipiellen Schritte übernommen (7–9). Vier unterschiedliche Zugänge sind erforderlich (Abb. 20.**16**).

Zunächst erfolgt ein bogenförmiger Zugang mit ulnarer Konvexität über der A. radialis auf der palmaren Handgelenkseite. Hierdurch können die Äste des R. cutaneus palmaris des N. medianus erreicht werden, Äste des sensiblen Astes des N. radialis und des N. interosseus anterior.

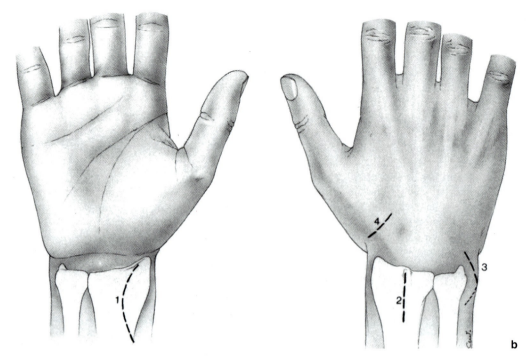

Abb. 20.**16** Zugangswege für eine vollständige Handgelenkdenervation.
1 Palmare Inzision. 2 Dorsale Inzision. 3 Ulnare Inzision. 4 Dorsal-distale Inzision.

Ein zweiter, dorsal gelegener Zugang, der longitudinal im Bereich des Tuberculum Listerii verläuft, ist für die Durchtrennung des N. interosseus posterior gedacht.

Ein dritter Zugang, der ulnar schräg verläuft, wird verwendet, um die sensiblen Äste des N. ulnaris zu durchtrennen.

Zuletzt wird an der Basis der Ossa metacarpalia I und II dorsal ein weiterer, das Gelenk versorgender Ast des sensiblen Radialisnervs aufgesucht und unterbrochen.

■ Ablauf der Denervation

☐ Palmar-radiales Vorgehen

Der Eingriff beginnt mit der palmaren Inzision. Die A. radialis wird über einen Bereich von ungefähr 2 cm exponiert und die Begleitvenen werden nach Darstellung über die gesamte freigelegte Strecke reseziert (Abb. 20.17). Dieser erste Schritt besteht in der Elimination der die A. radialis begleitenden Äste geringen Kalibers, die das Gelenk versorgen. Anschließend wird der R. cutaneus palmaris des N. medianus aufgesucht, was die Öffnung der Sehnenscheide des M. flexor carpi radialis erfordert. Dieser sensible Ast wird durchtrennt und vollständig von der tiefen Schicht abgeschoben, um auch die letzten gelenkversorgenden Äste zu erreichen.

Von dem palmaren Zugang aus werden auch die Gelenkäste des terminalen Anteils des N. interosseus anterior erreicht. Hierfür werden der N. medianus und die Flexorensehen nach ulnar weggehalten und in der Tiefe der M. pronator quadratus auf der palmaren Seite des Radius dargestellt. Anschließend erfolgt die systematische Ablösung des distalen Insertionsrands dieses Muskels mit dem Raspatorium, wobei dieser Vorgang bis zu dem radialen Anteil des Processus styloideus radii weiter betrieben wird. Eine sorgfältige Hämostase mit der Bipolarpinzette am distalen Anteil des M. pronator quadratus ist erforderlich, um die kleinen arteriellen Äste zu koagulieren, die den N. interosseus anterior begleiten.

Auch das radiale Vorgehen der Denervation wird von diesem Zugang aus realisiert. Durch Ablösen des radialen Rands der Hautinzision werden die sensiblen Äste des N. radialis individualisiert. Dieser Ast wird zunächst so dargestellt, daß er vollständig von der tiefen Schicht abgelöst und dann in Richtung auf den 1. Intermetakarpalraum weiter isoliert wird. Das Vorgehen dient der vollständigen Unterbrechung aller sensiblen Äste, die vom R. superficialis n. radialis ausgehen und das Gelenk versorgen.

☐ Dorsales Vorgehen

Dieses beginnt mit einer zweiten Inzision, die über dem Lister-Tuberkulum zentriert wird (Abb. 20.18). Hiervon ausgehend wird der posteriore interossäre Gefäß-Nerven-Stiel aufgesucht, der ulnar am Tuberculum Listerii verläuft, nachdem das Extensorenkompartiment III/IV eröffnet wurde. Der Nerv wird von Arterie und Vene begleitet. Die Hämostase des Gefäßbündels erfolgt mit der bipolaren Pinzette, anschließend wird der Nerv selbst reseziert, indem er so weit proximal, wie es die Hautinzision zuläßt, abgesetzt wird. Foucher hat gezeigt, daß es gelegentlich möglich ist, proximal einen Ast zu isolieren, der vom N. interosseus posterior zum distalen Radioulnargelenk verläuft (7).

☐ Ulnares Vorgehen

Hierfür ist ein dritter Zugang notwendig, der schräg im vermuteten Verlauf des sensiblen Astes des N. ulnaris liegt (Abb. 20.19). Wie für den sensiblen Radialisast besteht der Eingriff hier im Isolieren des sensiblen Astes des N. ulnaris

Handgelenkdenervation **441**

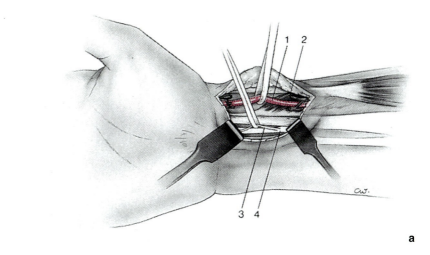

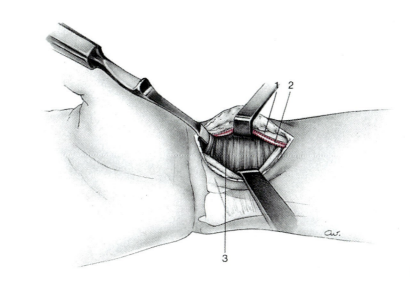

Abb. 20.**17a–c** Palmares Vorgehen bei der Handgelenkdenervation
a Die Begleitvenen der A. radialis wurden abgesetzt und der R. cutaneus palmaris des N. medianus isoliert.
1 A. radialis. 2 Muskelbauch des M. flexor pollicis longus. 3 R. cutaneus palmaris n. mediani. 4 N. medianus.
b Abschieben des M. pronator quadratus.
1 Sehne des M. brachioradialis.
2 A. radialis. 3 M. pronator quadratus.
c Palmar-radiales Vorgehen zur Neurolyse des sensiblen Astes des N. radialis und Absetzen der Äste, die das Gelenk versorgen und von dem sensiblen Ast in die Tiefe abgehen.
1 Sensibler Radialisast. 2 Sehne des M. brachioradialis. 3 M. flexor carpi radialis.

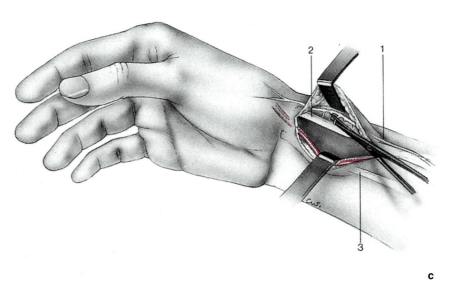

von den tiefen Schichten, um alle Äste, die in Richtung auf das distale Radioulnargelenk oder das Handgelenk verlaufen, zu durchtrennen.

☐ **Dorsal-distales Vorgehen**

Eine letzte, transversal verlaufende Hautinzision wird im Bereich der Basis der Ossa metacarpalia I und II dorsal angelegt. Hierdurch kann der dorsal-radiale, den Zeigefinger

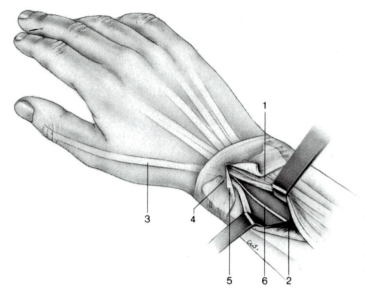

Abb. 20.**18** Dorsales Vorgehen bei der Handgelenkdenervation. Exposition des N. interosseus posterior.
1 Extensor-communis-Sehnen. 2 Muskelbauch des M. extensor pollicis longus. 3 Sehne des M. extensor pollicus longus. 4 Lister-Tuberkulum. 5 Retinaculum extensorum. 6 N. interosseus posterior.

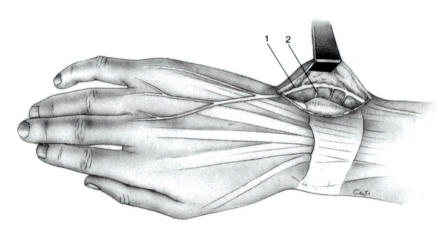

Abb. 20.**19** Ulnares Vorgehen bei der Handgelenkdenervation. Neurolyse der sensiblen Äste des N. ulnaris
1 Sensibler Ast des N. ulnaris. 2 Äste mit Gelenkbestimmung für das distale Radioulnar- und das Handgelenk.

versorgende Radialisast aufgesucht werden (Abb. 20.**20**). Dieser Nerv gibt einen rekurrenten Gelenkast ab, der in Richtung auf das Radiokarpalgelenk verläuft.

Foucher schlägt als anatomische Markierung den Venenast vor, der dorsal im Bereich der Basis des 1. Metakarpalraums kommunizierend zwischen dem profunden und dem superfiziellen Venennetz verläuft. Diese konstant vorhandene Vene wird aufgesucht, koaguliert und durchtrennt und ermöglicht dann das Darstellen des rekurrent verlaufenden Nervenasts.

Postoperative Nachsorge

Nach Beendigung der beschriebenen Nervenunterbrechungen erfolgt der Hautverschluß mit resorbierbarem Fadenmaterial ohne Einlage von Redon-Drainagen. Der Kompressenverband wird für 72 Stunden belassen. Anschließend beginnt die aktive Mobilisation. Eine krankengymnastische Nachbehandlung zur Reduktion entzündlicher Reaktionen kann nach Beginn der Narbenheilung verschrieben werden. Wir haben die Angewohnheit, desensibilisierende Maßnahmen durchzuführen, da die Narben während der ersten Wochen oft Dysästhesien aufweisen.

Indikationen

Wie bereits in der Einführung beschrieben, wird die Indikation für eine Handgelenkdenervation oft in zweiter Intention gestellt, wenn kein anderer Eingriff mehr möglich ist, der die Ursache der Schmerzen therapiert. Die Intervention hat auch die Aufgabe, als Intermediärstellung die noch vorliegende Mobilität des Handgelenks zu erhalten und den radikaleren Eingriff der Arthrodese zu verzögern.

Bei degenerativen Zuständen vom Typ SLAC wrist kann eine Denervation eine partielle Versteifung wie die mediokarpale Arhrodese verzögern, einen Eingriff, der ebenfalls wirkungsvoll ist, aber in bezug auf die Mobilität des Handgelenks deutliche Konsequenzen aufweist. Unter diesen Umständen muß postoperativ eine mittel- und langfristige Überwachung gewährleistet sein, da eine Schmerzfreiheit und subjektive Beschwerdelinderung die Arthroseentwicklung durch verstärkte Nutzung des Handgelenks beschleunigen kann. Diese Überwachung muß dann den Zeitpunkt, an dem eine partielle Arthrodese noch sinnvoll ist, festlegen.

Die Denervation stellt auch eine akzeptable Möglichkeit dar, insuffiziente Ergebnisse in bezug auf die Schmerzlinderung bestimmter partieller Arthrodeseformen zu überdecken. Mehrere Fälle wurden bei uns nach STT-Arthrodese realisiert, welche für die Therapie einer Instabilität oder eines Morbus Kienböck durchgeführt wurden. Nach erfolg-

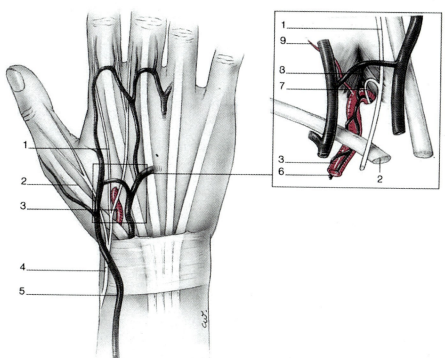

Abb. 20.**20** Dorsal-distales Vorgehen bei der Handgelenkdenervation. Resektion des R. recurrens des dorsal-radialen Zeigefingernervs.
1 Radialseitiger Zeigefingernerv. 2 M. extensor pollicis longus. 3 A. radialis. 4 Sensibler Ast des N. radialis. 5 Superfizielles Venennetz.
Kasten:
1 Dorsal-radialer Zeigefingernerv (Ast des sensiblen Radialisastes). 2 M. extensor pollicis longus. 3 A. radialis. 6 Profundes Venennetz (Begleitvenen der A. radialis). 7 Nervenast mit Gelenkbestimmung vom radialen Zeigefingernerven. 8 Kommunizierender Venenast zwischen dem superfiziellen und profunden Venennetz (Begleitvenen der A. radialis). 9 Erste dorsale intermetakarpale Arterie.

ter Konsolidation der Arthrodese ist die Zufriedenheit eines Operateurs, der das Handgelenk vor zunehmendem Kollaps geschützt sieht, nicht immer identisch mit der des Patienten, dessen Schmerzen möglicherweise nicht vollständig sistieren. Eine der wenigen möglichen Antworten, welche eine Eskalation der therapeutischen Verfahren mit Einschränkung des Handgelenks vermeiden, besteht dann in der Denervation.

Bestimmte Schmerzsyndrome am ulnaren Handgelenk stellen ebenfalls eine potentielle Indikation für dieses Vorgehen dar. Dies ist der Fall bei einem ulnokarpalen Impingement-Syndrom, wenn persistierende Schmerzen nach einem arthroskopischen Eingriff am Discus triangularis mit oder ohne begleitende Verkürzungsosteotomie des Radius erfolgten. Grund für den verbleibenden Schmerz können möglicherweise residuelle Knorpelläsionen, besonders im Bereich des mediokarpalen Gelenks sein, Veränderungen, für die zur Zeit keine operativen Lösungsmöglichkeiten existieren, um die Mobilität des Handgelenks zu erhalten.

Stellenwert der sog. partiellen Denervationen. Üblicherweise versteht man hierunter ein Vorgehen, welches sich auf die Resektion des N. interosseus posterior beschränkt (3–5). Bei uns erfolgt dieses Vorgehen nur in Verbindung mit anderen therapeutischen Verfahren. Die Resektion des N. interosseus posterior wird systematisch bei allen Eingriffen am Handgelenk durchgeführt, welche einen dorsalen Zugangsweg beinhalten (Resektion der proximalen Handgelenkreihe, mediokarpale Arthrodese, vollständige Handgelenkarthrodese usw.).

Ergebnisse

Es ist essentiell, mit dem Patienten präoperativ die genauen Ziele dieses Eingriffs zu besprechen. Nach unserer Erfahrung kann eine vollständige Schmerzfreiheit nicht erreicht werden, jedoch besteht üblicherweise eine Verbesserung der Beschwerdesymptomatik durch Reduktion der Schmerzintensität. Die maximale Muskelkraft wird in den Tests durch den Eingriff wenig oder nicht beeinträchtigt, und eine Verbesserung der Ausdauer bei repetitiven Bewegungen kann vermerkt werden. Es wurde bereits erwähnt, daß die Verbesserung der Beschwerdesymptomatik zweischneidig ist, da die vermehrte Nutzung des Handgelenks im Verlauf zunehmend zur Arthrose führen kann.

Handgelenkarthrodese

M. Merle und F. Dap

Die Arthrodese eines traumatisierten Handgelenks besitzt unserer Meinung nach eine zu Unrecht bestehende Reputation als guten Kompromiß bei einem Manualarbeiter, wenn Schmerzen die Kraft vermindern und die Aktivität beeinträchtigen. Der Eingriff sollte den letzten Schritt in dem Therapieschema darstellen, da nach unserer Erfahrung (3), wenn die Arthrodese auch eine Verbesserung der Kraft und eine Beschwerdelinderung bringt, zu beobachten ist, daß lediglich 20% unserer Operierten ihre zuvor bestehende berufliche Tätigkeit wieder aufgenommen haben und 45% eine entsprechend adaptierte manuelle Aktivität entwickeln können.

Bei allen Gelenkfunktionen besteht das Ideal darin, den besten Kompromiß zwischen der Bewegungsamplitude, der Kraft und der Schmerzfreiheit zu erreichen. Die Arthrodese bedeutet meistens eine Insuffizienz oder einen therapeutischen Mißerfolg und beinhaltet das Opfern der Beweglichkeit in der Hoffnung, Schmerzfreiheit und Kraft zu erhalten. Ist die vollständige Versteifung beschlossen, bedarf sie einer guten Mithilfe des Patienten, um zusammen mit den Ergotherapeuten die günstigste Position für die Arbeitsbedürfnisse festzulegen.

Nur ausnahmsweise kommt es zur Arthrodese während des ersten Eingriffs außer bei offenen Verletzungen mit Avulsionen der Handgelenkknochen (1). Der Eingriff kommt an zweiter oder dritter Stelle eines therapeutischen Vorgehens, welches lediglich partiell oder temporär einen gewünschten Effekt erbrachte, wie die partiellen Arthrodesen, Handgelenkdenervation, Resektion der proximalen Reihe usw.

Einige therapeutische Vorschläge sind bei beanspruchten Manualarbeitern unnütz und verzögern eine vollständige Arthrodese grundlos. Nach unserer Erfahrung kommt es bei Manualarbeitern im Mittel 15 Monate nach einer vollständigen Handgelenkarthrodese zu einer Beendigung der beruflichen Aktivität.

Präoperative Diagnostik

Es handelt sich um einen unersetzlichen Schritt für das Festlegen der Einschränkungen des Patienten, des Zustands der knöchernen Verhältnisse am Karpus und der definitiven Handgelenkposition, welche den Bedürfnissen des Patienten am besten entgegenkommt. Wir fordern von allen unseren Patienten eine ausführliche Arbeitsplatzbeschreibung und simulieren die Handgelenkarthrodese mit Orthesen, um den Patienten bei seinen manuellen beruflichen und Freizeitaktivitäten zu beobachten. Neben speziellen Berufen, die eine Fixation des Handgelenks in Neutralposition erfordern, profitiert die Mehrzahl unserer Patienten, Manualarbeiter, von einer Arthrodese, die das Handgelenk in einer Extensionsstellung zwischen 25 und 30 Grad und einer ulnaren Inklinationsstellung zwischen 8 und 10 Grad fixiert.

Die präoperative Diagnostik muß festlegen, ob der Patient durch die Simulation der Arthrodese schmerzgemindert ist und ob hierdurch die Wiederaufnahme manueller Aktivitäten möglich ist. Die Erfahrung zeigt, daß in der Mehrzahl der Fälle eine Arbeitsplatzveränderung oder eine Umschulung erforderlich ist.

Arthrodesentechniken

Die Arthrodese am Handgelenk muß massiv sein und die radiokarpale und mediokarpale Fusion unter Erhalt der Mobilität des 4. und 5. Metakarpales sichern.

Üblicherweise verbinden wir drei Techniken:

– die Arthrodese durch Einbringen eines eingepaßten Knochentransplantats, die wir in der Mehrzahl der Fälle nach Colonna (2) anwenden, wobei wir ein Beckenkammtransplantat verwenden (5),
– die Plattenarthrodese, welche in einigen Fällen nach fehlgeschlagener proximaler Reihenresektion oder Prothesenversorgung am Handgelenk realisiert wird,
– die Arthrodese durch Einbringen von Rush-pin und Klammern nach Mannerfelt (4), welche gelegentlich nach fehlgeschlagener proximaler Reihenresektion zur Anwendung kommt.

■ Arthrodese durch eingepaßtes Knochentransplantat (Abb. 20.21)

Diese Fusionsform erfordert das Anfrischen der Gelenkoberflächen radio- und mediokarpal sowie das Einpassen eines kortikospongiösen Beckenkammtransplants zwischen Radius und der Basis des 2. und 3. Metakarpales, die die zwei fixierten Mittelhandknochen an der Hand darstellen.

Die Haut wird dorsal vertikal leicht geschwungen in der Längsachse von Radius und 3. Metakarpale eröffnet, wodurch die Kontrolle aller dorsalen Strukturen und zusätzliche operative Schritte am distalen Radioulnargelenk möglich werden.

Nach sorgfältiger Hämostase des Venennetzes und Aufsuchen der sensiblen Äste von N. radialis und N. ulnaris wird das Retinaculum extensorum zwischen dem 3. und 4. Extensorenkompartiment eröffnet. Diese werden angeschlungen und nach ulnar weggehalten. Um das Zugehen zur Gelenkkapsel zu erleichtern, ist es zu bevorzugen, die Sehne des M. extensor carpi radialis longus zu desinserieren. Anschließend wird das Tuberculum Listerii reseziert, wodurch die Sehne des M. extensor pollicis longus von dem Ort des einzubringenden Transplantats entfernt wird. Der N. interosseus posterior wird über einige Zentimeter abgesetzt. Die Gelenkkapsel wird vertikal eröffnet und mit dem Raspatorium abgelöst, um die radiokarpalen und mediokarpalen Gelenke zu erreichen.

In diesem Stadium ist es relativ leicht, das Klaffen des Radiokarpalgelenks zu verursachen, was das Anfrischen der Gelenkoberflächen mit Luer und Meißel erleichtert. Das Anfrischen muß sparsam erfolgen und betrifft ausschließlich die Knorpeloberfläche, um einen größeren karpalen Kollaps zu vermeiden.

Der Discus triangularis und das distale Radioulnargelenk müssen erhalten werden und werden von dem Eingriff nicht betroffen.

Abb. 20.**21a–h** Handgelenkarthrodese durch eingefügten ▶ Knochenspan.
a Zugang am Handgelenk mit einer sinusförmig geschwungenen Inzision in der Längsachse des 3. Metakarpales und des Radius.
b Öffnen des Retinaculum extensorum (4) zwischen dem 3. und 4. Extensorenkompartiment. Das Lister-Tuberkulum (2) wird reseziert, um die Sehne des M. extensor pollicis longus (1) vom Knochentransplantat zu verlagern. Extensor-communis-Sehne der Langfinger (3).
c Die angeschlungenen Extensorensehnen (4) werden nach ulnar weggehalten, die Sehne des M. extensor pollicis longus (3) nach radial. Der M. extensor carpi radialis brevis (1) wird an der Basis des 3. Metakarpales desinseriert, um das Handgelenk besser erreichen zu können. Die Gelenkkapsel wird geöffnet und mit einem Raspatorium H-förmig abgelöst.
d Der Aufnahmebereich (1) für das Beckenkammtransplantat wird mit Luer und Meißel vorbereitet. Die Basis des 2. und 3. Metakarpales werden schwalbenschwanzförmig gekürzt, um das Beckenkammtransplantat festgefügt aufzunehmen. Die radiokarpalen, mediokarpalen und interkarpalen Gelenke werden mit dem Luer angefrischt (2). Lediglich die Skaphotrapeziumtrapezoidalgelenke und die Basis des 1., 4. und 5. Metakarpales werden nicht eröffnet.
e Seitenansicht der Knochenresektionen vom Radius (1) bis zur Basis des 2. und 3. Metakarpales mit den unterschiedlichen Arthrodesebereichen (2).

Handgelenkarthrodese **445**

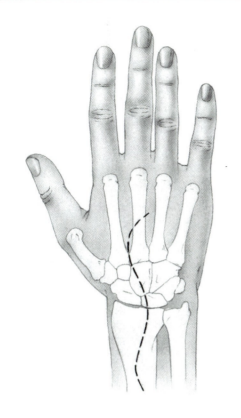
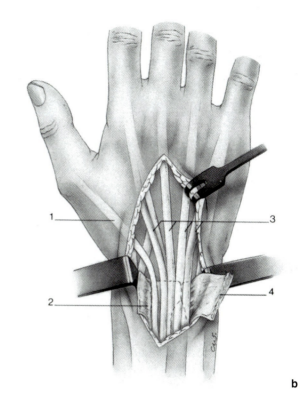
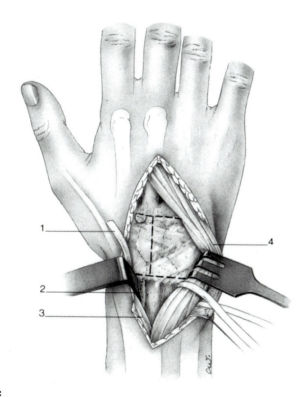
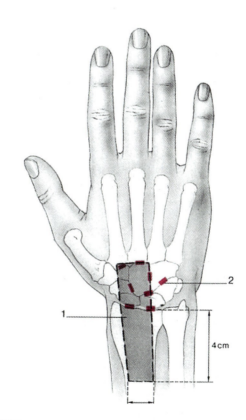
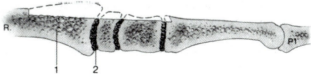

Abb. 20.**21 a–e**

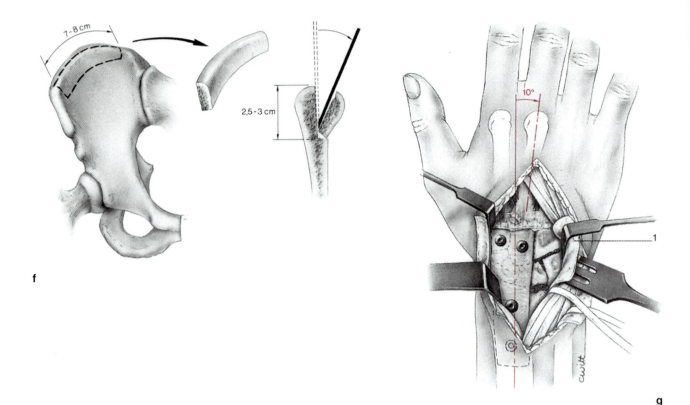

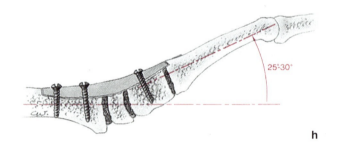

Abb. 20.**21a–h** (Fortsetzung)
f Heben des Beckenkammtransplantats am inneren Rand des Beckenkamms in konkaver Form.
g Das Beckenkammtransplantat (1) wird in der schwalbenschwanzförmig zugearbeiteten Basis des 2. und 3. Metakarpales eingepaßt
h Der das Transplantat aufnehmende Knochenbereich am Handgelenk wird bei Bedarf in Abhängigkeit von der Beckenkammtransplantatform und der einzustellenden Dorsalextension des Handgelenks vertieft. Das Transplantat wird mit zwei Kortikalisschrauben im Radius und im Karpus fixiert. Beim Anfrischen der Gelenkoberflächen können die entstehenden Zwischenräume mit Spongiosa vom Beckenkamm ausgefüllt werden.

Mit einem gebogenen Luer werden die interkarpalen und mediokarpalen Gelenke angefrischt. Anschließend wird der Knochenbereich, der das Beckenkammtransplantat aufnehmen soll, mit der Säge ausgehoben. Der Radius empfängt den längeren und soliden Anteil des Transplantats und wird über 4 cm Länge und 2–2,5 cm Breite dekortikalisiert. Die Resektion der Kortikalis im Bereich der Handgelenkknochen ist sparsamer. Um das Beckenkammtransplantat an der Basis des 2. und 3. Metakarpales fest einzupassen, wird eine Einkerbung mit der Knochensäge vorgenommen. Anschließend wird der gesamte Spanaufnahmebereich in Abhängigkeit von der Biegung des Beckenkammtransplantats in der Tiefe angepaßt, um die gewünschte Dorsalextensionsstellung des Handgelenks einzunehmen.

Obwohl Colonna (2) die Verwendung eines Rippentransplantats empfiehlt, bevorzugen wir einen kortikospongiösen Span vom Beckenkamm (5). Die Innenseite des Beckenkamms ermöglicht das Heben eines Transplantats von 7 cm Länge mit einer Biegung, die die Dorsalextension am Handgelenk einfach einstellt.

Der Zugang zum Beckenkamm, meist lateral der Spina iliaca anterior superior, muß sorgfältig erfolgen und den N. cutaneus femoris lateralis schonen. Nach Ablösen der Muskelinsertionen mit dem Elektrokauter wird die Entnahmestelle mit einer breiten Knochensäge vorbereitet, wobei die innere von der äußeren Kortikalis des Beckenkamms abgesetzt wird. Das Transplantat wird in der maximalen Länge gehoben, d. h. zwischen 6 und 8 cm Länge, mit einer Breite von 2–3 cm.

Eine kleine Knochensäge von 1 cm Breite erlaubt das Vorbereiten der Resektionsebene an den Enden. Üblicherweise wird das Beckenkammtransplantat mit der Knochensäge als Hebelarm von der Spina abgehoben. Das Vorgehen muß vorsichtig erfolgen, um die Fraktur des Transplantats zu vermeiden.

Die Hämostase der Knochenschnittstellen wird mit Knochenwachs und Hämostyptika gesichert. Anschließend erfolgt das sorgfältige Reinserieren der Muskulatur, immer wird eine Drainage eingebracht.

Danach erfolgt das Anpassen des Beckenkammtransplantats in Länge, Breite und zu einem geringeren Grad in der Dicke an die Konfiguration am Handgelenk, um dieses nicht zu sehr auszudünnen.

Der Spanaufnahmebereich am Handgelenk wird mit dem Luer so präzise ausgearbeitet, daß sich die Konvexität des Transplantats bestmöglich anpaßt, um die definitive Arthrodeseposition am Handgelenk zu ergeben, die 25–30 Grad Dorsalextension beträgt.

Das Beckenkammtransplantat wird dann mit zwei 3,5-mm-Kortikalisschrauben im Radius und mit 2 oder 3 Schrauben im Karpus fixiert. Das Transplantat wird in der Basis des 2. und 3. Metakarpales sorgfältig festgefügt, um die Fusion des Karpometakarpalgelenks zu sichern. Der Spanaufnahmebereich verläuft leicht schräg und ergibt eine ulnare Inklination des Handgelenks von 10 Grad (Abb. 20.22).

Die Dicke des Transplantats und die Schraubenköpfe können einen Reibepunkt für die Extensorensehnen darstellen. Um das Risiko von Adhärenzen und Sehnenrupturen zu vermindern, plazieren wir eine Vicryl-Kollagen-Platte zwischen den Sehnen und dem Transplantat.

Das Retinaculum extensorum bleibt offen und kann bei Bedarf zwischen den Extensorensehnen und dem Knochentransplantat interponiert werden. Das Einbringen einer Redon-Drainage erfolgt systematisch.

Die Arthrodese des Handgelenks wird durch das Anbringen einer palmaren Unterarmschiene geschützt. Nach Entfernen der Drainage wird ein Gips für 2 Monate angelegt.

■ Plattenarthrodese (Abb. 20.23)

Auch hier kommt der dorsale Zugang zur Anwendung. Die Platte wird abhängig von der zuvor bestimmten Arthrodesenposition des Handgelenks vorgebogen. Die proximale Verankerung am Radius erfolgt mit 4–6 Schrauben. Die distale Verankerung erfolgt am nicht mobilen 2. oder 3. Metakarpale.

Das Verfahren wird nur begrenzt indiziert und erfolgt bei Fehlschlägen bei der Technik nach Colonna oder nach Mißerfolgen nach Handgelenkprothesen und versucht, den kortikospongiösen Span, der zwischen dem Radius und der distalen Handgelenkreihe eingebracht wird, unter Kompression zu setzen.

■ Mannerfelt-Arthrodese

Die Arthrodese durch Einbringen eines Rush-pins, ausgehend vom 3. Metakarpale bis in den Radius, wird durch Klammern stabilisiert und bleibt auf Handgelenke, die von der rheumatoiden Arthritis befallen sind, beschränkt, wie von Mannerfelt vorgeschlagen (4).

Wir haben diese Technik bei bestimmten Fällen im Notfall angewandt, um entweder eine temporäre Arthrodese bei einem luxierten Handgelenk oder eine definitive Ar-

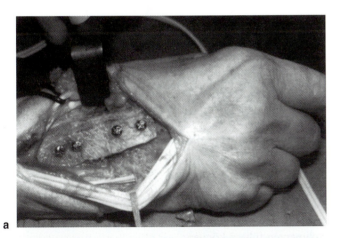
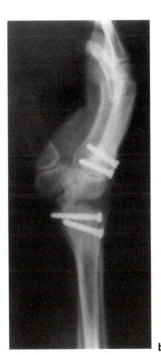
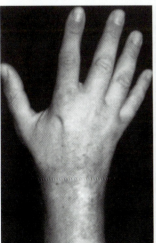 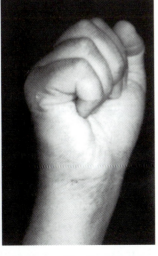

Abb. 20.**22 a–d** Arthrodese durch eingepaßtes Knochentransplantat.
a Fixation des Beckenkammtransplantats mit 4 Schrauben.
b Die Biegung des Transplantats ermöglicht die Einstellung des Handelenks in Dorsalextension.
c u. **d** Ergebnis nach 6 Monaten.
Die Kraft des Faustschlusses wird durch die ulnare Inklination des Handgelenks verbessert.

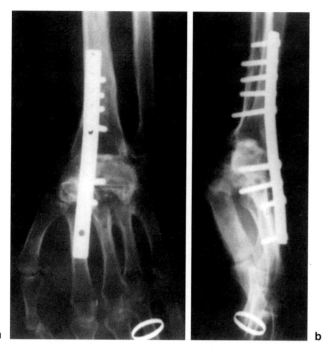

Abb. 20.**23 a** u. **b** Plattenarthrodese nach fehlgeschlagener Prothesenversorgung des Handgelenks.
Die Platte überbrückt das Beckenkammtransplantat, welches zur Wiederherstellung der karpalen Höhe eingebracht wurde.

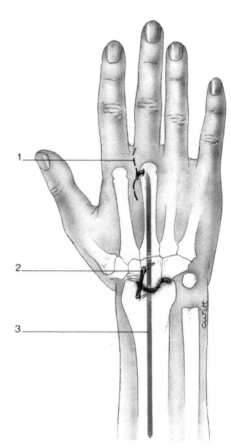

Abb. 20.**24** Prinzip der Mannerfelt-Arthrodese nach fehlgeschlagener proximaler Reihenresektion.
Das Os capitatum wird nach Anfrischen am Radius verankert. Eine Kortikotomie distal am Os metacarpale III erfolgt durch einen Zugangsweg im 2. Intermetakarpalraum (1) und erlaubt das Einbringen des Rush-pin (3). Dessen Verformbarkeit erleichtert das Einstellen der Dorsalextension und der Ulnarinklinationsstellung am Handgelenk. Die Position wird durch Einbringen von Klammern radiokarpal gesichert (2).

throdese bei massiver Avulsion der Handgelenkknochen durchzuführen (1).

Das Verfahren ist gerechtfertigt, wenn eine Handgelenkarthrodese nach fehlgeschlagener proximaler Reihenresektion ohne Wiederherstellung der karpalen Höhe indiziert ist.

Der Zugang erfolgt dorsal, und das Os capitatum wird in den Radius eingestellt, nachdem die Gelenkoberflächen angefrischt wurden (Abb. 20.**24**).

Mit einer Inzision, die im Bereich des 2. Intermetakarpalraums liegt, wird (im Fall der Indikation nach proximaler Reihenresektion) am 3. Metakarpale distal eine schrägverlaufende Kortikotomie realisiert, welche das Einbringen eines stumpfen Pfriems in den Intramedullärraum erlaubt. Dieser wird von distal und von proximal durch das Os capitatum bis zur vollständigen Tunnelierung geführt. Anschließend erfolgt das Anbringen eines Rush-pins, der durch den Tunnel von distal eingebracht und in den Markraum des Radius eingeführt wird. Nachdem das knöcherne Einstellen radiokarpal erfolgte, läßt die Verformbarkeit des Rush-pins eine präzise Einstellung der Dorsalextension und Ulnarinklination am Handgelenk zu. Diese Position wird definitiv mit einer Klammer stabilisiert, die vom Radius in den Karpus eingebracht wird.

Wir empfehlen dieses Vorgehen nicht für eine Arthrodese eines Handgelenks, welches über eine komplette Knochensubstanz verfügt, da diese Osteosyntheseform Mikrobewegungen beläßt, die zu Schmerzen führen können.

Ergebnisse

Das technische Vorgehen nach Colonna mit festem Einfügen eines Knochentransplantats vom Radius bis zur Basis des 2. und 3. Metakarpales bleibt für uns die Technik der Wahl, um eine solide, massive Arthrodese zu sichern, die keine Mikrobewegungen im Karpus zuläßt, da diese zu Schmerzen führen können.

Dank dieses Verfahrens haben wir 29 Fusionen bei 31 Operationen erreichen können. Die zwei Mißerfolge wurden durch eine Reintervention mit zusätzlichem Einbringen von Spongiosa und einer verlängerten Immobilisation von weiteren 6 Wochen erfolgreich therapiert.

Nach vollständiger Arthrodese bleibt zumeist die Pro-/Supination erhalten. Wir haben jedoch in einer Serie von 36 Patienten zweimal Reinterventionen aufgrund von ulnokarpalen Impingement-Situationen durchführen müssen, welche sich nach einem zu starken Anfrischen der Radiusgelenkfläche einstellten (6). In einem Fall wandten wir die Technik nach Sauvé-Kapandji an, der andere wurde durch eine Resektion des distalen Ulnaendes nach Darrach therapiert.

Die Endgültigkeit einer Arthrodese bedeutet für den Patienten Beschwerdelinderung und die Möglichkeit, einen kräftigen Faustschluß wiederzugewinnen. Wir erinnern jedoch daran, daß in unserer Serie nur 8 Patienten von 36 nach der Arthrodese überhaupt keine Schmerzen mehr angaben und daß im Mittel nur 42% die Kraft des Faustschlusses der kontralateralen Seite erreichten (3).

Die Arthrodese des Handgelenks bleibt die letzte therapeutische Wahl bei einem entsprechend aufgeklärten Patienten.

☐ **Literatur**

Partielle Arthrodese bei Instabilitäten und posttraumatischer Arthrose am Handgelenk

1. Allieu, Y., M. Chammas, B. Lussiez, B. Toussaint, M. Benichou, F. Canovas: Place de l'arthrodèse scapho-trapézo-trapézoïdienne dans la traitement de la maladie de Kienböck: a propos de 11 observations. Ann. Chir. Main 10 (1991) 22–29
2. Ambrose, L., M.A. Posner, S.M. Green, S. Stuchin: The effects of scaphoid intercarpal stabilizations on wrist mechanics: an experimental study. J. Hand Surg. 17 A (1992) 429–437
3. Bour, Ch.: Les instabilités post-traumatiques du carpe. Contribution au traitement de l'instabilité interne du carpe. Thèse méd., Nancy 1986
4. Bour, Ch., M. Merle: L'arthrodèse pyramido-lunaire par voie transpyramidale. Ann. Chir. Main 7 (1988) 266–270
5. Brumfield, R.H., J.A. Champoux: A biomechanical study of normal functional wrist motion. Clin. Orthop. 187 (1984) 23–25
6. Campbell, C.J., T. Keokarn: Total and subtotal arthrodesis of the wrist. J. Bone Jt Surg. 44-A (1964) 1520–1533
7. Douglas, D.P., C.A. Peimer, M.P. Koniuch: Motion of the wrist after simulated limited intercarpal arthrodeses: an experimental study. J. Bone Jt Surg. 69-A (1987) 1413–1418
8. Eckenrode, J.F., D.S. Louis, T.L. Greene: Scaphoid-trapezium-trapezoid fusion in the treatment of chronic scapholunate instability. J. Hand Surg. 11 A (1986) 497–502
9. Garcia-Elias, M., W.P. Cooney, R.L. Linscheid, E.Y.S. Chao: Wrist kinematics after limited intercarpal arthrodesis. J. Hand Surg. 14 A (1989) 791–799
10. Gellman, H., D. Kauffman, M. Lenihan, M.J. Botte, A. Sarmiento: An in vitro analysis of wrist motion: the effect of limited intercarpal arthrodesis and the contributions of the radiocarpal and midcarpal joints. J. Hand Surg. 13 A (1988) 378–383
11. Horii, E., M. Garcia-Elias, A.T. Bishop, W.P. Cooney, R.L. Linscheid, E.Y.S. Chao: Effect on force transmission across the carpus in procedures used to treat Kienböck's disease. J. Hand Surg. 15 A (1990) 393–400
12. Horii, E., M. Garcia-Elias, A.T. Bishop, W.P. Cooney, R.L. Linscheid, E.Y.S. Chao: A kinematic study of luno-triquetral dissociations. J. Hand Surg. 16 A (1991) 355–362
13. Johnson, R.P., G.F. Carrera: Chronic capitolunate instability. J. Bone Jt Surg. 68-A (1986) 1164–1176
14. Kleinman, W.B., J.B. Steichen, J.W. Strickland: Management of chronic rotary subluxation of the scaphoid by scapho-trapezio-trapezoid arthrodesis. J. Hand Surg. 7 (1982) 125–136
15. Kleinman, W.B.: Long-term study of chronic scapho-lunate instability treated by scapho-trapezio-trapezoid arthrodesis. J. Hand Surg. 14 A (1989) 429–445
16. Kleinman, W.B., Ch. Caroll IV: Scapho-trapezio-trapezoid arthrodesis for treatment of chronic static and dynamic scapho-lunate instability: a 10-year perspective on pitfalls and complications. J. Hand Surg. 15 A (1990) 409–414
17. Lichtman, D.M., J.R. Schneider, A.R. Swafford, G.R. Mack: Ulnar midcarpal instability: clinical and laboratory analysis. J. Hand Surg. 6 (1981) 515–523
18. Lichtman, D.M., W.H. Noble III, C.E. Alexander: Dynamic triquetrolunate instability: case report. J. Hand Surg. 9 A (1984) 185–188
19. Linscheid, R.L.: Lésions ligamentaires scapho-lunariennes. Ann. Chir. Main 3 (1984) 323–330
20. Linscheid, R.L., J.H. Dobyns: Radiolunate arthrodesis. J. Hand Surg. 10 A (1985) 821–829
21. Mathoulin, C., Ph. Saffar, S. Roukoz: Les instabilités luno-triquétrales. Ann. Chir. Main 9 (1990) 22–28
22. Minamikawa, Y., C.A. Peimer, T. Yamaguchi, J. Medige, F.S. Sherwin: Ideal scaphoid angle for intercarpal arthrodesis. J. Hand Surg. 17 A (1992) 370–375
23. O' Rahilly, R.: A survey of carpal and tarsal anomalies. J. Bone Jt Surg. 35-A (1953) 626–642
24. Palmer, A.K., F.W. Werner, D. Murphy, R. Glisson: Functional wrist motion: a biomechanical study. J. Hand Surg. 10 A (1985) 39–46
25. Pin, P.G., V.L. Young, L.A. Gilula, P.M. Weeks: Management of chronic lunotriquetral ligament tears. J. Hand Surg. 14 A (1989) 77–83
26. Peterson, H.A., P.R. Lipscomb: Intercarpal arthrodesis. Arch. Surg. 95 (1967) 127–134
27. Pisano, S.M., C.A. Peimer, D.R. Wheeler, F. Sherwin: Scaphocapitate intercarpal arthrodesis. J. Hand Surg. 16 A (1991) 328–333
28. Reagan, D.S., R.L. Linscheid, J.H. Dobyns: Lunotriquetral sprains. J. Hand Surg. 9 A (1984) 502–514
29. Ricklin, P.: L'arthrodèse radio-carpienne partielle. Ann. Chir. 30 (1976) 909–911
30. Rogers, W.D., H.K. Watson: Radial styloid impingement after triscaphe arthrodesis. J. Hand Surg. 4 A (1989) 297–301
31. Rongieres, M., M. Mansat, P. Devallet, P. Bonnevialle, J.J. Railhac: Etude expérimentale des arthrodèses intercarpiennes partielles. Ann. Chir. Main 6 (1987) 269–275
32. Ryu, J., W.P. Cooney III, L.J. Askew, E.Y.S. Chao: Functional ranges of motion of the wrist joint. J. Hand Surg. 16 A (1991) 409–419
33. Sturzenegger, M., U. Büchler: Radio-scapho-lunate partial wrist arthrodesis following comminuted fractures of the distal radius. Ann. Chir. Main 10 (1991) 207–216
34. Taleisnik, J.: Subtotal arthrodeses of the wrist joint. Clin. Orthop. 187 (1984) 81–88
35. Taleisnik, J.: Proximal carpal instability. In Taleisnik, J.: The Wrist. Churchill Livingstone, Edinburgh 1985 (pp. 305–306)
36. Trumble, T., Ch. Bour, R.J. Smith, G.S. Edwards: Intercarpal arthrodesis for static and dynamic volar intercalated segment instability. J. Hand Surg. 13 A (1988) 396–402
37. Uematsu, A.: Intercarpal fusion for treatment of carpal instability: a preliminary report. Clin. Orthop. 144 (1979) 159–165
38. Voche, Ph., Ch. Bour, M. Merle. A. Spaite: L'arthrodèse scapho-trapézo-trapézoïdale ou arthrodèse triscaphoïde: etude de 36 cas revus. Rev. Chir. orthop. 77 (1991) 103–114
39. Voche, Ph., M. Merle: Removal of cancellous bone graft through the base of the excised radial styloid process. J. Hand Surg. 17 B (1992) 495–500
40. Voche, Ph., M. Merle: L'arthrodèse des quatre os du poignet: analyse de 12 cas revus. Rev. Chir. orthop. 79 (1993) 456–463
41. Watson, H.K.: Limited wrist arthrodesis. Clin Orthop. 149 (1980) 126–136
42. Watson, H.K., R.F. Hempton: Limited wrist arthrodeses. Part I: The triscaphoid joint. J. Hand Surg. 5 (1980) 320–327
43. Watson, H.K., M.L. Goodman, T.R. Johnson: Limited wrist arthrodeses. Part II: Intercarpal and radiocarpal combinations. J. Hand Surg. 6 (1981) 223–233
44. Watson, H.K., F.L. Ballet: The SLAC wrist: scapholunate advanced collapse pattern of degenerative arthritis. J. Hand Surg. 9 A (1984) 358–365
45. Watson, H.K., L.H. Brenner: Degenerative disorders of the wrist. J. Hand Surg. 10 A (1985) 1002–1005
46. Watson, H.K., J. Ryu, E. Akelman: Limited triscaphoid intercarpal arthrodesis for rotating subluxation of the scaphoid. J. Bone Jt Surg. 68-A (1986) 345–349
47. Watson, H.K., J. Ryu: Evolution of arthritis of the wrist. Clin. Orthop. 202 (1986) 57–67

Resektion der proximalen Handgelenkreihe

1. Alnot, J.Y., R. Bleton: [Resection of the proximal carpal bones in the sequelae of scaphoid fractures] La résection de la première rangée des os du carpe dans les séquelles des fractures du scaphoïde. Ann. Chir. Main Memb. Super. 11 (1992) 269–275
2. Alnot, J.Y., R. Bleton: La résection de la première rangée des os du carpe dans les séquelles des fractures du scaphoïde. Ann. Chir. Main 11 (1992) 269–275
3. Ashmead, D., H.K. Watson, C. Damon: SLAC wrist salvage. 48th Annual Meeting. American Society for Surgery of the Hand, Kansas City 1993
4. Crabbe, W.S.: Excision of the proximal row of the carpus. J. Bone Jt Surg. 46-B (1964) 708–711
5. Fitzgerald, J.P., C.A. Peimer, R.J. Smith: Distraction resection arthroplasty of the wrist. J. Hand Surg. 14 A (1989) 774–781
6. Inglis, A.E., E.C. Jones: Proximal-row carpectomy for diseases of the proximal row. J. Bone Jt Surg. 59-A (1977) 460–463
7. Jorgensen, E.C.: Proximal-row carpectomy: an end-results study of twenty-two cases. J. Bone Jt Surg. 51-A (1969) 1104–1111
8. Kuhlmann, J.N.: Carpectomie proximale expérimentale: biodynamique. Ann. Chir. Main 11 (1992) 296–301

9 Legre, R., D. Sassoon: Etude multicentrique des 143 cas de résection de la première rangée des os du carpe. Ann. Chir. Main 11 (1992) 257–263
10 Mansat, M.: Maladie de Kienböck et résection de la première rangée des os du carpe. Ann. Chir. Main 11 (1992) 281–282
11 Marin-Braun, F.: Résection de la première rangée des os du carpe en urgence. Ann. Chir. Main 11 (1992) 283–284
12 Merle, M., G. Dautel: Plaies complexes et mutilations de la main: replantations distales du membre supérieur. Encyclop. méd. chir. (1992) 32 768
13 Ollier, M.: Traité des Résections des grandes Articulations. Masson, Paris 1895
14 Saffar, P., B. Fakhoury: Résection de la première rangée contre arthrodèse partielle des os du carpe dans les instabilités du carpe. Ann. Chir. Main 11 (1992) 276–280
15 Schernberg, F.: Intérêts et limites de la résection arthroplastique de la première rangée du carpe dans les formes évoluées, stade IIIb et IV de pseudarthrose du scaphoïde carpien. Rev. Chir. orthop. 74 (1988) 735–737
16 Schernberg, F.: Technique opératoire de la résection arthroplastique des trois os de la première rangée. Ann. Chir. Main 11 (1992) 264–267
17 Stack, J.K.: End results of excision of the carpal bones. Arch. Surg. 57 (1948) 245–252
18 Wirick, J.D., P.J. Stern, T.R. Kiefhaber: Motion preserving procedures in the treatment of SLAC wrist: PRC versus four courner fusion. Presented at the American Society for Surgery of the Hand, 48th Annual Meeting, 1993

Handgelenkdenervation

1 Buck-Gramcko, D.: Denervation of the wrist joint. J. Hand Surg. 2 (1977) 54–61
2 Cozzi, E.P.: Denervation des articulations du poignet et de la main. In Tubiana, R.: Traité de Chirurgie de la Main, vol. IV. Masson, Paris 1991 (pp. 781–787)
3 Dellon, A.L.: Anatomic dissections, relating the posterior interosseous nerve to the carpus, and the etiology of dorsal wrist ganglion pain. J. Hand Surg. 3 (1978) 326–332
4 Dellon, A.L.: Partial dorsal wrist denervation: resection of the distal posterior interosseous nerve. J. Hand Surg. 10 A (1985) 527–533
5 Dellon, A.L., S.E. MacKinnon.: The pronator quadratus muscle flap. J. Hand Surg. 9 A (1984) 423–427
6 Ekerot, L., J. Holmberg, O. Eiken: Denervation of the wrist. Scand. J. plast. reconstr. Surg. 17 (1983) 155–157
7 Foucher, G.: Technique de dénervation du poignet. Ann. Chir. Main 8 (1989) 84–87
8 Foucher, G., J.B. Da Silva: La dénervation du poignet. Ann. Chir. Main 11 (1992) 292–295
9 Foucher, G., J.B. Da Silva, A. Ferreres: Le dénervation totale du poignet: a propos de 50 cas. Rev. Chir. orthop. 78 (1992) 186–190
10 Geldmacher, J., H.R. Legal, E. Brug: Results of denervation of the wrist and wrist joints by Wilhelm's method. Hand 4 (1972) 57–59
11 Kojima, T.: Denervation for the wrist joint pain and its results. J. Jap. Soc. Surg. Hand 2 (1985) 636–639)
12 Wilhelm, A.: Die Gelenkdenervation und ihre anatomischen Grundlagen. Ein neues Behandlungsprinzip in der Handchirurgie. H. Unfallheilk. 86 (1966) 1–109

Handgelenkarthrodese

1 Dap, F., F. Marin-Braun, Ph. Amend, M. Merle: Traumatismes complexes ouverts du poignet: a propos de 15 cas. Rev. Chir. orthop. 74, Suppl. (1988) 149–152
2 Colonna, P.C.: A method for fusion of the wrist. S. med. J. 37 (1944) 195–199
3 Gaisne, E., F. Dap, C. Bour, M. Merle: Arthrodèses du poignet chez le travailleur manuel: a propos de 36 cas. Rev. Chir. orthop. 77 (1991) 537–544
4 Mannerfelt, L.: Nouvelle technique d'arthrodèse du poignet pour le traitement des arthrites rhumatoïdes. Rev. Chir. orthop. 58 (1972) 471–480
5 Merle d' Aubigne, R., J. Lataste: Les arthrodèses du poignet. Rev. Chir. orthop. 42 (1956) 185–206
6 Trumble, T.E., K.J. Easterling, R.J. Smith: Ulno-carpal abutment after wrist arthrodesis. J. Hand Surg. 13 A (1988) 11–15

21 Die posttraumatische Algodystrophie an der Hand und der oberen Extremität

D. Petry

Die Algodystrophie ist eine der am meisten gefürchteten Komplikationen seitens des Operateurs und des Krankengymnasten, da sie üblicherweise unvorhersehbar ist und häufig ein Schuldgefühl induziert, welches sich um so stärker einstellt, als ein Traumaereignis harmlos erscheint. Wenn keine geeignete frühzeitige Therapie eingeleitet wird erfordert das Syndrom, eine lange Nachbehandlung, welche oft in einer wenig befriedigenden Funktionsminderung mündet. Der schlechte Ruf dieser Komplikation kann beim Therapeuten zu einem mehr oder weniger stark empfundenen Ablehnen des Patienten und zur Beendigung der krankengymnastischen Therapie führen. Dieses bewirkt eine Einsteifung des betroffenen Körperanteils und begünstigt die Funktionsminderung. Die Wichtigkeit dieser Komplikationsform wird dadurch relativiert, daß sie in ungefähr 10% aller Fälle nach Trauma oder operativen Eingriffen an der oberen Extremität auftritt, unabhängig von der Qualität eines Operators. Die klinischen Zeichen einer beginnenden Algodystrophie müssen so früh wie möglich erkannt werden. Die frühzeitige Diagnostik sowie das sofortige Eingreifen mit krankengymnastischer Nachbehandlung und geeigneter Medikation führen zu einer Verkürzung der Krankheitsdauer und zu einer Verhütung der schlimmsten Komplikationen. Die Analyse bestimmter Parameter, die durch das Traumaereignis oder durch die Art des chirurgischen Vorgehens bedingt sind, das psychische Profil eines Patienten und begünstigende Faktoren erlauben das Erkennen von Risikopatienten, die in der weiteren Folge besonders aufmerksam beobachtet werden müssen.

Klinik und Pathophysiologie

■ Klinische Symptome

Die Algodystrophie ist charakterisiert durch das Auftreten inflammatorischer Phänomene, die einer echten sympathischen Reaktion gleichkommen. Schmerzen, Ödeme und vasomotorische Veränderungen mit Gelenkeinsteifungen verbinden sich gelegentlich mit erheblichen Funktionsdefiziten. zu Beginn der Symptomatik ist es oft schwer, zwischen den normalen Traumafolgen und denjenigen einer beginnenden Algodystrophie zu unterscheiden.

☐ Klinische Stadien

Der Krankheitsablauf erfolgt schematisch in drei Stadien.

Stadium 1 oder inflammatorische Phase. Die Gelenkschmerzen nehmen die Form einer echten Kausalgie an. Es besteht eine erhebliche Ödembildung, die von vasomotorischen Störungen begleitet ist und in Form von Rötungen und Hypertranssudation besteht. Der Patient schont den betroffenen Gelenkabschnitt bzw. die gesamte obere Extremität, was zusätzlich die Gelenkeinsteifung in ungünstiger Position fördert. In bestimmten Fällen besteht eine Latenzphase zwischen dem Trauma und dem Beginn der Erkrankung.

Stadium 2 oder atrophische Phase. Die Schmerzen entwickeln sich zu einer lanzinierenden und chronischen Form, das Ödem ist in Regression begriffen. Die Zyanose und ein Kältegefühl persistieren, die Gelenkeinsteifung wird deutlich. Eine knöcherne Entkalzifizierung wird gesehen.

Stadium 3 oder Stabilisationsphase. Die Gelenkeinsteifung in Fehlstellung wird fixiert (Extension der Metakarpo- und Flexion der Interphalangealgelenke). Der spontan auftretende Schmerz reduziert sich oder sistiert vollständig, das Ödem ist vollständig resorbiert und macht einer Hautatrophie Platz. Es handelt sich um die sog. kalte Phase der Algodystrophie. Es besteht eine erhebliche Funktionsminderung.

Ohne Therapie besteht ein langer Krankheitsverlauf, der 2–3 Jahre betragen kann. Das Stadium 1 besteht bis zum 5. Monat, das Stadium 2 beginnt üblicherweise vom 6.–15. Monat, das Stadium 3 nach diesem Zeitpunkt.

Unter diesen Umständen wird ein Nichtauftreten irgendwelcher Störungen am Handgelenk als Ausnahme beurteilt.

☐ Begünstigende Faktoren

Bestimmte metabolische und hormonelle Störungen begünstigen das Auftreten des Morbus Sudeck: Diabetes mellitus, Hyperurikämie, Dyslipidämien (Hypertriglyzeridämie), Hyperthyreose und Gravidität. Die medikamentöse Gabe von Barbituraten erleichtert das Auftreten des Syndroms. Psychogene Faktoren müssen immer überprüft werden, obwohl es schwierig ist, zu etablieren, ob sie Ursache oder Folge des algodystrophischen Zustands sind. Jedoch zeigt die Erfahrung, daß Patienten, die bevorzugt diese Komplikation entwickeln, von hysterischer Persönlichkeitsstruktur, depressiv oder auch psychotisch sind. Generell sind offensichtliche Angstzustände bei der Krankheitsentwicklung in Betracht zu ziehen.

Es besteht keine Korrelation zwischen dem Ausmaß des initialen Traumas oder des chirurgischen Vorgehens und der Intensität oder der Sequenz des Auftretens des Morbus Sudeck. Dieser kann sich ebenfalls anläßlich einer üblichen

Intervention ohne technische Schwierigkeit wie einer Karpaltunnelspaltung oder der Therapie eines Morbus Dupuytren leicht einstellen.

☐ Topographie

Die am weitesten verbreitete Lokalisation befindet sich am Handgelenk und an der Hand. Gelegentlich ist nur ein Fingerstrahl bzw. sogar nur ein Fingersegment betroffen. Die Lokalisation am Ellenbogen und der Schulter ist ebenfalls nicht selten. Bei sehr ausgedehnten Formen kann die Algodystrophie das klassische Schulter-Arm-Syndrom annehmen.

■ Pathophysiologie

In schematischer Form ist der Einfluß des autonomen Nervensystems und nozizeptiver Stimuli bei dem Auftreten der Algodystrophie nach der lokalen Reflextheorie von Leriche zu betonen. Vom Trauma oder dem operativen Eingriff provozierte nozizeptive Stimuli bewirken Schmerzen und führen zur Dysfunktion des autonomen Nervensystems. Sie verursachen eine reflektorische Exzitation von Motoneuronen und efferenten sympathischen Neuronen. Diese stimulieren ihrerseits die afferenten peripheren Nervenendigungen und lösen den Reflexbogen am Rückenmark aus.

Parallel dazu bestehen hämodynamische Störungen, die aus der Beeinträchtigung der autonomen Innervation der Gefäße resultieren und für ein Funktionsdefizit in der Mikrozirkulation verantwortlich sind. Zu Beginn des algodystrophischen Zustands besteht eine erste Phase der Vasodilatation der Kapillaren, gefolgt von einer zweiten Phase der Vasokonstriktion von Aterolen und Venolen durch Verschluß der präkapillären Sphinkter.

Das Kapillarbett wird durch Öffnung von Kanälen shunt-ähnlich kurzgeschlossen. Hierdurch werden venöse Spasmen induziert, die venöse Stase und ein Reflux füllen die Venolen und Kapillaren. Der überhöhte Kapillardruck selbst führt dann zum Austritt von Gewebeflüssigkeit und damit zur Ödembildung. Diese Phase entspricht dem Stadium 2. Wir können von diesen pathophysiologischen Theorien die Prinzipien der Basistherapie ableiten:
– die Verminderung nozizeptiver Stimuli durch antalgische Therapie und die Suppression aggressiver Mobilisation an der betroffenen Extremität,
– die Kontraindikation zur Verwendung von Vasodilatatoren im Stadium 1 und zur Verwendung von Vasokonstriktoren im Stadium 2.

Apparative Zusatzuntersuchungen

Von den weiteren Untersuchungsmethoden verwenden wir lediglich drei:
– Röntgen,
– Knochenszintigraphie,
– Dreiphasen-Perfusionsszintigraphie.

■ Röntgen

Üblicherweise werden zuerst Röntgenaufnahmen des betroffenen Skelettabschnitts angefordert, um eine partielle Mineralsalzgehaltminderung nachzuweisen. Die Untersuchung weist oft eine bereits fortgeschrittene Entwicklung der Algodystrophie nach (Stadium 2 oder 3). Zu Beginn der Affektion erlaubt sie nicht, eine frühzeitige Diagnose zu stellen, da eine Mineralsalzgehaltminderung dann noch nicht vorliegt. Es ist wichtig, zu wissen, daß die radiologischen Zeichen immer verspätet im Verhältnis zu den klinischen Zeichen auftreten. Systematisch sind vergleichende Aufnahmen mit der kontralateralen gesunden Seite durchzuführen, um eine beginnende Demineralisation nachzuweisen. Auch entspricht eine postoperativ auftretende Entkalzifizierung nicht zwingend einer beginnenden Algodystrophie. Die Skelettdemineralisation tritt häufig nach erheblichen Traumata auf, die von einer Gewebequetschung und der Affektion einer oder mehrerer peripherer Nervenstämme kompliziert werden.

■ Knochenszintigraphie

Diese Untersuchung erlaubt das Festlegen der Diagnose. Eine Algodystrophie tritt niemals ohne positiven szintigraphischen Nachweis auf. Eine Hyperperfusion im betroffenen Skelettbereich wird nachgewiesen. Sie läßt das Festlegen der betroffenen Bereiche bereits in einem relativ frühen Stadium präzise zu. Dagegen ist es nicht möglich, den Unterschied zwischen Stadium 1 und 2 zu treffen. Die Hyperperfusion dauert lange Zeit an, auch bis zum Stadium 3. Jedoch kann eine Verminderung der Intensität beobachtet werden.

Nicht immer entspricht eine Hyperperfusion einer Algodystrophie. Diese kann auch einem konsolidierten Frakturspalt ähneln und wird nach Entfernung von Osteosynthesematerial, nach Ligamentplastik oder bei Arthrose beobachtet. Die Diagnose einer Algodystrophie wird gelegentlich zu leicht angesichts der Szintigraphiebilder gestellt, ohne den gesamten klinischen oder therapeutischen Kontext zu berücksichtigen.

■ Dreiphasen-Skelettsszintigraphie

Es handelt sich um die Untersuchung der Wahl für den Nachweis der Algodystrophie. Sie läßt eine frühzeitige Diagnose und das Einschätzen des Stadiums zu (3). Die Untersuchung erfolgt durch Einbringen eines radioaktiven Nuklids intravenös. Sie läuft in drei Phasen ab.

Die erste Phase entspricht der Analyse der Dynamik des Radionuklids, wodurch die Hämodynamik im algodystrophischen Bereich reflektiert wird.

Die zweite Phase entspricht der Gewebefixation des Nuklids 5–10 Minuten nach der Injektion.

Die dritte Phase besteht in der knöchernen Fixation 2–3 Stunden nach dem Einbringen des Radionuklids.

☐ Therapieablauf

Es ist für eine wirksame Therapie essentiell, die Diagnose der Algodystrophie frühzeitig zu stellen. Die Mehrzahl der Autoren weist darauf hin, unabhängig von den angewandten therapeutischen Verfahren. Die krankengymnastische

Nachbehandlung stellt ein hauptsächliches Element der Therapie dar.

Die Diagnose erfolgt vor allem klinisch. Sie ist zu bedenken, wenn sich Schmerzen im Bereich der oberen Extremität nicht vermindern oder ohne ersichtlichen Grund verstärkt angegeben werden, unabhängig von der Intensität des initialen Traumas oder des chirurgischen Vorgehens. Das Persönlichkeitsprofil des Patienten und die eventuell begünstigenden Faktoren, der affektive Kontext, der das Trauma oder die Operation begleitet, stellen die zu berücksichtigenden Elemente dar. Das Feststellen des Bewegungsausschlusses der oberen Extremität oder ein subdepressives Verhalten erleichtern die Diagnosestellung. In bestimmten Fällen persistiert der Schmerz und entwickelt sich in lanzinierender Form an der Hand.

Differentialdiagnostisch ist die Möglichkeit eines Karpaltunnelsyndroms, induziert durch Ödembildung und Entzündung, zu berücksichtigen. Dieses entspricht einem möglichen Circulus vitiosus: die Algodystrophie kreiert ihre eigene irritative Komponente unter Kompressionserhöhung des N. medianus am Handgelenk.

Unabhängig von dem Kontext der Algodystrophie ist die operative Lyse des N. medianus im Karpaltunnel die einzig mögliche Therapie, nachdem die Einengung durch die neurologische elektromyographische Untersuchung bestätigt wurde. Mit zunehmender Erfahrung versuchen wir, das Auftreten eines Morbus Sudeck vorauszusehen und sofort die geeigneten Therapiemethoden anzuwenden:
- Therapie des Schmerzes,
- möglichst schmerzfreie Lagerung der oberen Extremität und Verhütung von Deformationen durch geeignete Schienenversorgung unter Vermeiden verlängerter Immobilisation,
- frühzeitige Mobilisation, um Gelenkeinsteifungen zu verhindern und die propriozeptive Sensibilität zu erhalten,
- bevorzugte Beübung der Hand bei den Aktivitäten des täglichen Lebens,
- psychologische Unterstützung des Patienten, um nicht latente Vernachlässigungs- oder Schuldgefühle zu stärken, wobei jedoch eine zu starke Abhängigkeit vermieden werden muß. Antidepressive Medikamente sind oft erforderlich. Ein vernünftiges Verhältnis zwischen den therapierenden Personen und dem Patienten legt die Ziele der Behandlung fest.

■ Stadium 1

☐ Schmerztherapie

Medikamentöse Therapie. Wir verwenden zunächst periphere Analgetika auf der Basis von Paracetamol und seiner Derivate in einer Dosierung von 2–3 g pro Tag. Ist dieses Vorgehen insuffizient oder ohne Erfolg, verwenden wir zusätzlich zentral wirksame Analgetika. Häufig ist es erforderlich, auch Anxiolytika vom Typ der Benzodiazepine sowie trizyklische Antidepressiva sowohl aufgrund ihrer antalgischen Wirkung als auch ihrer antidepressiven Wirkung zu verschreiben. Die Anwendung von Nervenblocktechniken ist selten.

Bisher haben wir Calcitonin nicht verwendet, da die Mehrzahl der uns zugewiesenen Patienten bereits eine fehlgeschlagene Therapie hinter sich hatte. Das Medikament hat jedoch viele Befürworter und scheint wirksam zu sein, wenn es sehr früh angewandt wird.

Weitere Medikamente wie Betablocker und Griseofulvin weisen eher mäßige Ergebnisse auf.

Wir haben eine geringe Erfahrung mit intravenösen Blocktechniken mit Guanethidin und Fonzylane. Diese Vorgehen erfordern das Vorhandensein einer chirurgischen Infrastruktur und die Anwesenheit eines Anästhesisten. Die erreichten Ergebnisse sind variabel, ohne immer besser zu sein als die nach üblicher Therapie unter Verbindung von Analgetika, Antidepressiva und krankengymnastischer Nachbehandlung. Bei bestimmten Autoren (2, 6), die die Technik gut beherrschen, sind die Resultate um so besser als diese Blocktechniken frühzeitig angewendet werden.

Physikalische Therapie. Diese erfolgt, wann immer möglich, zweimal täglich. Stangerbäder, Ultraschall und Iontophorese stellen die Basis der Therapie dar. Lymphdrainage und Reflexzonenmassage (1) sind gute Zusatztherapien.

☐ Schienenbehandlung

Während des Tages wird die obere Extremität mit einem Dreiecktuch oder einem anderen geeigneten Verfahren nach unten gelagert. Während der Nacht befürworten wir das Tragen einer Ruheorthese, die das Handgelenk und die Finger bequem immobilisiert. Diese Orthese verhindert die Entwicklung von Deformationen in Fehlstellung, was durch die kapsuloligamentären Retraktionen induziert wird. Es handelt sich um eine palmare Orthese, die den Unterarm bis zu den Fingerenden immobilisiert, wobei das Handgelenk in Extension (10–20 Grad) mit neutraler Inklinationsstellung steht. Die Metakarpophalangealgelenke werden auf 50 Grad gebeugt, die proximalen Interphalangealgelenke sind 30 Grad flektiert und die distalen Interphalangealgelenke 10 Grad flektiert. Der Daumen steht in Funktionsstellung I/II, wobei die Öffnung der ersten Kommissur beachtet wird.

Dynamische Flexions- und Extensionsorthesen sind in diesem Stadium kontraindiziert, wenn Schmerzen und Entzündung noch nicht vermindert sind. Elastische Materialien, die auf die Ödemminderung hinzielen, können in den betroffenen Bereichen unter der Bedingung angewendet werden, daß die Schmerzen nicht vermehrt auftreten.

☐ Mobilisation

Die Mobilisation der Hand und der oberen Extremität mit Schulter ist erforderlich, um die Einsteifung und den funktionellen Ausschluß der Extremität zu vermeiden. Sie wird unterhalb des Schmerzpunkts aktiv assistiert realisiert. Beabsichtigt ist die Dehnung der periartikulären Strukturen, die Stimulierung der Propriozeption und der Erhalt des Körperschemas sowie des Muskeltonus.

Die Greiffunktion und die Bewegungen aus den Aktivitäten des täglichen Lebens werden gezielt ergotherapeutisch beübt, wenn verminderte Entzündungszeichen bestehen.

■ Stadium 2

Die analgetische Therapie wird der Schmerzintensität angepaßt. Die verschiedenen Verfahren der krankengymnastischen und physikalischen Therapie wie in der ersten Phase sind weiter indiziert. Jetzt kann die funktionelle Prognose gezielter gestellt werden, und die Folgezustände an den Gelenken sind abzusehen, wenn vorher keine krankengymnastische oder physikalische Therapie erfolgte. Weitere Maßnahmen wie Fangoanwendungen komplettieren die physikalische und krankengymnastische Therapie und die Massagen.

Die Mobilisationen werden durch vorsichtige Gelenkbeübungen an der Hand und am Handgelenk komplettiert. Die aktive systematische Bewegung erfolgt gegen leichten manuellen Widerstand.

Dynamische Flexions- und Extensionsorthesen werden abhängig von der Toleranz des Patienten alternierend während des Tages für kurze Phasen angelegt.

Ergotherapiesitzungen erfolgen jetzt häufiger, um den Ausschluß der Extremität bei den Greifvorgängen zu vermeiden.

■ Stadium 3

Eine krankengymnastische Nachbehandlung, die erst in diesem Stadium beginnt, erlaubt nicht ein vollständiges Wiedergewinnen der Gelenkfunktionen. Dennoch können das Nutzen der oberen Extremität und die Entwicklung von Kompensationsbewegungen verbessert werden. Das partielle Verbessern der Geschmeidigkeit von Gelenken und Haut sind vorsichtige Ziele, die jedoch erreichbar sind und selten überschritten werden können. In diesem Stadium kann die krankengymnastische Behandlung den Patienten auf operative Eingriffe zur Verbesserung der Beweglichkeit vorbereiten (Arthrolyse).

Die physikalische Therapie besteht hauptsächlich in der Anwendung von Paraffin und Fango.

Die Mobilisationen erfolgen manuell in Flexion und Extension an den Fingern.

Die Schienenbehandlung wird weitergeführt. Dynamische Orthesen mit freiem Lauf der Finger werden am Tag so lange getragen, wie der Patient dies ertragen kann, eine Extensionsorthese wird in der Nacht angelegt.

Die Ergotherapie optimiert die verbliebenen Möglichkeiten beim Greifvorgang. Auch werden Kompensationsmechanismen erlernt.

Im ungünstigsten Fall werden Funktionen auf die gesunde kontralaterale Seite transferiert.

Das frühzeitige Nutzen dieser Therapieformen erlaubt eine schnelle Verkürzung des algodystrophischen Zustands, der so „geköpft" werden kann. Üblicherweise braucht die Dauer der krankengymnastischen posttraumatischen oder postoperativen Nachbehandlung nicht über einen Zeitraum von 2–4 Wochen im Verhältnis zu der normalen Entwicklung erhöht zu werden. Funktionelle Störungen und Gelenkeinschränkungen werden nur in geringem Maß oder gar nicht gesehen. Wenn diese Therapie erst verspätet (Stadium 2 oder 3) angewandt wird, kann eine Restitutio ad integrum nicht garantiert werden.

☐ Literatur

1 Bouvart, G., T. Allas, V. Benard: Effets du massage réflexe dans l'algodystrophie: données angioscintigraphiques. In Simon, L.: Actualités en Rééducation et Réadaptation, 15ᵉ série. Masson, Paris 1990
2 Bruxelle, J., C.J. Menkes: Traitement de l'algodystrophie par bloc régional intraveineux à la guanéthidine. Rev. Rhum. 49 (1982) 867–869
3 Constantinesco, A., B. Brunot, J.L. Demangeat, G. Foucher, J.M. Fargot: Apport de la scintigraphie osseuse en trois phases au diagnostic précoce de l'algodystrophie de la main à propos de 89 cas. Ann. Chir. Main 5 (1986) 93–104
4 Delprat, J., M. Mansat: Traitement orthétique des „séquelles" du syndrome algodystrophie de la main. In Simon, L., C. Hérisson: Les algodystrophies sympathiques réflexes. Masson, Paris 1987
5 Ehrler, S., G. Foucher, F. Braun, J.L. Demangeat, A. Constantinesco, B. Brunot: Intérêt de la mise en place précoce d'une orthèse de la main dans l'algodystrophie. In Simon, L., C. Hérisson: Les algodystrophies sympathiques réflexes. Masson, Paris 1987
6 Eulry, F.: Les traitements de l'algodystrophie: ils permettent de raccourcir l'évolution de la maladie et de prévenir les séquelles. Rev. Prat. 6 (1992) 482–487
7 Farcot, J.M., C. Grasser, G. Foucher: Traitements locaux intraveineux des algodystrophies de la main: buflomédil versus guanéthidine, suivi à long terme. Ann. Chir. Main 9 (1990) 296–304
8 Lecoq, D., J.E. Kunnert, B. Brunot, Ph. Vautravers, J.M. Becker, D. Apter, M. Jesel, A. Constantinesco, F. Isch: Etude comparative de deux populations d'algoneurodystrophies, l'une post-hémiplégique, l'autre post-traumatique. In Simon, L., C. Hérisson: Les algodystrophies sympathiques réflexes. Masson, Paris 1987

Sachverzeichnis

A

A1-Ringband 115, 120
A2-Ringband 120
A3-Ringband 95
Abrasionsverletzung 101
Adduktionskontraktur 139
Algodystrophie 183
– posttraumatische, obere Extremität 451
Allen-Test 160, 167
Alloarthroplastik 15
– Gelenktransfer, vaskularisierter 29
– Interphalangealgelenk 33 ff
– – proximales 17
– Metakarpophalangealgelenk 15, 29 ff
Amputation 137
– Kleinfinger 287
– Langfinger 301 f
– Mittelfinger 287 f
– polydigitale 303 f
– proximale, 2. Metakarpale 285 f
– – 5. Metakarpale 287
– – Mittel- und Ringfinger 287
– Ringfinger 287
– Zeigefinger 285
Amputationsstumpf 171
Anästhesietechnik, regionale 179
Antidepressiva 183
Antiepileptika 183
Arteria radialis 169
– ulnaris 169
Arthrodese, Daumen 51 ff
– – Interphalangealgelenk 51
– – Metakarpophalangealgelenk 51 f
– Handgelenk 364, 443
– Kapitatum-Lunatum-Arthrodese 363, 434
– Langfinger 45
– – Interphalangealgelenk, distales 45 f
– – – proximales 47 f
– – Karpometakarpalgelenk 50 f
– nach Mannerfelt 447
– mediokarpale 363, 430 f
– partielle Handgelenksarthrodese 362, 425 ff
– radiokarpale 433
– skaphotrapeziumtrapezoidale 425 ff
Arthrographie, Handgelenk 377
Arthrolyse 128, 135, 140, 142
Arthroplastik nach Bowers 335
Arthrose, posttraumatische, Handgelenk 324, 425
Arthroskopie, Handgelenk 353, 378, 385 ff
– – Tests, dynamische 391 ff
Ausziehdraht nach Jenning 96
Avulsion 166, 170
– Nervenwurzeln 166
Axonotmesis 147, 171, 179, 182

B

Ballottement-Test 370
Banddurchtrennung, experimentelle 406
Bandläsionen, Handgelenk 369
Beasley-Ring 94
Behandlung, physiotherapeutische 183
Beugesehnenrekonstruktion, Krankengymnastik 80 ff
Blocktechnik
– axillar 184
– supraklavikulär 180
– supraskapular 184
Blocktransfer, Zehen 295
Blutleeremanschette 179, 182
Bouvier-Manöver 210, 214
Burkhalter-Aiache-Technik 100

C

C2-Kreuzband 95
Canalis brachialis 179
Chase-Amputation 285 f
Check-rein-Ligament 95, 101, 122, 124 ff, 143
Chinesischer Lappen 137, 234 f
Constraint-Prothese 20 ff
Cross-finger-Lappen 142

D

Daumenamputation 229 ff
– Klassifikation 229 f, 281 ff
Daumenopposition 198 ff, 303
Daumenrekonstruktion 229 ff, 274, 300 f
– Indikationen 279
Daumenverlängerung 230
Deafferentierung 172
Degeneration, axonale 147
Denervation, Handgelenk 364, 439 ff
Desafferentation 171
Desaxation, adaptive karpale 406
Discus triangularis 395
– – Läsionen, traumatische 395
– – Therapie, arthroskopische 397
– – Veränderungen, degenerative 396
DISI 406, 418
DISI-Stellung 360
Diskrimination 167
Dislokationslinien nach Wagner 418
Donorsitus, potentieller 162
Donorzehe 295 ff
Doppler-Untersuchung 160
Dorsal intercalated segmental instability 406
Dreiphasen-Skelettszintigraphie 452
Dreizack-Plastik 132
Durchflechtung nach Pulvertaft 108
Dysästhesien 181

E

Einheit, kommissurale 131
Elektromyogramm 166
EMG-Untersuchung 181
Endoneurolyse 149, 183
– einfache 149
Epineurektomie 149, 150
Epineurium 147, 148, 180
Epineurotomie 149, 150, 171, 179
Esmarch-Binde 179, 182
Exsudation 115
Extensionsdefizit 111
Extensionseinsteifung 116
Extensionsschiene, dynamische 105
Extensorenapparat, Sekundäreingriff 93 ff
Extensorenhaube 102, 109
Extensorensehnentransplantation 105
Extrinsic-Muskulatur 205

F

Fasciculus medialis 179
Faszienlappen 169
Faszikulektomie 149
Faszikulotomie 149
Fehlstellung, Gelenke 8
– Metakarpalknochen 4
– Phalangen 6
– Radioulnargelenk 327
– – Korrektur, operative 327
– Radius 327
– – Korrektur, operative 327
Fingeramputation, vollständige 303
Fingerbank 38 ff, 137, 298 ff
Fingereinsteifung 115
Fingerkontraktionskontrakturen 142
Fingerkontrakturen 142
Fingernerven 164, 166 f
Fingerneuverteilung 298
Fingertranslokation 289 ff, 298
– Hand, kontralaterale 308
Fingerverlängerung 298, 301
Finochieto-Test 110
Flexionsdefizit 111, 122
Flexionskontraktur 119, 142
Flexorensehnen, profunde, Mittelphalanxrefixation 68 ff
Flexorensehnenchirurgie 55 ff
– Sehnentransplantation, einzeitige 57 ff
– – zweizeitige 61 ff
– Sekundärnaht 56
Fraktur, Gelenk 318, 323
– instabile 319

Fraktur, instabile, Versorgung 322
– intraartikuläre 131
– Komplikationen 324 f
– nach Letenneur 319
– – Poteau-Colles 327
– Radioulnargelenk 327
– Radius, distaler 315 ff
– – – Dislokation, palmare 321
– – – Fehlstellung 327 ff
– – – Läsionsmechanismus 316
– nach Rhéa-Barton 319
– Skaphoid 320, 324
– stabile, Therapie 320 f
– Ulna 324
– – distale 319

G

Gefäßversorgung, Nerv, peripher 162
Gelenkfraktur 318, 323
– partielle 319
Gelenktransfer, Extensionsdefizit 38
Gewebebett, Verbesserung 169
Gewebekleber 159, 169
Gilula-Bögen 373

H

Halsted-Klemme 156
Hämatom 179, 182
Hammerfinger 93 ff
– Ausriß, knöcherner 94
– Rezidiv 96
– Schwanenhalsdeformität 94
– Sehnensubstanzverlust 94
– Verletzung, veraltete 93
Hand, Mutilation, ausgedehnte 295
– Translokation 308
Handgelenk
– Anatomie 401
– Arthrodese 364, 443 ff
– Bandläsionen 369 ff
– Bewegungsausmaß 404, 425
– Denervation 364, 439 ff
– Gelenkoberflächen 387, 390
– Instabilität 394 f, 401 ff, 405 ff
– – mediokarpale 380
– Kinetik 404
– Ligamente 388, 390, 401 ff
– Mobilität 404
– Röntgenaufnahme, dynamische 375 ff, 381
– Stabilität 405
– Szintigraphie 376
– Translation, ulnare 380
– Traumatologie 313 ff
Handgelenkreihe, proximale, Resektion 363, 436 ff
Handrücken 102
Handwurzelknochen 401 f
Hautdeckungsrekonstruktion 102
Hautlappen, paraskapulärer 170
Hautnarbe, kontraktile 131
Hautplastik 131, 140
Hauttransplantate 132
Hemiresektions-Interpositionsplastik nach Bowers 335
Herbert-Klassifikation 341
Herbert-Verschraubung 344
Horner-Syndrom 180
Hueston-Lappen, dorsaler 142

I

Inguinallappen nach MacGregor 138
Injektion, intrafaszikuläre 180
– intraneurale 179 f, 182
Insellappen 135, 235 f
Instabilität, Arthroskopie 394
– Handgelenk 401, 425
– lunotriquetrale 394, 408, 416
– mediokarpale 408, 417
– radiokarpale 408
– skapholunäre 379, 394, 407 f
International Federation of Societies for Surgery of the Hand 93
Interosseus-posterior-Lappen 137
Intrinsic-Muskulatur 205
Invasion, fibroblastische 148
– Kollagen 148
Inzision nach Beasley 95
– – Brunner 95, 120, 125, 285
Ischämie, transitorische 179
Iselin-Technik 289

J

Junctura intertendinea 102

K

Kälteintoleranz 138
Kapsulodese 211
Karpusindex nach Youm und MacMurtry 373 f
Kienböck-Syndrom 439
Klassifikation nach Herbert 341
– – Mayfield 418
– – Palmer 395
– – Seddon 147
– – Sunderland 147
Klinodaktylie 96
Knochenplastiken 233
Knochenszintigraphie 452
Knochentransplantat, Handgelenkarthrodese 444 ff
– Skaphoidpseudarthrose 354 ff
– vaskularisiertes 364
Knopflochdeformität 93, 98 f, 110, 113
Knorpelveränderung, Handgelenk 397 ff
– Arthroskopie 397
– mediokarpale 398
– SLAC wrist 398
Koaptation, sekundäre 150
Kollageninvasion 148
Kommissur, erste 131, 137
Kommissurenverengung 132
Kommissurretraktion 140
Komplikation, neurologische 179
Kompositionstransfer 251
– Mittelfinger 251 ff
Kompositionstransplantat 165
Kontrakturen 122
Kontusion 170
Krallenfinger 142
Krallenfingerfehlstellung 142, 208

L

Lagerung, intraoperative 179, 183
Langfinger, Amputation, multiple 295 ff
– – vollständige 303
– Rekonstruktion 295
– Verletzung 93 ff

Lappen, chinesischer 137, 169, 170
– distanter 137
– freier 138
– Fußrücken 138
– laterodigitaler 140, 142
– lokaler 135, 140, 142
– ulnodorsaler nach Becker 169
– ummantelter 270
Lappenplastik, gefäßzuführende 298
Läsionsbögen nach Johnson 418
Lassotechnik 212
Latenzzeit 181
Leitungsblock 171
Leitungsunterbrechung 147
Lemniskalesystem 171
LeViet-Technik 288, 294
Ligament, dorsales radiokarpales 404
– palmares extrinsisches 407
– skapholunäres interossäres 407
– ulnokarpales extrinsisches 404
– V-förmiges 403
Ligamentrekonstruktion 409 ff
Ligamentum lunatotriquetrale 402, 416 f
– scapholunatum interosseum 402, 411 ff
– radioscaphocapitale 403
– radioscaphoidale 403
– radioscapholunatum profundum 403
– radiolunatumtriquetrale 403
Ligamentverletzung, Handgelenk 387
– intrakarpale 320
L-L-L-Plastik nach Dufourmentel 135
Lokalanästhetika, Toxizität 180, 183
Lösung A nach De Medinaceli 152
– B nach De Medinaceli 152
Luxation, perilunäre 418
Luxationsfrakturen, transskaphoperilunäre 421 f

M

Mannerfelt-Arthrodese 447
Manöver nach Bouvier 210, 214
Medianusparese, distale, Therapie 198
– proximale, Therapie 203
Mehrfragmentfraktur 323
Metakarpalbogen 287
Metakarpophalangealgelenk 101, 287
Mini-Hoffman (Fixateur externe) 230
Mittelphalanx 98
Mobilisation 128
– manuell, passiv 119
Monoblock-Verfahren 157
Morbus s. Eigenname
Morrisson-Transfer 303
Musculi interossei, Resektion 290
Musculus flexor pollicis longus, Rekonstruktion 76 ff
Muskelkraft 230
– Minderung nach Amputation 286
Muskellappen, gefäßgestielt 169
Muskelretraktion 139

N

Nagelgröße 270
Nagetransfer 277
Narbenbride 131
Neogleitschicht 103
Nerv, Fixierung 285
– – perkutan durch Knopf 285 f
– Verkürzung 285, 287

– Verlagerung 285
– Verletzung 147
Nerven-Allotransplantat 162
Nervenaussprossung 170
Nervenenden, Fixierung 285, 289
Nervenkoagulation 174
Nervenläsion, Nachbehandlung 175
Nervenleitungsgeschwindigkeit 181, 183
Nervenpräparation, intraneurale 297
Nervensystem, sympathisches 180
Nerventransplantat
– gefäßgestieltes 162, 167
– vaskularisiertes 154
Nerven-Venen-Transplantat, arterialisiertes 165
Nervenverletzung 147
Nervus digitalis communis 285
– medianus, Kompression 324
– – Läsion 422
– radialis 285
Neurapraxie 147, 171, 179
Neurolyse 148, 150, 171, 179
– einfache 148
– externe 148, 150
– interne 150
Neurom 168, 171, 173
– Amputationsstumpf 174
– Fingernerven, palmare 285
– Klassifikation 173
– Resektion 160
– Verlagerung, interossäre 174
Neuronen Typ A-delta 171
– – A-beta 171
Neuropathie, medikamenteninduzierte 183
Neurostimulator 182
Neurotmesis 147, 171, 179 f
Neurotoxizität 180
Nozizeption 172

O

Ödem 115 f
Omega-Naht 168
On top plasty 298
Orthese, dynamische 111, 116, 119
Os capitatum 288, 402
– – Knorpelläsion 422
– hamatum 288, 402
– lunatum 401
– – Dislokation 422
– – VISI-Stellung 379
– metacarpale II 285
– – Osteotomie 285 f
– metacarpale III 287
– metacarpale V 287
– pisiforme 402
– scaphoideum 339 ff, 401
– – bipartitum 342
– – Fraktur 339 ff
– – – Komplikationen 347 ff, 438
– – – Therapie 342 ff, 438
– – – Gefäßversorgung 348
– – – Prothese 362
– – – Pseudarthrose 347 ff
– – – – fibröse 342
– – – – Therapie 351 ff
– trapezium 402
– trapezoideum 402
– triquetrum 402
Osteotomie, extrafokale 3
– fokale 3

P

Paraskapularislappen 138
Parästhesie 179 f
Parese 185, 198, 221
– distale, Nervus medianus 198
– – – radialis 193
– – – ulnaris 207
– hohe, Nervus radialis 190 ff
– kombinierte 218 ff
– proximale, Nervus medianus 203
– – – ulnaris 207
Perineurium 147 f
Phalangisation, Daumenrekonstruktion 301
– Os metacarpale V 298
Phalanx, proximale 101
Pinch-Griff 137, 207 ff, 298, 303, 306
Plastik nach Dufourmentel 135
– – Krukenberg 305
– – Michon und Wheeldon 102
Plattenarthrodese 447
Plexus brachialis 166
Plexusblock 179
Polarisationslichtmikroskop 152
Pollizisation 238
– Fingerende 301
– Fingerstumpf 301
– Fingerteil 247
– Langfinger 238
– Nachsorge 245 ff
– Ringfinger 241 ff
– Stumpf 247
– Zeigefinger 238 ff
– Zeigefingerstumpf 247 f, 301
Pourfour-Du-Petit-Syndrom 180
Pseudarthrose, Metakarpalknochen 10
– Phalangealknochen 10
Pull-out-Reinsertion 105
Pull-out-System 96
Pull-out-Technik 59, 209
Pulpabildung, atrophische 175
Pulvertaft-Technik 58, 108, 195
Punktion, Nerv 179

R

Radialisparese, distale, Therapie 193
– hohe, Therapie 190
Radiokarpalgelenk 315
Radioulnargelenk, distales 315
– – Frakturkriterien, radiologische 317
– – Krafteinleitung 315
Radioulnarindex 317
Radiusfraktur 315 ff, 422
– distale, Versorgung nach Kapandji 320 f
Regionalanästhesie 147
Reihenresektion, proximale 363, 436 ff
Reinnervationszeichen 166
Reinsertion, transossäre 108
Reintervention, chirurgische 170
Rekonstruktion, Daumen 300 f, 303
– nach De Medinaceli 155
– Fingernerven 156, 167
– Hauptgefäßachse 169
– Langfinger 295
– Nervenenden nach Millesi 157
– – – Narakas 157
– Nerventrunkus 156
– Nervus medianus 156
Rekurrensparese 180
Retinaculum extensorum 105, 108
Retinaculum-extensorum-Plastik 333

Retraktion 131
– kommissurale 131, 140
– natürliche 160
Rhombusverschiebelappen 135
Ringbandrekonstruktion nach Kleinert 64
– – Lister 63
– – Michon 63
Ringbandsystem 105
Ringfinger 288
Riordan-Technik 201
Rotationslappen 135
Ruptur, axonale 147
– Extensorensehne 105

S

Scapholunate advanced collapse 398
Schienenbehandlung 128
Schlauchtechnik 156
Schmerzsensibilität 171
Schmetterlings-Plastik 132
Schnappphänomen, mediokarpales 371
Schwanenhalsdeformität 93 f, 102
Schwellentheorie von Melzack und Wall 171
Schwimmhautbildung 132
Sehnenanastomose, Handgelenk 70
Sehnendurchflechtung nach Pulvertaft 108
Sehnenfixation, Mittelphalanx 68 f
Sehnenrekonstruktion, sekundäre, Arthrodese, DIP 70
– – Flexorensehne 55 ff
– – Prothese, aktive 71
– – Sekundärnaht 56 f
– – Tenolyse, DIP 70
– – Transfer, Muskeleinheiten, aktive 71 ff
– – Transplantation, einzeitige 57 ff
– – – zweizeitige 61 ff
Sehnentransfer 185
– Biomechanik 186
– Gelenkfunktion 189
– Geschichte 185
– Nachsorge, krankengymnastische 221
– – postoperative 190, 221
– Richtung 188
– Risiken 189
– Sehne 188
– superfizieller, Flexorensehnen, tiefe 70
Sensibilität, oberflächliche, taktile 171
Sensibilitätsübermittlung 171
Skaphoid-Kapitatum-Arthrodese 428 ff
Skaphoid-Trapezium-Komplex, ligamentärer 407
SLAC-wrist-Situation 349, 398
SORL 95 f
Spiral oblique retinacular ligament 95
Stack-Dreieck 100
STT-Arthrodese 425 ff
Stumpfbildung 171
Stumpfschmerz durch Deafferentierung 172
– Nozizeptionsüberschuß 172
Styloidektomie 361
Substanzverlust 167
Sudeck-Syndrom 451
Swanson-Implantat 101, 333
Synostosen, kongenitale, Handgelenk 485

T

Tabatière 108
TATA 125 f, 142
Technik nach De Medinaceli 147, 150, 152, 154
– – Littler 95
– – Littler-Eaton 100
– – Millesi 157, 158
– – Narakas 157, 159
Tenoarthrolyse, totale anteriore 125, 142
Tenodermodese 93 f
Tenodeseneffekt 111
Tenolyse 84 ff, 108 f, 111, 125, 135, 142
Tenosynovialitis de Quervain 108
Tenotomie 117
– nach Dolphin 101, 110
– partielle nach Kilgore 109
Test, dynamischer arthroskopischer 391 ff
– nach Finochieto 110
– – Haines 98, 101, 110, 122
– – Kilgore 109 f
Thrombosierung, postoperative 164, 166 f, 169
Tiefkühlung, kontrollierte 152, 159
Tinel-Zeichen 150, 166, 170 f, 176, 181
Translokation, Hand 308
– Kleinfinger 292 ff
– Zeigefinger 289 ff
Transplantat, einseitiges 102
– faszikuläres 154, 156, 171
– freies 160
– konventionelles 154, 166
– Musculus palmaris longus 102
– Nervus cutaneus brachii medialis 156, 164
– – interosseus anterior 165
– – musculocutaneus 156
– – peronaeus profundus 164 f
– – radialis, Ramus superficialis 163
– – suralis 156, 164
– – ulnaris, Oberarm 163, 166
– – – Unterarm 163, 166
– vaskularisiertes 160
Transplantation, faszikuläre 147
– monofaszikulär 158
– oligofaszikulär 158
– Technik nach De Medinaceli 147, 152
Transplantationsverfahren 154
Transplantatversorgung 103
Transsudation 115
Trapezometakarpalgelenk 131
Triquetrum-Hamatum-Arthrodese 430
Triquetrum-Lunatum-Arthrodese 430
Truncus nervi ulnaris 179
Trunkustransplantat, freies 156
– vaskularisiertes 171
Tuberculum Listerii 108

U

Überknüpfungsverband 135
Ulna, Pseudarthrose, intentionelle 334
– Resektion, distale nach Darrach 333
– Verkürzung 332
– – Therapie 332
Ulnarisparese, distale, Therapie 207
– hohe, Therapie 207
Umkehrplastik 101 f
Umlenkprinzip 200
Unterarmlappen, radialer 137

V

Verletzung, partielle 168
– veraltete, Hammerfinger 93
Verschiebelappen 135, 137
Vibrationssensibilität 176
Vilkki-Technik 306
Vinkularsystem 125
VISI 406, 418
VISI-Stellung 379
Vitamin-B-Komplex 183
Volar intercalated segmental instability 406
Volkmann-Syndrom 167
Vollhauttransplantat 132, 135
VY-Plastik 132

W

Wachstum, axonales 147
Waller-Degeneration 147
Wärmesensibilität 171
Wartenberg-Zeichen 216
Watson-Test 730

Z

Zehenpulpa 276
Zehentransfer 254 ff, 260, 262 f, 266 f, 276, 295 ff
– Anatomie 255 ff
– Donorsitus 260, 263
– doppelter 303
– einzelner 305
– Empfängersitus 261, 265
– multipler 302 f
– Nachbehandlung 259
– Operationsverlauf 258
– partieller 175
– Unterarm, palmarer 306
– – radialer 305
Zeigefinger 285, 287
– Translokation 289 ff
Zonen, topographische 93
Z-Plastik 132, 140, 142
– doppelte 140
– einfache 132, 140, 142
– Lappenanteile 132, 140
Zügel, medianer 99